The NeuroICU Book

神经重症监护学精要

原书第2版

原著 [美] Kiwon Lee

主译 石广志 张洪钿 黄齐兵

中国科学技术出版社

·北京·

图书在版编目（CIP）数据

神经重症监护学精要：原书第 2 版 /（美）李金元 (Kiwon Lee) 原著；石广志，张洪钿，黄齐兵主译 . —北京：中国科学技术出版社，2021.7

书名原文：The NeuroICU Book, 2e

ISBN 978-7-5046-9000-5

Ⅰ . ①神… Ⅱ . ①李… ②石… ③张… ④黄… Ⅲ . ①神经系统疾病－险症－监护（医学）Ⅳ . ① R741.059.7

中国版本图书馆 CIP 数据核字（2021）第 049416 号

著作权合同登记号：01-2021-0712

策划编辑	焦健姿　王久红
责任编辑	黄维佳
装帧设计	佳木水轩
责任印制	李晓霖

出　　版	中国科学技术出版社
发　　行	中国科学技术出版社有限公司发行部
地　　址	北京市海淀区中关村南大街 16 号
邮　　编	100081
发行电话	010-62173865
传　　真	010-62179148
网　　址	http://www.cspbooks.com.cn

开　　本	889mm×1192mm　1/16
字　　数	1194 千字
印　　张	41.25
版　　次	2021 年 7 月第 1 版
印　　次	2021 年 7 月第 1 次印刷
印　　刷	天津翔远印刷有限公司
书　　号	ISBN 978-7-5046-9000-5 / R·2683
定　　价	280.00 元

版权说明

译校者名单

主　审　周建新　首都医科大学附属北京天坛医院

主　译　石广志　首都医科大学附属北京天坛医院

　　　　张洪钿　解放军总医院第七医学中心

　　　　黄齐兵　山东大学齐鲁医院

副主译　魏俊吉　中国医学科学院北京协和医院

　　　　张洪兵　首都医科大学附属北京潞河医院

　　　　张长远　河南省人民医院

　　　　冯　光　河南省人民医院

　　　　朱建新　山东省聊城市人民医院脑科医院

　　　　刘健刚　南方医科大学深圳医院

译校者　（以姓氏笔画为序）

　　　　于　海　山东大学齐鲁医院

　　　　王　浩　首都医科大学附属北京潞河医院

　　　　王小峰　渭南市中心医院

　　　　王广辉　山东大学齐鲁医院

　　　　王华松　暨南大学附属珠海市人民医院

　　　　王华卿　山东大学齐鲁医院

　　　　王建村　中国人民解放军海军军医大学第三附属医院

　　　　云　强　内蒙古自治区人民医院

　　　　文宗权　贵阳市脑科医院

　　　　文俊贤　中国医学科学院北京协和医院

　　　　左　玮　中国医学科学院北京协和医院

　　　　付　尧　吉林大学中日联谊医院

　　　　付　强　新疆医科大学第一附属医院

　　　　冯　光　河南省人民医院

　　　　刘　诤　宁夏医科大学总医院

刘　超　山东省聊城市人民医院脑科医院

刘文明　山东大学齐鲁医院

刘东远　首都医科大学附属北京潞河医院

刘关政　开封市中心医院

刘健刚　南方医科大学深圳医院

齐洪武　中国人民解放军联勤保障部队第 980 医院

闫宪磊　柳州市工人医院

闫惊涛　晋城大医院

孙守家　山东大学齐鲁医院

李秀山　河北工程大学附属医院

杨　凯　山西医科大学附属晋中医院

杨　俊　首都医科大学附属北京潞河医院

杨　智　济南市第五人民医院

杨国材　内蒙古乌拉特前旗人民医院

杨建凯　河北医科大学第二医院

杨悦凡　中国人民解放军陆军第 81 集团军医院

时传君　山东大学齐鲁医院

吴　蕾　首都医科大学附属北京天坛医院

宋　岩　山东大学齐鲁医院

宋同均　深圳市中西医结合医院

张　源　山东大学齐鲁医院

张亿乐　安徽医科大学第二附属医院

张卫民　湖南省脑科医院

张少兰　首都医科大学附属北京天坛医院

张长远　河南省人民医院

张泽立　山东大学齐鲁医院

张怡村　神外世界公众平台

张树葆　山东省聊城市人民医院脑科医院

张洪钿　解放军总医院第七医学中心

张嘉靖　空军特色医学中心

陈为为　安徽医科大学第一附属医院

陈亦豪　中国医学科学院北京协和医院

邵永祥　四川省宜宾市第二人民医院

林晓宁　厦门大学附属中山医院

郜彩斌　宁夏医科大学总医院

施辉波　贵州省六枝特区人民医院

侯自明　首都医科大学附属北京潞河医院

姚安会　中国人民解放军联勤保障部队第 988 医院

晏　骖　山东大学齐鲁医院

徐崇喜　四川大学华西医院

郭阳阳　首都医科大学附属北京天坛医院

黄　庆　首都医科大学附属北京潞河医院

黄齐兵　山东大学齐鲁医院

梁敬心　贵州医科大学第二附属医院

戚举星　盐城市第一人民医院

常健博　中国医学科学院北京协和医院

银　锐　中国医学科学院北京协和医院

彭　程　中国人民解放军联勤保障部队第 984 医院

韩永全　贵州医科大学附属医院

韩冰莎　河南省人民医院

曾　琼　娄底市中心医院

谭林琼　澳门科大医院

魏　攀　成都市龙泉驿区第一人民医院

魏俊吉　中国医学科学院北京协和医院

瞿良华　安徽医科大学人体解剖教研室

学术秘书　吴小敏

内容提要

本书引进自世界知名的 McGraw-Hill 出版集团，由得克萨斯大学医学院著名神经重症医学专家 Kiwon Lee 教授倾力打造。本书为全新第 2 版，在 2012 年初版取得巨大成功的基础上修订而成。本书不仅对神经重症患者遇到的各种大脑及脊髓状况进行了介绍，而且还对神经疾病伴发各种器官功能不全和衰竭的处理进行了详细的阐述。本书保持了前一版以病例为基础的互动式风格，并对患者接受干预措施后可能发生的反应给出了实际建议，还特别向读者展示了遇到意外情况时的应对方案。

本书着重强调临床实践，针对神经重症监护病房的大量真实病例，通过流程图、表格、示意图、照片、文献追溯和关键知识点来进一步阐明分析，图文并茂，通俗易懂，不但对神经重症监护病房的医护人员有重要的指导意义，还可供神经内、外科一线临床医生工作中阅读参考。

补充说明

书中参考文献条目众多，为方便读者查阅，已将本书参考文献更新至网络，读者可扫描右侧二维码，关注出版社"焦点医学"官方微信，后台回复"神经重症监护学精要"，即可获取。

原 书 序

社会的发展与进步，使神经重症监护工作面临的现实问题越来越复杂，其中 3 个现实问题强烈催生了我们此次修订再版的意愿。其一，由于诊断和治疗的选择日益增多，管理神经内、外科重症患者变得越来越烦琐，且不确定因素也在逐渐增多，而很多"标准诊疗方案"在过去几年中却没有明显改进。其二，随着人口数量的增加、危险行为方式的出现和人口老龄化的趋势，创伤和神经系统疾病的威胁使医院应接不暇，因而需要大量接受过专业培训的医生及团队。其三，在循证医学基础上的诊疗方案改善了医疗质量指标、价值和以患者为中心的治疗结果，当前所有医疗系统都已接受并正在适应这种全新的医学实践，而在神经重症监护病房，上述这种情况尤为突出。因此，需要一种全面、权威且便于互动讨论的参考资料，帮助医务人员管理这种环境下的患者。

The NeuroICU Book, 2e 在 2012 年初版取得巨大成功的基础上修订而成。第 2 版保留了前一版以病例为基础的互动式风格，并对患者接受干预措施后可能发生的反应给出了实际建议。在神经重症监护室几乎没有什么是可以预测的，所以书中还特别展示了面对意外状况的应对方案。第 2 版基本延续了前一版的总体架构，并在脑病、脊柱创伤、小儿神经外科及新的心血管疾病（如体外膜肺氧合）干预方面增补了相关内容。

Dr. Lee 组建了一个全明星的著者阵容，各位著者都是各自领域的跨学科领袖。大家可能很难在其他参考书上看到比本书更全面、权威的著者团队。书中各章的编写风格整体保持一致，每个主题均涵盖了相应的专业知识且具有一定的学术深度，读者可以很轻松地在章内找到自己所需的重点。

当然，本书不但对那些在神经重症监护病房全职工作的医护人员有用，而且对神经内、外科一线诊治患者的临床医生同样值得收入囊中。新的神经科诊疗实际情况是，大部分住院患者将花费较长时间在神经重症监护室或急诊室、血管介入治疗场所等其他非重症监护室，因此非常需要重症监护室级别的诊疗措施。在患者进入和转出神经重症病房时，患者通常由 ICU 医生和临床医生共同管理。作为一名血管内科医生，我深入学习了书中的部分章节来帮助我理解 Dr. Lee 及其团队正在做的事情，并认真思考自己面对患者时应该怎样做事。

James C. Grotta, MD

译者前言

在实际临床工作中，有不少住院患者会在神经重症监护室或急诊室、血管内介入治疗中心，以及需要重症监护室级别诊疗的其他非重症监护室花费很长时间。在进入和转出神经重症病房时，患者通常由神经重症医生和临床医生共同管理。因此，除了专业的神经重症医生，神经外科和神经内科医生也需要掌握基本的神经重症知识。

近年来，在神经重症领域涌现出许多优秀著作，这本由得克萨斯大学医学院著名神经重症医学专家 Kiwon Lee 主编的 *The NeuroICU Book, 2e* 有别于其他同类型作品，以病例讨论的风格撰写，从患者进入 ICU 急救的第一步开始到诊疗过程中可能遇到的所有情形，著者都给出了详细的临床解决方案。全书着重强调临床实践，对神经重症监护病房的大量真实病例进行了细致分析，通过流程图、表格、示意图、照片、文献追溯和关键知识点来具体阐明，通俗易懂。

因此，本书是一部神经科临床一线医生不可多得的指导参考书。此外，如何更真实地贴近临床编写一部实用的教科书以指导一线临床医生，本书也为我国从事医学教育的专家提供了借鉴范本。真心希望国内广大神经科专家能从中获益。

本书组织了国内多家大型神经外科医疗中心的专家共同翻译，力求准确地将原著者想要表达的信息传递给国内的神经科医生。尽管我们力求忠于原著，做到言简意赅、通俗易懂，但由于中外术语差异及语言表达习惯有所差别，中文翻译版中可能存在一些偏颇之处，恳请各位同行和读者指正，衷心希望本书能够开阔各位读者的视野，让更多国内同行从中获益，提高临床诊疗水平。

首都医科大学附属北京天坛医院　石广志
解放军总医院第七医学中心　张洪钿
山东大学齐鲁医院　黄齐兵

原书前言

The NeuroICU Book 出版后，发生了许多变化，我的工作地点由纽约变成了休斯郭。神经学科的发展也未停歇，特别是治疗领域的进展非常喜人，如动脉取栓术的临床研究获得多个Ⅰ类证据，与 2015 年的单纯静脉溶栓研究相比，动脉取栓术联合静脉 rt-PA，使患者预后改善明显。这些突破性的研究成果，连同其他神经亚专科的发展进步，神经学科不仅着重于现象方面的变化，还对时间敏感性更强的治疗领域注入了更多关注。神经重症监护是治疗的前沿阵地，与抢救多器官衰竭一样重要。

神经重症监护由受过特别培训的医护团队对患者实施持续的密切监护，并迅速提供紧急治疗和恰当干预。脑组织的恢复阈值低，脑组织损伤后不能白白等待专家来拯救，所以"时间就是大脑"。神经重症监护团队的医护人员配备充足至关重要，这样才能对患者实施全天候监护，及时洞察神经急症并迅速采取行动。急重度脑损伤患者通常在初诊时或停留 ICU 期间，就伴有其他器官衰竭，因此神经重症的医护人员不仅要擅长处理脑部的各种问题，还要学会处理身体其他部位的各种状况。本书正是关注到这一点而编写的。你会再次发现，书中所述不仅包括大脑和脊髓，还包括神经疾病伴发的全部器官功能不全和衰竭的处理建议。本书初版因其实用性而大获成功，此次修订的全新第 2 版延续并再次强调了这一原则。书中包含神经重症监护病房大量真实病例的分析阐述，内容通俗易懂。全书以问答形式编写，让读者身临其境，如同跟随著者一起在病区查房。书中还就许多挑战性难题进行了讨论，并强调在重视大脑的同时还要重视其他器官。唯愿本书对读者的日常工作和专业知识的提高有所裨益。

Kiwon Lee, MD, FACP, FAHA, FCCM

Houston, Texas

致　谢

The NeuroICU Book, 2e 是一部由众多引领学术前沿的神经内、外科医师共同完成的杰作。他们分别供职于哥伦比亚大学医学院、得克萨斯大学休斯顿健康科学中心、新泽西医科和牙科大学罗伯特·伍德·约翰逊医学院、罗文大学库珀医学院、西奈山医学院、托马斯杰斐逊大学杰斐逊医学院、加州大学洛杉矶分校大卫格芬医学院和华盛顿大学医学院等。感谢 McGraw-Hill 公司的执行编辑 Andrew Moyer 和高级项目开发编辑 Christie Naglieri。他们在本书出版的整个过程中给予我极大的支持。衷心感谢负责各篇的主要著者，包括 Neeraj Badjatia, MD, MSc, FCCM、Jan Claassen, MD, PhD, FNCS、E.Sander Connolly, Jr., MD, FACS、Arthur L.Day, MD、Joseph Meltzer, MD、Umesh K.Gidwani, MD, MS, FCCP, FCCM, FACC、David B.Seder, MD, FCCP, FCCM, FNCS、Lawrence S. Weisberg, MD、Louis M.Aledort, MD, MACP、Fred Rincon, MD, MSc, FACP, FCCP, FCCM 和 Guillermo Linares, MD。从第 1 版开始，我的朋友兼同事 Fred Rincon, MD 就一直帮助招募著者，并为第 2 版的编写工作做出了巨大贡献，为此我对他表示真诚的感谢。特别感谢新加入的 Arthur Day, MD 和 Umesh K. Gidwani, MD, MS, FCCP,FCCM, FACC，他们两位都对我的项目帮助巨大。最后，还要感谢 James C. Grotta, MD。他经常鼓励我，并欣然为本书作序。

献词

谨以本书献给我敬爱的父亲 Duckhee Lee，正是他的言传身教，让我懂得努力拼搏和充满爱心；献给我挚爱的母亲 Younghee Lee，正是她教会了我如何成为富有传统精神的领袖；献给我唯一的妹妹 Katelyn Jongmee Lee 及亲爱的两个女儿 Sophia Koen Lee 和 Estelle Charin Lee，即使在我工作压力巨大的时候，她们也总是带给我快乐；献给我可爱的妻子 Kyongsook Lee，如果没有她的支持，我甚至不知今天我会身在何处。我还要感谢所有的同事、学员和医学生们，这个由老师和医师组成的医疗团队，一直在为患者及其家人提供良好的医疗服务。

Kiwon Lee, MD, FACP, FAHA, FCCM

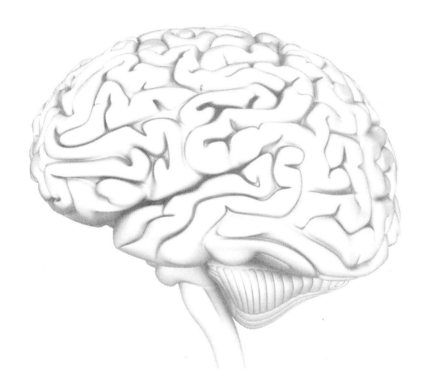

目　录

第三篇 神经重症的外科处理

第四篇 创伤与外科重症监护

第五篇 心血管部分

第一篇　神经重症疾病
Neurocritical Care Diseases

Neeraj Badjatia　著

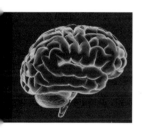

第1章　蛛网膜下腔出血
Subarachnoid Hemorrhage

Kiwon Lee　著

吴　蕾　杨国材　译

石广志　张洪钿　校

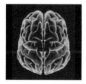
　　一位 49 岁男性，既往有高血压和高脂血症病史，突然出现难以忍受的前额剧痛，伴有恶心。他经历过的最严重的头痛突然发作了。在去往附近急诊室的路上患者开始呕吐并且出现反应迟钝，到达急诊后，患者意识水平下降，为保持气道通畅进行了气管插管。约在出现症状 30min 后，患者陷入昏迷，刺激后仅可屈曲上肢，脑干反射均存在。头部 CT（图 1–1）示蛛网膜下腔出血（subarachnoid hemorrhage，SAH）并充满基底池，双大脑侧裂，脑积水和脑室出血，尤其是第四脑室出血。急诊接诊医师立即决定将其转至附近的三级医院，转诊途中，患者意识水平进一步下降，失去对刺激的反应，仅保留脑干反射。

　　到达三级医院神经重症监护室后，接诊医师观察到患者保留气管插管、神志昏迷、对疼痛刺激无反应、角膜反射存在、双侧瞳孔 5mm 且光照后迅速缩小到 3mm、双侧巴宾斯基征阳性。

　　生命体征：心率 110/min；呼吸机 A/C 模式，呼吸频率设置在 14/min 的条件下，呼吸频率为 20/min；体温 37.4℃；血压 190/100mmHg。

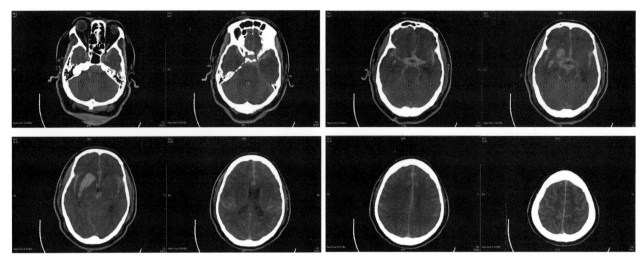

▲ 图 1-1　头部 CT 平扫

本病例中救治急性动脉瘤性蛛网膜下腔出血的初始流程是什么？

ABC（气道、呼吸、循环）和脑室外引流（external ventricular drainage, EVD）。在所有重型 SAH 中必须优化脑灌注压（cerebral perfusion pressure, CPP）。

这个病例中患者的临床表现和影像学检查都提示重型急性动脉瘤性 SAH（最初 HH 分级为 IV 级，转运至三级医院途中很快进展为 V 级）。尽管此时血压还是很高，气道、呼吸和循环都已经处理了。管理这个患者时最重要的步骤是 EVD，其次是保证 EVD 通畅（例如，EVD 开放时保证足够的血性脑脊液流出，夹闭 EVD 时保持良好的波形）。对于高级别的急性 SAH 伴有意识水平下降和脑室出血的患者，在处理 ABC 后，EVD 是早期最重要的决定性挽救生命的方法。脑室出血使得脑出血和 SAH 患者的自然病程变得更为复杂。脑室出血经常会出现急性梗阻性脑积水，其对丘脑和中脑的复杂影响，导致垂直眼动受损和觉醒程度下降。脑室出血也会与颅内压（intracranial pressure, ICP）相关，从而降低脑灌注压 [CPP=MAP−ICP，如果平均动脉压（mean arterial pressure, MAP）保持不变]。此外，有研究表明脑室出血是症状性血管痉挛的独立危险因素。这些复杂的影响和脑水肿会使得病程很快进展到脑疝甚至死亡。从这个角度来讲，脑室出血是脑出血和蛛网膜下腔出血不良预后的危险因素 [1-3]。放置 EVD 有两个好处：①提供可靠的颅内压监测（只要导管尖端位于正确的位置而且没有被血块阻塞，即可提供可靠的颅内压波形）；②治疗性引流脑脊液可以降低颅内压（图 1-2）。对于低级别的 SAH（HH 分级 I ～ II 级），未合并严重的脑室出血及脑积水时，不需要 EVD。对于高级别的患者，即使第一张 CT 影像上并没有脑积水征象，只要患者出现明显的出血（如基底池积血，Fisher 分级为 3 级，改良的 Fisher 分级为 3 级或 4 级或更高），都推荐放置 EVD。

需要注意的是，脑室出血的存在不一定意味着颅内压异常升高，即使随着 EVD 管打开和夹闭出现颅内压变化明显，也不意味着放置 EVD 一定可以改善预后 [4]。过去人们担心放置 EVD 对出现急性脑积水的 SAH 患者具有潜在的有害作用，而这些担心主要来自于理论上的推论，即放置 EVD 会突然降低颅内压，削减了对破裂动脉瘤壁的填塞作用，从而导致急性期再出血的风险增加 [5, 6]。然而临床研究并未证明这一点，没有足够的证据证明 EVD 治疗 SAH 后的急性脑积水会导致动脉瘤破裂的可能性增加。当然在实际操作中也应避免 EVD 放置后过快地降低引流管位置。例如，在动脉瘤稳定之前，EVD 在高于外耳道约 15cm 处保持开放是合理的。在实际管理 SAH 的患者时，是否放置 EVD 仍然存在争议。例如，一个轻型 SAH 的患者（HH 分级为 I 或 II 级）神志清楚，可以完全遵嘱，并且没有脑室出血和急性脑积水等情况，或者是 SAH 量极少（经典 Fisher 分级为 1 或 2 级），通常不是放置 EVD 的适宜人群。另

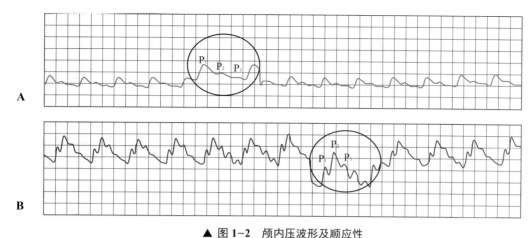

▲ 图 1-2 颅内压波形及顺应性

A. 正常顺应性的颅内压波形；B. 顺应性降低的颅内压波形

外，对于一个高 HH 分级和 Fisher3 级的 SAH 患者，同时合并严重脑室出血的影像学证据和急性脑积水，并且出现意识水平进行性下降等情况，则需要紧急放置 EVD。这两种情况是临床中的极端情况，对于介于两者之间的病例，对放置 EVD 的时机和适应证还存在争议。存在脑室出血的急性脑积水、具有颅内压增高的临床症状及体征等都是放置 EVD 的适应证。需要注意的是，即使患者没有出现以上任何一种情况，如果主治医师认为患者的病情在进展，也应考虑放置 EVD（操作细节和进一步的管理策略见第 22 章）。尽管缺乏改善预后的一级随机实验证据，EVD 的应用仍然是十分重要的，因为其对于颅内压和脑灌注压是有帮助的，而这对于 SAH 的患者通常可以起到挽救生命的作用。

在放置 EVD 后（压力为 35mmHg）的几分钟内，患者的意识水平明显好转，对疼痛刺激有定位反应。那么放置 EVD 后神经系统体征的改善可以改变预后吗?

放置 EVD 后神经系统症状的改变

放置 EVD 可以明显改善神经系统症状，昏迷患者可能开始对疼痛有定位反应，甚至可以自主睁眼。虽然并不是所有患者都会有此改变，但是一旦出现就意味着更好的预后 [例如，HH 分级 V 级的动脉瘤性 SAH 的患者放置 EVD 后由昏迷转为清醒，并开始遵嘱，如果该患者在整个病程中

一直保持清醒且遵嘱，则该患者表现为轻型 SAH（即 HH 分级Ⅰ～Ⅲ级），而不再是持续昏迷的 V 级患者]。

HH 分级 V 级的患者预后极差，许多医师也会将预后情况如实告诉患者家属，通常会导致家属在治疗前放弃对患者的抢救措施。尽管应该根据预后和患者可以得到的最大利益做出治疗或不治疗的决定，但是初始预后的判断主要基于床旁神经系统评估。需要注意的是，在放置 EVD 后患者的临床状态可能有戏剧性的变化，这种改变对预后判断具有重要影响。高级别 SAH 的昏迷患者的意识状态很难确定是由脑积水和脑室出血引起还是由最初的损伤造成的。因此，谨慎的做法是等到初始复苏（ABC 和 EVD）完成后再判断预后 [7]。

这里有几个值得一提的 SAH 分级标准。1967 年，Hunt 和 Hess 发表了关于 12 年间在俄亥俄州立大学治疗的 275 名患者的研究，他们认为，在对 SAH 患者进行分级时，应考虑到脑膜刺激反应的强烈程度、神经功能缺损的严重程度，以及是否存在严重的全身性疾病。他们的分级系统（现在称为 HH 分级）是对颅内动脉瘤患者的手术风险进行分级（表 1-1）[8]。

HH 分级越高，处理动脉瘤手术的风险越高。Hunt 和 Hess 原始报道中包含了对严重全身性疾病的评估（如高血压、糖尿病、严重动脉硬化、慢性肺病、血管造影证实严重血管痉挛等），这些疾病的存在使得患者在原有基础上加重一级（更高的手术风险）[8]。这种分级标准并非完美无缺，因为有时分级可能会带来争议。例如，一位轻微头痛伴有

表 1-1 SAH 的 HH 分级 [a]

分 级	分 类
I 级	无症状的，或者轻度头痛和轻微的颈强直
II 级	中度到重度头痛、颈强直、除脑神经麻痹外没有神经系统功能缺损
III 级	嗜睡、意识模糊或轻度局灶神经功能缺损
IV 级	木僵、中度或重度偏侧不全麻痹，可能有早期的去大脑强直及自主神经功能障碍
V 级	深昏迷、去大脑强直、濒死状态

a. 根据手术风险对动脉瘤性 SAH 患者的分级
经授权引自 Hunt W, Hess R. Surgical risk as related to time of intervention in the repair of intracranial aneurysms. J Neurosurg. 1968;28:14–20.

颈强直的 SAH 患者与一位中度头痛伴有颈强直的患者对比（根据初期 HH 分级标准分别分为 I 级和 II 级），他们之间唯一的区别是头痛的强度，但这是有问题的，因为头痛强度的评定非常主观，患者通常无法分清轻度和中度头痛的区别（大多数患者会形容为"非常"痛，但不能提供更多的细节）。

这种批评实际上是在预料之中的，原作者在他们的文章中提到了这一观点："我们认识到这种分级是主观的，每一级之间的界限可能模糊不清"[8]。基于此，有人指出 HH 分级标准的可靠性和可重复性差[9]。尽管如此，HH 分级标准仍然被广泛应用，大量的研究证明级别越高（即 HH 分级 IV 级和 V 级），预后越差[10-13]。

当患者意识水平改变时，最普遍应用的是另一种评分系统，即格拉斯哥昏迷量表（GCS）。1975 年，来自格拉斯哥大学的 Jennet 和 Bond 报道了这一评分，称为严重脑损伤预后评估的实用评分（表 1-2）[14]。

GCS 评分系统是更为通用的评分系统，并非专门为 SAH 患者开发的系统。然而有研究表明，对于动脉瘤性 SAH 的患者，初始 GCS 评分与长期预后呈正相关[15]。

1988 年，世界神经外科学会（World Federation of Neurosurgical Societies，WFNS）推出了一种新的评分系统，该系统结合了 GCS 量表和床旁的神经系统功能评估，重点关注局灶性神经功能缺损（表 1-3）[16]。

迄今为止，HH 和 WFNS 分级系统是两种最常用的对急性动脉瘤性 SAH 患者进行分级的标准。尽管对观察者间的异质性仍然有争议，但 HH 量表的使用甚至比 WFNS 量表更为普遍（在 1985—1992 年，有 71% 的研究应用了 HH 量表，而只有

表 1-2 格拉斯哥昏迷量表

表 现	分 数
睁眼	
• 自主睁眼	4
• 呼唤睁眼	3
• 疼痛刺激睁眼	2
• 无睁眼	1
语言反应	
• 正常交谈	5
• 言语错乱	4
• 只能说出（不适当）单词	3
• 只能发音	2
• 无发音	1
最佳运动反应	
• 遵嘱运动	6
• 对疼痛刺激可以定位	5
• 疼痛刺激有屈曲动作	4
• 异常屈曲（去皮质状态）	3
• 异常伸展（去大脑强直）	2
• 无反应	1

经授权引自 Jennett B, Bond M. Assessment of outcome after severe brain damage. Lancet. 1975;1:480–484.

表 1-3 WFNS–SAH 量表

分 级	表 现
I 级	GCS 15 分，无局灶性神经功能缺损 [a]
II 级	GCS 13~14 分，无局灶性神经功能缺损
III 级	GCS13~14 分，伴有局灶性神经功能缺损
IV 级	GCS 7~12 分，伴或不伴局灶性神经功能缺损
V 级	GCS 3~6 分，伴或不伴局灶性神经功能缺损

GCS. 格拉斯哥昏迷量表；SAH. 蛛网膜下腔出血
a. 局灶神经功能缺损定义为失语或运动障碍
经授权引自 Drake C. Report of World Federation of Neurological Surgeons Committee on a Universal Subarachnoid Hemorrhage Grading Scale. J Neurosurg. 1988;68:985–986.

19% 的研究应用了 WFNS 评分）[17, 18]，这两种评分系统都显示出与长期预后良好的相关性[19]。

1980 年，Fisher 及其团队报道了 SAH 的出血量和严重血管痉挛之间的关系（即迟发的临床症状和体征，表 1-4）[20]。

表 1-4　SAH 的 Fisher 分级量表

分　级	CT 表现
1	未见 SAH
2	弥漫性 SAH，无>3mm 的血凝块或垂直厚度>1mm
3	蛛网膜下腔血凝块>5mm×3mm 或垂直厚度>1mm
4	脑实质出血或脑室内出血不伴 SAH 或伴有少量的 SAH

SAH. 蛛网膜下腔出血
经授权引自 Fisher CM, Kistler JP, Davis JM. Relation of cerebral vasospasm to subarachnoid hemorrhage visualized by computerized tomographic scanning. Neurosurgery. 1980;6:1–9.

Fisher 分级系统基于 CT 影像学表现，主要关注蛛网膜下腔的急性出血量。出血量和迟发性血管痉挛的发生率之间具有线性关系[20]。这个评分系统已经被广泛使用，并且有大量研究证实了它的作用[21-25]。多项研究表明，随着蛛网膜下腔急性出血量的增加，出现迟发性脑血管痉挛的风险也在增加。尽管 Fisher 等的研究中描述了血管痉挛的低发生率，但蛛网膜下腔仅有少量血液伴有实质性或脑室内出血的患者，也存在血管痉挛的风险[20]。

需要注意的是，Fisher 分级确实报道了分级为 1、2、4 级的血管痉挛发生的情况。3 级具有最高的血管痉挛发生率，但是其他级别也会出现血管痉挛，只是发生频率较低[20]。像其他评分系统一样，Fisher 也有其局限性。有文献报道，Fisher 分级和迟发性血管痉挛发生率之间的相关性较低（最近的一项研究表明，Fisher 分级与血管痉挛之间的相关性约为 50%）[26]。有关 Fisher 分级的另一种质疑是在评估出血量方面具有不可避免的观察者间的异质性。根据这个评分系统，所有 CT 提示 SAH 且出血量的垂直厚度>1mm 的病例均被归为 III 级，但这包括了绝大多数 SAH 患者，他们实际上可能不具有相同的血管痉挛风险[26, 27]。

面对这些质疑，来自哥伦比亚大学的 Claassen 及其团队提出了另一种评分标准：改良 Fisher 分级

（modified Fishen scale，mFS）（表 1-5）[28, 29]。

表 1-5　改良 Fisher 分级

CT 表现	IVH	改良 Fisher 分级
弥漫性的厚的 SAH	存在	4
	不存在	3
局限性的厚的 SAH	存在	4
	不存在	3
弥漫性的薄的 SAH	存在	2
	不存在	1
局限性的薄的 SAH	存在	2
	不存在	1
无 SAH	存在	2
	不存在	0

IVH. 脑室内出血；SAH. 蛛网膜下腔出血
经授权引自 Claassen J, Bernardini GL, Kreiter KT, et al. Effect of cisternal and ventricular blood on risk of delayed cerebral ischemia after subarachnoid hemorrhage: the Fisher Scale revisited. Stroke. 2001;32:2012–2020.

值得注意的是，mFS 分级重点关注了是否存在脑室内出血（intraventricular hemorrhage，IVH），如果患者存在 IVH，即使蛛网膜下腔未显示出血，分级为 2 级 [原始 Fisher 分级为 1 级（未见出血）或 4 级（伴有脑实质出血或 IVH 的少量 SAH）]。该评分系统强调了 IVH 的存在增加了症状性血管痉挛的发生风险。这种强调与原始 Fisher 分级并非完全不同，因为原始 Fisher 分级也报道了未发生 SAH 或出血量极少的患者，伴有脑实质出血或脑室内出血也可以出现脑血管痉挛（尽管发生率很低）。此外，mFS 分级通过在蛛网膜下腔使用"厚"或"薄"血块来对出血进行主管描述和分级，并未将 IVH 的出血量考虑在内（此评分系统只考虑"有"或"无"IVH，而不考虑 IVH 出血量多少）。mFS 分级系统强调了 IVH 的重要性，同时强调了再次出血量也具有重要的地位。其评分系统既简单又直观（不同于原始 Fisher 分级第 4 级的血管痉挛发生风险较其他级别更低），分级从 0~4 级，高级别发生迟发性脑缺血（delayed cerebral ischemia，DCI）的风险更高。

为了在评估 SAH 量时最大限度地减少观察者间的差异，Mayo 医院的 Frieman 及其同事提出了在

Fisher 分级为 3 级时应用的体积定量方法[30]。尽管这种 SAH 定量提供了更为准确地评估 SAH 量的方法，但仍然需要人工勾勒出出血范围，既费时又不可靠。

2011 年，来自哥伦比亚大学的 Ko 及其同事报道了一项测量 SAH 出血量的分析方法研究，即 MIPAV（医学图像处理，分析和可视化；版本 4.3；国家卫生研究院软件包），点击按钮后该软件会自动描绘出血的轮廓[31]。这项研究表明，脑池出血较多合并脑室内积血的患者在 3 个月内出现 DCI 的风险较高，并且预后较差（图 1-3）。

这项研究也证明了改良 Fisher 分级标准是合理的分级系统，能够在床旁完成，并且可以预测 DCI 的风险。然而需要注意的是，尽管 Fisher 分级和 mFS 都证明出血量和 DCI 之间的关联，但仍然存在一个问题：出血位置和确切阈值是否重要[31]？

我们的数据显示，脑池内的出血量，无论是否直接接触蛛网膜下腔或脑室，都作为累积的出血量，并且增加 DCI 的发生风险。定量体积描绘法和 mFS 在预测 DCI 方面是等效的，从而验证了 mFS 的准确性。但是体积描绘法在不同的出血量亚组中预测 DCI 的优势比没有重叠，这可能表明总出血量与 DCI 之间的关联更紧密。

Klimo 和 Schmidt 做了一项回顾性分析，应用不同的分级标准研究 CT 表现和动脉瘤性 SAH 后脑血管痉挛发生率之间的关系[32]。

阐明动脉瘤性 SAH 后脑血管痉挛的危险因素是临床和基础科学研究的重要研究问题。越来越多的危险因素被发现与 DCI 有关。与血管痉挛最相关的预测因子是 CT 发现的 SAH 出血量。在过去的 30 年的研究报道表明，基底池的血量越大，血管痉挛的风险越大。为了评估这种风险，人们提出各种分级方案，从简单到复杂，最为人知的是 Fisher 分级标准。最近，体积定量描绘和清除模型提供了更为详细的分析方法。脑室内出血尽管不像 SAH 那样明确，但也已被证明是血管痉挛的危险因素。

血管造影显示为前交通（A-comm）动脉瘤，并应用弹簧圈填塞破裂的动脉瘤。患者返回 ICU，但 ICP 升高至 50～55mmHg，MAP 升高至 100mmHg。

下一步如何处理 SAH 后升高的 ICP？

高级别 SAH 的第一个挑战：ICP 升高

高级别 SAH 的第一个阶段经常需要面对颅内压升高。当颅内压测得值高于正常值（0～20mmHg）被认为是不正常的，但是单一的颅内压值高于正常

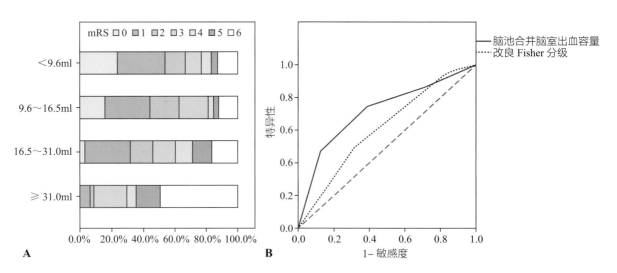

▲ 图 1-3 出血量对于 3 个月时功能结果的影响（彩插见书末）

A. 脑池合并脑室出血容量标准，患者出血量越大，3 个月时死亡和严重残疾分线越高，B. 脑池合并脑室出血容量预测 3 个月结局好于改良 Fisher 分级 [经授权引自 Ko SB, Choi HA, Carpenter AM, et al. Quantitative analysis of hemorrhagic volume for predicting delayed cerebral ischemia after subarachnoid hemorrhage. Stroke. 2011 Mar; 42(3): 669–674. https://doi.org/10.1161/STROKEAHA.110.600775]

也不一定意味着需要紧急处理。一个很好的例子是颅内假瘤的患者颅内压高，但日常活动正常。当患者咳嗽或者吸气时 ICP 也会升高。如果这种升高是诱发的并且很短暂，则不一定需要任何治疗。但是，在高级别 SAH 患者中，由于 ICP 异常直接影响 CPP，因此 ICP 升高是一个主要的问题。随着 CPP 持续降低，一定程度的脑缺血性损害是不可避免的。下面结合最新文献概述了处理难治性 ICP 升高的步骤。

在已知影响 ICP 的其他所有因素保持不变的情

颅内压升高的处理流程

ICP>20mmHg 持续 10min 以上（EVD 通畅，引流血性脑脊液，同时患者没有咳嗽、用力吸气或躁动）

手术减压
1. 考虑在对侧放置第二个 EVD。
2. 减压颅骨切除 / 颅骨切开术是降低颅内高压的最有效方法。如果无法进行手术，请继续以下步骤。

步骤 1：应用短效药物镇静
（患者应进行机械通气，临床上解决 ICP 升高的第一步是镇静。暂时不要碰这个患者，这时候不是每 10min 刺激一次患者以获得最佳反应的正确时间。）

如果血流动力学稳定（无低血压和低血容量状态）：
静脉注射丙泊酚：重复输注丙泊酚 20mg，每 20s 1～2mg/kg 进行初始静脉推注，维持剂量为 5～50μg/（kg·min）[0.3～3mg/（kg·h）]。
* 可以使用大于 50μg/（kg·min）的丙泊酚静脉输注，但要注意罕见却可能致命的丙泊酚输注综合征。
难治性 ICP 升高和癫痫持续状态是两个重要的神经系统紧急情况，可能需要大剂量的丙泊酚，通常高达 100～150μg/（kg·min）

或

如果血流动力学不稳定（如低血压、心排血量减少、血容量不足）：
静脉输注咪达唑仑：负荷剂量 0.01～0.05mg/kg，2min 内静推，维持剂量为 0.02～0.2μg/（kg·h）。

和

考虑增加镇痛药
静脉输注芬太尼：静脉推注 25～100μg，维持剂量为 3μg/（kg·h）。
* 增加镇痛药可以协同更有效地降低 ICP，但需要更长的时间让患者清醒。在脑血管痉挛高发期，这是不可取的，因为密切关注患者的意识状态非常重要。如果怀疑疼痛是影响因素之一，镇痛是控制颅内高压的重要步骤。镇痛对创伤导致的 SAH 尤其有帮助，对动脉瘤性 SAH 也可能有帮助。疼痛会导致躁动，而躁动会使 ICP 恶化。非常罕见的情况，尽管机制不明（有病例报道），阿片类药物与 ICP 反常上升有关。

步骤 2：过度换气和渗透治疗
1. 过度换气（除非患者已经超过设定的机械通气频率进行自主呼吸）：会诱发血管收缩和脑血流量减少，而导致 ICP 降低。目标呼气末 PCO_2 为 30mmHg。
* 关于是否推荐过度换气的争论非常激烈，因为过度通气导致的大脑缺血也被广泛报道。在难治性 ICP 升高和脑疝的情况下，过度换气是暂时控制颅内高压的一种快速有效的方法，但应注意过度换气仅应用于争取时间以便于其他治疗的实施。

2.甘露醇：1~1.5g/kg 10%~25% 溶液，30min 内静脉输注完成，每6h 一次。渗透压<360mmol/L，渗透压间隙<10mmol/L，主观上认为渗透压的极限是 3200mmol/L。

* 避免出现血管内容量减少。避免用药不足及盲目加药（例如，对于所有患者，无论体重如何，均不进行血管内容量和 ICP 的评估，都给予全天 25g 甘露醇静脉注射，每6h 一次）。

如果患者显示出 ICP 升高和（或）脑疝的症状和体征，用量不足是不适当的。

3.高渗盐水：5min 内静推 23.4% 高渗水 30ml，每4~6h 一次，避免血钠浓度>155mmol/L。

* 每天大剂量连续输注 3% 高渗盐水（如以 150ml/h 的速度连续输注 5d 3% 高渗盐水）经常会导致严重的肺水肿（请注意，ICU 患者总是在接受大剂量的药物治疗，从而导入量过多而出量不足），随着细胞内 - 外渗透平衡的发生，这种盲目输注可能无法有效控制颅内高压。定期使用高浓度（23.4% 推注）可能会更有效。近期一项小型随机试验（n=34）表明，对于严重的脑损伤患者而言，与等渗透剂量的甘露醇相比，高渗盐水（20% 乳酸钠）表现出更有效、更持久的 ICP 控制作用。

步骤 3：巴比妥昏迷

戊巴比妥：1h 内静脉输注 10mg/kg，维持剂量 1~3mg/（kg·h），抑制目标是脑电监测每 10s 只有 1~2 次爆发。使用戊巴比妥并不容易，戊巴比妥会抑制心脏功能，降低心排血量，导致全身性低血压（应用之前准备短暂应用升压药或正性肌力药）。由于其半衰期较长（15~50h），因此无法进行患者意识状态的检查是另一个不利方面（特别是对于高级别 SAH 患者）。但是戊巴比妥通过抑制中枢神经系统（可降低脑代谢）从而有效地降低 ICP。

* 避免长时间使用戊巴比妥。长期大剂量戊巴比妥和多种升压药（例如，患者同时接受去氧肾上腺素和去甲肾上腺素）以维持一定 MAP 是多器官功能衰竭的重要诱因（肾脏首先会受损，然后是肝脏，紧接着是严重的酸中毒和不可逆转的休克，以及手指和脚趾坏死）。是的，我们专注于拯救大脑，但是如果其他所有器官死亡，大脑也会死亡。

步骤 4：亚低温治疗

目标体温为 32~34℃，应用任何体表降温方法或血管内降温治疗（静脉输注冰盐水是高效而经济的方法）。

- 体表降温是无创的，并发症较少。
- 血管内降温治疗是有创操作，但是可以更快地达到目标温度，并且通常很少出现寒战。
- 建议在常规方法（冰毯或冰袋）基础上应用高级降温装置，因为在降温过程中必须缓慢地控制温度，以免因为被动的重新加热导致颅内高压反弹。
- 血管内降温装置使用时间过长（>7d：不同设备的"实际使用天数"可能会有所不同），会增加发生血栓和导管相关血流感染的风险。
- 低温治疗可能有效降低 ICP，包括难治性颅内高压。
- 寒战需要积极处理，因为以下三个原因。
  ①寒战可防止核心体温降低，并延长达到目标温度的时间。
  ②寒战会增加 ICP 并进一步恶化颅内高压。
  ③寒战会增加脑代谢，从而增加脑缺氧和细胞代谢失调的风险 [降低脑组织中氧分压的，并提高脑乳酸与丙酮酸的比值（LPR）]。
- 防止寒战的方法 [33-38] 如下。
  ①皮肤保暖：温暖的毯子及床垫。
  ②静脉注射镁（首剂静脉注射 60~80mg/kg，维持剂量为 2g/h）也许可以减少寒战发作，但不能作为单一药物有效治疗低温治疗（32~34℃）期间的寒战。
  ③丁螺环酮：20~30mg，每日 3 次，粉碎后胃管内注入。
  ④静脉注射右美托咪定，0.4~1.5μg/（kg·h）。
  ⑤静脉注射哌替啶，0.4mg/kg（通常 25~500mg），每 4~6h 一次。
  ⑥静脉注射丙泊酚，50~100mg 快速推注，维持剂量为 0.3~3mg/（kg·h）。
  ⑦静脉注射可乐定，1~3μg/kg，需要时执行。

目标温度管理是近期文献中的热门话题之一，这并不是说低温治疗一定改善脑损伤者的预后，但可能会降低 ICP 并可能缩短 ICU 住院时间。

况下，增加平均动脉压会导致 CPP 增加。CPP 和血流量增加会导致脑血容量增加，而脑血容量增加可能会导致以下几种情况。

1. 如果脑血容量增加而自动调节机制完好无损，会发生血管收缩，这种血管收缩可导致 ICP 降低。

2. 如果自动调节机制受损（压力 - 容积破坏），则不会发生血管收缩。由于脑血容量增加，ICP 可能会进一步增加。

3. 以上两种情况混合在一起，因为大脑的不同部位在压力下降之前的某个时刻受损或，导致完整的自动调节机制受损。

需要强调的是，用去氧肾上腺素提高血压可能会增加或降低 ICP，显然，如果 MAP 太低到患者处于休克状态，则它可以通过增加 MAP 以维持足够的器官灌注。但是，如果 MAP 已经是 90mmHg，那么用去氧肾上腺素将 MAP 增加到 130mmHg 可能

SAH 时的颅内高压（ICP>20mmHg）

是否应该增加 MAP？

CPP 优化

这是很重要的，但是简单地用去氧肾上腺素或去甲肾上腺素增加血压可能会加重脑水肿，甚至可能加剧 ICP 升高。CPP 优化并不意味着简单地提高 MAP，因为可以通过增加 MAP 或降低 ICP 来优化 CPP。

脑自动调节曲线可能会发生变化（见下图：实线. 自动调节机制完整；虚线. 自动调节机制受损），MAP 每毫米汞柱的变化都会导致 CBF 变化。正常情况下（实线），大脑能够自我调节血管，从而使脑血流量（cerebral blood flow，CBF）保持恒定，而与 MAP 的变化无关，而严重的脑损伤可能会减弱这种调节能力。

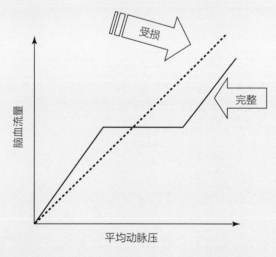

例如，如果 SAH 患者的 ICP 为 40mmHg，MAP 为 90mmHg，那么 CPP 为 50mmHg，接下来不应该立刻开始去氧肾上腺素增加 MAP 到 100～120mmHg，使 CPP 达到 60～80mmHg。正确的步骤是在不应用血管升压药的情况下降低 ICP，通过改善 ICP 来纠正 CPP，而不是通过提高血压来增加 CPP。如果控制了 ICP，则 CPP 必须保持在一定水平之上（SAH 中没有一级证据，但≥ 50～60mmHg）。当然，在全身低血压 + 高 ICP+ 低 CPP 的情况下，第一步是通过使用升压药来改善 MAP，当 MAP>60mmHg 之后，接下来是降低 ICP（而不是继续增加 MAP）。

降低 ICP

①充分镇静。
②过度通气和渗透治疗。
③巴比妥昏迷。
④亚低温治疗。

会对 ICP 产生有害影响。最后，需要记住的是，必须尽一切努力避免最糟糕的情况发生：全身性低血压和不受控制的 ICP。

脑组织氧分压（PbtO₂）监测系统（NJ）被用来监测脑氧。同时插入颈静脉血氧饱和度探头。

氧输送（DO₂）、脑组织氧分压（PbtO₂）和颈静脉氧饱和度（SjvO₂）之间是什么关系？（图 1-4）

心排血量、血红蛋白浓度和动脉血氧饱和度决定了氧从心脏到所有终末期管系统（包括大脑）的输送。脑组织氧分压（oxygen pressure of brain tissue，PbtO₂）受氧输送（delivery of oxygen，DO₂）和脑血流速的影响很大。根据定义，流速是每设定时间内的血液量。因此，到达大脑组织的血容量与 PbtO₂ 测量值之间存在正相关。DO₂ 与心排血量、血红蛋白浓度含量及动脉血氧饱和度具有线性关系。

从大脑返回心脏的静脉回流中颈静脉氧饱和度（SjvO₂）取决于 DO₂ 和耗氧量（VO₂）。DO₂ 和氧摄取分数（oxygen extraction fraction，O$_{EF}$）决定了总

VO₂：

$$VO_2 = DO_2 \times O_{EF}$$

所以，氧摄取分数取决于总耗氧与氧输送的比值：

$$O_{EF} = VO_2 / DO_2$$

因此，当氧的输送量增加而消耗量保持不变时，氧摄取分数减少。随着氧气消耗的减少，摄取减少，因为不需要从血管内摄取多少氧气到脑细胞组织中。理解这种关系对于床旁信息的获取至关重要。如果患者进行了 SjvO₂ 和 CO 监测，则可以观察到假设脑细胞代谢保持恒定（如巴比妥昏迷的患者），通过显著提高 CO 会降低 O$_{EF}$，同时 SjvO₂ 增加：

$$\uparrow CO \rightarrow \uparrow 脑 DO_2 \rightarrow \downarrow 脑 O_{EF} \rightarrow \uparrow SjvO_2$$
（如果脑细胞代谢保持不变）

$$\uparrow CO \rightarrow \uparrow 脑 DO_2 \rightarrow \uparrow 脑 O_{EF} \rightarrow \downarrow SjvO_2$$
（如果脑细胞代谢增加显著高于 DO₂）

由此可知，脑细胞代谢在脑耗氧量和摄取中起着重要的作用，并影响 PbtO₂。

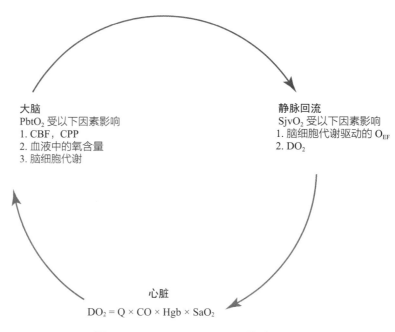

大脑
PbtO₂ 受以下因素影响
1. CBF，CPP
2. 血液中的氧含量
3. 脑细胞代谢

静脉回流
SjvO₂ 受以下因素影响
1. 脑细胞代谢驱动的 O$_{EF}$
2. DO₂

心脏
$$DO_2 = Q \times CO \times Hgb \times SaO_2$$

▲ 图 1-4　DO₂、PbtO₂、SjvO₂ 关系

CBF. 脑血流；CPP. 脑灌注压；O$_{EF}$. 脑氧摄取分数；DO₂. 氧输送；CO. 心排血量；Hgb. 血红蛋白；SaO₂. 动脉氧饱和度；Q. 常数；SjvO₂. 颈静脉氧饱和度

ICP 最终控制在 5～15mmHg 的范围内，MAP=100mmHg，CPP ＞85mmHg。然而，PbtO_2 下降至＜15mmHg，同时 LPR ＞50。为了提高脑氧灌注，减少神经化学代谢应激，我们还能做什么?

关于监测脑组织氧分压对脑损伤患者意味着什么（短期或长期）一直存在争议。大家的质疑经常集中在以下几点：探头的位置可能不在实际损伤的部位，该探头提供直接信息，但仅仅能提供探头所在位置的信息，并不代表其余脑组织的真实情况。也有人质疑说，$PbtO_2$ 的绝对值可能并不与长期预后相关，因此很难确定临界或"危险"值是多少。根据创伤性脑损伤的相关文献，有研究表明，$PbtO_2$ 水平与成人和小儿患者的死亡率[39] 及预后呈正相关[40]，只要探头未处于孤立的坏死脑组织中（在完全梗死的脑组织的中间，只能监测到非常低的 $PbtO_2$ 值，但这并不一定意味着大脑的其他部分也处于严重缺氧状态），因此我们认为，持续、严重（$PbtO_2$＜15mmHg）的脑缺氧存在是不好的信号。

如前所述，严重的脑缺氧和神经化学代谢应激（LPR＞40）有很多方法可以治疗。这些方法改善 $PbtO_2$ 和 LPR 的基本机制是增加 Do_2 和供应大脑的血流量。另外，脑细胞代谢对改善 $PbtO_2$ 也起着重要的作用，因为它会影响运送到大脑的氧气的消耗和提取。图 1-5 说明了如何处理可能导致脑缺氧和代谢应激的相关因素。很多因素都可以影响脑细胞代谢：发热、寒战、CO_2 热法测量的能量消耗、疼痛 / 激动、镇静 / 肌松，以及其他可能影响基本氧气消耗和需求的因素。

高级别（HH IV，Fisher 3，mFS 4）SAH 患者进行前交通动脉瘤介入填塞后，由能够对疼痛刺激定位突然变成双侧刺激活动较少，并且在第 7 天出现右侧偏瘫（发生 SAH 的日期是第 0 天）。

如何处理症状性血管痉挛?

经颅多普勒

经颅多普勒（transcranial doppler，TCD）已被用于监测 SAH 患者发生血管痉挛的风险。TCD 血流速度在发生血管痉挛的部分上升，通常用作参考的平均流速为＞120cm/s[41, 42]。在确定 TCD 是否真的有用之前，我们应该认识到有关高流速 TCD 监测的敏感性及特异性的质疑。

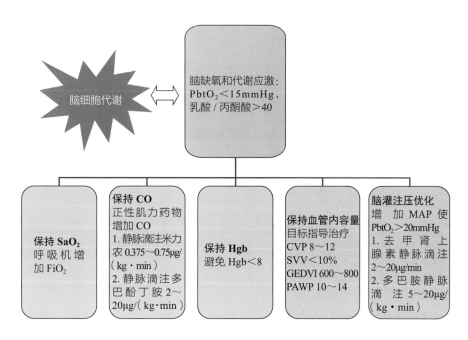

▲ 图 1-5 ICP 危机解除后解决脑缺氧

CO. 心排血量；CPP. 脑灌注压；CVP. 中心静脉压；GEDVI. 全新舒张末期容积指数；Hct. 血细胞比容；Hgb. 血红蛋白；MAP. 平均动脉压；PAWP. 肺动脉楔压；SVV. 每搏量变异度

1. 假阳性：当血流速上升时，不一定意味着存在真正的脑血管痉挛。充血是常见的 TCD 流速增快的原因，充血通常是由于许多不同的因素，发热和血容量过多，甚至可能是 Triple-H 治疗的一部分（高血压、高血容量、血液稀释）。当一个 SAH 患者接受 250ml/h 的生理盐水并且每 6h 一次白蛋白 250ml 输注，给予 Fisher 3 级预防性 3H 疗法。这种治疗是有负面影响的，原因有二：①预防性 3H 疗法不能降低症状性血管痉挛的发生率或改善预后，并可能增加肺部并发症（在提到为了保护大脑可以使心肺超负荷之前，我们需要考虑的是，如果我们忽视对心肺的支持，又如何保证脑氧的灌注呢？）；②导致 TCD 高流速的血容量过多只会增加假阳性率，而没有真正的脑血管痉挛。这种错误会导致更多不必要和潜在有害的干预措施。高动力疗法也可能会增加 TCD 血流速。有一些医生会利用正性肌力药物（如米力农、多巴胺、多巴酚丁胺和去甲肾上腺素等），达到 3H 疗法中规定的心脏指数目标。显著增加 CO 会增加血流量，血流量增加会导致更高的血流速。近期一篇文章报道了 TCD 诊断的痉挛与临床上明显的（症状性）痉挛之间的相关性很差："……TCD 诊断为痉挛的患者中，只有 28% 的患者有症状性痉挛，而 34% 的患者有局部脑缺血。"DCI 被定义为存在症状的血管痉挛，归因于血管痉挛或梗死，或两者都有[43]。

2. 假阴性：众所周知，TCD 很难诊断远端大脑前动脉（anterior cerebral artery，ACA）区域发生的血管痉挛。远端 ACA 在技术上受到超声波的影响，因为它们远离 TCD 探头（通常超声波开始于颈动脉，然后是 M_1、A_1、A_2、A_3，以此类推）。TCD 探头扫描近侧 ACA 至远端 ACA 段，可能存在噪声和其他血管的干扰，导致远端血流不易被探测。TCD 取决于操作者，因此，这会造成观察者之间出现明显的偏倚。

尽管存在这些众所周知的限制，在管理 SAH 患者时依然广泛使用 TCD。TCD 假阳性和假阴性较高的证据较多不足为奇：TCD 仅检测流速，并进行波形分析，可以获得不同的搏动指数，但血管内的任何狭窄都会导致流速增加。想象一下，超声医师对大血管（如大脑中动脉 MCA 的 M_1 段）发出声波，波形与信号和 M_1 一致。连续 7d 记录 SAH 患者的血流速，同一段的血流速突然升高了 200%（或随时间稳定增加速度），这更可能是真正的血管痉挛，意味着 M_1 段的横截面口径不像以前那么大，尤其是在没有新陈代谢变化（例如发热或血容量增加）的情况下，以及 TCD 是由同一位超声医师操作的。为了尽量减少由发热、血容量增加基以高动力状态导致的 TCD 假阳性率，应用 Lindegaard 比值（Lindegaard ratio，LR）：LR=MCA 的平均 TCD 流速/同侧颅外颈内动脉的平均 TCD 流速。MCA 平均流速的突然增加与同侧颈内动脉平均流速的增加不成比例，可以排除由于充血引起的假阳性情况。正常 LR<1.7，而 >2.0 则表明血管痉挛的风险增加。不同的机构使用 LR 的不同阈值对血管性痉挛进行分类，例如，LR<1.5 为正常；1.5～2.5，为血容量增加；2.5～3.5，为轻度血管痉挛；3.5～4.5，为中度血管痉挛；>4.5，为严重的血管痉挛。目前尚无关于哪个 LR 阈值点更准确的文献报道。关于 TCD 的高流速、高 LR 与有症状的血管痉挛或 DCI 之间的低相关性的质疑也有很多：因为血管狭窄并不意味着患者一定会有症状出现。这一切由取决于大脑对局部缺血的耐受范围。脑缺血级联反应很复杂，在由血管痉挛引起的局部缺血中，代偿机制的不同导致临床症状的不同：从正常到局灶性缺血。TCD 上脑血流速高和 LR 高但患者无症状也不意味着 TCD 不起作用。没有出现症状的原因可能是因为大脑的代偿机制正在起作用。每个人在脑血管造影上都有狭窄的血管吗？当然不是。这是否意味着血管造影结果是错误的并且没用？当然也不是。只要人们能恰当地解释并理解其局限性，TCD 就是有用的。关于 TCD 的另一个方面是，动态观察比在任何给定日期的绝对值更有用。

CT 血管增强和 CT 灌注

CT 血管造影（CT angiography，CTA）可为怀疑患有血管痉挛的患者提供快速、无创的可视化脑血管的方法（图 1-6）。CTA 可以提供血管的 2D 和 3D 图像，并且可以用于检测血管痉挛和脑动脉瘤，而没有传统血管造影的相关风险。应当指出，CTA 的局限性在于假阳性率对于小动脉瘤尤其是直径小于 3mm 的动脉瘤可能非常重要。然而，随着 64 排 CTA 的出现，即使直径小于 3mm 的小动脉瘤，其

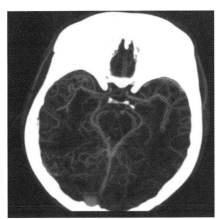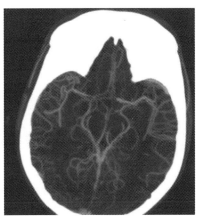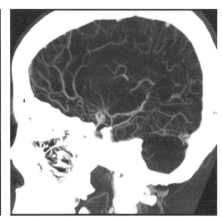

▲ 图 1-6　CT 血管造影

敏感性也可高达 92%[44]。最近，已经有超过 300 层的精细 CTA 处理软件上市。CTA 还有助于追踪疑似血管痉挛的患者。CTA 并非没有潜在风险，尤其是对于可能存在血管容量不足或肾功能不全的老年患者而言，应尽可能预防对比剂肾病（contrast-induced nephropathy，CIN）。一个单中心随机对照研究显示，输注碳酸氢钠的 CIN 发生率明显低于输注氯化钠[45, 46]。但是，文献中的数据好坏参半，并且预防 CIN 的保护作用似乎仅限于额外的量，而不是静脉液体的实际含量。以下是需要接受 CTA 或常规血管造影的高危 ICU 患者预防 CIN 的建议方案。

氯化钠 1ml/(kg·h) 持续 12h 输注，或碳酸氢钠 3ml/(kg·h) 持续 12h 输注，或在进行 CT 灌注 2d 之前静脉注射 1 次乙酰半胱氨酸 600mg，然后在术后 600mg 静脉注射。

图 1-7 提供了三种不同的灌注图。

1. 平均通过时间（mean transit time，MTT）图：对比对比剂到达大脑半球的时间（以秒为单位）。如果发生血管痉挛，痉挛的血管所供应的区域将延长 MTT 时间。

2. CBF 图：给定时间的血流量。由痉挛血管供应的区域具有相应降低的 CBF（通常，延迟的 MTT 和降低的 CBF 同时发生）。

3. 脑血容量（cerebral blood volume，CBV）图：如果大脑自动调节完好（通过脑血管的代偿性自我扩张），则发生血管痉挛时血容量显示正常或增加。只是进行适当的血管内干预的机会，当 CBV 图显示体积缩小时，则表明完全梗死，是不可逆的缺血性损伤。

连续脑电图

连续脑电图（continuous electroencephalography，cEEG）可能有助于检测临床症状不明显的高级别 SAH 患者的血管痉挛。最近的研究表明，cEEG 上相对阿尔法（relative alpha，RA）信号的定量与血

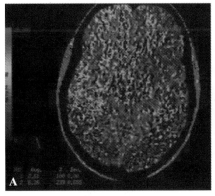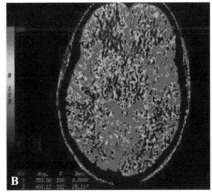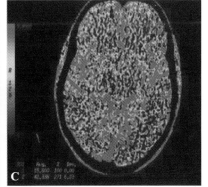

▲ 图 1-7　CT 灌注（彩插见书末）
A. 平均通过时间；B. 脑血流；C. 脑血容量

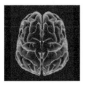

一位 30 岁的动脉瘤性 SAH 的女性患者，HH Ⅲ 级，F 3 级，mFS 3 级，在出血后第 5 天神志朦胧，cEEG 表现为明显的较差变异性，TCD 显示右侧 MCA 近段和 ACA 末段平均血流速增加至 160cm/s（LR＞4）。该患者似乎处于正常状态，但在出血第 7 天时突然出现急性左侧偏瘫，觉醒水平进一步降低。即刻做 CTA 和 CTP 显示右侧 M_1 和 A_1 段严重狭窄，同时 MTT 延长导致的灌注不足影响整个右侧半球。

管痉挛有关：脑电图上的阿尔法节律和较差变异性和症状性脑血管痉挛之间呈正相关。值得注意的是，血管痉挛引起的症状发作可以在 cEEG 上出现 RA 改变之前发生[47, 48]。更多详细信息将在下面的 EEG 部分中阐述。尽管样本量很小，但研究报道仍显示出较高的阳性预测值和假阴性率。为了早期识别非惊厥性癫痫持续状态，所有高级别 SAH 患者都需要进行 cEEG 监测。因此，应将 cEEG 和其他检查结合使用用于检测血管痉挛，以提高敏感性和特异性，但这可能影响进行血管造影的时机[49]。

在 ICU 中处理动脉瘤性 SAH 患者的医师都应知道何时需要进行血管造影。关于如何解决该患者偏瘫和意识改变的快速答案是即刻行血管造影。重要的是要承认这是神经系统的紧急情况，血管造影的延迟很可能会导致不可逆性缺血性损伤。在这个临床案例中延迟血管造影显然是不明智的。当然脑血管造影不是完全无害的手术，但是，在动脉瘤性 SAH 患者出血的第 7 天，出现急性偏瘫，TCD、EEG、CTA 和 CTP 的证据已经提示了严重的血管痉挛和灌注不足，这时进行血管造影不应有任何延误。对于临床症状明显的案例，甚至没有必要在常规血管造影之前进行 CTA 检查，这只会延误有效的治疗。如果怀疑严重血管痉挛的证据不足［如果患者确实没有可治疗的血管痉挛，则应避免进行血管造影（具有潜在风险）］，则可以进行 CTA/CTP 检查。

有症状的脑血管痉挛目前有哪些可选的治疗方案?

高血压高血容量疗法

在症状性脑血管痉挛的患者中应用 3H 疗法以提高和维持适当的脑灌注压已经很多年了。考虑到

SAH 患者经常倾向于发生尿钠增加和血容量减少的现象，因此从生理和直观的意义上讲，应提供足够的容量并避免脱水。在发生脑血管痉挛和延迟性脑缺血的情况下，更应强调这一点，因为血容量的减少可能会导致更为严重的缺血性脑损伤。预防性使用高容量疗法（即从动脉瘤性 SAH 的出血第 0 天至第 14 天，无论来自 TCD、CTA 或神经系统检查的结果如何）在一项小型的随机临床试验未能显示 CBF 或 CBV 得到改善（n=82）。在该研究中，高血容量组和正常血容量组的症状性血管痉挛的发生率相同[50]。关于 3H 疗法的使用，临床实践模式多种多样，但没有任何充分的证据支持预防性高血容量疗法可以获得额外收益；然而这并不意味着不应提供足够的血容量。对于出血后第 1 天的 SAH 术后患者（关闭或栓塞），术后恢复良好，没有任何血管痉挛的迹象，处于正常血容量状态，给予额外的液体除了增加尿量外没有任何益处。然而，在有症状的血管痉挛期间，一项非随机研究表明，即使患者处于正常血容量状态，给予额外的液体也可以增加低灌注区域的 CBF。目前在 3H 疗法实践中缺乏何时，以及如何使用该疗法的 1 级证据。但是，不能仅质疑证据的缺失而不提供合理的治疗，在进行多项随机研究确证之前，临床医师应以可获得的最新知识、证据和良好的判断力对待患者（因为仅基于知识和证据的医学文献通常不足以做出正确的决定）。

可能有如下推论。

1. 在 SAH 不合并血管痉挛迹象的患者中，有随机数据反对使用预防性高血容量疗法[49]，应始终保持正常血容量状态。

2. 对于改善 SAH 的长期预后，尚无使用 3H 疗法的随机数据（无论 3H 疗法是用于预防还是治疗）。

3. 有非随机的观察性研究显示，3H疗法（或3H疗法中的一部分）治疗后，低灌注区域的脑血流增加，即单独使用高血容量疗法（大剂量生理盐水）[51]或进行高动力疗法（增加CI而不显著增加BP）[52]或单独使用高血压疗法，或上述所有方法的组合。

以下是处理出现症状性血管痉挛及延迟性脑缺血风险患者的处理流程。

症状性脑血管痉挛及迟发性脑缺血风险患者血容量和血压管理流程

SAH的早期阶段

（出血第0～3天，请注意症状性血管痉挛的出现可能因患者而异）

HH级别低（患者临床情况良好，神经系统检查无功能缺损，对破裂的动脉瘤已经进行夹闭/填塞，转入ICU）

1. 保持正常血容量（不需要维持高血容量状态）

- 避免持续降低中心静脉压（CVP）（0～3cmH$_2$O）：请注意，CVP可以代表血容量状态。维持CVP大于12cmH$_2$O并不合适，对维持正常血容量也不是必需的。正常的CVP（8～10cmH$_2$O）可能不等于正常的血容量状态，但是避免持续低CVP可能是有益的
- 避免重度贫血（血红蛋白浓度<7g/L）
- 避免低肺动脉楔压（pulmonaryartery wedgepressure，PAWP）<10mmHg
- 避免低全心舒张末期容积指数（globalend-diastolicvolumeindex，GEDVI），<680ml/m^2
- 避免每搏量变异度（strokevolumevariation，SVV）和脉搏变异度（pulsepressurevariation，PPV）>13%
- 避免低休克容量指数（strokevolumeindex，SVI）<40ml/m^2
- 避免少尿<0.5ml/（kg·h）

2. 维持正常血压

- 平均动脉压60～90mmHg（不需要高血压）

3. 正常心排血量（cardiac output，CO）和心指数（cardiac index，CI）

- CO 5～8L/min
- CI 3～5L/（min·m^2）

（如果患者出现血管痉挛的症状，进入下一步）

HH级别高

（由于患者刚刚出现意识蒙眬或昏迷，临床情况变化不大）

1. 通过一些检查来排除血管痉挛的可能，如CTA/CTP和（或）TCD、cEEG，其他临床查体

2. 与上一步关于容量、BP和CO的管理相同

（如果患者有血管痉挛的症状，进入下一步）

血管痉挛观察期

通常出现在出血后第4～14天，但伴有临床情况恶化的血管痉挛可延迟在第21天

如果患者没有血管痉挛的相关证据（临床情况，TCD、CTA/P或cEEG），以管理早期患者一样的方式作为目标

- 正常血容量
- 正常血压
- 正常的心排血量

如果具有血管痉挛的证据（临床情况，TCD、CTA/P或cEEG）

- 高血容量
- 高血压
- 高动力状态

3H疗法的最优化

当ICU医师请介入团队为患者处理血管痉挛时，通常会问这样一个问题："您是否为该患者提供了最大化或最优化的药物治疗？"这个问题是合理的，因为有些患者轻度血管痉挛可能无症状，并且不需要任何侵入性手术来解决痉挛的血管

如何"最大化或最优化"药物治疗

可以使用晶体液或胶体液。强烈建议除了使用常规的监测血容量指标（如CVP或肺动脉楔压）之外，还应考虑更多的动态指标（如SVV和PPV）

仅将CVP10～14用作目标是不够的，因为CVP评估负荷量时混杂了很多其他血液动力状态的情况，可靠性低。对于没有心律不齐的情况下进行机械通气的患者，以下建议适用于有症状的血管痉挛

- SVV<10%
- PPV<13%
- GEDVI>680ml/m²
- SVI>40ml/m²
- CI>3L/（min·m²）
- 尿量>0.5ml/（kg·h）
- 提醒：
  ①诸如 SVV 和 PPV 之类的动态指标的可靠性需要患者处于控制通气下并且不存在心律不齐
  ②积极的 3H 疗法的启动并不意味着耽误更多的有创治疗方法。对于对 3H 疗法无反应的患者，延迟接受血管造影以进行更明确的治疗可能会增加发生不可逆缺血损伤的风险
  ③有症状的血管痉挛需要争分夺秒的紧急处理，已有研究表明在症状发生后 2h 内及时进行球囊成形术可改善临床预后[53]
  ④尿量监测是必需的：生理情况下血容量减少尿量不会好 [>0.5ml/（kg·h）]。因此在没有其他肾脏原发病的前提下，充分的尿量是合理的血流动力学管理目标，可以优化对有症状性血管痉挛患者的药物治疗

症状性血管痉挛的有创性治疗方法

脑血管造影（图 1-8）

有多种不同的血管扩张药可用于动脉瘤性 SAH 患者血管痉挛的动脉内治疗，包括罂粟碱、尼卡地平、维拉帕米、米力农和硝酸甘油。这些药物在全世界范围内被广泛使用。这些血管扩张药通常会立即产生扩张血管内径的效果，但存在局限性，即这种扩张作用持续时间较短，对最初静推血管扩张药有反应的血管痉挛患者在同一天或第 2 天出现症状，则需要进一步的多种血管扩张药联合治疗，这种情况并不罕见。除非 NICU 内有介入设备，介入医生实际上每时每刻处于待命状态，否则在重新发现症状性血管痉挛与实际血管造影时间之间会有一些延迟。如果患者患有吸入性肺炎，同时呼吸机条件较高且需要血管加压药维持，则需要麻醉医师进行后续评估，这可能是造成延误的另一个原因。球囊血管成形术尽管更具侵略性，并可能导致致命的并发症，但可以提供更持久的效果。的确球囊血管成形术不能保证血管痉挛再次发生，包括血管成形术难治性血管痉挛。但是公平地讲，与注射几毫克上述任何一种血管扩张药相比，球囊血管成形术的耐用性更高。由于每个患者的反应不用，因此很难量化这些血管扩张药的作用时间。每个患者对于选择不同的方法来应对严重的血管痉挛都有不同的反应时间。在某些患者中，10mg 的静注维拉帕米对近端 M₁ 段血管痉挛可以完全缓解，但在其他患者中，这种扩张作用可能仅持续 2h。此外，患者之间的反应性是不可预测的。与进行球囊血管成形术相比，静

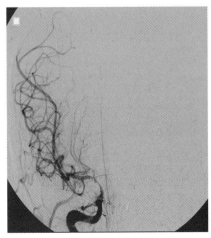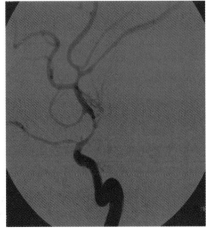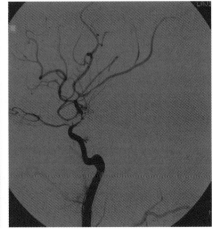

▲ 图 1-8　脑血管造影常规动脉造影显示右侧颈内动脉严重血管痉挛，另外右侧大脑前动脉 A₁ 段严重痉挛

注血管扩张药可能会更安全，几乎没有血管破裂的风险，但是，如果静注血管扩张药失败（并且如果在深夜，没有可用的血管造影医生的情况下），那么在准备进行血管造影术时就有卒中的风险。要考虑的另一个重要方面是操作者对每种疗法的熟悉程度。选择疗法时，应考虑所有这些利弊。

鞘内注射和基底池注入钙通道阻滞药

最近已有研究报道通过 EVD 注射 L 型二氢吡啶钙通道阻滞药（如尼卡地平）作为鞘内注射治疗血管痉挛的方法[54-56]。尽管被认为是一种新疗法，但最早的治疗案例可追溯到 20 世纪 90 年代初。这些研究都是病例报道[54]，样本量较小，目前尚缺乏良好的证据来常规使用这种疗法。鉴于在预防和治疗血管痉挛方面都有正面发现的病例报道，因此有必要进行进一步的研究以明确这种疗法的安全性和有效性。随着临床实践中使用更多的 $PbtO_2$ 监测和其他多模态脑监测技术，可能会有更多有关脑室内使用血管扩张药如何改善脑血流，以及它是否对近端和远端血管产生更大影响的信息。最近的一项随机双盲 II 期研究使用尼卡地平的长期释放植入物，提示 SAH 患者 1 年后血管痉挛的发生率降低，并且临床预后有所改善[57]。该研究把研究组和对照组的血块冲洗干净后用尼卡地平释放性颗粒置入基底池（10 枚植入物），直接置于基底池的近端血管上，植入物组的症状性血管痉挛的发生率显著降低，短期和长期预后较好。尽管有令人信服的数据，但也要记住，该疗法需要手术夹闭动脉瘤并彻底冲洗新鲜血块，然后再多次置入尼卡地平植入物。

主动脉内球囊反搏治疗

严重 SAH 患者也可能出现心功能减低的现象，典型表现是神经源性心肌反应（有时称为神经源性应激性心肌病或 Takosubo 心肌病），伴有肌钙蛋白中度至高度升高和射血分数严重降低和可逆的左心室运动异常（见下文）。心功能减低给症状性血管痉挛的治疗带来了新的挑战。3H 疗法可导致严重的肺水肿，同时患者需要诱发高血压和高血容量，这会增加后负荷并导致心脏进一步损伤。在 20 世纪 90 年代中期到晚期，首先在人脑血管痉挛病例中应用了动脉内球囊反搏，以"允许继续进行 3H 疗法并维持足够的脑灌注"为目标[58]。在动物和人的影像学研究中均显示，在血管痉挛病例中应用这种技术可以在不同的脑灌注扫描方法中显著提高大脑的血流[59, 60]。可以在舒张期增加心脏灌注，减少后负荷，维持心脏功能并提高器官组织灌注，包括大脑。这种疗法不是常规使用，也没有大型研究证明血管痉挛患者的安全性和预后获益。但是当患者的心脏功能严重下降且症状性血管痉挛对其他药物无效时，应意识到并考虑这种疗法（见第 38 章）。

NeuroFlo 设备

这是带有两个小球囊的主动脉内导管，用于在缺血性脑损伤的急性期增加 CBF。远端球囊置于肾动脉上方，而近端球囊置于肾动脉下方，球囊膨胀部分导致腹主动脉血流下降，血流重新分配，从而增加脑血流量。

2005 年 3 月，一项试验研究显示出可行性之后，美国食品药品管理局批准了该设备在人道主义设备豁免计划下用于临床。在该初步研究中，对 17 例急性缺血性脑卒中患者进行了 1h 的部分主动脉阻塞，从而改善了脑血流量和脑灌注，并减少了神经功能缺损[61]。一项随机对照研究 SENTIS（NeuroFlo

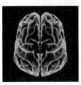
一位高级别 SAH 患者（HH IV级，F 3 级，mFS 4 级）并发 ICP 升高、脑缺氧、脑代谢应激和血管痉挛，均幸免于难。经过常规治疗后，患者恢复良好，但在第 14 天抽血后出现低钠血症（血钠浓度为 125mEq/L），该患者临床情况稳定，过去曾有癫痫发作，因此决定在将患者转至康复中心前先治疗低钠血症，你将如何处理？关于脑耗盐综合征（cerebral saltwasting，CSW）与抗利尿激素分泌失调综合征（syndrome of inappropriate antidiuretic hormone，SIADH）的要点是什么？

治疗缺血性卒中的安全性和有效性）目前正在探索有关急性卒中的更多数据。一项单臂的观察性研究对 24 例动脉瘤性 SAH 并发症状性血管痉挛的患者进行了手术，结果显示术后 20min 平均流速增加，NIH 脑卒中评分改善，并在 30d 随访中大多数患者获得了持续的临床获益[62]。目前，这种疗法仅在少数几个中心偶尔使用。

CSW 综合征

钠尿肽在血浆和脑脊液中浓度的变化被认为是该综合征的病因，在任何严重的脑损伤后可以观察到，但更常见于动脉瘤性 SAH 患者中。钠的丢失伴随着水分的流失，导致血管内容积减少。如果将 CSW 和 SIADH 导致的血管内容量耗竭进行一样的限水治疗，并不能改善低钠血症，而且可能会发生全身性低血压和内脏器官灌注不足。第一步是尝试准确评估血容量状态，治疗应侧重于补充钠盐，并针对总体容量状态确定血容量情况，最初是适当的口服盐剂（每 4～6h 口服 2～4g）和通过静脉输注等渗盐水。如果血钠丢失继续恶化，则可以连续静脉输注 2%～3% 的高渗盐水（以 50ml/h 的速度开始，然后酌情调整）。盐皮质激素可促进肾脏远端小管钠吸收，可用于治疗 CSW（氟氢可的松口服 0.05～0.2mg/d）。

错误（且危险）的液体管理是将 CSW 误诊为 SIADH，并使用血管升压素受体拮抗药进行限水治疗。如果合并有 ICP 升高、脑缺氧、脑代谢应激和症状性血管痉挛等情况，这种治疗将导致严重的血容量减少，从而导致不可逆的缺血性脑损伤。最近，对"脑耗盐综合征"一词提出了质疑，并提出了"肾耗盐综合征"，因为有时候在没有任何脑部疾病的情况下也会发生相同的症状[63]。由于 SAH 等导致的急性脑损伤发生脑或肾耗盐综合征的发生可能比已报道的更为普遍。

抗利尿激素分泌失调综合征

SIADH 是 NICU 中另一个重要的低钠血症需要鉴别的诊断。可能导致 CSW 的病因也可能导致 SIADH（如 SAH、缺血性卒中、创伤性脑损伤和肿瘤）。将 SIADH 和 CSW 区分开来比较困难。关于这

一点，传统观点是容量状态差异：SIADH 患者处于高血容量状态，而 CSW 患者的血容量是减少的。

通过应用康伐普坦（20mg 静脉注射，30min 内给药，维持剂量是 20mg/d，可增加至 40mg/d）拮抗血管升压素受体（肾脏中的 V_2 受体）来限制容量并促进游离水分丢失，或口服托伐普坦（15mg/d，可增加至 30mg/d，最大剂量是 60mg/d）。由于这些生物制剂可以引起游离水分丢失，因此使用积极的液体限制疗法时需要时刻保持谨慎。

由于 CSW 和 SIADH 的实验室检查结果相似，只有血容量状态才能区分这两种情况。但是，没有一个金标准检查评估容量状态是最准确的，评估血容量是任何 ICU 的日常挑战。因此，对于神经系统疾病患者发生的低钠血症（如动脉瘤性 SAH），最经常使用的传统疗法：氯化钠。低钠血症通常具有良好的耐受性，只有出现症状，如复发性癫痫发作阈值低或严重且正在恶化的患者（通常＜125mEq/L）需要立即治疗。如果要在需要足够 CPP 和良好的血容量（如正在进展的症状性血管痉挛中）的患者中治疗低钠血症，则优先采用高渗盐水补充盐分，而不要进行积极的容量限制。排出大量的游离水分可能对 SIADH 是合适的疗法，但对于真正患有 CSW 而非 SIADH 的患者来说是有害的。

以下提示可能会有所帮助。

1. SIADH 是由于游离水分潴留导致的正常或高血容量状态，尿渗透压＞100mOsm/kg，以及尿钠＞40mmol/L。

2. CSW 导致的容量丢失，钠排泄分数＜1%；SIADH 导致的容量过负荷，钠排泄分数＞1%。

3. 血清尿酸水平正常（3.6～8.3mg/dl）或升高，是非 CSW 或 SIADH 引起的脱水导致的低钠血症。

4. CSW 和 SIADH 的血清尿酸水平均较低。

5. 治疗低钠血症成功后，CSW 可能继续存在肾脏排泄问题，因此 CSW 的血清尿酸水平仍然较低（因为尿酸盐的排泄分数仍然很高），但对于 SIADH 可能是正常的。

6. 如果患者因 SIADH 出现症状性低钠血症（如嗜睡和神志不清），那么高渗盐水并不总是能解决问题。对于游离水分过多的患者，如果他/她以 50～100ml/h 的速度接受 2% 高渗盐水连续静脉输注，则血清钠实际上可能会继续下降，这种自相矛

盾的现象是因为提供的水分多于氯化钠，患者的水钠平衡是这样的：给予轻度高渗盐水（如 2% 输注）实际上可能会使总体游离水情况恶化，并导致更严重的高容量低钠状态，SAH 或垂体瘤切除后可能会发生这种情况。口服盐片并限制水分可能是更合适的初始疗法，SIADH 液体限制的问题在于纠正低钠血症可能太慢。因此，必须避免快速纠正，如果液体限制措施效果不佳，应用血管升压素受体拮抗药并允许患者饮水可能更有效。

患者出现下侧轻偏瘫后再次紧急转入 ICU。

一位 32 岁女性，SAH 出血第 9 天，HH Ⅱ级，F 3 级，mFS 3 级，夹闭右侧 MCA 动脉瘤，目前从 ICU 转至普通病房。从出血第 5 天起，患者右侧 MCA 在 TCD 上的血流速升高，深度为 55cm，平均速度为 180cm/s。CTA 表现为轻度血管痉挛，但除头痛外，她从未表现出任何神经功能缺损。直到目前，她的神经系统检查仍然正常。在第 10 天时，化验检查提示严重的低钠血症（血清钠浓度为 117mEq/L），并且新发左臂旋前征阳性。血流动力学有以下数据。

1. CVP 为 3mmHg；2. SVI 为 35ml/m^2；3. 出入量为 −1.5L；4. 血清钠为 117mEq/L，复查确认了结果。

你在 NICU 接诊了这位患者，下一步准备做什么？

该患者最可能的诊断是从出血第 5 天起就已经出现血管痉挛，当一支血管在 TCD 上血流速度持续上升，同时相应的 CTA 提示管腔变窄时，可以合理认为直到现在，患者一直存在血管痉挛（在这种情况下是无症状的血管痉挛）。她患有轻度至中度的痉挛，但还不足以引起任何神经系统缺损。血流动力学和化验检查表明，患者现在已经出现严重的低钠血症和血容量减少，随着血容量的减少，CBF 降低，以前无症状的血管痉挛现在开始具有临床意义。可以认为 CSW 综合征在这里起着主要作用，因为患者在失钠的同时存在游离水的丢失。对她而言，下一步可能不是紧急血管造影，接下来最合理而安全的做法是补充氯化钠和水（也许由更高的 MAP 目标来增加 CBF，而不是忽略它），随着血钠的恢复，血容量的增加及短期的高血压疗法，患者的症状可能会很快消失。

一位 35 岁女性，无既往史，自诉头痛后不久便昏倒在家里。患者入院时为 HH Ⅲ级，F 3 级，mFS 4 级，并因 IVH 和急性梗阻性脑积水接受 EVD 治疗。患者气管插管状态，并转入 NICU。具体情况为 BP 60/40mmHg；窦性心动过速（110/min）；SaO$_2$ 降至 70%；双肺听诊干啰音和爆裂音；呼吸机为 A/C 模式，呼吸频率设置为 14/min，FiO$_2$ 60%，PEEP 8；心电图示非特异性 T 波和 ST 改变；肌钙蛋白 2.5μg/L。胸部 X 线检查示急性肺水肿；超声心动图示 EF 为 20%。

- 诊断是什么？
- 你怎样管理这个患者？
- 你如何鉴别神经源性心肌病和急性心肌损伤？

神经源性心肌病

神经源性心肌病是一种生理学上有趣的现象，与许多不同的疾病状态有关。对于神经专科医师来说，这种综合征的一个很好的例子就是高级别动脉瘤 SAH。有许多术语被认为是该综合征的同义词，如神经源性顿抑心肌、Takotsubo 心肌病、心碎综合征、收缩坏死综合征和 Gebrochenes-Herz 综合征等。尽管每种综合征之间的术语不同，但存在将所有这些现象联系在一起的共同点：神经应激因素。这种应激是由大脑介导的，无论它是由情绪驱动的（如在心碎综合征中，诸如家庭成员突然死亡之类的令人震惊的消息都会导致心源性休克和死亡或者实际上是"害怕死亡"，导致心力衰竭的突然发作），一般没有结构性脑病或反映出结构异常，如急性 SAH 伴有严重的 ICP 升高、炎症和交感神经风暴；两种类型都是大脑作为诱因。像典型的急性冠状动脉综合征一样，神经源性心肌病被认为不是由冠状动脉粥样硬化或斑块破裂导致的。肾上腺素

介导的交感神经已经被指出是心肌病的主要病因和机制。通常，患者表现出与心源性休克相符的临床特征：系统性低血压和 EF 严重降低的舒张性／收缩性心力衰竭（如先前健康的年轻女性的新发性心力衰竭，EF 为 10%～20%）。与 ST 段抬高性心肌梗死病例不同，ECG 可能仅显示非特异性 T 波（脑型 T 波，图 1-9）或 ST 段异常。但是，ECG 可以显示出 ST 段抬高，看起来与典型的 ST 段抬高性心肌梗死完全相同。因此，仅心电图无法区分 ST 段抬高性心肌梗死、非 ST 段抬高性心肌梗死和神经源性心肌病。

急诊接诊时诊断该综合征可能具有相当大的挑战，因为非 ST 段抬高性心肌梗死和神经源性心肌病的治疗方法不同。心电图可能会有所帮助。通常观察到的是短暂的心室壁运动异常（临床特征、实验室异常和心电图检查结果通常在几天后就消失），左心室的正常基底包括心尖在内的所有地方均表现为运动能力减弱。在经典的 Takotsubo 心肌病中，心尖不能幸免，在血管造影图上（图 1-10），左心

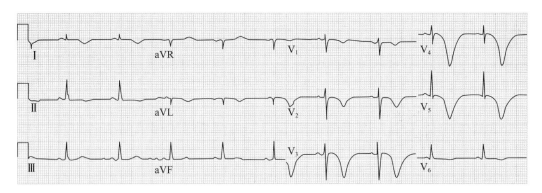

▲ 图 1-9　神经源性心肌病的脑型 T 波（Q-T 间期延长的深倒转 T 波，所谓的脑型 T 波在这例动脉瘤性 SAH 患者出现）

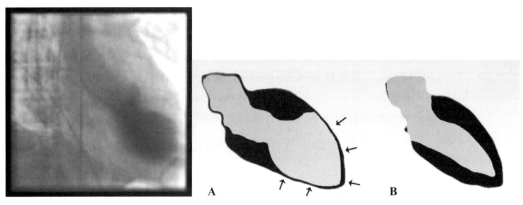

▲ 图 1-10　A. 左心室造影心尖球形综合征呈现心尖呈球形，形状类似日本捉章鱼罐子；B. 心脏收缩正常，心底部高动力状态，心尖部运动功能不良

室的顶端运动减弱并扩张，这种综合征典型的心脏形状与捉章鱼罐子的形状相似（日语为 takotsubo）。心尖在左下、心脏的底部在右上，非血管区域可见局部壁运动异常。尽管实际上会发生变化（如心室中部膨胀而不是心尖部膨胀），但记住典型特征并理解其背后的病理生理机制很重要。

最近的一项研究报道了对 350 例急性 SAH 和异常升高的心肌酶患者的回顾性分析[64]，该研究显示了真正的冠心病与神经源性心肌病之间存在一些特征差异：

1. 心肌梗死导致的肌钙蛋白至少比神经源性心肌病高 10 倍（2.8 vs. 0.22，$P<0.001$）。

2. 神经源性心肌病是可逆的，通常在 4～5d 内，CO，EF 和心肌酶可以看到明显改善。

3. 超声心动图显示与心电图异常显著不一致（即严重的 EF 降低，但只有非特异性 T 波倒置），与神经源性心肌病表现一致。

4. 在急性动脉瘤性 SAH 中，肌钙蛋白<2.8ng/ml 和 EF<40%，与神经源性心肌病一致，与真正的冠心病不同。

这些提示只适用于一般情况，因此，必须对每个患者进行个体分析。尽管如此，重要的是如何在急诊室中区分这两种疾病给予不同治疗方法。典型的心肌病患者应治疗破裂的动脉瘤，以避免再出血，然后提供适当的血流动力学支持（避免使用 α_1 受体激动药），使用正性肌力药物以支持降低的收缩力和低 EF，同时密切注意维持患者的血容量至关重要（如果在神经源性心肌病中不解决血容量减少的问题，则需要的血管活性药物的剂量会高于必要水平，可能导致心肌损伤恶化）。在 SAH 的前几天，对神经源性心肌病患者进行预防性 3H 疗法可能有害无益。

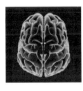

目前 NICU 收治一名严重 SAH 的患者，在紧急医疗服务小组能够建立气道并使患者病情稳定之前，存在一个未知的缺氧时期。最初的胸部 X 线和动脉血气分析示严重的低氧血症，需要高水平的呼吸支持，手术和麻醉小组已评估患者手术不稳定。

为了减少再出血应该如何治疗？

抗纤溶治疗

当动脉瘤手术不可避免地要延迟时，临床医生面临着再次出血的致命危险。鉴于与再出血患者相关的不良结果[65]，一直存在着关于服用抗纤溶剂（如 ε- 氨基己酸或氨甲环酸）是否合理的争论。这些药物可能会增加血栓形成并发症的风险。欧洲一项对 9 个试验的 Meta 分析显示，再出血的发生率显著降低，但益处因脑缺血的风险增加而被抵消[66]。这种"脑缺血"的定义不清楚（就其确定方式而言），并且每项研究均应用了不同的方法。最近的一项应用 ε- 氨基己酸短时间治疗（少于 72h）研究表明，缺血的风险并未显著增加，但在 ε- 氨基己酸组中深静脉血栓形成增加（肺栓塞没有增加）[67]。在 2012 年，美国心脏病协会发布了有关使用这些抗纤溶剂的指南："对于不可避免的动脉瘤夹闭术延迟，严重出血风险和无绝对禁忌证的患者，短期使用（<72h）氨甲环酸或 ε- 氨基己酸的治疗对降低早期动脉瘤再出现的风险是合理的（Ⅱa 类推荐；证据级别 B）"[68]。

根据当前的文献和美国心脏病协会指南，以下剂量是合理的：ε- 氨基己酸，4g 静脉注射，然后维持剂量 1g/h 静脉滴注。在手术之前停止输注，不要超过 30g/d，总输注时间为 72h。

Trephined 综合征（皮瓣凹陷综合征）

该综合征并不常见，但在减压性去骨瓣手术中，在进行脑脊液引流后出现严重的精神状态下降，癫痫发作和 CSF 转流术后反常疝症状的患者，需要考虑这种现象[69-71]。各种病例和系列报告均报道了这种现象。患有动脉瘤性 SAH、TBI、ICH 或

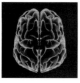　　　　一位 SAH 患者，HH Ⅳ 级，F 3 级，mFS 3 级，接受了血肿清除术并切除了位于左大脑中动脉水平的分叉动脉瘤，去除了骨瓣。该患者在 CTA 和常规血管造影上可见无症状的轻度血管痉挛，仅通过一次动脉内注射 5mg 尼卡地平和 10mg 维拉帕米的联合治疗，治疗后行血管造影显示无血管痉挛。拔除 EVD 后，出血第 12 天，患者行腰大池引流，适度释放脑脊液压力，获取脑脊液样本以明确发热原因。每 2h 引流 10ml 脑脊液，6h 后，患者意识状态由清醒、定向运动和遵嘱转为严重的意识水平下降。现在护士报告给你，你来看患者，患者现在双侧瞳孔增大（7mm，对光的反应较弱）。刺激后患者出现了双侧去大脑强直，患者的去骨瓣的部位出现了明显凹陷（早些时候头部呈圆形）。你的诊断和治疗是什么？

大面积脑梗死行骨瓣切除的患者可能会因发热或出现其他腰椎穿刺指征，这会导致脑脊液流失，并可能导致脑疝。去除了骨瓣的皮肤上的大气压被认为是很大的压力，会导致皮瓣下沉凹陷及脑干下疝的症状，患者通常会出现嗜睡现象，严重时还会出现双侧瞳孔变化的情况。在一些 SAH 级别较高并且接受脑脊液引流的患者中并不少见。通过 EVD（＞200ml/d）的脑脊液引流，当去除 EVD 以减少发生颅内感染的风险时，通常通过放置腰大池引流管或脑室 - 腹腔分流来解决这种情况，在这种情况下患者可能会出现这种现象[72]。

！ 关键注意事项

- 急性动脉瘤性 SAH 是一种动态疾病（尤其是对于级别较高的患者）。从一开始到预防血管痉挛期间，都需要进行严密的神经系统观察和监测，患者如果一开始临床表现良好，并不一定意味着她 / 他将继续保持良好状态，不建议对表现良好的 Fisher 3 级患者在 7d 后停止 TCD 或神经检查。
- 高级别 SAH 的患者只能进行睁眼和意识水平的检查，因此床旁检查的价值有限，即使检查结果没有变化，也应该对这些患者在血管痉挛高发期进行 CTA/CTP 动态监测。
- HH 分级与长期临床预后相关，而 Fisher 分级与症状性血管痉挛相关。改良 Fisher 分级旨在提供更实用的量表，同时将 IVH 的重要性作为 DCI 的独立危险因素；但是单独的 IVH 与血管痉挛关系不大，因为在只有 IVH 的患者中出现血管痉挛并不常见，使用更先进的自动描记轮廓分析软件来量化出血量可能会提供有关确切阈值与 DCI 之间关系的有用信息。
- 请注意与 DCI 最一致的预测变量是出血量。
- 当患者出现严重的 SAH、IVH 和梗阻性脑积水，并伴有脑血流量增加时（在评估 ABC 后），首先要做的是立即放置 EVD 管，放置引流管后，重要的是保证引流管正常工作（前提是患者得到更充分的药物和手术干预措施）。
- 在高级别 SAH 的急性期（通常是第 1 周），ICP 升高是一项重大挑战，为了避免继发性神经元损伤，必须进行积极、及时地干预。除了放置 EVD 外，镇静、适当过度通气、甘露醇 / 高渗盐水和戊巴比妥等已成为常规疗法。已有文献报道治疗性低体温可能在治疗难治性 ICP 升高病例中有用。
- 高级别 SAH 管理不仅涉及 ICP 和 CPP，脑氧合及脑代谢状态也是成功复苏高级别 SAH 患者的重要目标。
- 通过优化氧输送和灌注来改善靶器官的血流动力学指标可能通过避免继发性损伤，使得大脑有恢复的机会。
- 有症状的脑血管痉挛仍然是一个主要挑战，出血后 3～14d 通常是高发期，据报道有超早期血管痉挛，但这种情况并不常见。
- SAH 可能发生局部脑梗死，这表示缺血性脑损伤发生在动脉瘤破裂时，而不是 DCI 的结果。
- 血管痉挛可以通过多种不同的方式进行监测，如 TCD、CTA、CTP、cEEG 和血管造影等（当然也可以通过充分的体格检查，但这在高级别 SAH 患者中受到限制）。快速进行血管造影检查是关键，因为血管扩张药或球囊血管扩张术治疗的延迟可能会导致不可逆的缺血性损伤。从急性、严重的神经功能缺损开始，静脉用药不应延迟超过 2h，尤其是已经开始充分的治疗（3H 疗法）。即使是深夜出现的难治性血管痉挛的药物治疗也不应等到第二天早晨，这是紧急医疗情况，必须进行球囊血管扩张术，3H 疗法不是血管成形术的合适替代品（当患者正在接受 3H 疗法，确保患者高血压是一个好主意，但这不意味着有症状的患者可以在数小时后再进行血管扩张术）。

- 动脉注射尼卡地平和维拉帕米（罂粟碱不再使用，最近有使用米力农的报道）可用于治疗血管痉挛，但在某些情况下，药物作用不会持续很长时间。可能有人争辩说，这种短暂的尼卡地平/维拉帕米治疗不一定与"尼卡地平/维拉帕米治疗失败"相一致，因为这种治疗在患者即将开始血管造影前确实起作用，并且患者随后数小时表现良好。不管怎样，最重要的是最小化和避免继发于血管痉挛或血管痉挛复发导致的卒中。如果动脉注射血管扩张药治疗仅持续 6h，则此时立即需要另一种药物或球囊血管扩张术以避免卒中。

- 没有证据表明开放痉挛的血管会导致再灌注损伤和出血的风险增加。基于理论上的考虑，不对急性血管痉挛进行血管成形术和药物治疗是不合理的，因为很明显，当患者进行充分的 3H 疗法后出现严重的血管痉挛，出现急性偏瘫时，结果会很严重（如果不加以治疗，患者很可能无法再活动该肢体）。

- 如果有三波治疗原则（即在考虑进行球囊血管成形术之前，血管痉挛需要用尼卡地平/维拉帕米进行动脉注射 3 次，二波治疗则需要 2 次注射），重要的是记住一旦患者出现症状，就有可能发生不可逆的缺血性损伤；而症状性血管痉挛患者完成血管扩张治疗后（如尼卡地平、维拉帕米、米力农或硝酸甘油），该患者有可能在同一天再次出现症状，这种情况下，如果血管造影延迟，则该患者可能会出现永久性梗死。

- 对于难治性症状性血管痉挛，部分主动脉阻塞和主动脉内球囊反搏治疗在一些非医学报道显示可改善 CBF 并减少神经功能缺损，在推荐这些治疗方法作为常规治疗之前，还需要进一步的研究。

- CSW 和 SIADH 的实验室检查结果非常相似难以区分，两个综合征的常规疗法都是补充钠盐，均可以选择高渗盐水。对于出现症状性或严重低钠血症的动脉瘤性 SAH 患者，避免游离水分过度丢失或严重的液体限制，因为这可能会使 CSW 恶化可能有危险，也不应将静脉康帕普坦和口服托伐普坦用于低血容量性低钠血症，会导致严重的血容量减少，而在合并症状性或造影提示有血管痉挛的情况下，血容量减少会导致缺血性损伤。

- 在成功逆转低钠血症后，评估血清尿酸水平可能有助于将 CSW 和 SIADH 区分开。

- SAH 后（尤其是高级别），发生神经源性心肌病的情况并不罕见，并且肌钙蛋白水平可能显著升高。

- 尽管仅凭心电图不能将心肌梗死和神经源性心肌病区分开，但有一些有用的提示，如 EF 严重降低，伴有非特异性 T 波，心肌梗死的肌钙蛋白值高于正常值 10 倍，而神经源性心肌病的肌钙蛋白值仅轻度升高；还可通过合理使用血管加压药和正性肌力药来使神经源性心肌病的心肌快速逆转并提供充足的血流动力学支持（如避免在患者血容量严重不足且 EF 为 20% 的情况下增加去氧肾上腺素的使用；没有症状性血管痉挛的情况下，简单地预防性使用去氧肾上腺素来增加血压只会使心脏损伤加重）。

- 高级别 SAH 是一种动态疾病，通常面临多个阶段的挑战，如第一阶段为 ICP 升高，第二阶段为血管痉挛，第三阶段为难以将患者从呼吸机和脑室腹腔分流中脱离，第四阶段为自主神经异常和交感神经风暴。

- 如果能提供充分的药物和手术治疗，V 级 SAH 患者可能具有良好的长期神经系统预后（Rankin 评分也许能修改为 1~3 分），虽然持续的医疗服务不一定总能带来良好的效果（并且护理目标应由患者的意愿及患者的最佳利益决定），但 HH Ⅳ级甚至Ⅴ级患者可能会有机会恢复。在出血后几个小时或出血的第 1 天，尤其是在放置 EVD 之前，SAH 高危患者的预后并不总是准确的。

- 在患有急性心肌梗死的患者中，早期服用 β 受体拮抗药可以降低再次梗死的发生率，而长期服用可提高生存率。但是，β 受体拮抗药，即使是短效的药物，也不应用于低血压或其他休克体征的患者。

- 地尔硫草和维拉帕米在 STEMI 并伴有收缩期左心室功能不全和 CHF 患者中禁用。

- 对于不稳定性心绞痛或 NSTEMI 的患者，如果具有以下任何高危指标，应采用早期侵入性操作（冠状动脉造影及经皮冠状动脉成形术）。尽管有强力的抗栓治疗，仍出现复发性心绞痛或局部缺血、肌钙蛋白升高、新的或可能是新的 ST 段压低、复发性心绞痛或缺血伴 CHF 或新发或恶化的二尖瓣反流、左心室 EF < 40%、血流动力学不稳定、持续性室性心动过速、最近 6 个月内的 PCI、曾行冠状动脉搭桥手术。

- 超声心动图对胸痛患者的 ACS 诊断无用，但对于诊断急性心肌梗死的机械并发症至关重要。

- 在没有 ACS 的情况下，血清生物标志物升高和 ST 短升高和（或）抑制也可能会发生。

- 后期心脏并发症包括心源性休克、CHF、左心室游离壁破裂、室间隔破裂、缺血性二尖瓣反流或导致急性二尖瓣反流的乳头肌断裂。

- 即使没有潜在的冠状动脉疾病，伴有 SAH、脑梗死和脑出血的患者也经常会出现 ACS 的 ECG 结果。

- 当不可避免地需要延迟脑动脉瘤破裂手术时，可考虑短期使用 ε- 氨基己酸或氨甲环酸。

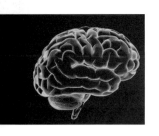

第2章 脑出血
Intracerebral Hemorrhage

Fred Rincon　Stephan A. Mayer　著
张少兰　石广志　文俊贤　译
张洪钿　校

 一位 58 岁的非洲裔美国人，高血压病史、人工二尖瓣置换术后、酗酒史、心房颤动病史，突发恶心、呕吐、左上肢及下肢无力。患者用药史包括氢氯噻嗪 25mg/d（用于治疗高血压）、美托洛尔 25mg/d、华法林 5mg/d。患者的妻子立即拨打了 911，约 20min 后紧急医疗服务小组赶到了现场。紧急医疗服务小组人员对此人进行了快速辛辛那提院前卒中评估，显示患者左半部身体无力，包括面部、手臂和腿部，格拉斯哥昏迷评分（Glasgow coma scale, GCS）为 12 分，考虑患者为脑卒中，给予患者鼻导管吸氧，建立静脉输液通路后通知了目的地医院。

患者在到达急诊科时，神志转为嗜睡（GCS, 8），对疼痛刺激有反应。生命体征为血压 220/120mmHg、心率 120～130/min、呼吸频率 24/min、末梢血糖 182mg/dl，心电监护仪显示快速心房颤动。患者初始头 CT 扫描显示左额顶叶脑出血（intracerebral hemorrhage, ICH）（图 2-1），国际标准化比值为 5.8。

脑出血的危险因素有哪些？

高血压（hypertension, HTN）是脑出血最重要和最多见的危险因素，其可导致一种称为脂质透明变性的血管病变。脑出血不可改变的危险因素包括高龄、男性、非裔美国人和日本人[1-4]。此外，虽然脑淀粉样血管病通常无症状，却是老年人原发性脑出血的重要危险因素。脑淀粉样血管病的特点是β- 淀粉样蛋白沉积在大脑的中小血管和软脑膜，这种情况也可能在慢性 HTN 发生纤维素样坏死时出现。其他脑出血危险因素还包括使用可卡因、低胆固醇水平、口服抗凝血药及酗酒[2, 5-14]。

我们应该如何确诊脑出血？

脑出血的诊断依据包括快速的神经功能障碍和颅内压升高，症状有头痛、呕吐及意识水平下降。脑出血的症状主要与病因、解剖位置和血肿的扩大有关。脑出血后异常的生命体征主要是 ICP 升高引起的，如高血压、心动过速或心动过缓（库欣反应）、呼吸模式异常。脑出血的确诊不能仅通过临床查体，还需要急诊 CT 扫描（图 2-1）或磁共振成像，这些影像学检查可以鉴别缺血性和出血性卒中。CT 扫描不仅可以快速评估血肿的大小和位置，而且可以观察其是否破入脑室，脑积水，周围水肿程度和脑组织解剖破坏情况[4]。血肿体积可以根据 ABC-2 方法（从球体体积计算导出的公式）从 CT

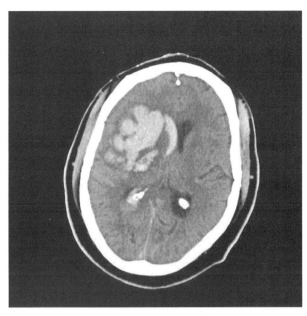

▲ 图 2-1　CT 显示右侧基底神经节 ICH 并有出血破入右侧脑室

扫描图像中计算 [10, 11]。CT 血管造影在大多数医疗中心不作为常规检查，但可能有助于判断血肿的扩大、预后和病因 [15, 16]。

该患者病情迅速恶化的原因是什么？

血肿的扩大是患者早期神经功能恶化的重要原因，出血量是脑出血后患者预后的重要预测指标 [17, 18]。但是脑出血的自然病史和预后并不完全取决于出血量 [19, 20]。一个公认的理论是，单个小动脉破裂的持续出血和（或）再出血可造成一个持续扩大的血肿。根据组织病理学、CT 分析、单光子发射计算机断层扫描（single-photon emission computed tomography，SPECT）、传统的血管造影、CTA 等分析的证据表明，在早期血肿扩大的病例中，原血肿的周围组织更容易发生继发性多灶性出血。对脑组织的分析已经表明，在致命出血周围区域出现微观和宏观出血，可能代表着颅内小动脉或静脉破裂 [21]。

其他使用同步 CT 和 SPECT 分析的研究表明，在某些情况下，早期 ICH 的进展与现有血肿周围出现继发性出血，继而形成缺血、充血及周围组织损伤有关 [22]。类似地，有报道称早期血肿的扩大和血栓不规则形态之间的联系可能提示了多灶性出血。在这些研究中，与类圆形血肿相比，不规则形

状的血肿发生率更高，这些不规则的血肿形状被认为是多小动脉出血的体现 [23, 24]。在一项脑出血后立即进行 CTA 的研究中，造影剂外溢与随后发生血肿扩大有关 [25]，血肿扩大导致患者死亡率增加至 30%～46% [15]。

最后，脑出血后立即进行 CTA 检查可发现单发脑出血或来自多条豆纹动脉的多发脑出血 [26]，在一项对 39 例自发性 ICH 患者的前瞻性研究中，CTA 早期出现局灶性强化（造影剂外渗，"点征"）与血肿进展的程度相关，其具有良好的敏感性（91%）及阴性预测值（NPV，96%）[27]。

此外，该患者在人工瓣膜置换术和心房颤动后一直持续服用华法林。在一般人群中，华法林使 ICH 的风险增加 5～10 倍 [13]，而在抗凝治疗期间发生 ICH 者预后最差 [28]。口服华法林的患者发生脑出血后应立即输注新鲜冷冻血浆或凝血酶原复合物和维生素 K 进行治疗（表 2-1），至少需要 8U 的新鲜冷冻血浆（15～30ml/kg）[29] 才能立即逆转凝血功能缺陷，但相关体积负荷可能会加重患者自带的慢性疾病，如心脏疾病或肾脏疾病 [30]。高剂量静脉注射维生素 K 可以完全逆转华法林诱导的抗凝作用，但可能需要 12～24h 才能起效，在此期间 ICH 可能继续扩大。静脉注射维生素存在过敏反应的潜在风险，因此必须缓慢输注维生素 [31]，并且注意是否有过敏反应的迹象。由维生素 K 依赖性凝血因子 Ⅱ、Ⅶ、Ⅸ 和 Ⅹ 组成的凝血酶原复合物可能比单纯输注新鲜冷冻血浆或维生素 K 更快地使 ICH 患者的国际标准化比值恢复正常 [30, 32]。

替代常规华法林抗凝逆转的是重组激活因子Ⅶ（rFⅦa，NovoSeven，Novo Nordisk A/S Copenhagen，Denmark）[33]。重组激活因子Ⅶa 已经被应用于逆转华法林引起的脑出血 [33, 34]，但是应与新鲜冷冻血浆、凝血酶原复合物和维生素 K 联合使用，因为 rFⅦa 只能纠正华法林诱导的Ⅶ因子缺陷，而新鲜冷冻血浆、凝血酶原复合物和维生素 K 则可以纠正所有依赖维生素 K 的凝血因子缺陷 [35]。肝素或低分子肝素引起的脑出血的抗凝应该用鱼精蛋白逆转 [35]，血小板减少或血小板功能障碍的患者可以用单剂量的醋酸去氨加压素（DDAVP：1- 脱氨 -8- 精氨酸血管升压素）、血小板输注或两者并用（表 2-1）[36]。

表 2-1　急性凝血功能障碍性脑出血患者的急救处理

方　案	药　物	剂　量	说　明	证据等级[a]
华法林	FFP 或 PCC 或 静注维生素 K	15ml/kg 15～30U/kg 10mg	通常为 4～6U（200ml） 比 FFP 起效快，但有 DIC 的风险 需要 24h 才能恢复正常的 INR	B B B
华法林和紧急神经外科干预	以上再加上 rFⅦa	20～80μg/kg	急性血栓栓塞性疾病禁用	C
普通肝素或低分子肝素	鱼精蛋白	100U/mg 肝素，或 1mg 依诺肝素	会引起脸红、心动过缓、低血压、抗凝作用	C
血小板功能障碍或血小板减少症	输注血小板 和（或） 去氨加压素（DDAVP）	6U 0.3μg/kg	范围，根据大小 4～8U，输血>100 000 单剂量要求	C C
凝血酶抑制药（达比加群酯）	口服活性炭加上 PCC 加上 rFⅦa，加上血液透析	15～30U/kg 20～80μg/kg	如果摄入小于 2h，急性血栓栓塞性疾病发生 DIC 禁忌证的风险更大，尤其是肾功能损害	C
凝血因子Xa抑制药（磺达肝癸钠）	rFⅦa	20～80μg/kg	急性血栓栓塞性疾病禁用	C

DDAVP. 1-deamino-8-D- 精氨酸加压素；DIC. 弥散性血管内凝血；FFP. 新鲜冷冻血浆；INR. 国际标准化比值；PCC. 凝血酶原复合物；rFⅦa. 重组激活因子Ⅶa
a. A 级，基于多个高质量随机对照试验；B 级，基于单随机试验或非随机研究；C 级，基于案例和系列报告，以及专家意见
经授权引自 the American Heart Association/American College of Cardiology First Scientific Forum on Assessment of Healthcare Quality in Cardiovascular Disease and Stroke. Circulation. 2000; 101(12): 1483–1493. PubMed PMID: 10736296.eng.
经授权引自 Mayer SA, Rincon F. Management of intracerebral hemorrhage. Lancet Neurol. 2005; 4(10): 662–672. PubMed PMID: 16168935. 版权所有 Elsevier. Data from Rincon F, Mayer SA. Clinical review: critical care management of spontaneous intracerebral hemorrhage. Crit Care. 2008; 12(6):237.

rFⅦa 在非凝血障碍脑出血中是否有作用？

没有。根据最近发表的Ⅲ期快速试验结果，不推荐 ICH 患者在 4h 内常规使用 rFⅦa 作为止血治疗。

描述治疗这个恶化患者的最初紧急步骤

需要优化这个快速恶化患者的气道、呼吸、循环，并获得一套包括血液、生化和凝血功能等完整的化验检查、心电图和胸部 X 线片。

气道管理，呼吸和循环

患者迅速出现神志恶化，首先需要保持气道通畅。未能认识到即将发生的气道问题可能会导致误吸、低氧血症、高碳酸血症等并发症。在疑似 ICH 的情况下，首选的快速序贯插管诱导药包括丙泊酚[37]和依托咪酯[38]，尽管依托咪酯有很少的血流动力学不良反应，但也可能会引起血压的突然下降，这两种药物都是短效的，不会影响后续的神经系统查体。在某些情况下，神经肌肉拮抗药也是快速序贯插管的一部分，琥珀胆碱是最常用的肌肉松弛药，因为它起效快（30～60s），持续时间短（5～15min）[39]。在肾病患者中应避免使用琥珀胆碱，因为它具有罕见的危及生命的高钾血症风险，而且理论上琥珀胆碱会导致颅内占位性病变患者 ICP 升高[38, 40]。因此，在神经病患者中，推荐使用非去极化的神经肌肉阻断药，如顺式阿曲库铵（肾脏疾病首选）、罗库溴铵[38]或维库溴铵[41]。对于 ICP 升高的患者，通常使用利多卡因进行快速序贯插管的药物前处理，尽管这种做法也存在问题[42]。

患者的高血压和低血压应立即处理，以减少血肿的扩大并保持足够的脑灌注压。休克的患者可能需要等渗液复苏和血管升压药[43]。应避免输注含葡

萄糖的溶液，因为高血糖可能对受伤的大脑有害[44]。

血压控制

脑出血后应积极并且谨慎地处理极端血压，以减少血肿扩大的风险，同时保持和维持脑灌注压（CPP=MAP−ICP）。ICH患者高血压的初步治疗仍存在争议。扩大的血肿可能是由于持续出血和（或）单一小动脉破裂的再出血。一些研究报道了血肿从出血进展为血肿周围缺血半暗带的证据，但其他报道未证实血肿周围存在灌注不足缺血的情况[45, 46]。在一项研究中，血肿的扩大与血压水平之间没有关系，尽管使用抗高血压药物可能会对这种关系产生负面影响[47]，有趣的是，在重组激活因子Ⅶ脑出血试验中，初始血压水平与血肿的扩大没有关系[48]。

另外，脑出血后血压的急剧下降可能使部分患者的脑灌注压突然下降并造成局部缺血，进而伴有ICP升高和进一步的神经损伤。也有一些研究表明，在药物控制下降低血压对人类或动物的脑血流是没有不良影响的[49, 50]。血压水平与颅内压和血肿体积的增加有关，但很难解释高血压是由于血肿增长还是在大容量脑出血的情况下机体对ICP升高的反应。急性脑出血试验Ⅰ强化降压的结果提示早期强化降压是安全的，而且很少出现血肿扩大。然而，急性脑出血试验Ⅱ研究表明，强化降压并不能显著减少ICH后的死亡率及致残率。不过，使用改良Rankin评分量表对急性脑出血试验Ⅱ进行的二次

分析表明，ICH后血压迅速降低至<140mmHg与改善预后相关，本研究中符合条件的患者包括轻度ICH患者（中位GCS 14；四分位间距，12~15）和较小的ICH出血量（中位容积，11ml；四分位间距，6~20）。因此，该结果不能延伸至所有ICH患者的亚群，特别是伴有并发症和较大血肿的重症ICH患者[51]。急性脑出血降压治疗的中期分析显示，收缩压降低与血肿扩大之间无显著关系，该项研究观察了患者3个月的预后[52]。ICH后更积极地降压是否安全是国家神经疾病和脑卒中研究所支持的正在进行的急性脑出血研究的先导研究[53]。

总的来说，美国心脏协会的指南表明，血压超过180mmHg或MAP超过130mmHg时，应持续输注降压药物进行血压管理（表2–2）[54]。使用硝普钠有缺点，因为它可能会加重脑水肿和升高颅内压[55]，需要及时、准确地控制血压，所以不推荐口服和舌下使用硝普钠。一般来说，无论血压多高，初始24h内血压下降幅度都不应超过15%~30%[49]。在血流自动调节功能受损的情况下，过度降压可加重血肿周围区域的缺血，加重血肿周围脑损伤[22, 56]。

这个患者有神经系统进一步恶化的危险吗？如果有，我们应该如何预防？

强烈建议患者在重症监护病房或类似的环境中进行至少24h的观察，因为神经系统恶化的风险最

表2–2 ICH后静脉用降压药物

药 物	机 制	剂 量	注意事项
拉贝洛尔	α_1、β_1、β_2受体拮抗药	每10min10~80mg，最多30mg，0.5~2.0mg/min输注	心动过缓，充血性心力衰竭，支气管痉挛
艾司洛尔	β_1受体拮抗药	0.5mg/kg；50~300μg/（kg·min）	心动过缓，充血性心力衰竭，支气管痉挛
尼卡地平	L型钙通道阻滞药（二氢吡啶）	5~15mg/h输注	严重主动脉狭窄，心肌缺血
依那普利	ACEI类	0.625mg；每6小时1.25~5mg	变化的反应，急剧下降的BP与高肾素状态
非诺多泮	多巴胺−1受体激动药	0.1~0.3μg/（kg·min）	心动过速、头痛、恶心、脸红、青光眼、门静脉高压症
硝普钠类 a	硝基血管扩张药（动脉和静脉）	0.25~10μg/（kg·min）	ICP升高，反应不稳定，心肌缺血，硫氰酸酯和氰化物中毒

ACEI. 血管紧张素转化酶抑制药；BP. 血压；ICH. 脑出血；ICP. 颅内压
a. 硝普钠类因有增加颅内压的倾向，不建议在ICH中使用。
经授权引自 Mayer SA, Rincon F. Treatment of intracerebral hemorrhage. Lancet Neurol. 2005;4(10):662–672, © Elsevier. 版权所有

高，而且大多数脑干或小脑出血患者的意识水平低下，需要通气支持[57, 58]。这些患者也有可能需要有创动脉血压、中心静脉压和肺动脉导管监测等有创监测手段。意识水平低下（GCS<8）、CT显示有急性脑积水或颅内占位性效应的征象，需要积极的ICU护理的患者应放置EVD[59]。其他需要积极干预的急性生理紊乱包括颅内压升高、高血糖、体温升高、电解质失衡和癫痫发作等。

脑出血的管理

大量脑出血有脑水肿和高ICP的危险，而脑室内出血的存在进一步增加了死亡的危险[60, 61]（图2-1），这种效应主要与梗阻性脑积水的发生和正常脑脊液流动动力学的改变有关。尽管有效管理ICP还没有被证明对脑出血预后有益[62, 63]，但是大量脑出血、颅内占位性效应和昏迷的患者仍被认为可能从中获益，而且特别是在脑积水和IVH存在的情况下，最初的脑脊液引流可能是一种挽救生命的方法[64]。这项技术可以快速清除脑脊液，改善ICP，以及进行ICP/CPP监测。作为一般原则，所有昏迷（GCS≤8）的脑出血患者都应放置ICP监测或EVD，维持目标是ICP<20mmHg，CPP>70mmHg，除非患者的情况非常糟糕，以至于没有必要进行积极的ICU治疗。与脑实质监测器相比，EVD具有允许脑脊液引流的治疗优势，但同时也存在很大的感染风险（前10d感染率约为10%）[65]。

镇静应该应用于减轻疼痛、躁动和减少ICP波动，一般而言，许多医务人员喜欢使用镇静药和非去极化神经肌肉麻痹剂来快速诱导插管，这些药物对ICP的影响与丙泊酚、依托咪酯、顺式阿曲库铵和维库溴铵类似[37, 41, 66]。此外，患者头部应保持30°，以降低颅内压，降低吸入性或呼吸机相关肺炎的风险。对于机械通气的患者，头部抬高的需要应根据肺和潮气量的变化来指导。

其他一些高级的管理颅高压的技术经验来自于创伤性脑损伤。目前存在两种不同的ICP管理概念。Lund概念是假设血脑屏障破坏，建议降低脑毛细血管的静水压、增加渗透压，以改善脑组织微循环，缺点是可能会产生更高的缺血风险[67]。另一个概念是CPP优化（CPP=MAP-ICP），倾向于保持CPP≥70mmHg以减少反射性血管舒张或缺血[68, 69]，代价是潜在的ICP恶化。目前尚无前瞻性对照试验探讨这两种方法在ICH后ICP管理中的优越性。

如果镇静和CPP优化不能使脑出血患者ICP正常，可采用渗透治疗和过度通气[70]。甘露醇的初始剂量为1.0～1.5g/kg的20%溶液，然后根据需要给予0.25～1.0g/kg，目标渗透压为300～320mOsm/kg。根据对治疗的最初反应，可以每小时额外给予一次甘露醇，这个过程中可能会有短暂的血压下降。高渗盐水，如0.5～2.0ml/kg 23.4%的生理盐水，特别是当患者在休克状态需要通过中心静脉提高CPP时，可以作为甘露醇的替代品[71]。在ICU中很少使用过度通气，因为它对ICP的影响往往只持续几个小时，通常在监护的患者中应用很短的时间。若能成功地将渗透疗法与过度通气联合应用于逆转脑疝，则可获得良好的远期疗效[72]。

对于严重的或难治性颅内压升高的患者，巴比妥酸盐和诱导的治疗性低温技术是通过降低脑代谢活动来控制难治性颅内压升高的有效手段，这种方式可减少脑血流量、降低颅内压。这两种技术需要专业知识、先进的工具和对脑电活动的持续监测，并且可能与严重的并发症相关[73-75]。

高血糖

无论是糖尿病还是非糖尿病的ICH患者，入院高血糖是30天死亡率的一个强有力的预测因素[76]。20%～40%的脑卒中患者会发生高血糖，并伴有梗死灶扩大、较差的功能预后、较长的住院时间、较高的医疗费用和较高的死亡风险，这种高血糖被认为是儿茶酚胺风暴和全身应激反应的继发性疾病[77-79]。在危重患者中，高血糖似乎比健康人毒性更大，健康人的细胞可以通过下调葡萄糖转运蛋白来保护自己[80]。在最近的一项研究中，高血糖浓度与较低的入院GCS评分和不良的临床预后相关[81]。但是低血糖也与神经病患者的死亡率增加[82]和最坏的临床结局有关[83]，在临床环境中严格的血糖控制与降低颅内压、机械通气时间和危重神经患者的癫痫发作相关[84]。因此为了最大限度地降低严重低血糖的风险，并避免与高血糖相关的神经损伤的恶化，严格的控制血糖范围在150～180mg/dl可能是合理的。

体温控制

ICH 后尤其是 IVH 后发热很常见[85]，应积极控制体温。脑出血后持续发热已被证明与不良预后独立相关[86]。大量实验证据表明，即使是轻微程度的发热也会加重缺血性脑损伤[87, 88]，因为脑温度升高与充血、脑水肿加重和颅内压升高有关[89, 90]。虽然缺乏支持的前瞻性随机对照试验，但是通常对乙酰氨基酚和冰毯被推荐用于所有持续发热超过 38.3℃（101 ℉）的患者[73, 91]。较新的黏附式表面冷却系统（A 随机对照试验 ic Sun，Medivance，Inc，Lousville，CO，USA）和血管内热交换导管（Cool Line System，Alsius，Inc，Chelmsford，MA，USA）已被证明对维持正常体温更有效[92]，但是这些措施是否能改善临床结果还有待观察。两种不同的临床试验，ICH 后的目标温度管理试验（TTMICH，NCT01607151）和 ICH 临床降温试验（CINCH）目前正在研究 ICH 后目标温度管理的作用。

液体

等渗性液体如 1ml/（kg·h）的 0.9% 生理盐水应作为 ICH 患者的标准静脉液体，并达到 0.5ml/（kg·h）尿量的血容量平衡。以 0.45% 生理盐水或 5% 葡萄糖的形式给予自由水会加重脑水肿并增加颅内压，因为它会沿渗透压梯度流向受伤的脑组织[44]。全身的低渗透压（>280mOsm/L）应积极用甘露醇或 3% 高渗盐水治疗。应通过监测体液平衡和体重，维持正常的中心静脉压（范围为 5~8mmHg）来维持血容量状态。应仔细分析在设置了呼气末正压时 CVP 的价值。以 2%~3% 钠（50：50 氯 - 醋酸钠）溶液 [1ml/（kg·h）] 的形式使用的高渗盐水，已成为血肿周围水肿和占位效应明显的脑出血患者一种日益流行的替代生理盐水的液体方案。液体治疗的目标是建立并维持高渗透压（300~320mOsm/L）和高钠血症（150~155mEq/L）的状态，以减少细胞肿胀和 ICP 危机。高渗盐水使用的潜在并发症有脑病、硬膜下血肿、凝血病、液体超负荷、低钾血症、心律失常和高色素性代谢性酸中毒[93]。因为高渗治疗快速停药可能导致脑水肿反弹，导致颅内压升高和（或）脑疝综合征，所以绝不能让血清钠水平在 24h 内下降超过 12mEq/L[93, 94]。

预防癫痫发作

癫痫发作时应静脉注射劳拉西泮（0.05~0.1mg/kg），然后应用苯妥英钠或磷妥英钠（20mg/kg）。ICH 患者可能受益于预防性抗癫痫药物（antiepileptic drug，AED）治疗，但尚无随机试验探讨该方法的疗效。虽然美国心脏协会的指南不支持在脑出血后使用预防性 AED[51]，但是最近一项针对脑出血患者的研究表明，预防性 AED 治疗可降低早期癫痫发作的风险[95]，研究表明脑出血后 30d 内惊厥发作的风险约为 8%，明显的癫痫持续状态的风险为 1%~2%[95]。出血所在脑叶位置和小血肿是早期癫痫发作的独立预测因素[95]。对昏迷或昏睡的 ICH 患者进行连续脑电图监测显示，虽然正在接受治疗，但是仍约有 25% 的患者存在脑电图癫痫活动，这支持了预防性抗惊厥治疗的论点[96, 97]。迟发性发作或癫痫在脑出血幸存者中的发病率为 5%~27%[95]。

深静脉血栓形成

由于肢体瘫痪和长时间卧床，ICH 患者发生深静脉血栓形成和肺栓塞（一种潜在的致命并发症）的风险很高，在入院时患者就应使用动态加压袜[98]，一项小的前瞻性试验表明，在出血第 2 天开始皮下使用低剂量肝素（5000U，每天 2 次）可显著降低静脉血栓栓塞的发生率，并且不会增加脑出血的风险[99]。如果肾功能正常，低分子肝素（即依诺肝素，40mg/d）治疗是一个合理的选择。一般来说，只要没有活动性出血或血肿扩张，也没有潜在的凝血障碍，在 ICH 后的 24~48h 开始深静脉血栓形成预防是安全的。

营养

与所有神经危重患者一样，应在 48h 内开始肠内营养，以避免蛋白质分解代谢和营养不良。小口径鼻十二指肠饲管可以降低误吸事件的风险。

目前有哪些手术方法可以用于 ICH 的治疗？

一些外科技术已经在脑出血患者中进行了探索，目前正在进行临床研究。

开颅和血肿清除术

开颅手术是脑出血手术治疗中研究最多的干预方法。早前两项规模较小的试验表明，手术可降低有中度意识改变的患者的死亡风险，但并没有改善其神经功能预后[100]，超早期血肿清除可改善3个月美国国立卫生研究院卒中量表评分[101]，但没有影响死亡率。不管怎样，对以往所有关于幕上脑出血手术干预试验的 Meta 分析显示，手术干预没有显著的益处[102]。对 1000 多名 ICH 患者进行的脑出血手术治疗研究显示，在发病 72h 内开颅紧急手术清除血肿与内科治疗相比不能改善预后[103]，该研究具有里程碑式的意义。在脑出血手术治疗的析因分析中，研究的手术组中有表浅血肿但无 IVH 的亚组有更好的预后[104]，这一观察结果为脑出血手术治疗 II 期试验提供了支持，该试验目前正在招募患者。有更好的证据表明，直径超过 3cm 的小脑出血与幕上脑出血相比，可从急诊外科手术中获益，因为这些患者在发病后 24h 内可发生突然的、剧烈的昏迷恶化[105]，正由于这个原因，推迟这类患者的手术直至进一步的临床恶化是不明智的。

急诊去骨瓣减压术

伴硬脑膜重建的去骨瓣减压术已被认为是恶性大脑中动脉梗死、严重 SAH 等致命性神经疾病可以挽救生命的干预措施。对 12 例连续接受减压治疗的高血压性脑出血患者进行非随机对照试验，92% 患者出院时存活，55% 患者出院时功能恢复良好[106]。这些初步的数据可以帮助进行更好的对照研究，以阐明手术治疗在 ICH 患者中的作用。

微创清除手术

微创清除手术相对于传统开颅手术的优点包括手术时间短、在局部麻醉下进行手术，以及手术创伤小。一项小的单中心随机对照试验研究了幕上脑出血的内镜下消除术，研究表明该技术降低了手术组 6 个月时的死亡率，该手术对浅表血肿和年轻患者（60 岁以下）更有效[107]。类似地，一份中国对 465 名基底神经节 ICH 患者进行了微创经颅穿刺与药物治疗的效果评估研究报道显示，治疗组在 14 天和 3 个月时神经功能转归较好，但是在长期死亡率方面没有差异[108]。

血肿溶解和血肿清除术

在一项单中心随机临床试验中比较了溶栓治疗和血肿清除术，研究结果显示手术组患者的预后评分优于药物治疗组[101]。一项多中心随机对照试验研究了 GCS 评分为 5 以上血肿大于 10ml 的脑出血患者在 72h 内应用立体定向血肿腔内注射尿激酶溶解血肿的作用，这个研究希望可以降低血肿的大小，并且可以降低再出血导致的死亡率，但是研究结果并没有显著差异[109]。

IVH 后溶栓

脑室内出血通常是由于脑出血扩展到脑室系统所致，是脑出血后死亡的独立预测因素[20]。每 12 小时在脑室注射纤溶酶原激活药尿激酶可减少血肿的大小和 1 个月的预期死亡率[110]。有几项小型研究报道了尿激酶或组织纤溶酶原激活物（tPA）在 IVH 治疗中的成功应用，其目的是加速 IVH 的清除并改善临床结局[111]。2002 年发表的 Cochrane 系统综述总结了几个病例系列的经验，提供了安全性的证据，但没有确定的疗效[112]。正在进行的 III 期清除 IVH 试验（评估脑室内出血的加速血凝块溶解）旨在研究通过 EVD 给予重组 tPA（rt-PA）的最佳剂量和频率，以安全有效地治疗 IVH，并将很快为这一问题提供一些见解。当超说明书用药时，每 8 小时 1mg rt-PA 的剂量（然后夹闭 EVD 1h）是合理的，直到第三脑室的血肿清除完成。3mg 或更多的 tPA 用于静脉血栓溶解已被认为与特别高的出血率相关（D. Hanley，MD，personal communication，2004）。

患者的预后如何？什么时候可以重新开始抗凝治疗？

脑出血 30d 死亡率为 35%～50%，1 年死亡率为 47%[60, 113]。能够持续预测 ICH 死亡率或不良结局的因素已被广泛研究。30d 和 1 年死亡率的独立预测因素包括 GCS 和（或）意识水平下降、年龄、ICH 容积、IVH 的存在和幕下起源的脑出血[20, 60]。ICH 评分是一个简单的临床分级量表，可以计算死亡率，可以使用统一标准并增强医师之间的沟通，它在预测 30d 死亡率方面的有效性已得到验证[19]，得分 0、1、2、3、4 和 5 的死亡率分别为 0%、13%、26%、72%、97% 和 100%。与 ICH 后高死亡率相关的其他因素包括 SAH、脉压增大、冠状动脉

疾病史和体温升高[60]。与良好预后相关的因素包括入院时较低的美国国立卫生研究院卒中量表评分和较低的体温[19]（表 2-3）。对于有强预测指标的患者，如机械心脏瓣膜或有心脏栓塞性卒中病史的心房颤动患者，可在 10d 后安全地重新启动抗凝治疗[114]。

表 2-3 ICH 评分量表

评价指标	评 分	总 分	30 天死亡率 %
GCS 评分			
3~4	2	5+	100
5~12	1	4	97
13~15	0		
血肿量（ml）		3	72
≥ 30	1		
< 30	0		
血肿破入脑室		2	26
是	1		
否	0	1	13
年龄（岁）			
≥ 80	1	0	0
< 80	0		
血肿源自幕下			
是	1		
否	0		

经授权引自 Hemphill JC 3rd, Bonovich DC, Besmertis L, Manley GT, Johnston SC. The ICH score: a simple, reliable grading scale for intracerebral hemorrhage. Stroke. 2001; 32(4): 891–897.

！ 关键注意事项

- ICH 的危险因素包括年龄、男性、非裔美国人和日本人、HTN、CAA、可卡因使用、低胆固醇水平、口服抗凝血药和酗酒。
- 高血压和低血压应立即处理，以减少血肿的扩大和保持足够的脑灌注压。急性重度高血压应积极但谨慎地使用静脉药物控制，目标使 MAP>130mmHg（相当于约 180/105mmHg 的血压）降低基线值的 15%~30%。更积极的降压方法可能更可取，但是目前还在研究中。
- 休克患者可能需要等渗液复苏和血管升压药，应避免含葡萄糖的溶液，因为高血糖可能对受伤的大脑有害。
- 怀疑 ICP 升高和有症状的颅内占位效应（即姿势、瞳孔改变）应紧急处理，包括头部抬高、大剂量 20% 甘露醇溶液（1.0~1.5g/kg）或高渗盐水 23.4%（0.5~2.0ml/kg）和中度过度通气（PCO_2，28~32mmHg）。
- 对于所有有颅内占位效应或 CT 上有大量 IVH 的昏迷患者，只要他们的预后能够从积极的 ICU 治疗获益，就应该进行 EVD 或 ICP 监测。
- 自发型脑出血患者在症状出现后 4h 内使用 rFⅦa 是禁忌的，但对于脑出血伴凝血功能障碍患者，尤其是使用华法林的患者，可能是一个好的选择。20~90µg/kg 的 rFⅦa 可以作为一种辅助加速抗凝逆转的治疗方案。此外，应尽快给予新鲜冷冻血浆（15U/ml）、静脉注射维生素 K（10mg）或凝血酶原复合物（15~30U/kg）。
- 基于神经系统恶化的风险，强烈建议在 ICU 或类似的环境中进行至少 24h 的观察。
- 脑出血患者是血栓栓塞性疾病的高危人群。除动态加压袜外，低剂量肝素（每 12h 皮下注射 5000U）或依诺肝素（皮下注射 40mg/d）可在 ICH 后第 2 天安全使用。

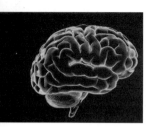

第 3 章 癫痫持续状态
Status Epilepticus

David Roh　Jan Claassen　著

郭阳阳　闫宪磊　译
石广志　张洪钿　校

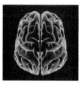

一名既往体健的 19 岁女性因被发现"抽搐"送往急诊室。目击者描述，患者在与舍友聊天过程中，突然停下来，双眼凝视天花板。随即出现刻板的抓衣角动作，头部右侧偏斜，伴随四肢强直阵挛，持续约 3min。呼叫紧急医疗服务后被转送到最近的急诊室。检查发现患者昏睡状，体温 38.5℃，其余生命体征正常。双眼对光反射存在，头眼反射及角膜反射完整，左侧上肢刺痛定位，右侧上肢刺痛无反应。其他神经查体无明显阳性体征。申请的胸部 X 线片及头颅 CT 结果未回报。急诊科医务人员送患者行 CT 扫描的返回途中，患者再次全身强直痉挛发作，持续约 5min。

该患者最有可能的诊断是什么？

该患者的临床表现非常符合全身惊厥性癫痫持续状态（generalized convulsive status epilepticus，GCSE）。目前观点认为，任何一次癫痫发作持续超过 5min，或 2 次或多次癫痫发作虽在 5min 以内，但发作间期神经功能未完全恢复称为癫痫持续状态[1-6]（status epilepticus，SE）。这一定义基于动物和人类的数据，5min 的持续癫痫发作提示不可逆的神经损伤和药物耐药性[7-9]。此外，观察发现多数单纯临床发作和脑电图发作持续小于 5min，以及持续发作大于 5min 都很难自我恢复[10-12]。

SE 是一种常见的神经急症，总体估计发病率为每年 41/10 万～61/10 万[13]。虽然很普遍，但如前所述，该病因具有不可逆的神经损伤和治疗的耐药性，与之相关的致残率和致死率十分显著。随之

而来的认知、诊断及治疗十分重要，院前多学科协作，优化 SE 管理。典型的临床特征可以从明显有节奏的抽搐和姿势异常体征到更细微症状，如抽搐、眼球震颤、自动症和眼球偏斜症状。出现托德瘫痪可发生局部无力。癫痫发作的阴性症状包括凝视、昏迷、昏睡、神志不清和失语。阴性症状可能与癫痫发作后状态相混淆。然而，必须高度怀疑这些阴性症状代表非惊厥性癫痫持续状态（nonconvulsive SE，NCSE）的存在，因为将近一半的 GCSE 患者在临床症状消失后脑电图仍有癫痫样放电[14]。

GCSE 的治疗什么时候开始？

成功治疗癫痫持续状态的关键是尽可能地早治疗[15-16]。一项研究提示，在发病后 30min 内给予

032

治疗，80%的患者对一线抗癫痫药物（antiepileptic drug，AED）治疗有效，而如果治疗开始时间超过2h，仅40%有效[15]。院前接受紧急救助服务给予劳拉西泮治疗的患者比那些仅接受地西泮或安慰剂的患者获得更好的癫痫控制。重要的是，这些研究者发现，呼吸损害在安慰剂组更常见，这表明在院前及时、有针对性地给予抗癫痫药物既有效又安全。然而，紧急医疗服务建立静脉通道的能力及救护车静脉用劳拉西泮的储存数量，限制了它们的使用。因此，肌内注射咪达唑仑（10mg）已越来越多地用于院前治疗，一项研究显示该方法简捷有效，可作为静脉注射劳拉西泮的替代治疗[17]。

治疗这个患者的第一步应该是什么？

对这些患者的治疗，应有标准流程为指导，以便于多个团队成员同步开始一系列步骤。包括评估气道、呼吸和循环，抗癫痫药物的使用，查找癫痫发作的潜在诱因，以及静脉通道的建立。治疗应该迅速开始，并应将该情况作为神经急诊处理。在大多数GCSE患者中，由于癫痫发作或癫痫治疗的升级，他们的气道不会得到安全保护。因此，如有必要，应尽早插管。血流动力学监测是必需的，因为癫痫持续状态和用于治疗癫痫持续状态的抗癫痫药物都与心律失常和低血压有关。低血糖应及早发现，因为低血糖诱发的癫痫仅对葡萄糖起反应，如果不能迅速纠正，将造成永久性损害（框3-1）。

框3-1 癫痫持续状态处理的常见初始步骤

紧急治疗
• 保持呼吸道并给氧
• 最好建立2条周围静脉通路
• 建立血流动力学监测
• 监测包括氧饱和度在内的生命体征。补液和升压药治疗低血压，如有必要建立中心静脉
• 监测指尖血糖浓度。如果<60mg/dl，给药D50W，50ml IV，维生素B$_1$，100mg IV

D50W. 50%葡萄糖；IV. 静脉注射

这个患者接受的第一个AED应该是什么？

根据前瞻性随机对照试验的证据，劳拉西泮作为初始抗癫痫药物，成功率为59%~65%（框3-2用于给药及药代动力学信息）。然而，治疗范例还应该包括苯二氮䓬类药物协同二线抗癫痫药物治疗，将在下一节中讨论。如果静脉途径不能迅速建立，可肌注咪达唑仑10mg，口腔或鼻腔给药也是安全替代方案[18]。此外，还可以使用地西泮，20mg经直肠给药（或静脉溶液；也可使用地西泮直肠凝胶）。一线苯二氮䓬类药物给足剂量十分重要；因为担心引起呼吸抑制，在救治患者现场，经常给药剂量不够，甚至在急诊室也是如此。然而，如前所述，以前的试验已经确定了苯二氮䓬类药物治疗安全治疗剂量。

在何种情况下应给予另一种抗癫痫药物，应选择何种药物？

所有GCSE患者都需要应用二线抗癫痫药物，因为最初的苯二氮䓬类药物并不是防止SE复发的长期疗法。二线抗癫痫药物应与苯二氮䓬类药物合用，而不是按序使用一线和二线抗癫痫药物。不要延迟使用二线AED来评估患者是否对初始苯二氮䓬有反应。

与一线抗癫痫药物相比，仍然缺乏数据和随机对照试验以确定一个确切有效的二线用药。尽管如此，苯妥英/磷苯妥英（框3-2）是大多数神经科医生推荐的药物[19]。然而，几项前瞻性随机开放标签的研究证据表明，静脉注射丙戊酸是一种有效和安全的一线或二线药物（有效率分别为66% vs. 88%）。此外，它可能优于苯妥英（有效率分别为66% vs. 42%，），且没有苯妥英的不良反应[20]。其他常用的替代药物包括左乙拉西坦、拉科酰胺和苯巴比妥。最近的一项Meta分析表明，像左乙拉西坦和丙戊酸这样的药物比以往首选的苯妥英更有效[21]。然而，这些数据都是基于数量不足且癫痫持续状态定义不同的不同样本。对苯妥英钠、丙戊酸钠和左乙拉西坦的另一项回顾性研究也显示了丙戊酸钠优于对苯妥英钠的疗效，它也表明左乙拉西坦可能是这三种药物中最无效的[22]。这些不同的结果

框 3-2　GCSE 初始治疗的药物剂量和药代动力学特征

首选药物
1. 劳拉西泮
• 负荷剂量：4～8mg IV（或 0.1mg/kg）
• 起效时间：3～10min
• 有效期：12～24h
• 药物半衰期：14h
• 主要不良反应：镇静、呼吸抑制、低血压
2. 苯妥英钠
• 负荷剂量：20mg/kg 静脉注射，最大输液速度 50 mg/min（老年人及既往有心血管疾病的患者 25mg/min）
• 维持剂量：5～7mg/（kg·d），分 2～3 次服用
• 起效时间：20～25min
• 禁忌证：心脏传导阻滞，肝肾损害慎用
• 主要药物相互作用：可能取代其他药物蛋白结合位点，增加其他药物的游离水平。诱导多种药物的肝脏代谢，包括其他 AED（与钾、胰岛素、肝素、去甲药物肾上腺素、头孢菌素、多巴酚丁胺合用时，可使之沉淀）
• 主要不良反应：心律失常、低血压、肝毒性、全血细胞减少、静脉炎、软组织外渗损伤、紫癜性手套综合征、史－约综合征等过敏反应
• 目标血药浓度：总血药浓度 15～25μg/ml，游离血药浓度 2～3μg/ml（监测游离血药浓度在丙戊酸钠、苯二氮䓬类、其他高度蛋白结合的药物，低白蛋白或危重病），如果游离血药浓度不达标时进行调整：总血药浓度 /（白蛋白 ×0.1）+0.1[肾衰竭患者总血药浓度 /（白蛋白 ×0.2）+0.1]
3. 磷苯妥英
• 负荷剂量：20mg/kg，最大滴注速度：150mg/min。如果患者在 20mg/kg 后仍有癫痫发作，可给予 5～10mg/kg 的追加剂量
• 维持剂量：5～7mg/（kg·d），分 2～3 次给药
• 起效时间：20～25min（可以比苯妥英更早给药，但需要药物起效前转化为苯妥英，约 15min）
• 主要不良反应：见苯妥英，其他见于溶剂引起的短暂瘙痒。没有紫癜性手套综合征
• 目标血药浓度：与苯妥英相同。应该在静脉注射 2h 后或肌注 4h 后，监测血清苯妥英水平，以其使完全转换为苯妥英
4. 丙戊酸
• 负荷剂量：40mg/kg 静脉注射 10min 以上；若仍有癫痫，再追加 20mg/kg，静脉注射 5min 以上 [最大给药速度 6mg/（kg·min）]
• 主要药物相互作用：由于苯妥英和丙戊酸之间的相互作用，需要监测游离血药浓度，特别是苯妥英钠，以避免毒性。丙戊酸盐与苯巴比妥合用可引起严重的精神状态损害。美罗培南可显著降低丙戊酸盐浓度
• 主要不良反应：肝毒性、血小板减少、胰腺炎、高氨性脑病（可考虑予以左旋肉碱每 8 小时 33mg/kg）、纤维蛋白原水平。低血压很少见，但有报道
• 目标血药浓度：总血药浓度：80～140μg/ml，游离血药浓度：4～11μg/ml（如果单纯怀疑药物毒性）
5. 左乙拉西坦
• 负荷剂量：1～3g 静脉注射（20mg/kg）超过 15min
• 禁忌证：无
• 主要药物相互作用：最小，不经肝脏代谢
• 主要不良反应：精神错乱、躁动
• 目标血药浓度：12～46μg/ml

AED. 抗癫痫药；GCSE. 全身性惊厥持续状态；IV. 静脉注射

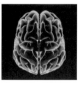

　　该患者共接受 4mg 劳拉西泮西泮，20mg/kg 的磷霉素，同时气管插管保护气道。7min 后临床癫痫发作停止，病情稳定后转至神经重症监护病房进一步治疗。刚到的时候，她昏昏沉沉，但没有癫痫发作的临床症状。

再次表明，未来的研究应进一步阐明二线药物如何首选的必要性。

下一步应该怎么做？

在给予快速一线和二线 AED 治疗的同时，应同时关注患者以下三个方面：①确保患者病情稳定；②诊断和处理 GCSE 的潜在病因；③确定是否存在脑电图癫痫（即 NCSE）。

1. 药物稳定性：服用苯妥英钠或磷妥英钠时可出现低血压和心律失常。血流动力学监测可能需要留置一条动脉通道或中心置管。

诊断检查：潜在病因差异很大（表 3-1 和框 3-3），诊断检查应根据临床情况个性化（框 3-4）。一项以一般人口为基础的研究发现，癫痫持续状态最常见的诱因是抗癫痫药物剂量不足（34% 的病例）、既往有癫痫症状（有神经外伤病史多于无诱因癫痫）和脑血管疾病[23, 24]。然而，危重患者的癫痫持续状态病因可能与一般人群不同。一般 ICU 患者中，代谢异常和药物停用占癫痫持续状态病因的 66%[25]。在 ICU 住院的昏迷患者中，缺氧、卒中和感染是非惊厥性癫痫持续状态和难治性癫痫持续状态（refractory status ellipticus，RSE）的两个最常见原因[26-28]。基本的诊断检查应该在急诊科开始，一旦患者被收治到病房或神经重症监护室，就需要进

表 3-1　癫痫持续状态的病因

病　因	Lowenstein 等研究例（%）	Towne 等研究例（%）
停用抗癫痫药物	26	22.5
脑血管疾病	4	22.5
饮酒	10	14.2
特发性	4	14.2
缺氧	4	11.9
代谢	4	11.5
出血	?	5.1
感染	8	5.1
肿瘤	6	4.4
创伤	5	4.0
药物	10	2.4
中枢神经系统感染	8	0.8
先天性疾病	?	0.8

经授权引自 Lowenstein DH. Status epilepticus: an overview of the clinical problem. Epilepsia. 1999; 40 (suppl 1): S3–S8 and Towne AR, Pellock JM, Ko D, DeLorenzo R. Determinant of mortality of status epilepticus. Epilepsia. 1994; 35(1):27–34.

框 3-3　神经重症监护病房癫痫发作的诱发因素

癫痫的常见病因和诱发因素
急性过程
• 代谢异常
➤ 肾
➤ 肝
➤ 电解质紊乱
➤ 内分泌紊乱
• 缺氧 / 缺血
• 脓毒症
• 脑卒中
• 原发性中枢神经系统炎症
• 撤药
➤ 震颤性谵妄
➤ 苯二氮䓬类药物
➤ 麻醉药
• 药物
➤ 抗生素：亚胺培南、青霉素、头孢菌素、异烟肼、甲硝唑
➤ 抗组胺药，包括非处方苯海拉明
➤ 抗精神病药，特别是氯氮平和低效吩噻嗪
➤ 抗抑郁药：马普替林、安非他酮、三环抗抑郁药
➤ 巴氯芬
➤ 抗心律失常药：利多卡因、氟卡尼
➤ 支气管扩张药：茶碱
➤ 芬太尼
➤ 氟马西尼
➤ 氯胺酮
➤ 锂盐
➤ 哌替啶
➤ 丙氧芬
慢性过程
• 既往有癫痫病史：突发性发作或停用抗惊厥药物后发作
• 中枢神经系统肿瘤
• 远期中枢神经系统疾病，如卒中或脓肿，可能导致胶质细胞增生

经授权引自 Ortega–Gutierrez S, Wolfe T, Pandya DJ, et al. Neurological complications in non–neurological intensive care units. Neurologist. 2009; 15(5):254–267.

框 3-4 推荐诊查流程

所有患者

手指针刺葡萄糖
1. 建立静脉通道
2. 指脉氧测量，根据需要供给
3. 监测血压、心率、氧饱和度，必要时给予氧气支持
4. 心电监测
5. 头部 CT（适用于大多数病例）
6. 必要的实验室检查：血糖浓度；全血细胞计数；基础代谢组：钙、镁、磷、肝功能检查、肌钙蛋白、毒物筛选（尿血）、血气分析、抗癫痫药物水平（至少苯妥英钠、丙戊酸钠、卡马西平）、凝血功能、妊娠检查（适用于女性患者）
7. cEEG 电监测：如有可能，通知 EEG 技术人员（或尽快通知，除非患者恢复到癫痫持续状态前基线）

取决于临床表现
1. 脑磁共振成像
2. 腰椎穿刺
3. 常见引起癫痫发作的毒素（如 INH 抗生素、三环类抗抑郁药、茶碱、可卡因、交感神经药、酒精、有机磷、环孢素）
4. 血清学检查：先天性代谢异常、血型鉴定

cEEG. 连续脑电图仪的；CT. 计算机断层扫描；INH. 异烟肼

引自 Brophy GM, Bell R, Claassen J, et al. Guidelines for the evaluation and management of status epilepticus. Neurocrit Care. 2012; 17(1):3–23. © 2012 Springer Science+Business Media, LLC.

行更彻底的评估。基本的血检和尿检（包括全血计数、代谢功能检测、钙和镁离子浓度、毒理学筛选）和相关的抗癫痫药物浓度（如苯妥英钠、丙戊酸钠、卡马西平）应按常规进行。在大多数情况下，还应考虑神经影像学检查（非增强头 CT）。患者出现发热、白细胞增多和颈强直应怀疑对中枢神经系统感染，需要及时进行腰椎穿刺检查评估。在腰椎穿刺和其他影像学检查结果出来之前，应该及早给予可覆盖细菌和病毒抗生素进行经验性治疗。

2. 持续脑电记录的癫痫发作：患者应尽快予以连续脑电图监，因为在临床治疗成功的 GCSE 患者中，20%～48% 的患者存在脑电图癫痫，而在 NCSE 患者中 14% 的患者没有任何癫痫活动的临床症状[24]。这些抽搐发作后的脑电癫痫与较差的预后明显相关。虽然还没有研究探讨 NCSE 治疗是否有更好的结果，但脑电癫痫的治疗应与临床癫痫的治疗相同。

该患者的诊断是什么？

该患者有难治性癫痫发作，这是一种神经系统的紧急情况，应该在 ICU 环境中处理，需要 cEEG 的监护。尽管关于确切定义仍存在一些争议，但大多数专家将 RSE 归为难治性癫痫发作，即尽管使用了一线和二线抗癫痫药物，但无论持续时间长短，仍持续发作。大多数 RSE 患者表现为昏迷，有轻微或没有临床表现的癫痫发作[28]。在 cEEG 广泛使用之前，RSE 的发病率估计为每年 2000～6000 例。可以发生在任何年龄，男女患病风险无差别[29]。总的来说，由于缺乏基于人群的 cEEG 监测研究，准确的发病率和患病率很容易被低估。例如，在退伍军人事务部的合作研究中，38% 的患者患有"明显"SE 和 82% 的患者患有"轻微"SE 在接受两种足量 AED 后仍有癫痫发作。此外，全身惊厥性癫痫持续状态发作后，根据抽样偏差和应用 cEEG 监测，9%～48% 的患者在接受初始治疗后仍继续发作。

SE/RSE 患者的预后如何？

成人 SE，出院和 30d 的死亡率分别为 9%～21%[30, 31]、19%～27%[32]。在 SE 幸存者中，残疾，特别是认知障碍，是一种常见的后遗症[33, 34]。与不良预后相关的因素包括年龄、意识障碍、癫痫持续时间和并发症的存在[35, 36]。多达 1/3 的 SE 患者可发生 RSE[37]。

RSE 的预后令人沮丧，死亡率接近 23%～61%[38-43]，而且似乎与选择的治疗方案无关。

RSE 的机制是什么？

到目前为止，RSE 发展的确切机制还不完全清楚。越来越多的证据表明，长时间的癫痫活动会导致 γ- 氨基丁酸受体的内化[44, 45]。而且上调 AMPA（α- 氨基 -3- 羟基 -5- 甲基 -4- 异唑酸氢溴酸）和 NMDA（N- 甲基 -D- 天冬氨酸）受体的兴奋性。这两个过程似乎是相互关联的，导致了过度兴奋的级联反应，但其确切的病理生理机制尚未明确。

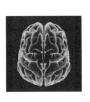

该患者初始脑电图为连续 SE（图 3-1）。

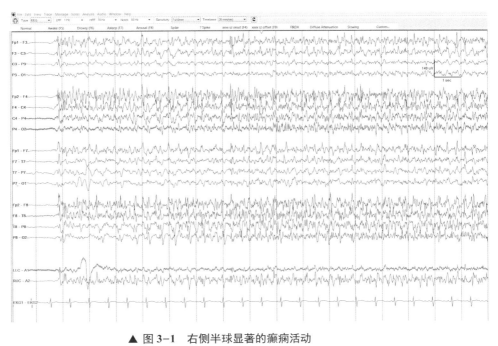

▲ 图 3-1 右侧半球显著的癫痫活动

该 RSE 患者应该如何治疗？

目前缺乏关于 RSE 最佳治疗方法的资料。许多神经病学家选择另一种传统的 AED 作为 RSE 治疗的三线药物。然而，在使用两种 AED 标准治疗后，对第三种常规药物的反应，依据不同类型的 SE，可能性仅为 2%～5%，且与药物的种类无关。随后，许多专家建议插管后（如果尚未实施）迅速积极地升级可持续静脉应用的麻醉药物。经常使用的持续静点的药物包括咪达唑仑、丙泊酚和戊巴比妥（框3-5）。癫痫监测和治疗终点过程中，cEEG 是至关重要的。在未插管的患者中，如果丙戊酸还没有被归为二线药物的话，仍是一线抗癫痫药物中一种很好的选择。

传统上，RSE 的处理方案包括给予巴比妥负荷，并持续静脉给予戊巴比妥[46]。然而，由于使用巴比妥类药物的风险，在 RSE 的治疗实践中常常更偏好使用咪达唑仑和丙泊酚。大量研究报道了三线药物丙泊酚或咪达唑仑连续滴注治疗 RSE 的有效

性。此外，关于丙泊酚安全性的数据导致咪达唑仑的应用成为治疗 RSE 的常用手段。虽然没有统计学意义，但一项小型回顾性研究的一些证据表明，丙泊酚相关的死亡率高于咪达唑仑。然而，另一项单中心回顾性研究表明持续静脉滴注丙泊酚，平均 4.8mg/（kg·h），连用 3d 是安全的，且治疗成功率近 77%[47, 48]。与长期大剂量应用丙泊酚不同，最近有证据表明，较大量咪达唑仑维持输注，安全性好，撤药癫痫发作率低，出院死亡率低（框 3-5）[49, 50]。

尽管存在安全性问题，巴比妥类药物仍然是治疗 RSE 患者的有效治疗选择。戊巴比妥可降低脑氧需求、颅内压和脂质过氧化。与大多数麻醉剂相似，适当的剂量一定会停止癫痫发作；然而剂量依赖不良反应限制了适当的"治疗"剂量。不良反应包括低血压和丙二醇中毒引起的难治性酸中毒，随后多器官衰竭，以及它的长半衰期和镇静特性。在对已发表的病例和小型的系统综述中，发现戊巴比妥比咪达唑仑或丙泊酚能更有效地终止癫痫（急性治疗失败、突发性癫痫和治疗后癫痫）。三种药物

框 3-5　持续静脉输注治疗 RSE

1. 咪达唑仑持续静脉滴注
- 负荷剂量：0.2mg/kg。每 5min 重复注射 0.2～0.4mg/kg，直到发作停止，最大点负荷剂量为 2mg/kg
- 连续静脉滴注初始速率：常规维持速率 0.05mg/（kg·h）
- 剂量范围：0.1～2.9mg/（kg·h）。对于突发性癫痫发作，可给予额外的大剂量，连续静脉滴注速率应增加约 20%
- 癫痫持续状态停止时间：数分钟，通常<1h
- 抗癫痫作用持续时间：几分钟至几小时
- 药物消除半衰期：初始 1.5～3.5h。随着持续使用，可能发生耐受性，抗药性，半衰期明显延长
- 主要不良反应：镇静，几分钟至几小时，如果长期使用可能 1 天；呼吸抑制，低血压

2. 丙泊酚持续静脉滴注
- 负荷剂量：1mg/kg。每 5min 重复注射，1～2mg/kg，直到发作停止，最大负荷剂量为 10mg/kg
- 连续静脉滴注初始速率：2mg/（kg·h）
- 剂量范围：1～15mg/（kg·h）。由于丙泊酚输注综合征的风险，当>5mg/（kg·h）时，不要超过 48h
- 癫痫持续状态的停止时间：通常<10min
- 禁忌证：对大豆油、蛋黄卵磷脂、甘油过敏。与碳酸酐酶抑制药（包括唑尼沙胺和托吡酯）联合使用时要谨慎，有难治性酸中毒的风险
- 主要不良反应：镇静、需要调整热量摄入的高脂负荷、偶见的胰腺炎、剂量依赖性低血压、潜在的致命多器官衰竭和高剂量或长期使用的"丙泊酚输液综合征"（代谢性酸中毒、横断肌溶解和循环衰竭）
- 监测：肌酸磷酸激酶、三酰甘油、淀粉酶 / 脂肪酶、血气、乳酸、心电监测

3. 戊巴比妥持续静脉注射
- 负荷剂量：5mg/kg，5mg/kg 重复注射直到发作停止。最大剂量给药速度：25～50mg/min
- 持续静脉滴注初始速率：1mg/（kg·h）
- 剂量范围：0.5～10mg/（kg·h），传统滴定至脑电图爆发抑制
- 药物消除半衰期：15～60h
- 主要不良反应：长时间昏迷一般在停药几天后）、低血压一般需要血管升压药）、心肌抑制、免疫抑制、肠梗阻、过敏（包括 Stevens-Johnson 综合征）等。停用戊巴比妥时，可考虑添加苯巴比妥作为维持剂，可能需要药物浓度>100μg/ml

相比，死亡率无差异（约 50%）。然而戊巴比妥治疗组出现更多的不良反应（如低血压需要使用升压药物）。这些结果需要谨慎理解，因为样本量小，缺乏对戊巴比妥病例的 cEEG 监测，并且 SE 患者和治疗方案与先行方案的异质性。最近的一项单中心回顾性研究再次揭示了戊巴比妥在癫痫控制方面的有效性，以及它与以前报道的相对安全性。虽然

与 48% 的撤药癫痫发生率有关，但在撤药过程中使用苯巴比妥似乎能有效预防这些复发 [51]。

持续的抗癫痫药物的滴定目标是什么？医生的目标应该是癫痫控制、爆发抑制，还是完全的背景抑制？持续静脉滴注治疗应维持多久？

所有这些治疗决定都是有争议的，因为几乎没有数据作为基础。最新的欧洲神经学研究联合会指南推荐使用持续静脉疗法进行治疗，使用丙泊酚或巴比妥类药物时目标是脑电突发抑制，使用咪达唑仑时目标是抑制癫痫发作。虽然对两种治疗方案的选择尚无共识，但多数专家更倾向于以抑制癫痫发作为目标。传统 AED 理想药物浓度至少维持 24h。一项 49 例 RSE 患者接受丙泊酚或戊巴比妥输注（无论是否加用咪达唑仑）的小规模研究得出结论：患者结果与药物选择和脑电图目标无关。在文献中，作者发表了各种非痉挛性癫痫发作停止的治疗终点 [52-58]，滴定以扩散 β 活性，突发抑制和完全抑制脑电图 [59-61]。大多数专家建议在电图状态停止后，持续静脉滴注 AED 至少持续 24～72h，以防止癫痫复发。医生应以 cEEG 为目标，而不是血清中这些药物的水平，但同时应警惕剂量增加的不良反应。

是否应该进行更深入的诊断研究？

是的。如果最初的诊断检查不能识别出 SE 的潜在原因，则需要对少见的 SE 病因进行更全面的诊查（框 3-6）。

该患者的诊断是什么？

该患者有超级难治性癫痫持续状态（super refractory SE，SRSE）证据。专家已将 SRSE 定义为最初使用麻醉药物后癫痫发作持续≥ 24h 的癫痫持续状态。一些作者指出，也应该包括那些在麻醉药停用后癫痫复发的患者。尚不清楚这是否可以认为初始麻醉药治疗失败；然而许多专家考虑联合不同的持续静脉注射的麻醉药，同时优化其他标准一线抗癫痫药物或治疗方案。

框 3-6　难治性癫痫持续状态的检查

1. CSF 化验
- 细菌和真菌培养
- AFB 涂片和培养
- 柯萨奇病毒补体结合试验
- 脑炎组套（PCR 检测：HSV、VZV、CMV、EBV、肠病毒、SLE、EEE、CA 脑炎、波瓦森病毒、WNV 之 PCR 监测）
- 西尼罗河病毒 ELISA
- 莱姆滴度和蛋白质印迹法
- 隐球菌抗原
- 细胞学、流式细胞技术

2. 血清及其他化验
- 自身免疫：抗红细胞抗体、恒河猴因子、ANCA、抗 ENA、抗 DNA、ACE
- 病毒：登革热病毒 Ig、甲肝、乙型、丙型肝炎、纽约卫生局脑炎组套（PCR 检测：HSV、VZV、CMV、EBV、肠病毒、SLE、EEE、CA 脑炎、波瓦森病毒、WNV）
- 细菌性：厌氧菌和 AFB 涂片和脑活检培养。军团菌、嗜血杆菌
- 肺炎链球菌：B 群链球菌，脑膜炎 A、Y、B/E、C，W135 群脑膜炎奈瑟菌和巴尔通体属滴度
- 寄生虫和真菌：粪便查虫卵、寄生虫、原生动物、环孢菌、隐孢子虫和孢子球虫属；血液查棘基绦虫、组织胞浆菌、芽生菌、曲霉菌、VDRL 和莱姆滴度
- 肿瘤组套
- 流式细胞技术
- 重金属

ACE. 血管紧张素转换酶；AF. 抗酸杆菌；ANCA. 抗中性粒细胞胞质抗体；CA. 加州；CMV. 巨细胞病毒；CSF. 脑脊液；DNA. 脱氧核糖核酸；EBV. 巴尔病毒；EEE. 东马脑炎；ELISA. 酶联免疫吸附试验；ENA. 易激动核抗原；HSV. 单纯疱疹病毒；Ig. 免疫球蛋白；PCR. 聚合酶链反应；RBC. 红细胞；SLE. 圣路易斯脑炎；VDRL. 性病研究实验室；VZV. 水痘带状疱疹病毒；WNV. 西尼罗河病毒

同时使用丙戊酸和苯妥英有什么潜在的问题？

丙戊酸能抑制 CYP2C9 酶，从而抑制苯妥英的代谢[61]。此外，丙戊酸还取代了该药物的蛋白结合位点，增加苯妥英的游离量和总含量。这两种抗癫痫药物之间复杂的相互作用需要密切观察和监测游离苯妥英浓度及药物总浓度[62]。

哪些替代治疗方案可以在该患者身上尝试？

除持续静脉滴注的麻醉药外，在某些小的随机对照试验中描述了很多的药物和替代选择方案的治疗效果。与 SE 和 RSE 治疗相似，SRSE 患者的最佳治疗方案缺乏证据（表 3-2）[63]。

2006 年，美国食品药品管理局最初批准对无法口服药物治疗的癫痫患者静脉使用左乙拉西坦。在一项回顾性研究中，静脉使用左乙拉西坦（平均负

表 3-2　超难治癫痫持续状态的替代方案

抗癫痫药	免疫疗法	其他
左乙拉西坦	高剂量类固醇	亚低温治疗
氯胺酮	免疫球蛋白	生酮饮食
托吡酯	血浆置换	迷走神经刺激
拉科酰胺	ACTH	脑深部电刺激
吸入麻醉药	四氢孕酮	经颅磁刺激
利多卡因		神经外科切除
维拉帕米		电休克疗法

ACTH. 促肾上腺皮质激素

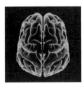
该患者最初服用苯妥英钠，20mg/kg，之后予以苯妥英联合丙戊酸继续维持（苯妥英血清浓度 23μg/ml 和丙戊酸血清浓度 96μg/ml）。磁共振增强 T_1 像提示左侧颞叶高信号。脑脊液 PCR 检查单纯疱疹病毒阳性。患者继续接受阿昔洛韦治疗。由于持续的脑电癫痫持续状态，她接受了一剂丙泊酚，1mg/kg，并开始静脉滴注丙泊酚，持续滴注 24h，癫痫控制良好。她需要去甲肾上腺素来治疗低血压。接受丙泊酚 24h 后，开始药量减量，但癫痫复发。

此时，给予患者一剂咪达唑仑，0.2mg/kg，并在丙泊酚滴注的基础上，静脉滴注咪达唑仑持续 48h。在提高丙泊酚剂量 72h 后，该患者的化验显示三酰甘油升高，随后停用丙泊酚。并尝试停用咪达唑仑，结果脑电图如图 3-2 所示。

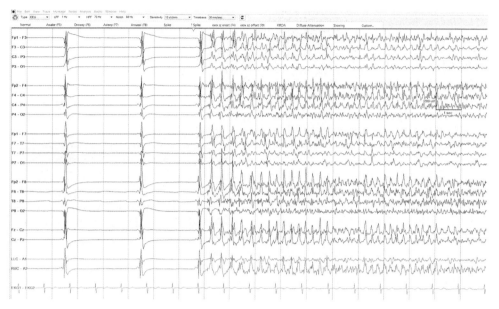

▲ 图 3-2 全身性癫痫样放电向持续性全身性癫痫活动的转变

荷剂量，30min 内为 994mg，维持剂量为 216mg/d）成功治疗了 18 例局灶性癫痫持续状态中的 16 例[64]。另一项对 24 例以局灶性发作为主的危重患者的研究中，高达 82% 的患者给药剂量有反应（平均静脉给药剂量，1780 ± 649mg，每日 2 次），唯一的不良反应是短暂的血小板减少症（4%）[65]。左乙拉西坦作为苯二氮䓬类药物的首选二线药物，由于其药物相互作用极小，且不良反应轻微，已被越来越多地用于 SE。由于有限的比较研究和一些回顾性的比较证据表明它可能不如其他二线药物有效，因此优先于其他二线药物（丙戊酸和苯妥英）使用需要慎重考虑。

拉科酰胺是一种新型的抗癫痫药物，同时具有肠内和肠外两种给药形式，于 2009 年 10 月开始在美国通过静脉给药的方式用于成人部分发作性癫痫的辅助治疗。它具有抑制钠通道活性、是静脉制剂、不良反应和药物相互作用相对较少等特点，成为治疗 SE 的热门药物。拉科酰胺作为附加治疗在 SE 中使用的证据很少，基于病例报道或小的队列研究。还需要进一步的研究来证实拉科酰胺在这些情况下的应用[66-68]。

在没有肠梗阻的情况下，托吡酯肠内给药 300～1600mg/d，在许多小规模研究中成功地终止 RSE，防止在静脉给药减量时发生突发癫痫和停药癫痫[68]。当与其他 ADE 联合使用时，它的多种作用机制提供了一个有益的补充。它对钠通道阻滞、GABA 在苯二氮䓬类药物 GABA-A 靶点以外的位点的增强、钙通道抑药、甚至 AMPA/kainate 受体抑制等都有协同作用。这允许多种受体靶点，特别是那些延长 SE 的受体（GABA 和 NMDA/AMPA）。其他辅助口服药物，特别是停用静脉麻醉药的患者，包括奥卡西平、非尔氨酯、普加巴林和卡马西平。

氯胺酮是一种 NMDA- 拮抗药，在动物模型中已证明其对终止固有的 SE 有积极作用[69]。此外，它与苯二氮䓬类联用时似乎有协同效应[70]，虽然在成人人群中几乎没有经验，剂量从麻醉文献中推断出来 [负荷量：1～2mg/kg 静脉注射超过 1min；维持：0.6～1.8mg/（kg·h）持续静脉应用]。它具有潜在的神经保护作用，与心脏抑制无关。这导致对其使用的更多研究。最近一项关于氯胺酮使用的回顾性多中心分析显示，在 RSE 治疗中，氯胺酮 [0.9～10mg/（kg·h）] 具有潜在的疗效和安全性[71]。对于颅内压升高、颅脑损伤、眼部损伤、高血压、慢性充血性心力衰竭、心肌梗死、心动过速和有酒精滥用史的患者应谨慎[72]。

吸入麻醉药使用的研究很少，包括异氟醚、氟烷或地氟醚。虽然使用吸入麻醉终止难治性癫痫持续状态似乎是非常有效，但由于有低血压、ICU 环境中的后勤管理，以及停药后癫痫的频繁复发等问题，很少被作为选择方案。

亚低温治疗的经验很少[73, 74]。纳入 4 名患者的小病例报道表明，在终止 SE 治疗中，低温治疗，目标温度在 31～35℃，可能具潜在抗癫痫作用。在所有 4 名患者中，停止咪达唑仑持续静脉使用，2 名患者无癫痫发作。缺点包括寒战、电解质紊乱、免疫抑制和潜在的凝血障碍。

使用免疫调节药如静脉注射类固醇、免疫球蛋白或促肾上腺皮质激素，或者血浆置换治疗可能对某些病例有帮助。免疫综合征，如 Rasmussen 脑炎，抗电压门控，钾通道相关的边缘脑炎，急性播散性脑脊髓炎和副肿瘤功能障碍可能是潜在 SE 诱因。但这些因素在已知的免疫过程之外的作用尚不清楚。

利多卡因 [单次剂量 1.5～2mg/kg，维持剂量 3～4mg/（kg·h）] 在 75% 的难治性癫痫发作初期能有效终止发作，但有效范围狭窄和神经毒性不良反应（＞5μg/ml）限制其使用[75]。

一些专家还建议，对 SE 的患者早期静脉或胃肠道给予盐酸吡哆醇，剂量为 100～600mg/d。该应用是从 SRSE 的儿童伴有吡哆醇代谢缺陷推断得出。然而，吡哆醇是抑制性神经递质 GABA 合成的辅助因子，可能在 SE 的起始阶段起作用。

来自儿科文献的少量外科干预支持该观点、如果在脑电图和影像（单光子发射计算机断层扫描或正电子发射断层扫描）上存在一个单一的、可识别的病灶，颅内定位后手术切除病灶结构可能是一个选择[76]。

什么时候应该尝试开始逐渐减少持续注药？持续静脉应用的 AED 应该以多快的速度减量？

目前尚无基于该建议的前瞻性研究。大多数专家认为静脉持续使用 AED 应在控制癫痫发作后至少持续 24h。有些人主张 48h，有些人主张 72h；然而，很少有人建议持续 96h。如果先前停药曾经失败，延长治疗过程和缓慢撤药是必要的。一项对 40 名患者的回顾性研究发现，戊巴比妥输注时间大于或小于 96h[77]，患者癫痫控制和生存期没有明显差异。

经过 48h 的 EEG 脑电抑制，为了辅助戊巴比妥停药，开始应用苯巴比妥，目标血清药物浓度 90μg/ml。如果戊巴比妥停药成功，随后停用咪达唑仑。随访脑电图无癫痫活动的表现，但静脉药物停药后的脑电图如图 3-3 所示。

如何描述图 3-3 所示的脑电图？它代表什么？此时，应该如何调整患者的治疗？

图 3-3 所示的脑电图为全面周期性放电。一系列的周期性或节律波形，不符合正规的癫痫发作的标准，常见于痉挛性或非痉挛性 SE 发作后的余波。最近提倡周期性放电模式的标准化术语，目的是提高判读者对 cEEG 解读的认同[78]，放电可归类为单侧性的、广泛、双侧独立和多灶，不同的次要条款描述放电形态：周期性放电，有节奏的 δ 波，尖波。

图 3-4 脑电图显示明确癫痫活动和全面周期性放电。患者可能存在叠加的快速活动、其他叠加模式或特征的周期性放电[79]。虽然这些仍不符合正式的癫痫发作标准，但许多专家将其归类为发作间期的统一体且分类指南将这些模式标识为 "+"[80]。特定类型的周期性放电是否反映了潜在的脑损伤本身是有害的，是否需要治疗是一个正在进行的研究课题。这些模式被认为是独立于 SE 的。一项研究调查了有和没有 SE 的患者全面周期性放电的脑电图特征。虽然 SE 组有一些明显的特征（全面周期性放电持续时间更长，振幅更高），但在脑电图的基础上还不能得出关于病因、治疗和预后的结论。

因该患者存在 SRSE，尝试优化药物维持。左乙拉西坦 1000mg 静脉注射，开始维持 2000mg，每天 2 次。由于之前使用咪达唑仑停药时出现过癫痫发作，所以给予静注咪达唑仑 0.2mg/kg，维持量提高到 2mg/（kg·h）。用这种方案控制癫痫发作失败，所以加用戊巴比妥。戊巴比妥的使用在维持血流动力学稳定的同时成功地获得了 cEEG 的脑电突发抑制。

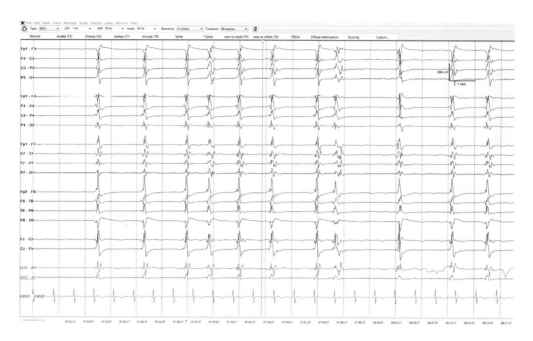

▲ 图 3-3　SRSE 治疗成功后，GPD＋为广泛周期性放电

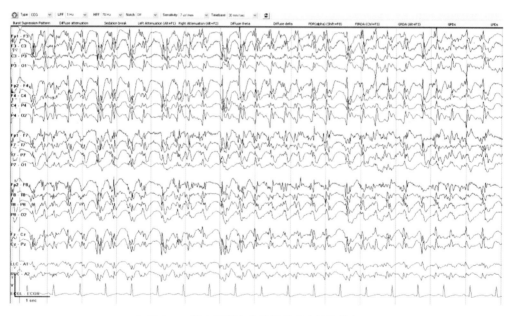

▲ 图 3-4　脑电图符合非惊厥性癫痫持续状态

在另一项 200 例患者的回顾性病例对照研究中，全面周期性放电与非惊厥性 SE 之间存在高度相关性；然而，全面周期性放电的存在并没有预后价值。在实践中，周期性放电频率≥每秒 2 次或在发作间期连续统一体（如上所述），我们认为需要治疗[81]。

辅助检查信息可能有助于给予这些患者更积极的抗癫痫治疗：①临床情况和推测的潜在诊断；②苯二氮䓬类药物治疗试验（小剂量的简短试验，偶尔 1d 的抑制，框 3-7）；③系列神经元特异性烯醇化酶（包括 1d 抑制试验前后）；④有创监测结果（乳酸与丙酮酸比值升高，具体表现为丙酮酸水平降低、甘油和谷氨酸升高、葡萄糖降低）；⑤脑 SPECT（EEG 放电部位局部血流增加）；⑥ MRI 弥散加权成像限制弥散，特别是在脑放电病灶；⑦光谱学（用于增加乳酸，框 3-8）。值得注意的是，目前还没有研究调查这些辅助检查是否能够准确地识别出之后出现癫痫发作的患者，或者基于这些测试的治疗决定是否会对结果产生影响。

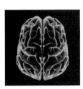

此时发现患者苯妥英钠药物浓度处于亚治疗水平，随后给予苯二氮䓬类药物咪达唑仑负荷量，明显改善了她的脑电图；鉴于最近持续静脉使用麻醉药，她的临床检查结果并没有改变。再次给予患者苯妥英钠至治疗水平，脑电图得到改善。

框 3-7 苯二氮䓬类药物试验诊断癫痫持续状态

苯二氮䓬类药物试验

- 适用于有节律性或周期性的局灶性或广泛性癫痫样放电的脑电图患者
- 监测：脑电图、指脉氧监测、血压、心电图、呼吸频率
- 抗癫痫药物试验：
  ➤ 连续小剂量快速起效的短效苯二氮䓬类药物，如咪达唑仑，每次给药剂量1mg，重复临床和脑电图评估
  ➤ 出现下列任一情况之后停止试验：
  ■ 脑电图模式持续解决（重复检查）
  ■ 明确的临床改善
  ■ 呼吸抑制、低血压或其他不良反应
  ■ 达到最大剂量（如 0.2mg/kg 咪达唑仑）
- 如果潜在的脑电图发作模式得到了解决，或者临床状态有所改善，或者之前未出现的正常脑电图模式出现，则认为该测试为阳性。如果脑电图改善了，但患者的症状没有改善，结果是模棱两可的（苯二氮䓬类药物的使用已证明改善了三相波）

经授权引自 Hirsch LJ, Claassen J. The current state of treatment of status epilepticus. Curr Neurol Neurosci Report. 2002:2(4): 345–356.

框 3-8 节奏和周期性的放电的治疗

PD 患者的临床治疗方法

- 调查病因：病史、MRI、脑脊液、血管造影、脑活检
- 使用传统的 AED 预防：磷霉素、左乙拉西坦和（或）丙戊酸
- 参照苯二氮䓬类药物试验来确定发作的性质
- 在住院期间继续监测 cEEG 以确定最终的癫痫发作或 SE
- 这些病例的长期管理
  ➤ PD 无癫痫发作时：1 个月后抗癫痫药物逐渐减量
  ➤ PD 伴随癫痫患者：持续 3～12 个月

AED. 抗癫痫药物；cEEG. 持续脑电图；CSF. 脑脊液；PD. 周期性放电；SE. 癫痫持续状态；MRI. 磁共振成像

你为这个患者下一步做什么检查？

对于具有器质性中枢神经系统病变的患者，如果没有明显的可逆的、有毒的代谢原因导致持续的精神状态改变，cEEG 对于排除 NCSE 至关重要。图 3-4 中的 cEEG 显示了 NCSE，它比以前认识到的更为常见，特别是在 ICU 环境中。由于缺乏以人群为基础的研究，非惊厥发作和 NCSE 的确切患病率尚不清楚。然而，在入住神经 ICU 的患者中，分别有 18%～34% 和 10% 的患者报告有非惊厥发作和 NCSE[82-85]。对这些发病率的理解要谨慎，因为如果只有一个被选择的亚群经过检测，那么选择偏差可能很大。在内科 ICU 环境中，脓毒症患者中 NCSE 的发病率接近 10%[86]。一项前瞻性研究发现，在急诊科因精神状态改变行急脑电图检查的 198 名患者中，有 37% 的患者存在非惊厥发作[87]。在急性脑损伤中，大多数癫痫发作是电图表现，临床症状很少或没有（表 3-3）。非惊厥发作和 NCSE 的大量临床表现很容易导致误诊和延误治疗（表 3-3 和表 3-4）。

cEEG 的适应证包括：①近期临床癫痫发作或 SE 超过 10min 仍未恢复到基线水平；②昏迷；③初始脑电图癫痫样活动或周期性放电（特别是前 30min 内）；④极有可能癫痫发作的急性脑损伤；⑤怀疑非痉挛性癫痫和精神状态改变[88]。

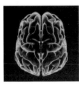

一位 66 岁男性患者，既往有多形性胶质母细胞瘤复发史，接受第二次左颞叶切除，并接受动脉内贝伐珠单抗治疗。到达神经重症监护室时，他的神经系统完好无损。术后第 3 天，患者不能遵嘱动作。检查未见实验室异常，感染检查阴性。MRI 显示轻度左颞叶血管源性水肿，预计术后特有改变。

表 3-3　非惊厥性癫痫发作和非惊厥性癫痫持续状态常见症状

阴性症状	阳性症状
• 厌食 • 失语 • 失忆 • 紧张 • 昏迷 • 神志混乱 • 嗜睡 • 凝视	• 躁动 / 攻击性 • 自动症 • 眨眼 • 哭 • 谵妄 • 妄想 • 模仿言语 • 面部抽搐 • 大笑 • 恶心 / 呕吐 • 眼球震颤 / 斜视 • 偏执 • 精神错乱 • 发抖

表 3-4　非惊厥性癫痫的标准 *

主要标准	次要标准
1. 重复广泛或局灶性棘波、尖波、尖慢波或尖慢波复合体≥ 3s 2. 重复广泛或局灶性棘波、尖波、尖慢波或尖慢波复合体＜ 3s，且伴随次要标准 3. 连续的节律性、周期性或准周期性波≥ 1s，频率上无明显变化（逐渐增加或减少至少 1s），形态或位置（逐渐扩散到至少涉及两个电极的区域）。仅在振幅上演变是不够的。尖波的变化而在无其他形态变化的情况下不足以满足形态的演变	1. 急性服用快速起效的抗癫痫药物后，先前伴有异常脑电图的临床状态有了显著改善 2. "癫痫样"放电弥漫性慢化而无临床改善，且未出现之前异常脑电图，其分辨率不满足次要标准

*. 任何形式持续至少 10s，满足以下 3 个主要标准之一

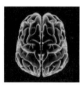

　　一名 30 岁妇女产后第 6 天入院，意识状态下降，头痛。初步检查显示注意力不集中，嗜睡，无局灶性缺损。入院时生命体征：血压 152/88mmHg；心率 100/min；体温 37.5℃。入院数小时后，患者的意识状态恶化，变得迟钝，对疼痛刺激的反应极小。

你做出第一个诊断是什么？

第一步行 CT 扫描。

你下一步的诊断步骤是什么？

　　如上所述，无法解释的行为或意识状态改变提示需要脑电图监测并怀疑 NCSE。非惊厥发作与昏迷、年轻、癫痫病史或癫痫发作的远期危险因素、监测前的惊厥发作、周期性放电、发作抑制、眼球运动异常（如眼球震颤、虹膜震颤或眼球斜视）、心脏或呼吸停止和脓毒症有关 [89]。NCSE 和周期性脑电图模式与急性缺血性脑卒中、动脉瘤性 SAH、中枢神经系统感染、外伤性脑损伤和非外伤性脑出血患者在控制了其他不良预后独立相关 [90, 91]。尽管一些专家认为，NCSE 可以作为脑损伤严重程度的

代表性标志，但大量动物和人类的数据表明，这些脑电图模式可能会造成额外的伤害 [92]。有趣的是，单侧非惊厥发作与之后 MRI 诊断的长期海马萎缩相关。关于如何积极治疗 NCSE 仍存在一些争议，但目前大多数专家认为，在急性脑损伤情况下，NCSE 的治疗应与 GCSE 非常相似（表 3-5）。

接下来做什么？

　　如果临床检查与影像学检查结果不一致，可以考虑脑电图检查。如上所述，在许多急性脑损伤中，癫痫患病率很高。与癫痫患者相比，这些癫痫发作频率较低，不符合经典的癫痫发作标准。这些癫痫发作可能与周期性癫痫发作相似，其临床意义仍不清楚。然而，这些患者应该进行试验治疗（框 3-7），以更好地阐明 cEEG 对 NCSE 的影响（表 3-4）。

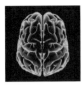

头部 CT 显示右额部脑出血和脑室内出血约 60ml（图 3-5）。放置 EVD，清除血肿，但患者的精神状态仍然很差。

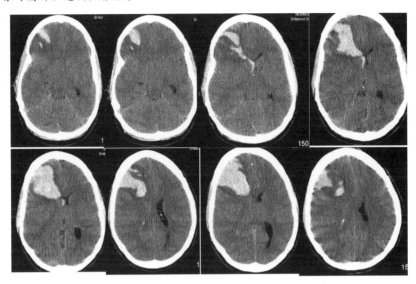

▲ 图 3-5　非增强 CT 扫描显示右额叶脑出血 60ml

分析 cEEG 的显示之后，你将如何治疗这个患者？

脑电图与 SE 一致，该临床综合征称为肌阵挛性癫痫持续状态，多见于心搏骤停后。在心搏骤停后缺血缺氧性脑病的动物模型中，等电流脑电图常伴有发作抑制模式，后者可随缺氧的严重程度和神经系统恢复的程度而进展[92]。应该区分肌阵挛性癫痫持续状态和肌阵挛状态，只有前者本质上是癫痫样的。两者均表现为四肢肌肉阵挛性抽搐，早期证据表明，如果这两种情况在心搏骤停后早期出现，都与较差的预后有关。但只有肌阵挛性癫痫持续状态与 EEG 上的癫痫样放电有关。肌阵挛在缺氧性脑损伤和任何类型的严重脑病（如急性肾衰竭）中都可以看到。肌阵挛状态的病理生理机制与皮质下白质损伤有关，特别是皮质脊髓束。肌阵挛状态的脑电图表现为慢波或突发抑制，无癫痫样放电[93, 94]。对症治疗包括苯二氮䓬类药物、丙戊酸和左乙拉西坦。肌阵挛性癫痫持续状态是一种癫痫样现象，可在癫痫综合征中看到，但在急性脑损伤

表 3-5　成人治疗方案推荐

非惊厥癫痫持续状态、间歇性发作或 RSE 后期的首选药物治疗顺序	
持续输液（呼吸抑制）	间断输液（无呼吸抑制）
1. 咪达唑仑 [a]	1. 磷苯妥英 / 苯妥英或丙戊酸钠 [a]
2. 丙泊酚或戊巴比妥 [a]	2. 左乙拉西坦 [b]
3. 氯胺酮：当咪达唑仑、丙泊酚和巴比妥类药物无效或禁忌证时	3. 拉科酰胺：仅当以上药物无效或禁忌时使用 [c]
4. 亚低温	4. 苯巴比妥 [a]

RSE. 难治性癫痫持续状态；SE. 癫痫持续状态
a. 剂量同 SE 协议表
b. Keppra；UCB Pharma；Smyrna, GA；负荷剂量：2.5g 静脉注射大于 5min，15min 之后给予 1～4g。初始剂量：3～6g/d 分 3～4 次；维持剂量：2～12g/d 分 3～4 次静脉注射或口服
c. 负荷剂量：300m 静脉注射，大于 30min。维持剂量：200～300mg/d 在 30～60min 内静脉注射或口服，每 12h 一次

中最常与缺氧有关[95]。典型的脑电图表现为几乎平坦的背景下，广泛的多棘尖波和突发抑制波的复合体。具有这种脑电图模式患者的治疗方法与其他 RSE 患者相似，但应注意总体预后。

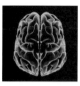

脑电图显示右半球出现非常频繁的癫痫发作，使用左乙拉西坦和苯妥英治疗效果很好（图 3-6）。血管造影可以看到动脉的串珠，与可逆性脑血管收缩综合征一致。在控制癫痫发作后，她在数小时内恢复了意识，并在 2d 后成功拔管。

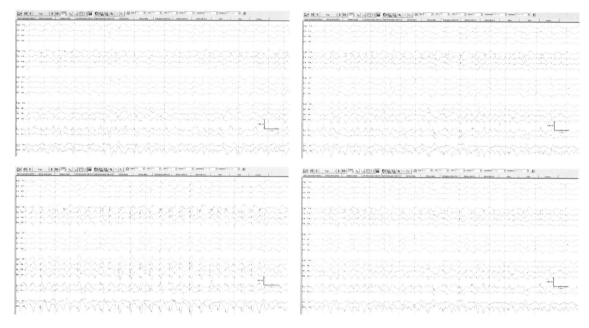

▲ 图 3-6 脑电图显示起源于右脑半球的癫痫演变

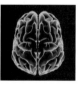

一名 68 岁男性，有高血压和心房颤动病史，未服用华法林，表现为反应性降低和左侧偏瘫。急诊头部 CT 显示一个大的右额顶叶和左内侧顶叶梗死的占位效应和从右到左的中线移位。治疗颅内压升高后神经系统检查无改善。

肌阵挛性癫痫持续状态在预后方面的意义是什么？

如前所述，在人脑电图上的肌阵挛性癫痫持续状态通常与预后极差相关 [96]。然而大多数专家认为，对心搏骤停患者低体温诱导的治疗时 [97, 98]，这种不好的预后不那么确定。虽然研究证实，不良预后与某种脑电图特征相关，如非常低的电压，突发抑制或广泛癫痫样的模式，这些作者也表明在体温调整时应谨慎考虑这些特征脑电图及一些临床特点与不良预后的关系 [99]。一项更近期的前瞻性观察研究已经证实，即使在亚低温治疗后，缺氧后 SE 也是心搏骤停患者预后不良的独立预测因素。本研究将肌阵挛性癫痫持续状态患者纳入亚组分析，结果相似；然而，即使在这些研究中，也有生还者在被发现有高原反应性 SE 和肌阵挛性癫痫持续状态后预后良好，这强调了单靠 SE/肌阵挛性癫痫持续状态不能判断心搏骤停后的不良预后 [100]。

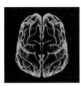

在我们的患者中，脑电图监测显示左半球癫痫是急性脑损伤后癫痫的典型表现（图 3-7）。给予足量磷苯妥英后，患者的意识状况改善。

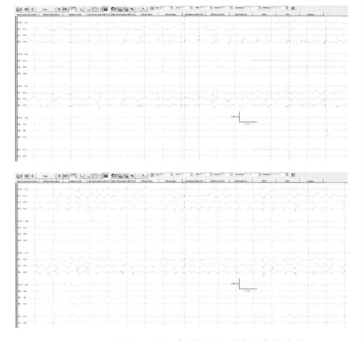

▲ 图 3-7　起源于左半球的慢频率癫痫发作脑电波

一名有哮喘病史的 26 岁妇女被女儿发现躺在地板上。紧急医疗服务小组到达后发现患者没有反应，心电图显示无脉搏电活动。开始心肺复苏，患者接受三轮肾上腺素 1mg 和阿托品 1mg。大约 25min 后循环恢复。她的初始肌钙蛋白水平正常，复苏后心电图显示窦性心动过速，无 ST 段改变。她到达神经 ICU 时格拉斯哥昏迷评分为 3 分，脑干反射完整。

将血管内冷却导管置入股静脉，以 33℃ 的温度目标开始低温诱导。开始 EEG 监测。亚低温诱导 3h 后，她开始出现突然的全身大幅度抽搐。她最初的 cEEG 主要是肌电伪影。给 50mg 罗库溴铵后，cEEG 结果在脑电图上显示如图 3-8 所示。

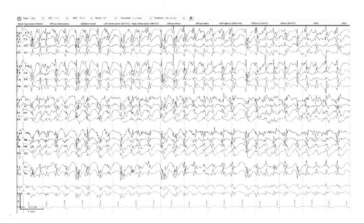

▲ 图 3-8　脑电图显示持续的广泛性周期性节律性癫痫样放电

患者接受丙戊酸盐静脉滴注和咪达唑仑持续输注治疗，癫痫发作活动减弱，但潜在节律呈弥漫性衰减，背景节律无反应性（图 3-9）。住院第 4 天，患者仍然处于昏迷状态，家人决定转到舒适护理，患者几小时后死亡。

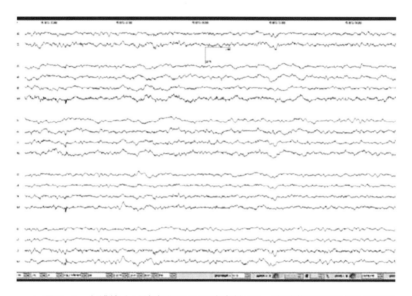

▲ 图 3-9　心搏停止后脑电图显示肌阵挛性 SE，背景节律减弱或无反应性

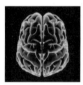

一名有高血压和心房颤动病史的 69 岁妇女，出现左额叶脑梗死，导致右侧面部和手臂轻度偏瘫，并发现华法林治疗量低于国际标准比值水平。在 3 天的住院治疗后，华法林剂量调整适当。她出院回家。7d 后，她出现 24h 持续的反复有节奏的抽搐，无意识障碍，被送到急诊室。

患者这种情况可以做出什么诊断？最适宜的治疗是什么？

这种表现是最典型的局灶性运动 SE 的亚型，称为部分性癫痫持续状态，有时可以在 ICU 看到。这种现象可以持续反复出现，局部癫痫抽搐持续几天、几周甚至几十年[101]。典型的局灶性脑结构病变可被识别[102]，包括灰质异位、感染性病变、血管畸形、硬膜下血肿或肿瘤。虽然长期预后一般取决于基础病变，但部分性癫痫持续状态可能导致长期并发症，如虚弱、感觉障碍、语言障碍或认知障碍[103]。包括苯二氮䓬类药物在内的抗癫痫药物可以防止二次泛化，但通常不能阻止癫痫发作。偶尔，病情可能会在不治疗的情况下得到缓解，或者需要对难治性病例采取手术治疗措施。值得注意的是，非酮症高血糖可能与部分性癫痫持续状态患者伴有局灶性脑损伤有关[104]。这些患者常规 AED 反应最好，同时需要纠正代谢紊乱。

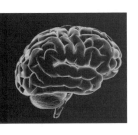

第4章　神经创伤

Neurotrauma

Wan-Tsu W. Chang　Neeraj Badjatia　**著**

林晓宁　**译**

石广志　张洪钿　**校**

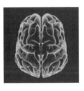

　　创伤性脑损伤。一名42岁男性患者，因急性脑外伤收住重症监护室。在家修屋顶时从梯子上坠落，坠落后立即失去意识，目前精神状态仍差。急诊科检查刺痛可睁眼，言语含糊，左侧肢体刺痛可定位，右侧瘫痪(格拉斯哥昏迷评分为9分：睁眼2，言语2，运动5)。瞳孔有光反应，其他脑干反射完好。给予患者气管插管。初始生命体征为心率130/min，血压160/90mmHg，辅助容量控制通气下血氧饱和度100%、参数FIO_2为0.4、潮气量480ml、呼吸频率12/min，体温37.5℃。行脑部CT平扫检查（图4-1）。

这类病例的初步处理步骤是什么？

　　这是一例典型的重型创伤性脑损伤（traumatic brain injury，TBI）病例，表现为双颞叶出血性挫伤。颞叶邻近骨性结构，使其成为脑挫伤的好发区域。由于疾病本身严重程度不同，导致TBI患者的恢复结局差异很大。好的早期复苏的目标是尽早开始，应从院前就开始努力救治，注意气道、呼吸和循环。

　　目前发现，患者在院前/急诊科预后不良的独立预测因素与三种特定终点事件有关，分别是低体温、缺氧和低血压[1]。低体温可能是复苏不良的标志，大多数人认为核心体温在复苏阶段应被动支持而不是用设备主动保暖。积极扩容纠正低血压和充分通气支持是初始复苏工作的主要重点。研究显示TBI患者院前复苏使用高渗盐水并无长期益处[2]，此外在一项生理盐水对白蛋白液体评估试验的事后分析发现[3]，与生理盐水相比，使用白蛋白进行液

体复苏的死亡率更高，因此采用等渗晶体液是容量复苏的首选方法。所有TBI患者的通气目标是二氧化碳分压正常，同时吸氧使血氧饱和度大于90%。在早期复苏阶段，一些简单的措施非常重要，如床头抬高（30°）、头位居中（避免颈静脉回流不畅），以及充分的疼痛控制和镇静，都是降低颅内压非常简单有效的方法。

预防性抗癫痫药应使用多长时间？

　　文献报道癫痫发作的危险因素包括GCS评分<10、皮质挫伤、凹陷性颅骨骨折、硬脑膜穿透伤、长时间昏迷（>24h）和创伤后失忆。早期外伤性癫痫发作大多发生在受伤的最初48h内[4]。

　　然而，在没有脑电监测的情况下，一些癫痫发作临床可能无法观察到，对于插管镇静的患者也可能被忽视。痉挛性SE的出现与高死亡率相关。早

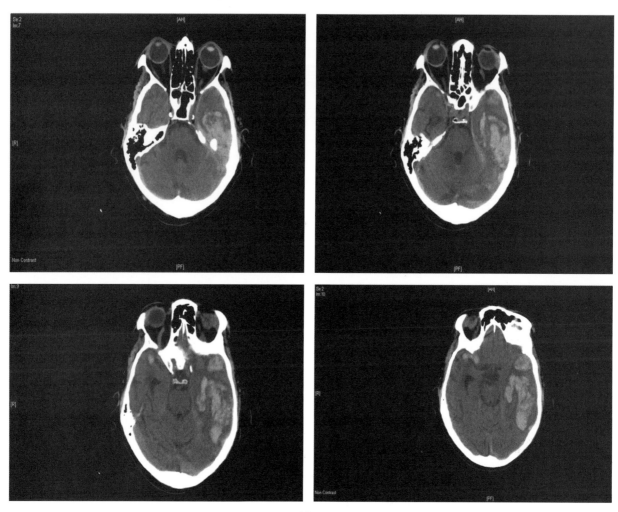

▲ 图 4-1 脑部 CT 平扫图像

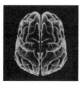
患者入住 ICU 6h 后复查脑部 CT 未见出血性挫伤扩大，但神经系统检查依然很差，对疼痛刺激只有部分反应。文献报道重型 TBI 合并癫痫持续状态的死亡率高，那么判断该患者是否有非痉挛性癫痫发作。

期外伤性癫痫发作的有效预防可减少脑代谢需求，从而降低颅内压和神经递质释放，这反过来也有助于最大限度减轻继发性脑损伤。此外，抗惊厥治疗也可最大限度地减少认知和行为后遗症。

苯妥英钠是一种公认的标准抗癫痫药物，用于治疗急性 TBI。美国神经病学学会建议仅在 TBI 后的前 7d 使用苯妥英钠预防癫痫发作[5]，要记住的重要的一点是，作为创伤预防用药如果超过 7d 并没有额外获益。虽然新的 AED 的出现对苯妥英钠作为一线 AED 用药提出了挑战，但目前并没有其可替代苯妥英钠用于预防 TBI 癫痫发作一线用药的证据。左乙拉西坦因其耐受性好、无须监测药物浓度及药物相互间作用最小，在急性脑损伤中受到青睐。它已用于神经重症患者多年，也有许多研究报道其可口服和静脉给药用于治疗或预防 TBI 的癫痫发作。但是，目前关于左乙拉西坦安全性和有效性的研究并不确定，也没有足够的证据表明与苯妥英钠相比左乙拉西坦具有更好的短期和长期预后[6]。

TBI 后急性期给予类固醇激素有何影响?

大剂量类固醇激素在实验模型中显示出了可减少脂质过氧化和改善组织修复的良好效果,但糖皮质激素的临床研究却并未显示出相类似的益处。一项应用皮质类固醇治疗严重脑损伤的大型随机临床试验结果显示,在伤后最初 72h 内给予 TBI 患者 3g 甲泼尼龙并无益处且增加死亡率。目前,没有证据支持急性期使用糖皮质激素,并且考虑到应用皮质类固醇治疗严重脑损伤的大型随机临床试验中出现应用糖皮质激素导致死亡率增加的情况,因此脑损伤急性期禁忌使用该类激素 [7, 8]。

TBI 后需要进行哪些颅内监测?

脑外伤基金会指南指出复苏后 GCS 3～8 分且 CT 扫描异常的患者应监测 ICP,对于 CT 正常但严重程度相似的患者,如果出现以下情况中的两种:大于 40 岁、姿势异常或低血压,也应监测 ICP。首选监测方法是 EVD,因其在放置后可重新校准,并且还可利用脑脊液引流来治疗。脑实质探头可用于 ICP 的连续监测,但只能在放置之前进行校准,且测量中存在漂移 [9]。

脑组织氧分压的出现增加了一个监测维度,可观察脑代谢情况。一系列病例数据显示,$PbtO_2$ <15mmHg 提示预后不良,可通过提高平均动脉血压、改变通气模式或输注红细胞来纠正患者状况。但是,该监测手段的使用尚有许多问题未解答,如时间、位置和相关治疗阈值。在未有定论之前,重要的是要记住 $PbtO_2$ 值是动脉中氧含量的各种成分及未知的被动扩散的组合。该值也仅仅是一个局部/区域性的衡量指标,在开始治疗干预之前应综合考虑整个临床状况 [10]。

抗生素在颅内监测中的作用是什么?

目前有充足的证据支持围术期使用抗生素,但必须在皮肤切开之前就开始用。抗生素应选择头孢唑林(1g)或萘夫西林(2g)静脉注射。万古霉素(1g)静脉注射可用于青霉素过敏的患者。持续使用抗生素进行预防目前仍有争议,尚未证实其能降低脑室炎的发生率,并可能增加耐药菌感染的发生率 [11]。

TBI 患者脑灌注压的目标值是多少?

2007 年脑外伤基金会指南指出,脑灌注压阈值应维持在 50～70mmHg。此阈值基于以下证据支持:CPP<50mmHg 会加重脑损伤,而 TBI 患者若 CPP>70mmHg 则会导致肺损伤增加 4 倍,可能与扩容过快及升压药过量使用有关 [12]。监测 $PbtO_2$ 有助于针对性指导 CPP 管理,以避免组织缺氧,同时将压力过高相关的并发症风险降至最低。

TBI 患者何时使用亚低温治疗?

目前已有两项多中心随机对照试验发现,使用亚低温治疗对神经保护没有任何益处 [13-15]。但是亚低温治疗依然被认为是治疗颅高压的一种选择 [13]。由于缺乏证据及相关病情处理的复杂性,亚低温治疗传统上是作为难治性或不能耐受渗透治疗患者的备用选择。随着现代体温调节装置的出现,亚低温治疗更为安全有效,并可能更广泛地应用于 TBI 患者。ICP 与核心体温密切相关,因此只要体温低于 37℃都可降低 ICP。然而,这种疗法传统上的目标是将核心体温降低至 32～34℃。亚低温治疗并发感染的风险与时间有关,当使用时间超过 72h,感染的发生率显著上升。亚低温也可导致凝血功能障碍和出血风险增加,但是,所有随机对照试验研究均未发现亚低温所致的脑出血显著增加。

如果利用亚低温来控制 ICP,还应考虑寒战、电解质紊乱、呼吸机管理和复温的处理。亚低温对通气和血气的影响常被忽视。由于代谢降低,在低体温下二氧化碳的产生也减少。在此期间如果机械通气参数保持不变,则会发生过度通气,可能导致脑血管收缩和脑血流减少。在低体温下,气体在血液中的溶解度增加,而大多数血气分析仪在测 pH、PCO_2 和 PO_2 之前,要先将样品加热至 37℃。因此,若不校正患者实际体温,亚低温期间的血气结果将高估 PCO_2,因部分溶解的气体在升温时从血液中排出,影响了分压。对患者体温的变化,有两种血气分析方法：① α 稳态管理；② pH 稳态管理。使用 α 稳态呼吸机管理，血气分析仪在 37℃检测到的 PCO_2 是 40mmHg，与体温无关，但由于高估 PCO_2，这种血气管理方法可能导致过度通气。相反，pH 稳态管理针对温度校正的 PCO_2 和 pH，采用这种方法，随着体温降低，血液中的 CO_2 总量将随着溶解度的增加而增加，这会引发高碳酸血症的风险，可能导致脑血管扩张和颅内压增高[16]。

半夜 ICU 住院医师电话通知您，患者的左侧瞳孔扩大（6mm），右侧 3mm，但仍对光有反应。患者右侧偏瘫，左侧刺痛无法定位，整体精神状态进一步恶化，目前刺痛无法睁眼，左上肢刺痛仅见最低限度屈曲。复查 CT 显示左颞叶出血灶肿胀加重及占位效应。4h 前注射 30ml 23.4% 高渗盐水后，ICP 从 40mmHg 降至 25mmHg。患者自动换气过度，呼气末 CO_2 为 28mmHg。Licox 监测仪显示探针所在的左额皮质下区域的 $PbtO_2$ 为 16mmHg。

哪些患者应考虑行去骨瓣减压术？

手术减压通过降低 ICP 和改善脑氧合，减轻继发性损伤（迟发性脑损伤）带来的伤害。与其他外科手术一样，去骨瓣减压术也存在风险。减压主要是清除占位病灶，多用于额颞叶的病变。虽然没有标准化的临床标准，但当年轻的昏迷患者其他降 ICP 措施不见效时，很多医院会采用该手术。关键是手术要及时，这样才能减少继发性损伤造成的后遗症。一旦确定减压，应行大骨瓣去除以便更大程度的硬脑膜扩张，同时降低脑疝风险。所有临床研究都显示减压后 ICP 立即下降，但颅骨去除后对长期预后的影响仍看法不一。因此该技术没有广泛用作降低 ICP 的常规手段[17, 18]。

如何在精神状态不好时明确颈椎状况？

患者血流动力学稳定后，明确颈椎是否损伤是标准评估的一个环节。对于清醒的患者来说该评估非常简单，这部分患者，是否需要额外的影像评估基于床旁检查。那些没有疼痛（转移、颈部中线）、没有颈椎相关的神经功能障碍及没有喝醉的患者不太可能有严重的颈椎损伤，无须影像即可排除。如果出现任何体征或症状，那么除了需要 $C_1 \sim T_1$ 的 CT 图像外，患者还应行 $C_1 \sim T_1$ 脊椎 X 线检查（包括前后位、侧位和齿状突）。对于精神状态改变且 CT 检查阴性、肢体运动功能不良的患者，不应行屈曲 / 伸展影像检查。许多单位依靠磁共振图像来寻找韧带损伤，然而除了 CT，行 MR 成像的风险 - 收益比尚不清楚，并且每个单位的 MR 成像必须个体化。最新的东部创伤外科协会指南支持使用高质量（3mm 轴位厚度）颈椎 CT 来排除极为重要的不稳定型颈椎损伤[19]。

何时开始抗血栓治疗以预防深静脉血栓？

TBI 患者深静脉血栓（deep venous thrombosis, DVT）发生率高，应行预防性治疗。然而令人担忧的是给予肝素和低分子肝素会增加血肿扩大的风险[20]。若患者没有获得性凝血功能障碍，48h 后血肿扩大的风险将显著降低。此外，使用预防剂量的肝素或低分子肝素出现血肿扩大的风险非常低。基于上述原因，针对该患者群体，合理安全的方法是在影像确认血肿稳定后 24h 开始预防。除了预防用药，其他医生还提倡每周行静脉多普勒超声进行监测，尽管没有证据表明这种做法减少了 TBI 患者出现 DVT 相关的并发症[21]。

有些情况，例如需要再手术或持续出血，此时 DVT 开始预防治疗的时间应延后。在这种情况下，可考虑使用临时下腔静脉滤器。但必须认识到，临时下腔静脉滤器仅能对下肢 DVT 提供不完全预防，且可能出现相关并发症风险，如滤器血栓、移位和（或）断裂。因此，一旦患者能够接受药物预防，去除临时下腔静脉滤器是预防以后出现并发症的一个重要步骤。

对确诊 DVT 的病例，一般建议开颅术后等待7d，尽管没有临床试验数据支持特定的时间安排。关于时间点的决定应平衡颅内和全身出血的风险与治疗的紧迫性。

什么是首选的脱水治疗：甘露醇还是高渗盐水？

很遗憾，目前没有 1 级证据支持哪种治疗更优。事实上，由于缺乏前瞻性临床试验数据，TBI 后使用任何脱水治疗也缺乏 1 级证据支持。但是，每种疗法确实有略微不同的生理影响，而这可能决定了优先使用哪种疗法[22]。

甘露醇

甘露醇是一种渗透剂，可将多余的液体从颅腔排出，从而降低 ICP，但它也与多尿、急性肾衰竭、高钾血症、低血压和 ICP 反弹有关。基于此，建议仅在出现 ICP 升高征象或神经系统状况恶化时使用甘露醇，此时其药效超过潜在的并发症或不良反应。关于如何、何时使用甘露醇仍不确定，但推荐剂量为 0.25～1.0g/kg，目标是避免因血容量减少引起的低血压。一些临床医生主张补液以避免血容量减少。虽然更高剂量可能疗效更好，但是否给予更高剂量（＞1g/kg）甘露醇应根据具体情况再决定。

高渗盐水

高渗盐水是一种渗透剂，传统上用作甘露醇的辅助药或已经耐受甘露醇的患者。然而最近的研究发现高渗盐水可作为控制 ICP 的首选用药。高渗盐水主要通过增加血清钠和渗透压来发挥作用，从而建立渗透梯度。水从脑细胞内和间质被动扩散到毛细血管中，引发 ICP 降低。虽然与甘露醇的作用相似，但氯化钠比甘露醇具有更好的反射系数（1.0 vs. 0.9），使其成为更好的渗透剂。高渗盐水还可以通过修复受损细胞中的正常胞内电解质平衡来使静息膜电位和细胞体积恢复正常。剂量和给药方式差异很大，输注范围在 30ml 23.4% NaCl 和 150ml 3% NaCl 之间，也有人主张使用 2% 或 3% NaCl 连续输注使血清 Na 达到 150mmol/L 的目标。无论选择何种方式，治疗都应针对特定的 ICP/CPP 目标。

根据这一证据，关于甘露醇和高渗盐水使用的一般临床指南如下。

1. 当血容量超负荷时，甘露醇可能有额外的益处，但应注意尿量，以免患者血容量减少，目标是血容量正常。

2. 甘露醇的剂量应根据体重调整，剂量范围在 0.25～1.0g/kg。

3. 虽然停止使用脱水治疗的时间没有上限，但血清钠水平升高时，出现肾功能不全的可能性也增加。

4. 肾功能不全或充血性心力衰竭患者应慎用高渗盐水。

5. 高渗盐水具有提高 MAP 的额外益处，因此可能有改善 CPP 的双重效果。

TBI 患者通气的最佳方式是什么？

血液二氧化碳水平的调节对脑血流量具有显著影响，进而影响颅内容积和颅内压。在轻度过度通气期间，增加氧气摄取可以补偿减少的血流量和体积，使正常细胞代谢得以持续；但长时间过度通气可能会增加代谢性酸中毒。在短期内，过度通气会降低脑血液中的二氧化碳，导致 pH 升高，这可能会减少酸中毒的不利影响。然而，该过程取决于脑脊液中碳酸氢盐有多少。长时间过度通气可能会耗尽碳酸氢盐，从而导致缺血活更差的预后。已有 4 项研究检测 TBI 后的过度通气，其中唯一一项针对长时间过度通气的随机对照试验研究显示临床预后较差，可能与脑碳酸氢盐供给耗尽有关[23]。因此，机械通气的目标应是将动脉 CO_2 维持在正常范围（35～45mmHg）。过度通气应作为备用手段，可用于抢救治疗（ICP 突然激增）、术中临时降低 ICP 和（或）作为中间干预，直到可以开始更持久的治疗。

脑损伤的输血阈值是多少？

重型 TBI 患者，在急性期出现贫血和接受输血的比例尚不清楚，但最近的一系列研究显示

40%～50% 的中重度 TBI 患者至少有一次血细胞比容水平＜30%[24, 25]。临床指南建议贫血不是决定输血的唯一考虑因素，相反输血的决定应以减少组织缺血为基础。TBI 患者通常是年轻人，也包括其他健康人群，重症监护中有关输血要求的试验表明，

这个特定的重症患者亚群可以因大量输血而受到损害[26]。促红细胞生成素和输血阈值对 TBI 后神经功能恢复的试验显示，对于重型 TBI 患者，应用促红素或维持血红蛋白浓度＞10g/dl 未能改善神经功能预后[27]。

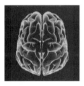

在 ICU 第 13 天，该患者近期已行气管切开和经皮内镜下胃造瘘术，现在开始出现阵发性交感神经过度活动：突发周期性自主神经不稳定，伴交感神经紊乱和肌张力障碍。患者在发作期间有瞳孔散大、高血压、心动过速、呼吸急促、高烧及伴有周期性自我伸肌姿势的肢体动作增多。这些都是在没有激惹或疼痛刺激的情况下发生的。

如何解决 TBI 后的交感风暴？

重型 TBI 后，高达 33% 的患者出现周期性交感神经过度活跃，而其他类型的损伤则发生较少[28]。其发作通常表现为突发的过度交感神经反应，包括高血压、心动过速、呼吸急促、高热、出汗和乳头膨胀，偶有肌张力障碍姿势。临床医生应意识到这种综合征，并了解其处理的第一步是查找并排除其他潜在的疾病。DVT、肺栓塞、心肌梗死、气胸和

脓毒症高动力期都可导致部分类似于交感风暴的综合征。TBI 患者容易感染，如吸入性肺炎及容量超负荷，这常常导致全身水过量，胸腔积液和肺充血并不少见，这些情况也类似于该综合征。溴隐亭、β 受体拮抗药（如普萘洛尔）、吗啡硫酸盐、丹曲林和可乐定可能有帮助。对于严重的难治性病例，偶尔也需要持续静脉镇静和麻醉药物。中枢神经系统风暴的处理极具挑战，且持续时间长，偶有一些风暴甚至长达数周。

脊髓损伤。一名 34 岁男性患者通过紧急医疗服务从滑雪场送进医院。据报道，在一次具有挑战性的跳跃中，他摔倒并撞到了一个物体，随即双腿运动功能丧失，且腰部以下麻木。

脊髓损伤如何分类？

易于重复的分类方案是评估损伤严重程度、便于医生之间交流的重要方法，更重要的是，有助于判断预后。美国脊髓损伤协会评估工具采用残疾特异性和功能独立性测量，被认为是评估脊髓损伤（spinal cord injury，SCI）的金标准。国际脊髓损伤神经学分类标准和美国脊髓损伤协会损伤量表可在 http：//asia-spinalinjury.org/wp-content/ uploads/

2016/02/International_Stds_Diagram_Worksheet.pdf 中找到。

SCI 后类固醇的作用是什么？

有 3 项随机对照试验可回答该问题：美国国家急性脊髓损伤研究（National Acute Spinal Cord Injury Studies，NASCIS）Ⅰ、Ⅱ 和 Ⅲ[29-31]。NASCIS-Ⅰ 是一项阴性研究，显示使用类固醇治疗

没有益处。对 NASCIS-Ⅰ失败的主要评价是给药剂量不足，因此，NASCIS-Ⅱ使用"高剂量"类固醇，甲泼尼龙 30mg/kg 静脉推注，然后 5.4mg/（kg·h），共 23h。对 162 名患者给予甲泼尼龙，154 名患者给予纳洛酮，171 名患者给予安慰剂。

大多数（95%）随机分配到类固醇组的患者在伤后 14h 内使用该药物。两组之间的 6 个月结果没有差异。因此，NASCIS-Ⅱ被认为是一项阴性研究。仅仅在类固醇给药时间的亚组分析中发现，在前 8h 内使用该药物的一些患者，其 6 个月结果为阳性。但这种事后分析受到批评，通常不能视为Ⅰ类或Ⅱ类证据，因为原始研究的随机分组没有显示出任何差异。NASCIS-Ⅲ将患者随机分为无药组；甲泼尼龙 5.4mg/（kg·h），持续 24h 或 48h 组；替拉扎特 2.5mg/kg，每 6h 一次，持续 48h 组。这些组之间在任何时间点都没有差异。仅有的阳性结果再次基于事后分析，显示伤后 3~8h 使用类固醇的患者获益，但在前 3h 内使用药物的患者没有益处。因此，常规使用类固醇仍存在争议，不建议作为标准治疗。可以考虑在高剂量类固醇相关风险最低时给药[32]，当然这是一种选择，而不是强烈推荐。

SCI 还要考虑哪些其他治疗？

ICU 治疗 SCI 主要是支持呼吸和心脏系统及预防感染和 DVT。

呼吸系统

颈髓损伤常引起呼吸模式改变，这些变化很重要，可以影响通气策略。高位颈髓损伤吸气时采用辅助肌，导致上胸廓扩张，同时伴有膈肌上行。这导致了互相矛盾的呼吸模式：肺容量减少（残余容积除外），肺和胸壁顺应性和呼吸功增加[33]。低位颈髓损伤通气困难可能较少发生，但明显无法排出分泌物，因此，该人群吸入性肺炎的风险很大。

呼吸管理的主要目标是提供积极的肺部清洁、常规支气管扩张药治疗及积极尝试呼吸机脱机。尝试高潮气量（10~15ml/kg）、叹气或充足的呼气末正压的间歇通气模式可降低肺不张及相关并发症的发生率。

心血管系统

SCI 后常见血流动力学不稳定。累及颈髓和上胸髓的损伤引起去交感神经变性，导致小动脉血管舒张、静脉汇集、心动过缓和心肌收缩力下降。其最终结果是以低血压、全身低血管阻力和窦性心动过缓为特征的休克状态。然而，由于心肌收缩力的损害，仅通过容量复苏不能纠正低血压，通常需要额外的升压药和（或）正性肌力药。一些医生提倡增加 MAP 以维持足够的"脊髓灌注压"，>60mmHg，但没有可靠的方法来测量脊髓压力且没有临床数据支持这种做法[34]。

DVT 预防

SCI 患者的 DVT 发生率非常高，尽管所有人都同意这类患者应该接受早期预防，但在药物预防的时机、剂量和疗程方面，不同医院方案各不相同。同样的临时下腔静脉过滤器的使用也各有差别（见上文）。通常而言，皮下注射低分子量肝素或肝素没有差别[35]。

感染性并发症

感染性并发症是 SCI 后发病率和死亡率的主要原因[36]。这可能与损伤本身的获得性免疫缺陷及频繁使用高剂量类固醇有关[37]。由于上述原因，该患者群体发生呼吸道感染的风险非常高。神经功能障碍导致尿失禁、膀胱压力高和反流，继而尿路感染风险升高。对于持续发热怀疑胃肠道感染的患者，考虑其症状不明显，应设低门槛来检查。

早期手术减压是否有用？

是否需要急诊手术对受伤的脊髓进行减压一直是一个有争议的话题。从生理角度来看，早期干预纠正脊柱结构错位，进行椎管减压，防止进一步神经损伤是说得通的。然而，既往文献资料显示早期减压的结果是相互矛盾的[38-40]。对这些研究常见的一个争论点是关于减压的时机。和大脑一样，脊髓可能无法忍受长时间的损伤。所谓的"早期"手术减压，这些既往的研究是在受伤后的几天到几周，而不是在几分钟或几小时。通常 3~5d 或一周后才做减压手术，此时损伤已经结束，没有进一步的干预也可能长期获益。急性脊髓损伤手术时机研究发现，在伤后 24h 内进行早期减压，在随后 6 个月的随访中，根据美国脊髓损伤协会损伤量表，患者的神经功能改善概率更高，可达 2 级改善 [41]。

! 关键注意事项

- 在院前 / 急诊科中，有 3 个特定终点事件是预后不良的独立预测因子：低体温、缺氧和低血压。
- 在早期复苏阶段，重要的是要知道一些非常简单且有效降低 ICP 的方法，如床头抬高（30°）、头部正中位（避免颈静脉回流不畅），以及充足的止痛和镇静。
- 美国神经病学学会的实践指南建议仅在 TBI 后的前 7d 使用苯妥英钠预防癫痫发作，并在使用 7d 后停止使用（如果没有痉挛或非痉挛性癫痫发作）。
- 严重头部损伤应用皮质类固醇治疗严重脑损伤的大型随机临床试验表明，在伤后的最初 72h 内随机给予 3g 甲泼尼龙，TBI 患者没有获益且增加死亡率。
- 脑外伤基金会指南指出，复苏后 GCS 3～8 分并 CT 扫描异常的患者应监测 ICP，对于 CT 正常但严重程度相似的患者，如果出现以下情况中的两种：大于 40 岁、姿势异常或低血压，也应监测 ICP。CPP 阈值应维持在 50～70mmHg。
- CNS 风暴发作的典型特征为突发的过度的交感神经反应，包括高血压、心动过速、呼吸急促、高热、出汗和乳头膨胀，偶有肌张力障碍姿势。溴隐亭、β 受体拮抗药（如普萘洛尔）、吗啡硫酸盐、丹曲林和可乐定可能有帮助。
- 美国脊髓损伤协会同时采用残疾特异性和功能独立性测量作为评估手段，被认为是评价 SCI 的金标准。
- 类固醇的常规使用仍存在争议，不建议作为标准治疗。可以考虑在相关风险最小时给药，仅作为一种选择，非强烈推荐。
- 重要的急性脊髓损伤手术时机研究试验发现，在受伤的 24h 内对颈髓损伤患者进行减压手术，其神经功能得到改善。

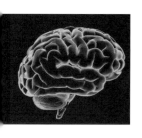

第5章 急性缺血性脑卒中
Acute Ischemic Stroke

Joshua Z.Willey **著**

张亿乐 **译**

石广志 张洪钿 **校**

一名62岁男性，既往无特殊，因醉酒被急救医疗人员转运至急诊科。行人注意到患者在街上看起来行走困难，有定向障碍，呈"漫步"样。一位以前在街上见过他的商铺店主认为其行为反常，于13点拨打911急救电话。急救人员到达现场后注意到他说话条理不清，且周身未嗅及明显酒精味。当急救人员转送患者上救护车时，患者出现了急性发作的右侧面部、手臂和腿部无力。急诊室收到急性缺血性脑卒中的通知，并且在患者到达急诊室之前启动了卒中团队。患者入院生命体征为血压142/78mmHg、心率78/min（正常）、呼吸频率16/min。

卒中的发生有多普遍？卒中造成了怎样的公共卫生负担？

急性缺血性脑卒中是世界上大多数地区最普遍的神经急症。在美国，每年就有超过78万人发生脑卒中，其中大部分是新发病例；平均每40秒就有一个美国人发生脑卒中[1]。在美国，因脑卒中住院的人数持续增加。2008年与脑卒中患者相关的护理成本为655亿美元，对于严重脑卒中患者，人均护理成本几乎翻了一番。脑卒中是美国第三大死亡原因，在成年人中更是导致长期残疾的主要原因。脑卒中好发于社会经济地位较低的个人、非裔美国人、老年人特别是老年妇女群体。在美国的病例谱中，缺血性脑卒中的发病率占脑卒中亚型中的大多数[1]。

大多数脑卒中幸存者都遗留有某种形式的功能障碍，尽管50%～70%的人仍会重新获得所谓的生活自理[1]。这些患者康复后仍属于高发病率和高

死亡率的高风险人群。一小部分急性缺血性脑卒中患者可有条件接受再灌注治疗，而实际接受再灌注治疗的比例则更少。来自美国不同地区的一系列数据显示，当考虑所有脑卒中患者时，溶栓率有所不同，但均保持在2%～8.5%的较低水平[2]；然而，美国住院服务的数据分析显示，溶栓率低于2%[3]。未接受再灌注治疗的主要原因是未在治疗时间窗内到院[4]。那些在治疗时间窗内到院的患者中仍有部分患者因为种种原因存在指南上的再灌注治疗禁忌证而未予再灌注治疗，在一些医院中，有一部分患者无明显再灌注治疗禁忌证但却未予处理[5]。预防和治疗卒中相关的并发症仍然是治疗缺血性卒中的基石。

缺血性脑卒中的危险因素与缺血性心脏病的危险因素类似，但有一些明显的例外。高血压是缺血性脑卒中最重要的危险因素[6]。血脂异常，对于缺血性心脏病来说是较为显著的危险因素，但对于缺

血性脑卒中来说危险性较低[7]。尽管血脂异常可能与动脉粥样硬化性脑卒中相关，但是基于人群的大规模队列研究未能发现血脂异常与缺血性卒中之间存在一致性关联[8]。

颅外或颅内血管的动脉粥样硬化性疾病是缺血性脑卒中的重要原因，多由动脉 - 动脉血栓导致，亦有少数病例是由供血不足导致[9]。心房颤动是缺血性脑卒中相关风险的一个独立危险因素，由于心源性栓子可引起严重的脑卒中及其对急性治疗的反应，心房颤动在卒中预防中显得尤为重要。心房颤动更有可能导致大面积脑梗死，并可进一步引起恶性脑水肿、出血性梗死和出血性转化。

急诊科在开始治疗前应如何确诊急性卒中？

卒中的诊断应结合临床，在急性期，病史和体格检查是病情评估的重要组成部分。在急诊分诊区，如果急救医疗技术人员尚未通知启动卒中团队，则分诊区医务人员可以启动卒中团队，并开始初步评估，包括检查指尖血糖，基本生命体征，以及卒中筛查，如辛辛那提卒中量表[10]。后者敏感性较好且可由非专科人员极好地重复使用，包括检查

面部下垂、肢体活动和构音障碍等。对于疑似脑卒中的患者，应开通两条大口径静脉补液管路（口径至少 20G），并应立即完善以下实验室检查：血常规、凝血功能、血生化、肌钙蛋白水平和血型。我们的急性卒中路径应包括完整的病史，完善的体格检查，并获得神经影像学证据（图 5-1）。

病史采集需重点突出，首要的目标应该是明确发病时间。一般情况下，像上述男子这样的患者常无法提供确切的发病时间，较为谨慎的做法是在条件允许的情况下，向患者朋友或家人确认发病时间。重要的是要确定在当前症状发生之前是否存在轻微的症状，以及患者醒来时是否有功能障碍。发病时间假定为清醒卒中患者陷入昏迷的时刻，否则为最后一次看到患者处于神经功能正常状态时。

在急诊室的初步评估中，通常不需要进行过于详尽的神经系统检查；可选用美国国立卫生研究院卒中量表（National Institutes of Health stroke scale，NIHSS）进行初筛。该量表在不同的评估人员间均表现出对绝大多数卒中[11]的评估具有卓越的可靠性和敏感度，此外该量表还具有简便易行的特点并可通过美国心脏协会进行免费培训。根据临床表现，可能需要对可疑的非优势半球损伤、隐性失语症或以立行不能症为主的小脑综合征进行更详细的

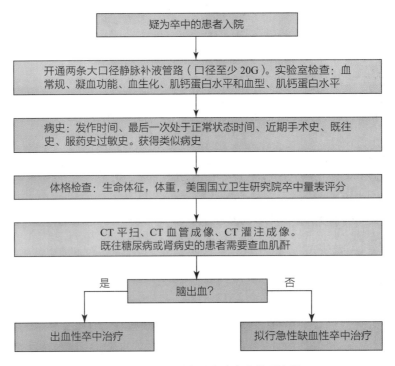

▲ 图 5-1　推荐的急性卒中患者处理流程

检查。神经影像学检查可在体格检查之前或之后进行，但应在到达急诊室后 20min 内完成。简化的急性脑卒中评估流程，被称为"赫尔辛基模式"[12]，包括救护车预通知和患者到达之前获得病史的能力，早期进行溶栓治疗，以及在获得影像学证据后立即予以溶栓治疗等，可以在安全的情况下将进入抢救室到采取溶栓治疗的时间减少至 20min。这一过程，以及相关优化方案，已经成功地在其他卒中中心推广，并有效缩短了患者得到治疗的时间 [13, 14]。

对于急诊患者，首选的神经影像学检查是什么？是否有其他检查可以帮助判断预后？

鉴于卒中的诊断仍需结合临床，头颅 CT 平扫是大多数患者首选的初步检查[15]。行头部 CT 平扫的主要目的是排除脑出血。急性缺血性脑卒中的患者，头部 CT 经常是无明显异常表现的。有些早期梗死征象可以在头颅 CT 上看到，包括：①岛带消失；②脑沟消失；③灰白质界限的消失。偶可见"大脑中动脉高密度征"，该影像表现可能代表血管内致密栓子形成（图 5-2）。阅片时经常需要调整对比度以显示早期梗死征象。大面积的大脑中动脉梗死的早期征象可以使用经过验证的阿尔伯塔卒中项目早期 CT 评分来量化分级 [16]。在阿尔伯塔卒中项目早期 CT 评分分级系统中，将大脑中动脉供血区域划分为 10 个区域，如果每在一个分区中发现低密度灶，则减去 1 分。最高得分 10 分表示没有早期梗死迹象，0 分表示整个区域的低密度（通过在线门户可以获得有关阿尔伯塔卒中项目早期 CT 评分的培训）。阿尔伯塔卒中项目早期 CT 评分越来越多地被用作急性卒中临床试验的纳入标准，特别是血管内治疗，因为低评分常与不良预后及有症状的脑出血相关。

在美国的许多卒中中心，CT 血管成像和灌注成像检查被常规应用于所有急性缺血性卒中患者。行 CTA 检查的主要目的是确定那些对静脉溶栓反应不佳或可能预示大面积大脑半球梗死风险的动脉闭塞患者。CT 灌注成像通常是通过 CTA 获得的（图 5-3），有助于识别可能缺血但尚未梗死的可挽救的组织。CT 灌注可测量三个参数：脑血容量，平均通过时间和脑血流量。在早期脑血流动力学衰竭时，由于脑灌注压降低，远端小动脉血管反应性舒张以维持 CBF 并增加 CBV。当 CPP 不足时，CBV

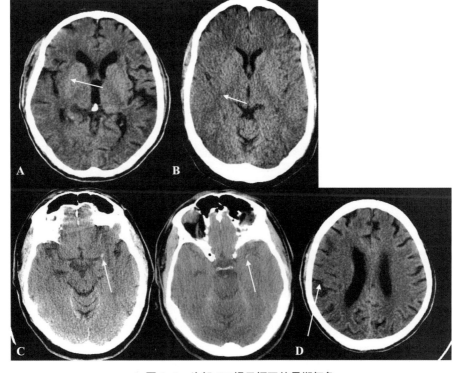

▲ 图 5-2 头部 CT 提示梗死的早期征象

A. 岛带消失；B. 灰白质界限的消失；C. "大脑中动脉高密度征"；D. 右侧大脑半球脑沟消失

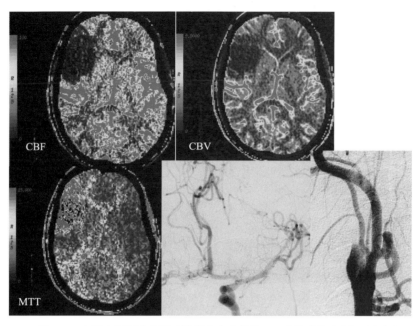

▲ 图 5-3　急性夹层导致右颈动脉闭塞患者的脑 CT 灌注成像（彩插见书末）

CBF 和 CBV 像显示右额叶完全性梗死区域，而 MTT 图显示顶叶有更大面积的组织有梗死风险。CBF. 脑血流量；CBV. 脑血容量；MTT. 平均通过时间

可能保持升高或下降至正常或更低，氧摄取指数将增加；在下一阶段，脑氧代谢率下降，很快 CBF 也将下降[17, 18]。CBV 和 CBF 像在检测有潜在梗死风险的组织时特别有用，特别是当 CBF 为正常低值且 CBV 增加时。极低的 CBV 可表示已经梗死的组织。MTT 是一种有用的辅助手段，但在 MTT 像中可能存在显著的不对称性，而相应的组织实际并无风险，此外定义灌注不足的理想阈值仍然存在争议。当血清肌酐水平不能获取时，许多放射科医生和急诊科医生对是否应用造影剂存有顾虑。除非有肾脏疾病或糖尿病的病史，否则发生造影剂肾病的风险很低[19]，此时可在不知道患者血清肌酐水平的情况下应用造影剂检查。如果仍存有顾虑，可予等渗碳酸氢钠输注。在一项研究中，将 3 瓶碳酸氢钠混入在 1L 的 5% 葡萄糖中，在造影剂增强检查前 1h 对患者予 3ml/kg 输注，然后在造影剂增强检查后的 6h 内予 1ml/kg 输注[20]。此外，临床上常有人予 N-乙酰半胱氨酸 600mg，每天最多 3 次，但其疗效可能没有等渗碳酸氢钠那么好。

经颅多普勒常用于评估大脑大动脉血管闭塞导致的急性脑卒中，其诊断结果可指导进一步诊治并可带来治疗上的收益。多家单位的实践经验表明，便携式 TCD 设备是一种实用的诊断工具。磁共振成像在一些中心可用于急诊检查，但在大多数中心，在决定提供急诊治疗之前是不使用 MRI 的。MRI 可用于鉴别 "类似卒中的疾病"，区分短暂性脑缺血发作与卒中，以及评估可能出现的需要不同程度监护的大面积梗死。然而，MRI 并不是行溶栓治疗所必需的。弥散加权成像（diffusion weighted image，DWI）可识别细胞毒性水肿和梗死区域，尽管一些 DWI 阳性病变是可逆的。在细胞水平上，DWI 像可提示水分子扩散受损的区域，这些区域经常由于能量丢失和无法维持跨膜梯度形成，区域内水分子的布朗运动受到限制[21]。磁共振血管造影提供的信息与 CTA 相似，但可能高估狭窄程度。磁共振灌注成像（图 5-4）在一些情况下显示灌注 - 扩散不匹配可能有临床价值，但定义半暗带的最佳参数仍然颇具争议。

生物标志物在卒中诊断中的应用受到了学术界的极大关注，特别是在缺血性卒中的诊断和预后方面。炎症标志物（C- 反应蛋白）及胶质细胞和内皮细胞损伤的测量（基质金属蛋白酶 -9，S100B）已被证实与缺血性卒中的诊断相关，但还需要进一步的数据来验证它们常规应用于临床的效果[22]。

患者的详细病史是在其家人到达后获得的，他最后一次被见到处于正常状态的时间是 2h 前。患

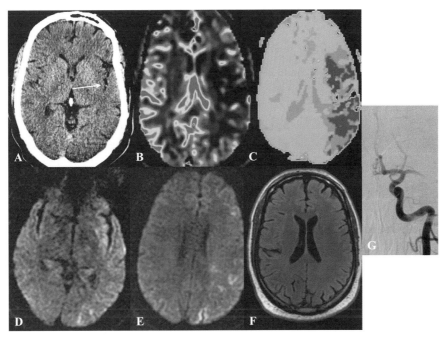

▲ 图 5-4 对突发完全性失语和右侧偏瘫 1h 的患者行计算机断层扫描、磁共振成像和磁共振灌注成像检查（彩插见书末）
A. 头部 CT 平扫，箭头指向"点状征"，表明 M_2 分支可能有血栓和岛带消失；B. MR 灌注像，脑血容量图，显示左侧颞顶叶大面积容量减小；C. MR 灌注像，平均通过时间，显示左半球大面积延迟；D. MRI 弥散加权成像显示左侧大脑半球弥散受限的模糊区域；E. MRI FLAIR 像显示没有血管源性水肿的证据；F. 数字减影血管造影显示左侧 M_1 闭塞

者查头颅 CT 未见明显异常，所有的化验结果也都是正常的，血压 196/118mmHg。患者的美国国立卫生研究院卒中量表评分为 18 分，症状表现为完全失语，右半身瘫痪和右视野缺损。可选的治疗方案有哪些？

静脉溶栓

图 5-5 给出了对符合条件的患者治疗的范例。唯一被证实的改善急性缺血性卒中临床预后的疗法是静脉注射重组组织型纤溶酶原激活物（recombinant tissue plasminogen activator，rt-PA）。美国神经疾病和卒中研究所 rt-PA 试验表明，在急性缺血性卒中后 3h 内接受治疗的患者具有显著的临床受益[23]。美国神经疾病和卒中研究所 rt-PA 试验在 24h 内有受益的趋势，但没有显示出临床有效性。在 3 个月时则表现出显著的受益，此时 rt-PA

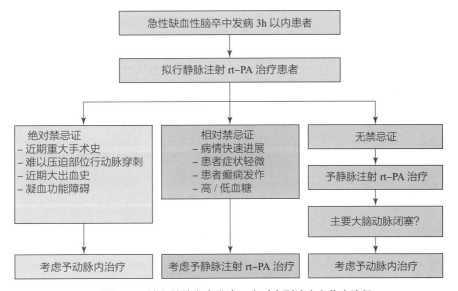

▲ 图 5-5 缺血性脑卒中发病 3 小时内到院患者临床路径

组患者在美国国立卫生研究院卒中量表评分，MRS 评分，Barthel 指数和 Glasgow 预后评分的初步结果均优于安慰剂组。治疗组患者经治疗达到卒中后仅遗留轻度残疾甚至无残疾，绝对受益率达 13%（39% 对 26%），这意味着治疗患者数量接近 8 个都有效。死亡率没有差异。应用 rTPA 的禁忌证总结如框 5-1 所示，需要在用药之前进行再次核查[24]。有几个相对禁忌证，如 MCA 供血区的 1/3 以上呈现低密度和严重功能障碍、年龄大于 80 岁、症状轻微或迅速缓解。这名男子有接受静脉 rTPA 治疗的指征，但在接受治疗之前需要用拉贝洛尔静脉推注或尼卡地平静脉滴注将他的血压降至 185/110mmHg[24] 以下。

不同于其他急性脑卒中治疗试验，美国神经疾病和卒中研究所 rt-PA 研究通过使用 0.9mg/kg 的 rt-PA 将卒中发作后的治疗窗口缩小到 0～3h。从那时起，来自这个研究和其他研究的分析均指出早期治疗有更大的好处，特别是当卒中发作后 90min 内开始 rTPA 治疗时[25, 26]。用 rTPA 溶栓对所有亚组和卒中亚型都是有益的，并且其有效性已经在社区队列研究中被证明。在美国的典型方案包括抢救室到采取溶栓治疗的时间不超过 60min，予 0.9mg/kg

框 5-1　急性缺血性脑卒中患者静脉使用 rTPA 的禁忌证

症状轻微或快速进展
首发症状为癫痫
3 月内卒中或外伤史
过去 14d 内重大手术史
脑出血史
持续高血压≥185/110mmHg
需大剂量药物方能控制的血压
疑有蛛网膜下腔出血
难压迫部位 7d 内动脉穿刺史
7d 内肝素用药史且 PTT 升高
INR>17
血小板计数<100 000μl
血糖<50mg/dl 或>400mg/dl

PTT. 部分凝血活酶时间；rTPA. 重组组织型纤溶酶原激活物
经授权引自 Tissue plasminogen activator for acute ischemic stroke. The National Institute of Neurological Disorders and Stroke rt-PAStroke Study Group. N Engl J Med. 1995; 333(24):1581-1587.

rTPA 在 1～2min 推注 10% 药量，并将剩余的药缓慢输注 60min 以上。静注 rTPA 不需要患方同意，因为它被认为是一种标准治疗，但是应该让患者和家人知道正在提供这种治疗[27]。溶栓治疗可以通过远程医疗安全和成功地进行，这对农村和医疗资源不足的医院是一种颇具吸引力的拓展治疗的手段[28]。等待凝血功能结果反馈是常见的导致治疗延迟的原因，但 rTPA 可以在没有凝血功能结果的情况下安全地治疗[29]。溶栓后，应保持血压在 180/105mmHg 以下，及时用容易滴定的静脉降压药物（如拉贝洛尔或尼卡地平）治疗。

静脉溶栓治疗对一些人并没有效果，并且实现血管再通的可能性很低，特别是在有颅内发生主要动脉闭塞的患者中。接受 rTPA 治疗的患者中，高达 34% 的患者在再通后经历了再闭塞，随后神经症状恶化的风险很高，当然这些患者的预后仍然比那些没有再通的患者要好[30]。超声溶栓治疗已被认为是一种改善再通的方法。高频声波可以造成栓子内部空化和形成小气泡，这些小气泡通过高频率振动破坏栓子中的纤维蛋白网络，从而促进溶栓剂进入血栓中。在 CLOTBUST Ⅱ期研究中，126 名接受静脉注射 rTPA 的患者接受了安慰剂或通过 2-MHz TCD 探头对 MCA 予连续超声波治疗[31]。研究以血管再通为主要终点，其中治疗组有 46% 的患者实现血管再通，而安慰剂组有 18% 的患者实现血管再通，并且其收益可维持至治疗后 36h；进一步研究表明，治疗组的功能恢复也有改善的趋势，两组患者在安全性方面没有差异。微粒包裹促进血凝块分解一直是个活跃的研究领域。在一项前期研究中，微粒子能够穿透并越过 MCA 血栓栓子[32, 33]，而其他研究表明微泡的使用可以达到更高的再通率[34]。微泡的类型和组分仍在研究中。其他学者试图攻克血管再通后再闭塞的难关，或者通过添加辅助药剂来增强 rTPA 的作用。在 CLEAR 卒中试验中，研究者对 94 名患者使用静脉注射 rTPA 治疗时随机予以全剂量（0.9mg/kg）静脉注射 rTPA 单独使用或使用减量（0.3mg/kg 或 0.45mg/kg）静脉注射 rTPA 与依替巴肽联合治疗，主要终点是 36h 内的症状性脑出血（symptomatic ICH，sICH）[35]。在 3 个月时，研究结果表明两组患者在安全性或临床有效性方面没有统计学上的显著差异，在进一步的试验开始前，没有证据支持这种方法。目前建议在溶栓后至少使用24h抗血栓药物[24]。

静脉溶栓开始前，发现患者的NIHSS评分从18分降至10分，还要继续行溶栓治疗吗？

rTPA发挥的作用使其在临床常规应用中受到强烈推荐，尽管对其应用仍然存有一些阻力。rTPA使用的相对禁忌证包括血压难以控制者，"太好而无须治疗"或症状迅速改善者，年龄大于80岁者及癫痫发作者。多项回顾性研究发现，需要积极控制的血压与出血率增加无关[36]，而溶栓后积极控制血糖的益处仍需进一步研究。一些研究者发现，相当一部分"太好而无须治疗"的患者（在大多数病例系列中接近20%）神经功能预后较差[37-39]。确定这些患者中哪些患者的病情会恶化，哪些患者不会恶化仍然是一个活跃的研究领域，尽管早期获益不佳、原发性运动系统症状或脑主要动脉闭塞的表现似乎是"太好而无须治疗"组中不良结局的显著风险因素[39-41]。然而，其他病例系列研究表明，这些患者的预后实际上并不是那么糟糕[42]。另外，已经证实了对模拟卒中患者和轻度卒中患者行溶栓治疗的安全性[43]。这些"太好而无须治疗"或症状快速改善的患者是否应该接受治疗，仍然需要在分析具体病例的基础上进行临床决策，这种决策是根据患者在当前病情未予处理的情况下导致残疾的临床风险所决定的。关于80岁以上的人是否应该接受治疗，学术界尚有争议，尽管他们仍可通过治疗获得临床受益[44, 45]。几个病例系列报道了儿童群体行可接受的安全治疗的情况[46, 47]，尽管儿童接受治疗的临床受益尚不清楚[48]。静脉注射rTPA即使在发病早期即有严重症状的患者中也是有益的，对于颈动脉夹层、癫痫发作和CT上存在异常的患者来说似乎也是安全的；一系列病例证明静脉注射rTPA在已知未破裂的动静脉畸形或动脉瘤患者中也是安全的[49]。对于偶然发现未破裂动脉瘤的符合条件的患者，亦不吝于采用静脉注射rTPA治疗。

是否应该对符合其他排除标准的患者使用静脉注射rTPA是另一个有争议的话题。最近的一个单中心研究表明，对于任何发病3h内到达医院且头部CT上未见出血的患者，应用rTPA是安全的，而另一份报道记录了服用华法林且INR<1.7的患者溶栓后的ICH发生率升高[50]。无论其他因素如何，未接受静脉溶栓的主要原因仍然是到达医院时已超出治疗的时间窗[2]。有趣的是，美国大部分与rTPA有关的诉讼案件都与未能用药有关[51]。

溶栓治疗可能的并发症有哪些？

rTPA输注最严重的并发症是出血，其中最重要的是脑出血。患者通常会出现头痛，恶心和呕吐，神经功能障碍的恶化，在更严重的情况下会有神志改变。在美国神经疾病和卒中研究所rt-TPA试验中，症状性脑出血的比率，定义为头部CT上存在出血，以可疑出血或神经状态下降为特征，在rTPA治疗组为6.4%，在安慰剂组0.6%[23]。在rt-PA组中发生sICH的患者，在试验后3个月，近50%已经死亡。无症状脑出血总发生率为4.4%，严重的全身出血很少见，而接受rt-PA治疗的患者中有23%发生轻微的颅外出血（安慰剂组为3%）。在ECASS研究中，出血的分类为（图5-6），出血梗死1型（HI-1）沿着梗死边缘可见小瘀点，出血梗死2型（HI-2）梗死区域内更多集中的瘀点但没有占位效应，实质血肿1型（PH-1）血肿<30%梗死面积且具有一定的占位效应，实质血肿2型（PH-2）血肿>30%梗死面积且具有实质占位效应或梗死区域以外的任何出血病变[52]。PH-2是4组中与临床预后不佳相关的唯一一组[53]。HI-1和HI-2不能预测不良结果，但它们的存在可能表明成功的再灌注和随后从溶栓中获得的临床受益[54]。溶栓后发生sICH的危险因素是可变的，这取决于研究本身和使用的几种评分系统。多项研究中最一致的风险因素包括头部CT早期低密度灶、血糖升高和糖尿病病史、高血压[55]、DWI像上梗死灶的严重程度和大小增加[56]（特别是在有再灌注的情况下）[57]，以及超出时间窗外的违规治疗措施[56, 58-60]。是否在溶栓前使用抗血小板药物治疗，他汀类药物[61, 62]预处理[63, 64]、T2*序列或MRI梯度回波上存在微出血灶[65, 66]、脑白质疏松[67]、高龄[45]、止血因子[68, 69]、通透性成像见血脑屏障早期破坏[70]，检测到内皮细胞损伤的标志物（基质金属蛋白酶9，S100B）[22]、

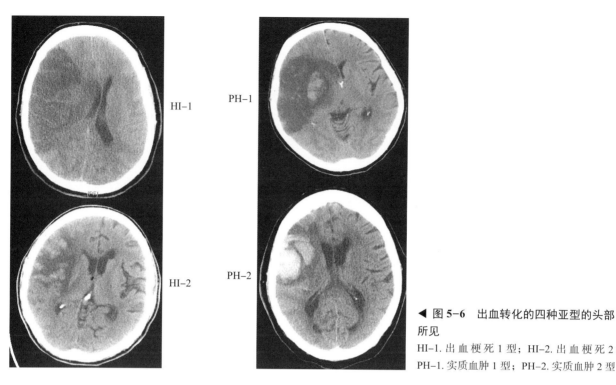

▲ 图 5-6　出血转化的四种亚型的头部 CT 所见

HI-1. 出血梗死 1 型；HI-2. 出血梗死 2 型；PH-1. 实质血肿 1 型；PH-2. 实质血肿 2 型

纤维蛋白原降解产物或永久性动脉闭塞[71] 等是否预示着 sICH 的风险增加仍然存有争议。NINDS tPA 试验发现，早期出现的梗死症状与更严重的卒中相关，但它们并没有降低治疗的临床受益或带来安全性的变化[72]。灌注研究可能在识别 sICH 的高危患者中发挥独特的作用。氙 CT 测量到大面积 CBF 降低与 sICH 风险增加高度相关[73]，而非常低的 CBV 可能是比绝对梗死面积大小或相对缺血更好的预测指标[74]。目前没有足够的数据建议对具有上述特征的患者停止溶栓治疗，但可能需要对他们在最初的 24～48h 内进行更密集的监测。

rTPA 输注后 sICH 的处理通常从停止临床疑似 sICH 的患者溶栓治疗开始，然后立即进行头部 CT 平扫并完善包括纤维蛋白原和全血细胞计数在内的全部凝血功能检查。一般情况下，CT 扫描检测到 sICH 时，大多数患者已经完成了 rTPA 输注。如果发现活动性出血，可选择新鲜冰冻血浆、浓缩凝血酶原复合物，冷沉淀，血小板输注，重组 Ⅶ 因子，甚至手术等方式治疗。不幸的是，这些治疗都没有被证明可以逆转 rTPA 的影响[75]。

rTPA 输注的另一种少见的临床并发症是血管性水肿，这似乎是由与血管紧张素转换酶有关的类似途径引起的。典型病例占 1%～3%，它通常发生在 rTPA 输注后 30～120min，奇怪的是，血管水肿往往发生在缺血性病变的对侧[76]。血管水肿需要与血肿鉴别，后者也有报道。由于纤溶酶浓度增加，补体和激肽级联可被激活。后一种途径与服用血管紧张素转化酶抑制药的患者存在的风险增加有关[77]。似乎可以合理地假设，发展为血管性水肿的患者在未来使用血管紧张素转化酶抑制药时可能面临额外的相同并发症风险。经典处理方案包括将苯海拉明 50mg 静脉注射和 H_2 受体拮抗药作为首选，以及甲强龙 100mg 静脉注射或肾上腺素雾化吸入。在更严重的情况下，应停止 rTPA 输注，因为可能会有气道梗阻和潜在的气管插管需要。后者在严重情况下可能需要光纤辅助气管插管；在出现喘鸣和气道损害的情况下，可能需要行紧急气管切开。

rTPA 作为一种潜在的神经毒性物质，还有其他的安全问题[78]。动物研究表明 rTPA 可以跨越血脑屏障[79]，并可在脑实质内通过增强 N- 甲基 -D- 天冬氨酸（NMDA）诱导的细胞死亡并增加 NMDA 介导的细胞内钙水平来增加缺血性损伤[80]。

详细病史表明发病时间在 4h 之前，还有其他治疗方案吗？

ATLANTIS[81, 82] 和 ECASS Ⅰ[83] 和 Ⅱ[84] 试验因尝试扩大溶栓时间窗或尝试改变剂量而为人所知。

在所有这些病例中，rTPA 在延长的窗口中非但没有获得明显的临床益处，反而增加了 ICH 的风险。欧洲药品评估局对 rTPA 进行了试验，并且前瞻性试验提示结果安全的情况下，于 2002 年批准了 rTPA 的应用[85]。该试验追踪了在发病后 4.5h 内接受治疗的患者，结果提示在 < 3h 时间窗内接受治疗的患者和在 3~4.5h 时间窗内接受治疗的患者之间的并发症发生率没有差异[86]。2008 年，ECASS Ⅲ 公布的结果显示，在发病 3~4.5h 的患者中，临床收益具有统计学意义[87]。试验排除了 NIHSS 评分大于 25、年龄大于 80 岁的患者，口服抗凝血药而不考虑凝血酶原时间的患者，以及既往有卒中史和合并糖尿病的患者。该试验将 821 名患者随机分为 0.9mg/kg rTPA 治疗组或安慰剂组，评估 90 天内改良 Rankin 量表（modified rankin scale，mRS）的初步结果，与安慰剂组（45.2%）相比，治疗组（52.4%）明显获益。尽管治疗组出血的风险较高（2.4%~0.3%），但其死亡率并未增加。来自美国心脏协会 / 美国卒中协会的一项科学咨询建议：从卒中开始静脉注射 rTPA 最迟可达发病后 4.5h，但该建议亦警告在急诊室不宜延长发病 < 3h 的患者的时间窗[86]。对发病 3~8h 的患者，推荐临床路径如图 5-7 所示。

为了增加接受静脉溶栓治疗的急性卒中患者的比例，迄今为止已经尝试了多种策略。对公众的健康教育在改善到达急诊室的时间方面取得了一定的成功，而建立急性卒中小组和随着时间的推移积累的经验使得出血性并发症的发生率和违反规范的诊疗减少，改善了急诊室的患者流。基于对使用灌注加权成像的溶栓临床方案的回顾性研究，3h 以上的缺血半暗带的处理仍是一个有吸引力的靶点[88, 89]。治疗策略上，逐渐趋向于基于组织缺血情况决定治疗时间窗，仍然是扩大治疗窗口的最有希望的研究途径，而不是绝对时间和"挂钟时间"这种形式上的时间窗。

除 rTPA 外，其他溶栓药物的试验表明，在 MRI 上灌注 - 扩散不匹配的患者中，超过 4.5h 的治疗可能起到作用。第二阶段的试验是用吸血蝙蝠唾液中的一种化学衍生物去氨普酶进行的。去氨普酶通过不同的作用机制起作用，对纤维蛋白具有高亲和力，而不影响纤溶酶原或纤维蛋白原，亦无明显的神经毒性[78, 80, 90]。在急性缺血性卒中去氨普酶

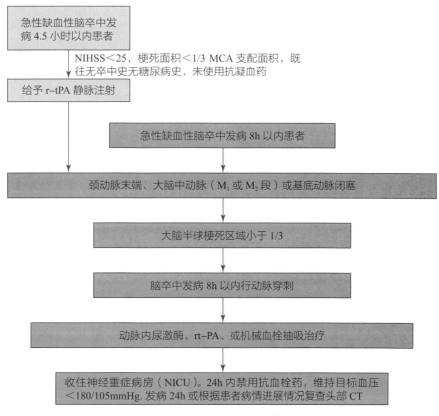

▲ 图 5-7 脑卒中发病 3h 后到达医院的患者的临床路径

试验中 [91]，患者被随机分为安慰剂组和去氨普酶治疗组，试验纳入条件：患者处于发病 3～9h 的时间窗内，NIHSS 评分 4～20 分，并且有 MRI 灌注 - 扩散不匹配的证据。试验发现，不基于体重的给药剂量常导致过多的症状性出血（26.7%），当应用基于体重的给药剂量时，出血率则明显降低（2.2%）。治疗组可获得相应的再灌注改善和随后的临床结果。在去氨普酶剂量递增的急性缺血性卒中治疗 [92] 的第 2 阶段试验中，37 名患者被纳入研究，去氨普酶的应用呈现出改善患者预后的趋势，且对发病 3～9h 的时间窗内接受治疗的患者具有良好的安全性。这些发现在 DIAS-2 Ⅲ期试验中没有得到证实，在该试验中，去氨普酶没有导致临床转归的改善，并且似乎与死亡率增加有关 [93]。在了解卒中演变中的弥散和灌注成像评估研究中，卒中发作后 3～6h 内的患者接受 rTPA，而不考虑他们 MRI 的基线特征。具有良好的弥散 - 灌注图（DWI 病变小，灌注 - 弥散比为 2.6）的患者通过随后的再灌注获得良好的临床转归 [94-96]。这项研究只纳入 74 名患者，不包括安慰剂组。在更大的 EPITHET 试验中 [97]，101 名卒中发病后 3～6 小时的患者被随机分为安慰剂组和 rTPA 组，初步假设扩散 - 灌注不匹配患者可获得临床受益。初步结果表明基线 DWI 和 90dT2 加权成像之间的梗死面积增加，对于这一点，安慰剂组获得的临床受益的趋势与 rTPA 组相比不具有统计学意义。进一步结果包括与再灌注相关的神经功能改善（NIHSS，90d 时 0～1 或改善 ≥ 8 分）或功能状态（90d 时 mRS 0～2），这被认为是 3～5d 时灌注加权成像的改善 ≥ 90%。再灌注似乎比再通更重要 [98]。对这些研究的批评与测量半暗带所用的技术有关。在获得灌注序列的标准化处理及将其及时处理以用于常规临床使用方面仍存在许多困难。

此外，半暗带的成像基于通过检查磁共振灌注的以下参数：平均增强时间（平均通过时间），负增强积分（CBV）和最大下降斜率（脑血流，计算：CBV/MTT）。EPITHET 和灌注成像评估研究在灌注加权成像上对低灌注组织基本定义为 Tmax 延迟 > 2s，类似于 MTT，再灌注被定义为该参数的改善 > 90%。另外，最终的梗死体积似乎与 Tmax ≥ 6～8s 的区域相关性更好 [99]。其他图像通常以显著的延迟进行处理，并且不易获取。相反，对半暗带的进一步研究带来了这样的理解：无论是否发生再灌注，半暗带的某些部分将保持存活，而另一些部分无论采取何种治疗都不会存活 [88]。其中，侧支循环的作用及其成像仍有待进一步研究，定义半暗带的最佳参数也是如此。与来自其他模式的定量 CBF 的相关性也不甚理想。需要明白，溶栓药可达成的再通并不是再灌注的同义词，尽管它们往往是相关的，这一点很重要。前者是基于血管结构的血管造影上的改善，而后者是指灌注加权成像参数的改善。最近的一项荟萃分析显示，使用基于错配成像的溶栓疗法，使得再灌注率和再通率得到改善，再通 / 再灌注与改善预后相关。而溶栓治疗因有明显的症状性脑出血风险而导致死亡率可能增加 [100]。到目前为止，是否应该在常规临床诊疗中使用灌注弥散成像仍然存在争议 [101, 102]。

上述患者是否还有其他紧急的再灌注治疗选择？治疗是否应仅限于静脉溶栓？

药物治疗

表 5-1 列出了值得注意的急性缺血性脑卒中临床试验结果。糖蛋白（GP）Ⅱb/Ⅱa 抑制药已成为溶栓以外的一个颇具吸引力的药物治疗靶点。在一项招募了 74 名患者的药物剂量升级 Ⅱ 期研究中，研究人员发现，阿昔单抗的使用与残疾改善的趋势有关，而 sICH 的比率没有明显增加 [103]。AbESST 研究是一项包含 400 名患者的 Ⅱ 期研究，在安全性方面发现了类似的结果，并且在 3 个月时 mRS 的呈现出些许改善的趋势，但该趋势不具有显著性 [104]。AbESST- Ⅱ 研究在 Ⅲ 期计划纳入 1800 名患者，未接受溶栓治疗的患者在卒中发作后 5h 内随机服用阿昔单抗或安慰剂。Ⅲ 期研究未能复制 Ⅱ 期发现，因为该研究在登记 808 名患者后被数据安全监测委员会提前中止。Ⅲ 期研究发现治疗组的 sICH 发生率显著增加（5.5% 对 0.5%），而预先指定的主要结果没有差异 [105]。通过对 GP Ⅱ b- Ⅲ a 抑制药的全面系统审查，考虑到明显的安全性问题，建议不要对缺血性脑卒中患者使用这些药物 [106]。

抗血栓药物仍然是预防急性缺血性脑卒中最常

表 5-1 部分急性缺血性脑卒中药物治疗临床试验概要

试验名称	验证项目	试验终点	结果及安全性
NINDS tPA 试验[23]	rTPA, 0.9mg/kg vs. 安慰剂, 距发病时间<3h	第一部分早期临床改善 第二部分3个月时 Barthel 指数、mRs、格拉斯哥预后评分和 NHSS 的综合结果	第一部分研究结果为阴性 第二部分显示的优势比为1.7，支持使用 rTPA 进行治疗。在接受 rTPA 治疗的受试者中，有症状的脑出血发生率为6.4%
ECASS Ⅲ[87]	rTPA, 0.9mg/kg vs. 安慰剂 距发病时间3～4.5h	90d 时 mRS 0～1 分	治疗组52.4% vs. 安慰剂组45.2%（OR, 1.34, 95%CI, 1.02～1.76）。接受治疗的患者中有2.4%出现症状性出血
IST-3[191]	rTPA, 0.9mg/kg vs. 安慰剂，距发病时间至多6h，无年龄限制	6个月时牛津残障评分 0～2 分	治疗组37% vs. 对照组35%。临床受益不受年龄影响，但在0～3h 时间窗内受益较大
CAST[107]	阿司匹林 160mg vs. 安慰剂	4 周内任何原因的死亡	阿司匹林组3.3% vs. 安慰剂组3.9%
IST[108]	肝素（5000 或 12500U SQ）vs. 非肝素治疗 非肝素治疗随机分为阿司匹林 300mg vs. 安慰剂	14d 内死亡，或6个月内死亡或需他人照料	肝素治疗组死亡率9.0% vs. 非肝素治疗组死亡率9.3%。肝素治疗组患者卒脑卒中险降低，但出血风险增加抵消了这一点。阿司匹林治疗与14d 内死亡结局无关联。阿司匹林治疗组的降幅为2.8%，而对照组为3.9%，没有过量出血
CHANCE 试验[113]	短暂性脑缺血发作和轻度缺血性卒中应用阿司匹林联合氯吡格雷治疗 21d 后单独服用阿司匹林 vs. 单独服用氯吡格雷	90d 内卒中复发	双抗血小板组为8.2%，而阿司匹林组仅为11.7%。两组出血率均为0.3%

NINDS tPA. 国家神经疾病和卒中研究所，组织纤溶酶原激活剂试验；ECASS. 欧洲急性卒中合作研究；IST. 国际卒中试验；CAST. 中国急性卒中试验；CHANCE. 氯吡格雷治疗急性非致残性脑血管事件的高危患者；rTPA. 重组组织纤溶酶原激活剂；mRS. 改良 Rankin 量表

用的药物。在 CAST 试验中，[107] 阿司匹林与安慰剂对比在死亡率和脑卒中复发风险方面显示出一定的绝对受益。在 IST 试验中[108]，阿司匹林在预防脑卒中和改善死亡率方面再次比安慰剂显示出一定的益处，而在肝素组试验中，12500U 组与5000U 组相比显示出一定的受益趋势，但这一受益被出血风险所抵消。丹那普利，一种肝素类药物，对非心源性栓子导致的急性卒中患者群无效[109]，类似的低分子肝素则对心源性栓子导致的急性卒中患者群缺乏有效性[110]。来自 LOAD 试验的前瞻性数据表明，阿司匹林和氯吡格雷联合使用对急性卒中患者具有良好的安全性，并表现出减少临床症状恶化的趋势[111]。在规模更大的 FASTER 试验中，联合使用两种抗血小板药物可以减少临床症状恶化，这抵消了出血轻微增加的风险[112]。在轻度脑卒中和短暂性脑缺血发作的患者中，只有短疗程的双重抗血小板药物可有效降低脑卒中复发的风险。在中国的

一项随机临床试验中，与单独服用阿司匹林相比，联合使用阿司匹林和氯吡格雷 21d，然后单独服用氯吡格雷，90d 后脑卒中复发的风险从11.7%降低到8.2%[113]。对急性卒中发作的心脏手术后患者、特定的颈动脉夹层患者及机械心脏瓣膜置换术后的患者可考虑予肝素治疗。

血管内治疗

鉴于前循环综合征再通不佳往往预后不良，血管内治疗应运而生成为急性卒中治疗的另一种选择。在重组尿激酶在急性脑血栓栓塞中的应用（PROACT）研究中，40 名患者被随机分成动脉内注射尿激酶组或安慰剂组。尿激酶治疗组再通率的增加有统计学意义，尽管药物组的 sICH 率亦同时增加（15.4% vs. 7.1%）[114]。大部分 sICH 可归因于静脉肝素的使用。1999 年急性脑血栓栓塞中的应用 Ⅱ 研究的发表极大地改变了急性卒中治疗的

模式，在国内的专业卒中中心，卒中发病后 6h 内接受治疗已成为可能，更是常规临床治疗的一部分。在急性脑血栓栓塞中的应用 II 研究中[115]，180 名患者随机接受 9mg 动脉内尿激酶加肝素治疗与单纯肝素治疗比较。主要目标是 mRS 为 0～2 分，治疗组有 40% 的患者 mRS 达到了目标，而对照组为 25%，动脉内治疗的再通成功率为 66% 而对照组为 18%。sICH 的发生率的增加有统计学意义（10% vs. 2%），但作者得出结论认为治疗的受益大于风险。

脑卒中的介入治疗试验进一步验证了对颅内动脉严重闭塞仅用静脉治疗再通可能性不大的患者进行静脉和动脉内联合溶栓治疗的假设。I 期卒中急诊治疗桥接试验表明，这种治疗模式是可行的而且似乎是安全的[116]。在脑卒中的介入治疗 I 期试验中，80 例患者接受 0.6mg/kg rTPA 静脉注射，然后动脉内注射 rTPA，并与既往病例进行对照比较[117]。治疗组 sICH 的发生率与 NINDS rTPA 试验的治疗组相似（6.3%）。脑卒中的介入治疗 II 期试验将 81 名在 3h 内接受静脉注射 rTPA（0.6mg/kg）的患者分为动脉内 rTPA 治疗组，以及血管内超声溶栓装置治疗组，前者最多可予 rTPA 22 mg 或给药至血管再通。尽管与 NINDS tTPA 试验相比，治疗组的 sICH 发生率较高的趋势不明显（9.9% vs. 6.4%），但与既往病例对照相比，血管内治疗组获得整体疗效的可能性更高。与 NINDS rTPA 治疗的患者相比，血管内治疗组的另外一些结果亦表现出有改善趋势[118]。

脑卒中的介入治疗 III 期试验对纳入的患者静脉注射减量（0.6mg/kg）的 rTPA，然后动脉内注射剩余的剂量，并可选用栓子切除装置。主要结果提示治疗后 3 个月时，桥接治疗组与静脉注射 rTPA 组的 mRS 相比没有临床受益[119]。对脑卒中的介入治疗 III 期的批判包括患者没有预先接受最佳剂量的静脉注射 rTPA 治疗[120]，使用设备较老，再通率并非最理想，以及在患者入组之前对血管成像没有明确的要求。值得注意的是，在接受更快治疗和具有较大的血管综合征患者中，表现出临床预后改善的趋势。脑卒中的介入治疗 III 期与另外两个显示血管内治疗结果为阴性的试验同时发表，在这两个试验中研究者将静脉注射 rTPA 与单独血管内治疗进行

比较[121]，并使用了多模态成像[122]。这两个试验也有一个主要缺陷，即使用了再通率并非最理想的老一代设备。工业界率先开发出用于急性缺血性卒中血管内治疗的新一代设备，新设备支架取栓器展现出显著提高的再通率并带来了相应的临床受益[123]。最近公布的四项试验测试了新一代支架取栓器对比静脉 –rTPA（或无指征患者的最佳药物治疗）治疗明确的颅内大血管闭塞患者的疗效[124-127]。表 5-2 描述了这四项新试验和既往临床试验的差异和结果。临床试验之间的主要差异在于侧支循环或灌注不足的影像学评判标准不同。总的来说，尽管在所有 4 个临床试验中偏移分析提示 3 个月残疾率有改善并有明显的临床益处，需要治疗的数量为 3～7 个，其中 2 个试验有生存受益。与脑卒中的介入治疗 III 期试验相比，这些试验还需要迅速的 CT 检查到腹股沟穿刺和再通时间，这在多个研究点都可以实现。在有大血管闭塞和急性缺血性卒中的患者中，使用支架取栓器在初步影像检查后 <90min 内完成的血管内卒中治疗应该是治疗的标准（图 5-6 和图 5-7）。在许多观察性研究中，sICH 的危险因素对于静脉内和动脉内 rTPA 治疗仍然是相同的，升高的血糖仍然是一个特别重要的因素[128]，在动脉内治疗期间微量注射的次数是一个额外的危险因素[129]。

对于因基底动脉血栓形成而神经受损的患者，临床医生理解患者预后很差而脑干出血转化风险较小，已将治疗窗口延长至 24h。最近的一项研究报道了急性基底动脉闭塞患者采用动脉内溶栓治疗结合静脉内阿昔单抗治疗对比单纯动脉内溶栓治疗的非前瞻性研究结果显示出优异的再通成功率和预后改善，当然这些结果不能应用于非基底动脉受累的患者[130]。多中心参与的急性基底动脉闭塞研究对比了静脉注射 rTPA、单独抗血栓治疗和血管内治疗后的结果[131, 132]。研究表明总体结果很差，所有治疗方式都强调了这种情况的严重性，治疗方式之间相比没有发现明显的受益；值得注意的是，在一个病例系列中，卒中发作后 9h 接受治疗的患者均未获得良好的结局。

急性卒中的非溶栓治疗

他汀类药物在卒中二级预防中显示出明显的

表 5-2 部分急性缺血性脑卒中血管内治疗临床试验概要

试验名称	血管内治疗方式	治疗前是否静脉应用 PA	影像学及卒中严重程度的评判标准	初步结果	血管再通成功率
PROACT-II[115]	局部应用尿激酶 vs. 6h 内静脉注射肝素	否	1. 无明显梗死征象（梗死面积＜1/3）2. 经导管血管造影提示大脑中动脉闭塞征象 3. NHSS ≥ 4 或皮质征象	3 个月时 mRs: 血管内治疗组 40% vs. 药物治疗组 25%	血管内治疗组 66% vs. 药物治疗组 18%
MR-RESCUE[122]	Merici 取栓器 vs. 8h 内应用 Penumbra 系统	37%	1. 前循环大血管闭塞 2. NHSS 评分 6～29 分	1. 半暗带转归无差异 2. 两个治疗组平均 mRS 均达 3.9 分	67% 患者达 TICI 2a-3 级再通
SYNTHESIS[121]	未指定具体设备的血栓切除术 vs. rTPA	否	1. 无须预随机血管成像 2. NIHSS<25	血管内治疗组 30.4% vs. 药物治疗组 34.8%	未报道
IMS III[119]	未指定具体设备的血栓切除术 vs. 不做处理	是	无须预随机血管成像	90d mRS 0～2 分，血管内治疗组 40.8% vs. 未处理组 38.7%	血管内治疗组 ICA 和 MCATICI 2b-3 级再通比率分别为 38% 和 44%
MR-CLEAN[126]	81.5% 的患者予支架取栓，治疗时间在发病 6h 以内	89% 的患者予预治疗	1. 血管成像提示前循环近端闭塞 2. NIHSS>2	血管内治疗的 mRS 倾向于改善，优势比为 1.67（1.21，2.30）治疗组 32.6% vs. 对照组 19.1%；MRS 0～2 支持血管内治疗	TICI 2a，21.9%；TICI 2b，34.7%；TICI 3，24.0%
EXTEND IA[125]	支架取栓	是	1. ICA 或者 M1 段闭塞，CT 灌注像提示硬死中心＜70ml 2. 基线 mRS 0～1	1. 缺血区域治疗组血管内再灌注 100% vs. 对照组 37% 2. 第 3 天 NIHSS 改善＞8 治疗组 80% vs. 对照组 37% 结果支持血管内治疗 3. MRS，0～2 分治疗组 71% vs. 对照组 40%	TIMI 2～3，94%
ESCAPE[124]	86.1% 予支架取栓，影像学检查到穿刺平均耗时 84min	72.7% 的患者予预治疗	1. 梗死灶小 2. 前循环近端闭塞 3. 侧支循环丰富	MRS，0～2 分 治疗组 53.0% vs. 对照组 29.3% 血管内治疗受益更多	血管内治疗组 TICI 2b-3 血级再通率 72.4%
SWIFT PRIME[127]	症状发作 6h 内支架取栓，影像学检查到股动脉穿刺最长耗时 90min	是	1. CT 或 MRI 提示 MCA 早期梗死范围＜1/3，伴 ICA 或 MCA 闭塞 2. NIHSS8～30 3a. 半暗带成像，硬死范围较小（<50ml），失配率>1.8。3b. 当灌注成像不可用时 ASPECTS ≥ 7	1. 90d 的 MRS 表示需要治疗的人数 2.6，以改善残疾 2. 对 mRS 的进一步分析提示血管内治疗组 0～2 分的比例比对照组高 25%	TICI 2b/3 级再通率 88%，另有 6% 为 TICI 2a 级再通

PROACT-II. 急性脑血栓栓塞尿激酶试验；MR-RESCUE. 脑卒中血栓切除机械取栓与再通；SYNTHESIS. 急性缺血性卒中的动脉内溶栓与全身溶栓；IMS. 卒中的介入治疗；MR-CLEAN. 荷兰急性缺血性卒中血管内治疗的多中心随机临床试验；EXTEND-IA. 延长神经功能障碍时急诊溶栓时间 – 动脉内治疗；ESCAPE. 小核心和前端循环闭塞的血管内治疗，重点是尽量减小 CT 至再通时间；SWIFT PRIME. 以取栓作为主要血管内治疗目的的试验；ASPECTS. 阿尔伯塔卒中计划早期 CT 评分

益处，这种效果似乎与血脂水平无关。他汀类药物对胆固醇的非依赖性作用在急性卒中发作一直是一个有吸引力的靶点。他汀类药物具有作为神经保护剂的潜力，独立于它们对异常血脂的调节作用。在北曼哈顿研究发现，在卒中时服用他汀类药物的患者更有可能有良好的转归[133]，而在卒中急性发作时停用他汀类药物则与疾病恶化相关[134]。到目前为止，Ⅲ期临床试验还没有纳入急性卒中的患者。目前正在进行高剂量他汀类药物的Ⅱ期临床试验[135]。

美国心脏协会指南建议，在未接受溶栓治疗的患者中，除非有医学禁忌证，否则可允许血压保持在220/120 mmHg[24]。其原理在于自发性高血压可能在卒中后出现血流自我调节受损时维持CBF，特别是在半暗带。有一种相关的观点认为，血压降低可以扩大已经梗死的范围。能够证明这一点的具体临床试验很少。最近，研究人员已经开始在严格的临床试验中考证这一理论。在最近纳入ICH和缺血性脑卒中患者的Ⅱ期临床试验中，血压降低与临床症状恶化无关[136]。

通过改善局部的血流供应来挽救半暗带一直是许多急性卒中试验的基本原理。另一种方法是逆转缺血半暗带中的生化途径，以防止梗死的进展，从而挽救更多的组织，而不仅仅是溶栓。许多制剂在动物模型中都取得了成功。特定的钙通道阻滞药，抗细胞间黏附分子1抗体，GM-1神经节苷脂，γ-氨基丁酸激动药和钠通道拮抗药等试验均未成功[137]。在NMDA受体水平上防止谷氨酸兴奋毒性一直是一个颇具吸引力的靶点，就像将自由基作为靶点一样。Gavistenel是一种NMDA受体的甘氨酸拮抗剂，该拮抗剂可减少谷氨酸受体去极化，两个单独的试验结果提示与临床转归的改善无关[138, 139]。在Saint Ⅰ试验中，患者被随机分为NXY-059组（自由基清除剂）和安慰剂组，在3个月时mRS似乎有改善的趋势[140]。然而，SAINT Ⅱ试验没能重复这些发现[141]。静脉注射镁也在一项具有里程碑意义的试验中进行了测试，该试验证明了紧急医疗服务小组给药治疗急性脑卒中的可行性，但试验结果也是令人失望的阴性[142]。所有这些临床试验失败的原因部分指向缺血性脑卒中的动物模型不够完美。

患者被发现有 M₃ 分支闭塞，因此没有接受血管内治疗。她开始每天服用阿司匹林 325mg。神经系统影像学检查提示最终梗死面积小于大脑中动脉的 1/3，CTA 显示同侧 ICA 狭窄 90%。下一个阶段的合理处理措施是什么？

患者动脉粥样硬化性狭窄>70%时，颈动脉血运重建术仍然是缺血性卒中最有效的二级预防策略之一[143]，在许多中心，颈动脉内膜剥脱术仍然是首选治疗。最近出现了关于手术干预的时机和血管内治疗方式的优越性的争论。血运重建的最佳方式似乎取决于患者自身的疾病特点。在最近完成的颈动脉血管内膜剥脱术与支架植入对照试验中，研究人员发现，对于卒中、心肌梗死或死亡的复合终点，颈动脉血管成形术－支架植入的比例与颈动脉内膜剥脱术相似[144]。研究人员发现，颈动脉血管成形术－支架植入与围术期卒中的高风险相关，而颈动脉内膜剥脱术与围术期心肌梗死的高风险相关。来自美国和欧洲的汇总试验数据支持这样一个结果，即最大的临床益处来自于在缺血性脑卒中的头2周内进行的血运重建[145]，而最近的指南支持对轻度脑卒中或TIA患者的早期治疗[6]。在较大面积脑梗死的患者中，等待更长时间可能是合理的，这样可以降低出血转化的风险，并允许患者恢复。另外，症状性颅内动脉粥样硬化狭窄患者是否应该接受血管内治疗仍然是一个活跃的研究领域。

相反，患者被发现有颈动脉末端闭塞。静脉和动脉内治疗均未成功再通。复查头部 CT 显示大脑中动脉供血区域完全梗死。当患者神志清楚、双侧瞳孔等大光反应灵敏时，应如何处理？

主要威胁这个患者生命的并发症是恶性脑水肿和继发的脑疝。多达10%的急性脑卒中患者可发生完全性MCA梗死，而恶性MCA的患者随后可出现敏感性和通气功能下降，这些症状通常会在最初的24～48h内发生，并在第3～5天达到高峰[146]。此时预防恶性脑水肿的可选择治疗包括：①在神经重症监护病房或卒中单元中每隔 2~4h 监测他的神经功能，以评估是否有颅内压升高的征象；②开始使用高渗盐水（推荐 23.4% 推注作为紧急治疗，持续输注 3% 高渗盐水以达到一定的血钠浓度）或甘露醇（1~1.5g/kg）快速静滴；③在 72h 内选择性地进行早期去大骨瓣减压术。图 5-8 推荐了处理这些患者的临床路径。

一些人主张维持正常血糖以预防恶性脑水肿，但其有效性尚未得到证实。也可以预防性地维持体温正常，甚至是降低体温至 35.5℃，一些学者相信这样可以防止去大骨瓣减压术的需要，尽管这一做法预防脑疝的临床效果仍未被证明[147]。经验性使用这一疗法时的潜在并发症包括颤抖、感染或凝血功能异常等。在这种情况下，用高渗盐水治疗不太可能有效地预防恶性脑水肿，并且具有潜在的危害。

此外，虽然用高渗盐水治疗可能看起来有效，但患者可能会变得具有依赖性，并可能因停药导致突发脑疝。此外，持续的预防性高渗盐水可能与不良的医疗结果有关，特别是容量超负荷、肺损伤和高钠血症，尽管并非所有治疗组都观察到了这一结果[148]。去大骨瓣减压术对该患者是一个可行的选择；然而，去大骨瓣减压术试验要求存在敏感性受损（最显著的是 NIHSS 上 1a 项目的得分至少为 1）和 NIHSS 评分 >15 分[149]。在试验中，治疗需要在卒中发作后 45h 内进行，尽管这一标准存在异质性。在这种情况下，最谨慎的措施可能是严密观察并等待至少 5d，此时预计会出现最大程度的脑水肿。

患者变得稍难唤醒，但仍然可在大声的语言刺激下醒来，除此之外没有其他 ICP 升高的迹象。无发热。现在的治疗方案是什么？

此时应假设患者 ICP 升高和中线移位，并复查头颅 CT 以评估中线移位或出血转化的存在。确定哪些完全性 MCA 梗死患者将进展为恶性病程（图 5-9）仍然是困难的，但似乎那些首次卒中、女性、年轻、心力衰竭、MCA 区域受累超过 50%、颈动脉闭塞和异常的同侧 Willis 环、软脑膜血管不足、脉络膜前动脉供血区域受累，以及与梗死体积相关的血清生物标志物升高（如 S100B>1.03μg/L）的患者具有较高的风险[150-153]。最重要的预测因素可能是梗死的总体大小，在出现幕上疝之前，不应使用其他指标来识别需要行去大骨瓣减压术的患者[154]。

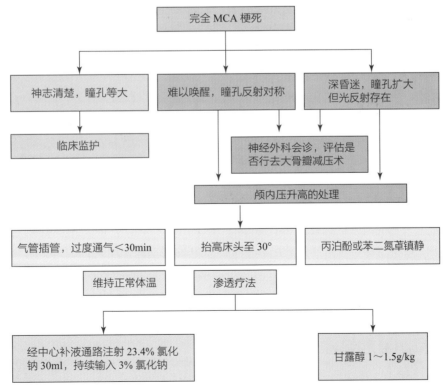

▲ 图 5-8　患者缺血性脑卒中后颅内压升高处理的临床路径

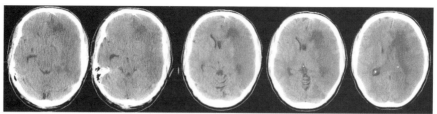

卒中后 72h，去大骨瓣减压术前

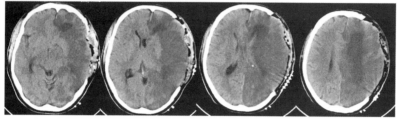

去大骨瓣减压术后第 2 天

▲ 图 5-9　恶性大脑中动脉梗死患者去大骨瓣减压术前及术后头部 CT 检查对比

在患者昏睡之前，治疗方案保持不变。在这个案例中，临床试验数据清楚地支持使用去大骨瓣减压术。研究者对三个独立的欧洲临床试验进行了汇总分析，除了前面提到的纳入标准之外，还要求患者 MCA 供血区域梗死面积 >50%。在这些试验中，18—60 岁的患者随机接受早期去大骨瓣减压术或最大限度的药物治疗，并随访 1 年，主要临床结果包括获得良好的 mRS（0~4），以及 mRS ≤ 3 和死亡。手术组在所有的临床结果中都有明显的受益。进一步的临床试验数据提示，在 60 岁以上的老年患者人群中，临床受益也非常明显[155]。无论梗死的是哪一侧，都有临床受益[149]。试验并不要求将中线移位作为绝对的阈值。使用绝对的阈值来确定行去大骨瓣减压术是有潜在风险的。预测手术减压的效果仍然很困难，虽然在一个病例系列中，年龄 >50 岁是一个不良的预后标志，但结果和梗死面积的大小之间没有明确的联系[156]。这些试验留下了许多开放性问题，包括手术的时机及其结果是否对患者及其家人具有临床意义。根据患者的萎缩和内侧颞叶的受累情况，极少量中线移位也可导致丘脑和中脑的损伤。

在等待手术期间，患者变得呼之不应伴左侧瞳孔扩大（但对光反应仍存在）。现在的治疗方案是什么？

许多学者提倡药物治疗，但临床证据不是特别有力，并且临床试验和病例系列显示药物治疗没有改变患者的高死亡率[146]。建议的去大骨瓣减压术的替代治疗策略包括渗透疗法（用甘露醇、甘油或高渗盐水）、类固醇、巴比妥昏迷疗法、高通气和抬高头部等[157-159]。所有这些疗法在临床试验中仍未得到证实（一过性有效），具有潜在的风险[146] 故仅用作手术前的临时措施。动物模型和前期研究表明，低温疗法是治疗恶性 MCA 梗死患者的一种有前景的治疗方法，尽管它尚未在任何盲法前瞻性临床试验中进行测试[146]。

在这种情况下，最有效的治疗是急诊手术减压，所有其他药物干预措施旨在稳定患者，为手术做准备。建议快速插管，既可以预防肺炎，也可以帮助管理 ICP。过度通气通过降低远端小动脉的血管收缩来降低 CBV，从而有效地降低 ICP，但从长远看，同样的过程也可能会导致脑损伤。过度通气是在呼气末 CO_2 监测仪的帮助下进行的，目标是 30mmHg，持续时间不超过 30min。插管后，应将床头保持在 30°，并应使用镇静以尽量减少可能增加 ICP 的扰动；使用丙泊酚可能有帮助，因为其半衰期较短，在特殊情况下也可考虑使用右美托咪啶或咪达唑仑。如果不进行手术，应保持镇静，但此时建议予颅内压监测。具体监测设备的类型本章不作赘述。维持体温正常是术前准备过程中治疗的重要组成部分，在难治性颅内压增高的病例中可能需要维持低体温；在这种情况下，预防颤抖可能对降低颅内压也很重要。治疗颤抖的策略将在其他章节中更详细地介绍。为了快速降低颅内压，在进行上述所有干预的同时可进行渗透治疗。建议使用（单独使用或联用）23.4% 氯化钠 30 ml，通过中心静脉缓慢注入维持 5min 以上，或根据患者容量状况予 10% 甘露醇溶液 1～1.5g/kg。根据创伤研究的文献[160]，对急性起病的患者高渗盐水可能更安全，也许更有效，并且已经与多模式颅内监测参数的改善[161, 162]及幕上疝的逆转有关[163]。相比之下，高渗盐水可能更适宜，因为输注时间更快；获得每种药物的便利性，以及患者是否常规留置中心静脉导管是选择治疗方案的决定性因素。

与大脑中动脉梗死不同，具有占位效应的后颅窝梗死的处理尚未在随机临床试验中进行验证。病例系列报道指出，对于 > 3cm 的梗死或涉及整个小脑后下动脉支配区域的梗死，与小脑扁桃体疝的风险相似，如小脑出血。后颅窝脑疝综合征的临床发病率迅速下降，可能受益于这些患者进行了预防性枕下减压，尽管与前循环综合征相比存在更大的争议[164]。

下一步的评估和治疗有哪些？

考虑到 ICA 闭塞的存在，患者在急诊科进行了经验性治疗，以维持血压。到目前为止，几乎没有临床试验数据来支持这种操作，并且许多已发表的病例系列报道由于缺乏在使用升压药治疗前、治疗中和治疗后的盲法神经学评估而受到诟病。在一些临床试验和病例系列报道中，早期低血压与神经疾病预后不佳和卒中相关死亡有关联[165]，而美

国心脏协会指南建议急性起病的患者允许血压高达 220/120mmHg，除非有证据表明靶器官损害。在新的指南中，大多数患者不推荐允许性高血压治疗急性卒中，而 Cochrane 数据库的综述表明，没有足够的证据表明可以常规提高血压[166]。然而，预后不良的卒中后低血压的原因和转归尚未明确；例如，低血压可能是心功能不佳的表现，这将使患者更易出现预后不良的情况。另外，动物和人类研究已经证实存在缺血半暗带，半暗带中大脑的自动调节也受到损害，但脑血流和脑氧代谢率可以随着血压的增加而改善[165, 167]。此外，最近完成的血管紧张素受体拮抗药坎地沙坦治疗急性卒中试验显示，早期接受试验所研究的药物治疗的患者神经疾病预后不良的趋势[168]。期间，病例系列研究显示了通过升压药治疗在改善 NIHSS 和其他临床指标方面的作用[169]。在急性卒中中，经验性升高血压的试验很少。然而值得注意的是，升高血压确实存在潜在的危险，包括诱发心肌缺血，加重肺水肿，或恶化神经疾病预后。在 DCLHb 试验中对后者进行了探索，其中缺血性卒中患者在一项安慰剂对照的安全性研究中使用了一种以血红蛋白为基础的携氧溶液，这种溶液可诱导血压迅速升高。在这项研究中，接受所研究药物治疗的患者有更多的不良结果（mRS 3～6 分）及更高医疗并发症和死亡率的风险[170]。这项研究影响了最新的 Cochrane 数据库综述，并建议不宜常规升高血压[171]，但是很难判断这一结果是实际使用的药物导致的还是升高的血压导致的。在我们中心，我们常考虑在影像学上有大面积灌注不足证据且没有心肌缺血证据的患者中

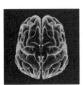

一位 61 岁的男性患者左侧肢体无力发作 12h 后被送到急诊科，患者既往患有高血压、冠心病并在去年做了冠状动脉旁路移植术。发病 3d 前，患者的右眼出现了短暂的视力丧失。到达急诊科时测患者血压为 168/78mmHg，心率 68/min，呼吸频率 16/min。患者的体格检查显示轻度左侧忽视，左侧偏瘫和左侧视野缺损。心脏和肺部检查正常，心电图显示正常的窦性心律，无缺血性改变。NIHSS 评分 12 分。患者查头部 CT 显示内交界区内的小梗死，头部 CTA 显示右侧颈内动脉完全闭塞。到达急诊后患者被置于头低足高体位，并给予 500ml 的生理盐水。他的体格检查恢复到 NIHSS 4 分。然而，在接下来的 2d 中，患者的病情持续恶化，尽管采用了升压药维持血压为 220/120mmHg，他还是发生了完全性右侧大脑中动脉梗死。

使用血管活性药物以升高血压。在这种情况下，在 NIHSS 预先设定的时间点进行全面检查是很重要的，特别是那些由盲法进行评判的检查；这些患者应该仔细监测心脏和肺部并发症。增强脑血流的其他有希望的临床治疗领域包括主动脉闭塞，它偶尔用于 SAH 后的难治性血管痉挛，这些观点尚未在大型临床试验中得到严谨的验证[172]。其他手术干预的安全性，如急诊行 ECA-ICA 搭桥等，仍无定论。

缺血性卒中后的并发症有哪些？

神经系统并发症

大面积脑梗死的患者可能存在脑疝以外其他并发症的风险。未接受溶栓治疗的患者在缺血性卒中后的出血性转化与心源性血栓密切相关。出血性转化可在缺血性卒中后 2 周达到高峰。急性的癫痫发作和癫痫持续状态在缺血性卒中患者中是不多见的症状或并发症，但任何神经系统体格检查比神经影像学所提示的更严重的患者都应该被监测。考虑到某些药物具有神经毒性，抗癫痫药物并不常规应用于缺血性脑卒中患者，甚至在梗死灶已形成占位效应的患者中都不常用。

感染

感染性并发症是脑卒中患者最有可能出现的并发症之一，在脑卒中患者的早期并发症中占很大比例。肺炎通常是由于误吸导致，住院的脑卒中患者有多达 22% 在住院期间得过肺炎[173]，并且更有可能出现在有构音障碍/言语障碍、年龄＞65 岁、认知障碍，以及未能通过床边饮水吞咽评估的患者中[174]。尿路感染，在脑卒中患者中也非常常见，在住院期间出现在多达 24% 的患者中[173]。膀胱功能障碍在急性期很常见，但根据我们的经验，尿路感染更多的是由于留置尿管的时间不适当地延长所致。在几项研究中，肺炎和尿路感染都与功能预后不良有关[175, 176]。一些学者提倡在严重缺血性卒中患者的病程早期即预防性地应用抗生素[177, 178]，但这一点尚未在其他临床试验中得到证实[179]。入住管理有序的卒中病房是减少卒中后住院死亡率的为数不多的干预措施之一，

其机制似乎是通过减少感染并发症达到的[180]。虽然在临床研究中较少被记录，但有时我们也观察到来自外周静脉通道的致命感染。我们中心的应对措施是每天复查患者是否需要留置导管或静脉输液通道。

心血管事件

脑卒中患者住院期间 ST 段抬高型心肌梗死的发生率很低，但在高达 18% 的脑卒中患者中观察到肌钙蛋白升高[181, 182]。一些表现为非 ST 段抬高的心肌梗死通常被认为继发于神经心源性因素并可能与胸痛无关。因此心肌顿抑引起的肌钙蛋白升高在缺血性卒中患者中的可能性低于出血性卒中，它们最有可能见于伴有大面积半球梗死的患者中。根据流行病学数据，可以合理假设缺血性脑卒中患者也患有冠状动脉粥样硬化性疾病。当脑和心脏在血压管理和抗血栓药物方面存在矛盾时，缺血性卒中后心肌梗死的治疗会变得困难重重。除非有 ST 段抬高的心肌梗死，否则将避免进行心导管术，因为可能需要多种抗血栓药物；出于同样的原因，除非迫切需要心导管术，否则我们也将避免静脉注射肝素。失代偿性充血性心力衰竭是我们在脑卒中患者中观察到的另一个心脏问题，在大多数情况下，这似乎是由于持续使用利尿药诱发自发性高血压所致。一般情况下我们会继续服用利尿药和 β 受体拮抗药，以防止肺水肿或反跳性心动过速。

肺部并发症

肺栓塞是任何亚型卒中的并发症中最可能预防的并发症之一。在所有刚入院的卒中患者中，深静脉血栓形成和肺栓塞的发生率＜3%[173]。除非有明确的禁忌证，否则所有脑卒中患者都应尽早进行预防性肝素治疗；HI-1 和 HI-2 出血性转化患者可能不应进行深静脉血栓形成预防。研究结果表明卒中后单独使用弹力袜不足以预防深静脉血栓形成[183]。

卒中后呼吸衰竭不仅与恶性 MCA 梗死有关，也可存在于其他卒中亚型中，且与心肺损伤无关。缺血性卒中后呼吸衰竭死亡的独立危险因素包括年龄＞60 岁和 GSC＜10，此外呼吸衰竭还与卒中 2 年后的低存活率（33%）相关[184]。在北曼哈顿医院接受机械通气的卒中患者样本中，缺血性卒中患者的死亡率高达 50%，但出血性卒中亚型的死亡率更

高 [185]。目前还不清楚这一死亡率在多大程度上受到家属决定放弃治疗的影响。其间的因果关系很难确定，因此，对于预后不佳难以挽回的患者，不应保留气管插管 [186]。

死亡

缺血性卒中后的住院患者死亡率总体上仍然很低，来自德国的一个大型病例研究显示死亡率接近5%，而其他病例报道的死亡率更高。缺血性卒中后 30 天内的死亡原因不同，但医疗并发症仍然是最主要的，肺炎是卒中后死亡的主要原因 [38, 175, 187]。病例研究也将心房颤动描述为住院死亡率的危险因素，尽管尚不清楚这是与在该人群中观察到的更多的梗死有关，还是由于潜在的心脏疾病所致 [188-190]。在卒中后的所有并发症中，最有可能与死亡率相关的是 ICP 升高 [187]。

> **！关键注意事项**
>
> - 脑卒中是发达国家最常见的神经系统急症。
> - 静脉注射 rTPA 适用于发病后 4.5h 内符合条件的急性脑卒中患者。
> - 对于因颅内大动脉闭塞而在发病后 6h 内发生的急性缺血性卒中，应考虑在血管成像后 90min 内使用新一代取栓装置进行血管内治疗。
> - 恶性脑水肿是早期神经失代偿和死亡的重要原因，有充分影响力和良好的科学设计的临床试验证明了去大骨瓣减压术在改善死亡率和长期预后方面的有效性。
> - 医疗并发症仍然是缺血性脑卒中患者发病率和死亡率的重要原因，包括医院获得性肺炎、败血症、深静脉血栓形成 / 肺栓塞和心血管疾病等。

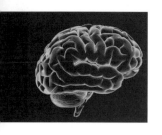

第6章 神经肌肉疾病
Neuromuscular Diseases

Jennifer Frontera　Ivan Rocha Ferreira da Silva　**著**

齐洪武　**译**

石广志　张洪钿　**校**

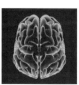

一名 26 岁女性，无既往史，因近日疲劳、爬楼梯困难和复视而被送往急诊科就诊。她有一过性的呼吸困难，后自行缓解。胸部 X 线检查正常，最初的实验室检查也大致正常。患者自述一周前曾患上呼吸道感染，近期没有服用任何药物，最近也没有外地旅行史。生命体征：心率 105/min；窦性心动过速；血压 145/90mmHg；呼吸 30/min；体温 37.2℃。患者中度呼吸窘迫，辅助呼吸肌进行呼吸。没有皮疹。伴流涎，分泌物较多难以清除。口咽检查正常。神经系统检查：上睑下垂，双侧外展神经麻痹，两侧面瘫，肌力检查颈部屈曲 3/5；三角肌 3/5；肱二头肌 3/5；肱三头肌 3/5；腕伸肌和手部肌肉 5/5；髂腰肌 4+/5；股四头肌 4+/5；腘绳肌 5/5；胫骨前肌 5/5；腓肠肌 5/5。深浅感觉检查正常，反射检查也很正常。

一、这个患者的鉴别诊断是什么？

急性的双侧肌无力可能是由于中枢性或周围性病变所致。接诊此类患者时，寻找病因建议从脑和脊髓入手，并向周围寻找，基于查体、影像学和实验室检查的基础上逐一鉴别诊断。肌力下降的表现及肌无力的对称性和表现形式对于诊断该病是很重要的。例如，由心肺疾病、贫血、恶性肿瘤、抑郁和纤维肌痛引起的全身疲劳会影响客观肌无力的判断。同样，疼痛也会限制运动检查。表 6-1 通过VINDICATE 助记符给出了可能性的概述。

反射检查可以进一步协助定位。当发生病变时，脑和脊髓的中枢反射是亢进的，但脊髓病变时反射最初会消失或减弱。突触后神经肌肉接头疾病一般反射存在或正常，但在突触前神经肌肉接头疾病中反射可能减弱。原发性肌病患者反射正常。肌束痉挛特异于神经疾患。

针对三种常见的疾病，可以为每一种疾病归纳总结出更具体的鉴别诊断（表 6-2）。

重症肌无力

重症肌无力（myasthenic crisis，MG）可以表现为肌无力危象，它是一种神经肌肉接头的自身免疫性疾病，其特征是针对突触后乙酰胆碱受体或受体相关蛋白的 T 细胞依赖性应答。肌无力表现仅限于随意肌（除外平滑肌和心肌），并且在靶点和程度上是不同的。呼吸和吞咽可能会显著受累，可能导致严重的呼吸衰竭，需要气管插管机械通气。由MG 引起的呼吸功能不全被称为肌无力危象。呼吸和吞咽功能受累最具代表性，最终导致需气管插管

表 6-1　急性运动和感觉肌无力的鉴别诊断

	运动功能影响因素	运动和感觉
大脑		
血管	双侧运动带、半卵圆中心、放射冠、内囊梗死或出血；非成对的 ACA 卒中；硬膜下出血；双侧 / 中央脑桥梗死、出血；MCA-ACA 分水岭脑梗死会导致"桶人综合征"，以近端臂和近端腿无力为主要表现	双侧皮质或皮质下梗死、出血；双侧脑干梗死、出血
感染 / 炎症	双侧运动带、半卵圆中心、放射冠或内囊脓肿，脱髓鞘疾病；双侧 / 中央脑桥脓肿、脱髓鞘疾病、脑膜炎、结节病	双侧皮质或皮质下梗死；双侧脑干梗死，脓肿，脱髓鞘疾病，脑膜炎，结节病，脑炎
肿瘤	靠近中央区的恶性肿瘤；双侧运动带、半卵圆中心、放射冠、内囊或脑桥肿瘤；癌性脑膜炎	双侧皮质，双侧皮质下梗死或脑干肿瘤，癌性脑膜炎
中毒	意外摄入：一氧化碳中毒（苍白球损伤）、甲醇中毒（壳核损伤）	
特发性，医源性	癫痫发作后 Todd 瘫痪	Bickerstaff 脑干脑炎
先天性 / 遗传	儿童交替性偏瘫；偏头痛与偏瘫；进行性延髓麻痹	脑白质营养不良
自身免疫性因素		双侧多发性硬化病变，急性播散性脑脊髓炎，急性出血性脑脊髓炎，多发性硬化症，血管炎，白塞氏病
创伤		双侧颅脑创伤
内分泌 / 代谢性	脑桥中央髓鞘溶解	言语混乱（通常伴随着精神状态的变化）；缺血缺氧性脑病，低血糖
脊髓		
血管		由于栓塞现象或分水岭梗死引起的梗死（$T_4 \sim T_8$ 节段风险最大）。心胸和主动脉手术的风险尤其大。Adamkiewicz 动脉供应的背柱区域梗死。血管畸形
感染 / 炎症	脊髓灰质炎 / 脊髓灰质炎后综合征，西尼罗河病毒	感染性脊髓病或轴内脓肿（细菌、真菌、分枝杆菌、病毒、寄生虫）、肉瘤、HIV、HTLV-1 和 HTLV-2、梅毒
肿瘤		肿瘤（转移性，原发性如星形细胞瘤或室管膜瘤），副肿瘤综合征
毒物	铅中毒	一氧化氮中毒（类似 B12 缺乏，亚急性联合变性）
特发性，医源性	运动神经元病，霍普金斯综合征（急性哮喘并发脊髓灰质样损害），单肢肌萎缩，进行性侧索硬化，进行性肌萎缩	脊髓放射病
先天性 / 遗传	遗传性痉挛性截瘫，家族性脊髓萎缩	弗里德希共济失调，肾上腺脑白质营养不良
自身免疫性因素		免疫介导的脊髓病（横贯性脊髓炎，多发性硬化，视神经脊髓炎），急性播散性脑脊髓炎
创伤		直接创伤或非创伤性压迫性脊髓病（由于骨源性或轴外肿块，肿瘤，脓肿，出血）
内分泌 / 代谢性		维生素 B_{12}，维生素 E 缺乏症
周围神经		
血管		血管神经病变

（续表）

	运动功能影响因素	运动和感觉
感染 / 炎症		CMV 神经根炎、白喉、单纯疱疹病毒 HSV、水痘 – 带状疱疹病毒 VZV、人类疱疹病毒 EBV、麻风病、结节病、巴尔通体、干燥综合征、莱姆病、梅毒
肿瘤		副肿瘤、骨髓瘤、淀粉样蛋白、癌性脑膜炎
毒物	苏拉明、氨苯砜	奥沙利铂、紫杉醇、金葡萄糖、砷、铊
特发性，医源性		重症多发性神经病，放射性神经病
先天性 / 遗传	卟啉症	遗传性感觉和运动神经病
自身免疫性因素	吉兰 – 巴雷综合征	脱髓鞘型 GBS 相似的慢性炎症性脱髓鞘性多发性神经病变
创伤	压迫性神经病（神经失用症、轴突、神经横断）	压迫性神经病（神经失用症、轴突、神经横断）
内分泌 / 代谢性	糖尿病性肌萎缩	

神经肌肉接头

血管		
感染 / 炎症		
肿瘤	Lambert–Eaton 肌无力综合征	
药物 / 毒素	肉毒杆菌中毒、有机磷中毒、青霉胺引起的肌无力、蜱虫麻痹、蛇毒、高镁血症 / 低钙血症、神经毒性鱼类中毒	
特发性，医源性	长时间的神经肌肉阻断（特别是来自氨基类固醇麻痹药）	
先天性 / 遗传	先天性肌无力症	
自身免疫性因素	重症肌无力	
创伤		
内分泌 / 代谢性		

肌肉

血管	糖尿病性肌梗死	
感染 / 炎症	多发性肌炎、皮肌炎、包涵体肌炎、病毒性、细菌性或寄生虫性肌病	
肿瘤	副肿瘤性皮肌炎、急性坏死性肌病、副肿瘤性神经肌强直（Isaac 综合征）、恶病质性肌病	
药物 / 毒素	酒精、糖皮质激素、可卡因、抗疟疾药物、抗精神病药物、秋水仙碱、抗反转录病毒药物	
特发性，医源性	危重病、肌病、恶病质	
先天性 / 遗传	线粒体肌病、糖原贮积病、脂质代谢紊乱、成人酸性麦芽糖酶缺乏症、周期性瘫痪	
自身免疫性因素	α 干扰素、青霉素相关的肌病	

（续表）

	运动功能影响因素	运动和感觉
创伤	横纹肌溶解	
内分泌 / 代谢性	甲状腺功能亢进 / 甲状腺功能减退、库欣综合征、高醛固酮增多症伴肌病、甲状旁腺功能亢进症、低钾性肌病	

ACA. 大脑前动脉；ADEM. 急性播散性脑脊髓炎；ALS. 肌萎缩侧索硬化症；CDIP. 慢性炎症性脱髓鞘性多发性神经病；CMV. 巨细胞病毒；EBV. 人类疱疹病毒；GBS. 吉兰 – 巴雷综合征；HIV. 人类免疫缺陷病毒；HSV. 单纯疱疹病毒；HTLV. 人 T 淋巴细胞病毒；MCA-ACA. 大脑中动脉 – 大脑前动脉；MERRF. 肌阵挛性癫痫伴碎红纤维病；MS. 多发性硬化；VZV. 水痘 – 带状疱疹病毒

表 6-2 急性神经病变鉴别诊断

类 型	注 解
急性炎症性脱髓鞘性多发性神经病	美国最常见的亚型（85%～90% 的病例） 空肠弯曲杆菌 40% 血清阳性 主要表现为脱髓鞘 进行性，对称性无力，深肌腱反射缺失或减弱
急性运动轴索性神经病 急性运动感觉轴索性神经病	原发性轴索损伤 占 5%～10% 的美国病例 70%～75% 患者与既往的空肠弯曲杆菌感染 / 腹泻有关 多达 1/3 的患者可能反射过度 在中国，日本和墨西哥很常见 GM1，GD1a，GalNac–GD1a 和 GD1b 抗体
Miller Fisher 综合征	共济失调、眼肌麻痹和反射消失三联征 1/3 患者进展为肢体无力 95% 的患者有 GQ1b 抗体 5% 5% 的病例在美国，25% 在日本 Bickerstaff–Cloake 脑炎：脑干脑炎可伴有眼肌麻痹、共济失调、脑病及 GQ1b 抗体相关的反射亢进。Ⅳ型免疫球蛋白及血浆置换治疗有效
咽 – 颈 – 臂综合征	急性手臂无力和吞咽功能障碍 可能伴有面部无力 保留腿部力量和反射
下肢轻瘫	下肢活动受限
急性全自主神经功能不全	交感神经和副交感神经受累 体位性低血压 尿潴留 腹泻、腹痛、肠梗阻、呕吐 瞳孔异常变化 心率变化 排汗减少、流涎、流泪 生理反射减退 感觉异常症状
单纯感觉性疾病	感觉性共济失调 生理反射消失 GD1b 抗体阳性

经授权引自 Frontera J, ed. Decision Making in Neurocritical Care. New York, NY: Thieme; 2009.

的呼吸衰竭等严重后果。肌无力危象最先可表现为吞咽无力，伴或不伴四肢无力症状，在数小时或数天内逐渐进展为危象，常见于感染、误吸后或术后并发症。新近诊断为重症肌无力的患者约半数在第一年内会出现危象，另外 20% 新近诊断为重症肌无力的患者则会在第二年出现危象。长期生存的重症肌无力患者仍有出现危象的风险。

2. 胆碱能危象发生于过量使用胆碱酯酶抑制药，其临床症状以 SLUDGE（流涎、多泪、多尿、腹泻、胃肠不适和呕吐）、瞳孔缩小、支气管痉挛、乏力为主要表现，虽然依酚氯胺试验可鉴别出胆碱能危象和重症肌无力，但该试验风险大，并不实用。

3. Lambert-Eaton 肌无力综合征是突触前电压门控钙通道自身免疫性疾病，50%～70% 与癌症有关（以小细胞肺癌最为典型），四肢症状较视觉或延髓症状更为突出（5% 存在延髓症状），包括运动增加、自主功能障碍、反射减退，但呼吸衰竭较为少见。

4. 肉毒中毒是由于肉毒梭菌产生的神经毒素导致的，它能够通过永久阻断神经肌肉接头的突触前乙酰胆碱释放，导致对称下行性麻痹，瞳孔散大（50%），这一点与自主神经机能异常一样，但没有感觉缺陷。该疾病可用三价马抗毒素治疗。

5. 蜱性麻痹会导致神经肌肉突触前阻滞，落基山木蜱、美国狗蜱、美洲钝眼蜱、黑脚硬蜱、西部黑脚硬蜱、海湾花蜱、澳大利亚全环硬蜱等均可致病。典型症状包括进行性瘫痪、眼肌麻痹、延髓麻痹、共济失调和反射减退。罹患该病患者可表现为进行性瘫痪、眼肌麻痹、延髓麻痹和反射减退，如出现共济失调，疾病会在数小时到数天时间内迅速进展，但无感觉障碍[1]。该疾病可在祛除蜱虫后完全治愈。

6. 黑虎蛇、太攀蛇、巴西响尾蛇的蛇毒可以导致突触前阻滞，金环蛇的 α- 银环蛇毒、眼镜蛇毒、树眼镜蛇毒、珊瑚蛇毒、海蛇毒均可导致突触后阻滞，铜头蛇毒、棉口蛇毒、食鱼蝮蛇毒、响尾蛇毒、蝰蛇毒、非洲树蛇毒、藤蛇毒等其他蛇毒可侵犯神经肌肉接头。蛇毒最先侵犯脑神经，导致眼睑下垂、眼肌麻痹、发音困难、语言困难，继而出现四肢乏力。

7. 有机磷毒物（乙二醇、马拉硫磷、对硫磷、沙林、甲氟磷酸异己酯）可使乙酰胆碱酯酶失活，出现 SLUDGE 六联征、瞳孔缩小、支气管痉挛、视物模糊、心动过缓，随着神经肌肉接头持续去极化还可导致意识模糊、视神经疾病、锥体外束征、自主神经机能障碍、肌束震颤、抽搐、脑神经瘫痪、乏力。迟发性多发神经病可出现在毒物暴露 2～3 周后，可用阿托品、解磷定（2-PAM）和苯二氮䓬类药物治疗，禁用琥珀酰胆碱。

8. 吉兰 - 巴雷综合征是以反射消失和眼肌麻痹（Miller-Fisher 亚型）或者自上而下的乏力、面部乏力、复视、反射消失为主要表现的，并且是轴突的脱髓鞘改变。在肌电图中可见到早期 F 波消失。河豚毒素（河豚）和蛤蚌毒素（赤潮藻）均可通过阻断神经肌肉传导而致病。肉毒鱼类毒素（红鲷鱼、石斑鱼、梭鱼）可侵犯神经肌肉的电压门控钠通道，可使患者口中产生特殊的金属味和冷热觉反转。

9. 白喉是由白喉杆菌引起，主要表现为咽部较厚的灰色假膜、房室传导阻滞、心内膜炎、心肌炎、淋巴系统疾病、颅咽神经病变、由近端到远端的乏力和反射减退。

吉兰 - 巴雷综合征

1. 吉兰 - 巴雷综合征（Guillain-Barré syndrome, GBS）是免疫介导的累及运动、感觉及自主神经功能的多发性神经病的综合征。在美国，该病是导致急性弛缓性麻痹最常见的原因，平均每十万人中就有 1～3 人发病，可见于任何年龄人群。一般认为，GBS 的发病机制与近期感染引发的分子拟态有关，它会产生自身免疫抗体和细胞介导的对周围神经神经节表面分子应答。典型病史包括急性对称性的自下而上的乏力，常起源于腿部近端。10% 的病例中乏力最先出现于上肢或面部，最终 50% 的患者会存在面部及口咽乏力。据报道，80% 的患者会存在手足部的感觉异常和下背部疼痛。15% 的患者出现眼球运动无力导致的复视。自主神经功能障碍的发生率为 70%（表现为心动过速或过缓、血压波动大、立位晕厥、埃迪瞳孔、尿潴留、肠梗阻或便秘、多涎、无汗）。需要插管的呼吸衰竭发生率为 30%。

2. 多发性神经病包括以下疾病。

- 砷中毒、铅中毒和卟啉病引起的急性运动神经病。
- 正己烷（吸胶毒）。
- 周围神经血管炎（表现为多动脉炎、Churg-Strauss综合征、类风湿性关节炎和系统性红斑狼疮导致的多发性神经炎）。
- 莱姆病、肉瘤样病、副肿瘤疾病和重症多发性神经病所引起的神经疾患。
- 白喉是由于白喉杆菌引起，主要表现为咽部较厚的灰色假膜、房室传导阻滞、心内膜炎、心肌炎、淋巴系统疾病、颅咽神经病变、由近端到远端的乏力和反射减退。
- 肉毒鱼类毒素（红鲷鱼、石斑鱼、梭鱼）可侵犯神经肌肉的电压门控钠通道，可使患者口中产生特殊的金属味和热温觉反转。

3. 神经肌肉接头疾病。在任何神经肌肉传导疾病中不会出现感觉异常。

- 重症肌无力（MG）
- Lambert-Eaton肌无力综合征
- 肉毒中毒
- 有机磷中毒。迟发型多神经疾病可出现在毒物暴露后2~3周。可用阿托品、解磷定（2-PAM）和苯二氮䓬类药物治疗，禁用琥珀酰胆碱。
- 鱼类毒素导致神经中毒。河豚毒素（河豚）和蛤蚌毒素（赤潮藻）均可通过阻断神经肌肉传导而致病。

4. 肌肉疾病。危重肌肉疾病和急性多肌炎与GBS相似，但可通过肌电图和神经传导监测鉴别。

5. 脊髓疾病。急性脊髓疾病可引起乏力、麻木、深反射明显减退、肠道及膀胱功能障碍。背部疼痛在GBS和脊髓疾病中较为常见，磁共振（MRI）检查很容易鉴别出这两种疾病（GBS中，神经根可被增强）。

6. 多种颅脑神经疾病导致的脑干病损（卒中、Bickerstaff-Cloake脑干脑炎、大脑脑炎、基底性脑膜炎、癌性脑膜炎、Wernicke脑病）。

危重病性神经病和肌病

1. 危重病性神经病和肌病。危重病患者存在继发于危重病性多发性神经病（critical illness polyneuropathy，CIP）和（或）危重肌肉疾病（critical illness myopathy，CIM）的严重进展性乏力的风险[2]。乏力可进展为严重的四肢瘫痪和肌肉萎缩。据报道，当患者病程延长至重症监护时，CIP和CIM发生率可达到33%~44%，当患者出现脓毒血症时，CIP和CIM发生率可达70%[2-6]。

2. GBS。危重疾病患者同时出现GBS较为罕见。然而，当患者存在疑似症状的病史时需行腰椎穿刺（最佳穿刺时间为症状出现1~2周内）。脑脊液中蛋白升高而白细胞不升高应怀疑GBS。在CIP和CIM中，脑脊液检查应作为常规诊疗。

3. 恶病质肌病。危重病患者由于蛋白质代谢和失用性肌萎缩可发展为亚急性肌肉疾病，患者出现乏力症状和肌肉萎缩。Ⅱ型肌肉萎缩需病理诊断。

4. 脊髓损害。颈髓损害可导致四肢轻瘫，如果临床设施允许，应该重视脊髓损害。脊髓损害会导致软瘫和肌张力下降，随之出现反射亢进和肌张力升高。如果患者能够配合感觉系统检查，感觉检查可提供节段损伤的诊断依据。如果体格检查疑似，需行颈椎磁共振检查（必要时可强化扫描）。

5. 药物的毒不良反应引起潜在的神经疾病。ICU经常使用的药物（如神经肌肉阻断药）可导致长时间的肌无力和镇静状态。神经传导检查可能对于接受神经肌肉阻断药治疗的患者是有帮助的。"四个成串刺激"（以2~3Hz缓慢重复刺激正中或尺神经）可用于判断药物的不良反应是否持续存在。

哪些检查可以鉴别疾病诊断？

电生理检查

电生理检查包括神经传导检查、肌电图和神经肌肉接头检测。通常情况下，肌电图在症状出现的最初几周内并不常用，医师需要发病至少3周后才能进行肌电图检查。

但是，神经传导检查可以在疾病早期诊断提供一些依据。神经传导检查包括周围运动神经复合肌肉动作电位（compound muscle action potential，CMAP）和感觉神经动作电位（sensory nerve action potential，SNAP）。神经传导增幅减少提示突触病变，而传导速度减慢，潜伏期延长，短暂性波形离散和传导阻滞提示脱髓鞘病变。

迟发反应、F 和 H 波可为神经传导提供补充信息。F 波反映神经最近端部分，当适用于肌肉时，超极限强度刺激运动神经可产生 F 波。H 反射是典型的胫骨反射（膝反射弧），它反映整个反射弧的感觉和运动神经。波幅和潜伏期均双侧对称测量，当双侧波幅差别 >50% 时表明存在异常。

针刺肌电图检查通过轻微的自主收缩和最大限度的自主肌肉收缩，来评估放松状态下肌肉的活动情况。在针刺检查时，检查者需评估以下几点。

1. 电极刺入活动电位（在去神经肌肉中增高；当肌肉被脂肪或结缔组织替代时降低）。

2. 自发性活动电位（纤颤电位和尖波；表明近期的去神经支配或肌肉坏死）。

3. 募集反应（募集反应减少伴随快速放电导致轴突、神经元或神经传导损伤，或者会导致大量运动单位丧失。当募集的运动单位数量增长并且放电缓慢时，中枢性疾病会产生弱活化作用，而肌肉疾病会产生早期募集反应）。

4. 运动单位的电位持续时间（下运动神经元疾病可观察的持续时间长，而短持续时间的运动单位在肌肉疾病中较普遍，但在神经肌肉疾病和神经疾病的神经移植术早期也可出现）。

5. 运动单位电位波幅（长时程、高波幅的运动单位出现在慢性神经疾病中，而低波幅、短时程运动单位在肌肉疾病中普遍存在）

6. 运动单位的多相性（五种甚至更多的时相组成多相性，在肌肉疾病和神经性疾病中均可发现）。

表 6-3 和表 6-4 列出了 MG、GBS 及危重神经疾病及肌病的电生理学、脑脊液及影像学和血清学研究。

当患者不能生成运动单位并且没有任何自主运动活动时，如何诊断肌肉疾病？

当患者由于极度乏力或者精神状态改变而不能生成运动单位时，直接肌肉刺激可以作为鉴别 CIP 和 CIM 的手段[7]。将通过运动神经刺激产生的 CMAP 波幅与通过直接肌肉刺激产生的 CMAP 波幅相比较，可有助于鉴别肌肉疾病和单一神经疾

病。直接肌肉刺激产生的振幅有助于区分肌病与孤立的神经疾病。源自直接肌肉刺激的 CMAP 幅度在 CIM 中可能难以激发（不存在）或降低（<2mV）[8]，而它们在孤立的 CIP 中仍然是正常的[8]。当仅存在神经性疾病时，肌肉刺激产生的 CMAP 振幅是正常的，但神经刺激产生的 CMAP 振幅很小。当 CMAP 振幅对于神经和肌肉刺激都较低时，存在肌病，因此，神经诱发的 CMAP 与肌肉诱发的 CMAP 振幅的比值 >0.5。当 CIP 单独存在时，神经诱发的 CMAP 与直接肌肉刺激 CMAP 的比值将 <0.5。

MG、GBS 和危重神经病 / 肌病的危险因素有哪些（表 6-5）？

MG、GBS 和 CIM/CIP 的具体治疗方法有哪些？

尽早考虑气管插管。MG 和 GBS 患者可迅速恶化。检查肺活量和吸气负压。如果肺活量 <10ml/kg 或 <1L，和（或）吸气负压低于 −20cmH₂O 或快速恶化，则应对患者进行气管插管。请注意，延髓功能障碍患者通常无法形成适当的密封呼吸测试，并且结果有时可能比患者的真实呼吸状态更差。应进行多次肺活量 / 吸气负压测量以获得患者的最真实结果。当患者的肺功能评估较差时，要求他或她在一次呼吸中尽可能快地计数。每 10 个数字大致相当于 1L 肺活量。如果患者不能计数到 10，则应开始插管。同样，氧饱和度水平也可能是错误的预示。大多数患者在缺氧前有 CO_2 潴留。缺氧是神经肌肉疾病呼吸衰竭的晚期征兆。如果患者已经缺氧，医生应立即进行气管插管。患有肌无力危象的患者和许多 GBS 患者应在 ICU 环境中进行监测（表 6-6 和表 6-7）。

长期卧床会导致肌肉无力吗？早期活动可以改善神经肌肉无力吗？

每一天严格卧床都会导致下降 1% 的肌肉力量[17]。追溯 7d 可发现长期卧床导致肌肉力量下降 25%[18]。通过 MRI 或 CT 评估，在卧床休息 2～3 周后，肌肉量每天减少 1.5%～2%[19]。肌纤维长度

表6-3　MG、GBS和CIP/CIM的比较：肌电图和神经传导分析

	MG	GBS	CIP/CIM
NCS	正常CMAP和SNAP波幅，传导速度和潜伏期延长	脱髓鞘变异型：神经传导速度减至正常的60%，远端潜伏期延长，F波迟延或缺失，提示近端神经传导减慢，传导阻滞，多病灶性脱髓鞘。当正中神经和腓肠神经的感觉应答受损时，未累及腓神经较为典型。15%~20%的患者存有在正常NCS（尤其在疾病早期）。在疾病最初的2周里，50%满足诊断标准，第三周可达到85%。突触变异型：CMAP和SNAP波幅明显降低，而传导速度和远端潜伏期保持稳定。极低CMAP波幅（低于正常值的20%）提示预后差	CIP是一种急性轴突的感觉运动多神经性疾病，神经传导显示运动诱发动作电位波幅均下降，传导速度正常或轻度减慢，无传导阻滞或F波延迟。CIM是一种主要的急性肌肉疾病（并非因为肌肉的去神经支配）。常规电诊断学常显示非特异性迹象，其中包括伴随较小的复合肌肉动作电位的正常感觉神经电位
EMG	针刺EMG表现普遍是正常的，单一纤维EMG对于检测MG是最敏感的。异常颤抖可发生于其他神经肌肉疾病，但对于神经肌肉传导性疾病没有其他异常，异常颤抖却是特异性表现	针刺检查示肌纤维震颤电位，巨大的多时相运动单位电位等神经病理性改变	CIP：针刺检查显示肌纤维震颤电位和PSW；衰减的募集反应类型，长时程，高波幅运动电位出现在数周后，重复刺激不会出现应答衰减。CIM：针刺检查显示肌纤维震颤电位和PSW；复杂性重复肌纤维震颤电位（短时程和多相运动单位动作电位）；早期，正常或衰减的募集反应类型，肌纤维震颤电位和EMG上的正向尖波
重复刺激	2Hz的缓慢重复刺激导致CMAP振幅减小，并且激活后CMAP振幅没有增加（激活后CMAP振幅的增加意味着突触前神经肌肉缺陷）。反复性神经刺激后振幅减少是MG的特征性表现	重复刺激没有减量反应	重复刺激没有减量反应

CIM. 危重病性肌病；CIP. 危重病性多发性神经病；CMAP. 复合肌肉动作电位；EMG. 肌电图；GBS. 吉兰-巴雷综合征；MG. 重症肌无力；NCS. 神经传导分析；PSW. 正尖波

表 6-4　MG、GBS 和 CIP/CIM 的脑脊液，血清学及影像学比较

MG	GBS	CIP/CIM
感染	细菌感染： 　空肠弯曲杆菌 　流感嗜血杆菌 　肺炎支原体 　莱姆病螺旋体	脓毒症 / 全身炎症反应综合征 [3, 4, 6, 9]
免疫抑制剂减量	病毒感染： 　CMV 　EBV 　HIV（血液传播）	皮质类固醇产生增多
外科手术	疫苗： 　流感疫苗 　口服脊髓灰质炎疫苗 　脑膜炎球菌结合疫苗	NMBA
误吸	药物： 　与链激酶、异维甲酸、达那唑、卡托普利、 　黄金、海洛因和硬膜外麻醉有关的病例报道	高血糖 [10]
其他医学疾病（心脏、肾脏、自身免疫疾病）恶化		多器官功能衰竭 [11]
没有明显的原因（30%～40%）		肌肉活动受限 [11]
药物 a		

CIM. 危重病性肌病；CIP. 危重病性多发性神经病；CMV. 巨细胞病毒；EBV. 人类疱疹病毒；GBS. 吉兰－巴雷综合征；HIV. 人类免疫缺陷病毒；MG. 重症肌无力；NMBA. 神经肌肉阻滞药
a. 抗生素：氨基糖苷类，氟喹诺酮类（环丙沙星、左氧氟沙星、诺氟沙星），大环内酯类（克拉霉素、红霉素），氨苄西林，克林霉素，黏菌素，林可霉素，奎宁，四环素类；抗惊厥药：苯妥英，加巴喷丁；抗精神病药：氯丙嗪、锂、吩噻嗪；麻醉剂：地西泮、氯普鲁卡因、氟烷、氯胺酮、利多卡因、神经肌肉拮抗药（去极化剂如琥珀胆碱在 MG 中无效）、普鲁卡因；心血管药：β 受体拮抗药、溴苄铵、普鲁卡因胺、普罗帕酮、奎尼丁、维拉帕米和钙通道阻滞药；眼科：倍他洛尔、乙膦硫胆碱、噻吗洛尔、托吡卡胺、丙美卡因；风湿病：氯喹、青霉胺；类固醇：泼尼松、甲泼尼龙、促肾上腺皮质激素；其他：抗胆碱能药、卡尼汀、去铁胺、利尿药、干扰素 α、碘化造影剂、麻醉剂、口服避孕药、催产素、利托那韦和抗反转录病毒蛋白酶抑制药、甲状腺素

表 6-5　MG、GBS 和 CIP/CIM 的风险因素

	脑脊液分析	血清学	影像 / 其他
MG	腰椎穿刺结果通常是正常的	80% 患有全身性 MG 的患者中存在 AChR-Ab。罕见的假阳性可见于 Lambert-Eaton 肌无力综合征，运动神经元病，多发性肌炎，原发性胆汁性肝硬化，狼疮，无 MG 的胸腺瘤和 MG 患者的一级亲属，其中 20% 血清反应为阴性。其中，4% 具有抗 MUSK 抗体，2% 具有抗 LRP4，4% 具有 L 紧急医疗服务小组，5% 具有完全血清阴性。有三种 AChR-Ab 测定：结合，阻断和调节。结合抗体可以激活补体并导致 AChR 的丧失，其与疾病的临床严重程度最密切相关。阻断抗体可能损害乙酰胆碱与受体的结合，并且调节抗体引起受体内吞作用。大多数作者使用术语 AChR-Ab 作为结合抗体的同义词，这些是大多数研究中提到的 MG 中 AChR-Ab 测试的诊断敏感性。	依酚氯铵（腾喜龙）起效快，可用于明显上睑下垂患者的 MG 诊断。在寻找临床反应时，每 60 秒可给予 2mg 剂量（最多 10mg）。由于存在心动过缓的风险，患者应该在床边接受阿托品的心电监护。因为依酚氯铵具有毒蕈碱样作用，它可以引起支气管痉挛和分泌物增加，并且不建议那些有高危因素的患者使用。应对所有肌无力患者进行胸部 CT 或 MRI 筛查胸腺瘤。如果怀疑有中枢脑干病变，可能需要对大脑进行 MRI 检查。

（续表）

	脑脊液分析	血清学	影像 / 其他
MG	腰椎穿刺结果通常是正常的	阻断 AChR–Ab 存在于约 50% 患有全身性疾病的患者中，但存在于 <1% 的具有阴性结合抗体的患者中，并且与预后无关。仅具有阻断抗体的患者通常表现出孤立的眼部表现，但具有结合和阻断的患者倾向于进展为全身性 MG。调节抗体具有最小的临床意义。36% 的肌无力患者存在抗肌肉抗体（抗 titin），但有 80% 的患有胸腺瘤。患有抗 MUSK 的患者具有更多的面部肌肉受累，而抗痉挛的患者具有更严重的 MG 形式。由于许多 MG 患者患有其他自身免疫性疾病，因此建议检测狼疮，甲状腺疾病和类风湿性关节炎。列出了对某些疾病病因特异的血清学：Lambert-Eaton 肌无力综合征：P/Q 型钙通道结合抗体；肉毒杆菌中毒：血清和大便肉毒杆菌毒素检测；有机磷中毒：测定血浆和红细胞胆碱酯酶水平；白喉棒状杆菌：毒素，血清白喉抗体的培养和聚合酶链反应。	
GBS	在 1 周内，80%～90% 的患者出现白蛋白细胞学解离（CSF 蛋白升高，正常白细胞 <10/mm³）。HIV 相关 AIDP 可发生脑脊液（CSF）细胞增多症。	GQ1b（85%～90% 的 Miller Fisher 变异患者）；GM1、GD1a、GalNac–GD1a 和 GD1b（与轴突变体相关）；GT1a（与吞咽困难有关）；GD1b（与纯感觉变体相关）。可以测试空肠弯曲杆菌、CMV、HIV、EBV 和肺炎支原体的抗体。抗体测试很昂贵，并且不常规使用。	MRI 可用于排除脊髓压迫，马尾综合征等。在 GBS 中可以看到脊髓根部增强（马尾神经根在多达 83% 的患者中增强）并且是由于血液 CNS 屏障的破坏。
CIP/CIM	CIP/CIM 中的 CSF 分析应该是正常的。	在 CIP/CIM 中，血清 CPK 通常是正常的或仅轻度升高	电子显微镜显示肌球蛋白丝的坏死与肌动蛋白丝的相对保留（斑状厚丝损失）。坏死存在范围是变化的，范围从急性坏死性肌病中描述的不存在到弥漫性坏死。通常不存在炎性改变，并且可以看到有角度的纤维，边缘空泡和脂肪变性。在患有 CIP 的患者中，在活组织检查中观察到神经病理学特征，包括分组萎缩，纤维类型分组和靶纤维。可以进行肌肉超声检查，显示正常肌肉回声丧失，萎缩和肌坏死。

AChR–Ab. 乙酰胆碱受体抗体；CIM. 危重病性肌病；CIP. 危重病性多发性神经病；CMV. 巨细胞病毒；CPK. 肌酸磷酸激酶；CSF. 脑脊髓液；GBS. 吉兰 – 巴雷综合征；MG. 重症肌无力

减小是造成这种肌肉量减少的主要原因 [20]。肌肉萎缩和纤维损伤的潜在机制包括氧化应激反应、蛋白质合成的减少和钙蛋白酶、半胱天冬酶、泛素的活化，以上三种原因均与其肌肉收缩纤维的降解有关 [21]。运动疗法已被证明可以预防健康志愿者的肌肉退化，这些志愿者被随机分为两组，一组接受卧床休息，另一组接受阻力训练。未接受肢体锻炼的健康志愿者，在输注放射性标记的苯丙氨酸后，进行针刺活检，结果表明肌肉蛋白合成明显下降 [22]。ICU 患者（包括镇静患者进行被动牵拉）早期活动可减少 ICU 治疗时间和住院时间，改善功能预后，降低谵妄发生率 [23, 24]。通过组织学数据分析，发现单纯被动牵拉活动也可减少肌肉萎缩 [25]。

神经肌肉无力患者脱离呼吸机的最有效方法是什么？

机械通气患者常常出现膈肌无力和功能障碍，原因与上述相同 [26-28]。美国疾病预防控制中心，美国医疗质量改善委员会和联合委员会均提出了加快

表 6-6　MG，GBS 和 CIP/CIM 的治疗

	快速治疗	对症治疗	长期治疗	手　术
MG	治疗肌无力危象（感染，药物变化等）的诱发因素处理 血浆置换 a IVIG a	溴啶斯的明	泼尼松 硫唑嘌呤 霉酚酸酯 环孢菌素（在特定病例中：他克莫司、甲氨蝶呤、利妥昔单抗）	胸腺切除术，胸腺瘤或发病年龄<50 岁的患者。不推荐用于 MUSK+ 患者或单独眼部肌无力患者。
GBS	血浆置换 b 静脉注射免疫球蛋白 b	白凡士林软膏 Lacri-Lube 适用于患有面神经麻痹的患者，以保持角膜湿润	AIDP 无须长期治疗	无须手术治疗
CIP/CIM	处理潜在的诱发因素（使用类固醇，败血症等）	物理疗法。避免使用神经肌肉拮抗药和皮质类固醇	无须长期治疗	无须手术治疗

AIDP. 急性炎症性脱髓鞘性多发性神经根病；CIM. 危重病性肌病；CIP. 危重病性多发性神经病；IVIG. 静脉注射免疫球蛋白；MG. 重症肌无力

a. 在随机临床试验中，血浆置换和 IVIG 均未与安慰剂直接比较。因为血浆置换起效较快，所以通常使用初始疗法。在血浆置换与 IVIG 的前瞻性随机试验中，50% 的患者在血浆置换组第 9 天达到肌无力肌肉评分的目标改善，而 IVIG 组在第 12 天达到此目标，尽管在第 15 天没有功能或力量差异。IVIG 组的不良事件较少 [12]

b. 关于免疫球蛋白治疗神经肌肉疾病的 AAN 实践参数 [13] 和 AAN 指南 [14]。用 IVIG 或血浆置换治疗可加速恢复。IVIG 和血浆置换是等效的。对于无法行走的 GBS 患者，建议在症状出现后 4 周内开始治疗，进行血浆置换。对于在症状出现后 2 周内开始治疗的非卧床患者，也建议进行血浆置换。IVIG 推荐用于非症状性 GBS 患者，这些患者在症状出现后 2 周或 4 周内开始治疗。通过血浆置换或 IVIG 将恢复开始的时间缩短 40%～50%。IVIG 和血浆置换联合治疗是没有益处的。单独使用类固醇不是有益的 [15]

表 6-7　治疗策略详情

治疗类型	剂　量	起效时间	最长效应	支持意见	反对意见
快速治疗					
血浆置换	共 250ml/kg 每隔 1 天，分为 5 次（每次 3～5L 或全血容量的 1～1.5 倍）	1～7d	1～3 周	直接清除循环中乙酰胆碱受体的抗体。临床效果与抗体下降水平相关。比静脉输注免疫球蛋白开始时间早。2～3 次置换后临床改善比例约 75%	需要静脉穿刺置管存在导管感染、低钙血症、低纤维蛋白原血症、低血压、自主神经功能障碍、低体温、血小板减少、血栓等风险。术前禁止进行，有效性持续数周
静脉输注免疫球蛋白	每天 400mg/kg，共 5d（共 2g/kg）	1～2 周	1～3 周	无须中心静脉置管，使用前用 250ml 生理盐水溶解，泰诺和盐酸苯海拉明可减轻并发症	存在 IgA 缺乏过敏反应（使用前应检测 IgA 水平）、无菌性脑膜炎、头痛、液体超负荷、肾衰（急性肾小管坏死）、高黏滞综合征（卒中、心梗，在具有冷球蛋白血症、单克隆丙种球蛋白肌病、高脂蛋白、血管病变的患者中）。有效性持续数周
系统性治疗					
嗅吡斯的明	60～120mg 口服，每 3～8h 一次	10～15min	2h	乙酰胆碱酯酶抑制药。患者对快速治疗有效时，可重新使用	危重期不能使用，会增加分泌。可引起胆碱能危象、心动过缓、房室抑制、低血压、腹泻、恶心、呕吐、肌肉颤动、支气管痉挛

（续表）

治疗类型	剂 量	起效时间	最长效应	支持意见	反对意见
慢性免疫治疗					
泼尼松	0.75~1mg/（kg·d）	2~3 周	5~6 个月	能阻止乙酰胆碱抗体水平反弹。更快的免疫抑制药	早期加重病情、高血糖、激素精神障碍、青光眼、免疫抑制、溃疡、骨质疏松、体重增加
硫唑嘌呤	1~3mg/kg 口服，分为每日 1 次或每日 2 次（可变）	4~10 个月	1~2 年	激素效果，但无免疫抑制	肿瘤形成、免疫抑制、全血细胞减少、胰腺炎、肝毒性
霉酚酸酯	1g 口服 每日 2 次（可变）	2~4 个月	5~6 个月	激素效果，但无免疫抑制	淋巴瘤发生风险增高、免疫抑制、致畸风险、全血细胞减少、胃肠道出血、肾衰、急性间质性肺病、高血压
环孢素	2.5~4mg/（kg·d），每日 2 次（可变）	2~4 个月	7 月	激素效果，但无免疫抑制	肿瘤形成、皮肤恶性病变、高血压、肾衰、免疫抑制、肝毒性、惊厥、后部可逆性白质病变、颅内压增高、震颤
利妥昔单抗	375mg/m² 应用 4 周（多数研究）	1~3 个月（不明确）	B 细胞缺乏平均使用 12 个月	激素效果，但无免疫抑制难治性病例仍有效果，主要是抗肌肉特异性激酶的患者	轻微输液反应、感染、皮肤黏膜反应、乙肝病毒活化进展、多病灶脑白质病变
手术治疗					
胸腺切除	立即重症肌无力患者 10%~15% 患有胸腺瘤	1~10 年	1~10 年	所有患者均获益延长生存期 >10 年。可产生长期改善，无须药物治疗。慢性不良反应不详	手术并发症和死亡率、病情缓解时间长，总缓解率在 35%，在肌肉特异性激酶患者和特异性眼肌无力患者效果一般

经授权引自 Frontera J, ed. Decision Making in Neurocritical Care. New York, NY: Thieme; 2009.

脱呼吸机的策略[29]。这一策略的两个主要部分是每日中断镇静和评估脱机条件。每日中断镇静可减少机械通气时间和 ICU 治疗时间[30]。每日进行自主呼吸训练和压力支持训练可减少机械通气时间[31, 32]。相反，使用控制通气模式无须患者任何自主呼吸，会引起患者肌肉萎缩和膈肌无力[33, 34]。在动物模型中，压力支持通气已被证实可以降低机械通气诱导的蛋白溶解和膈肌无力[35]。在促醒和呼吸临床试验中，停止镇静联合自主呼吸训练可减少机械通气时间，缩短 ICU 治疗时间，降低死亡率[36]。

大多数 ICU 在脱机时使用压力支持模式。关于缩短机械通气时间，一项随机试验结果表明在压力支持模式时，将呼吸频率调整至 25/min 以下，其效果差于每日 T 管呼吸试验[31]，而另一项单独随机试验结果表明压力支持模式时将呼吸频率调整至 35/min 以下，效果优于 T 管呼吸试验[37]。Meta 分析结果表明压力支持模式和 T 管呼吸模式对撤离呼吸机的效果相近，而同步间歇指令通气模式是效果最差的撤呼吸机模式[32, 38]。因为在撤呼吸机时压力支持模式可以在患者出现窒息或自主呼吸试验失败时提供后备通气，所以这种模式可能比 T 管呼吸模式更安全。

少量文献关注气管切开患者撤离呼吸机过程。尽管部分需机械通气大于 14d 的患者早期进行气管切开可降低死亡率、肺炎发生率、机械通气时间和 ICU 治疗时间[39]，但极少有研究关注气管切开患者撤离呼吸机的策略。大部分研究关注拔除气管插管，而这需要患者意识非昏迷状态或拔管前可吐出口腔分泌物。大部分神经重症医生从已知的撤离呼吸机试验中推断气管切开患者撤离呼吸机的策略。这也就表明即使需要进行气管切开患者（由于意识状态或肌无力），也需要接受日常镇静撤离和自主呼吸试验。相比未接受试验的患者，日常自主呼吸试验可降低膈肌和肌肉萎缩概率，缩短气管切开患者撤呼吸机时间。

重症肌无力危象、吉兰 - 巴雷综合征和危重病性神经病与肌病的预后如何？

重症肌无力危象

重症肌无力危象的死亡率低于 5%，但是平均机械通气时间为 2 周。机械通气时间和 ICU 治疗时间 / 住院时间的预测因素，包括插管前 $HCO_3 \geqslant 30ml/dl$、插管后第 1~6 天肺活量的峰值低于 25ml/kg、年龄大于 50 岁。机械通气时间 > 2 周的概率与预测因子之间有如下关系。0/3、0%，1/3、21%，2/3、46%，3/3、88%[40]（图 6-1）。

吉兰 - 巴雷综合征

吉兰 - 巴雷综合征的病程包括发病后 2 周的疾病进展期，以及后续 2~4 周的平台期和恢复期。当诊断为慢性炎性脱髓鞘性多发性神经根神经病，疾病进展期大于 8 周。预后相关因素包括：年龄大于 60 岁、快速起病、近期腹泻或近期巨细胞病毒感染、机械通气时呼吸衰竭、远端复合肌肉动作电位幅度低于正常神经和失电位神经的 20%。这些因素与 50%~63% 患者恢复不佳相关[41]。大部分患者（80%）在 6 个月后恢复独立行走的能力[41]。通常患者的死亡率低于 5%，但多达 15% 患者会存在神经系统后遗症，在这些患者中需进行机械通气，死亡率可上升至 20%。吉兰 - 巴雷综合征不同分型预后各不相同。急性炎性脱髓鞘性多发性神经病患者的预后常优于轴索型患者，髓鞘再生发生时间为数周至数月。在一部分急性炎性脱髓鞘性多发性神经病患者中可伴随轴突变性，造成不完全恢复或延迟恢复。约 10% 吉兰 - 巴雷综合征患者可出现复发，2% 患者发展为炎性脱髓鞘性多发性神经病。

危重病性神经病与肌病

危重病性神经病与肌病患者撤离呼吸机的难度更大，需要更长的恢复时间。根据文献报道危重病性神经病的死亡率为 26%~71%，相比于症状类似的其他疾病，其死亡率显著升高[5, 6]。危重病性神经病与肌病患者存活后需要数周至数月的时间恢复肌力，但是仍有部分患者遗留功能障碍。在一篇综述中，68.4% 的危重病性神经病与肌病患者搬出监护室，重新获得了自主呼吸和独立行走的能力，28.1% 患者存在严重残疾[6]。

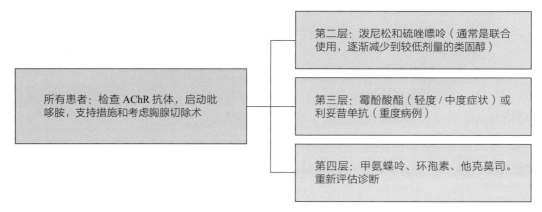

▲ 图 6-1　重症肌无力的慢性治疗图标。患者按阶梯逐步治疗，当某一级治疗无明显效果时，改为下一级治疗

经授权引自 Gilhus NE, Verschuuren JJ. Myasthenia gravis: subgroup classification and therapeutic strategies. Lancet Neurol. 2015; 14 (10): 1023–1036.[16]

！ 关键注意事项

- 重症肌无力危象患者和吉兰 – 巴雷综合征患者病情可迅速恶化，需要密切关注。
- 患者进行气管插管时需严密监测的临床指标、肺活量和吸气负压数值。
- PCO_2 升高是呼吸功能不全的早期表现，当患者出现低氧血症时，神经肌肉障碍会加重。
- 气管插管适用于肺活量低于 $10\sim15ml/kg$，吸气负压低于 $-20cmH_2O$ 或肺活量和吸气负压持续稳定下降时。
- 重症肌无力危象和吉兰 – 巴雷综合征可进行快速治疗（血浆置换、静脉输注免疫球蛋白）。
- 肌电图和神经传导检查是诊断性评估重症肌无力危象、吉兰 – 巴雷综合征和危重病性神经病与肌病的主要方法。血清学检查和脑脊液化验可提供进一步的诊断依据。
- 对于脓毒症和全身炎症反应综合征患者需高度怀疑危重病性神经病与肌病。
- 未怀疑危重病性神经病与肌病时可能出现预测错误，因为危重病性神经病与肌病患者大部分可在数周至数月内恢复。

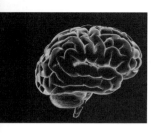

第7章 阵发性交感神经过度兴奋
Paroxysmal Sympathetic Hyperactivity

Sophie Samuel H. Alex Choi Kiwon Lee 著

杨 智 译

石广志 张洪钿 校

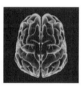

患者是一名 19 岁的男性，他在一场车祸中受伤后被送往急诊科治疗脑外伤。到达急诊室时患者格拉斯哥评分 5 分，头 CT 扫描显示弥漫性脑水肿，医生予放置颅内压监测并采用积极的医疗措施以控制颅内压。患者入院 7d 后颅内压得以控制。患者入院第 14 天突发心动过速、呼吸增快、发热、出汗、每天发作 8～10 次肌张力障碍姿势。生命体征为体温 38.9℃、心率 130/min、呼吸 32/min、血压 180/75mmHg。神经系统查体发现，左侧肢体可定位，右侧轻瘫，GCS 评分 10 分（睁眼 3 分、语言 3 分、运动 4 分），瞳孔对光反射存在，其他脑干反射正常，复查颅脑 CT 显示无明显变化。

这个患者最可能的诊断是什么？

该患者的症状临床表现与阵发性交感神经过度兴奋（paroxysmal sympathetic hyperactivity，PSH）最为一致。PSH 被定义为一种与交感神经活动增强相关的综合征。该综合征可表现为心率加快、呼吸频率加快、收缩压升高、体温升高、大汗，有时伴有肌张力障碍。PSH 在年轻患者中比老年患者更常见，男性比女性更常见。报道的 PSH 病例多为外伤性脑损伤所致，其次为低氧性脑损伤和脑卒中。因为患者脑损伤后的异常生命体征有广泛的鉴别诊断，所以 PSH 的诊断往往比较困难[1-4]。

治疗患有这些异常表现的患者的第一步是鉴别病因。虽然 PSH 是最有可能的诊断，但首先必须排除其他更严重的疾病。急性脑损伤患者发热和心动过速最常见的病因是感染，其他临床上重要的考虑因素包括深静脉血栓形成、肺栓塞、心脏事件、药物不良反应、药物戒断症状和神经系统并发症。应对病因进行详尽的检查。PSH 目前仍然是排除性诊断。

"阵发性交感神经过度兴奋"一词已被采用，取代了以前用来描述该综合征的一些术语，例如发作性自主神经失衡、自主神经障碍、自主神经失调、中枢自主神经功能障碍、伴有肌张力障碍的阵发性自主神经不稳定、交感神经风暴、自主神经风暴、自主神经危象和间脑癫痫发作等。最近，一项共识声明试图建立标准化的诊断标准。评估方法是借助于一个诊断工具，它有两个组成部分，第一部分为评估该诊断的可能性，它包括同时发生临床症状，阵发性发作，对正常无痛刺激的交感神经过度反应，持续大于 3 天，脑损伤后持续发作 2 周，尽管处理了可能的其他病因后症状仍然存在，使用减少交感神经症状的药物有效，每日发作次数多于 2

次，发作期间无副交感神经症状，缺乏其他可能引起此症状的病因及先前获得性的脑损伤。第二部分为评估临床症状的严重程度：心率、呼吸频率、收缩压、体温、出汗和发作期间的情形。考虑这种疾病时需要结合这两部分的评估，这将有助于评估诊断的可能性及严重程度。评估工具旨在每天评估重症监护病房住院期间和整个康复期间的患者[5]。

PSH 的机制是什么？

Wilder Penfield 在 1929 年 3 月首次描述了 PSH，他称之为间脑性自主神经癫痫综合征，强调了最初的假设，即这些发作性事件本质上是癫痫。我们现在知道这些发作并不是癫痫，但是这种综合征的真正原因仍然未知。虽然有许多理论阐述 PSH 的病理生理学，但提出的理论缺乏详细的研究。理论主要集中在脑皮质抑制通路和脑干自主神经系统中枢之间的分离[6-8]。这导致交感神经和副交感神经流量之间微妙的平衡失衡，最终交感神经流出的间歇性爆发引起这些症状（图 7-1）。

应采取哪些恰当的措施治疗这种患者的症状？

治疗 PSH 最重要的步骤之一是早期识别症状。由于 PSH 缺乏诊断标准，且有与其他急性脑损伤后相同的后遗症症状，及时识别 PSH 非常具有挑战性。在治疗 PSH 中非药物治疗与药物治疗共同起着至关重要的作用。PSH 的症状可以通过微小的

外部刺激触发，例如接触，转动或在气管导管内吸痰。在不影响护理的前提下，尽量减少任何可能恶化 PSH 症状的诱因是很重要的。有效的 PSH 临床管理需要对药物的使用有一个明确的认识，以便对症状、剂量和药物治疗的持续时间进行恰当的管理。缺乏精心设计的研究仍然是评估正确剂量或有效药物使用的挑战。PSH 主要的治疗目标应该是避免过度用药或避免使用可能使情况恶化的药物进行对症治疗。首选的治疗药物应该是有针对性的、一旦确定发作即能控制症状的药物。应根据患者症状给予恰当的药物进行治疗。

该患者首先接受的药物应该是什么？

许多药物可用于治疗 PSH。这些药物可分为终止发作药物和预防药物。目前还没有经过精心设计的大型研究来验证药物的疗效。对该病的治疗建议基于病例报道和病例系列研究，阻碍了针对具体治疗的有效药物推荐。

PSH 的治疗药物包括阿片类药物、β 受体拮抗药、多巴胺受体激动药、α_2 受体激动药、γ 氨基丁酸能类药物、苯二氮草类、加巴喷丁和肌松药。使用起效快且半衰期短的药物可以很直观地减轻发作期间的症状。实施药物治疗可有效控制突发的症状，所选用的抑制药物通常取决于患者的主要症状，例如用退热药治疗发热、用镇静药治疗躁动、用降压药治疗高血压。吗啡和短效苯二氮草类药物因其疗效而成为治疗本病的首选药物。应用的药物应该及时消除症状并且尽量减少不良反应，例如躁

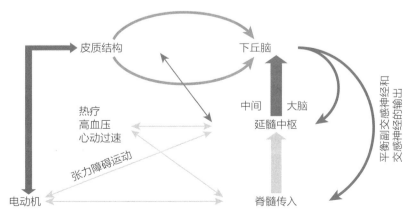

▲ 图 7-1 兴奋性断开理论的抑制率（EIR）模型

脑的结构被认为与 PSH 的病理生理有关，这些结构之间的脱节会导致交感神经和副交感神经流出量失衡

动时应选用半衰期短的镇静药。

什么时候应该考虑另一种治疗方案，应该选择什么药物？

应开始启动预防性药物治疗，以减少症状发作的频率和强度。这些药物包括非选择性 β 受体拮抗药、α_2 受体激动药、溴隐亭和长效苯二氮䓬类药物如氯硝西泮。难治性 PSH，若药物对控制症状无效，患者可能因高血压、体温过高和心脏损伤导致继发性脑损伤，甚至导致死亡。这种情况下应予患者静脉注射药物和（或）连续静脉注射药物，如苯二氮䓬类药物、丙泊酚、阿片类药物或右美托咪定等针剂（表 7-1）。

该患者接受了可乐定和普萘洛尔来控制目前的症状。他的血压、心率、出汗和高热的发作频率较前降低了（每天 5～6 次）。

这些药物控制患者症状的机制是什么？

普萘洛尔是高度亲脂的，因此广泛分布在整个身体。它很容易穿过血脑屏障，是一种竞争性非选择性 β 受体拮抗药。β_1 受体拮抗的药理作用为降低静息心率和运动心率并能减少心排血量、降低收缩压和舒张压。与选择性 β_1 受体拮抗药相比，非选择性 β 受体拮抗药可以更适度地降低舒张压[9, 10]。

β 受体拮抗药长期以来一直是治疗高血压、心动过速和高热等与阵发性交感神经风暴相关症状的主要药物[11, 12]。在 6 名头部损伤者中，使用普萘洛尔与肼屈嗪治疗脑损伤后 PSH 引起的高血压和心动过速，两种药物都能有效地控制血压。除有效控制血压，普萘洛尔组患者的心率也有所下降，而用肼屈嗪治疗的患者仍为心动过速。在这项小型研究中，普萘洛尔似乎是脑损伤后 PSH 患者的有效药物[13, 14]。在没有任何感染证据的情况下，普萘洛尔成功地治疗了继发于机动车事故的严重创伤性脑损伤患者的复发性发热，住院期间出现发热（体温范围 38.9～40.6℃）的患者，每 6h 服用一次普萘洛尔，每次 20～30mg，在 48h 内体温至少降低了 1.5℃，而尝试停用普萘洛尔后，患者体温在 3d 内再次升高。在另外两项研究中，普萘洛尔已被证明可以减

少自主神经系统相关的高热[15]。一份病例报道讨论了一名 21 岁的患者在车祸后使用美托洛尔的情况，该患者最初处于昏迷状态，由于持续的 PSH 症状，用药方面将美托洛尔改用拉贝洛尔可使症状发作频率减少至大约每天一次。增加拉贝洛尔的剂量以克服症状可以显著减少阵发性交感神经风暴的天数。出院时患者的病情恢复到入院前的基线水平。本研究提示单用 β_1 拮抗药不足以抑制症状[14]，拉贝洛尔对 α 受体的额外作用可能会改善 PSH 的症状和预后。

可乐定是一种突触前 α_2 受体激动药，专一作用于延髓孤束核。刺激这些受体可抑制交感神经的释放和张力。交感神经系统兴奋导致血压升高是 PSH 的主要特征之一，所以抑制传出交感神经通路可降低心脏、肾脏和外周血管的血管张力、降低外周阻力并降低血压。可乐定可有效降低血液循环水平，从而控制血压和心率。然而，可乐定对控制 PSH 的其他症状无效，这增加了 PSH 对不同作用机制药物的需求[16-19]。右美托咪啶可连续输注镇静，是第一个也是唯一的 α_2 受体激动药，广泛用于 ICU。它的优点在于不依赖机械通气的患者也可以应用。最近的一项研究显示，因为右美托咪定在控制心率、血压和躁动方面有良好的效果，它对治疗 PSH 有一定的前景[20]。当需要连续输注时，该药是比可乐定更有吸引力的选择。

第二天，患者的肌张力障碍症状更频繁发作。

我们现在该如何处理这个患者

为了防止症状复发，可以使用阿片类受体激动药，如吗啡。吗啡的镇痛作用是有效的，这种药物可能会促进胆碱能效应的产生和诱导组胺的释放，使其成为治疗心动过速和高血压的良好药物[11, 21, 22]。吗啡常被用作终止症状突然发作的药物。

溴隐亭是一种合成多巴胺激动药，刺激 2 型多巴胺受体，拮抗下丘脑和新纹状体的 1 型受体。它通常被认为是治疗帕金森病的一种方法，但是目前溴隐亭控制包括高热和自主神经功能障碍在内的症状的作用机制尚不清楚。溴隐亭已被证明是治疗 PSH 的有效替代疗法。因为单一使用溴隐亭治疗并不能改善 PSH 症状，所以推荐溴隐亭与吗啡合用[23, 24]。

表 7-1　PSH 的药物治疗

药　物	给药途径	剂　量
终止药物		
可乐定	口服	0.1～0.3mg 口服，立即
右美托咪啶	外周静脉	0.2μg/（kg·h），可滴定至 1～1.5μg/（kg·h）
芬太尼	外周静脉	25～50μg，可 30～60min 重复给药
拉贝洛尔	外周静脉	10～20mg，可 1～2h 重复给药
咪达唑仑	外周静脉	1～2mg，每 4h 可重复给药
吗啡	外周静脉	2～5mg，每 1～2h 重复给药
普萘洛尔	外周静脉	每次 1～3mg，缓慢静脉推注，每 2～5min 重复给药，总剂量 5mg
维持药物		
溴隐亭	口服	初始剂量每 8 小时 2.5mg
氯硝西泮	口服	初始剂量 0.25～1mg，每天 2 次
可乐定	口服	初始剂量 0.1～0.3mg，每 6～8 小时 1 次
地西泮	口服	初始剂量 5～10，每 8 小时 1 次
拉贝洛尔	口服	初始剂量 100mg，每 8 小时 1 次
劳拉西泮	口服	初始剂量 2～4mg，每 6～8 小时 1 次
吗啡	外周静脉	初始剂量 4mg，每 8 小时 1 次
普萘洛尔	口服	初始剂量 10mg，每 6 小时 1 次
羟考酮	口服	初始剂量 10～20mg，每 6～8 小时 1 次
作用于骨骼肌的药物		
巴氯芬	鞘内给药	咨询外科
丹曲林	外周静脉	1～2.5mg/kg，可重复使用，最大累积剂量可达 10mg/（kg·d），然后改用口服
加巴喷丁	口服	初始剂量 100mg，每 8 小时 1 次
难治性症状的药物治疗		
从控制症状治疗和（或）连续输注开始，如苯二氮草类、丙泊酚、芬太尼和右美托咪定滴注。继续治疗直至发作消退。安排药物以预防症状复发。		
非药物治疗		
避免外部刺激，如触摸、翻动、擦拭和气管导管内吸引		

PSH. 阵发性交感神经过度兴奋

苯二氮草类药物是 $GABA_A$ 受体激动药，在治疗躁动、心动过速和高血压等症状方面取得了一定的成功 [23, 25, 26]。但令人担忧的是苯二氮草类药物有可能使新近受伤大脑的神经功能恶化 [27]。为避免如癫痫发作的并发症，必须谨慎地逐渐减少药物用量。所有苯二氮草类药物都可以作为 PSH 治疗的一种选择。但是，对于有过突破性发作的患者，短效苯二氮草类药物更为合适。

治疗肌张力障碍可选择哪些药物？

巴氯芬是一种 γ- 氨基丁酸特异性激动药，是

抑制性神经递质 γ-氨基丁酸的结构类似物。巴氯芬可被用来缓解肌肉僵硬、阵挛和疼痛。已有在自主神经功能障碍或强直发作的情况下使用鞘内注射巴氯芬有效的报道。这些研究显示痉挛（>65%）和紧张（>80%）有显著的即刻改善和有效控制效果。使用 ITB 的需要注意的问题包括脑脊液渗漏和感染的风险增加，以及导管或注射泵的机械问题。有时候解剖异常或脊柱融合会使鞘内导管放置困难。脑室内注射巴氯芬已被证明是 ITB 的安全替代方法。虽然口服巴氯芬可能是首选，但大剂量口服巴氯芬并不能降低外伤性脊髓损伤患者痉挛的频率 [28, 29]。

加巴喷丁是具有激动剂活性的 GABA 类似物。加巴喷丁最初是作为抗惊厥药开发的，也适用于治疗疼痛性神经疾病、痉挛及震颤 [30, 31]。Baguley 等报道了一例患者在入院后 2 个月开始鞘内注射巴氯芬的病例。当患者休息时，ITB 可明显降低患者的肌张力和自主神经功能障碍，但当受到刺激，特别是在肌肉伸展和关节活动时，患者仍会出现自主神经功能障碍。然后患者开始服用加巴喷丁，每次 300mg，每日 3 次用于治疗疑似神经性疼痛综合征。在这个患者中，加用加巴喷丁可立即减少自主神经障碍和疼痛，并改善睡眠和躁动的疗效 [32]。加巴喷丁的镇静作用可能有助于减少躁动。

在肌张力障碍或强直体位的案例研究中有报道使用丹曲林。丹曲林直接作用于骨骼肌，通过干扰肌浆网钙离子的释放来降低肌肉收缩力。丹曲林可能对改善肌张力障碍姿势有效，但引起肝毒性的风险限制了它的使用 [33-35]。在丹曲林治疗期间监测肝功能可帮助预防肝衰竭。

治疗肌张力障碍禁用哪类药物？

通常，出现严重头部损伤的患者会频繁发生肌张力障碍，这让医护人员和家人感到忧虑。因为使用一种或两种药物无法缓解症状，有的医生会使用多巴胺拮抗药，如氯丙嗪和氟哌啶醇，导致目前已经有该类药物导致认知缺陷、精神症状和抗精神病药恶性综合征的报道。抗精神病药恶性综合征通常由自主神经不稳定、高热、强直体位和认知变化组成，这些症状与 PSH 相似，有可能是多巴胺拮抗药的不良反应 [36, 37]。此时，由于可能导致症状恶化，不推荐多巴胺拮抗药用于治疗 PSH。

PSH 的预后如何？

PSH 不直接影响死亡率。该病的发病机制和危险因素尚不十分清楚，但是因为较差的临床结果表现为较差的 GCS 评分和较差的功能独立性评价，所以它对预后的影响是令人担忧的。脑外伤后发生 PSH 的患者住院时间较长，住院时间越长，感染、静脉血栓栓塞、长时间机械通气、高额医疗费用等并发症的风险就越大。此外，经常出现的症状会妨碍很多治疗，如理疗或转到康复科治疗。此外，自主神经系统失调可能导致继发性脑损伤，从而导致 PSH 患者预后不良 [2, 38]。

！　关键注意事项

- 常由脑外伤引起，其次为低氧性脑损伤和脑卒中。
- PSH 在 ICU 患者中的患病率约为 7.7%～33%。
- 当患者出现 PSH 特有的体征和症状时，由于其病理生理学不清楚，鉴别诊断范围广，对临床医师具有一定的挑战性。
- 它的典型特征是突然发病，心率、收缩压、呼吸频率、体温短暂升高，并有出汗伴运动姿势异常。
- PSH 通常与较高的发病率、较高的医疗成本、较长的住院时间和较差的预后相关。

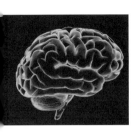

第8章 中枢神经系统感染
CNS Infection

Syed Omar Shah Fred Rincon **著**

付 强 **译**

石广志 张洪钿 **校**

一位原本健康的 29 岁男性因为头痛 2 天就诊急诊科，他有流感样症状、发热及感觉异常。进入急诊科时生命体征为体温 39.6℃、心率 138/min、呼吸频率 24～32/min、血压 88/48mmHg，血氧饱和度 88%（室内空气），格拉斯哥昏迷量表（GCS）评分 10 分。全身查体时患者有轻度不适，结膜充血，咽喉红肿，面色苍白无发绀，下肢有瘀点皮疹，颈强直，心肺查体正常。腹部查体有轻度压痛，但无腹膜刺激征。神志昏迷，对强声及强刺激有反应，可有简单指令性动作。脑神经查体正常，眼底无视盘水肿。双上肢可快速准确定位并移动双下肢躲避，全身大部分反射存在。导尿后仅流出 10ml 深色尿液。

对于这样的患者我们的初步治疗是什么？

因为在急诊科初步评估时发现患者已经有明显的感染和感染性休克征象，这个患者的临床表现提示为中枢神经系统感染和全身多系统损害。首次评估怀疑为颅内感染的患者应包括详细的临床病史、流行病学因素评估、感染的危险因素及医学并发症。首次神经系统评估可提供非常重要的预后信息并可为后续神经系统查体提供基线对比。这个患者需在急诊科隔离，在确诊病因前应持续进行飞沫传播防护措施。在诊断为疑似中枢神经系统感染并完成初步评估后，初始阶段的治疗应该包括 ABC（气道、呼吸、循环）的评估、血流动力学状态的评估、血液和脑脊液标本的采集及早期合理的抗生素治疗。临床表现为精神障碍及神经功能缺失的可疑脑

膜炎患者，尤其是那些 GCS 评分 ≤ 12 分者，需要收住重症医学科观察（框 8-1）。

气道

当出现神经功能快速恶化、意识状态明显障碍及神经反射损害时，需要进行气管插管并给予持续气道管理（框 8-2）[1]。未能及时发现患者通气障碍可能会导致很多并发症如窒息、低氧血症和高碳

框 8-1　ICU 收治指征

- 年龄 >60 岁
- 意识状态有改变且 GCS ≤ 12 分
- 临床或影像学有脑水肿、中线移位或脑积水的证据
- 正确治疗后仍有新的局灶性神经功能障碍或恶化
- 癫痫或代谢性并发症
- 感染性休克和（或）呼吸衰竭需要机械通气

GCS. 格拉斯哥昏迷评分

酸血症。对于颅脑损伤伴有颅高压时，快速气管插管的首选诱导剂是丙泊酚[2]和依托咪酯[3]，这两种均是速效药且不会长时间影响神经系统查体。丙泊酚的不良反应包括药物性低血压，通常需要补液[3]。依托咪酯的不良反应包括恶心、呕吐、肌阵挛、癫痫（通过降低癫痫发作阈值）[3]和肾上腺抑制[4]。咪达唑仑可作为一种替代药物，但也有报道应用咪达唑仑会影响颅内压[2, 5]。琥珀酰胆碱因为其起效快（30～60s）和持续时间短（5～15min）成为最常用的快速气管插管肌松药[6]，它的不良反应包括高钾血症、心律失常，神经病或肌病恶化、恶性高热和颅内占位病变患者ICP升高[3, 7]。因此，在神经系统疾病患者选择肌松药时，应首选非去极化神经肌肉拮抗药，如顺式阿曲库铵[8]、罗库溴铵[3]或维库溴铵[9]。对于ICP升高的患者，进行快速气管插管前静脉注射利多卡因尚未有定论，但有时也建议使用[10]。

框 8-2　气管插管指证（稳定气道）^a

- 无法保护气道
- GCS ≤ 8 分
- 治疗颅内压
- 低氧血症及通气功能障碍（呼吸衰竭）
- 呼吸费力

a. 患者需要安全地完成诊断测试（计算机断层扫描、磁共振成像和腰椎穿刺）

呼吸

治疗的目的是确保患者在足够的氧气水平下进行氧合和通气，并维持正常心功能，这对稳定脑血流至关重要。缺氧与心动过速对脑血流都是有害的，并且有增加脑水肿和升高ICP的危险[11]。

循环

等渗液体复苏和血管加压药适用于脑损伤休克的患者[12, 13]。应避免使用含葡萄糖溶液，因为高血糖可能对损伤的大脑有害[14]。目前的脓毒症治疗指南推荐通过放置中心静脉导管初步评估全身容量状态，目标将CVP维持在8～12mmHg，并使用晶体液、胶体液或血管加压剂将平均动脉压维持在65mmHg或更高水平[13]。尿量应大于0.5ml/(kg·h)，

上腔静脉氧饱和度应大于70%[13]。尽管最近发表的早期感染性休克程序化治疗试验[15]未能显示出早期目标指导治疗的益处，但拯救败血症运动委员会承认结果没有更新指南，因此仍然支持上述建议。这种治疗对此类患者脑血流量的影响尚不清楚。在健康人体中，脑血流自动调节功能可维持恒定的CBF，要求MAP范围维持在60～130mmHg。然而，当患严重中枢神经系统感染时脑自动调节功能可能受损，当MAP降低可导致脑灌注不足甚至脑缺血，当MAP增加可出现脑高灌注进而导致血管源性水肿。在细菌性脑膜炎的各种研究中，脑缺血与神经功能不良或死亡之间的关系已经被证实[16, 17]。脑灌注压＜30mmHg与脑膜炎婴儿和儿童的死亡或主要神经系统后遗症密切相关[18]。综上所述，现有的研究表明，维持适当的CPP（主要通过调控MAP）可预防脑缺血、减轻脑损伤和改善预后。

在ICU中常使用多巴胺、去甲肾上腺素和去氧肾上腺素，它们通过增加MAP来升高CPP。初始血管加压药物的选择取决于患者的临床特点和治疗目标。应考虑血管加压剂对脑血流动力学的影响。理论上讲，中枢神经系统感染时血脑屏障的破坏可能使血管加压药物对脑血管系统产生直接影响。几项研究显示去甲肾上腺素可增加CBF，但对ICP、全脑代谢和耗氧量无作用，这表明，去甲肾上腺素增加CBF的作用与脑自动调节功能异常有关[19]。去甲肾上腺素应作为感染性休克患者首选的血管加压药，必要时可联合使用垂体后叶素[13]。肾上腺素可辅助或替代去甲肾上腺素[13]。多巴胺仅适用于心律失常和（或）心动过缓风险较低的患者[20]。

抗生素使用是否应该在腰椎穿刺之后？何时应进行CT检查？

腰椎穿刺是获得脑脊液和对中枢神经系统感染做出确诊的必要条件。腰椎穿刺初始压力通常会升高，可能在20～50cmH₂O（15～35mmHg）[21]。腰椎穿刺的并发症很多，其中最可怕的并发症是危及生命的脑疝。理论上腰椎穿刺可诱发压力梯度变化从而导致大脑和脑干向下位移。针对这一现象的研究

发现，脑疝多发生腰椎穿刺后>8h[22]。在一项129例成人ICP升高患者的研究中，1%视乳头状水肿患者和12%无视乳头状水肿患者在腰椎穿刺后48h内均出现不良结果[23]。这支持了一种可能性，即本身有颅内占位性病变的患者即使不做腰椎穿刺，也可能发生疝出。在最近一项针对301名成年人的细菌性脑膜炎研究中，查体异常与头颅CT扫描异常多发生在60岁或以上人群，并有中枢神经系统疾病史（肿瘤、卒中、局灶性感染）、免疫抑制状态（人类免疫缺陷病毒，获得性免疫缺陷综合征、化疗、移植术后）、有新发癫痫病史、意识水平异常、神经系统检查异常（如凝视、视野缺损，偏瘫）[24]。基于该研究，指南制定委员会在细菌性脑膜炎的治疗上推荐对所有出现这些异常表现的患者进行头部CT扫描[21]。CT扫描对评估中枢神经系统感染的并发症，如脑水肿或脑占位（脓肿或出血）至关重要，即使有一些数据提示CT扫描对预测腰椎穿刺后脑疝发生的敏感性并不高，也应对所有患者进行CT检查[25, 26]。在腰椎穿刺前进行CT扫描不影响抗生素早期给药时机。

应进行分析哪些脑脊液和血清项目？

腰椎穿刺后应检查脑脊液中葡萄糖含量、蛋白水平、细胞分类计数。糖含量降低、多核白细胞增多和蛋白质水平升高通常提示细菌感染。另外，病毒感染往往有轻度蛋白水平升高、葡萄糖含量正常，细胞分类计数往往显示感染初期多核白细胞占比高，但仍以单核白细胞增多为主[27]。提示为细菌来源感染的证据如下：葡萄糖浓度<34mg/dl，CSF与血清葡萄糖含量比<0.23、蛋白质含量>220mg/dl和脑脊液细胞增多>2000/μl[28]。据报道，60%~90%的细菌感染病例中革兰染色呈阳性[29]。当菌落形成单位>10^5CFU/ml时，97%的革兰染色呈阳性，而菌落形成单位在10^3~10^5CFU/ml时，60%的革兰染色呈阳性。在进行革兰染色的同时，应根据患病的可能性和暴露程度考虑行墨汁染色和抗酸染色。70%的细菌感染病例经过细菌培养可确诊。根据患者的病史，还可以进行病毒和真菌培养。如果怀疑病毒感染，应进行全脑炎组合检查，包括单纯疱疹病毒1型和2型、西尼罗病毒和

肠道病毒。这些PCR检测的敏感性因微生物不同而不同，为61%~88%，特异性>95%[29]。

除了腰椎穿刺外，还应进行血液培养，因为近50%病例血液培养呈阳性[30]。实验室炎症标志物如血沉、C反应蛋白及降钙素原水平的检测有助于区分细菌和病毒感染。根据患者的病史，艾滋病毒检测可能有助于显示免疫缺陷状态，这会改变对可疑患者的治疗方案。

在选择和应用合适的抗生素治疗方案时，有哪些重要的考虑因素？

中枢神经系统感染的治疗关键是早期给予合适的经验性抗生素[31]。经验性抗生素方案的选择根据可疑病原体和该病原体的本地耐药性而有所不同。可疑的病原体种类因患者的年龄、免疫状况、易感条件和其他并发症等因素而异。治疗的关键在于对患者进行最有可能的致病微生物评估，并对这些潜在的可疑微生物进行静脉抗感染治疗。由于缺乏前瞻性数据，目前的指南建议没有提供从患者出现症状到应用合适抗生素方案的推荐时间范围，然而感染性休克患者的治疗经验表明，抗感染治疗越早越好[32, 33]。相关研究表明，及时给予抗生素治疗的患者可以降低死亡率，并减少神经系统并发症[34, 35]。回顾性观察数据显示，抗生素治疗的延迟与不良结果独立相关[36]。如果在腰椎穿刺前使用抗生素，可能会使细菌革兰染色阳性率或脑脊液培养阳性率降低20%[21]。因此，当抗生素给药前无法完善腰椎穿刺时，应在抗生素给药后尽快进行腰椎穿刺，尽量减少对革兰染色和细菌培养结果的影响（见第53章，图53-2，在严重脓毒症和感染性休克中选择合适的经验性抗生素的指南）。

除了应及时给予适当的抗生素治疗外，抗生素的剂量也非常重要。药物通过血脑屏障的转运依赖于几方面因素，包括但不限于以下因素，如亲脂性、蛋白结合性和合并炎症，许多常用的抗生素血脑屏障穿透性差[37]。由于一些药物静脉注射疗法时血脑屏障穿透性差和全身毒性高，一些医生应用脑室内直接给药来治疗严重颅内感染[21]。确定病原体后应回顾和调整抗生素治疗方案，以达到最有效的抗感染治疗效果。

经验性治疗方案在诊断性结果回报前还包括病毒性脑炎的治疗。尽管经验性抗病毒治疗通常仅限于疱疹病毒引起的感染，但据报道许多病毒均为脑炎的病因。此外，对于在流行季节里发生了立克次体或埃利希体感染并出现体征和症状的患者，经验疗法可能包括多西环素治疗。经验性治疗方案不应常规包括除细菌性脑膜炎以外针对其他类型脑炎的药物。只有在确定有其他特定的病毒感染后才应开始针对性治疗。临床实践指南可用于指导脑炎的治疗并有助于正确抗感染治疗方法的选择[38]。

尽管经过治疗后微生物培养阴性，治疗时间也应持续至少 7d，如果确诊为李斯特菌，疗程需持续 3～4 周[21]。肺炎链球菌感染需治疗 10～14d，无乳链球菌需治疗 21d，脑膜炎奈瑟球菌和流感嗜血杆菌抗生素需治疗 7d[29]。免疫功能低下患者则根据他们的临床反应，可能需要更长的治疗时间。

在中枢神经系统感染患者的经验性治疗中类固醇激素起什么作用？

细菌性脑膜炎的实验模型证实了蛛网膜下腔炎症反应的存在是相关致残致死的主要促进因素[21]。一项对家兔的研究表明，脑膜炎的早期出现的听力损失可先于脑脊液出现炎症变化[39]。大部分支持在中枢神经系统感染中使用皮质类固醇的数据来自儿童人群。1988—1996 年对婴儿和儿童进行的所有研究的荟萃分析都表明如果皮质类固醇激素在治疗开始即应用或与第一次剂量的抗生素同时使用，可降低流感嗜血杆菌感染患者的听力损害及对抗肺炎链球菌感染所导致的严重听力丧失[40]。到目前为止，只有一项随机、双盲、安慰剂对照试验得到证实在颅内感染时应用类固醇激素可显著降低成人死亡率[41]。在这项研究中，患者静点地塞米松 10mg，每 6h 1 次，连续 4d，第一剂在抗生素使用前 15～20min 静点。随机分配到地塞米松组的患者的不良反应发生率及死亡率显著降低，但值得注意的是，唯一有统计学意义上的不良结果（26% vs. 52%，P=0.006）和死亡率（14% vs. 34%，P=0.02）降低的患者为肺炎球菌性脑膜炎患者，然而其他亚组不良结果和死亡率降低的患者相对较少。这项研究的延续旨在检测辅助性地塞米松治疗对神经心理

长期潜在的有害影响[42]。地塞米松治疗不影响整体认知障碍的概率。本研究确实发现了一个有统计学意义的结果肺炎球菌性脑膜炎患者认知功能障碍发生率较脑膜炎球菌性脑膜炎高（21% vs. 6%），差异有统计学意义（P=0.05）。

最近的一项 Cochrane 荟萃分析比较了 25 个随机试验 4121 名患者的结果。应用糖皮质激素治疗后严重听力丧失概率极低（相对风险，0.67；95% 置信区间，0.51～0.88）或几乎没有听力损失（相对风险，0.74；95%CI 0.63～0.87）[43]。当对比高收入国家和低收入国家患者的研究结果，应用类固醇激素只在高收入国家有益。糖皮质激素治疗的患者和对照组间在长期神经后遗症方面无明显差异（相对风险，0.90；95%CI 0.74～1.10）。在死亡率的差异方面，接受糖皮质激素治疗的成年人死亡率下降的趋势并不明显（相对风险，0.74；95%CI 0.53～1.05）；但是由肺炎链球菌引起的脑膜炎患者的死亡率是降低的（相对风险，0.84；95%CI 0.72～0.98）。

虽然有数据支持，但是在脑膜炎中使用类固醇激素仍存在争议，因为抗生素渗透到脑脊液依赖于脑膜炎症，而使用地塞米松可能会降低炎症反应。一项用兔子做的研究表明，地塞米松显著降低万古霉素渗透入 CSF 中的浓度[44]。目前仍不确定这些结果可否应用到人类的模型中，但在一项研究中检测了 CSF 中的万古霉素浓度，其中 93% 的患者接受了类固醇激素治疗，脑脊液的万古霉素平均浓度高于最低抑菌浓度[45]。

基于 2013 年的 Cochrane 荟萃分析[43]，地塞米松应该给发达国家的成年人使用，因为关于发展中国家的数据不足以令人信服。这可能是因为发展中国家临床诊断延迟、获得医疗保健率低、艾滋病毒感染发生率高、营养不良和预期寿命缩短。尽管如此，目前的指南建议在所有疑似细菌性脑膜炎的婴儿、儿童和成人中，在抗生素治疗前 10～20min 或与抗生素治疗一起使用地塞米松 0.15mg/kg，每 6h 一次，静脉注射，持续 2～4d[21]。类固醇激素不应该在抗生素之后使用，这样使用无益。在没有脑脊液革兰染色或血液培养肺炎球菌脑膜炎证据的成年人中，皮质类固醇应该停止使用。目前的数据不支持将其用于疱疹性脑炎[38]。

我们应该关注该患者的 ICP 增高吗？他具备 ICP 监测的适应证吗？

颅内压增高伴发脑疝并压迫脑干是中枢神经系统感染患者最常见的死亡原因 [46, 47]。细菌性脑膜炎中 ICP 升高多继发于脑水肿加重。此外，高 ICP 可能是由于静脉窦血栓性闭塞引起的静脉充血导致颅内血容量增加或由于高脑血流和血管调节功能损伤导致的动脉扩张 [48, 49]。很重要的是，CT 扫描和视盘水肿均无法预测急性患者 ICP 升高，但对于有急性脑疝征象（如瞳孔异常或运动姿势异常）的昏迷患者及 CT 扫描显示有脑移位和占位效应等异常的患者，我们要高度警惕是否存在颅内压增高。

当怀疑有颅内压增高伴急性脑疝时，头部应该抬高到 30° 并应给予 20% 甘露醇 1.0～1.5g/kg 快速输注，患者应该过度通气使 $PaCO_2$ 维持在 26～30mmHg。如果患者有低血压，可自中心静脉给予输注 23.4% 高渗盐水 0.5～2.0ml/kg 作为甘露醇的替代 [50]，但是没有证据表明这两种药物可用于治疗中枢神经系统感染所致的 ICP 增高。在高渗盐在感染性脑水肿的治疗上比甘露醇有一些优势。

脑毛细血管对钠的渗透系数为 1.0，对甘露醇为 0.9，说明高渗盐水不能有效渗透出脑毛细血管。在应用一剂高渗盐水的最初几小时内，脑脊液中钠的浓度没有变化，这是高渗盐水作为一种有效的渗透剂治疗脑水肿的疗效基础 [51]。因此，在感染相关的脑水肿中，血脑屏障的通透性或完整性受到破坏，低渗透性药物如高渗盐水比高渗透性药物如甘露醇可以产生更强的渗透作用。高渗盐水因其抗炎作用而具有神经保护作用 [52, 53]。甘露醇具有自由基清除作用可预防生化损伤 [54]。此外，甘露醇的利尿作用，在低血容量患者中应用相对禁忌，高渗盐水在低血容量和低血压者中效果较好，是该类患者及严重脓毒症或感染性休克患者的首选药物。高渗盐水的不良反应包括液体超载、血液和电解质异常，如血小板聚集减少和凝血时间延长引起的出血、低钾血症和高氯性酸中毒 [55]。治疗中绝不能让血清钠水平在 24h 内下降＞12mEq/L，因为突然停止高渗治疗可能会导致脑水肿反弹，导致颅内压升高和（或）脑疝 [55, 56]。甘露醇的不良反应包括反常性脑水肿和高颅内压反弹，根据其具有透过血脑屏

障的倾向，可增加中枢神经系统水含量。其他不良反应包括高渗血症和肾衰竭，特别是当血清渗透压＞320mOsm/L 时可破坏肾髓质梯度。

当 ICP＞20cmH$_2$O（15mmHg）时应积极治疗，以防止脑疝及不可逆的脑干损伤。对脑膜炎患者的研究表明，死亡患者 ICP 平均值明显高于生存者 [47]。当放置了 ICP 监测装置，应随时保持适当的 CPP 和正常的 ICP。研究结果发现，细菌性脑膜炎患者 CPP ≤ 50mmHg 的死亡率为 100% [57]，初始 ICP＞40mmHg 的患者死亡率为 75% [57]。因此，识别颅内高压征象、施行全面的监测及积极的治疗是十分重要的。在大多数细菌性脑膜炎患者中，采用不同的措施和非传统的容量靶向 ICP 治疗（Lund 概念）可成功降低高颅压 [58]。

对于严重或难治性颅内压升高，巴比妥酸盐和诱导治疗性低温治疗均是通过降低脑代谢来控制难治性 ICP 升高的有效方法，均会出现 CBF 减少。这两项技术的实施都需要专业人员、先进的技术设备及持续脑电监测，并可能产生严重的并发症。

我们应该对该患者进行预防性抗惊厥治疗吗？

细菌性脑膜炎患者的癫痫发生率为 5%～27% [59]，病毒性脑炎患者的癫痫发生率为 62%～67% [60]，确诊脑炎和 GCS 评分＜12 分是癫痫发作的独立预测因素 [61]。肺炎球菌性脑膜炎癫痫的发生率明显增加（与脑膜炎球菌性脑膜炎相比为 24% vs. 5%）[62]。其余的癫痫发作危险因素包括心动过速、入院时 GSC 评分较低、肺炎链球菌感染和局灶性脑发育畸形 [62]。在本研究中，癫痫患者的脑脊液白细胞数＜1000/mm^3（36% vs. 25%，$P = 0.01$），CSF 蛋白水平平均值较高（4.8g/L vs. 4.1g/L），ESR 平均值高（46mm/h vs. 36mm/h，$P = 0.02$）。没有数据支持中枢神经感染患者使用预防性抗癫痫治疗，但对那些运动异常、反复意识丧失、感觉异常的患者应怀疑有癫痫发作并给予预防性抗癫痫治疗 [63]。事实上，急性脑膜炎患者发作癫痫往往是预后不良的征象。一项 696 名社区获得性细菌性脑膜炎患者的观察性横断面前瞻性全国队列研究显示，癫痫发作的患者死亡发生率为 41%，无癫痫发作患者死

亡率为 16%（*P*＜0.001）[62]。持续脑电监测适用于脑膜炎伴癫痫发作的患者并有助于识别亚临床癫痫发作及预后差的癫痫类型，如周期性偏侧性癫痫发作[64]，但是尚未达成对于这些类型癫痫是否需要处理及如何处理的共识[65]。有癫痫发作的脑膜炎患者在脑膜炎治愈后仍有癫痫发作的风险。以人口为基础的 199 名脑膜炎幸存者的队列研究显示，这些脑膜炎患者有长达 20 年的癫痫突然发作风险，13%的细菌性脑膜炎患者有早期癫痫发作，2.4% 的细菌性脑膜炎患者无早期癫痫发作[66]。

一旦该患者在急诊室苏醒过来，下一步该怎样治疗？

感染性休克患者需转入 ICU（框 8-1），应继续进行持续的液体复苏，并对伴随的器官衰竭进行系统性优化治疗。对于感染性休克患者应采用最佳的心血管功能监测包括有创动脉血压、CVP 和肺动脉导管监测。对于意识水平低下（GCS ≤ 8）、CT 有急性脑积水或颅内占位征象、预后需要积极 ICU 治疗的患者应行 EVD[67]。ICU 对中枢神经系统感染患者的监测遵循感染性患者和感染性休克患者的常规指南[33]。此外，还可以监测 cEEG 和 SCVO₂（中心静脉血氧饱和度）、PbtO₂（脑组织氧分压）和 JbO₂（脑组织氧含量），但这些数据均不能改变患者结局。

患者体位

为了使 ICP 最小化，降低机械通气患者发生呼吸机相关性肺炎的风险，应将头部抬高 30°。在机械通气患者中，需要以肺通气量和全身容量的需求指导抬高头位的角度。

液体

等渗性液体（如 0.9% 的生理盐水）作为脑膜炎患者的标准静脉置换液体，应以约 1ml/（kg·h）的速度输注，以达到血容量平衡和每小时尿量＞0.5ml/kg 的目标。0.45% 盐水或 5% 葡萄糖液等形式的游离水会沿着渗透梯度流向损伤的脑组织，所以它们会加重脑水肿并增加 ICP[14]。全身性低渗透压（＜280mOsm/L）可以用甘露醇或 3% 高渗盐处理，应通过监测体液平衡和体重及维持正常

的 CVP（范围为 6～8mmHg，或在感染性休克时，CVP ≥ 8～10mmHg）来维持等血容量状态。

镇静

镇静药可用于减轻患者疼痛、躁动并减少 ICP 的波动。一般来说，大多临床医师更喜欢选用对 ICP 没有影响的镇静药。镇静药的主要缺点是会影响那些需要进行临床观察的患者神经系统查体。首选药物是使用丙泊酚或咪达唑仑加舒芬太尼或芬太尼进行短期镇静[2, 8, 9]。

高血糖的管理

虽然缺乏中枢神经系统感染的数据，但高血糖和胰岛素抵抗几乎是败血症患者的普遍表现[68]。因为对健康人来说，细胞可以通过下调葡萄糖转运蛋白来保护自身，所以高血糖对危重症人群的毒性较健康人的更大[69]。在危重症时，高血糖的急性毒性作用可能是由细胞葡萄糖累积超载，以及更严重的糖酵解和氧化磷酸化等明显的毒不良反应所致[70]。在一项荷兰的队列研究中，高血糖浓度与入院时较低的 GCS 评分和不良的临床结果有关[71]。当然低血糖发生也与死亡率的增加[72]和更差的神经系统结果有关[73]。即使在加强治疗过程中，严格的血糖控制也与降低 ICP、缩短机械通气时间及减少神经危重症患者癫痫发作有关[74]。因此，为了将严重低血糖的风险降到最低，并避免出现高血糖相关性神经损伤恶化，严格控制血糖是正确的，控制目标为 100～150mg/dl。

预防深静脉血栓形成和（或）充分抗凝治疗

由于肢体瘫痪和长时间制动，危重患者极有可能发生深静脉血栓形成和肺栓塞，这是一种潜在的致命并发症。可供选择的治疗方案包括动态加压装置、普通肝素或低分子肝素。此外，成人细菌性脑膜炎的脑血管并发症如静脉血栓形成或静脉性脑梗死发生率为 15%～20%。对那些意识障碍加重、癫痫发作、局灶性神经功能异常、非动脉分布区脑梗死的患者需考虑静脉和静脉窦血栓形成的可能性。在这种情况下，应考虑用肝素进行完全抗凝，因为已发现普通肝素除了对凝血有明显的作用外还具有调节炎症过程作用。细菌性脑膜炎患者接受抗凝治

疗时有很高的脑出血风险[75,76]。

营养

所有危重神经患者均应在 48h 内给予肠内营养以避免蛋白质分解代谢和营养不良。鼻十二指肠管可以减少误吸窒息的风险。

诱导低温疗法

脑膜炎患者常见的 ICP 升高通常发生在入院后 12h 内，这段时间恰好与抗生素抗炎症反应增强和脑水肿加重重叠[46]。认识到上述病理生理的顺序可以为减轻炎症反应和治疗或预防继发性神经元损伤提供帮助。目前的证据支持对有心室颤动心搏骤停的患者使用诱导低温疗法[77-79]。在重症脑膜炎动物模型中的应用亚低温保存了血脑屏障功能的标志物，减少了兴奋性氨基酸的释放，减少了脑脊液一氧化氮，减少了脑组织中过氧化物酶的活性[80]，并降低了颅内压[81]。在法国，一个开放的多中心随机临床试验，纳入了 49 家 ICU 的 98 例 GCS ≤ 8 持续时间 < 12h 的社区获得性细菌性脑膜炎成人昏迷患者，随机分为两组，一组用 4℃ 冷盐水进行诱导性低体温，将体温降至 32～34℃ 维持 48h，另一组进行常规治疗[82]。低体温组与对照组比较 [25/49 例（51%）vs. 15/49 例（31%），P=0.04]，由于低体温组死亡率过高试验提前终止。在 3 个月的时候，低温组 86% 的人有不良结果，而对照组 74% 的人有不良结果（相对风险，2.17；95% CI，0.78～6.01，P=0.13）。经过对年龄、纳入时 GCS 评分、有无感染性休克等因素调整后，低温组死亡率仍高，差异无统计学意义（危险率，1.76；95% CI，0.89～3.45）。从这项研究中可以确定，低温不但不改善结果，甚至还有害。因此在这项研究中，患者最终均被动复温。被动复温可引起电解质异常、癫痫发作，最重要的是脑水肿反弹。然而，造成研究失败的原因归结于核心方法有误。无论目前的文献如何看待低温治疗，对于持续发热的患者应该恢复正常体温。

有没有其他或新兴的脑膜炎治疗方法吗？

有其他方法，目前有数据表明尼莫地平和他汀类药物可能在脑膜炎治疗中发挥作用。

尼莫地平

在细菌性脑膜炎患者中，组织型纤溶酶原激活物、纤溶酶原激活物及纤溶酶原抑制剂 –1 在脑脊液和血清中的浓度升高，提示纤维蛋白溶解降低[67]。在一组 12 例细菌性脑膜炎患者中，血清尿激酶和组织型纤溶酶原激活物蛋白浓度升高与不良结局相关[83]。在 SAH 治疗中应用尼莫地平可降低纤溶酶原抑制药 –1 水平，提示其具有纤溶活性[84]。已知尼莫地平具有神经保护作用，并在血管收缩或血管痉挛中发挥一定作用。尽管只是推测，但这些发现表明纤溶障碍可能在细菌性脑膜炎的发展过程中扮演重要角色，尼莫地平可作为一种有用的辅助治疗[85]。

他汀类药物

这类药物可以减少白细胞侵入中枢神经系统，完全消除细菌性脑膜炎的发热。这种神经保护作用可以用该药物的多效性和抗炎特性来解释。他汀类药物可以下调许多急性期的细胞因子和趋化因子的产生，如肿瘤坏死因子 α 和白细胞介素 IL–1β 和 IL–6。他汀类药物通过上调内皮一氧化氮合成酶表达、诱导内皮一氧化氮合成酶磷酸化、直接激活内皮一氧化氮合成酶等途径增加具有神经保护作用的内皮一氧化氮合成酶的活性[86]。

除了脑膜炎之外，还有其他需要关注的细菌感染吗？

脑脓肿是由细菌直接侵入或血源播散引起的脑实质内局部占位。细菌的直接侵犯通常形成单发脓肿，多由各种相邻部位感染，如乳突炎、中耳炎、鼻窦炎、牙齿感染或继发于神经外科手术操作损伤。血源性播散容易产生多发脓肿[87]。细菌性心内膜炎、腹部感染、脓胸或皮肤感染均可出现中枢神经系统的血源性播散。尽管有很多生物体被描述为脑脓肿致病菌，如假单胞菌，肠杆菌科，梭菌芽孢杆菌和嗜血杆菌，但最常见的引起脑脓肿的细菌是金黄色葡萄球菌和草绿色链球菌[88]。与脑膜炎相似，有 ICP 升高迹象的患者应在腰椎穿刺前进行 CT 检查。一旦怀疑是脑脓肿，应立即进行核磁共振成像以检测病变卫星灶，并确定脑水肿的程度和坏死的程度。弥散加权成像的高信号病变提示弥散受限[89]。病变的高信号特点与急性缺血性病变相比，提示有脓液样黏性物质。这些病变的治疗通常包括内科和外科治疗。除万古霉素和头孢曲松外，如有厌氧菌建议使用甲硝唑治疗直至无菌。与脑膜炎相比，脑脓肿的治疗时间更长，通常为6～8周。

其他需要关注的细菌感染还有发生在颅骨内板与硬脑膜之间的硬膜外脓肿。这可能继发于颅骨骨折或由额窦感染播散。硬膜下脓肿发生在硬脑膜和蛛网膜之间，也是最常见的窦腔感染。感染性颅间静脉血栓性静脉炎导致化脓性颅内血栓性静脉炎，通常是脑膜炎、脓肿或脓胸的并发症。

急性病毒性中枢神经系统感染可由多种不同的病毒引起且临床表现不一，可表现为无菌性脑膜炎的重叠特征、脑膜脑炎、脑膜脊髓炎或脑膜脑脊髓炎。由于大众免疫力的提高，麻疹病毒、流行性腮腺炎病毒、风疹病毒和脊髓灰质炎病毒等病原体的发病率已下降。中枢神经系统病毒性感染也表现为因传染源的差异出现地理性分布，因此询问病史时近期旅行史很重要。病毒性脑膜炎患者往往表现为头痛、发热、恶心和（或）颈强直。脑病患者也有这些症状，但除此之外还有显著的神经功能损害，包括精神状态改变、局灶性神经功能缺损和（或）癫痫发作。

对疑似病毒性中枢神经系统感染患者的初步治疗与上述细菌性脑膜炎治疗相似，包括神经影像学检查、腰椎穿刺和实验室结果分析。应该尽快使用抗病毒药物，而不应因腰椎穿刺的延误而被推迟。对患者进行全身查体可以发现一些病毒感染的线索。对弛缓性麻痹伴有脑炎的患者应该考虑西尼罗病毒感染[90]。躁动、喉痉挛和恐水症可见于狂犬病。特定部位皮肤出现水疱应考虑水痘带状疱疹病毒感染[91]。

所有疑似中枢神经系统病毒感染的患者都应进行神经影像学检查。虽然CT扫描有助于排除巨大占位性病变，但最优检查仍是MRI。单纯疱疹病毒脑炎往往表现为颞叶异常[92]，树状病毒（节肢动物传播的病毒）及东部马脑炎或西尼罗病毒感染常见基底节、丘脑或脑干区受累[93, 94]，脑脊液表现为淋巴细胞比例高、白细胞计数升高、蛋白水平轻度升高，葡萄糖浓度正常。确定病毒感染患者脑脊液中红细胞可有可无。可以送检病毒培养，但阳性率远不如PCR高。一项22 394份脑脊液样本的病毒培养回顾性研究发现，<0.1%的样本培养出非肠病毒及非疱疹病毒，这表明相较于应用PCR时，病毒培养没有任何优势[95]。HSV-1、HSV-2、肠病毒应进行常规PCR检测，在怀疑西尼罗病毒、巨细胞病毒和水痘带状疱疹病毒时也应检测PCR。所有怀疑患有脑炎的患者都应进行脑电图检查，儿童脑炎患者87%～96%有脑电图异常，颞部病灶提示单纯疱疹病毒性脑炎[96, 97]。

HSV 脑炎

没有经抗病毒治疗的疱疹性脑炎死亡率高达70%，即使使用抗病毒药物死亡率仍居高不下。患者表现为发热、头痛、局灶性神经性障碍、精神状态变化和（或）癫痫发作。通常，当前颞叶受累损伤时患者出现顺行记忆障碍。90%的病例是由HSV-1引起的[98]。除非脑脊液红细胞升高或黄染，病毒感染时脑脊液变化是比较典型的。HSV DNA PCR可确诊疱疹病毒性脑炎，灵敏度为>95%，即使在治疗的第一周DNA仍然可检测出[99]。早期的改变通常是单侧的，但可能涉及两个半球，通常涉及额叶下部，也可能出现在顶叶和枕叶[100]。如上所述，每位HSV患者应该检查EEGs，结果多

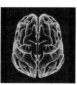

一名35岁妇女因发热、头痛和癫痫初次发作就诊急诊科。在过去的几天里，她发热和头痛发作的频率逐渐增加。头部CT显示左侧颞叶低密度。脑脊液研究显示红细胞、白细胞增多、蛋白质水平升高，以及脑脊液/血清葡萄糖比率正常。应该注意哪些方面？

数是不正常的。几乎所有确定诊断的疱疹病毒性脑炎在颞叶均有间歇性、周期性、单侧的癫痫样放电[101]。

治疗包括及时应用抗病毒药物。标准治疗方案是静脉滴注阿昔洛韦10～15mg/kg，每日3次，连续14d，最初的研究显示死亡率下降，但考虑到这些患者6个月的功能结果较差，建议疗程延长至14～21d[38, 60]。最近完成的一项临床试验评估了在HSE患者接受阿昔洛韦治疗后，为期90d的伐昔洛韦与安慰剂治疗对比，目前结果尚未发表[102]。ICP监测可能是必要的，但研究尚未证明其有效性。与单独使用抗病毒药相比，使用抗病毒药联合类固醇激素的回顾性研究显示其疗效有所改善[103]。癫痫发作是疱疹病毒性脑炎的一种常见临床表现，但缺乏关于癫痫预防治疗的研究，但是仍建议癫痫发作的患者至少持续一年服用抗癫痫药物。

水痘带状疱疹病毒

水痘引起广泛的神经系统疾病，超过一半的患者同时患有带状疱疹或水痘[91]。在对水痘有免疫的国家发病率较低。患者通常表现为水泡皮疹或带状疱疹后出现精神状态变化。虽然免疫正常的患者可以发展成水痘带状疱疹病毒性脑炎，但艾滋病或免疫抑制患者更常见[104, 105]。患者脑脊液中有蛋白升高，白细胞以单核细胞为主。可以对水痘带状疱疹病毒进行PCR检测，脑膜炎、脑膜脑炎和脑炎病毒含量高，而只有脑神经病变的患者病毒含量低。水痘带状疱疹病毒可引起血管病变，导致梗死和（或）出血，因此MRI弥散序列检查很有帮助。目前还没有针对水痘带状疱疹病毒有效治疗的大型随机临床试验。建议静脉注射阿昔洛韦，每日3次，每次10～15mg/kg，连续7d[106]。如果存在与感染相关的血管病变，则建议使用类固醇激素。

西尼罗河病毒

西尼罗河病毒最初于1940年在乌干达西尼罗河沿岸被分离出来，是日本脑炎病毒复合体之一[107]。它曾被认为致病力较小，直到1999年在纽约造成62人发生脑炎，其中7人死亡[90]。它现在是世界上最常见的虫媒病毒之一，在北美、欧洲、中东和南亚都有爆发。几乎所有的感染都是通过蚊子即库蚊类叮咬。

西尼罗河病毒感染可无症状，也可导致致死性脑膜炎和脑炎。大约250人中有1人出现神经侵袭性疾病。导致脑膜炎或脑炎的危险因素是高龄、器官移植和癌症[90]。神经侵袭性疾病患者临床表现与病毒性感染相似，伴有脑膜炎、脑炎或弛缓性麻痹症状[108]。与其他病毒感染的影响相反，西尼罗河病毒可能通过影响前角细胞而导致急性弛缓性麻痹[109]。患者在首发症状出现后48h内出现不对称肌无力。这些患者中有1/3恢复原样，1/3部分改善，最后1/3没有改善[110]。

脑脊液出现蛋白质升高和淋巴细胞增多。MRI表现为弥漫性和非特异性，但可在基底神经节、丘脑、脑膜、脊髓、马尾和神经根处看到改变。MR图像正常或仅弥散加权图像异常的患者预后最好，而 T_2 和 FLAIR 图像信号强度异常的预后最差[111]。

对西尼罗河脑膜炎和脑炎的治疗主要是支持治疗。包括利巴韦林、静脉注射免疫球蛋白和干扰素在内的多种药物在没有任何有力证据的情况下被尝试使用[112-114]。这些患者的长期预后有很大的差异性，部分患者不会改善严重的无力症状。

中枢神经系统真菌感染越来越常见[115]。这很可能是由于接受移植免疫抑制的患者和艾滋病等疾病抑制免疫系统的患者数量均有所增加。免疫系统完整也容易患中枢神经系统真菌感染，如最近在北

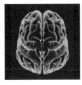

一位45岁男性有艾滋感染病史但未治疗，近3周头痛并进行性加重。今日出现颈强直，畏光，呕吐。我们应该排除哪些疾病？

美爆发的鞘内注射后中枢神经系统真菌感染[116]。

新型隐球菌

隐球菌病是免疫缺陷患者最常见的中枢神经系统真菌感染。病原菌可能是新型隐球菌或 gattii 隐球菌。原发性隐球菌感染常见于肺，但可以迅速播散到中枢神经系统并出现症状。全世界每年约有100万例感染，其中60多万例死亡[117]。

隐球菌性脑膜炎表现为头痛、发烧、心神不安、脑膜炎、持续数周的畏光、呕吐和（或）脑神经麻痹。早期实验室检查应包括艾滋病毒患者的CD4计数，以及血清隐球菌抗原水平。腰穿脑脊液的典型表现为白细胞计数的<50/μl且以单核细胞为主同时合并葡萄糖含量低。蛋白质水平通常只是轻度升高。25%～30%的隐球菌性脑膜炎患者脑脊液培养阳性但脑脊液化验正常[118]。脑脊液应送检隐球菌抗原水平检测和培养及墨汁染色。MRI显示有脑膜强化和脑实质改变，最常见于中脑和基底神经节处。典型表现为局灶性、卵圆形病变，并伴有周围无增强或结节性增强[119]。

治疗应侧重于杀菌剂和抑菌剂。美国感染性疾病协会指南的治疗包括三个阶段的方案：①初始诱导，最好使用两性霉素 B[0.7～1mg/（kg·d）]和氟胞嘧啶[100mg/（kg·d）]治疗至少2周后；②氟康唑（400mg/d）巩固治疗8周；③维持治疗用氟康唑，200mg/d，持续6～12个月[120]。对于HIV患者治疗持续直到CD4细胞计数>100/μl和病毒含量非常低或检测阴性后至少3个月。

还应该考虑哪些真菌感染？

粗球霉菌是美洲西南部、中部及南部的地方病，它通常是通过吸入传播。50%的播散性感染病例中发生粗球霉菌性脑膜炎，多累及颅底软脑膜。这些患者发生脑积水的风险很高[121]。脑脊液抗体检测是鉴定这种生物最敏感的方法。常选择氟康唑治疗。

皮炎芽孢菌流行于密西西比俄亥俄河谷地区，可表现为脑膜炎、脑炎甚至脑脓肿。脑脊液通常表现为淋巴细胞增多、蛋白升高、葡萄糖正常。培养阳性率低，难以确诊。治疗方法为脂质体两性霉素 B 加氟康唑，疗程至少12个月[122]。

荚膜组织胞浆菌也是密西西比俄亥俄河谷大湖地区的特有菌种，以吸入为传播方式，可发生在免疫能力健全的个体。患者可表现脑膜炎、心内膜炎和脑炎甚至脊髓病继发的脑栓塞。MR 图像显示增强的病变为非干酪性肉芽肿。典型的脑脊液表现为淋巴细胞增多和蛋白升高[123]。用脂质体两性霉素 B治疗，然后用伊曲康唑治疗至少1年，直到脑脊液化验正常[124]。

！ 关键注意事项

- 对疑似中枢神经系统感染患者的初步评估应包括详细的临床病史、流行病学因素评估、感染风险因素和内科并发症。
- 在对潜在的中枢神经系统感染进行初步评估和诊断之后，初步治疗应包括评估 ABC、评估血流动力学状态、收集血液和脑脊液样本，以及开始适当的抗感染治疗。
- 腰椎穿刺是获得脑脊液和对中枢神经系统感染做出确诊的必要手段。虽然腰穿在某些患者中可能是禁忌的，但不应延迟抗生素的及时应用。
- 治疗中枢神经系统感染的关键是尽早提供适当的经验性抗生素方案，经验性方案的选择将根据怀疑的微生物种类和当地微生物耐药性而有所不同。
- 链球菌性脑膜炎可使用类固醇，应在首次使用抗生素之前或与之同时使用。
- 伴有脑疝压迫脑干的颅内压增高是中枢神经系统感染患者最常见的死亡原因。严重脑膜炎患者应采取降低 ICP 或预防高 ICP 的措施。

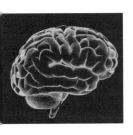

第9章 脑肿瘤的 ICU 治疗
ICU Management of Brain Tumors

Simon Hanft　Michael B. Sisti　**著**

杨建凯　施辉波　**译**

石广志　张洪钿　**校**

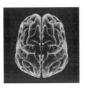　患者是一名52岁女性，既往无明显病史，出现头痛，随后摔倒，但无意识障碍。在接下来的几天里，患者头痛持续加剧。入院当天，她主诉头痛剧烈，然后又摔了一跤，随后被送到附近的急诊室，查头颅CT检查提示头部有一个巨大的占位性病变，很可能是大脑镰旁脑膜瘤。患者很快出现癫痫发作，然后变得迟钝，瞳孔不等大。在给予甘露醇治疗后，患者被转移到神经重症监护室进行进一步的治疗。

到达神经重症监护室后，给予患者气管插管，患者双眼紧闭，不能遵嘱，右侧瞳孔直径5mm，光反射消失，左侧瞳孔直径3mm，光反射存在，角膜反射和咽反射完整。患者右上肢和右下肢可快速准确定位，刺痛左上肢和左下肢可见屈曲。入院时的生命体征：体温37.6℃，心率91/min，窦性心律，血压120/67mmHg（袖带读数）。机械通气设置为容量控制的辅助/控制模式。

对于这个患者的治疗，第一步应该怎么做？

患者出现明显脑疝的临床表现。患者神志昏迷和丧失气道保护提示需要机械通气，右瞳孔扩大和对光反射消失、左上肢/左下肢呈屈曲姿势等神经症状证实患者右侧脑干受压。这个患者的神经系统症状是最严重的，因此需要治疗医生的密切关注。

即刻头颅CT（图9-1）显示肿块的位置、中线移位程度、水肿、脑积水、损伤性（可能是脑室内）出血和脑疝类型。患者大脑镰前上部可见一个大小约5.5cm×5.6cm×5.7cm的高密度肿块，伴钙化，周围有中度水肿，对右侧脑室额角的占位效应大于左侧，无相关出血或脑积水。脑沟消失表明颅内压

升高，双侧枕叶急性梗死，右侧大于左侧，提示进行性的小脑幕裂孔疝。

患者应立即进行的医疗干预旨在降低患者升高的颅内压。第一，将床头抬高至少30°，这可以防止脑静脉流出道阻塞；第二，给予患者过度换气，$PaCO_2$ 达到25～30mmHg，通过诱导脑动脉和小动脉的血管收缩降低脑血容量来暂时降低颅内压；第三，使用镇静药、镇痛药及麻醉药物，如丙泊酚[以10mg/（kg·min）开始]，有助于控制躁动、降低CBV和减缓脑代谢，有助于降低颅内压[1]。

另外一个主要干预措施是高渗治疗，通常是持续输注3%高渗盐水，同时注射23.4%高渗盐水（推注30ml），给予甘露醇标准治疗（25%甘露醇的剂量为0.25～1g/kg）。这些药物通过增加血浆渗透压，

使水从细胞外进入血浆，从而减轻脑肿胀。患者目标血浆渗透压通常为>320mOsm/kg，目标血钠水平通常为150～155mEq/L，血钠水平每4～6h检查一次，因为钠水平>155mEq/L并未显示出临床受益[2]。高渗治疗的不良反应包括电解质紊乱（如低钾血症）、肺水肿（由血管内容量迅速扩张引起）、凝血障碍和血管内溶血[3]。尽管该病变的影像学特征表明它是一个脑外肿块，如脑膜瘤，但它仍然引起明显的血管源性水肿，应该静脉注射类固醇治疗[4]。立即静脉注射10mg地塞米松，然后维持8～32mg/d的剂量，地塞米松通过降低脑毛细血管的通透性起作用。

考虑到最近的癫痫发作可能导致脑疝发生（癫痫发作会瞬间升高颅内压，可能是脑血流量增加所致），患者应继续服用抗癫痫药物，即苯妥英钠（Dilan tin，起始20mg/kg至负荷剂量）或左乙拉西坦（开浦兰，起始1g至负荷剂量）。

此外，还应讨论该患者是否放置ICP监护仪的问题。通常，对有颅内压升高临床症状且格拉斯哥昏迷评分<8分的患者需要进行颅内压直接、有创性的监测。由于该患者出现了导致颅内压升高的已知颅内肿块，鉴于即将进行手术去除颅内压升高的病因，放置ICP监护仪并不为大多数人赞同[5]。如果是无法切除的病灶或明显的外伤性脑损伤，患者需要长时间的稳定和支持，那么ICP监护仪的作用就变得十分明显。因此，在这种情况下，没有立即放置ICP监护仪，而是安排急症手术减压。

这些干预措施之后，患者的右瞳孔反射与左瞳孔相同，左侧肢体对强刺激定位性增强。目前的治疗目标是什么？

该患者的初始干预目标是降低颅内压。但是这些干预措施只能解决部分问题，水肿和癫痫是发生脑疝综合征的诱因。显然，下一步的目标是迅速切除颅内肿块。一旦患者稍平稳，就必须进行脑部磁共振成像平扫和增强检查，以便更好地显示病变的位置、类型，以及与周围结构（包括相关血管）的精确解剖关系。因为这可能是一个血运丰富的脑膜瘤，这些检查也将有助于决定是否需要术前栓塞。

对患者进行了头颈部磁共振血管造影和MRI检查（图9-2），显示大脑镰前部有5.6cm×7.1cm×4.9cm不均匀增强的肿块，肿块内有坏死，伴有明显的周围血管源性水肿和占位效应，高度考虑大脑镰旁脑膜瘤。右侧受压额角消失，较左额角明显，再次证实占位效应明显。双侧颞叶和枕叶的弥散加权成像显示弥散受限，提示脑疝导致双侧大脑后动脉受压致急性脑梗死（图9-3）。

此时，必须考虑是否进行术前栓塞。这种大小的肿瘤栓塞的主要风险（最近已经引起了显著的脑疝）是造成出血性或缺血性损伤，出血和缺血都可能发生在肿瘤内或瘤周区域，其中任何一个可能都导致再次发生脑疝[6, 7]。该决定没有严格的指南，因此要由脑血管医生和神经外科医生来决定它的安全性和实用性。栓塞的好处是通过向主要的颅外供

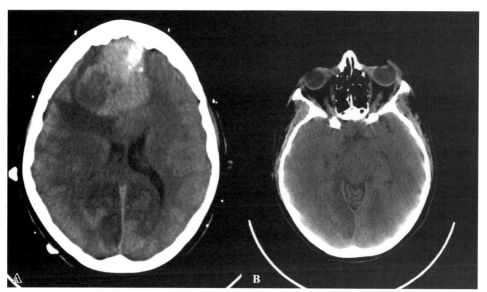

◀ 图 9-1　A. 头颅CT显示中线处沿大脑镰前部的较大高密度肿块，有钙化，可见周围水肿，双侧额角受压（右侧大于左侧），以及提示颅内压升高的脑沟消失；B. 脑干周围脑池拥挤及右侧颞角向内侧移位提示下疝。双侧枕叶内侧可见低密度，这可能是脑疝导致双侧大脑后动脉性脑梗死的征象

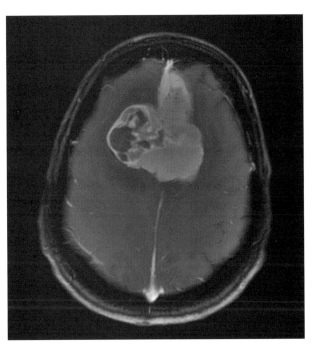

▲ 图 9-2 脑部 MRI 增强检查（轴位）显示一个不均匀增强的大脑镰旁肿瘤

注意肿瘤右额部坏死区和相关的血管源性水肿（右侧更严重）。该病变的 MRI 表现提示为恶性程度较高的脑膜瘤亚型，最终病理证实（WHO Ⅱ级，非典型脑膜瘤）

血血管注入小颗粒（通常是聚乙烯醇）来减少手术中的出血。在患者这种情况下，医生决定放弃栓塞，选择在手术室紧急行开颅肿瘤切除手术。

手术切除后，术后的关注点和目标是什么？

该患者因大脑镰旁脑膜瘤行双额开颅手术。手术进行得很顺利，术中上矢状窦因被肿瘤侵犯而被切除，患者肿瘤全切后返回 ICU 进行术后治疗。

患者回到重症监护室，保持 3% 高渗盐水灌注，静脉注射地塞米松和苯妥英钠。术后 CT 扫描显示脑膜瘤完全切除，但术周水肿相对明显。现在患者颅内压升高的主要来源已经被清除，可以适当减少应用高渗盐水，若有中度到重度的术周水肿，必须缓慢、逐步进行渗透治疗以避免脑水肿反弹，否则可能会再次引发脑疝，应每 4～6h 检查血钠水平 [8]。从逐步降低 3% 高渗盐水的输注速度开始，目标是在最初的 24h 内使血钠水平降低值保持在 10mEq/L 以内。接下来的步骤是从 3% 高渗盐水转换到 2%，目的是在接下来的 24h 内使者的血钠水平保持在

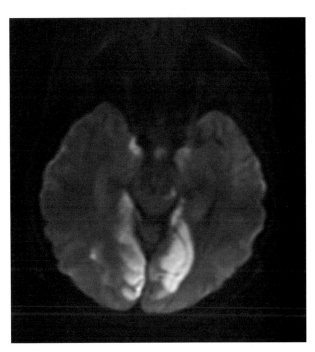

▲ 图 9-3 脑磁共振弥散加权成像示双侧颞叶和双侧枕叶内侧的弥散受限，提示近期存在脑疝致双侧大脑后动脉受压

140mEq/L 以上。手术后至少 48h 后，才可以切换到生理盐水输液，以使患者在 ICU 剩余时间内血钠水平维持在正常范围（135～145mEq/L）内。

考虑到水肿的严重程度和该肿瘤是一种良性病变，地塞米松可以在 2 周内逐渐减量，但是考虑到患者在治疗过程中出现的不良反应，苯妥英钠水平应至少稳定维持 1 个月，并有可能维持 3～6 个月 [9]。神经科医师可自行决定是否将患者从苯妥英钠转为左乙拉西坦，以减少其不良反应 [10]。机械通气和其他重症监护干预措施的停用由重症监护专家决定。

考虑到该患者神经系统症状改善，接下来的治疗步骤是什么？

考虑到恶性肿块的大小和位置，该患者出现临床脑疝综合征并不奇怪。此外正如 CT 检查所示，这种病变的另一个令人担忧的影像学特征是其相关的水肿。事实上，脑疝可能是由于水肿引起，而不是肿块本身，这可以从患者静脉注射高渗盐水和大剂量皮质类固醇治疗后神经功能改善而证明。还有一种原因，可能是肿块引起癫痫发作，颅内压瞬间升高而导致脑疝。

所以，问题在于是否需要对这个病灶进行紧

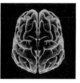

患者是一名60岁的女性，在入院一天前出现高血压，并伴有新发的剧烈头痛。入院当天，患者仍以头痛为主诉，但随后出现明显的恶心和呕吐，并转变为嗜睡，呼叫紧急医疗服务。当紧急医疗服务小组医生到达时，他们发现患者清醒了，但随后意识迅速下降，变得反应迟钝。当患者到达急诊室时，查体：刺痛无反应，双侧瞳孔不等大（左大于右），角膜和咽反射存在，右侧肢体呈肌强直姿势，左侧肢体可定位。紧急插管后，头颅CT检查显示左顶叶一个巨大的肿块，明显起源于灰白质交界处，囊性成分向下延伸至左侧丘脑。虽然血管源性水肿主要集中在左颞顶区，但累及左侧大脑半球（图9-4）。CT显示颞叶沟回疝、中线移位1.0~1.5cm。发现占位性肿块，立即给予患者快速静点大量甘露醇（标准剂量为1g/kg，但在紧急情况下可使用高达1.5g/kg的甘露醇），通过刚建立的股静脉通路注射23.4%高渗盐水、负荷量的苯妥英钠（Cerebyx；20mg/kg）和大剂量的地塞米松（100mg），然后将其转送神经重症监护室。

患者入神经重症监护室后神经功能有所改善，右侧肢体不再呈肌强直姿势，能够对刺激进行最低限度的定位。瞳孔也变得等大。在接下来的12h里，患者尽管仍然不能听从指令（可能是由于网状激活系统的短暂损伤），但是开始睁眼并注视医生。

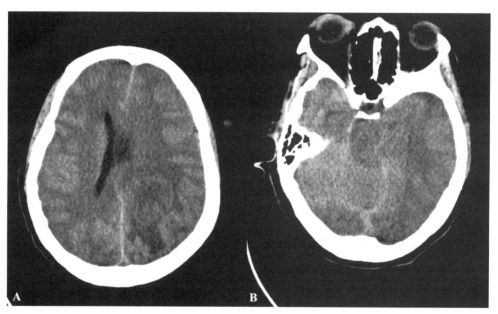

▲ 图9-4　A.非增强头颅CT检查发现左侧顶叶区域出现大片状低密度，似乎起源于灰白质交界处，囊性成分延伸至左侧丘脑，周围血管源性水肿严重；B.头颅CT的另一个层面显示左侧基底池明显消失，颞叶沟回疝，左侧颞角和钩回移位，左侧颞叶血管源性水肿明显

急的手术减压，还是允许类固醇在减轻水肿方面发挥作用后择期手术。随着观察到神经系统症状改善，医生决定推迟手术，不过这样有癫痫发作的风险，可能会再次出现脑疝，也有可能发展成肿瘤内出血，使患者再次出现进入急诊室的一连串事件。医生将手术推迟24~48h，开始或继续进行如下重要的干预：进行MRI增强检查并进行连续脑电图监测，根据是否有癫痫发作，确定患者是否需要使用更多的苯妥英钠或使用第二种抗癫痫药物；以3%高渗盐水进行高渗治疗，目标血钠水平至少为145mEq/L；每4h静脉注射10mg地塞米松。随着更可靠的神经系统检查的跟进，医生考虑没有必要放置ICP监护仪。

因为非强化CT难以解释患者肿瘤起源，所以增强 MRI 检查有助于更好的制订手术计划。MRI 显示肿瘤很可能来自左顶叶下部（图 9-5），可以更精细地评估水肿程度、坏死程度和附近重要血管的解剖。所有这些都表明该肿瘤是高级别恶性病变，很可能是多形性胶质母细胞瘤。除了 MRI，尽管患者的血钠水平随着高渗盐水的输注而升高，cEEG 没有显示任何癫痫样活动。

同样重要的是，推迟手术理论上降低了术中出血并发症的风险，因为水肿有可能通过类固醇治疗得到缓解。在严重肿胀的大脑上进行紧急手术，会导致严重出血，并且在面对这种易碎的组织时，手

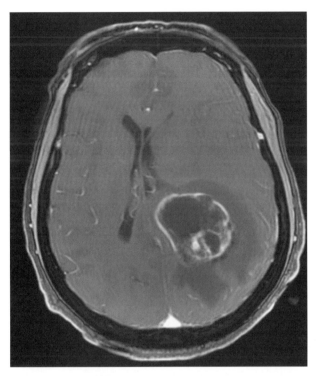

▲ 图 9-5　头颅增强 MRI 检查（轴位）示左顶叶一个大病灶，以边缘强化为主，中央坏死，左侧额角消失，中线向右侧移位约 12mm，周围伴有明显的血管源性水肿

术切除技术更具挑战性。因此，本例中在急性脑疝发生后的 24～48h 内进行手术很顺利。推迟手术与肿瘤内出血的高风险相权衡，后者可能导致再次脑疝，也许是更具破坏性的。一旦患者病情稳定，肿瘤内出血就需要紧急手术减压治疗。对于这个患者来说，术后的关注点和目标基本上与前面第一个病例中描述的相同。

在进行手术切除之前，必须首先解决哪些主要问题？

脑积水是这个患者最值得关注的问题。位于后颅窝、松果体区和第三脑室的颅内肿块易因脑脊液流出受阻而引起脑积水。脑积水的病例会有不同严重程度的临床症状，从轻度头痛到伴有呕吐的更严重头痛（如本例患者），到严重的闭塞、气道保护丧失和其他即将出现的脑疝征象。在后一种更紧急的情况下，脑积水必须立即治疗，通过放置 EVD 基本上可以控制。这使得在出现梗阻性脑积水之前可以进行 EVD。

考虑到该患者的目前状态（清醒，能互动，能定向），医生认为放置 EVD 是不必要的。然而对那些长期表现出慢性脑积水症状的患者，因可能出现临床表现的急剧下降，需要 EVD 治疗。

手术前应采取哪些额外措施？

MRI 平扫和增强检查是所有后颅窝肿块的标准影像学检查。本病例的 MRI 特征与血管母细胞瘤最为一致。血管网状细胞瘤是一种良性的、血管分化良好的中枢神经系统肿瘤，起源于小血管

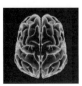

患者是一名 45 岁的男性，既往无明显病史，表现为 6 周前出现头痛，渐进性加重，近 2 周伴有间歇性恶心呕吐。患者独自来到急诊室，神经系统检查发现侧视性眼球震颤和左侧辨距不良，无其他阳性体征。行非增强头颅 CT 检查，发现一个囊性病变，累及左小脑半球，导致第四脑室消失，侧脑室、第三脑室和颞角扩张，呈脑积水表现（图 9-6）。大脑表面脑沟仍存在，提示患者的颅内压没有明显升高。鉴于新发现的后颅窝病变合并脑积水，患者被送入神经重症监护室进行密切监护。

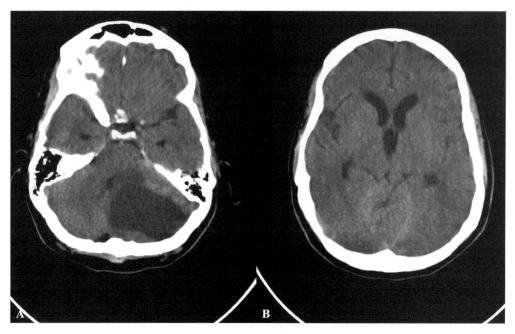

▲ 图 9-6　A. 头颅 CT 显示左侧小脑半球有一个囊性病变，导致第四脑室移位和轻度受压，同时伴有颞角扩张的迹象；B. 头颅 CT 的另一层面显示，由于脑室间脑脊液流动消失，侧脑室、第三脑室扩张，提示早期脑积水

基质细胞，通常位于小脑、脑干和脊髓。事实上，8%～12% 的后颅窝肿瘤是血管网状细胞瘤，尽管它们只占所有颅内肿瘤的 1.0%～2.5%，并且通常与 Von Hippel–Lindau（VHL）病（约占所有血管网状细胞瘤的 25%）有关。如该患者的 MRI（图 9-7）所示，病变明显强化，有典型的壁结节和囊性成分。考虑到相关的水肿、脑积水和头痛，可以谨慎使用地塞米松。

　　由于该肿块的 MRI 特征高度提示血管网状细胞瘤，因此进行了额外的检查，包括对视网膜病变的眼科评估（通常在 VHL 患者中发现）；全脊柱 MRI 平扫或增强检查，以寻找脊髓血管网状细胞瘤，可能随后需要手术治疗；VMA（3- 甲氧 -4- 羟苦杏仁酸）和甲氧肾上腺素（嗜铬细胞瘤升高，也与 VHL 相关）化验检查。考虑到该肿瘤相关的麻醉风险，如麻醉诱导期间高血压危象和儿茶酚胺释放引起心动过速，术前确定是否存在嗜铬细胞瘤是一个关键步骤[11]。该患者没有视网膜病变，但是最后诊断为 VHL，此外还有嗜铬细胞瘤（尿和血浆甲氧肾上腺素升高，腹部 CT 诊断为肾上腺肿块）和 T_{12} 增强病变，怀疑为脊髓血管网状细胞瘤。在这种情况下，谨慎的做法是让内分泌学专家对患者进行正式评估，并就术前和术后的血压管理提出建议，同时提醒麻醉团队注意嗜铬细胞瘤的存在。手术一旦

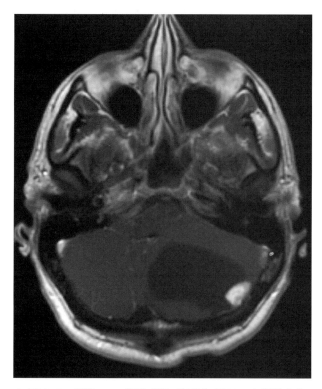

▲ 图 9-7　颅脑 MRI 增强成像（轴位）显示一个囊性病变，后外侧有强化壁结节

完成，内分泌学家就可以对患者进行长期随访。

　　此外，还有术前血管造影和栓塞的问题。小脑血管网状细胞瘤是一种血管分化良好的病变，偶尔会术前栓塞，以防术中出血。关于术前栓塞成功率

的报告各不相同，最近的研究指出栓塞后出血的风险仍然很高，因此不推荐常规栓塞[12]。

围术期脑积水应如何处理？

如前所述，在这种情况下没有必要紧急处理脑积水。如何处理好术中及术后的脑积水是一个亟待解决的问题。在这种情况下，干预的目标是在枕下乙状窦后入路手术减压前控制脑脊液引流，以防止神经外科医生在打开硬脑膜接近病变时造成小脑幕裂孔疝。因此，在准备开颅手术前进行了两项干预：内镜下第三脑室造瘘术（endoscopic third ventriculostomy，ETV）和右额放置EVD。ETV可实现脑积水的短期和长期控制。血管网状细胞瘤（第四脑室）引起的梗阻，通过在第三脑室底部建立一个进入桥前池的新通道，基本上能使脑脊液流出和吸收接近正常值（图9-8）。术前可在ICU放置EVD，也可在手术室患者翻转到俯卧位进行开颅手术之前仰卧位时放置。另一个常见的做法是手术中通过枕骨的Frazier孔放置EVD。当患者处于俯卧位时，可以很容易地钻这个钻孔，这是经典的手术方式（也可以选择患者坐位时钻孔）。通常在枕下开颅的主切口之前进行单独的切口，通过Frazier孔，在神经导航引导下放置EVD。这个EVD在手术期间保持关闭，然后在术后使用。

梗阻性肿块切除后，脑积水有望得到缓解，但不会迅速好转。术后肿胀会减缓脑积水的消退，因此EVD在恢复期有三个功能：① ICP监测；②引流CSF控制脑积水；③引流CSF防止切口渗漏，促进伤口愈合。放置EVD的高度由神经外科医生决定，这种情况一般是置于外耳道上方0～10cm水平。在接下来的几天里，EVD应逐渐升高到10 cmH₂O水平以上，在此期间，必须评估患者的症状（主要是头痛，也包括觉醒水平）、颅内压读数和伤口情况，以确定患者是否能耐受拔除EVD。头痛加重、ICP持续升高（通常 > 20mmHg值得关注）和切口渗漏表明患者不能耐受拔除EVD，需要额外的CSF引流。如果患者术前只有轻微的脑积水，一些神经外科医生会在术后3～5天内将引流管保持在低水平（0～5cmH₂O），以促进伤口愈合，然后简

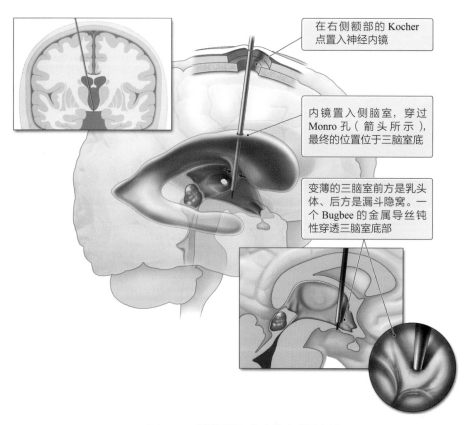

在右侧额部的Kocher点置入神经内镜

内镜置入侧脑室，穿过Monro孔（箭头所示），最终的位置位于三脑室底

变薄的三脑室前方是乳头体、后方是漏斗隐窝。一个Bugbee的金属导丝钝性穿透三脑室底部

▲ 图9-8　内镜下第三脑室造瘘术示意图

关键是打开第三脑室底进入桥前池，为脑脊液流出创造一个新通道

单地夹紧引流管，以查看伤口即筋膜层是否在拔除前已充分闭合，排除脑脊液渗漏。如果没有假性脑膜膨出形成，EVD 可在床边拔除。

在考虑床旁拔除 EVD 之前，也应定期进行非增强头颅 CT 扫描，以评估第四脑室的通畅性和脑积水的整体影像学表现。当第四脑室在非增强头颅 CT 扫描中显示为完整存在时，拔除 EVD 更为可取。因该患者术中也进行了 ETV 手术，所以并不是说第四脑室完全存在是拔除引流管的绝对要求。在那些没有进行 ETV 的病例中，在拔除 EVD 之前，影像学显示第四脑室通畅是必需的（图 9-9）。一旦 EVD 被移除，患者就可以从神经重症监护室转到普通病床。

患者住院期间，是否还有其他需要解决的术后问题？

按照治疗后颅窝病变的常规，术后立即给予地塞米松治疗，2 周内逐渐减量。因为这个部位的肿瘤与癫痫形成无关，所以没有抗癫痫治疗的指征。通常术后 72h 内应进行 MRI 平扫和增强检查，以减少术后正常转归造成的伪影，这项检查能够明确影像学上的切除范围，也能提供清晰的图像明确第四脑室的通畅性。如前所述，在术后也可以对整个脊柱进行 MRI 检查，同时进行增强检查以寻找脊髓血管网状细胞瘤，为方便起见，可以安排与术后常规脑部 MRI 检查同一时间进行。

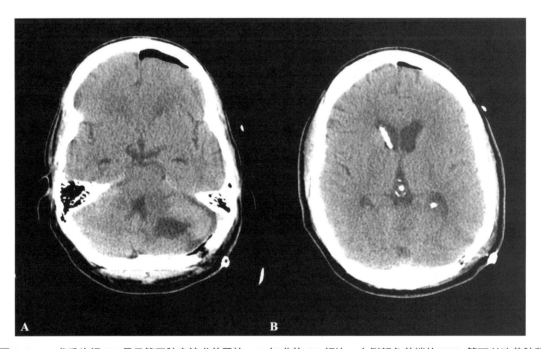

▲ 图 9-9　**A.** 术后头颅 CT 显示第四脑室较术前开放；**B.** 与术前 CT 相比，右侧额角前端的 EVD 管可以改善脑积水

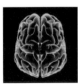

患者，27 岁，女性，有高血压病史，突然出现剧烈头痛，伴有恶心和头晕。头痛主要是眼眶后痛，而且头痛对传统的镇痛药如对乙酰氨基酚没有效果。头痛持续约 1～2h 后，患者开始出现视力改变，主要表现为复视和周边视力下降。患者对这些新出现的症状十分关注，因此求助于紧急医疗服务小组。患者到达当地急诊室后，患者的神经系统检查表现为：右眼内侧凝视障碍（内收障碍，提示动眼神经麻痹）、右眼上睑轻度下垂、视野检查呈双颞侧偏盲。头颅 CT 示一个巨大的鞍区肿块，有急性出血的迹象（图 9-10）。根据脑垂体肿块合并新发出血的神经系统表现和影像学证据，患者的病情被诊断为脑垂体腺瘤卒中，并安排紧急转至神经重症监护室。

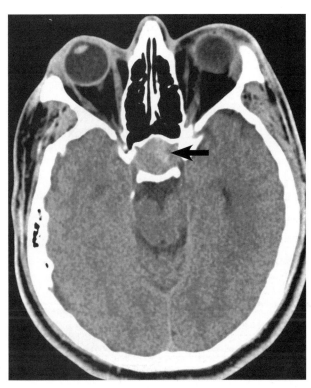

▲ 图 9-10　非增强头颅 CT 显示一个巨大的鞍区肿块，肿块左侧部分伴有急性出血（箭）

对这个患者的治疗第一步是什么？

垂体卒中是指垂体瘤出血或梗死出现以下临床症状的情况：突发性头痛、视力改变（复视、视力丧失、视野受限）、恶心、呕吐、眩晕和（或）意识水平下降[13]。最常见的与此相关的病变类型是垂体腺瘤，约占所有颅内肿瘤的 10%。根据各种研究，垂体卒中发生在 2%～7% 的垂体腺瘤中[14]。事实上，虽然垂体腺瘤仅占颅内肿瘤的 10%，但却导致了 25% 的肿瘤相关性出血。定义垂体卒中的一个基本要素是敏感度。对于上述症状的突然出现，患者应立即就医。重要的是，这些症状是由于鞍区、鞍旁和（或）鞍上区的肿块急剧扩大引起的，肿瘤因梗死水肿或肿瘤出血引起扩大[15]。虽然垂体卒中是一种罕见的疾病，但如果不能早期手术解决的话，早期的视觉改变可能会发展为永久性的视觉缺陷，因此及时诊断垂体卒中至关重要。在这个病例中，症状和神经系统的检查发现足以提示垂体卒中，急诊非增强头颅 CT 可进一步确定垂体肿块的位置。通常垂体卒中的临床表现与颅内动脉瘤破裂相似（因为两者各自的表现中都有头痛和动眼神经

麻痹），因此头颅 CT 检查是鉴别诊断的重要步骤。CT 上明确垂体肿块伴有出血，立即启动一系列额外步骤，详情如下。

首先要考虑的一个问题是，当诊断为垂体卒中时，可能出现肾上腺危象，大多数垂体卒中患者表现为全垂体功能减退[15]。因此，建议立即使用 100mg 氢化可的松静脉注射，然后每 6～8h 使用 100mg 氢化可的松静脉注射，直到手术开始[13, 16]。作为内分泌检查的一部分，患者应该检查血液中所有相关激素的水平，包括催乳素、生长激素、胰岛素样生长因子 1、促甲状腺激素、促肾上腺皮质激素、促黄体生成素、卵泡刺激素、游离甲状腺素（T_4）、游离三碘甲状腺原氨酸（T_3）和血清皮质醇。因为患者也可能出现电解质紊乱，如低钠血症（可能是由于皮质醇缺乏），神经重症监护室小组必须进行相应的监测和管理。在患者等待手术治疗的同时，ICU 管理者还必须密切关注眼科、内分泌和神经系统功能。

除了诊断和治疗，CT 扫描还必须评估是否有脑积水的迹象。一些患者（不包括该患者）出现意识下降，有脑积水和（或）脑室出血的迹象，必须考虑在手术前或手术时紧急放置 EVD。

除了上述的治疗和程序性干预措施外，建议在手术前行 MRI 平扫和增强检查，包括垂体专用检查方案。CT 扫描只能在 20%～30% 的时间窗内发现出血和（或）梗死，而 MRI 能在超过 90% 的病例中识别垂体瘤的这些特征（图 9-11）[13]。先前的研究已经证实，MRI T_1 像显示出血的迹象，主要是高信号，T_2 像上的低信号和高信号分别提示陈旧性和新鲜出血，T_1 增强序列上显示不同类型的外周和肿瘤不均匀性增强（无强化区域提示有梗死或坏死组织[17]）。最近的研究显示 DWI 和表观扩散系数有助于识别肿瘤梗死的区域[18]，而且对神经外科手术医生来说，这项研究提供了更详细的解剖信息，因此有助于外科手术计划的制订。根据出血部位和范围等因素，病变可能需要开颅手术，而不是常规的经蝶入路[13]。

对该患者应该采取急症手术吗？如果是，什么时候？

根据患者症状的严重程度和紧急程度，建议

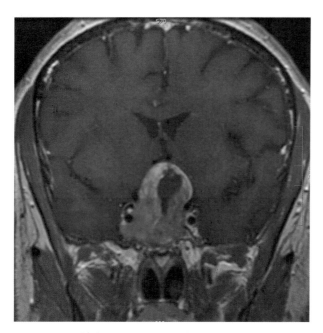

▲ 图 9-11　颅脑 MRI 平扫和增强检查显示一个巨大的鞍上肿块，向鞍上生长。在这个冠位片上，肿瘤的中心呈低信号，表明这个囊性成分可能由出血组成

紧急手术切除出血性垂体瘤。对于任何出现视力恶化、视野缺损扩大、意识水平下降或动眼神经功能恶化的患者，手术是推荐的干预措施 [13, 19, 20]。保守的治疗有可能使症状恶化，并可能成为永久性的。因为水肿和持续出血的过程可能存在。因此，一旦存在垂体卒中的影像学证据，基于患者的症状决定是否进行手术。

在大多数情况下，经蝶入路足以切除肿瘤。如上所述，出血扩大到半球或蝶窦气化不良可能会倾向于开颅手术 [13]。经蝶窦入路可使视交叉和周围神经结构（包括通过海绵窦的脑神经）减压。尽管快速切除肿瘤对所有这些神经功能恢复都有很高的成功率，但动眼神经功能的恢复比视力和视野的改善更为迅速和完全 [19]。肿瘤切除也有助于减轻对正常垂体的压迫，重建其正常的内分泌功能 [13, 14]。

根据不同的报道，急症手术的选择时机有所不同。研究表明，如果在症状出现后 48h 到 1 周的任何时间进行手术，神经和内分泌功能都会得到改善 [13-15, 19]。有研究表明，在 2~3 周后、甚至达 2 个月（仅一个病例），患者的动眼神经功能仍有显著改善，视力和视野也能有轻微但可量化的改善 [21]。

术后神经重症治疗的目标是什么？

应监测患者是否有尿崩症，在接受急诊手术的垂体卒中患者中，只有很小比例（2%~3%）出现尿崩症。应每 6h 检查一次血钠水平，每 2h 监测一次尿量，并用尿液分析或试纸测定尿比重。一般来说，如果连续 2h 的尿量超过 250ml/h，并且伴有小于 1.005 的比重，则应给患者注射 1- 去氨基 -8-D- 精氨酸加压素，可通过鼻腔给药（10μg）、皮下给药（通常是鼻腔给药量的 1/10）、口服（0.1~0.2mg，每日 3 次）。内分泌专家参与该患者的术后即时管理是合理的，并应参与对该患者激素问题的长期管理。

如果患者患有脑积水，需要放置 EVD，但应根据患者术后的神经系统症状和颅内压读数，迅速拔除该装置。考虑到手术切除肿块可以改善脑脊液引流，术前每天将引流管从外耳道的 10cmH$_2$O 水平逐渐升高 5~10cmH$_2$O 是一个合理的策略。如果脑积水是继发于脑室出血，患者可能无法忍受快速拔除，因此必须根据患者的症状（头痛、意识清醒程度）、颅内压值和间段的 CT 扫描来评估脑室大小。如果该患者尝试提高和（或）阻断 EVD 失败，那么可采取脑室 – 腹腔分流术，虽然在垂体卒中的病例中很少见，但很可能是成功的 [15]。

除了需要 EVD 的持续性脑积水患者外，即使是活动期尿崩症的患者，通常也比较稳定，可以在普通病房进行治疗。其目的是在术后第一天将卒中患者转出神经重症监护室。

患者到达神经重症监护室时意识清楚，有警觉，能遵嘱活动，尽管他只知道自己的名字。患者言语迟缓，不能命名，伴有严重的构音障碍。另外，患者的脑神经查体无阳性体征，运动系统检查完全对称。

对这个有多发出血灶患者的治疗，下一步该怎么做？

考虑患者的肺癌病史，且症状突然出现，考虑这些出血性病变很可能是肺癌脑转移。除肺癌（支气管肺癌）外，其他原发性肿瘤也常伴有出血，包括黑色素瘤、肾细胞癌、甲状腺癌和绒毛膜癌 [22]。

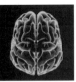

患者是一名 77 岁的男性，既往有高血压、2 型糖尿病、慢性阻塞性肺病、充血性心力衰竭和小细胞肺癌（入院 20 年前行肺叶切除术）病史，表现为突发性精神错乱。据患者的女儿说，开始他在电话里说话很正常，然后出现了用词困难和定向障碍。她呼叫了紧急医疗服务小组，当医生到达时，发现患者是清醒和警觉的，但有明显的口齿不清和定向障碍。

患者被带到当地急诊室，头颅 CT 检查显示有多个出血性灶，最明显的是左额叶两个相邻大出血灶已经引起中线偏移（图 9-12）。此外，患者还有右侧丘脑和额叶病变。患者随后被转移到神经重症监护室进行进一步的评估和治疗。

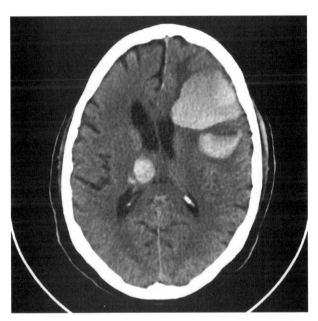

▲ 图 9-12 轴位头颅 CT 显示左侧额叶前部有一大出血灶（5.1cm×4.3cm），周围有小出血灶（3.8cm×2.6cm），中线移位约 9mm。同时可见右侧丘脑的出血性病灶

肺癌是最常见的伴有出血的脑转移癌，也是最有可能表现为多发转移的肿瘤之一，患者的病史和症状也符合此表现。因此立即实施转移性病变相关的药物治疗很重要，此外给予应用皮质类固醇（通常是地塞米松）和抗惊厥药。如以前的病例所述，静脉注射 10mg 地塞米松，然后每天 2～4 次（根据水肿的严重程度，一般剂量为每 6 小时 2～10mg）的维持剂量是一个公认的剂量范围[23]。左额叶肿瘤周围血管源性水肿及其相关的占位效应使皮质类固醇的使用成为一个重要的初始步骤。

在抗惊厥用药方面目前没有明确共识。对于出现癫痫的患者（与本文描述的患者不同），建议服用抗惊厥药物。对于没有明确癫痫发作、首次出现脑转移的患者，实际上不建议预防性使用抗惊厥药物。这些药物未能显示出预防癫痫首次发作的有效性，当测量血浆浓度时，它们通常是亚治疗药物，与普通人群相比脑肿瘤患者的不良反应更为严重[24]。另一原因是许多抗惊厥药，包括常用的苯妥英钠会刺激细胞色素 P_{450} 系统，从而增加皮质类固醇和某些化疗药物的代谢。对于多发性转移和（或）出血性转移（这两种情况都适用于该患者），预防性使用抗惊厥药物的疗效不太清楚，因为这些情况还没有系统的研究。当然，这些患者癫痫发作的风险更高，因此预防性服用这些药物似乎对他们有利。最终是否应用取决于临床医生的选择，在这个患者中，静脉注射苯妥英钠 20mg/kg，然后维持每 8 小时静脉注射 100mg。静脉注射左乙拉西坦也是一种选择，剂量为 1g，然后每 12 小时注射 500mg～1g 作为维持方案。

在服用这些药物的同时，患者还应接受常规实验室检查，包括全血细胞计数和凝血情况。考虑到脑出血的存在，应评估患者血小板减少和凝血参数升高。如果这些实验室检查中的任何一个数值存在异常，那么它很可能是造成目前状况的原因，因此应该给予治疗（血小板输注改善血小板减少，新鲜冰冻血浆输注改善国际标准化比值，可能还需维生素 K 长期修正）。

血压控制的问题也应该提出来。在这种情况下，因为该患者是有多处出血的转移瘤，神经重症治疗是有作用的。在其他情况下，患者有多发性脑出血，脑淀粉样血管病或高血压是其更可能的病因。在这些情况下，控制血压是必要的。在我们的患者和所有出血性脑转移瘤患者中，没有血压控制的标准建议。这里可以应用的一个指导原则是控制收缩压 < 140mmHg，这是用于术后患者和高血压脑出血患者的典型指导原则。

什么是合适的影像学研究?

当患者从入院机构转移到三级神经重症监护病房后，建议复查一次头部 CT 以明确新诊断的转移病灶是否有更明显的中线移位或出血。这个患者再次行头颅 CT 检查与 6h 前的头颅 CT 相比无变化。一旦患者影像学证实较稳定，建议行头颅磁共振血管造影、MRI 平扫和增强检查。磁共振血管造影将有助于评估血管畸形，如动静脉畸形，但比常规 MRI（平扫和增强）实用性较低，后者可以独立于磁共振血管造影序列，识别动静脉畸形、海绵状血管畸形和硬脑膜动静瘘。在这种情况下，MRI 平扫和增强可能显示出血附近的强化结节，可提示潜在的肿瘤病变。

在梯度回波序列上，MRI 也可能显示病变呈不均匀信号变化，提示不同阶段的出血，T_2 加权序列可能显示周围低信号的含铁血黄素环，周围信号增高，提示水肿。虽然 MRI 在识别潜在肿瘤生长时常

常受到出血的限制，因为血液的存在可以显著限制造影剂的摄取，这些检查表明转移是一种可能的诊断。此外，发现占位效应和水肿与急性血肿的预期不成比例是诊断潜在肿瘤的一个基本指标[25]。显而易见的，延迟 2~4 周后急性 MRI 成像检查可能会提高识别潜在肿瘤的准确性，但是在紧急情况下是不可能的。影像学检查需要注意任何硬脑膜强化的迹象，这可能代表脑膜播散，并提示更坏的预后。这一检查发现可能会影响患者的外科治疗，而且可能会导致更多的姑息治疗。

在这个病例中，患者接受 MRI 检查，发现左侧额叶病灶有模糊的环状强化，中央坏死和出血，右侧丘脑病灶有出血和轻微的环状强化，新发现的右侧枕叶病灶有不均匀的强化，CT 上并未发现（图 9-13）。这三个病灶的增强模式高度提示脑转移。

此外，作为转移瘤检查的一部分，患者应接受胸部、腹部和骨盆的 CT 检查，无论是否进行对比增强检查。该患者有肺癌的既往病史，确定是否有弥漫性多器官转移受累是很重要的。这一发现可能会影响患者的总体预后，也会影响神经外科医生、神经重症医师、肿瘤学家和患者家属对积极外科干预的决定。

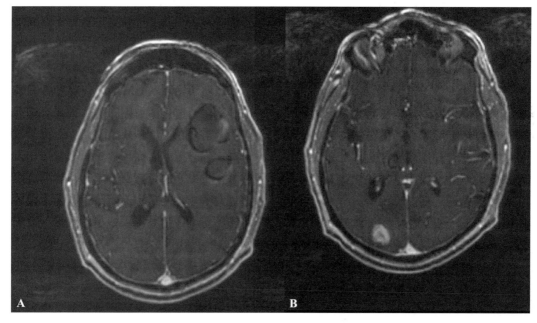

▲ 图 9-13　轴位增强 T_1 加权图像

A. 注意左额叶前部病变外侧边缘强化结节；B. 右枕部病变，明显强化，在非强化 CT 上没有显示出来。这种病变没有出血，因此造影剂的摄取清晰，提示有肿瘤

考虑到这个患者有多处出血性病变，该如何治疗？

在这种情况下，患者表现多发出血的转移癌，我们的想法是治疗引起神经症状的病变。患者的临床表现包括构音障碍和定向障碍，表明左额叶的两个病变是其病因。这些病变的影像学特征也提示病变的大小（前部病变大小约 5cm×4cm，额叶中部病变大小约 4cm×3cm）和位置（可能通过水肿扩张和局灶性压迫累及 Broca 区），占位效应均说明左额叶前部病变是外科治疗的有效靶点。因此，给患者实施了一个大型左额叶开颅手术，以切除左额叶两个出血性病变，手术进行顺利，没有意外发生。随后在术后 1～2 周，患者在神经肿瘤科医生的监护下接受了全脑放疗和化疗方案。

这个患者术后需要注意什么？

如上所述，鉴于非手术治疗的病灶中存在急性出血，术后收缩压控制是该患者最关心的问题。此外，开颅手术的范围和切除病灶的大小增加了术后出血的风险。因此严格控制收缩压在 90～140mmHg，若存在神经系统的改变，紧急非增强头颅 CT 检查是指南所推荐的。尽管建议仍不明确，患者应至少使用抗癫痫药物一周，如果患者仍然没有癫痫发作，则可能维持一个月。在全脑放疗期间，24h 内口服地塞米松从最初的每 6 小时 10mg 逐渐减少到每 6 小时 2mg（药物减量这段时间通常远远超过患者在 ICU 的停留时间）。手术后患者应在神经重症监护室至少待 24h，如无不良事件发生应立即转往普通病房。

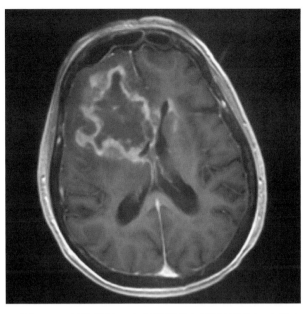

▲ 图 9-14　轴位增强 T_1 加权图像示右额叶下部有一个巨大的不均匀强化肿块，延伸到右侧额角，通过胼胝体侵袭左额叶脑室周围白质，中线向左移位约 4mm

拔管后约 6h，护士发现患者嗜睡、构音障碍和定向障碍程度加深。术后检查记录显示患者嗜睡但容易唤醒，对名字、地点和年份能够定向，语言流利，左侧肢体肌 4+ 级。后来，患者睡着了，很难被唤醒，只知道名字，而且有构音困难，他的左侧肢体对疼痛刺激几乎不能抬离床面。该怎么办？

这里有两个重要的时间点：①在合理的术后时间窗内，发现患者恢复基本神经功能；②在这个初始时间点之后的几个小时内，发现患者神经系统状态恶化到术前状态。这暗示了病情还在进展，可能存在血肿、脑卒中或新发癫痫。肿瘤手术后评估患者神经系统变化的第一步是立即行非增强头颅 CT

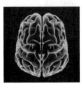

患者是一名 71 岁的女性，有哮喘和甲状腺功能减退病史，表现为近 2～3 周进行性认知困难和左侧肢体无力。在外部机构进行的成像发现右额叶有一个肿块，她被转诊拟行手术切除。MRI 平扫和增强检查显示一个巨大的右额叶肿块，呈环状强化，延伸至右侧脑室，越过中线到达左额叶区域（图 9-14）。患者因恶性胶质瘤实施了右额开颅次全切除手术。术后，患者被送到神经重症监护室，并在拔管后 2h 内恢复基本神经功能。

检查。在本例中，CT 显示切除腔内有相当大量的出血并存在脑室扩张（图 9-15）。血肿的存在和患者的临床症状下降，需要紧急手术来清除血肿。于是，患者被带回手术室再次手术，血肿被清除。术后第二次 CT 显示血肿完全清除，脑室内出血基本消失（图 9-15）。第二次手术后，患者在 2～4h 内逐渐恢复到术前的神经功能状态。

对于神经重症医生来说，认识到术后肿瘤患者存在更高的出血风险是很重要的。考虑到肿瘤的大小和对侧侵袭范围，医生对该患者实施了次全切除术。对于残留肿瘤，即使术中严格使用凝血策略，也很难实现肿瘤完全止血，本例就是这样。因此，神经重症医生有必要询问神经外科医生手术切除的范围、术中失血量、肿瘤组织的易碎性及任何重要动脉或静脉（大脑中动脉远端支、上矢状窦）可能的损伤。如本文所述，所有这些术中问题都可能导致术后出血，或导致术后脑卒中。对这些问题的认识将使神经重症医生能够在这种情况下迅速而果断地采取行动。

患者在手术后在神经重症监护室常规监护 24h，之后被转移到普通病房。患者恢复术前基本神经功能，除了已存在的左侧听力障碍和新的轻微左侧面部下垂外，其余均未受损。患者术后第 3 天逐渐嗜睡。检查时，他睡着了，但能被疼痛刺激唤醒，对姓名、地点和年份能定向，但需要刺激才能保持清醒；除了轻微的左侧面部无力外，脑神经功能完整，在运动检查时，肌力无异常。急行非强化头颅 CT 检查发现左侧小脑半球低密度，第四脑室受压并几乎完全消失，脑积水累及侧脑室、第三脑室和颞角，但无出血征象（图 9-16）。患者护理的下一步措施是什么？

患者的临床症状提示有脑积水，CT 扫描证实了这一诊断。术中对小脑的牵拉损伤可导致迟发性脑水肿，这与缺血性脑卒中的过程非常相似。脑水肿几天后引起第四脑室的明显受压，从而导致梗阻

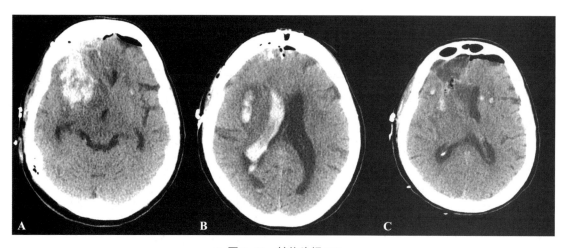

▲ 图 9-15　轴位头颅 CT
A. 示切除床面有高密度的血肿，提示术后血肿伴中线移位；B. 示出血扩大到右侧脑室；C. 术后即刻头颅 CT 显示血肿清除成功

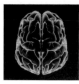
患者是一名 26 岁的男性，无既往病史，在 1～2 个月的时间内间歇性头痛，并伴有头晕和左侧听力丧失。在外院影像显示，左侧桥小脑角有一个 3cm 的肿块，很可能是听神经瘤。考虑到病变的大小、听力损失的程度和患者的健康状况，患者转诊拟行手术。患者安全实施了左枕下乙状窦后开颅切除听神经瘤。

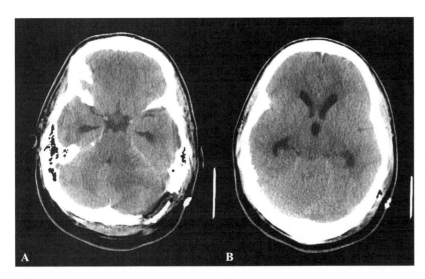

◀ 图 9-16　轴位头颅 CT
A. 开颅部位正下方的左侧小脑半球有一个大的低密度影，提示有牵拉损伤或梗死。在轴位片上第四脑室显示未闭，但从左向右移位。同时注意颞角的扩张提示脑积水；B. 扩张的额角、圆形扩张的第三脑室，以及上面所述的扩大的颞角是早期脑积水的影像学征象

性脑积水。后颅窝手术通常需要牵拉小脑，在某些手术入路中，包括损伤一些小脑静脉[26]，由此产生的水肿可能会严重到足以造成第四脑室水平的梗阻，导致脑积水，如本例所见。未经治疗的脑积水会发展成脑疝和导致死亡，因此一定要明确这种情况是临床急症。

该患者应立即转移到神经重症监护室放置 EVD。除了 EVD 的急救干预外，还建议给患者增加地塞米松剂量以帮助对抗术后水肿，高渗盐水也是一种选择（甘露醇），目标钠水平＞140mEq/L（或使用甘露醇的患者，血浆渗透压＞320mOsmol/kg）。在这种情况下，患者的口服地塞米松剂量从每 6 小时 6mg 增加到每 6 小时 10mg，并开始注输 2% 的高渗盐水 75ml/h。患者在放置 EVD 后觉醒水平显著提高。EVD 维持在外耳道的 20cm 以上 2～3 天，同时患者地塞米松用量逐渐减至每 6 小时 6mg，并从 2% 高渗盐水转为生理盐水。具体的减量方案与上述案例中使用的方案相同。当随访的头颅 CT 显示小脑肿胀明显减轻和第四脑室完全开放（图 9-17），EVD 被移除，患者准备转到普通病房。如果 EVD 保持在高于外耳道的高水平，在这种情况下，减量是不必要的。

对于经颅后窝入路的肿瘤患者，神经重症医生在术后应密切观察患者的意识，并意识到小脑牵拉损伤可能导致梗阻性脑积水。虽然这种并发症可能几天才能出现，但较严重的损伤和诱发严重脑卒中的情况下可能会导致脑积水及其相关症状的早期发生。同样，应该及时行非增强头颅 CT 检查，使用

皮质类固醇和高渗剂是神经重症治疗的关键措施。

对此患者下一步该如何处理？

该患者最令人关注的 CT 表现是严重的脑积水，很明显，Monro 孔处的肿块阻碍了脑脊液流出导致额角积液。根据其外观和位置，猜测这个肿块可能是一个胶样囊肿。胶样囊肿是一种良性的上皮性病

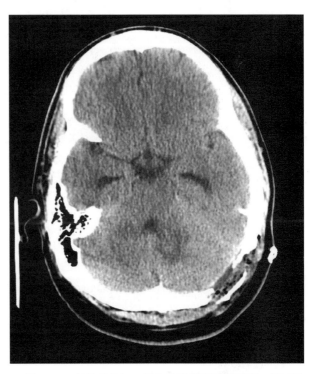

▲ 图 9-17　轴位头颅 CT 示左小脑肿胀显著消退，第四脑室位于中线，比先前的 CT 显示的更加通畅。颞角虽然扩张，但比先前的 CT 显示要小

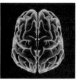

　　　　患者是一名 45 岁的男性，既往身体健康，刚下班回家，在接下来的一个小时里，他出现了严重的头痛，接着呕吐，然后突然晕倒。紧急医疗服务小组被呼叫到现场后发现他没有反应。插管后他被送往当地急诊室，头颅 CT 扫描显示一个 2.8cm×2.3cm 的肿块阻塞了 Monro 孔，并伴有严重的脑积水和额角扩张（图 9-18）。神经检查发现双侧瞳孔光反射消失（2mm）；角膜反射、咽反射和咳嗽反射存在；去大脑强直位。

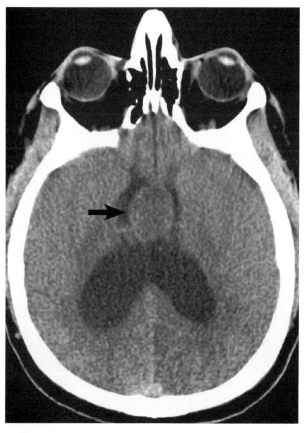

▲ 图 9-18　头颅 CT 显示脑室严重扩张，巨大肿块（箭）阻塞 Monro 孔

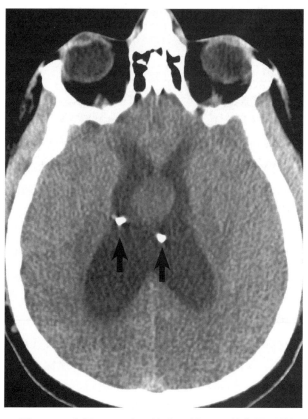

▲ 图 9-19　在同一 CT 上，注意双侧 EVD 的位置（箭），这些引流管各位于同侧额角，并接近囊肿，因为囊肿的体积非常大

变，含有黏蛋白，起源于第三脑室顶部。约占颅内病变的 2%。这个胶样囊肿患者有一个可怕的并发症，就是突然出现的梗阻性脑积水和可能的脑疝[27]。

　　关键的第一步是放置双侧 EVD 以缓解脑积水（图 9-19）。双侧引流的基本原理是巨大的囊肿阻碍了脑脊液从两侧 Monro 孔流出，而单侧引流无法将脑脊液从对侧额角转移出去。理论上，引流管可以通过单侧入路，穿过透明隔进入对侧额角；然而，这是很难保证的，术后 CT 无法证实是否有足够的漏口。

　　将双侧 EVD 放置并保持在外耳道上方 5cmH$_2$O 处以促进 CSF 引流后，患者停止强直姿势，尽管他的眼睛仍保持闭着，不能遵嘱，但对疼痛刺激似乎产生有定向性的反应。现在该怎么办？

　　EVD 后患者的神经系统状况有所改善，但检查所示情况仍然很差。然后进行 MRI 平扫和增强检查，以明确肿块更典型的成像特征，并确定是否存在脑疝后明显的脑损伤表现（图 9-20）。检查发现

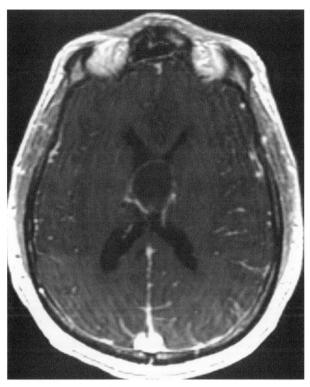

▲ 图 9-20　MRI 平扫和增强检查显示一个大的胶样囊肿，其特征是中心呈低信号，边缘呈薄的强化

轻微的左侧大脑后动脉卒中，符合脑疝表现。考虑到患者年龄小，神经系统状况改善，缺乏严重脑损伤的 MRI 证据，他被送到手术室，通过右额叶入路内镜下切除胶样囊肿。尽管囊肿的体积很大，但右额角的较大空间足以行此入路。

通过内镜手术将整个囊肿切除，打通透明隔，从而使两侧额角相通。原来的两个引流管被拔除，通过右额的造瘘口和内窥镜通道留置一个新的 EVD。保持这个 EVD 在 10cm 的水平，以促进残余囊肿内容物、术中出血和 CSF 的引流。引流 48h 后，CT 扫描显示脑积水明显消失，夹闭试验 12h 后拔

除引流管。

在这个病例中，切除囊肿是唯一的手术选择吗？

治疗胶样囊肿主要有两种方案选择：手术切除，如本例通过内镜入路（传统的入路是大脑半球跨胼胝体通路）或右额脑室 - 腹腔分流术，内窥镜下打通透明隔。如上所述，在 EVD 中，鉴于 Monro 孔处的双侧阻塞，透明隔必须打开，以允许额角之间的沟通。后一种选择是可以考虑的，特别是在梗阻性脑积水可能导致严重脑损伤的情况下。这些突发性脑积水的病例通常发生在年轻人身上，最初可以通过分流来治疗，以避免携带 EVD 住在 ICU 病房的时间过长。如果患者恢复了神经功能，那么可以考虑较大的手术切除。

在这种情况下，神经危重症护理的重点是什么？

这位患者的中脑右侧有一个乳腺肿瘤的转移瘤，导致她动眼麻痹和左侧肢体无力。但是最紧迫的问题是脑积水，这是她逐渐混乱和昏睡的原因。就意识状态而言，考虑到患者的神经系统状态是可唤醒的，患者需要紧急但不是急症手术干预。如果她的意识水平正在迅速下降或已经处于极端状态，她将需要紧急放置 EVD。在目前的情况下，考虑到肿瘤阻塞的程度在中脑导水管，ETV 是目前患者最好的选择。ETV 可以绕过这个区域的障碍物而建立旁路。

在神经重症监护室密切观察后，患者在 12h

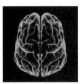

患者是一名 56 岁的女性，有已知的乳腺癌病史，在过去的两个月里，右眼运动逐渐出现问题。近 3 天来患者逐渐意识模糊，然后昏睡。其丈夫将她送到急诊室，头颅 CT 显示中脑顶盖右侧部有一肿块，导致导水管和第四脑室受压，出现梗阻性脑积水（图 9-21）。神经系统检查发现患者能够发音，遵嘱，并对她的名字和年份能够定向。左侧肢体力弱，但能够对抗重力。右侧动眼神经麻痹，其他脑神经完整。MRI 平扫和增强检查显示，除了其他小的散在转移灶外，中脑右侧有一个 2cm 大小的非均匀强化肿块（图 9-22）。

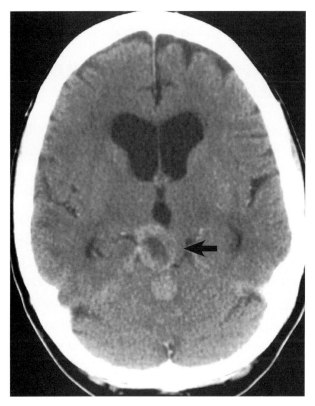

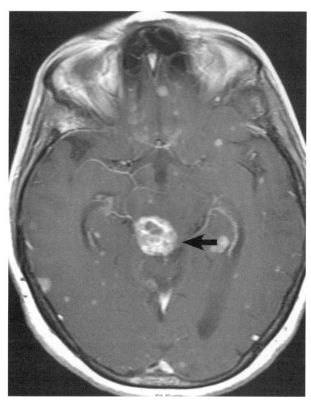

▲ 图 9-21　头颅 CT 平扫和增强检查显示右顶盖处有一个巨大的强化肿块（箭），导致 A 线第四脑室阻塞，额角和第三脑室明显扩张

▲ 图 9-22　MRI 平扫和增强检查证实右顶盖处有一个不均匀强化肿块（箭）。注意其他强化病变代表弥漫性转移病灶

内被送到手术室接受右额叶 ETV 手术。术后通过 ETV 孔道，右额角放置一个 EVD。

对于一个刚刚接受 ETV 的患者，术后应该考虑什么?

　　首先应将保持夹闭 EVD 以增加 ICP。理论上夹闭 EVD 可以保持 ETV 手术造瘘口的通畅。通过颅内压监测，神经重症监护室小组和神经外科医生也可以确定患者的颅内压是否对手术有反应 [28]。通常应在 EVD 夹闭 24～48h 后行术后 CT 检查以评估脑室大小。脑室在 ETV 术后可能不会立即明显缩小，但如果是急性或亚急性的脑积水，脑室可能会在数

天至数周内减小。因此，术后即刻的 CT 检查可作为未来复查 CT 的比较基准。当 EVD 保持夹闭状态时，如果 ICP 保持可控（通常 < 15mmHg），并且从患者神经功能角度（稳定或改善）能耐受夹闭状态，则 EVD 可以安全移除，患者可以出院后常规随访。这种治疗策略因神经外科医生而异，评估 ETV 通畅性的影像学表现也是如此。一些神经外科医生将在 ETV 成功后，用非增强头颅 CT 检查来明确脑室大小，而另一些神经外科医生在术后进行 MRI 检查，包括增强检查，以评估造漏口通畅性。ETV 治疗此类脑积水的成功率为 60%～80%，可使患者免于 VP 分流术 [29, 30]。

！ 关键注意事项

- 脑肿瘤患者的重症监护分为术前和术后两个阶段。
- 术前出现脑疝的患者需要在高渗剂、皮质类固醇和其他降低颅内压干预措施（如过度通气、镇静）的帮助下使患者病情稳定。
- 一旦患者病情稳定，手术就应被视为紧急或备选的治疗。
- 只要可能，在这些患者中应获得最佳的术前影像（通常是 MRI），以帮助神经外科医生在安全前提下进行最大切除。
- 后颅窝肿瘤患者必须在术前或围术期解决脑积水问题，必要时放置 EVD。
- ETV 是治疗第四脑室肿瘤长期压迫导致脑积水的另一种手术方法。
- 疑似垂体卒中的患者，如果有影像学证据显示鞍区病变出血，应急行 CT 扫描，然后服用氢化可的松。
- 脑垂体卒中患者也应进行 MRI 检查，以达到紧急手术减压的目的。
- 伴有出血性转移瘤的患者出现神经症状应给予地塞米松，并开始预防性使用抗癫痫药物。
- MRI 增强检查有助于发现肿瘤病变，但可能受到出血的限制。
- 如果出血性转移病灶>3cm，有症状，且在可手术切除的区域（非功能皮质），患者应接受紧急手术切除。
- 术后血肿与肿瘤残余、具有已知出血倾向的患者有关，特别是易出血倾向的肿瘤类型。
- 神经重症医师必须询问切除范围和术中出血问题，这些问题可能与患者术后血肿相关。
- 后颅窝手术通常涉及牵拉小脑，可能导致第四脑室肿胀和受压，并导致脑积水。
- 神经重症医师必须询问小脑静脉的牵拉程度（如手术时间）和损伤情况，这两种情况都可能导致小脑肿胀和脑积水。
- 牵拉损伤的现象也适用于幕上肿瘤，有可能诱发类似脑卒中的肿胀。
- 非增强头颅 CT 是评估几乎所有术后并发症的一种安全、快速的方法，因此，每当出现术后神经功能下降时，神经重症医生应及时检查。
- 在 CT 应用受限的情况下，神经重症医师也可采用 MRI 检查（如术后早期梗死时）。

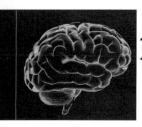

第10章 炎症性脱髓鞘性中枢神经系统疾病
Inflammatory and Demyelinating CNS Diseases

H. Alex Choi　Sang–Bae Ko　Mubashir Pervez　Robert J. Brown　Kiwon Lee　**著**

云　强　梁敬心　**译**

石广志　张洪钿　**校**

　　一名有高血压病史的 60 岁男子因发热数日和全身无力入院。他主诉复视和厌食症，同时出现发热，37.8℃。在接下来的几天里，他的症状进展，出现进行性脑病，右上肢无力、延髓麻痹和不能行走。头部 CT 扫描显示出非特异性脑白质改变。予气管插管以气道保护后，转移到神经重症监护病房。生命体征为体温 37.9℃、心率 90/min、血压 130/90mmHg。除了没有咽反射外，他有完整的脑神经反射。运动检查显示全身肌张力增加，左上肢伸直，右上肢屈曲，下肢无反应。

这个患者的鉴别诊断是什么？接下来的关键步骤是什么？

　　发热、全身无力、延髓功能障碍等症候群可以由多种疾病引起。需要通过诊断性检测根据疾病的定位分组来进行考虑。中枢神经系统功能障碍的感染性病因（如脑膜炎、脑炎、脑脓肿）需要快速诊断和治疗。鉴于脑膜炎和（或）脑炎这些感染性疾病需要紧急治疗，明智的做法是开始使用抗病毒和抗菌药物治疗的同时进行诊断检测。静脉注射阿昔洛韦和治疗细菌性脑膜炎、结核和真菌感染的静脉药物都应该严格地考虑指征，这取决于临床倾向怀疑的病原菌。感染性疾病的诊断和治疗已在第 8 章"中枢神经系统感染"讨论。为了诊断中枢神经系统感染，腰椎穿刺应该立刻进行。

　　尽管在该病例中不太可能，但血管病是要求用最短时间诊断的疾病。对于有血管危险因素和脑神经体征和症状的患者，快速诊断后循环缺血性事件是最重要的。尽管非增强头部 CT 可以有效诊断脑出血，但对于缺血性脑卒中可能帮助不大。脑磁共振成像是诊断缺血性脑卒中最有效的工具，也有助于对其他疾病鉴别诊断。

　　一旦感染性和血管性病因被排除就必须要考虑炎症性疾病。病毒感染的前驱症状、不适和低烧后的病史提示感染后的炎症过程。急性播散性脑脊髓炎（acute disseminated encephalomyelitis，ADEM）是一种可导致精神状态迅速改变和多灶性神经功能缺损的疾病。MRI 平扫和增强扫描对诊断 ADEM 是必要的。

　　其他可能的实质疾病包括转移性病变、放疗后坏死、可逆性后部脑病综合征及其他自身免疫性炎症性疾病，如表现为肿瘤样脱髓鞘病变的多发性硬化和表现为中枢神经系统症状的全身性自身免疫性疾病，如狼疮、白塞综合征、血管炎和副肿瘤性疾病等。

软脑膜受累可引起脑病和多灶性神经功能症状。最迫切需要诊断的是感染性疾病。其他的可能性是炎性疾病，如结节病、肿瘤和癌性脑膜炎。

虽然该患者的脑病显示情况并非如此，但疾病的另一个重要定位可能位于周围神经系统。脱髓鞘疾病，如吉兰-巴雷综合征可进展数日，损害延髓功能。事实上，一些疾病会同时影响中枢和外周神经系统，从而产生这种临床症状。Bickerstaff 脑炎是吉兰-巴雷综合征的一种变异，包括眼麻痹、共济失调、反射障碍和脑病。它与周围运动轴突脱髓鞘伴脑干脑炎有关。抗神经节苷脂免疫球蛋白 G GQ1b 抗体的检测有助于本病的诊断[1]。在最近的一系列 ADEM 病例中，43% 的患者患有多神经根神经病，主要是脱髓鞘[2]。如果临床怀疑周围神经受累，肌电图和神经传导检测是必要的。肌电图和神经网络传导已在第 6 章"神经肌肉疾病"讨论。

患者接受了腰椎穿刺结果显示白细胞 10 000/μL、红细胞 0%、淋巴细胞 67%、单核细胞 33%、葡萄糖 65mg/dl、蛋白质 80g/dl、白蛋白指数 11.4（升高），单纯疱疹病毒聚合酶链反应为阴性，未检出寡克隆条带，细菌培养为阴性，脑炎检测阴性，副肿瘤检测为阴性。

鉴别诊断是什么？下一步的如何治疗？

MRI 显示双侧大脑半球白质多发病变，累及基底节、丘脑的病灶体积大，占位效应小（图 10-1），提示病变多灶性，主要累及脑白质和深部灰质。

ADEM 是典型的（不总是）以多灶性白质脱髓鞘为特征的综合征。典型的 ADEM 临床表现包括急性发作的进展性脑病伴有多灶性神经功能缺损。临床症状出现前通常有感染或接种疫苗史。整个临床症状发生前可能有发热、头痛和不适等前驱症状[3]。虽然常见于儿童，但成人也较为常见。最近发现了其炎症和脱髓鞘的静脉周围"袖套"样病理改变[4]。最常用的定义已由国际儿科多发性硬化研究小组发表：ADEM 为"首次发生的伴有多症状性脑病的临床事件，急性或亚急性起病，表现为局灶性或多灶性高信号病变，主要影响中枢神经系统白质，无既往脑白质破坏性改变的证据，也没有以脱髓鞘事件

为特征的既往临床病史……"[3]。

ADEM 的 MRI 特征表现已得到广泛验证。典型病灶较大、多发且不对称，累及皮质下和中央白质，位于大脑半球、小脑和脑干的灰质和白质交界处。增强影像多变，可以是完全的环形强化，结节状强化，脑回样强化或斑点样强化。与多发性硬化症不同，可累及深部灰质，尤其是尾状核、苍白球、壳核和丘脑。根据病变特征被描述为四种类型：①小的病变（小于 5mm）；②大的、融合的或肿瘤样脱髓鞘病变，伴水肿和占位效应；③对称性双侧丘脑受累；④急性出血性脑脊髓炎[3-7]。

在本例患者，脑脊液分析未显示有感染的证据。ADEM 的特征性表现是轻度的细胞增多和蛋白水平升高，无寡克隆带[3, 7, 8]。

另一种可能是进行性多灶性白质脑病。进行性多灶性白质脑病是一种主要累及脑白质的多灶性疾病。因为我们的患者是人类免疫缺陷病毒阴性，没有使用免疫抑制剂的病史，进行性多灶性白质脑病可能性较低。脑脊液检测是否存在 John Cunningham 病毒有助于鉴别诊断[9]。

ADEM 的首选的治疗是什么？有什么证据？

目前还没有随机临床试验来指导我们对 ADEM 患者的治疗。大多数治疗方案是对其他脱髓鞘、自身免疫性疾病经验的扩展[10, 11]。通用的治疗选择是静脉注射甲泼尼龙 1g/d，持续 3~5d。此病对类固醇的反应很好，但多达 1/3 的患者可能没有效果。进行性 ADEM 的患者对类固醇治疗的反应可能较差[10, 11]。

患者接受甲泼尼龙静注 5d，临床无改善。下一步如何治疗？

病情发展到呼吸衰竭并进入重症监护室的进展型 ADEM 患者是罕见的，发生率少于 20%[7, 12]。由于机械通气和长期卧床的并发症随着时间推移而增加，需要强调恢复的速度，主张积极的治疗策略。

免疫调节治疗，静脉注射免疫球蛋白（IV immune globulin，IVIG）和血浆置换（plasmapheresis，PE）是下一步的治疗措施。IVIG 的应用更广泛。

在系列病例中 5d 的常规剂量 0.4g/（kg·d）已被证明是有效的。通常在一周内改善，持续到两个月[10-13]。虽然 IVIG 的作用机制尚不完全清楚，但人们认为其作用机制是阻断巨噬细胞上的 Fc 受体，有效降低细胞介导的免疫应答[14-16]。除了直接的免疫作用外，它还可能通过促进血脑屏障正常化而发挥作用[17]。有争论说，对于周围神经受损严重的疾病，IVIG 连同静脉注射类固醇应该是一线治疗[18]。

在 ADEM 中也使用了血浆置换，许多案例报道支持其使用。血浆置换被认为是通过清除体液免疫因子，并影响 B 淋巴细胞和辅助性 T 淋巴细胞 1 型及 2 型的平衡而发挥作用[15, 19]。在一项针对急性中枢神经系统炎性脱髓鞘疾病患者的随机研究中，血浆置换与神经功能改善恢复有关[20]。其他案例研究也支持在中枢神经系统脱髓鞘疾病，尤其是 ADEM 患者中使用血浆置换。一般来说，大约一半的患者

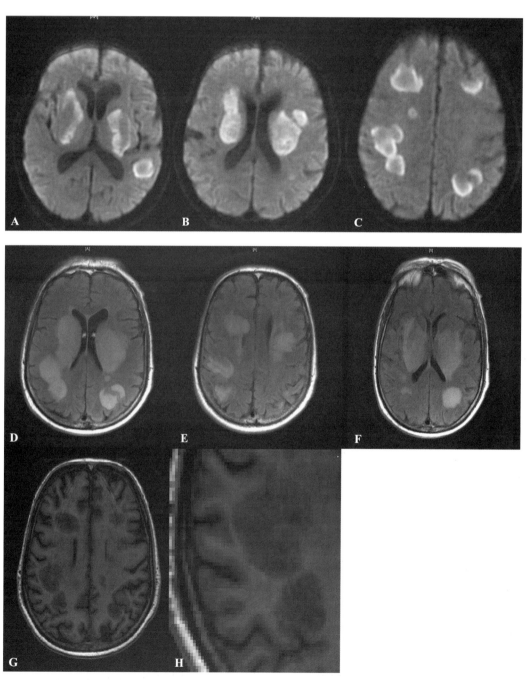

▲ 图 10-1　A、B 和 C. 弥散加权像显示弥散受限，主要分布于双侧脑白质束，累及基底神经节；D、E 和 F. 液体衰减反转恢复（FLAIR）图像显示双侧脑白质、双侧基底神经节和双侧丘脑高信号；G 和 H. T_1 加权图像显示相应的白质病变的低信号

有效。早期治疗和男性与病情改善有相关性[21, 22]。

患者无论首先行 IVIG 还是 PE 干预，如果第一次干预后没有改善，都应考虑其他治疗方案。虽然没有确切的证据支持同时使用 PE 和 IVIG 进行治疗，但有些证据表明这种方法更有效[11, 15]。

事实上，对于神经重症监护病房中的重症患者，应立即开始静脉注射类固醇药物。如果在治疗头几天观察到临床表现很少或没有改善，就应开始共 5～7 个疗程的 PE。如果患者仍然危重，应开始 IVIG。PE 治疗应该首选，因为有确切证据表明其在中枢神经脱髓鞘疾病的疗效，与之相比 IVIG 的证据很有限。理论上先用 PE 处理的第二个优点是先通过 PE 清除体液免疫因素，随后静脉注射丙种球蛋白。尽管 IVIG 在技术上更容易，但如果 PE 在 IVIG 之后使用，PE 将清除先前使用的丙种球蛋白。如果在治疗头几天对类固醇没有反应，则应迅速升级为免疫调节疗法，因为 PE 和 IVIG 在疾病发生过程中越早开始越有效。

其他免疫修饰治疗包括环磷酰胺、干扰素、醋酸格拉地拉莫和利妥昔单抗，但迄今为止还没有大量的 ADEM 患者接受这些治疗。由于在此类患者中 ADEM 少见及难治的特点，疗效很难评估。尽管使用甲泼尼松龙琥珀酸钠（甲泼尼龙）、PE 和 IVIG 静脉注射 5d，但该患者的临床症状并未改善。磁共振弥散张量成像显示脑白质束随时间的萎缩（图 10-2）。

什么时候对病变采取活检？

当该疾病对常规治疗（如静脉注射类固醇、IVIG 或 PE）无效时，并且在不能排除其他表现不典型的感染性病因或肿瘤的情况下，则需要对 ADEM 病变进行活检。ADEM 活检的特点是静脉周围脱髓鞘，而不是在急性多发性硬化中可见到的融合性脱髓鞘[23]。

下一步如何治疗？

虽然诊断很重要，但在该病例中治疗癫痫同样重要。癫痫持续状态的治疗在第 3 章讨论。

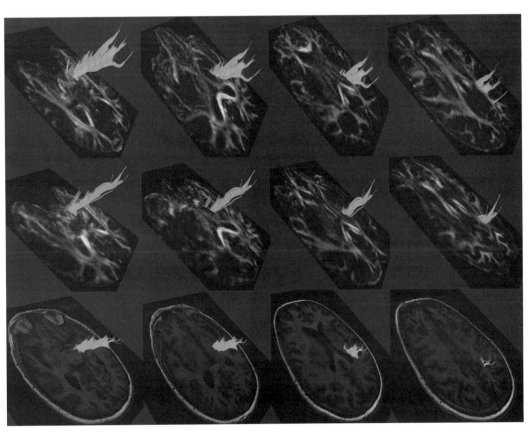

▲ 图 10-2　连续弥散张量成像（DTI）显示随时间的推移，纵向白质束的数量和密度下降（彩插见书末）

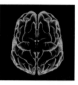一名27岁的女性表现出头痛和行为异常。大约在症状出现一周前，她告诉家人她感觉不舒服，但没有其他具体的主述。不久之后，她出现幻听和与上帝对话的幻觉。她开始重复词语，不能认出家人。她被带到一家医院，在那里她被诊断为急性精神病，开始服用抗精神病药物，然后出院。在家里，她的幻觉和难以控制的行为继续恶化。她有类似癫痫发作的症状，遂乘救护车转入医院急诊科。在急诊科，她出现癫痫样发作，眼睛向一侧抽搐，同时有四肢抽搐。给予静脉注射劳拉西泮治疗癫痫并行气管插管以气道保护。

转入 NICU 时，患者存在快速、重复的口面部运动障碍和有节奏的面部和颈部抽搐。查体：体温，38.3℃；BP，170/90mmHg；HR，110/min。她不能遵嘱，肢体对疼痛间断可定位。头颅 CT 检查未见异常。腰椎穿刺显示白细胞，14 000/μL；红细胞 10 000/μL；蛋白质，30g/dl；葡萄糖，73mg/dl；没有培养出微生物。MRI 平扫和增强扫描显示没有异常。

对于出现精神状态改变、发热和癫痫发作的患者，最重要的诊断和需要治疗的疾病是感染性脑炎。疱疹病毒引起的 HSV 脑炎应该用阿昔洛韦静脉治疗。对其他传染性脑炎都应该进行广泛的检查。脑炎的其他非感染性因素是炎症和副肿瘤性综合征。

副肿瘤综合征和自身免疫性脑炎是一组很难诊断和治疗的疾病。在昏迷几个月后恢复的病例报道中强调了对这些疾病进行鉴别的重要性，如果结果为阳性，则应使用免疫疗法并延长重症监护治疗，否则治疗不会取得效果[35]。

处理可能患有副肿瘤综合征的患者的第一步是识别肿瘤和相关的自身抗体。随后进行以下检查：胸部、腹部和骨盆的 CT，以查找肿瘤；外周血化验用于诊断血液系统肿瘤，以及核放射学研究（正电子发射断层扫描、单光子发射断层扫描和甲氧苄胍扫描）。表 10-1 列出了可能导致脑炎的副肿瘤性神经系统疾病。

在这个患者，腹部和骨盆的 CT 检查显示有卵巢肿块提示畸胎瘤。经阴道超声证实了这一发现。

诊断是什么？

N- 甲基 -D- 天门冬氨酸受体（anti–N-methyl-

表 10-1 自身抗体和相关的临床症状

抗 体	主要肿瘤	注 释
Hu（ANNA1）	SCLC、胸腺瘤	伴有延髓症状和体征的脑干炎[24-26]
Ma2（Ta）	睾丸	边缘脑炎、脑干脑炎、下丘脑功能障碍[27]
AMPAR	肺部肿瘤	失忆、脑病、癫痫、复发倾向[28]
NMDAR	畸胎瘤	边缘脑炎、癫痫、口腔运动障碍、自主神经不稳定[29]
VGKC	多种癌症	失忆、脑病、癫痫[30]
GluR3		难治性癫痫[31]
Ri（ANNA2）	胸部、SCLC	脑干综合征（眼阵挛、肌阵挛）、小脑综合征、Lambert-Eaton 综合征[32]
CV2（CRMP5）	SCLC、胸腺瘤	小脑共济失调、运动障碍、肌无力综合征[33]
Amphiphysin	乳腺、SCLC	多为周围神经病变、僵人综合征、脊髓炎[34]

AMPAR. α– 氨基 –3– 羟基 –5 甲基 –4– 异噁唑丙酸受体；NMDAR. N– 甲基 –D– 天门冬氨酸受体；SCLC. 小细胞肺癌；VGKC. 电压门控钾离子通道

D-aspartate receptor，NMDAR）脑炎是近年来才被发现的一种疾病。流行病学研究结果表明，这是急性脱髓鞘性脑脊髓炎后最常见的自身免疫性脑炎病因[35]。患者（通常是40岁以下女性）出现明显的精神症状和行为改变，逐渐发展为口面部运动障碍、癫痫、脑病、自主神经功能障碍、呼吸衰竭和一种类似于紧张症的状态。首次描述该病时，几乎所有的患者都伴有相关的卵巢畸胎瘤。现在已经认识到高达60%的患者可能没有可检测到的肿瘤[28, 37]。虽然患病率尚不清楚，但一些研究表明，NMDAR脑炎可能是导致40岁以下大量的女性不明原因新发癫痫的原因[38, 39]。

NMDAR脑炎与抗NR_1–NR_2异构体的抗体有关。该病的特点是在小胶质细胞增生和海马、前脑、基底神经节和脊髓中的IgG沉积。在畸胎瘤中可见炎性浸润的NMDAR表达的神经元。在血清或脑脊液中检测这些抗体具有诊断意义。最近的一项研究强调了脑脊液中NMDA受体抗体检测敏感性高于血清的重要性。高脑脊液滴度被认为与预后差和（或）存在畸胎瘤有关。此外，早期滴度下降与良好的预后是一致的[36]。

此外，细胞毒性标记物极为罕见，提示抗体免疫反应是细胞损伤和死亡的主要机制。疾病的严重程度与抗体滴度有关[40, 42]。最近的研究支持了免疫球蛋白诱导的受体内在化和表面NMDAR下调驱动的抗体介导的疾病发生机制[41]。

虽然有研究表明鞘内产生抗体，但推测

NMDAR的抗体可能开始于血清。抗体如何穿过血脑屏障尚不清楚。杏仁核和海马体具有最高水平的NMDAR，也是大脑中血脑屏障最脆弱的区域。有人提出，自发性自主神经障碍伴有交感神经过度活动和高血压可能会削弱已经受损的血脑屏障，使这些区域更加易感[40]。

MRI是非特异性的，但大约55%的患者在脑实质中表现出液体衰减的反转恢复或T_2高信号（图10-3）[29]。研究表明，基底神经节和丘脑中的N-乙酰天门冬氨酸（NAA）水平在不自主运动时降低。弥漫性脑内NAA∶Cr比值降低，提示弥漫性脑功能障碍。MR灌注表现为弥漫性高灌注[43]。

除了癫痫和脑电图显示的广泛慢波外，在最近的一项研究中，一种被称为"extreme delta brush"的独特类型与抗NMDAR综合征有关（图10-4）。它的存在可能意味着住院治疗时间延长，脑电图持续监测时间延长，以及更差的预后[49]。这种类型的特异性尚不清楚；然而，它的存在应该考虑到这一综合征的可能。

治疗和预后？

与其他副肿瘤性疾病相似，肿瘤切除和免疫抑制是治疗的主要手段。鉴别并切除畸胎瘤可能是最有效的治疗方法[37, 44]。除切除肿瘤外，免疫抑制也常被应用。根据病情严重程度，大多数患者接受静脉糖皮质激素和IVIG或PE治疗。对于神经重症监

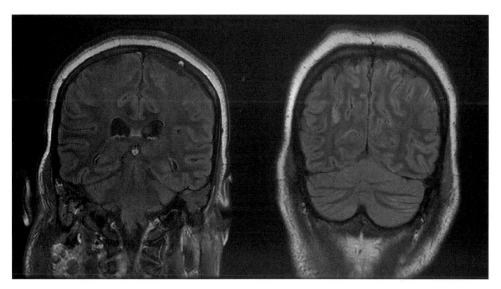

▲ 图10-3　冠状动脉液体衰减反转恢复图像显示抗N–甲基–D–天门冬氨酸受体脑炎患者双侧后枕叶皮质高信号

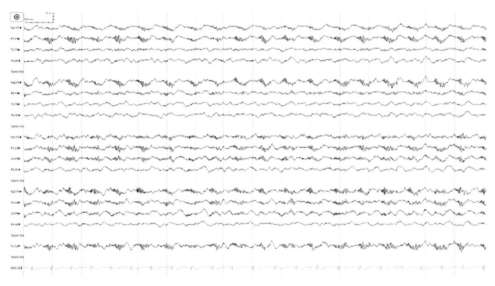

▲ 图 10-4 极值脉冲脑电图描记器显示出 1Hz 时的广义节律性和半节律性脉冲频率活动，与前面突出的节律性脉冲频率活动重叠

护病房的患者，我们建议早期积极治疗。早期发现并切除畸胎瘤是最重要的。

免疫抑制剂甲泼尼龙的用法是 1g 静注，连续 5d。肿瘤切除和类固醇治疗后，如果在前几天内没有临床改善，应强烈考虑 5~7 个疗程的 PE 治疗。如果 PE 治疗后无临床改善，应重新分析血清和脑脊液中是否存在抗 NMDAR 抗体及其滴度。另外，此时应给予 IVIG[37, 45]。如果滴度仍然升高，且没有观察到临床改善，则应使用利妥昔单抗或环磷酰胺[37]。标准化疗药物博来霉素、依托泊苷和顺铂也可以考虑[46, 47]。在没有发现畸胎瘤的患者中，需要使用相同流程进行免疫调节 / 抑制治疗。此外，建议常规使用骨盆 MRI 监测肿瘤的发生。在对积极治疗无效的难治性脑炎患者中，没有畸胎瘤证据的患者行预防性双侧卵巢切除术已作为一种挽救生命的干预措施。这种疗法的疗效尚未确定。

人们对这种病症中出现的行为改变给予了很多关注，因其非常醒目且难以控制。由于行为改变的

治疗可能很困难并且药物的不良反应很大，因此应谨慎考虑，并且仅在医学上必要时使用。使用苯二氮䓬类药物对症治疗，通常使用长效药物如氯硝西泮，典型的抗精神病药物如氟哌啶醇，以及非典型抗精神病药物如喹硫平。在一些患者中，只有诱导剂量的丙泊酚和苯二氮䓬类药物能得到有效控制。此外，由于下颌紧张导致牙关紧闭，可以使用肉毒杆菌毒素下颌注射。

与其他许多副肿瘤性疾病不同，识别这种疾病的重要性在于预后总体良好。尽管肿瘤切除已被证明对 NMDAR 脑炎是有效的治疗，但是即使没有切除肿瘤，也有经过多年的随访完全恢复的病例[48]。在广泛收集的 100 例病例中，75 例患者恢复正常或仅有轻微的缺陷[29]。然而，病情严重到需要住进神经重症监护室的患者，预后可能很差。由于有证据表明早期治疗可改善预后，且这些患者出现大量并发症，因此建议早期积极治疗。

难治性脑炎是一种严重的神经系统疾病，伴有明显的脑萎缩甚至导致半植物人状态。

！ 关键注意事项

- 中枢神经系统炎症和脱髓鞘疾病应始终牢记，因为会导致许多不同的临床表现。
- 明确诊断很重要。
- 应该尽早开始免疫抑制和（或）肿瘤切除治疗。疾病的严重程度决定了治疗的积极性。

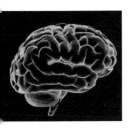

第 11 章　心搏骤停与缺氧性脑损伤
Cardiac Arrest and Anoxic Brain Injury

Tiffany Chang　Rishi Malhotra　Kiwon Lee　**著**

杨悦凡　张树葆　**译**

石广志　张洪钿　**校**

一名患有高血压病史的 62 岁男性，在与他的儿子争吵时突然感到眩晕并摔倒在地。他的儿子拨打 911 后，医疗人员在 8min 内赶到。患者脉搏未触及，启动心肺复苏（cardiopulmonary resuscitation，CPR）救治，发现患者出现心室颤动（ventricular fibrillation，VF）。使用 200J 双相电击没有复苏成功。持续进行胸部按压，以及静脉注射血管活性药，40U。经过 2min 的胸部按压后，再次进行 200J 双相电击，心跳恢复，转为宽 QRS 心动过速的节律，心率 120/min。血压为 120/70mmHg。静脉给予胺碘酮 300mg。患者从摔倒至自主循环恢复的时间为 15min。并在循环恢复时行气管插管，而后将患者运送至一所当地医院的急诊。

到达急诊时，该患者的心律为窄 QRS 的窦性心律，心率为 89/min，同时血压为 149/85mmHg（未使用血管活性药），体温为 36℃。吸入氧浓度为 0.5，氧饱和度为 100%。心电图未发现任何 ST 段压低或者升高，T 波改变，或者束支传导阻滞。校正后的 QT 间期正常。最开始的实验室检查数值中较为明显的是肌钙蛋白阴性。超声心动图显示左心室向心性肥大，射血分数高，无局部室壁运动异常。胸部 X 线片清晰透亮。头部 CT 扫描未见异常。

患者最初的神经系统检查显示呼唤无反应，刺痛不睁眼，瞳孔对光反射阳性，角膜反射弱，水平头眼反射较弱，无咽反射，以及微弱的咳嗽反射。在予以伤害性刺激时，上肢伸展下肢屈曲。GCS 评分为 4 分。

这种神经系统检查结果就能排除良好预后的可能性吗？

心搏骤停（cardiac arrest，CA）后的预后预测是一项具有挑战性和复杂性的任务。如果没有神经系统恢复的希望，许多患者及其委托人会考虑进行限制性的治疗。因此，对于医务工作者来说了解治疗过程中各个阶段可能的预后是非常重要的，以便给患者家庭提供准确的信息并作出相应的决定。在

理想情况下，针对那些不良预后的患者，用于预测的变量应以高特异性准确地预测哪些患者的预后普遍较差。换句话说，我们希望在已经被认为拥有不良预后的患者中，接近 100% 的患者为丧失了有意义恢复机会的患者。

不幸的是，在 CA 后立刻进行的大部分神经系统检查都缺乏足够的预测价值，难以提供准确的预后预测[1-3]。并不推荐在 CA 后几小时内仅仅基于临床检查进行预测。

当缺血和（或）缺氧时大脑究竟发生了什么？

在大脑灌注完全停止后，大脑氧气迅速耗竭。在 20s 内，脑电图显示为脑电静息[4, 5]。大脑三磷腺苷和葡萄糖储存在 5min 内消耗尽，这会导致离子泵和离子通道的功能障碍，以及细胞膜钠离子，钾离子和钙离子梯度的丧失[5-7]。细胞膜去极化导致兴奋性神经递质的过量释放，这反过来导致细胞内钙离子的进一步累积。钙离子超载引起脂酶，蛋白酶，核酸酶及其他破坏性酶的激活[8]。离子的大量流入伴随着水的流入，可引起细胞肿胀。自由基产物也会显著地增加[8]。全身和局部的厌氧代谢引起神经元酸中毒，导致各种蛋白质的功能紊乱[9]。高血糖能够加重这种酸中毒[10, 11]。在大脑血流完全停止后 1.5～5min，细胞死亡的程序可能就已经启动，尤其是在易受影响的细胞类型中，如 CA1 海马椎体神经元，小脑浦肯野神经元，中等含棘突的纹状体神经元，以及位于新皮质 3、5、6 层的椎体神经元[12-14]。

再灌注对神经元的持续生存十分必要，同时引起 ATP 水平的迅速增加及离子梯度的重构[15]。不幸的是，再灌注同样会导致进一步损伤。在缺血期间脂肪酶释放的花生四烯酸和其他游离脂肪酸会快速氧化。这一过程引起超氧自由基的产生[16-18]。黄嘌呤脱氢酶被转化为黄嘌呤氧化酶，这一过程会产生额外的超氧自由基[19]。受损蛋白质通过过氧化自由基，催化细胞膜脂质的破坏性过氧化反应，释放游离的铁离子[20, 21]。过氧化物也可与一氧化氮反应生成过氧硝酸盐，过氧硝酸盐并不是一种自由基而是一种强氧化剂。黄嘌呤和过氧硝酸盐的损伤效应或许在血管内皮中尤其重要，导致血脑屏障的通透性增加及血管反应性降低[22, 23]。

在缺氧缺血性损伤后，是否存在任何的治疗方法可以使大脑免受持续不断的级联反应损害？

在全身和局部的缺血性脑损伤中，研究了大量的干预手段以阻断神经毒性级联反应。其中大部分干预手段的靶点作用于级联反应中的特定步骤；如，自由基清除或者钙离子通道阻滞。尽管动物研究的

结果希望很大，但是所有的临床药物研究却没有显示出明确的获益，这些药物包括钙通道阻滞药、巴比妥类药物、苯二氮䓬类药物、镁剂、糖皮质激素[24-29]。迄今为止，仅低温治疗可改善 CA 的预后。

心脏停搏后低温治疗（hypothermia after cardiac arrest，HACA）最初是在 20 世纪 50 年代后期开始在人体上进行试验，并且在某种程度上取得了成功[30, 31]。在 20 世纪 50—60 年代，Peter Safar 将他在常规的临床实践中使用 HACA 维持在 30℃的过程记录了下来[32]。尽管如此，直到 20 世纪 90 年代才进行了更多的人体 HACA 试验，当时有 3 项小型试验研究表明轻度 HACA 是安全可行的[33-35]。

一个澳大利亚的研究团队在 2002 年发表了一项研究结果，针对 77 名患者发生院外心脏停搏后进行低温与常温治疗的对照试验[36]。这些患者包括大于 18 岁的男性和大于 50 岁的女性，他们的初始心律为室颤，且在自主循环恢复后仍处于昏迷状态。该昏迷状态没有明确定义。若使用升压药物后患者的收缩压仍＜90mmHg 或有其他可能导致昏迷的原因，则将这些患者排除在外。试验中并未遵循真正的随机化原则，而是对奇数日期的患者使用低温疗法。护理人员在头部和躯干处放置冰袋。到达急诊时，所有的患者都予以了初始剂量的咪达唑仑和维库溴铵及利多卡因注射，以防止室性心律失常的复发。他们的平均动脉压维持在 90～100mmHg，血液中的氧分压为 100mmHg，二氧化碳分压为 40mmHg，血糖＜180mg/dl。低温治疗患者持续应用并维持使用冰袋直到核心体温降至 33℃。寒战的患者可使用额外剂量的咪达唑仑和维库溴铵。在第 18 个小时，患者开始使用毛毯进行复温。体温正常治疗的患者在整个治疗过程中体温都维持在 37℃。

主要的预后评估是良好神经系统预后，定义为出院或者转至急性康复中心。低温治疗组患者接受额外的 CPR 的数量明显减少。除此之外，49% 的低温治疗组患者拥有良好的预后，相较于此，常温治疗组患者中只有 26% 的患者预后较好（P=0.046）。死亡率（51% vs. 68%）没有显著差异。没有数据证明低温治疗会造成有害的结果。

Holzer 等进行了一项更大，更严格的试验，在欧洲 5 个国家的 9 个临床中心纳入 275 例患者[37]。年龄在 18—75 岁且出现院外心脏停搏的患者，若

发生室颤或者非灌注性室性心动过速则纳入试验，在开始 CPR 前心跳暂停时间为 5～15min，并且自 CA 到自主循环恢复不超过 60min。对于体温低于 30℃，在进行随机化分组前持续缺氧或低压，或者难以进行长期随访的患者要排除出组。在到达急诊之前没有进行特殊治疗。随机化分组是通过密封信封，计算机生成治疗分配。所有患者都予以泮库溴铵、芬太尼和咪达唑仑治疗 32h。将低温治疗患者置于能够笼罩全身的冷气装置中，目标温度为 32～34℃。若需要时可以使用冰袋。低温治疗启动后需维持 24h，随后对患者进行被动复温。对照组患者将体温维持至正常体温。

主要的预后评估是第 6 个月时良好的神经系统预后，由脑功能分类（框 11-1）中的第 1 或第 2 项定义。脑功能分类评分由盲法审查员进行。正如澳大利亚 HACA 试验所示，低温治疗患者中需要进行额外 CPR 的患者数量显著降低。55% 的低温治疗患者获得了良好的预后，只有 39% 的常温治疗组患者具有良好的预后（P=0.009）。低温治疗组患者的 6 个月死亡率更低（41% vs. 55%，P=0.02）。随访过程中并发症没有显著差异。

在这两项对照试验公布后，国际复苏联络委员会高级生命支持工作组发布了以下建议[38]。

对于初始心律为 VF 且在院外发生 CA 后自主循环恢复的无意识成年患者应降温至 32～34℃，持续 12～24h。这种降温治疗也可能对其他心律失常或院内 CA 患者有益。

在 2010 ILCOR CPR 指南中有类似的建议[39]。一项 Cochrane 综述将来源于上述两项随机对照试验的数据合并，并增加了另外的数据，它们来源于一项具有 30 名患者且使用降温头盔治疗的随机对照试验数据[40]，研究结果发现良好预后出院患者的比

框 11-1　脑功能分类量表

CPC1：脑功能良好：神志清楚、机敏、能够工作
CPC2：轻度脑残疾：神志清楚、能够进行独立活动
CPC3：严重神经功能残疾：神志清楚、日常生活需要他人照顾
CPC4：昏迷或植物人状态
CPC5：死亡

值比为 1.55（95% CI，1.22～1.96），且并发症没有明显差异[41]。

另一项有影响力的试验发表于 2013 年的研究，目标性体温管理（targeted temperature management，TTM）。Nielsen 等[42]致力于研究 TTM 至 36℃会和 33℃的亚低温治疗是否同样有效。欧洲和澳大利亚的 36 所医疗中心将发生院外心脏停搏的成年患者（N=950）随机分配，以两种不同的温度目标治疗。相比于以前的试验，它将所有初始心律类型的患者都涵盖在内。患者发生 CA 后被随机分组，他们的体温维持在目标温度并持续 36h，然后将所有患者复温至 37℃，然后维持在 ＜ 37.5℃直到 CA 后第 72 小时。在试验的最后，33℃组和 36℃组（50% vs. 48%，P = 0.51）的死亡率没有显著差异。在第 180 天的随访时，基于 CPC 评分 3～5 或改良的 Rankin 量表（得分 4～6 分）所示在不良神经功能预后上也没有差异。值得注意的是，相比于先前提到的低温治疗试验，在这项试验中 20% 的患者表现为不可电击节律。

TTM 试验的关键包括在治疗期间予以强制性镇静，以减少临床检查的偏倚，该检验是一种由一名进行预测和取消治疗推荐的盲法评估员进行的协议化方法。最重要的是，这项试验在预防发热中的作用比先前的 HACA 试验更加有效。两组在严重不良事件或者死亡率上没有差异；在 33℃治疗组中更易出现低钾血症。尽管这并不能否认低温治疗在昏迷状态的 CA 幸存者中的神经保护效用，但是它的确揭示了更为严格的 36℃的目标是积极控制发烧，可能会产生类似的有益效果。

TTM 是如何保护大脑的？

低温治疗对缺氧 - 缺血后的大脑的毒性级联反应有多种作用，使它与之前的失败治疗相区别。Polderman 描述了关于低温治疗在脑损伤中的大量的相关作用，主要在动物实验中观察所得[43]。这些作用机制被分为早期和晚期，如图 11-1 所示。在 33℃时，脑代谢率下降近 50%。脑代谢率的下降引起缺血后 CBF 缺血阈值、脑容量及自由基产生下降。这样更多的能量可用来恢复和维持神经离子梯度，从而减少钙离子超载，细胞内酸中毒，以及谷氨酸的持续积聚。自由基和过氧亚硝基的氧化速

度减慢。低温治疗减少了对血脑屏障的破坏，改善内皮细胞功能，因此减轻脑水肿和颅内高压。血栓素 A_2 和内皮素 –1 的水平降低，减轻血管收缩。全身性炎症反应和凝血因子激活通常发生在自主循环恢复后，低温治疗可减少两者的发生[44]。这些会减少大脑微血管血栓形成，进而减轻正在进行的局部缺血。半胱天冬酶的激活减少，引起线粒体功能改善，避免一些神经元发生凋亡。最后，惊厥和非惊厥性癫痫发作通常发生于 CA 后，在动物和人体实验中已经证明低温治疗具有抗癫痫作用[45]。

目前有何种可行的措施可以进行 TTM 的诱导和维持？

表 11-1 列出了一些降温和 TTM 的方法。一些方法更适合用于诱导（如冰盐水），另外一些更适合于维持（如传统降温毯）。一些方法容易造成过度降温（如冰袋），它能够引起诸如出血和心律失

该患者是一名进行低温治疗的良好候选人。在急诊时静脉注射 2L 冰盐水降温。患者随后被转至附近的一所三级医疗中心的神经重症监护室。抵达时，他的体温为 34.5℃、心率为 8/min、BP 为 199/93mmHg、呼吸频率为 32/min。查体提示间歇性多灶性肌阵挛和呼吸急促；其他方面与外院检查一致。开始使用丙泊酚进行镇静，同时予以左乙拉西坦。他的体温已经接近目标温度 33℃，而且没有出现寒战，所以没有使用肌松药。应用了一种微处理器控制的体表降温系统，同时使用一个囊状温度导管记录患者的反馈。目标温度设置在 33℃。要求对患者进行持续的脑电图监测。

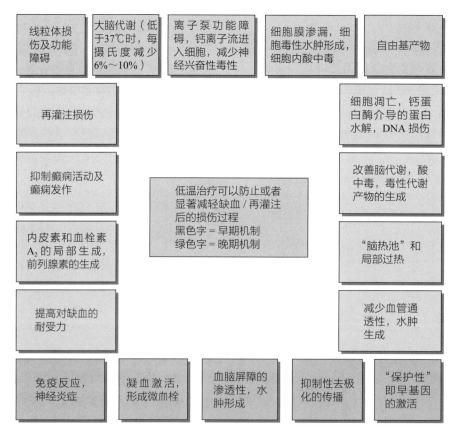

▲ 图 11-1　心搏骤停后低温治疗的神经保护作用机制

经授权引自 Polderman KH. Mechanisms of action, physiological effects, and complications of hypothermia. Crit Care Med.2009; 37(7 Suppl): S186–S202.

常等治疗不良反应[46]。需要考虑每种方法的经济性，便利性及有效性。从便利性和有效性的出发点来考虑的话，具有患者体温反馈的自动化系统十分理想，但是可能带来更高的成本。

应当在什么时候开始用 TTM，要持续应用多长时间？

CA 后进行体温控制的大部分研究都是在到达医院后开始治疗[36, 37, 42]。理论上，尽早开始治疗，甚至在患者抵达医院之前就开始治疗可能会预防自主循环恢复后的早期损伤。Bernard 等研究了早期行院前诱导低温治疗是否可以改善 VF[47]和非 VF[48]院外心脏停搏后的预后。医务人员在抵达医院前在现场对患者予以静脉注射冰盐水，所有患者在此时根据相同的低温治疗步骤进行降温。尽管院前降温可以有效降低抵达急诊时的患者体温，但是在出院时并没有发现患者的良好预后具有差异。一项大型试验中纳入了 1359 名院外心脏停搏患者，任意致病因素引发的院外心脏停搏都包含在内，该试验发现了相似的结果；院前诱导体温治疗成功地降低了

就诊时的体温，但是并没有提高患者预后或者生存率[49]。然而，治疗组患者在现场的重复 CA 发生率更高，抵达急诊的用时更长，以及更高的早期肺水肿发生率和利尿药使用率。目前，到达医院后启用 TTM 仍然为安全且可靠的方法。

TTM 的最佳持续时间仍未明确的界定。当以 33℃为目标温度时，通常需要持续 24h。Safar 研究团队使用 12h 的亚低温治疗方案获取了最佳脑组织学结果[50]。Colbourne 和 Corbett 对沙鼠进行了一系列研究，其中使用 24h 的亚低温治疗取得了最佳的远期组织学和功能结果[51, 52]。持续的低温治疗在大鼠实验中同样安全有效[53]。上述人体试验研究和随后的 III 期试验都参考这些温度和持续时间[33-37]。欧洲 HACA 试验[37]是目前最大型的和最为严苛执行的两个关键性临床试验，均维持了 24h 的亚低温治疗。

此外，控制发热对恢复过程至关重要，而 TTM 的目标为正常体温时更容易维持较长时间。在 Nielsen 试验中，复温开始于 28h，但是<37.5℃的 TTM 持续约 72h[42]。由于已证明该目标与 33℃低温治疗同样有效，所以可以作为一种合理的备选方案。目前尚不清楚长时间持续 TTM 是否有任何的有利作用。

表 11-1　诱导和维持低温治疗的方法

方　法	优　势	劣　势
冰袋	价格低廉	不卫生 容易过度降温或者降温不足
静脉注射冰生理盐水	价格低廉	只适用于诱导 可能导致肺水肿
传统降温毯	价格低	效用有限
可塑性降温垫	与传统降温毯相比接触面积更大 配有控制单元可以自动管控患者体温 比其他方法更精确	价格昂贵 比其他方法的诱导速度慢
风扇辅助蒸发降温	价格低 迅速诱导低温治疗	重体力 可能过度降温
液面降温	迅速诱导低温治疗	只适用于诱导 价格昂贵 由于被全部包裹，难以查体
鼻咽部蒸发降温	小巧，便携 能够在 CPR 期间进行降温	价格昂贵 不能证明超早期降温的获益 只适用于诱导
血管内	配有控制单元可以自动管控患者体温 比其他方法更加精确 部分产品提供迅速诱导低温治疗 一些导管提供输液腔	价格昂贵 在冷却开始之前需要放置导管 侵入性，有血管血栓形成和感染的风险

低温治疗有什么不良影响吗？

轻度 HACA 的随机对照试验研究并没有展现出明显的并发症 [36, 37]。已知亚低温治疗可伴发低钾血症，高血糖症，以及冷利尿。低温治疗<32℃可导致心动过缓和室性心律失常，心功能减低，免疫功能低下，凝血功能障碍和血液黏度增加 [54]。

寒战真的有害吗？

寒战导致包括脑代谢率在内的代谢率升高，这会使治疗适得其反 [55-58]。严重寒战将会阻碍核心体温的下降并导致难以维持目标体温。关键点在于整个低温治疗过程中使用镇静药和肌松药物以防止寒战的发生 [36, 37]。肌松是防止或治疗寒战最为有效的手段，但是会掩盖体格检查的结果和癫痫的发现 [59]。虽然可以应用 EEG，但是 EEG 需要拥有专业技能的人员进行频繁检查，以及时检测癫痫发作。只在诱导阶段使用肌松药物来预防寒战从而加速降温，可作为一种折中方案。当体温降至33℃时，大多数患者都不会发生寒战。皮肤复温，丁螺环酮，阿片类药物，中枢作用性 α_2 激动药和（或）镇静药和麻醉药可用于控制寒战 [55]。

若是他的起始节律为无脉电活动或者心脏停搏将会怎么样？若是由其他非心源性因素引起 CA 该怎么办呢？

无脉电活动（pulseless electrical activity，PEA）和心脏停搏在所有院外心脏停搏的起始节律中占60%左右 [60, 61]，这一比例在一些研究中高达93% [62]。HACA 的两项主要试验只纳入了有 VF 和（或）VT 的患者，本质上来讲排除了大部分的院外心脏停搏患者 [36, 37]。大型试验聚焦于 VF/VT 是因为这些患者的预后比 PEA/心跳停搏的患者预后要好，因此较小的样本量足以显现出治疗效果。

在解释院外心脏停搏预后率时应当格外小心，因为这在很大程度上取决于分母的选择 [63]。在患有 PEA/心跳停搏的患者中任何关于神经保护策略的数据应当与获得自主循环恢复并且抵达急诊作为 TTM 候选者的预后进行比较，因为其他患者不需要接受神经保护治疗。在 HACA 之前的时代，这些患者中的17%～26% 存活至最终出院（表11-2）[64-67]。此外，研究者应当了解包含在这些研究中的患者类型。一些研究仅仅包含那些心源性停搏患者或者那些在限定时间内自主循环恢复的患者。

多项研究探讨了实施 HACA 后 PEA/心脏停搏 CA 患者的预后。Oddo 等在实施 HACA 计划后前瞻性地收集了数据 [68]。在74名连续病例（排除年龄≥80岁或者患有明确终末期疾病的患者）中，36位发生过 PEA/心脏停搏，并且所有患者接受了 HACA。PEA/心脏停搏患者中约17% 的患者存活至出院，与前 HACA 时代所评估的存活率一致。研究人员推断 PEA/心脏停搏患者比 VF/VT 患者的康复机会更低，因为 PEA/心脏停搏患者需要更长的时间以自主循环恢复，并不是因为任何 PEA/心脏停搏节律所固有的因素。Nielsen 等在一个国际性 HACA 注册机构发表的数据显示，在986名患者中有283名患者的初始节律为 PEA/心脏停搏，他们中的30% 存活至出院（在这些患者中73% 的患者存活并具有良好的功能）[69]。Cronberg 等对连续 CA 患者进行低温治疗，其中共94名患者中有29名患者的初始节律为 PEA/心脏停搏 [70]。尽管没有提供出院时的预后，31% 的 PEA/心脏停搏患者在接近

表 11-2　前 HACA 时代 PEA/心脏停搏预后数据汇总

研究人员	设计	患者	ICU 收治（N）	存活至出院，n（%）	1 年存活率（%）
Niemann 等 [71]	回顾性	只有心源性，医院人员到达时心跳停搏时间<10min	39	10（26）	
Böttiger 等 [68]	前瞻性	只有心源性	62	12（19）	9（15）
Engdahl 等 [70]	前瞻性	所有原因	324	54（17）	
Don 等 [69]	回顾性	所有原因	191[a]	37（19）	

a. 抵达急诊时存活患者数量；包括未能存活至入住 ICU 的患者

6个月时能有一个功能良好的预后，这比前 HACA 时代患者出院时的预后要好得多[64-67]。

最近，更大型的系列研究已能够证明 HACA 在这些人群中的有利作用。Testori 等回顾了 374 位 PEA/ 心脏停搏患者，其中 135 位患者接受了亚低温治疗，另外 239 位患者未接受该治疗[71]。在 6 个月时，HACA 治疗组患者具有更高比率的良好神经功能预后（35% vs. 23%，$P = 0.024$）及更低的死亡率（61% vs. 75%，$P = 0.025$）。Lundbye 等在使用 HACA 治疗的 PEA/ 心脏停搏患者上发现了改善神经功能预后的类似结果[72]。尽管低温治疗组患者被判断为不施行心肺复苏或者放弃治疗的概率更高，但他们有更大的希望存活至出院。在这些患者中关于低温治疗的唯一随机试验纳入了仅仅 30 位患者，同时该试验被设计为安全性研究[40]。低温治疗组展示出了能够改善预后的趋势，但是并没有统计学意义。

一项更大型的随机对照试验将有助于进一步研究这些人群中 TTM 的使用策略。目前看来，没有令人信服的理由不给予以 PEA/ 心脏停搏为初始节律的患者提供低温治疗 /TTM。基于以上研究和其他研究的结果[40, 71-77]，没有迹象表明对 PEA/ 心脏停搏患者行低温治疗会更不安全，而且低温治疗可能改善患者预后。2010 年 ILCOR 指南将 HACA 作为 PEA / 心搏停止患者治疗的一种选择[39]。

如果患者发生休克怎么办？如果他患有 ST 段抬高心肌梗死怎么办？

欧洲的 HACA[37]和 TTM[42]试验中并没有纳入发生持续性休克的患者。澳大利亚的随机对照研究中纳入了此类患者，但没有将此类结果独立报道[36]。所有三项试验均纳入了发生急性心肌梗死后接受溶栓治疗且未发生明显后遗症的患者[36, 37, 42]。随后的

数据未发现 HACA 治疗对这些接受了经皮冠状动脉介入治疗或接受溶栓治疗或处于持续性休克状态的患者有任何显著的不良反应[65, 68-70, 78-84]。

CA 后我们还能采取什么措施来提供神经保护？

众所周知在 CA 后大脑自动调节功能受损；因此，可能需要更高的 MAP 来确保足够的 CBF 以避免继发性缺血[85, 86]。多项试验证明越高的 MAP 与更好的预后相关，但是还没有前瞻性数据以证明其是一种因果关系[87, 88]。为了避免压力过大损伤心肌，能够维持 CBF 的最小 MAP 为理想状况。在这种情况下，衡量 CBF 的等效指标，例如颈静脉窦处的氧饱和度（$SjvO_2$）[86, 89, 90]或脑组织中的氧分压（$PbtO_2$）可以帮助测得合适的 MAP。

除了 MAP 外，还有许多生理参数可以影响 CBF 和脑供氧量（表 11–3）。已发现低碳酸血症在几种疾病状态下可引起脑缺血，包括发生 CA 后的全脑损伤[89-92]。在 CA 后前瞻性的观察颅内压，发现在至少 26% 的患者中出现颅内压值 > 25mmHg[93]。癫痫发作和癫痫持续状态显著增加脑代谢率，它们在 CA 发生后较为常见，在患者中的发生率分别高达 36%[94]和 12%[59, 95]。以往认为 CA 后发生癫痫持续状态基本确定了患者预后不良，但是许多证据和病例报道[96]表明，对癫痫持续状态进行积极治疗，在低温治疗后此种看法也许并不正确。发烧还会增加脑代谢率，在 CA 之后非常普遍[97-99]。

研究证明高氧血症加剧了动物在 CA 后的神经功能损伤[100-102]，并且在临床试验中与不良预后相关。Kilgannon 等发现 PaO_2 的轻度增加也与不良功能预后和死亡率相关[103]。PaO_2 每增加 25mmHg，死亡率增加 6%。

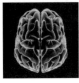

从开始降温算起，将该患者的体温控制在 33℃ 维持 24h。在此期间予以丙泊酚滴注，患者没有发生寒战。EEG 未检测到任何癫痫的发生。复温过程使用设备控制，以每小时 0.25℃ 的速度进行，直到达到目标温度 37℃。为防止发生寒战，持续使用丙泊酚直至患者温度达到 36℃。当停用丙泊酚后进行神经功能检查，结果显示患者不能睁眼或者遵嘱动作，脑神经反射完整，上肢无运动反应，腿部无屈曲反射。

什么数据能够用于 CA 后的预测?

图 11-2 展示了目前美国神经病学学会在 CA 后预测预后用的循证算法[104]。值得注意的是这是基于前 HACA 时代的数据,这些指南不适用于进行低温治疗的患者。若患者没有进行降温治疗,则以下情况的出现可以基本上明确提示了不良功能预后或者死亡。

1. 在第 3 天时,瞳孔反射或角膜反射消失(不包括之前)。

2. 在第 3 天时,双侧处于过伸姿势或者无运动反应(不包括之前)。

3. 在 24h 内为肌阵挛状态癫痫(注意:美国神经病学学会提到的"多灶性抽搐"不是以脑电图的表现来定义)。

4. 第 1~3 天血清神经元特异性烯醇化酶>33μg/L。

5. 体感诱发电位显示在第 1~3 天刺激后(N_{20})20ms 后双侧无阴性反应。

低温治疗能够直接改变精神状态,对器官功能产生影响,同时干扰了药物的代谢和清除[105]。此外,与其他未接受低温治疗的患者相比,低温治疗的患者使用了更多的镇定药物[106]。对于接受 HACA 治疗的患者,以下的独立因素不能进行明确的预测。

1. 运动检查[96, 107]。

2. 血清神经元特异性烯醇化酶[108]。

3. 早期肌阵挛[109]。

4. 角膜反射[109]。

5. 肌阵挛状态[110]。

Rossetti 等前瞻性的研究了哪些因素可以作为 HACA 后的准确参考[109]。体感诱发电位缺乏双侧 N_{20} 反应,无反应性 EEG 及早期肌阵挛同时伴有瞳孔反射或角膜反射消失,可确定患者为不良预后且没有假阳性。其他两个研究也已证明,HACA 治疗后 72h 仍没有瞳孔反射具有 100% 的特异性,角膜反射似乎是在低温治疗后失去了预测价值[111, 112]。多项研究报道了缺乏运动反应 / 过伸体位的信息会增加低温治疗环境之下的假阳性率[109, 112, 113]。

患者体温和镇静药物使用会影响诱发电位和其他电生理研究。一项针对 HACA 治疗患者的回顾性

表 11-3 避免继发性神经损伤建议处理措施

参　数	推　荐
CO_2	严格维持 $PaCO_2$>35mmHg
血红蛋白	最佳血红蛋白未定义;可以考虑用脑血氧测定来指导治疗
$SjvO_2$ 或 $PbtO_2$	维持 $SjvO_2$>60% 或者 $PbtO_2$>20mmHg
癫痫	尽快行连续型 EEG,监测 48~72h。积极行抗癫痫治疗
ICP	尚不清楚控制 ICP 是否可以改善预后。可考虑放置脑实质 ICP 监测仪并保持 ICP <20mmHg
发热	使用药物(例如,NSAID)或非药物学方法维持正常体温(在低温治疗后)
寒战	已知寒战会增加脑代谢率。使用皮肤抗热剂或者药物控制寒战。
高氧血症	维持 PaO_2 为必需的最低值。避免 PaO_2>200mmHg

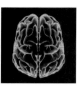

在接下来的 3 天中,患者的查体结果没有变化。医疗中心代理人开始讨论治疗目标,他们将患者的状态代码改为 DNR。在第 10 天对患者进行了气管切开术和胃造口术。此时,患者查体结果显示刺痛睁眼,同时上肢无运动反应。在第 13 天,他发生了高血压并且发展为肺水肿。血清 TnI 升至 20ng/ml,心电图显示下侧壁的 T 波倒置。心内科会诊后,对心肌缺血进行治疗。在第 18 天,患者的神经系统查体结果出乎意料的改善。他可以自发的双眼追踪,可清楚看到上肢的自主运动,尽管运动幅度很小。在第 23 天,刺痛时患者可呻吟,他的上肢运动更加活跃。由于他的神经系统状态改善,在第 25 天为患者植入了一个自动植入式心律转复除颤器,以防止复发性室性心律失常。心脏导管造影检查示多支血管病变,并置入了 3 个冠状动脉支架。在第 35 天出院时,他能自如的微笑,简单的遵嘱动作,上肢能够有目的性地对抗重力移动,刺痛时下肢回缩。

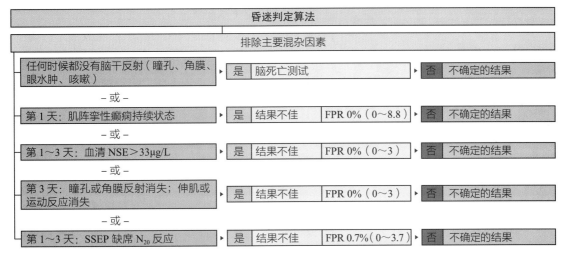

▲ 图 11-2　心搏骤停昏迷幸存者预后的美国神经病学学会决策算法

括号中的数字是 95% 置信区间。混淆因素可能会降低此算法的准确性。NSE. 神经元特异性烯醇化酶；SSEP. 体感诱发电位；FPR. 假阳性率

经授权引自 Wijdicks EF，Hijdra A, Young GB, et al. Practice parameter: prediction of outcome in comatose survivors after cardiopulmonary resuscitation (an evidence-based review): report of the Quality Standards Subcommittee of the American Academy of Neurology. Neurology. 2006; 67(2):203-210

研究发现，一位伴有双侧 N_{20} 反应缺失的患者取得了极佳的功能性康复，同时另一位患者恢复了意识[114]。其他多项研究报道在 CA 后体感诱发电位持续预测不良预后具有高度特异性[114-117]。在低温治疗的背景下，体感诱发电位可持续提供有价值的预测。尽管目前仍不清楚使用体感诱发电位的理想时机，但比较合理的做法是等到患者完全复温后再进行。

在低温治疗时代，肌阵挛状态的预测价值也颇受质疑。小型研究一致地发现了肌阵挛患者会有不良的预后[107, 109, 112]。然而，最近的一项病例系列研究报道了 3 例接受 HACA 治疗的肌阵挛性癫痫持续状态患者，这些患者获得了良好的神经功能康复。在低温治疗的背景下，存在肌阵挛时应当谨慎的考虑，直到对这个病症的了解更加透彻。在低温治疗的前提下，多种因素的综合考虑可能比单独的发现更为准确。Oddo 等发现当以体格检查，缺乏 EEG 反应性和神经元特异性烯醇化酶 >33μg/L 为一个复合指标时，这个指标在 HACA 后具有 100% 的特异性和阳性预测值[118]。

什么时候应该对低温治疗的患者进行预测？

在低温治疗时代，CA 预后的判断存在诸多挑战。一项关于 CA 后昏迷患者的前瞻性研究发现，81% 的患者在停止治疗后死亡。根据神经系统标准，只有 10% 的患者被宣布死亡[119]。在恢复意识并且接受 HACA 治疗获得良好神经功能预后的患者中，32% 的患者直到 72h 后才苏醒。这表明在该人群中应该推迟到常规的 72h 时间点后进行预测。关于我们应该等待多长时间再进行预后判断还没有明确的答案，但明确的是在接受低温治疗的 CA 后患者中，需要对时间线和关键检查结果进行修改。

！ 关键注意事项

- 在发生 CA 后进行低温治疗的情况下，神经功能检查和其他预后标记物缺乏足够的预测价值难以提供准确的预后预测。应当考虑推迟预测时间点至传统的 72 小时时间段之后。
- CA 后昏迷的患者应当接受 TTM 至 33℃ 或 36℃。对低温治疗耐受度好的患者应考虑降温至 33℃，但 36℃ 也是一个合理的和很可能有效的替代方案。
- 应当在抵达医院时启动 TTM。抵达医院前的降温措施并没有显示出额外的获益。
- 对于伴有非休克节律的患者应当进行 TTM。
- 急性冠脉综合征或者准备行心脏介入治疗不是 TTM 的禁忌证。
- CA 后的低碳酸血症（$PaCO_2$ <35mmHg）和高氧血症很可能有害，应当避免发生。
- 应避免发热，同时应当治疗寒战。
- 应当考虑进行 $SjvO_2$ 和持续性 EEG 检测以防止继发性损伤。

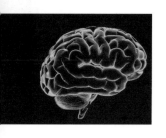

第 12 章　暴发性肝衰竭
Fulminant Hepatic Failure

H. Alex Choi　Sang-Beom Jeon　Kiwon Lee　著
陈为为　张树葆　译
石广志　张洪钿　校

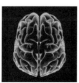

一名 42 岁男性，无既往病史，主诉有一周的鼻窦充血史。他在 24～36h 内总共吃了 40 粒药丸，但是止痛效果不满意。第二天，他出现了右上腹疼痛、恶心和呕吐。他来到医院就诊，查体提示黄疸和右上腹痛，但其他症状不明显。实验室检查提示：谷草转氨酶/谷丙转氨酶分别为 6180U/L 和 4860U/L；总胆红素为 7.7mg/dl；国际标准化比率为 4。对乙酰氨基酚水平 108μg/ml。给予 n- 乙酰半胱氨酸静滴，然后转到神经重症监护室进行密切观察。

急性肝衰竭最常见的病因是什么？

在这个病例中，考虑到对乙酰氨基酚过量摄入的病史，这是肝衰竭最可能的原因。在美国，对乙酰氨基酚是导致急性肝衰竭的主要原因：约占病例数的 18%～39%[1]。其他药物反应，包括异烟肼、苯妥英在内的其他药物占 13%。病毒性肝炎，特别是甲型和乙型肝炎，共占 12%。相比之下，戊型肝炎与甲型肝炎合并感染是全世界急性肝衰竭的主要原因，据报道高达 87%。其他更罕见的原因包括自身免疫性肝炎、威尔逊病、白毒伞（蘑菇）中毒、缺血性损伤、巴德 - 吉亚利综合征和妊娠相关的急性肝衰竭。重要的是，在许多患者中，肝衰竭的原因尚未找到，而这些患者的预后通常较差[2]。

对乙酰氨基酚造成的急性肝衰竭（acute liver failure，ALF）死亡率很高，没有接受肝移植的患者接近 50% 死亡[3]。对乙酰氨基酚的毒性发生在故意过量自杀、无意过量或摄入剂量较小但与其他肝毒性物质（乙醇、乙二醇、抗癫痫药）合用等情况下。肝毒性症状开始于摄入 24～48h 后，凝血酶原时间最大化发生在大约 72h 后。对乙酰氨基酚也可能具有肾毒性，使临床管理更加复杂。

正常情况下，对乙酰氨基酚通过三种不同的途径被肝脏代谢：硫酸盐结合（20%～40%）、葡萄糖醛酸化（40%～60%）、细胞色素 P_{450} 酶 CYP2E1 对 N- 乙酰 - 对苯醌亚胺的 N- 羟基化（15%～20%）。N- 乙酰 - 对苯醌亚胺是一种毒性中间体，与肝内谷胱甘肽结合形成无毒的最终产物。谷胱甘肽的储存最终会被耗尽，导致 N- 乙酰 - 对苯醌亚胺的聚集和随后肝细胞的坏死[4,5]（图 12-1）。

相关的分级标准是什么？

在 West Haven 标准中，高级别（Ⅲ级和Ⅳ级）依靠脑病可以区分重症急性肝衰竭和 ALF（表 12-1）。高级别脑病预示着不进行移植死亡率会更高。

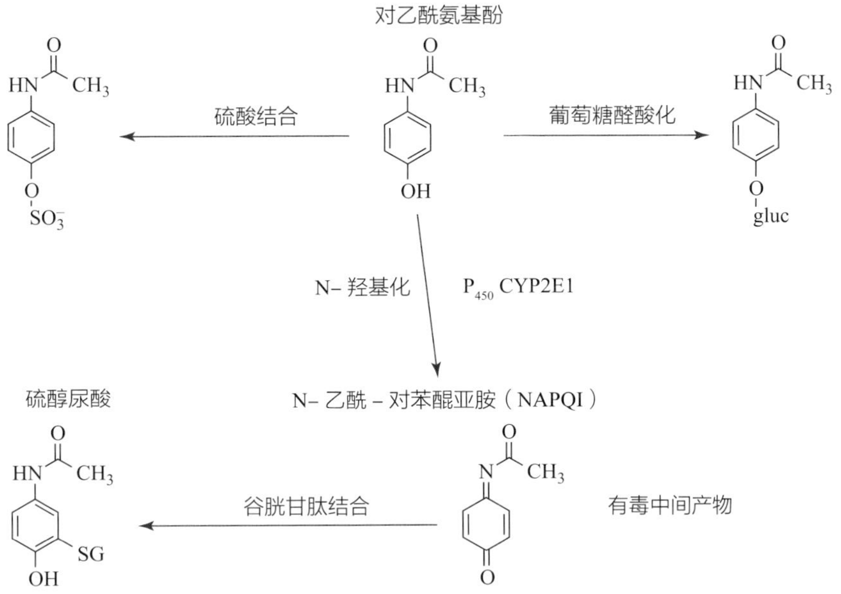

对乙酰氨基酚

硫酸结合 ← → 葡萄糖醛酸化

N- 羟基化 P_{450} CYP2E1

硫醇尿酸

N- 乙酰 - 对苯醌亚胺（NAPQI）

谷胱甘肽结合 ← 有毒中间产物

▲ 图 12-1 对乙酰氨基酚的代谢过程

表 12-1 West Haven 标准

等 级	症 状
I	意识水平基本正常，兴奋和焦虑，注意力持续时间缩短，加减运算能力下降
II	嗜睡或淡漠，轻微的时间或地点的定向障碍，微妙的性格变化，行为改变
III	从嗜睡到半昏迷，对言语刺激有反应，胡言乱语，定向障碍
IV	昏迷（对言语或有害刺激没有反应）

表 12-2 KING 学院标准

对乙酰氨基酚导致的 ALF	动脉 pH<7.3（与脑病分级无关）或者联合 PT>100（INR>6.5），血清肌酐>3.4mg/dl，II 和IV级的肝性脑病
非对乙酰氨基酚导致的肝损伤	PT > 100s（INR > 6.5）（不论脑病程度）或合并以下变量中的 3 个：年龄 < 10 岁或 > 40 岁，非甲型、乙型肝炎，特殊药物反应，脑病发病前黄疸出现 > 7d，PT > 50s（INR > 3.5），血清肌酐 > 3.4mg/dl

IV级脑病患者的死亡率为 80%。迅速进展到III / IV级脑病，表现为颅内高压增高和即将发生疝的迹象[6-8]。高级别脑病通常需要进行气管插管和制定降低颅内压的措施。III 级和IV级脑病患者也有亚临床癫痫发作的风险，推荐采用低阈值连续脑电图监测。

KING 学院标准（表 12-2）用于评估 ALF 患者的预后。强调肝衰竭的病因，将对乙酰氨基酚与非对乙酰氨基酚相关肝衰竭分开[9, 10]。对乙酰氨基酚导致的 ALF 患者在不进行移植的情况下死亡率为50%，而来自其他原因的 ALF 患者，如乙肝患者，在不进行移植的情况下存活率约为 25%。

早期的分类应用爆发性这个词来形容出现黄疸 2周内发生肝性脑病的情况；亚急性暴发性肝衰竭描述的疾病进程在 3～12 周[11]。最近的分类将出现症状和脑病形成之间的时间定义为超急性（7～10d）、急性（10～30d）和亚急性（4～24 周）。矛盾的是，肝衰竭敏锐度的增加与更好的预后相关[12, 13]。

为什么 ALF 患者会发展成脑病？

脑水肿与脑病的形成有关，是 ALF 患者的主要死亡原因[1]。进展到IV级脑病的患者基本都存在脑水肿。许多因素已被提出可能促进 ALF 的脑水肿。氨、谷氨酰胺、其他氨基酸和促炎细胞因子引起细胞毒性水肿、血管源性水肿和血脑屏障的破坏。

特别是氨，在脑病的病理生理学中得到了广泛的研究。氨是谷氨酰胺在小肠正常代谢的副产物，主要由肝脏代谢为尿素。在 ALF 中，这种解毒途径被破坏，血液中的氨浓度上升。动脉中氨浓度与脑肿胀和颅内压升高有关 [14, 15]。虽然机制尚不清楚，氨的积累已被证明会导致星形胶质细胞肿胀和功能障碍。已经发现星形胶质细胞中氨和谷氨酸通过谷氨酸合成酶转化为谷氨酰胺的过程 [16]。细胞外渗透活性谷氨酰胺的转运受细胞膜转运能力的限制。因此，高氨血症引起细胞内谷氨酰胺的积累，造成细胞水肿和颅内高压 [17]。因此，高动脉血氨水平与细胞毒性水肿、颅内高压、脑疝和不良的临床结果有关 [15]。

ALF 患者中，血氨水平＜75μM 很少出现颅内高血压 [14]。入院时动脉血氨含量＞100μM 为形成高级别肝性脑病的一个独立危险因素，动脉血氨含量＞200μM 则预示着颅内高压 [18]。然而，一项动物研究表明谷氨酰胺水平与星形胶质细胞肿胀之间没有直接关系，这表明星形胶质细胞肿胀可能不是谷氨酰胺直接渗透作用的结果。星形胶质细胞内合成的过量谷氨酰胺可能被转运到线粒体中，在线粒体中，谷氨酰胺通过磷酸盐激活的谷氨酰胺酶代谢成氨和谷氨酸。星形胶质细胞线粒体中的氨和谷氨酸可能导致氧化应激，最终导致星形胶质细胞肿胀 [19]。

低钠血症、炎症细胞因子和苯二氮䓬类药物的使用可加重脑水肿。除了星形胶质细胞水肿，谷氨酰胺对颅内压有第二个作用。星形胶质细胞中谷氨酰胺的积累也会破坏线粒体功能，导致氧化应激和亚硝化应激，导致血管舒张和大脑充血（图 12-2）。

持续高血氨水平（＞200mol/L）的 ALF 患者存在 ICP 升高的风险（图 12-2）[17]。注意血氨水平的升高也可能发生在慢性肝病中，但是星形胶质细胞能够以代偿性的速度清除谷氨酰胺。

如何筛查患者是否存在 ICP 增高？

所有急性肝衰竭患者都应筛查是否存在 ICP 升高。应经常评估患者的神经状况，至少每 2h 评估一次。注意力的基本评估（从 20 倒数到 1，或者从 12 月倒数到 1 月，或者行定位检查）是检测注意力细微变化的一种快速且可重复的方法。头部计算机断层扫描或脑磁共振成像可能有助于预测哪些患者将出现脑水肿，基线研究可能有助于在以后的研究中检测变量。经颅多普勒检查也有助于早期发现颅内压增高。脑水肿形成的特征表现是较低的平均流速和较高的搏动指数 [（收缩期流速 - 舒张期流速）/平均流速] 和阻力指数 [（收缩期流速 - 舒张期流速）

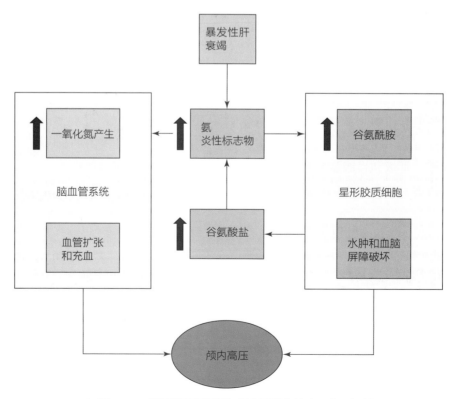

▲ 图 12-2　暴发性肝衰竭引起颅内压增高的病理生理机制

/收缩期流速]。考虑到经颅多普勒监测有许多混杂因素，这些信息不应单独使用，而应在临床环境中综合考虑[20, 21]。最终，临床检查是临床决策的最重要依据，因为生理学研究的诊断界限尚未建立。

一旦有临床证据表明ICP升高，下一步是什么？

颅内压监护仪对于治疗颅内压增高必不可少。在严重凝血障碍的情况下，放置ICP监测的风险也不容忽视。此外，临床研究还没有显示在这种情况下使用ICP监测仪的好处[22]。然而，考虑到随着脑病增加导致出现脑疝的可能性增加，ICP监测可能是指导治疗的有用工具。ICP监测也可以持续到围术期，以指导移植期间的管理。由于脑病发展迅速，Ⅲ期和Ⅳ期脑病患者应放置ICP监护仪[23, 24]。90%以上的ALF患者如果不能有效地治疗颅内高压，将在12h内死亡[10]。此外，放置颈静脉球导管可以计算颈动脉–静脉血氧含量的差异，因此可以间接测量脑血流和代谢。

如何将放置监测设备引起的出血风险降到最低？

与ALF相关的凝血障碍是由于凝血因子水平降低和血小板减少所致[25]。因子Ⅱ、Ⅴ、Ⅶ、Ⅸ和Ⅹ的水平降低可延长凝血酶原时间。ALF患者也有纤维蛋白溶解增加和弥散性血管内凝血[26]。由于PT值对预后的重要性，凝血因子替代治疗仅在活动性出血或放置侵入性监测时被推荐[27]。

重组激活因子Ⅶ（rFⅦa）相比新鲜冰冻血浆可能是一种更安全、更有效的选择，用于快速逆转凝血病变，以进行置入颅内监测操作[23, 27, 28]。为了补充因子Ⅱ、Ⅶ、Ⅸ和Ⅹ，也可以使用凝血酶原复合物。同样情况下，血小板质量和数量的缺陷可能需要纠正。血小板功能障碍来源于持续服用抗血小板药物，应该考虑1–脱氨8d–精氨酸血管升压素。在血小板减少小于50 000/mm³的情况下，可能需要进行输入血小板[11]。

如何治疗暴发性肝衰竭时ICP升高？

在ALF中处理升高的ICP类似于在其他条件下处理ICP（见第1篇神经危重症疾病的其他章节）。差异在于ICP升高的原因。相对于其他类型的ICP升高，ALF主要与充血和全身性水肿相关，而非缺血。

首先应采取保守治疗，包括将头部定位在略高于30°。应给予足够的镇静。丙泊酚是首选的药物，因为它具有降低ICP的附加作用，并且具有较短的半衰期，使其成为后续监测神经状态的理想药物。血流动力学参数应密切关注，然而，丙泊酚可能引

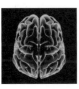

一夜之间，患者从不安、完全定向到间歇性的烦躁和意识混乱。几小时之内，他的意识水平转为昏睡，同时需要气管插管以保护气道。查体提示他对疼痛的刺激没有反应。脑神经检查示视盘边缘模糊。头部CT显示明显的脑水肿（图12-3）。

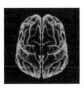

患者在给予凝血因子rFⅦa和血小板后置入了ICP监测探头。

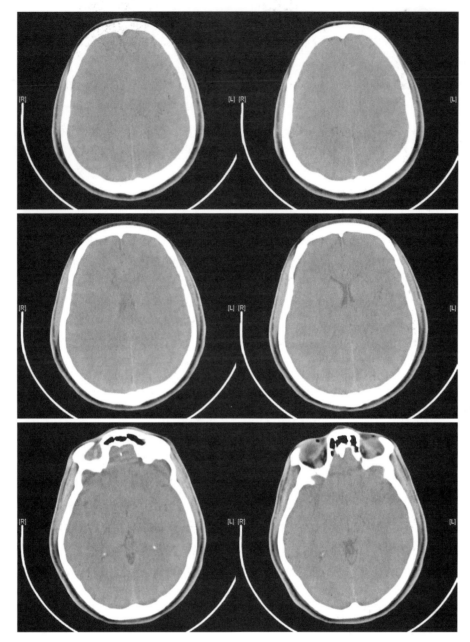

▲ 图 12-3　头部的 CT 扫描

起明显的全身性低血压。在高 ICP 的情况下，全身低血压可能是有害的，因为它对脑灌注是个不利因素。当无法进行包括 ICP 在内的神经监测时，ALF 患者循环支持的目标是平均动脉压＞75 mmHg 和脑灌注压 60～80mmHg[18]。其他使用的药物是阿片类药物和苯二氮䓬类药物。考虑到许多药物的肝脏代谢，有时还会降低肾脏清除率，药物剂量应该适当调整。

如果保守方法不足以控制 ICP，则应考虑使用渗透剂。甘露醇（1.0～1.5g/kg 或 23.4%NaCl 溶液，每次 30ml）对治疗 ICP 升高有效[25]。持续输注高

渗氯化钠以提高血清钠水平可能有助于降低 ICP 升高的风险[29]。

考虑到脑供血扩张和充血是导致 ALF 患者颅内压升高的原因，过度通气在其他类型的 ICP 升高中是一种经常避免的策略，但是可用于 ALF。必须记住，长时间的过度通气会因脑血流量减少而导致缺血，因此它应短暂使用。吲哚美辛是另一种可诱导血管收缩以降低 ICP 的药物。对于有血管扩张和充血迹象的患者，应同时考虑使用过度通气和吲哚美辛[26]。

此外，32～35℃的目标温度管理可作为肝移植

的过渡治疗。低体温除了能降低颅内压外，还能降低大脑的氧化代谢，降低脑充血，减少大脑中促炎症细胞因子的产生[7]。目标温度管理降低了氨的内脏产量，降低了氨通过谷氨酰胺的渗透作用[30, 31]。

　　然而，目标温度管理并非没有风险。体温过低与血流动力学不稳定、感染和出血风险的增加有关，所有这些都是肝衰竭的固有问题[7]。

还有哪些治疗措施可以考虑？

　　由于急性肝衰竭患者发生亚临床癫痫发作的风险很大，因此应实施cEEG。如果无法使用cEEG，则有必要进行预防性抗癫痫药的治疗[32]。ICP升高时癫痫发作可导致代谢需求增加和临床脑疝[33]（图12-4）。

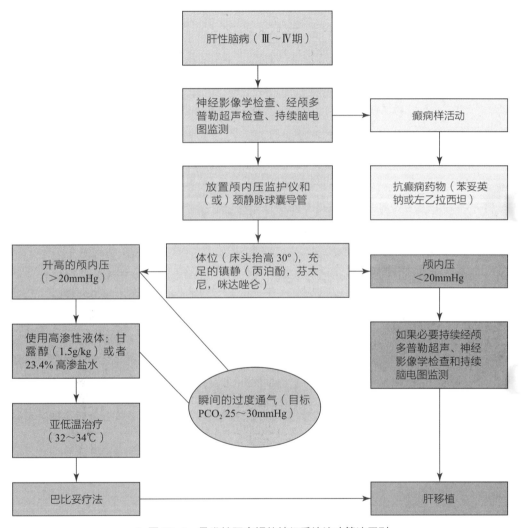

▲ 图 12-4　暴发性肝衰竭的神经系统治疗算法原则

！　**关键注意事项**

- 对乙酰氨基酚诱导的 ALF 在没有肝移植的情况下预后很差。
- 疾病的病因、动脉 pH<7.3、PT>100s、血清肌酐>3.4mg/dl 是重要的预后指标。
- 患者应在重症监护环境中进行监测，并对脑病进行频繁的神经学评估。
- 氨水平升高与 ICP 升高有关。
- Ⅲ期或Ⅳ期肝性脑病的发展与 ICP 增高的高风险相关。
- 患者等待移植时，应积极治疗颅内高压。
- 持续输注高渗溶液可能有助于治疗颅内高压。

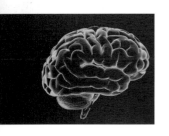

第13章 脑病和谵妄
Encephalopathy and Delirium

Nancy J. Edwards Kiwon Lee 著

王小峰 张树葆 译

石广志 张洪钿 校

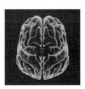

一位患有特发性甲状旁腺功能减退症病史的 46 岁男性因"精神状态异常"被送到急诊科。据患者夫人描述，该患者已经出现焦躁不安和易怒好几日，随后出现思维混乱并喃喃自语，几乎不和她说话。该患者的神经系统检查显示，躁动且易怒、思维不能集中仅能遵循一些简单嘱咐，也不同人说话。脑神经检查提示微小但持续存在的眼球震颤，并偶有凝视。运动方面检查除了双下肢没有深腱反射外其余均无异常。CT 检查未发现任何明确异常表现。实验室检查主要是血清钙 4.1mg/dl 和白蛋白 3.4gm/dl。患者入院后即开始静脉补钙；并请内分泌科医生会诊给出进一步诊治建议。考虑到患者的低钙血症、严重的脑病，以及检查时注意到的连续细小的眼震，因此主管医生还安排患者行脑电图检查，提示为非惊厥性癫痫持续状态，给予 2mg 劳拉西泮静脉注射后脑电图上痫样电活动停止，而且几分钟后患者开始言语表达，几个小时后其脑病几乎痊愈。

脑病和谵妄的定义和流行病学

脑病一词来源于希腊语的脑和病痛（痛苦或经历）。一般来说，脑病与急性精神错乱状态同义，如"精神状态异常"。患者可能出现意识水平的改变（从躁动到昏迷）、注意力水平的波动（谵妄）、定向力障碍或知觉异常（甚至幻觉）和（或）思维过程混乱。这些症状通常在严重程度和时间上都有起伏（"日落"睡眠 – 觉醒周期逆转）。谵妄在住院患者中并不少见，约有 5%～40% 的普通住院患者和 11%～80% 的重症监护病房患者可能发生[1]。目前已经开发了诊断工具来帮助识别脑病和谵妄，其中一种 CAM–ICU 量表[2]，专门用于识别 ICU 患者中的谵妄（框 13–1）。

脑病和谵妄的病因

脑病的根本原因通常是系统性失调，在没有器质性脑损害的情况下导致全脑功能障碍（尽管器质性损害在少数患者中可能仅表现为精神状态改变）[3]。框 13-2 总结了这些非神经性原因，其中中毒 / 代谢和感染 / 败血症是最常见的病因。脑病患者通常表现为非局灶性异常，如没有固定的局灶性神经缺损。神经查体无明确定位提示，若潜在的器质性脑损伤是脑病的原因，应立即行神经影像检查。话虽如此，对于先前有局灶性脑损伤（如既往存在卒中或创伤性脑损伤）或代谢或感染性疾病的患者，检查可能掩盖既往局灶性神经系统缺损的情况，从而导致症状复发。

框 13-1　CAM-ICU 谵妄评分

特征 1：急性起病和波动性病程 从基线检查中确定精神状态的急性变化 或 识别过去 24h 内精神状态或行为的波动变化，这些变化可能在严重程度上有所不同
特征 2：注意力不集中 不能集中注意力、容易分心，或无法理解谈话内容（如倒数、说几个月）
特点 3：杂乱无章的思维 如果患者可以言语，可表现为不合逻辑或不连贯的思维过程，不能理解谚语，或者不能进行简单的计算 如果患者插管或无法言语（而不是失语症）：使用是 / 否问题或提示板
特征 4：意识水平改变 识别患者的意识水平是否是除警觉以外的其他情况（如昏昏欲睡、昏迷或激动和好斗）

框 13-2　脑病的非神经系统原因

药物及毒素	电解质异常
• 镇静药	• 高钠血症 / 低钠血症
• 抗胆碱能药	• 高血糖 / 低血糖
• 苯二氮䓬类	• 高钙血症 / 低钙血症
• 酒精	• 高镁血症 / 低镁血症
• 阿片类	• 低磷血症
• 水杨酸盐	**器官衰竭**
• 砷	• 肝性脑病
• 铅	• 肾衰竭
• 乙二醇	• 肺衰竭（低氧血症、高碳酸血症）
• 甲状旁腺功能亢进 / 甲状旁腺功能减退	**内分泌异常**
• 氰化物	• 甲亢 / 甲减
• 一氧化碳	• 肾上腺功能不全
• 有机磷酸盐	**营养缺乏**
• 药物戒断	• 韦尼克脑病
全身感染或败血症	• 维生素 B_{12} 缺乏症
• 细菌	• 烟酸缺乏
• 病毒	• 叶酸缺乏
• 真菌	• 再喂养综合征

中毒和代谢性脑病

正常的神经元活动需要电解质、水、氨基酸、兴奋性和抑制性神经递质及代谢底物的平衡环境[4]。局部环境的破坏可能表现为觉醒和意识并涉及较高认知功能的复杂系统功能障碍。住院患者中毒和代谢性脑病（toxic and metabolic encephalopathy，TME）的常见原因包括电解质或葡萄糖异常、严重的肝或肾功能障碍、营养缺乏（如 Wernicke 脑病）和多种药物或毒素，包括其造成的戒断综合征。试图确定脑病的根本原因的关键往往是详细回顾病史，包括在现病史、实验室检查、毒理学筛查和给药过程中可能出现的并发症。

药品

兴奋类药物及药物滥用、大剂量糖皮质激素、抗胆碱能药和 γ- 氨基丁酸激动药（如酒精、巴比妥酸盐和苯二氮䓬类）是药物性谵妄的主要原因，尤其是老年患者特别容易受影响[5]。在 ICU 中，镇静药（持续泵入镇静药或频繁或大剂量的推注镇静药）可能是导致精神状态改变的重要因素，甚至可能是唯一原因[6]。因此，通常需要适当的中断镇静以评估镇静产生 TME 的可能。如果患者已经连续几天到几周接受高剂量输液，或有肝肾功能障碍（从而减少镇静药的有效清除），则其从体内清除的时间可能为数小时至数天。

电解质和葡萄糖异常

由于葡萄糖是大脑必需的能量来源，低血糖（血糖＜40mg/dl）可能导致严重的神经功能障碍和（或）损伤。低血糖症开始于儿茶酚胺释放引起的症状，可表现为出汗、头晕、心动过速、进展为头痛、意识模糊、震颤、昏迷甚至癫痫发作[7]，长期、严重的低血糖症可能会出现昏迷和反射性姿势。另外，高血糖患者，特别是高渗高血糖状态或糖尿病酮症酸中毒，可能会发展为进行性脑病、癫痫发作甚至昏迷，可出现局灶性功能缺损（包括偏侧舞蹈症）[8]。高渗高血糖状态比糖尿病酮症酸中毒更常导致脑病，这表明高渗透压可能在发病机制中起关键作用。

水钠代谢紊乱引起的脑病不仅取决于钠的绝对水平，还取决于低钠或高钠血症的发展速度。低钠血症在 12～24h 内迅速发展，且血清钠水平低于 120mEq/L，将导致意识模糊、全身无力或肌肉痉挛、癫痫发作甚至昏迷，其发生频率高于数周至数月或程度较轻的低钠血症。低渗性低钠血症在神经和神经外科 ICU 中并不少见；动脉瘤样 SAH 和轻型创伤性脑损伤患者通常会发生低钠血症。在一项针对 316 例 SAH 患者的研究中，179 例（56.6%）发生低钠血症，其中 62 例（19.6%）伴有严重低钠血症[9]。高钠血症（由于游离水丢失，尿崩症或输注高渗盐水）也可能导致 TME。与低钠血症一样，逐渐发展为高钠血症不太可能导致症状，因为大脑可以调节等渗渗透压来抵消逐渐出现的水钠紊乱。然而血清渗透压>350mOsm/kg 或血清钠水平>160mEq/L 的患者可能出现嗜睡、精神错乱和癫痫发作等[3,4]。

肝肾功能不全

虽然肝性脑病的发病机制尚不完全清楚，但它被认为主要是氨导致的神经毒性而引起的可逆的神经功能障碍。特别是在急性肝衰竭患者中，临床表现可能会从躁动状态发展到木僵，同时从可唤醒状态发展到昏迷状态。80% 的昏迷患者存在星形胶质细胞肿胀、自身调节受损和血脑屏障通透性增加所致的脑水肿[3,10]。肝性脑病的诊断主要是临床诊断；动态的动脉血氨水平升高，但正常的血氨水平不排除诊断。脑脊液中谷氨酰胺的检测十分敏感，但由于这些患者通常存在凝血障碍，腰椎穿刺往往是禁忌证。

严重的肾功能不全也可能导致脑病，通常被称为尿毒症脑病。虽然脑病的发病和严重程度通常与氮质血症的严重程度相平行，但患者之间可能存在相当大的差异。导致尿毒症脑病的特定渗透活性毒素尚未确定，尽管推测可能是小到中等大小的水溶性分子，并且可以通过血液透析显著改善精神状态[11]。此外，由于肾衰竭引起的电解质异常 [和（或）透析时可见的电解质快速转移] 也可能导致脑病。尿毒症脑病的临床特征包括嗜睡、躁动、定向障碍和幻觉；除急性肾衰竭外，昏迷并不常见。尿毒症患者经常出现震颤，并可能发展为肌阵挛或扑翼样震颤（扑翼样震颤也常见于尿毒症脑病患者），这必须与单纯的癫痫发作区分开来，因为 14%~33% 的快速进展的肾功能障碍患者可能出现癫痫发作[12]。

Wernicke 脑病

Wernicke 脑病是一种缺乏盐酸硫胺素（维生素 B_1）的疾病，传统上以脑病、动眼神经障碍和步态共济失调三联征为特征。多项研究表明，这种三联征通常不同时存在，包括一项来自 82 例尸检和 245 例患者的详细临床和神经病理数据，其中三联征共同存在的患者不到 1/3[13]。Wernicke 脑病可能是 TME 的一个未被认识的原因，特别是在 ICU 中。虽然最常发生在慢性酒精中毒的情况下，但营养不良，包括长时间静脉喂养而没有适当补充，长时间禁食并随后重新喂养、妊娠剧吐、减肥手术、系统性恶性肿瘤和移植，以及通过血液透析或腹膜透析失去水溶性维生素都可使患者患上 Wernicke 脑病。及时治疗，最好是静脉注射硫胺素，可以逆转 Wernicke 脑病（对于任何病因不明的 TME 住院患者都应考虑）。目前指南建议，在进食任何碳水化合物之前，每天 3 次静脉注射硫胺素 200~500mg，持续至少 2 天，随后将剂量降至 500mg/d，然后 100mg/d[14]。

感染与化脓性脑病

在严重全身性感染或脓毒症的众多并发症中，脓毒症脑病是最常见的：估计 9%~71% 诊断为脓毒症的患者会出现脑病症状[15]。复杂的病理生理学包括通过内脏炎症激活迷走神经，终止促炎因子、趋化因子和前列腺素的释放；这些促炎症信号分子与细菌脂多糖一起激活大脑的血管内皮，改变微循环，触发微血栓形成和梗死，并通过神经毒性因子直接进入脑实质来破坏血脑屏障[16]。尽管最初被认为是可逆综合征，但研究表明，即使在脓毒症缓解后，患者仍存在长期的认知和抑郁的精神心理障碍。在一项研究中，45% 患者在出院 1 年后表现出认知功能障碍[17]。

脓毒症脑病在临床上类似于先前描述的中毒和代谢性脑病。由于脓毒症脑病本身或为感染应用的抗生素（亚胺培南、头孢吡肟和较轻程度的甲硝唑），ICU 中多达 10% 的脓毒症患者可能会出现癫痫发作，特别是在合并肾衰竭和未调整抗生素剂量的情况下。区分严重全身性疾病引起的脑病与原发性中枢神经系统感染（如脓肿、脑膜炎或脑炎）是至关重要的。如果临床上尚未确定脑病和（或）癫痫患者的败血症来源，应强烈考虑腰椎穿刺以排除原发性中枢神经系统感染。

器质性脑部病变

如前所述，完整的神经系统检查以排除急性发作脑病的器质性病因是绝对必要的。如果存在局灶性神经功能缺损，应立即进行影像学检查。此外，如果在脑病患者中没有发现明显的毒性/代谢紊乱，也应考虑神经影像学检查（框13-3）。对于昏迷患者尤其如此，因为神经学检查受到很大限制。必须记住，大脑某些区域的损伤可以仅仅表现为精神状态的改变。例如，在没有局灶性运动障碍的情况下，急性尾状核梗死（缺血性或出血性）可以完全表现为神经精神症状。由于左侧颞叶病变导致的失语（如感觉性失语）可能会被误解为"意识错乱"，尤其是非神经病专业医师，而丘脑损害（即使是单侧的），也可能只会出现意识水平改变。在一项对内科ICU诊断为"精神状态改变"的患者进行的研究中，123例患者中有26例（21%）进行了急诊头CT检查，其中有13例缺血性脑卒中，2例脑出血和3例肿瘤[18]。在另一项针对140例有脑病和癌症病史（非中枢神经系统癌症）患者的研究中，

在15%的患者中，器质性脑损伤是脑病的唯一原因[19]。在头部CT阴性的患者中，如果高度怀疑器质性病变，应强烈考虑MRI（如果是为了鉴别感染或肿瘤，应考虑是否需要增强检查），特别是考虑到MRI在检测急性梗死方面具有较高的敏感性。例如，由于近端栓塞源引起的多灶性点状梗死可能在CT上表现不明显，但在MRI上很容易诊断，并且可能是无局灶性发现脑病的原因（图13-1）。

癫痫发作

癫痫发作可能以几种方式导致脑病。意识水平低下是发作期或发作期后阶段的典型表现，可发生在孤立性癫痫发作或癫痫持续状态的情况下。惊厥发作通常比较明显，特别是在已经接受脑病评估的住院患者中。另外，非惊厥性癫痫可能会出现各种各样的神经系统症状，从轻度的意识减退或改变到昏迷。非惊厥性癫痫患者可能有非局灶性神经学检查；如眼球震颤，眼部颤动，有节律性眨眼，眼偏斜，肌阵挛，颤抖和自主神经不稳定等细微的发

框13-3　脑病检查流程

1. 应获得完整的病史，包括对医院疗程和所用药物的回顾
2. 尽量减少或停止镇静，并在神经学检查前留出适当的洗脱期
3. 要确定病灶时应该进行详细的神经系统检查。如果存在病灶，应紧急进行神经影像学检查，以排除器质性病变作为脑病的原因
4. 如果检查是非局灶性的，则应安排基本实验室检查：电解质、葡萄糖、BUN/肌酐、全血血细胞计数、尿液分析/尿培养、毒理学筛查（包括血清酒精和尿液药物筛查；如果病史提示，应安排其他检查，如AED水平或地高辛、锂、水杨酸盐水平）
5. 如果基础实验室不能满足，请考虑以下情况：肝功能测试、氨水平、甲状腺功能测试、维生素B_{12}水平和MMA、HIV、RPR、动脉血气浓度、基础皮质醇水平、血培养、呼吸培养和（或）CXR
6. 如果不能确定毒性或代谢原因，则应进行神经影像学检查；通常是头部CT，但如果CT不能明确，尤其是如果有卒中或任何其他器质性病变的体征或症状，则应考虑MRI
7. 如果神经影像也不能显示出来，请考虑EEG，如果患者病情危重或有器官衰竭的体征或症状，理想的情况是持续24~48h的EEG监测
8. 腰椎穿刺也应考虑

AED. 抗癫痫药物；BUN. 血尿素氮；CXR. 胸部X线片；EEG. 脑电图；MMA. 甲基丙二酸；RPR. 快速血浆反应素

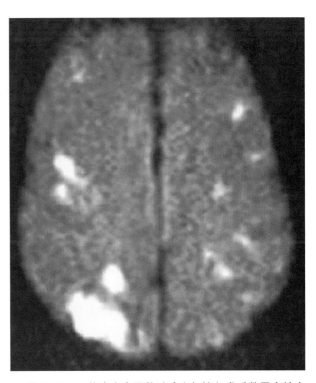

▲ 图13-1　一位患者在冠状动脉支架植入术后数天内神志不清，在该患者神经系统检查中没有发现局灶性神经功能缺损，但磁共振弥散加权扫描显示突发性栓子可能是其脑病原因

现[20]。准确判断脑病患者癫痫发作的关键是高度怀疑癫痫发作，并迅速进行脑电图检查以明确诊断。常规的 30min EEG 可能是诊断性的，但鉴于癫痫发作和发作间期癫痫样活动通常是间歇性的，简短的 EEG 记录可能会导致漏诊。对于脑病病因不明的患者，应考虑至少 24～48h 的 cEEG 监测。例如，在一项研究中，进行连续脑电图监测的癫痫发作的患者中，88% 的患者在头 24h 内检测到癫痫发作[21]。在同一项研究中，遵嘱患者中，95% 的癫痫发作是在监测 24h 内捕获的，而在昏迷患者中，只有 80% 的癫痫发作在监测 24h 内被检测到。因此，特别是昏迷患者可能需要更长时间的 cEEG 监测。

"斑马纹"

其他不太常见的脑病和谵妄病因包括后部可逆性白质脑病综合征、快速进展性痴呆（如 Creutzfeldt–Jakob 病）[22]、自身免疫性病因（如与自身免疫性甲状腺炎相关的类固醇反应性脑病，以前称为桥本脑病）[23]，以及各种副肿瘤性脑炎（如抗 N- 甲基 -D- 天冬氨酸受体脑炎）[24]。对每个诊断的详细检查不在本章讨论范围内，但如果怀疑其中一个较罕见的诊断，则可以进行高级神经影像学检查，全面的实验室检查（包括脑脊液分析）和（或）EEG 通常能够为诊断提供有价值的线索（框 13-3）。

！ 关键注意事项

- ICU 中脑病和谵妄的发生率很高。
- CAM–ICU 量表可用于识别谵妄。
- 在出现非局灶性神经缺损的患者中，脑病的原因通常是非神经系统的，例如药物或毒素、电解质紊乱、全身感染、肾衰竭或肝衰竭或营养不良等。
- 在接受持续镇静治疗的危重患者中，应尽量减少或停止镇静，因为镇静可能是精神状态改变的唯一原因；有潜在器质性脑损伤（即使有一次病史）的患者特别容易出现镇静药引起的脑病。
- 非惊厥发作在 ICU 患者中并不罕见。
- 与"常规" 30minEEG 相比，24～48h 的连续 EEG 监测在识别非痉挛性癫痫发作方面具有更高的收益。
- 局灶性神经功能缺损可能指向器质性病变导致的脑病，应立即进行神经影像学检查。
- 某些结构性病变可导致意识状态改变；因此，如果脑病的原因不清楚（如已经排除了毒性和代谢病因），则应强烈考虑神经影像检查。

第二篇　神经重症监测
Neurocritical Care Monitoring

Jan Claassen　著

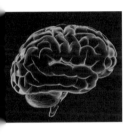

第14章　颅内压增高的处理
Management of Increased Intracranial Pressure

Kiwon Lee　Stephan A. Mayer　著

付 尧　译

张 洪钿　校

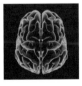
　　一名38岁吸烟女性，既往无重大疾病，突发双额部疼痛。患者描述了剧烈而持续的额部疼痛，并伴有恶心、畏光及颈部僵硬。头颅CT平扫及临床检查提示急性蛛网膜下腔出血，Hent-Hess分级Ⅱ级，Fisher分级3级，改良Fisher分级4级伴双侧脑室出血。患者意识状态进行性恶化，出现困倦、难以唤醒，同时影像检查证实脑室内出血及脑积水进展，予急诊手术放置脑室外引流。

哪些情况与异常增高的颅内压相关

　　框14-1将颅内压增高相关的医疗情况进行了不同的分类。在神经重症监护病房中，与ICP增高相关的常见情况包括急性动脉瘤性高级别蛛网膜下腔出血、重度创伤性脑损伤（traumatic brain injury，TBI）、脑实质内的大量出血[自发出血（如高血压脑出血）、抗凝治疗中出血（如心房颤动应用华法

框 14-1　与颅内压增高相关的情况

颅内占位性病变
- 硬膜下血肿
- 硬膜外血肿
- 脑肿瘤
- 脑脓肿
- 脑内出血

脑容量增加（细胞毒性水肿）
- 脑梗死
- 全脑缺氧 - 缺血
- Reye 综合征
- 急性低钠血症

脑容量和血流量增加（血管源性水肿）
- 肝性脑病
- 创伤性脑损伤
- 脑炎
- 脑膜炎
- 高血压脑病
- 子痫
- 蛛网膜下腔出血
- 硬膜静脉窦血栓

脑脊液量增加
- 交通性脑积水
- 非交通性脑积水
- 脉络丛乳头状瘤

林或冠状动脉疾病植入支架后使用双抗）]、大脑中动脉梗死诱发的脑疝、重度脑炎或脑膜炎。尽管不同医疗中心的患者群体不尽相同，但绝大多数出现颅内压增高的 NeuroICU 患者都符合上述情况之一。重度创伤性脑损伤是 ICP 增高的最常见病因[1]，年发病率为 0.2%[2]。

ICP 增高的病理生理学及当前文献中报道的病理性 ICP 波形

Monro-Kellie 假说

Monro-Kellie 假说是阐释 ICP 增高且被广泛接受的理论。1783 年，Alexander Monro 在《对中枢神经系统结构和功能的观察》中首次对其进行了阐述，1824 年，Kellie 对两例患者的观察支持了 Monro 的观点，"两例尸检所见，死于寒冷及大脑淤血"。大脑具有固定的容积，其内容主要有三种：脑脊液、脑组织和血液。任何占位性病变或任一主

要内容物的体积增加超过了阈值，将不可避免地出现 ICP 增高[3]。

颅内顺应性

颅内顺应性定义为随压力变化产生的容积变化。脑组织中压力与容积的关系在最初是线性的，但在后期（并非总是）呈指数关系。随容积增加，ICP 缓慢升高，CSF 被挤入硬脊膜囊中，血液也从扩张的脑静脉中流出。一旦这些代偿和顺应性重分配机制不再继续，极小的体积增量将导致 ICP 急剧升高。若顺应性变差，ICP 波形也将发生变化。ICP 脉冲波的波幅可能为顺应性的减低提供线索；当顺应性下降时，ICP 脉冲波的波幅增加。在高颅压危象时，ICP 波可能显示出第二个峰（P_2）并升高至与第一个峰等同（波幅高于正常）或更高（图 14-1）。

脑灌注压

ICP 升高的主要不良后果是脑血流量（CBF）减少和继发于脑灌注不足的缺氧 - 缺血性损伤。按照平均动脉压（MAP）减去 ICP 计算，可获得脑灌注压（CPP）。脑灌注压与脑血容量共同决定脑血流量；通常情况下，CPP 在 50~100mmHg 范围内，脑血管的自动调节可使 CBF 保持在一恒定水平。当脑损伤导致大脑的自动调节功能受损时，将导致 CBF 与 CPP 呈现出近似线性的关系[4]。尽管特定患者的最适 CPP 可能不尽相同，但通常情况下，最适 CPP 应高于 60mmHg（避免缺血）且低于 110mmHg（避免突破性高灌注及脑水肿）[5, 6]。最适 CPP 是床旁治疗中一个重要的理念。当 CPP 充足时，即便 ICP 较高（如 MAP 90mmHg；ICP 30mmHg；CPP 60mmHg；ICP 异常增高，但 CPP 充足），医生也可能有更多的时间考虑下一步的治疗策略。另一方面，对于相同的 ICP，患者亦有可能出现不可接受的低 CPP（如 MAP 60mmHg、ICP 30mmHg、CPP 30mmHg，这是不可接受的状态，尤其是若这一情况继续，将不可避免地出现永久性的神经元损伤）。因此，ICP 仅是一个纯粹的数值，并不能反映全局的情况（及损伤的严重程度）。

病理性颅内压波型

颅内压增高的患者，可能会出现病理性的 ICP

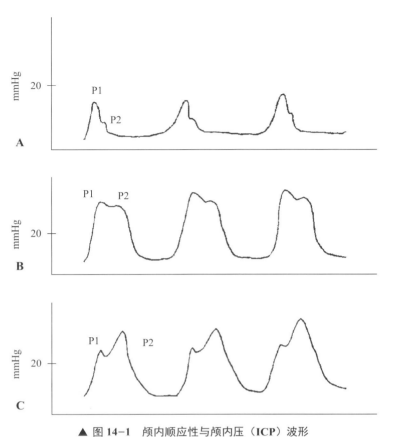

▲ 图 14-1　颅内顺应性与颅内压（ICP）波形
A. 正常 ICP 波形：稍高的 P_1；较低的 P_2；B. 异常 ICP 波形：P_1 与 P_2 波幅相近；C. 异常 ICP 波形：P_2 波幅高于 P_1

波形（图 14-2）。Lundberg A 波（或称"高原波"）代表长时间极度升高的 ICP[7]。这些波形并不是图 12-1 中所描述的单个 ICP 波形，而是随时间描记 ICP 数值的图形。高原波提示有进一步（或持续）脑损伤的风险，长时间的高颅压危象导致灌注严重不足，通常在 CPP 较低或颅内顺应性差时突然发生。病理性压力波可持续数分钟至数小时，压力可能高达 50～100mmHg，而在急性脑损伤的情况下，这是预后不良的征兆。Lundberg B 波持续时间较短，ICP 波幅升高较低，提示仅颅内顺应性的储备受损。重要的并不是记忆哪一个是 Lundberg A 波或 B 波，

而是要理解颅内压升高的趋势，并理清为什么会出现高颅压和损伤后脑顺应性变化的整体情况。对潜在病因的准确评估将有助于指导临床医生选择正确的治疗方法。

持续性高颅压的典型临床表现有哪些?

高颅压的临床症状可能较为多样，取决于其潜在病因。一般来说，这些临床表现多提示全脑、双侧或半球性的脑功能障碍而不是肢体无力等局灶性异常。尤其是当 ICP 急性而非慢性升高时，可观

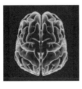

本例高评分蛛网膜下腔出血患者的 ICP 现为 40～50mmHg，CPP 为 40～50mmHg。通过提升 MAP 并给予渗透性药物降低 ICP 来改善 CPP，这与 Lundberg B 波一致，提示脑顺应性受损。

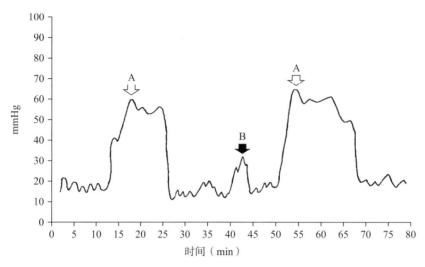

▲ 图 14-2 病理性 ICP 波形

A. Lundberg A 波（平台波）；B. Lundberg B 波。两个典型的 A 波如图中所示（空箭）。注意，ICP 在 A 波之后下降（实箭），其并未回到第一个波之前的基线水平

察到意识水平低下、视物模糊、思维混乱、定向障碍、恶心、呕吐、复视及第Ⅵ对脑神经麻痹（假性定位体征）。必须再次强调，ICP 作为一个数值而言，其本身可能并没有多大临床意义；更为重要的是 CPP 和脑顺应性。众所周知，Cushing 三联征是在颅内压极度升高时发生的高血压和心动过缓现象，其通常见于几近出现脑死亡 / 脑疝综合征的颅内高压的晚期，而非急性损伤的初期。因大脑镰及小脑幕形成的硬性边界分隔，颅内压增高也可能演变为局部表现。被分隔开的不同区域内的占位效应及压力差异，反过来将导致脑组织自压力高处向压力相对低处疝出。不同的脑疝综合征有着各自特异的体征（表 14-1）。

颅内压监测的指征是什么？是否有 Ⅰ 级证据表明，放置颅内压监测可改善长期预后？

目前，最佳的证据是脑创伤基金会的"2 级"推荐（2007 年指南，http://tbiguideline.org），认为"ICP > 20mmHg 时，应开始治疗"。这一观点在很大程度上源自大量的观察数据，即低血压及 ICP > 20mmHg 的 TBI 患者预后较差。对 CPP 优化调整的失败将增加低灌流风险，从而导致继发损伤；全身性低血压和高 ICP 可导致不良预后进一步支持了这一理论。

ICP 监测的适应证

颅内压增高的临床体征多样且并不可靠，不应仅以临床为依据做出颅内压增高的诊断。在急性脑损伤中，须直接测量 ICP 进而明确颅内高压的诊断。因 ICP 监测的有创性和 ICU 管理的需要，患者在接受 ICP 监测设备置入前一般应符合以下三条标准：①脑部影像显示占位性病变及重度脑水肿，提

表 14-1 脑疝综合征

类 型	临床标志	病 因
颞叶钩回疝（侧方经小脑幕）	同侧第Ⅲ对脑神经麻痹 对侧或双侧运动异常	颞叶占位性病变
中心经小脑幕	由双侧去皮质进展至去大脑强直 脑干反射由上至下的丧失	弥漫性脑水肿，脑积水
大脑镰下疝	双侧运动不对称（对侧＞同侧） 头眼反射保留	额顶叶凸面占位病变
小脑（上疝或下疝）	迅速进展为昏迷，伴双侧运动障碍 小脑体征	小脑占位病变

示患者可能出现高颅压风险；②患者意识水平低下（这并不意味着患者必须处于昏迷状态才符合标准，但明确的是格拉斯哥昏迷评分≥8分即符合标准）；③对病情预判其需要有创的ICU治疗。尽管使用有创ICP监测的文献均源自重度颅脑损伤患者，将其用于其他疾病（如蛛网膜下腔出血、脑出血、大面积缺血性卒中及脑膜脑炎）虽缺乏数据支持，但并无不当。

ICP 监测设备

有不同类型的ICP监护仪（图14-3）。脑室外引流导管被认为是颅内压监测的金标准，其由经钻孔置入脑室的导管及放置与耳平面持平的压力传感器相连接组成。既可进行ICP监测，又可进行治疗性的脑脊液引流。其主要缺点是感染的风险，即潜在的可危及生命的脑室炎，可发生在10%～15%的患者中，且自系统置入第10天后，其发生率稳步上升[8, 9]。因此，以无菌技术小心放置导管，并在之后保持无菌状态至关重要。通常将引流管植入皮下隧道内以减少感染概率。EVD监测的最佳替代包括光纤传感器（Integra LifeSciences，Plainsboro，NJ）或微型压力感受器（Codman & Shureleff，Raynham，MA），均通过钻孔置入脑实质或脑室内。这类装置可减少感染的风险，但并不能进行治疗性的脑脊液引流。

ICP 控制的一般措施

以下措施可用于有潜在高颅压风险或正处于颅内高压状态的所有患者。

头位

对于ICP增高的患者，建议其头位抬高至少

30°；有研究证实这一抬高角度可使ICP持续的下降[10]。尽管有研究者主张头部平放以维持CPP，但只要可持续保持CPP＞60mmHg，适度抬高是安全的。对于腹围较大的患者，注意过度抬高头位同时不会引起腹部不适非常重要，因为腹压增加和疼痛均可能加剧ICP的升高。

体温

发热可能加剧缺血性脑损伤并导致ICP升高。已有研究证实，脑温的升高与ICP升高相关，因为CBF与脑血容量相对于脑耗氧率（cerebral metabolic rate of oxygen，CMRO$_2$）未能同步成比例地增加[11]。对乙酰氨基酚和降温毯是首选的治疗方法，当体温在101℉（38.3℃）以上时就应启用。通常情况下，"按需"（必要时）的退热医嘱往往是在实际工作中用于已出现长时间的高热后下达的。因此，全天不间断地给予退热剂直至发热得到控制是合理的。目前，对于预防性维持轻微低温状态（34～35℃）能

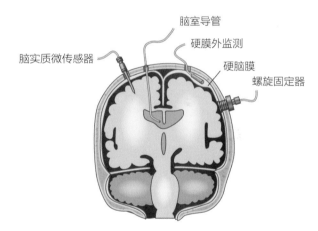

▲ 图 14-3　颅内压监测装置

经授权引自 Mayer SA.Management of increased intracranial pressure. In: Wijdicks EFM, Diringer MN, Bolton CF, et al, eds. Continuum: Critical Care Neurology. 1997; 3(5):7-65. 版权所有 © 1997 American Academy of Neurology

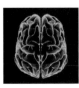

通过隧道导管技术将EVD置于鼻根向后10.5cm，中线旁开3.5cm的中瞳线处。夹闭时ICP为30～40mmHg，将其置于外耳道上方10cm处开放引流。对于该患者治疗其颅内高压的适宜步骤是什么？

否降低 ICP 危象的发生尚无定论。重度 TBI 发生后 8h 内进行早期亚低温治疗（32～34℃），即便其对降低 ICP 有益，但并未发现可有效改善预后[12]。最近，一项低温治疗难治性 ICP 危象的大规模随机对照试验表明，与无低温的标准治疗比较，低温未能改善长期的功能结局；这一结果进一步质疑了低温作为神经保护疗法的效用[13]。然而，在大多数试验中，当患者体温被降至 33℃时，可观察到 ICP 的显著下降。如果通过常规的方法未能完全控制发热，明智的做法是使用高级温度调节装置，如体表或血管内降温导管。

癫痫

癫痫可引起 $CMRO_2$ 增加，进而影响 CBV。这些改变通常是突兀且显著的，在脑顺应性降低的患者中，血流量及血容量的突然增加，可能会触发高原波。对有 ICP 升高风险的患者，经静脉预防性给予抗惊厥药是合理的。虽然这并不是绝对的推荐，但在 ICP 危象时，抽搐将导致灾难性的后果。在 TBI 患者中，预防性治疗可将伤后 7d 内癫痫发作的频率自 14% 降至 4%（第一周之后并无持续的证据支持）。这种情况下推荐使用氟苯妥英或苯妥英（15～20mg/kg 静脉推注，而后以 300mg/d 维持），但这并不是因为苯妥英优于其他抗癫痫药物。事实上，由于多种不良反应、难以维持治疗浓度及繁复的药物间相互作用，使用新药如左乙拉西坦或乳糖胺可能较为合理，两者均有口服和静脉剂型，无须检测血药浓度（作为预防性应用，其可能与难治性癫痫持续状态的处理不同）及额外关注耐受性和药物间相互作用。

液体管理

在以往，通过限制液体量来治疗 ICP 升高。后来发现，这一使大脑脱水的尝试，因低血容量导致的 CPP 降低，实际上加重了低氧 - 缺血性损伤[14]。处于高颅压状态的患者应以等渗盐水维持血容量。必须避免使用任何低渗溶液（如 0.45% 盐水，D5W），因其可通过浓度梯度积聚于损伤脑组织区域，并加重脑肿胀。在一些医疗中心，对有颅内压增高风险的患者，以 1ml/kg 的速度持续输注 2% 或 3% 的氯化钠溶液替代生理盐水，旨在为损伤的脑组织建立

和维持高钠（目标 Na^+ 约 155mEq/L）、高渗透压（目标渗透压约 320mOsm/kg）的环境。然而，这一策略对于减少 ICP 危象的发生及改善预后是否有效尚不可知。持续输注 2% 或 3% 的高渗盐水可能并不会对 ICP 危象的控制产生持续的效果，如果使用，应在有限的时段内持续的输液。高浓度的推注（如，23.4% 高渗盐水 30ml 在 1～2min 内快速推注）可能对于降低较高的 ICP 更为有效。

皮质类固醇

皮质类固醇类激素，如地塞米松，作为常规措施用以治疗颅内压升高是无效的，且与出现或促进院内感染、高血糖、创口愈合不良、肌肉分解代谢及精神障碍 / 谵妄等诸多风险相关。由于其对血管源性水肿的效应，皮质类固醇仅对于减小脓肿或肿瘤相关病变的体积有效。因此，涉及细胞毒性脑水肿的病理进程，如急性缺血性卒中，应用这一疗法可能是错误的适应证。

监护患者 ICP 控制的分步治疗方案？

开颅减压

当 ICP 持续升高幅度达 20mmHg 或更高时，临床医生应考虑（或重新考虑）去骨瓣手术减压。应行 CT 扫描，若观察到占位效应加重或脑脊液容量增加，则可能需要手术干预，如脑脊液引流，肿物切除或单侧去骨瓣减压。

开放颅盖部的单侧颅骨切除可逆转脑组织的移位与脑疝，并可有效改善 ICP，且通常可使其回归正常。单侧去骨瓣减压术越来越多地作为最终的挽救性治疗措施用于恶性大脑中动脉梗死及其他占位性病变。其被认为是替代巴比妥疗法及亚低温治疗的最终治疗选择。已有研究发现，单侧去骨瓣减压术确实改善了恶性大脑中动脉梗死后的生存率[15]。对单侧去骨瓣减压术治疗大脑中动脉梗死的一项 Meta 分析显示，较为年轻的患者有可能存活，并获得良好的功能预后[16]。

镇静

必须避免患者处于躁动状态，因其在过度用

力时会提升胸腔压力、颈静脉压和血压，增加了 $CMRO_2$，从而加剧了 ICP 的升高。在 ICP 峰值期间，必须给予最大限度的镇静，这可能是控制 ICP 的必要措施。因此，充分的镇静是处理 ICP 危象中首要的药物干预措施。首选方案是联合应用提供镇痛作用的短效阿片类药物 [芬太尼 1～3μg/（kg·h）或瑞芬太尼 0.03～0.25μg/（kg·min）] 及丙泊酚 [0.3～3mg/（kg·h）]；后者尽管可能出现众所周知的低血压的不良反应，但其半衰期极短，极为适合定期中断而进行神经系统评估。然而，阿片类药物可短暂降低 MAP，并通过自动调节机制扩张脑血管而升高 ICP，对于 ICP 升高的患者，使应谨慎使用阿片类药物大剂量推注[17]。与基于阿片类药物的镇静方案比较，在一项试验中，丙泊酚与重度 TBI 患者的低 ICP 及更少的 ICP 干预相关[18]。使用镇静药可能出现严重的低血压；尤其见于基础血容量减少的老年患者，静脉给予大量镇静药时。不应使用去甲肾上腺素作为处理低血压的初始治疗措施，立即进行充分的容量复苏非常重要。

CPP 优化调整

给予患者充分镇静后，若 ICP 仍持续升高，应将注意力直接放在对 CPP 的优化调整上。过低的 CPP 导致缺血将反射性引起血管扩张，加剧 ICP 的升高。相反，高 CPP（> 110mmHg）有时会引起高灌注性脑水肿，同样可能提升 ICP。因此通常情况下，CPP 应维持在 60～110mmHg。可用于提升血压和 CPP 的升压药物包括去氧肾上腺素 [2～10μg/（kg·min）]、多巴胺 [5～30μg/（kg·min）] 或去甲肾上腺素 [0.01～0.6μg/（kg·min）]。降低血压和 CPP 的有效药物包括拉贝洛尔（5～150mg/h）和尼卡地平（5～15mg/h）；硝普钠对所有的脑血管均有扩张作用，可能使 ICP 更为恶化，应避免使用。此外，较之其他药物，硝普钠的输注速度相对来说更难控制。

大量的研究曾试图去确定急性 TBI 的最适 CPP 管理，但并未得到一致的结论。近年来，对应将 CPP 保持在较高还是较低水平的不同选择，发展出两种截然不同的观点。Rosner 等推崇的高 CPP 治疗，注重通过药物手段提升 MAP 和 CPP 以维持充足的 CBF[19, 20]。有一系列的病例研究支持这一方法，这

些研究均显示了良好的预后和较高的脑氧水平；临床实例表明，诱导性高血压可终止平台波，极有可能是由于引起了反射性的血管收缩[21]。反对高 CPP 的主要争论来自 Robertson 等的一项随机试验，其发现与传统的以 ICP 为靶向的治疗（CPP > 50mmHg）相比，以 CPP 为靶向的疗法（CPP > 70mmHg）并没有临床获益。在这项研究中，高 CPP 疗法导致了更低的颈静脉血氧饱和度，而且急性呼吸窘迫综合征的风险提升了 5 倍[22]。

瑞典学者 Lund 使用低 CPP 疗法较为普遍，主要通过最小化 CPP，降低 CBV 和血管内静水压来降低 ICP[23]。Lund 概念的基本原则包括维持正常的胶体渗透压以防液体向血管外逸出；降低血压来减低毛细血管内静水压；通过硫喷妥钠抑制 $CMRO_2$，并以双氢麦角胺促进前毛细血管收缩从而最小化 CBV。隆德疗法的证据支持包括一系列依照其治疗方案完成的病例，均获得了良好预后[23]，且脑微透析研究表明，在 CPP 降至 50mmHg 以下之前，不会发生以乳酸 / 丙酮酸比例升高为表现的显著的氧化应激[24]。

根据患者的个体化情况，上述高或低 CPP 的策略似乎都是有效的。因此，不应将单一的方法应用于所有的患者。相反，应根据个体化的生理生化监测对 CPP 进行优化。脑氧监测、颈静脉球血氧测定、脑电图信号处理及微透析等先进的多模态监测技术，最终可使临床医生根据特定患者的特定生理情况，在急性损伤期的任何时间点对 CPP 和 MAP 进行微调。这种方法具有更好的生理学意义，有可能在未来成为最终的目标。

过度换气

长期以来，过度换气一直用于 ICP 的治疗。PCO_2 的降低导致血管收缩，从而降低 CBV 和 ICP。这一效应几乎是即刻发生的，但往往是短暂的，其在第 1 个小时内就会发生稳定的衰减。在脑血管过度扩张和脑充血的情况下，过度换气的效应可能会持续数日。ICP 与 CBV 直接相关。过度换气通过血管收缩直接降低 CBF。CBF 的降低可能会限制脑组织缺血区的血流，而通过其对 CBV 的间接作用，仅能使 ICP 有些许降低。

研究表明，过度换气有加剧脑缺血的风险。因

此，过度换气的应用，应限于 ICP 危象及紧急情况下，作为其他治疗手段实施前的暂时处理方法。在 TBI 发生后的最初几个小时，常规应用极端的过度换气（< 30mmHg）通常是有害的，因其存在缺血恶化的风险[25]。如有必要，在过度换气期间可通过颈静脉血氧饱和度及脑氧饱和度监测作为指导，保证充分的脑氧输送[26, 27]。

渗透疗法

如果已对 CPP 进行了优化调整，患者也处于镇静状态，但 ICP 仍在升高，应开始渗透疗法。以 0.25～1.5g/kg 的剂量给予 20% 的甘露醇溶液时，其通过以下两种机制介导 ICP 的降低。首先，甘露醇是一种渗透性利尿药，可透过血脑屏障并形成浓度梯度，从而在脑组织中提取自由水。这将减少脑容量并降低 ICP[21]。其次，甘露醇通过血浆扩容、促进血管收缩及降低血液黏滞度和提升 CBF 使 CBV 减低来提升 CPP[28]。甘露醇在数分钟内即可使 ICP 降低。其应单次快速给药（0.25～1.5g/kg），并可在 ICP 升高时以小时为间隔重复给药。甘露醇疗法的不良反应包括脱水和肾衰竭。高渗盐（2～5ml/kg 7.5% 生理盐水或 0.5～2.0ml/kg 23.4% 生理盐水 30min 以上输注）可替代甘露醇用以治疗急性 ICP 升高。其已被证明至少可有效地快速降低 ICP[29, 30]；在处于脱水状态的患者中，高渗盐有着增加 MAP、CPP 及血容量的优势。高渗盐疗法主要且特异的并发症是由于液体过荷引起的充血性心力衰竭。因此，当需要考虑到容量过荷时，持续静脉输注 3% 的高渗盐溶液（以一定速率：通常从 50ml/h，直至血钠目标值 150mEq/L）可能并不是最佳的方案。在这种情况下，静脉推注给药可能更为适合。如果患者以稳定的剂量接受 3% 氯化钠溶液持续的静脉注射，且血清钠维持在 150mEq/L 水平左右，如果处理得当，建议患者应非常缓慢地（数日内）脱离高渗盐溶液，因观察到在突然停止输注高渗盐后出现反弹性颅内高压并不少见（有占位性病变的患者甚至可发生脑疝）。

目前，并没有足够的证据表明某一浓度或给药方法（持续或推注）优于其他。高渗盐溶液推注在降低难治性 ICP 升高和短暂改善 CPP 方面似乎与甘露醇同样有效。然而，仍有大量的问题需要明确，包括：高渗盐溶液的确切作用机制，最佳给药方式和浓度、风险和并发症。

戊巴比妥

在过度通气和渗透疗法控制 ICP 失败后，应考虑开始输注戊巴比妥[31]。在这种情况下考虑应用戊巴比妥，同样应该再次思考是否实施单侧颅骨切除或应用低温治疗。戊巴比妥的作用机制是显著降低大脑的代谢率。其可每隔 15～30min 重复给药 5mg/kg 直至 ICP 得到控制（通常需要 10～20mg/kg），随后以 1～4mg/（kg·h）的速度持续输注。应以 EEG 持续监测至滴定戊巴比妥出现爆发抑制模式，存在约 6～8s 以上的间歇爆发，以避免过度用药（虽然目标是控制 ICP 而不是 EEG 上本身的爆发抑制）。戊巴比妥疗法最常见的并发症是由于其对心脏抑制所导致的低血压，通常需要给予升压药物和肌醇进行血流动力学支持。也可能发生肠梗阻，因此在戊巴比妥治疗过程中应给予肠外营养。不充分的血流动力学支持可能导致急性肾衰竭（进而导致多器官衰竭）及严重的酸碱平衡失调，使病情更为恶化。应用戊巴比妥的另外一个重要限制是，其半衰期较长，在相当长的一段时间内都无法进行神经系统检查。基于所有的这些副反应，戊巴比妥在神经重症监护病房中的应用已大为减少。

低温

如果所有上述的治疗措施都不能控制 ICP，诱导低温达 32～34℃ 可能有效降低其他手段难以控制的 ICP。低温通过降低 CMO_2 需求及减少 CBV 来降低 ICP。推荐的温度目标为 32～34℃，这一温度水平被视为轻 - 中度低温，较之更低的温度，其并发症较少。可通过各种体表或血管内降温的方法，并结合直肠、肺动脉或膀胱温度表来实现低温。快速大容量输注低温液体（30ml/kg 0.9% 氯化钠溶液冷却至 4～5℃）可能适用于核心降温，是给予低温诱导药物的一种经济而有效的方法。应使用一个可控性较佳的温控装置，并从开始就予以输注冷盐水。虽然临床上已经证明，在戊巴比妥难以控制 ICP 的小规模患者群体中，治疗性低温有效[32]，但在这方面缺乏大规模的对照试验。低温疗法常见的并发症包括，院内感染、低血压、心律失常、凝血障碍、寒战、低钾血症、高血糖和肠梗阻。对复温患者须特殊予以关注，因极易发生 ICP 的反弹。复温必须以可控的方式缓慢进行（0.10～0.3℃/h）。近期一项大型多中心随机对照研究，在创伤性脑损伤患者中对比低温与甘露醇/高渗盐溶液，低温疗法未能显示出其长期预后的获益[33]。然而，这一研究并没

有在那些难治性颅内高压的患者中进行。目前并没有良好的数据表明神经重症监护病房患者在接受低温治疗后可改善功能预后。然而，降温确实可降低 ICP，应用低温疗法，尤其是将其用于难治性 ICP 危象的患者，即在使用了足量的甘露醇和（或）高渗盐水后仍保持较高的 ICP 是合理的。

!
关键注意事项

- Monro-Kellie 假说认为大脑被封闭在一个有限的空间，任何占位性病变或颅腔内容物体积的增加都将导致 ICP 的升高。
- 应将 ICP 同 CPP（及 MAP）联系起来，重要的是，要认识到 ICP 的数值，只是纯粹的数字而已，并没有任何临床意义。有证据表明，极低的 CPP（< 50mmHg）在全身低血压的情况下，可能导致更为糟糕的预后。
- 损伤的脑组织可能没有足够的顺应性，因此导致 ICP 快速升高的阈值很低。任何处理 ICP 危象的临床医生都应对病理性波形和低顺应性 ICP 波形有所警惕。
- 低顺应性 ICP 波形，即便 ICP 为正常值，提示患者状况发生极其微小的变化（如头位、疼痛/镇静状态）也可能触发 ICP 危象，认识到这一点尤为重要。
- 了解顺应性有助于神经重症医生和神经外科医生决定脑脊液引流的时长、引流量及 EVD 的管理。
- 目前，对 CPP 的优化方式有多种，但在连续的多模态监测数据支持下，其有可能在未来为脑复苏制定个体化、有目标导向的疗法。重要的是，CPP 越高并不一定意味着灌注越好。
- ICP 的管理应该是有条理、循序进行的。传统上被接受的药物治疗措施包括镇静、渗透疗法和戊巴比妥。文献中一些小型的系列研究报道，低温（目标核心体温 32～34℃）可有效降低以其他方法难以控制的 ICP。尽管在推荐其作为常规治疗前需进行大规模的前瞻性试验，但将此治疗作为最后的手段未尝不可。

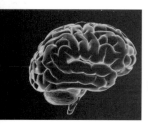

第15章 重症监护室内持续脑电图监测
Continuous Electroencephalogram Monitoring in the ICU

Emily J. Gilmore　Jan Claassen　著

张怡村　黄齐兵　译

张洪钿　校

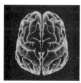　　一名60岁的男子由于过去24h内精神错乱和进行性构音障碍来到急诊科。他的妻子说，在过去的一个月里，他抱怨间歇性头痛偶尔伴有恶心。在体检中，他显得迟钝，在痛的刺激下呻吟。他易向左侧凝视，但对手臂和腿的定位无差别。他双腿的肌张力随着双侧脚趾向上翘而增强。头颅CT平扫示左侧额叶病变，有占位效应和中线移位（图15-1）。他被送入神经重症监护室接受进一步的评估和治疗。

他的头颅CT能解释他的精神状况吗？

神经学检查结果与影像学结果不一致，因此，必须寻找精神状态改变的其他原因。左额低密度伴周围高密度的病变不能解释如此程度的迟钝。根据临床表现，应该进一步获取病史和补充辅助检查和进一步的查体。

cEEG监测在ICU病房中什么时候有用？

神经监测的目的是尽早发现继发性脑损伤，并通过及时干预预防永久性损伤。理想情况下，这种监测应该具有高度敏感和特异性、无创性并且适用范围广，相对便宜，不会对患者构成风险，具有较高的内部和外部等级评定的可靠性和良好的时空分辨率。cEEG监测的局限性包括成本高、易受人为因素和药物影响、空间分辨率差，以及内外部评价

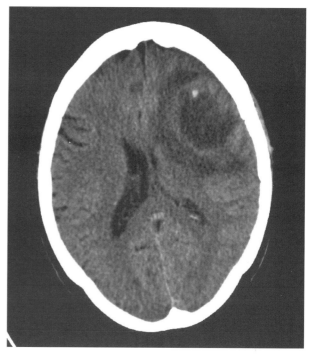

▲ 图15-1 头颅CT平扫示左额叶病变，有占位效应及中线移位

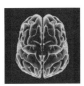
在进一步询问后，他的妻子说，在过去的两周内，他变得健忘、易怒、情绪波动，持续时间从几分钟到几小时不等。她否认他的胳膊或腿有节奏地抽搐，或者失去意识、大小便失禁或咬舌头。到达神经重症监护室后，进行磁共振平扫和钆增强扫描，随后进行动态脑电图监测（图 15-2）。

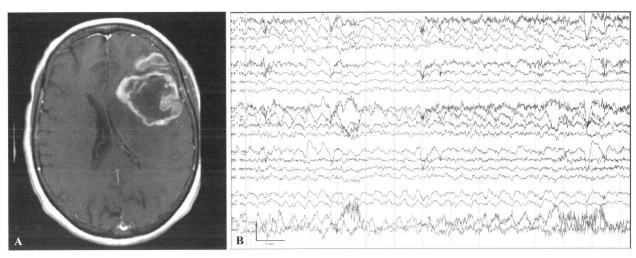

▲ 图 15-2　A. MRI 显示左侧额叶病变增强程度不一，有占位效应。怀疑高级别胶质瘤，开始使用类固醇，并建议进行神经外科手术；B. 启动动态脑电图监测，显示代表性页面

可靠性差。另外，它是无创性的（仅限于体表脑电图监测），具有很高的时间分辨率，并允许评估神经元活动。

cEEG 在 ICU 中的应用

1. 排除具有以下特征的亚临床或非惊厥性癫痫患者：①癫痫发作或癫痫持续状态后精神状态持续受损；②持续的或频繁重复的运动，包括可能代表或不代表癫痫发作的孤立的眼球运动；③精神状态受损，有癫痫病史；基础评估后无法解释的脑功能受损（实验室和影像学）；④急性脑损伤伴恍惚或昏迷，包括缺氧后昏迷、败血症；⑤无法解释的精神状态波动，包括继发于缺氧和颅内压升高（ICP，如脑积水、颅内出血、脑室内出血）。

2. 描述阵发性临床事件，包括体位、僵硬、震颤、咀嚼，甚至自主发作，如突发高血压、心动过速、心动过缓或呼吸暂停。

3. 初始脑电图癫痫样活动或周期性放电（常 ≤ 30min）。

4. 检测脑缺血（比如蛛网膜下腔出血患者存在迟发性脑缺血风险）。

5. 指导药物滴定，量化难治性癫痫患者的癫痫发作频率。

cEEG 的什么发现可以解释患者间歇性功能缺陷？

非惊厥性癫痫发作和非惊厥性癫痫持续状态经常出现在 ICU 病房。其表现可能与本书中描述的患者类似。即使在排除了所有临床疑似癫痫患者后的医学 ICU 人群中，约 8% 的昏迷患者出现了脑电图发作[1, 2]。cEEG 可检出 20%~48% 的脑电图发作，14% 的惊厥性癫痫持续状态临床治愈后的患者出现了非惊厥性癫痫持续状态[3, 4]。在急性脑损伤背景下，脑电图发作更为频繁，但其发生率显然取决于潜在的病因。

然而，到目前为止还没有基于人群的研究，因此真实的发病率是未知的。在神经 ICU 病房中，在 570 名接受动态 cEEG 检查的患者中，有 18% 的患者出现了亚临床癫痫发作，这些患者接受 cEEG 检查是为了检测亚临床癫痫发作或评估无法解释的意识下降[5]。在这项研究中，癫痫发作的记录在有癫痫病史的年轻患者、cEEG 监测开始前癫痫发作的患者及 cEEG 开始时处于昏迷状态的患者中更为频繁。当根据病因分层时，无论是儿童癫痫发作，非惊厥性癫痫发作或在接受监测的患者中占

25%～50%（表 15-1）。虽然大多数癫痫发作记录在最初 24h 内，但昏迷患者通常需要 48h 或更长时间的 cEEG 来记录首次癫痫发作（图 15-3）[5]。

在接下来的 24h 内，定量脑电图对 NCSE 的处理有何帮助？

除了查看原始脑电图数据外，还可以对脑电图记录进行定量分析。在大多数商用脑电图软件的帮助下可使用不同的量化方法。定量技术包括利用快速傅里叶变换计算功率谱，从而可以用来

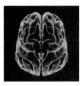 对 ICP 增加的担忧导致临床医生开始使用甘露醇，但并未改变患者的临床结果。脑电图现在已经改变为在左半球与 NCSE 一致的不断发展的发作模式（图 15-4）。患者服用剂量为 20mg/kg 的苯妥英钠，此后尽管反复服用洛拉西泮，癫痫发作仍然持续。他被插管并开始持续输注咪达唑仑（见第 3 章癫痫持续状态处理方案，癫痫持续状态）。

表 15-1　包括有或无急性脑损伤的癫痫发作在内的异常癫痫模式的发生率

诊　　断	PED（N=1096）	Surface EEG NCS（N=581）	NCSE（N=581）	TCME NCS（N=40）
中枢神经系统感染	23%	9%	17%	无
毒性代谢脑病	26%	13%	8%	无
癫痫相关的惊厥	11%	11%	20%	75%（3/4）
脑肿瘤	17%	11%	12%	无
神经外科术后	13%	15%	8%	无
蛛网膜下腔出血	16%	5%	13%	55%（11/20）
颅脑创伤	13%	10%	8%	50%（3/6）
颅内出血	17%	4%	9%	29%（2/7）
无法解释的意识丧失	10%	10%	5%	无
AIS	16%	2%	7%	50%（1/2）
脓毒症	25%	11%	11%	无

AIS. 急性缺血性脑卒中；EEG. 脑电图；NCS. 非惊厥性癫痫；NCSE. 非惊厥性癫痫持续状态；PED. 周期性癫痫样放电；TCME. 经皮质微深电极

经授权引自 Claassen J, Mayer SA, Kowalski RG, et al. Detection of electrographic seizures with continuous EEG monitoring in critically ill patients. Neurology. 2004; 62(10); 1743-1748; Claassen J, Hirsch L, Frontera J, et al. Prognostic significance of continuous EEG monitoring in patients with poor-grade subarachnoid hemorrhage. Neurocritical Care. 2006; 4(2):103-112; Claassen J, Jetté N, Chum F, et al. Electrographic seizures and periodic discharges after intracerebral hemorrhage. Neurology.2007; 69(13):1356-1365; Gilmore EJ, Gaspard N, Choi HA, et al. Acute brain failure in severe sepsis: a prospective study in the medical intensive care unit utilizing continuous EEG monitoring. Intensive Care Med. 2015; 41(4):686-694; and unpublished data.

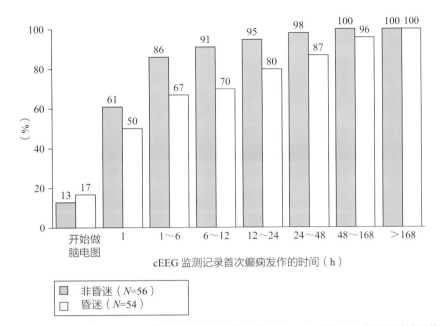

▲ 图 15-3　在 570 名有 cEEG 记录的癫痫发作的危重病患者中，110 名第一次监测到癫痫发作的时间

经授权引自 Claassen J, Mayer SA, Kowalski RG, et al. Detection of electrographic seizures with continuous EEG monitoring in critically ill patients. Neurology. 2004;62(10):1743–1748.

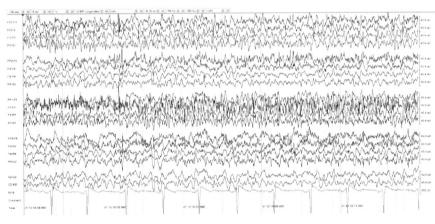

▲ 图 15-4　持续的脑电图显示左半球癫痫主要见于颞叶

计算快慢活动比或其他参数。这些可以显示为数字，也可以图形化地显示为压缩光谱阵列、直方图或交错阵列，当趋势随时间变化时，这些阵列有可能揭示细微的背景变化。定量脑电图（quantitative electroencephalogram，QEEG）参数包括总功率、频率活动总量（如总或 α 功率百分比）、频谱边界频率（如低于脑电图 50% 的频率）、波幅整合区间、频率比（如 α/δ）和大脑对称性指数[6]。其他更自动化的脑电图数据还原显示格式包括脑功能监测、脑电图密度调制、分段脑电图自动分析和双谱指数监测[7-11]。然而，由于伪影、药物和其他临床事件可能会导致与癫痫样表现非常相似的结果（图 15-

5），因此应始终在原始脑电图的背景下解释 QEEG。这对于显示"用户满意"综合评分的软件包尤其如此，任何基于未发布算法（"专有信息"）的输出都应谨慎查看。一旦确定了癫痫发作的 QEEG"轨迹"，QEEG 参数对癫痫发作的量化和评估癫痫治疗效果特别有用。

在这种情况下，QEEG 还能提供什么

除了癫痫发作的量化，QEEG 对随时间变化的趋势模式也很有用，因为在回顾原始数据时，这种变化可能不那么明显。图 15-6 中的 QEEG 和原始

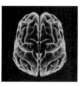

对于持续 NCSE，快速滴注咪达唑仑直到控制癫痫发作。第 2 天早上，患者在接受咪达唑仑的同时进行肿瘤切除，没有并发症。术后停用咪达唑仑及术后第 2 天，他被转移到治疗单元，肿瘤基本全切，有轻微的残余迹象。病理活检显示多形性胶质母细胞瘤。

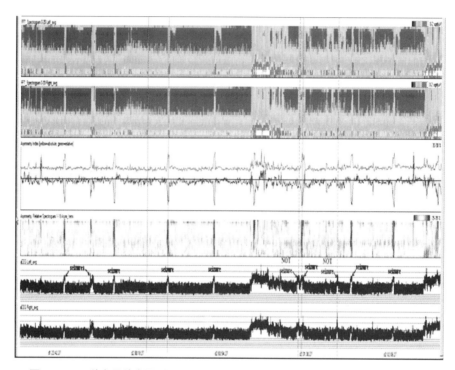

▲ 图 15-5　一种定量脑电图（QEEG），取自与本文所述病例不同的患者（彩插见书末）

14 分钟 QEEG 记录有多次非惊厥性发作和短暂的潜在发作期节律性放电在右侧最大，这在每次发作的波幅整合脑电图（较高的振幅位于右侧）上是明显的。标准波谱图和不对称波谱图都显示了所有频率的参与。请注意被标记为"伪影"的第五部分，其中波幅整合脑电图轨迹以一种几乎相同的方式跳跃，尽管在癫痫发作和短暂的潜在发作期节律性放电之前和之后在左半球更为突出，然而，回顾原始脑电图显示肌肉伪影（经授权引自 Hirsch LJ, Brenner RP. Atlas of EEG in Critical Care. Hoboken, NJ: Wiley-Blackwell; 2010. Figure 7.10, page 238.）

EEG 显示了在较长时间内 NCSE 的解决方案。

除了上述定量测量外，使用专门的脑电图信号处理软件的癫痫检测程序还可用于筛选大型脑电图数据集，使审核员能够仔细研究标记片段（图 15-7，第 1 行：检测到的癫痫发作概率）。这些程序可以凭借一个简单的基于快速傅里叶变换的频率分析，识别特定的波形模式，或者结合复杂的学习算法，以识别更多的典型波形的融合和顺序发展。基于脑电图的快速傅里叶变换分析，一旦确定了单个患者癫痫发作的"CSA 特征"或足迹，就可以生成 CSA 图来确定亚临床癫痫发作的发生[12]。这可以用来快速筛选 24h 的记录，并量化癫痫发作的频率。

其他人研究了脑功能分析监视器检测癫痫发作的效用，但对部分癫痫发作的敏感度特别低[12]。其他算法受高假阳性率和高敏感度的限制[12]。因为前景较好，商业化用于癫痫监测单元的自动癫痫检测软件已经开发了，并编制了程序来识别健康患者的癫痫发作。然而，颅脑损伤患者和患有医学疾病的昏迷患者的癫痫发作模式有很大程度的不同，通常无明显的规律，最大频率较慢，持续时间较长，癫痫发生和停止的机制不清楚。因此，为了利用神经

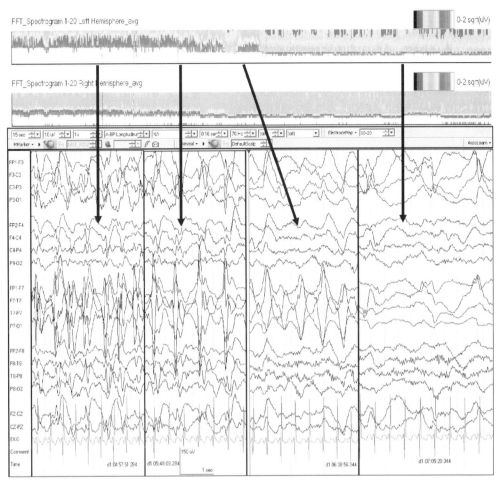

▲ 图 15-6　压缩光谱阵列显示部分非惊厥性癫痫持续状态的分辨率。CSA 显示非惊厥性癫痫持续状态在数小时内逐渐消退。CSA 对认识这种长期趋势特别有用。箭示在 CSA 中提取脑电图样本的大致时间周期（彩插见书末）

y 轴：频率，底部 0Hz。顶部 60Hz。x 轴：时间（约 4h）。颜色标度（z 轴）给定频率的功率（标度在右上角；μV/Hz）。z 轴：电压，以 μV/Hz

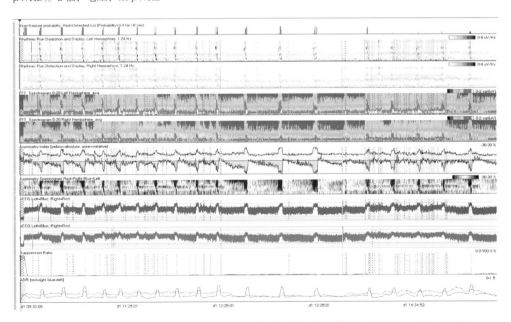

▲ 图 15-7　不同的定量脑电图工具，包括癫痫发作概率、节律运行检测（彩插见书末）

CSA. 不对称指数、振幅整合脑电图、抑制率和 α/δ，都能清楚地检测到频繁的反复发作活动

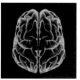

　　一名 57 岁妇女因右侧后交通动脉瘤（Hunt Hess 4 级，Fisher 3 级，改良 Fisher 3 级）导致蛛网膜下腔出血而入住神经重症监护室，动脉瘤已行夹闭术。术后立即进行的头部 CT 检查没有发现任何梗死。格拉斯哥昏迷评分为 14 分，随后拔除气管插管。出血后第 6 天经颅多普勒血流速度轻度升高，无任何新的神经学发现。在出血后第 7 天，她的 GCS 评分下降到 12 分，CT 扫描显示左内囊出现急性脑卒中（图 15-8）。她接受数字减影血管造影，显示右大脑中动脉远端和左椎动脉严重血管痉挛。血管的扭曲妨碍了血管成形术，动脉内使用维拉帕米和罂粟碱治疗。当天晚些时候，她的临床状况恶化，GCS 评分降到 7 分，左侧肢体出现了偏瘫。不幸的是，她的临床状况继续恶化，死于出血后第 8 天，CT 显示大面积脑梗死。

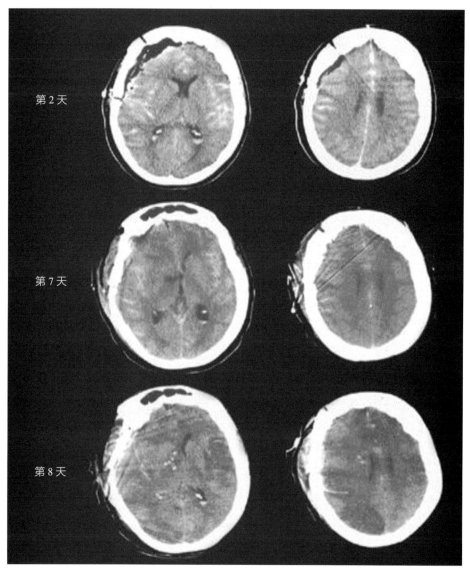

▲ 图 15-8　在 SAH 第 2、7 和 8 天进行的头部计算机断层扫描

第 2 天，在夹闭术后发现厚的蛛网膜下腔血沿着骨窗边缘分布。第 7 天，发现右内囊密度变低。第 8 天，整个大脑半球都出现低密度，影响不同的血管区域，包括左右大脑中动脉和右大脑后动脉 [经授权引自 Claassen J, Hirsch LJ, Kreiter KT, et al. Quantitative continuous EEG for detecting delayed cerebral ischemia in patients with poor grade subarachnoid hemorrhage. Clin Neurophysiol. 2004; 115(12):2699-2710.]

重症监护室的癫痫发作检测程序，需要开发新的软件，并编制程序以更准确地识别复杂的发作模式。基于多通道、数字化实时快速傅里叶变换（每幅 2s，平均 2min）和脑电图总功率趋势的自动癫痫检测软件已被一些人成功地用于筛查癫痫 [11, 12]，并在不影响灵敏度的情况下节省复查时间 [13]。

这个患者的 cEEG 监测有什么作用吗？

症状性脑血管痉挛和相关的迟发性脑缺血是 SAH 常见的并发症，发生在 20%～40% 的 SAH 患者 [14]。目前有许多治疗方法，但诊断迟发性脑缺血可能具有挑战性，尤其是对那些神经检查有限的患者。理想情况下，及时识别缺血并提出预防梗死的干预措施。除了记录癫痫发作活动外，cEEG 还可以检测到蛛网膜下腔出血后血管痉挛时大脑灌注减少。脑电图对缺血非常敏感，可能显示在脑血流量减少和神经功能障碍的可逆阶段 [25～30ml·（100g/min），表 15-2] 的变化。随着低灌注程度的增加，原始脑电图的发展经历了可预测的阶段，包括快速活动的丧失、增长速度的减慢和背景衰减 [15, 16]。

cEEG 在什么情况下最常用于检测脑缺血？

EEG 最初用于检测颈动脉内膜切除术时的缺血情况，现在仍用于监测阻断血流时的缺血情况（图 15-9）。在急性缺血性卒中中，约 34% 的患者在组织纤溶酶原激活剂成功再通后发生再闭塞 [17]。定量脑电图参数，如脑对称指数和急性 δ 变化指数，与 MRI 弥散和灌注加权成像测量的简明损伤评分后

的脑灌注程度相关 [18]。一些研究表明，QEEG 的参数如无 δ 衰减区域具有独特的早期反映半球性梗死的模式，并可能确定哪些患者可能受益于溶栓治疗 [19]。此外，脑电参数如脑对称指数与美国国立卫生研究院脑卒中量表评估的临床检查和卒中后的结果相关 [20, 21]。定量脑电图在我院手术室经常使用，图 15-9 显示一名进行颈动脉内膜切除术手术阻断 ICA 且同侧半球血流明显减弱的妇女发生的局部缺血，这表明 Willis 和（或）侧支循环不完整。为了减少术中缺血，在颈总动脉和颈内动脉之间放置一个血液转流器进行手术。

示教病例：QEEG 与缺血

下面的例子说明了常用的 QEEG 参数在缺血检测中的应用（图 15-10）。

一些研究报道了 QEEG 参数对 SAH 后迟发性脑缺血和（或）血管痉挛的适用性。虽然评价缺血的理想 QEEG 参数是一个有争议的问题，但大多数参数都包含一些快/慢活动的比率 [22]。在 SAH 好和差的患者中，相对 α 和刺激后 α-δ 比值的变异性与迟发性脑缺血相关。在 SAH 评分好和差的患者中，相对 α 和刺激后 α-δ 比值的变异性已被证明与迟发性脑缺血相关。在临床症状出现前 2 天检测到相对 α 变异性的变化 [23]。在用 cEEG 监测的 34 例严重 SAH 患者中，单次下降＞50%（敏感度 89%；特异性 84%，阳性预测值 67%；阴性预测值 96%）和 6 次连续记录，基线 α-δ 比值下降≥10%（敏感度 100%；特异性 76%；阳性 IVE 预测值为 60%，阴性预测值为 100%），与迟发性脑缺血的发展密切相关 [22]。其他用于描述缺血特征的 QEEG 指数包括 CSA、抑制爆发比、振幅整合脑电图或不对称指数 [23]。

表 15-2　脑血流、脑电图与神经元损伤程度的关系

脑血流量 [ml·（100g/min）]	脑电图变化	神经元损伤程度
35～70	正常	无损伤
25～35	快速 β 频率消失	可逆
18～25	背景减慢到 θ 频率（5～7Hz）	可逆
12～18	背景速度减慢到 delta 频率（1～4Hz）	可逆
＜8～10	所以频率被抑制	神经元死亡

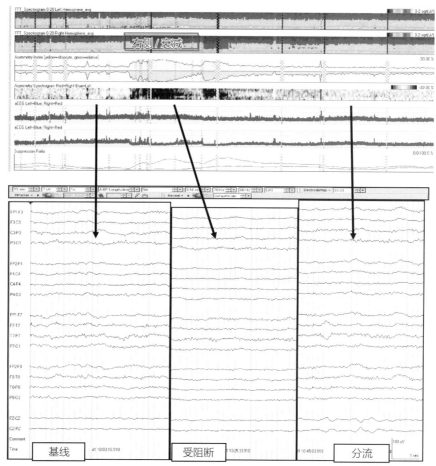

▲ 图 15-9　颈动脉内膜切除术中颈动脉阻断期间的连续脑电图显示颈动脉阻断后血流不对称性的增加（彩插见书末）

在原始脑电图上观察到颈动脉阻断后的右侧衰减，使用颈总动脉至颈内动脉转流装置后恢复，转流装置在手术期间持续使用。原始脑电图上的不对称性在 CSA 上更为明显。在这 2 个小时的期间内，QEEG 显示典型的皮质功能障碍，常见于缺血。前两行描绘了双侧半球 0～20Hz 的光谱图。右半球较快频率的衰减（功率降低），主要影响 α 频率活动，可以在右半球（红框）中注意到。第三行测量对称性。不对称指数以黄色表示完全绝对不对称，通过比较每对同源电极的不对称来计算。绝对值相加得到一个完全不对称的分数，这个分数在这个显示器上只能是正的向上的，并且在任何频率上都随着不对称的增加而增加。绿色的相对不对称轨迹是一样的，但显示出横向性，即向下显示出左边的功率更大，而向上显示的是右边的功率更大。红色和蓝色的第四行是不对称谱图，它显示了整个半球平均在 1～18Hz 的每个频率上的不对称。蓝色意味着在那个频率的左边有更多的能量。在这里，它显示了左侧活动频率的增加，与右侧所有活动频率的丧失相关。第五行是抑制比（频率 < 5μV 的百分比）。在缺血期间，抑制率的增加如右图所示。这项技术不仅在手术室是必不可少的，而且可以应用于重症监护室的神经监测

你期望他的 QEEG 参数包括 CSA、振幅整合脑电图和脉冲抑制比会显示什么？

定量和原始脑电图血流动力学参数的回顾如图 15-13B 所示。

cEEG 是否可用于监测除抗癫痫药物外对治疗的反应？

连续的脑电图监测在评估对旨在抑制神经元活动和脑代谢的干预措施的反应时尤其有用。如第 14 章所述，cEEG 对于指导难治性 SE 的成功治疗至关重要，因为它为临床医生提供了一个方向，允许调整静脉注射药物以维持充分抑制的脑电图背景，同时尽量减少不良反应。药物性镇静仍然是治疗难治性 ICP 升高的一个方法，尤其是在急性发作时。虽然对降低 ICP 有效，但其使用伴随着系统性并发症的高风险，包括低血压、肾衰竭、心脏抑郁和肝功能障碍。其目的是使用所需的最小剂量的药物，以达到控制 ICP 和减少代谢的目的[24]。

连续脑电图也可以提供关于危重患者镇静水平的信息，特别是在神经肌肉阻滞的情况下。许多商

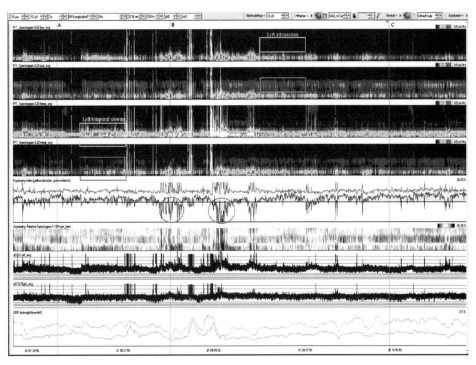

▲ 图 15-10　常用连续脑电图参数在缺血检测中的应用说明（彩插见书末）

经授权引自 Hirsch LJ, Brenner RP. Atlas of EEG in Critical Care.Hoboken, NJ: Wiley–Blackwell; 2010. Figure 7.6, page 228.

一名中年男子做完左侧颈动脉内膜切除术手术后 4h 持续右侧肢体偏瘫，但头部 CT 和 MRI 阴性。QEEG 显示缺血时常见的典型皮质功能障碍。前 4 行描绘了在矢状窦旁区和颞区从 0～20Hz 的光谱图。左颞区的减速可以看作是 δ 功率的增加（黄色方框中的红色更大）。在左侧矢状窦旁区（绿色框），可以观察到左半球快速频率的衰减（功率降低），主要影响 α 频率活动。第 5 行和第 6 行测量对称性。不对称指数如上所述。绿色的相对不对称轨迹是相同的，但具有片面性：向下表示左边的功率更大，向上表示右边的功率更大。红色和蓝色的第 6 行是不对称光谱图。同样，在整个半球，1～18Hz 的每个频率上都显示出不对称性。在这里，它表明，较高的频率（＞ 6Hz）在右侧增加，较低的频率（＜ 4Hz）在左侧增加，这是缺血的特征。底部一行显示每侧的 α–δ 比（红色＝右侧，蓝色＝左侧）。注意，右侧的比率持续较高，说明对侧存在缺血。

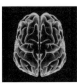

在 cEEG 监测中，该男子在出血后第 7 天出现新发右半球（脑电活动）减慢（图 15-11）。第 6 天之后，特别是在右前区，α–δ 比值逐渐降低，在晚上晚些时候稳定在波谷水平，反映出右半球脑电活动频率下降更快和速度减慢（图 15-12）。这些变化发生在获得 TCD 监测的血流速度和注意到临床症状前几个小时。在血管造影术中，动脉内血管扩张药输注后，右前、后 α–δ 比值有短暂的增加。然而，这种增加是短暂的，几小时后 α–δ 比值再次下降，反映了血管痉挛的进展。

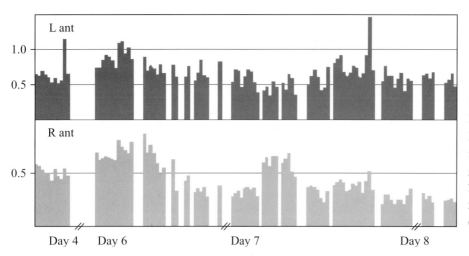

▲ 图 15-11　由左右前表面脑电图导联计算 α-δ 比值

经授权引自 Claassen J, Hirsch LJ, Kreiter KT, et al. Quantitative continuous EEG for detecting delayed cerebral ischemia in patients with poor-grade subarachnoid hemorrhage. Clin Neurophysiol. 2004; 115(12):2699-2710. Figure 2, page 2705. 版权所有 © Elsevier

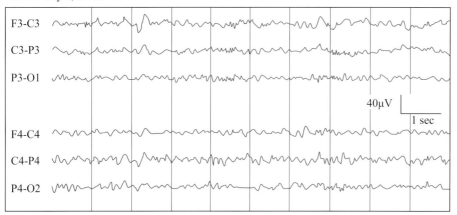

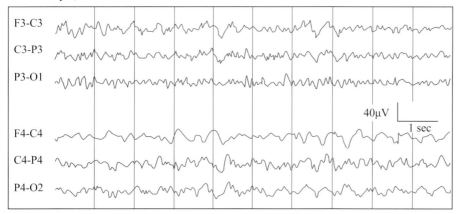

▲ 图 15-12　第 6 天和第 7 天的表面脑电图和心肌图显示在第 7 天右半球新发的脑电活动减慢

经授权引自 Claassen J, Hirsch LJ, Kreiter KT, et al. Quantitative continuous EEG for detecting delayed cerebral ischemia in patients with poor-grade subarachnoid hemorrhage. Clin Neurophysiol. 2004; 115(12): 2699-2710. Figure 4, page 2707. 版权所有 © Elsevier

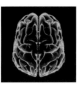

　　一名 55 岁男子因滥用苯环利啶而出现脑室内出血入院。住院几天后，他出现难治性低血压，最初导致平均动脉压和脑灌注下降（图 15-13A，红、蓝虚线）。30min 后观察到迟发性颅内压增高（图 15-13A，黑虚线）。当时，他有脑疝的临床症状。尽管进行了积极的药物治疗，但脑疝仍无法逆转，导致脑死亡。

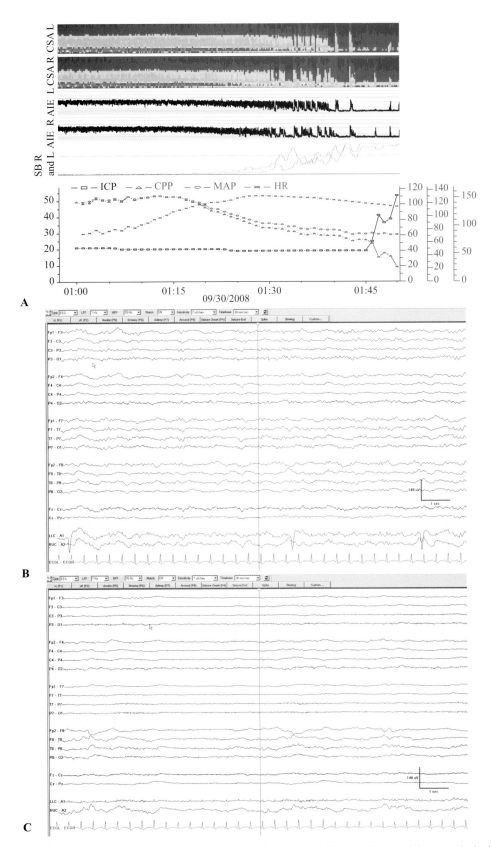

▲ 图 15–13 A. 一个小时的 QEEG 分析显示 CSA 中所有频率衰减，尤其是右侧。振幅整合的脑电图显示每个时期的最大振幅下降，抑制比（红蓝线）描述了不断抑制的脑电图背景。有趣的是，QEEG 参数随着平均动脉压和脑灌注压开始下降而逐渐改变，这至少发生在难治性 ICP 危象发生前 15min。B. 在 1h 内，原始脑电图从右侧有轻微衰减的弥漫背景；C. 变为严重抑制的背景（彩插见书末）

经授权引自 Kurtz P, Hanafy KA, Claassen J. Continuous EEG monitoring: is it ready for prime time? Curr Opinion Crit Care. 2009; 15(2):99–109. Figure 4, page 101–102.

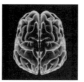

一名 25 岁的黑人男子在酒后驾车发生车祸后幸存下来，随后因颅脑创伤被送入神经重症监护室。他最初 GCS 评分 5 分，行气管插管术。外伤检查显示右额叶和颞叶有出血性挫伤。在脑实质内放置 ICP 和脑组织氧合监测仪。连续的脑电图连接，显示弥漫性减慢，但没有癫痫发作。尽管镇静药、几种丙泊酚和渗透治疗剂剂量增加，但他仍有恶性 ICP 升高，需要使用 100mg 戊巴比妥并开始低温治疗。他使用戊巴比妥前后的 cEEG 情况如下（图 15-14）。

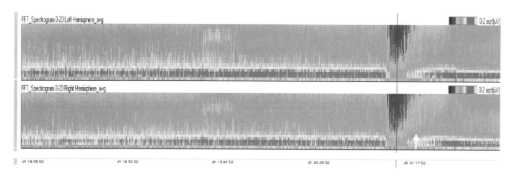

▲ 图 15-14　在基线处，CSA 显示 θ 和 δ 频率（黄和红）和 α 和 β（绿）脑电图功率的混合，左半球的 δ 和 θ 频率功率稍高。在使用戊巴比妥（红箭）后，在 CSA 中可以清楚地看到较快频率的衰减（两侧绿色的损失）和较慢频率的增加。随着药物的消耗（白箭），有一个逐渐高频功率的回复（绿色返回）。在回顾原始脑电图时，这种对戊巴比妥的戒断效应很难理解（彩插见书末）

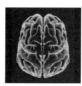

一名 73 岁反应迟钝的男子因患有右大脑半球大面积梗死被送进神经重症监护室进行密切监护，重点关注脑疝。入院第 2 天，患者精神状态仍然较差，开始降温至 35℃，并进行有创性多模态颅内监测。作为有创性监测"束"的一部分，一个 8 触点微型深度电极连同一个 ICP 监测仪、一个脑组织氧分压监测仪和一个大脑微透析导管被放置在假定缺血半暗带区域的右额叶，头皮脑电图导联也到位（图 15-15）。

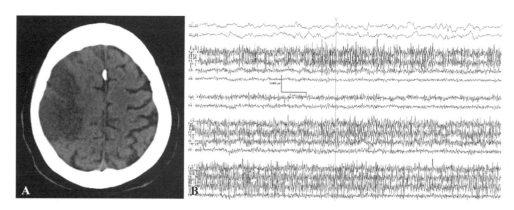

▲ 图 15-15　A. 头颅 CT 平扫示右侧额叶和顶叶界限清楚的低密度影。同时也注意到脑沟和脑回的消失；B. 晚上 9 点的脑电图基线，显示深度电极记录（顶部两个通道）中连续混合的 α、δ 和 θ 频率。经皮脑电图记录被肌肉伪影掩盖，很可能是由于细微颤抖

经授权引自 Hirsch LJ, Brenner RP. Atlas of EEG in Critical Care. Hoboken, NJ: Wiley–Blackwell; 2010. Figure 7.49, page 291.

业上可用的基于 QEEG 的工具，如双谱指数[25]、患者状态指数[26]、熵监测、麻醉脑电意识深度监测系统[27] 等，已经在手术室和 ICU 中使用了几十年，用于监测镇静水平。这些单用途设备使用专有的算法，并已被证明是非常不一致的，特别是当它们监测反映癫痫或缺血的脑电图时。此时，在急性脑损伤或重症监护室使用这些"黑匣子"分析方法时，只能要求极度小心。

深度电极监测作为补充经皮脑电图的多模态大脑监测的一个组成部分有什么好处？

我们小组的初步研究表明，在严重脑损伤患者（急性脑损伤导致昏迷有继发性脑损伤的危险）皮质附近置入小的深度的电极可能会提高脑电图的信噪比（如颤抖、消除表面记录）。明确可疑但不明显的癫痫模式（即无明显进展的节律性减慢）。检测皮质表面看不到的癫痫，并检测到提示存在继发性并发症（如缺血）的变化[28, 29]。目前，仅皮质深度监测结果的意义尚不清楚，如果没有任何额外的数据来证实这种现象，不应导致治疗的改变[29]。

什么是高频振荡，什么是皮质扩散抑制？

许多研究已经观察到正常受试者和癫痫患者使用皮质脑电图记录的高频振荡。这种现象也被称为"微癫痫"，常规的表面电极无法记录[29-33]。有趣的是，这些微癫痫在大脑中产生癫痫发作的区域更为频繁，偶尔也演变成大规模的临床癫痫发作。在接受深度电极监测的患者中，癫痫发作的深度与癫痫的关系，以及急性脑损伤患者中是否存在这种关系，目前尚不清楚。

在最近的一些急性脑损伤患者的研究中，有报道称皮质扩散性抑制及持续数分钟的缓慢和长期的损伤区周围去极化[34-37]。这两种模式都被认为是代谢受损。临床上可用于检测蛛网膜下腔出血后大脑中动脉梗死[36] 和迟发性脑缺血患者的梗死扩大[35]。

cEEG 有用吗？

有或无临床相关性的异常癫痫样脑电图模式，包括周期性放电和癫痫发作，在心搏骤停后常见。周期性癫痫样模式、癫痫发作、反应性丧失和缺乏

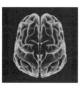

21 时 45 分，深度电极记录的脑电图变得不连续，以爆发抑制模式为主。经皮脑电图无明显变化。大约在凌晨 4 时，深度电极变得更加抑制，而头皮脑电图仍然被肌源性伪影所掩盖。随后深度脑电图恢复，6 时 20 分出现周期性δ波，7 时 25 分恢复连续模式（图15-16）。同时对多模态数据的回顾显示，在显著的脑电图变化发生后，脑组织氧分压显著下降（缓慢下降到临界水平＜15）。微透析测定乳酸与丙酮酸的比值（见第 14 章颅内压增高的处理，正常＜40）在整个过程中明显升高。第二天的头部 CT 显示出缺血性梗死的出血性转变（图 15-17）。

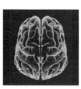

在该病例中，深度电极监测显示出改善信噪比和识别继发性并发症急性缺血性脑卒中的出血转化潜力。此外，深度电极监测可以澄清不清楚的皮质表面脑电图模式或显示经皮脑电图记录上不明显的发作模式（图 15-18 和图 15-19）。

正常的睡眠结构、爆发抑制和平坦的背景[38, 39]与心搏骤停后的不良预后有关。在心脏停搏后诱发低温的时代[40]，脑电图结果的预后意义，包括反应性，已经在回顾性研究中进行了探讨，但需要在更大的前瞻性研究中进行验证。有趣的是，从病例报道来看，很明显，即使是在心搏骤停后出现 SE 的患者，

也有可能取得良好的结果。

cEEG 监测是否在神经重症监护室之外发挥作用？

报道非神经重症监护室癫痫发作频率的研究是

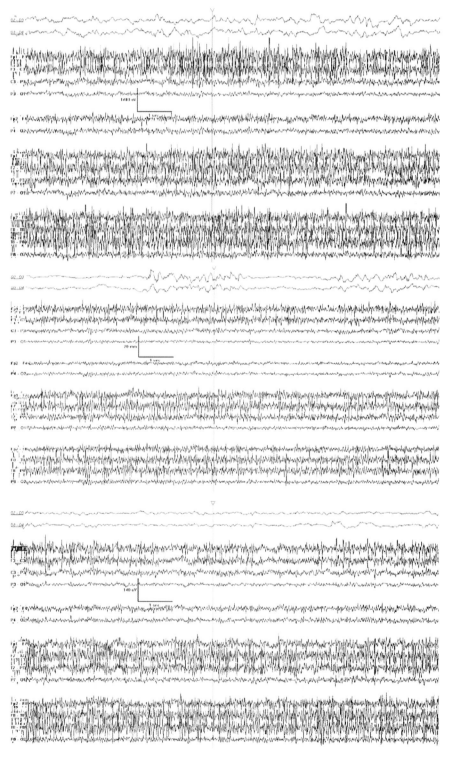

▲ 图 15-16　73 岁右半球梗死患者脑电图的变化顺序

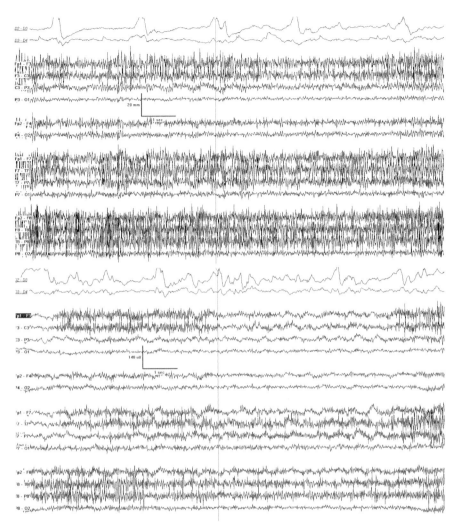

▲ 图 15-16（续） 73 岁右半球梗死患者脑电图的变化顺序

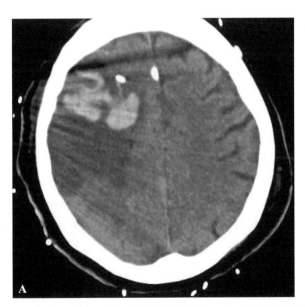

▲ 图 15-17 A. 头部 CT 显示大脑中动脉区域低密度，高密度区域代表急性脑损伤

经授权引自 Waziri A, Claassen J, Stuart RM, et al. Intracortical electroencephalography in acute brain injury. Ann Neurol. 2009; 66(3):366-377. Figure 13-5, page 372

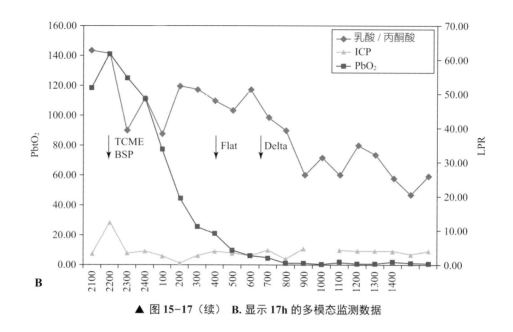

▲ 图 15-17（续）　B. 显示 17h 的多模态监测数据

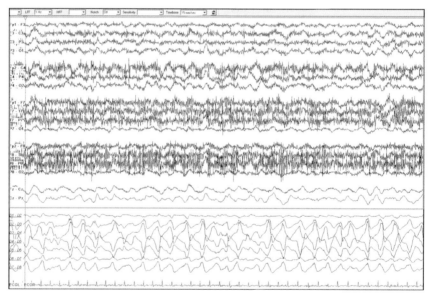

▲ 图 15-18　一名 20 岁的女性，由于脑外伤被送入神经重症监护室，由于胼胝体、右后桥脑和左额叶剪切性损伤导致出血，图为经皮脑电图和深度电极记录传输深部记录改善的信噪比

有限的。在 2 年的时间里，1758 名住院的内科 ICU 患者中有 12.3% 经历了某种类型的神经系统并发症。其中，癫痫（28%）是代谢性脑病后的第二常见并发症，通常发生在代谢紊乱的情况下[41]。这些包括但不限于低钠血症、低或高血糖症、低钙血症、药物中毒或戒断尿毒症、肝衰竭和高血压脑病[42]。感染性脑病是在 ICU 中最常见的一种代谢性脑病，在 70% 的患者中可以发现[43, 44]。最近的综述报道，在没有急性脑损伤的外科和内科 ICU 混合

患者中，cEEG 监测的精神状态改变患者中有相当数量的患者存在 NCS 和 NCSE[45-47]；败血症和早期脑损伤史似乎是独立的危险因素[47]。在其中两项研究中，脓毒症是包括 NCSE 在内的 NCS 的独立预测因子。然而，在其中一个病例中，脑电图癫痫发作与不良预后有关[45]，而在另一个病例中则与不良预后无关[47]。需要进行前瞻性研究，以确定癫痫发作的确切发生率和临床影响，并调查治疗是否会改善患者的预后。

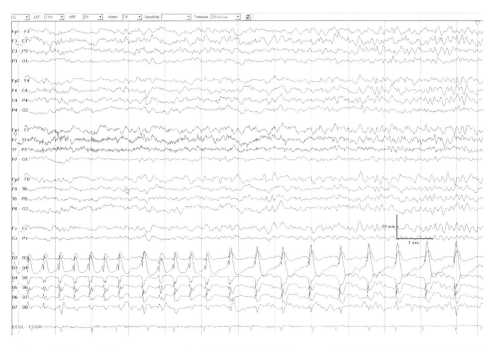

▲ 图 15-19　一位 74 岁女性，患有 Hunt-Hess 三级右前交通动脉导致 SAH，入院后行动脉瘤夹闭术并接受经皮脑电图和深度电极监测

经皮脑电图显示中度弥漫性脑电活动减慢，右半球表现更差，以及深度记录不断发生的癫痫，最大在 D4-D5。在深度通道（底部 8 个通道）中，有一个不断演变的有节奏的 3Hz 尖峰和一个波型，在该区域传播，振幅增加，然后在偏移处减慢到 1~2Hz。每 2~3min 循环出现一次。尽管脑电图质量良好，但与经皮脑电图无相关性。微透析指标无明显变化 [经授权引自 Waziri A, Claassen J, Stuart RM, et al. Intracortical electroencephalography in acute brain injury. Ann Neurol. 2009; 66(3):366–377.]

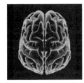

您被要求给外科 ICU 的一位 69 岁在接受心胸外科手术后出现了心肺骤停的男子一些建议。初始节律为心搏停止，自发性循环在 15min 后恢复。他接受了 24h 的低温治疗，并在随后的 36h 内得到缓慢的复温。72h 后，尽管他停止了镇静和麻醉，但仍处于昏迷状态。为了预测预后，咨询了神经病学家。

目前在 ICU 病房中实施 cEEG 监测的局限性是什么？

阻碍这项技术广泛应用的障碍包括设备和人员的费用，24h 提供技术人员来保持高质量的记录，以及必须有脑电图专家来实时审查这些研究[48]。很少有研究调查 cEEG 引导的干预措施的临床影响和围绕 cEEG 监测的卫生保健经济学。发展高效和熟练的 cEEG 服务的关键是能够培训护士和医务人员识别基本的脑电图模式及其随时间的变化，以及在 ICU 病房中遇到的常见伪影（图 15-20 ）。常见的伪影可能会模仿癫痫发作，包括胸部叩击、振荡床、呼吸器、咀嚼和有节奏的运动。ICU 中的其他伪影包括来自透析的电伪影（60Hz）、ECMO（体外膜氧合）、输液泵、加热和冷却装置及电床。利用视频脑电图对伪影的识别有很大的帮助。增强 CT 和 MRI 兼容电极的适用性，以及评估监测方面对结果的影响的前瞻性研究，对于使 cEEG 成为神经监测装置装备中的一种有效工具至关重要[49]。

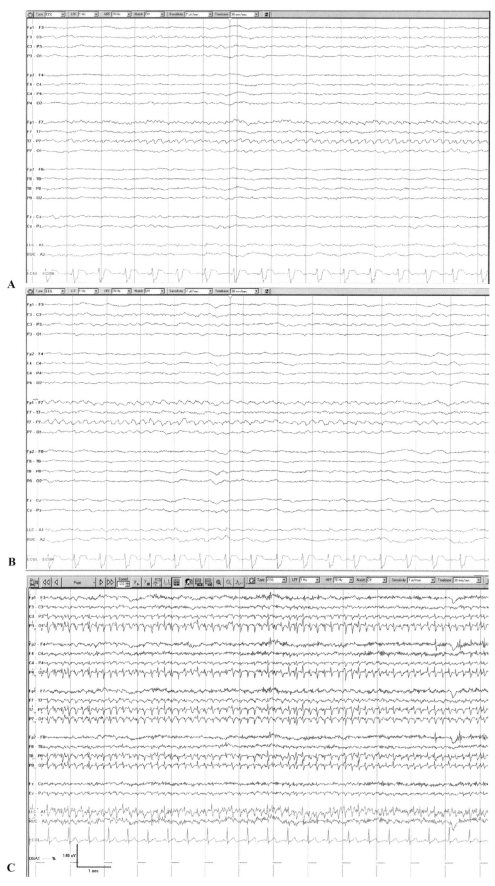

▲ 图 15-20　在重症监护室常见的脑电图伪影

A 至 C. 胸部撞击伪影

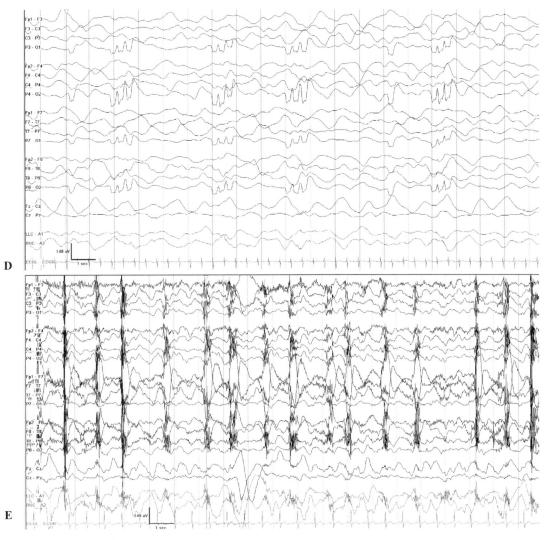

▲ 图 15-20（续） 在重症监护室常见的脑电图伪影

D. 呼吸机伪影；E. 咀嚼伪影

! 关键注意事项

- cEEG 在 ICU 中最成熟的应用是对亚临床癫痫发作和非惊厥性 SE 的检测和治疗。
- 使用 QEEG 参数可以方便地量化癫痫发作频率和滴定用于治疗癫痫发作的药物浓度。
- 可以用 cEEG 检测缺血，检测血管痉挛引起迟发性脑缺血是另一种临床应用。
- 在重症监护室的昏迷患者中，癫痫发作很常见，尤其是脓毒症患者。
- 人们对颅内压和脑电图模式之间的关系知之甚少。在脑灌注压和脑血流严重受损之前，高 ICP 似乎不会影响脑电图活动。
- 脑电图可能有助于引导镇静，但在 ICU 病房中研究很少。
- 急性脑损伤时常见的异常电图发作模式包括表面未见的深度癫痫发作、皮质扩散抑制和梗死灶周围去极化。所有这些目前都很难理解。

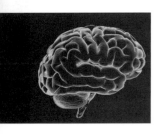

第16章 多模态神经监测
Multimodality Neuromonitoring

Raimund Helbok Pedro Kurtz Jan Claassen 著

刘 诤 黄齐兵 徐崇喜 译

张洪钿 校

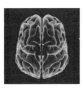

女性患者，34 岁，右利手，有吸烟史，在清洁家中浴室时突发后枕部剧痛，随后意识丧失。急诊科查体发现，深反射存在，瞳孔 3mm、对光反射不灵敏，双侧疼痛刺激存在且可回缩。当精神状态进一步变差时，给予气管插管以维持呼吸循环。颅脑 CT（图 16-1）提示：蛛网膜下腔出血、基底池大量积血、脑积水、双侧脑室出血。CTA 提示前交通动脉瘤。最终她被转诊到最近的三级医疗中心。

蛛网膜下腔出血后的第一天，脑血管造影提示患者颅内存在一个 8mm×4mm 的前交通动脉瘤（图 16-2）。此外，还提示双侧大脑前动脉严重血管痉挛，动脉内给予 12mg 维拉帕米治疗后改善。之后常规复查 CT 显示脑水肿及脑积水逐渐加重。遂放置脑室外引流。术后患者处于昏迷状态，脑干反射完整，双侧疼痛刺激存在，双侧 Babinski 征阳性。此时，主管医师决定通过右额钻孔侵袭性置入多模态神经监测，包括颅内压监测仪、脑组织氧合探针和微透析导管。

昏迷患者置入神经监测的目的是什么？

神经重症监护最重要目标之一是预防永久性颅脑损伤及监测继发性颅脑损伤。尽管神经影像学和其他诊断工具取得了巨大进步，但临床检查仍然是评估神经疾病患者的"金标准"。此外，现在已证实在重症监护室的患者每日中断持续的镇静药治疗可以缩短机械通气时间，缩短住院天数，同时再与自主呼吸试验相结合，将会有利于改善预后[1, 2]。有证据表明，即使在颅脑损伤患者中，每日中断持续镇静也是安全的[3]，但这方面仍存在争议[4]。在急性颅脑损伤中，神经唤醒试验已被证实与患者呼吸压力反应、应急期激素水平升高和颅内压升高>20mmHg 密切相关[3, 5, 6]。多模态神经监测技术可以通过识别脑代谢改变或脑组织缺氧情况来安全判断患者是否需要中断使用镇静药[7]。当然，有许多急性颅脑损伤患者禁止中断镇静药，例如癫痫持续状态、严重颅内压危象、需镇静的呼吸衰竭及可能瘫痪的患者。

在评估神经系统状态时，昏迷和镇静的颅脑损伤患者通常被比作"黑匣子"。仅仅使用临床参数，可能很难区分脑生理改变和使用药物干预的效应。临床检查对检测一些继发性并发症缺乏敏感性，如非惊厥状态癫痫[8]或无症状性脑梗死[9]。所得评分与实际情况之间是否一致可靠，评分者的技能可能是一个需要考虑的因素[10]。同时，常用的临

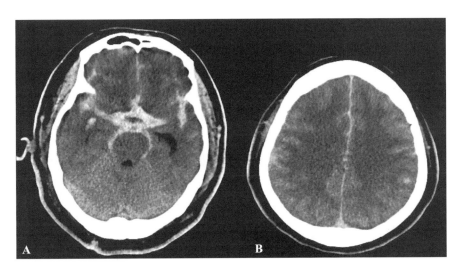

◀ 图 16-1 颅脑 CT 平扫显示基底池弥漫性出血（A）和弥漫性全脑水肿（B）

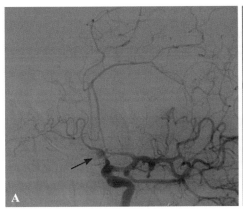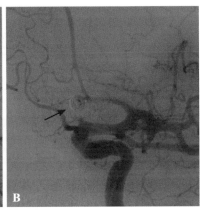

◀ 图 16-2 脑血管造影显示一个 8mm×4mm 的前交通动脉瘤和严重血管痉挛（A）。患者接受了动脉瘤弹簧圈栓塞术（B）

床量表可能也过于粗略而导致无法检测出继发性并发症。ICU 中最广泛使用的临床量表是格拉斯哥昏迷量表[11]，该表可以帮助首诊者对特定颅脑损伤部位所表现出的信息进行判别，以对创伤性颅脑损伤的患者进行分类。但这种广泛使用的量表不能可靠地检测出继发性并发症，并且一些研究显示它对于患者的预后判断能力较差[12]。包括最近提出的改良版评分表，如 FOUR 评分表[13]，仍可能不足以评估出颅脑损伤患者的继发性损伤[14]。因此有创性的大脑监测就体现出了对大脑的生理机能具有可进行实时评估的优点，并且已被证明是安全的[15-19]。此外，如下所述，神经监测可用于量化评估干预的效果并预测患者预后。值得注意的是，除非生理变量变化时能与有效的治疗干预措施相结合，否则单一的监测设备是不能够改善结果本身的[20]。

这个患者应该放置哪些监测设备？

颅内压监测是最成熟的脑内监测技术，它可以通过在脑室、脑实质、蛛网膜下腔或硬膜下腔放置探针来完成。考虑到与探针位置相关的风险和不准确性等因素，目前探针几乎只放置在脑室或脑实质内[21]。脑积水的存在通常会导致蛛网膜下腔出血患者使用脑室外引流进行引流和间断性测量颅内压。为了获得精确的颅内压测量，脑室外引流究竟需要持续夹闭多久目前尚未达成一致意见。然而有些新型脑室外引流导管可以同时进行脑脊液引流和持续颅内压监测。通过脑室外引流来测量脑室系统各处的压力是可以反映整个颅内压力的。另外，放置在脑室内不同位置的探针还可以实现连续性地监测颅内压。根据监测目的的需要，可以选择局部或全脑的测量方法。这里推荐使用单孔测量的平均动脉压，但在临床实践中仍存在较大的异质性[22]。

测量颅内压可以使用简单公式计算脑灌注压：脑灌注压 = 平均动脉压 – 颅内压（CPP=MAP–ICP）。值得注意的是，脑灌注压反映的是对压力梯度的评估，不应与流向大脑的血流量相混淆，后者称为脑血流量，它是对脑代谢或氧合状态的评估

（脑组织氧分压）。目前，对于可供特定患者群体选择的监测设备还没有达成一致。设备的选择需要基于临床医生想要为特定患者解决什么样的问题，并根据当地使用特定监测设备的临床经验而决定（表16-1）。仅凭借一个设备的测量结果很难去量化说明和完整评估机体的新陈代谢和氧合状态。此外，脑血流量监测仪和颅内脑电图监测仪已在许多研究中心开始使用[23-25]。床旁监测有助于实时检测到颅内的变化并允许在发生不可逆的病情恶化之前进行针对性的治疗[26]。理想情况下，神经监测应该是持续的、同时可用一个简单的趋势图来说明临床相关事件的趋势和发展[20]。然而，使用侵袭性神经监测仍有一些争议[17, 27-29]。

监控设备应该放在哪里？

上述提及的所有监测设备都是测量局部的颅内生理机制。掌握置管的定位知识对于神经重症医师

正确解释收集到的数据是至关重要的。目前，对于颅脑创伤最理想的置入位置还没有达成共识。一般地，多数医生建议放置在具有较高继发并发症风险的组织中。当你的目标为降低颅脑损伤侧半球的颅内压时，最优选监测同侧颅内压[21]。在自发性蛛网膜下腔出血患者中，破裂动脉所灌注的区域内血管痉挛和迟发性脑缺血存在风险最高[30]。然而，血管痉挛是一种弥漫性病理变化，迟发性脑缺血也可能发生在远处区域[31]。因此，仅靠局部置入侵袭性监测可能会错过迟发性脑缺血的早期发作。对于局限性颅脑损伤（如颅内出血、脑挫伤）或血管分布区域的梗死通常会尝试置入到低密度的水肿区。目前通过床旁钻孔置入技术也并不能非常精确地到达目标。如果将神经监测装置放置于梗死或出血的病灶内，不会产生任何有意义的数据[16]。而在CT引导下可以更精确地将监测导管放置于病灶周围。对于弥漫性或非局部损伤（弥漫性蛛网膜下腔出血、双侧多灶性损伤、全脑水肿或局限性双侧脑室出血的

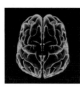

在该患者中，我们选择ICP监测，因为EVD导管和脑实质导管都有颅内压增高的高风险。此外，我们启动了脑氧分压和神经化学物质（脑内微透析）的监测，因为该患者存在继发并发症的高风险，包括血管痉挛引起的缺血。

表 16-1　神经监测设备的选择

监测现象或生理	高空间敏感率	高时间敏感率
颅内压	无	压力监测置入脑室、脑实质、蛛网膜下腔
神经损伤	影像学技术（如 MRI 上表面弥散系数或弥散张量成像）	微量透析（如甘油）
大的白质神经束	MRI 弥散张量成像，诱发电位	持续诱发电位
大的血管	DSA，MR 或 CTA，多普勒	持续多普勒
血管流量速度	TCD（大血管）	持续 TCD
脑灌注	MR 或 CT 灌注、动脉自旋标记、SPECT、PET	基于热扩散的近红外微导管
神经元活动和功能	功能性 MRI，静息态 MRI	cEEG，皮质内 EEG
组织氧合	PET	Clark 电极测量颗粒组织氧合，近红外光谱
脑组织代谢	PET，MRS，静息态 MRI	微量透析，通过颈动、静脉氧合之差计算

cEEG. 持续脑电检测；CT. 计算机断层摄影；MRI. 磁共振成像；PET. 正电子发射断层摄影术；SPECT. 单光子发射断层扫描；TCD. 经颅多普勒

患者，神经监测装置通常置入在非优势半球额叶。建议在放置神经监测装置后常规复查CT，以确定探针位置，同时监测有无置入术后的并发症，如出血。一旦CT证实置入探针位置无误，就可以对神经监测数据（如$PbtO_2$、脑代谢等）进行解读。探针位置会直接影响到与病情结果密切相关的治疗措施[15]。因此，建议通过解读变化的趋势来判断可能导致继发性颅脑损伤的早期生理变化，而不是用绝对值。

有创性神经监测的并发症是什么？

在没有大量多中心试验数据的情况下，现在还没有确切定论，但最显著的并发症包括脑内、硬膜下或硬膜外的出血；脑炎或脑膜炎及装置故障或错位等[32]。服用抗血小板药物如氯吡格雷或阿司匹林的患者出血风险较高。应格外注意服用抗血小板药物的患者及血小板计数低或功能失调的患者。大多数报道严重感染风险≤5%[32, 33]，而是否预防性使用抗生素仍然存在争议，但一般不推荐使用[32-34]。技术性并发症（如故障或错位）的可能高达14%，尤其在个人操作的早期阶段。由于置入创伤和适应性问题（如因为脑代谢和$PbtO_2$的原因），神经监测数据在最初几小时可能不准确。建议至少等待2h以再开始收集准确数据。

$PbtO_2$应该什么时候被监控？

最近，神经重症监护学会和欧洲重症监护医学学会共同发起了一个多学科、多国别的小组，旨在评估现有资料，并为床旁多模态监测提供切实可行的建议。根据对现有文献系统回顾和分析，他们建议使用脑组织（$PbtO_2$）和（或）颈静脉球氧饱和度[颈静脉氧饱和度（$SjvO_2$）]对有脑缺血和（或）脑缺氧风险的患者进行脑内氧监测[20]。但由于数据有限，证据质量低，而前瞻性随机对照试验仍未完成。颅脑外伤基金会的指南建议在过度换气的情况下需要监测$PbtO_2$或$SjvO_2$（三级）[35]。此外，建议要采用适当的治疗策略解决$PbtO_2$水平＜15mmHg的问题（三级）[36]。而对于其他诊断，没有提及实质性建议。美国心脏协会和欧洲脑卒中组织联合会发布的蛛网膜下腔出血指南也未解决$PbtO_2$的监测问题[37-39]。

$PbtO_2$是脑细胞氧供和氧耗之间平衡的标志，使用Clark电极进行评估，该电极对细胞外液中的氧分压进行监测，能反映电极远端少量的大脑组织（$17mm^3$）氧分压。最近研发的实质组织氧监测仪应用了一种光学原理，即光被分子氧所抑制。比较研究表明，$PbtO_2$绝对值存在差异，对FiO_2（吸入氧气的分数）或MAP增加的反应也存在差异[40]。

用探针监测脑组织的健康与脑氧监测的反应显著相关[41, 42]。在正常健康大脑中，在任何时候$PbtO_2$都是25～35mmHg，当$PbtO_2$较低时，CPP和$PbtO_2$间有良好的相关性，提示存在自我调节机制。而死亡的脑组织中，$PbtO_2$水平一般小于5mmHg，与CPP无相关性。如果将探针置于半暗带，$PbtO_2$可能较低，且与CPP存在一般相关性，提示自我调节受到干扰[41, 42]。尽管CBF和CPP是$PbtO_2$重要决定因素，但$PbtO_2$不能像许多其他变量（如CO_2含量、动脉$PaCO_2$、大脑代谢率、氧扩散和氧提取率）一样被视为缺血的简单监测指标[15]。

许多研究发现，低$PbtO_2$（＜15mmHg）与蛛网膜下腔出血[43]后和颅脑外伤（颅脑损伤）[17, 42, 44-48]患者不良预后之间存在良好的相关性，与死亡率和神经心理缺陷的相关性可以为蛛网膜下腔出血和颅脑外伤患者的诊治提供更多的信息[15]。探针位置是数据解读和预后的一个重要决定性因素。在对405例颅脑外伤患者的回顾性分析中，$PbtO_2$值的预后信息仅适用于探针置入于受损脑组织当中[49]。

然而，从这些数据来看，尚不清楚低$PbtO_2$值只是颅脑损伤程度的一个替代指标，还是一个可通过改变来作为治疗评测的指标。大脑氧分压监测最终是适当的治疗方法来解决低氧性变化的问题。未限定条件的单中心实验研究表明以$PbtO_2$作为预防缺氧性颅脑损伤的导向疗法与改善结果相关[29, 50, 51]。基于这些发现，一项针对重度颅脑损伤（GCS≤8）患者的多中心随机对照试验正在进行中（"脑组织氧合监测随机对照试验"的第二阶段试验由国家神经疾病和脑卒中研究所资助）。

$PbtO_2$下降的意义是什么，患者又该如何治疗？

$PbtO_2$监测着脑细胞中氧供和氧耗之间的平衡，

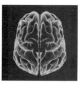

这个病例，探针被放置在右额叶白质中。生化分析显示乳酸与丙酮酸的比值为22～29，脑葡萄糖为0.8～1.2mmol/L，$PbtO_2$ 为22mmHg。这个患者患上呼吸机相关肺炎，并用氨苄西林治疗。临床检查显示脑干反射的反应增加和对疼痛刺激的回缩反应增强。常规经颅多普勒超声显示前后循环血液流速正常。在第5天，在没有脑代谢改变或临床体征改变的情况下，$PbtO_2$ 降低至10mmHg。

并可能受到许多不同局部因素的影响，包括神经元和神经胶质的氧耗、取样脑组织中的氧扩散条件和梯度、单位体积中组织灌注毛细血管的数量、灌注毛细血管的长度和直径、毛细血管灌注速率和微流模式及微循环中血红蛋白氧的释放量。可能影响 $PbtO_2$ 测量的全身因素包括 ICP、动脉血压、氧分压、动脉 PaO_2 和 $PbtO_2$、pH、温度、血液黏度和红细胞比容。

最近的一项研究表明，局部脑组织氧分压与 CBF 和溶解的血浆中氧扩散存在更密切的相关性，而不是输送到大脑的氧总量和脑细胞的氧代谢[52]。改善低 $PbtO_2$ 的策略是多种多样的，应该根据个体情况来确定（图 16-3）[53, 54]。尽管在优化 CPP 或改善心脏功能后，可能会有一些出现 $PbtO_2$ 增加，而更多的患者则是受到氧转运能力（输血）增加的影响。其他监测设备（如 CBF、大脑温度、脑电图）可能有助于医生鉴别诊断低 $PbtO_2$。

在脑代谢没有变化的情况下，仍可观察到低值是因为这在很大程度上取决于脑缺氧的持续时间。最大限度减少大脑耗氧量的基本策略有治疗发热和颤动[55, 56]、控制疼痛和躁动（镇静和充分镇痛）和最佳体位是上身半卧位（抬高30°）。

接下来的问题是使用相关数据分析方法来更好地理解急性颅脑损伤环境下的脑生理变化，这可能有助于医生理解复杂的病理生理关系并实时确定最佳的生理治疗目标。此外，生理参数与干预措施（如增加 MAP/CPP、增加心排血量、降低颅内压、输血和呼吸机应用）可以将个体化临界值确定为 MAP 目标，并评估脑的自身调节情况。

CO_2 和 $PbtO_2$ 之间存在什么关系？

总的来说，$PaCO_2$ 和呼吸末 CO_2 之间有着密切的关系（图 16-4）。过度换气会导致脑血管收缩，并可能导致脑梗死。在颅脑损伤患者中，过度换气仅被推荐作为增加颅内压（三级）的临时措施，不应在外伤后 24h 内使用（三级）[35]。不建议预防性应用过度换气（二级），如果应用过度换气，建议对供氧进行 $SjvO_2$ 或 $PbtO_2$ 监测（三级）[35]。

你如何解释这个数字，应该选择什么治疗？

图 16-5 显示了我们的患者在 24h 监测期间 CPP 和 $PbtO_2$ 之间的紧密相关性。可以观察到，在 CPP 值 ≤ 90mmHg 时脑组织缺氧（＜ 15mmHg）。有几种治疗方案可改善该患者 CPP。第一步，应增加血管内容积状态，这可以使用临床监测一些参数

在我们的患者中，我们测量呼吸末 CO_2 值并选择 30～33mmHg 作为目标。

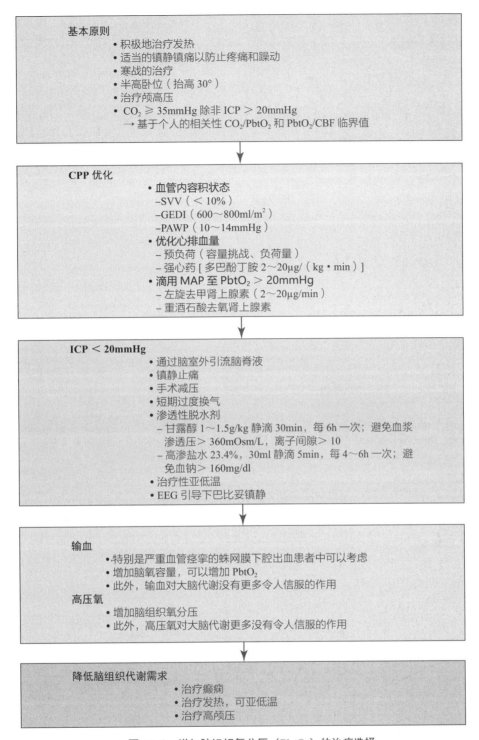

基本原则
- 积极地治疗发热
- 适当的镇静镇痛以防止疼痛和躁动
- 寒战的治疗
- 半高卧位（抬高 30°）
- 治疗颅高压
- $CO_2 \geqslant 35mmHg$ 除非 $ICP > 20mmHg$
  → 基于个人的相关性 $CO_2/PbtO_2$ 和 $PbtO_2/CBF$ 临界值

CPP 优化
- 血管内容积状态
  - SVV（< 10%）
  - GEDI（600~800ml/m²）
  - PAWP（10~14mmHg）
- 优化心排血量
  - 预负荷（容量挑战、负荷量）
  - 强心药 [多巴酚丁胺 2~20μg/（kg·min）]
- 滴用 MAP 至 $PbtO_2 > 20mmHg$
  - 左旋去甲肾上腺素（2~20μg/min）
  - 重酒石酸去氧肾上腺素

ICP < 20mmHg
- 通过脑室外引流脑脊液
- 镇静止痛
- 手术减压
- 短期过度换气
- 渗透性脱水剂
  - 甘露醇 1~1.5g/kg 静滴 30min，每 6h 一次；避免血浆渗透压 > 360mOsm/L，离子间隙 > 10
  - 高渗盐水 23.4%，30ml 静滴 5min，每 4~6h 一次；避免血钠 > 160mg/dl
- 治疗性亚低温
- EEG 引导下巴比妥镇静

输血
- 特别是严重血管痉挛的蛛网膜下腔出血患者中可以考虑
- 增加脑氧容量，可以增加 $PbtO_2$
- 此外，输血对大脑代谢没有更多令人信服的作用

高压氧
- 增加脑组织氧分压
- 此外，高压氧对大脑代谢更多没有令人信服的作用

降低脑组织代谢需求
- 治疗癫痫
- 治疗发热，可亚低温
- 治疗高颅压

▲ 图 16-3 增加脑组织氧分压（$PbtO_2$）的治疗选择

ICP. 颅内压；SVV. 卒中体积变化，GEDI. 总体舒张末期指数；PAWP. 肺毛细血管楔压

如脑卒中容积变化、总体舒张末期指数或肺动脉楔压来进行估计。如果增加容量后 CPP 和 $PbtO_2$ 状态未得到改善，则可滴定 MAP 以实现 $PbtO_2$ 改善到 > 20mmHg。通过使用包括去甲肾上腺素、米力农、多巴酚丁胺或多巴胺等强心药物来实现提高心脏功能（可以使用心脏指数或射血分数来评估）。

在低 $PbtO_2$ 患者中，增加 FiO_2 是一种有效的治疗策略吗？

增加 FiO_2 能有效地增加局部 $PbtO_2$。然而，这并不一定会改善脑代谢。原因是乳酸和丙酮酸同时减少使 LPR 总体不变。这表明高压氧可能会导致脑代谢减慢而不是加快[60]。而恰恰相反，另一项研究表明高压氧可能会降低脑内乳酸水平[61]。高压氧可能对 $PbtO_2$ 和脑代谢有积极的影响[62]。

患者的血红蛋白为 8.5mg/dl，$PbtO_2$ 水平 < 12mmHg，患者应该输血吗？

输血增加了向大脑转运氧的能力，并已证实在严重颅脑损伤后会增加 $PbtO_2$，但这并没有改善脑代谢[63]。在一项随机对照试验中，小于 7mg/dl 的输血临界值与危重患者 30d 内死亡率的增加无关[64]。

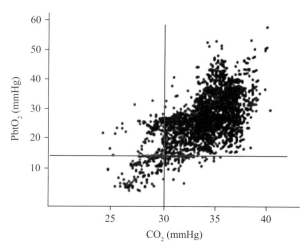

▲ 图 16-4　患者呼气末 CO_2 浓度与 $PbtO_2$ 的相关性

严重颅脑损伤后，即使是清醒的患者，监测 CO_2 也至关重要。尽管已经有这些建议，最近在欧洲进行的一项调查显示，在重度颅脑损伤后，仍然普遍存在预防性换气过度（30～35mmHg）[57]。此外，作者也发现，即使患者过度换气已经低于 30mmHg，也很少实施 $PbtO_2$ 或 $SjvO_2$ 监测。严重颅脑损伤后，低 CO_2 水平及无意的、自发的换气过度可能是脑组织缺氧常见原因，只是我们尚未被认识[58, 59]

对于神经重症监护室的患者，关于最佳输血临界值存在着相互矛盾的证据。蛛网膜下腔出血患者输血的决定必须个体化，因为最佳输血指征尚不清楚（三级）[65]。目前有许多比较蛛网膜下腔出血患者不同输血临界值的试验方法[65-70]。蛛网膜下腔出血的患者人群中，如血管痉挛引起持续性的迟发性脑缺血，可能从较高的输血临界值（即保持血红蛋白 > 10mg/dl）中获益[69, 71]。中度颅脑损伤病患者则不能从"随机"输血治疗中获益（二级）[65]。近期关于多模态神经监测和血红蛋白的研究报道表明，低血红蛋白水平与脑代谢危象（LPR > 40）和脑内葡萄糖浓度过低（< 0.7mmol/L）有关[63, 72]。贫血的定义为血红蛋白 ≤ 9mg/dl，而在 80 例重度脑外伤患者中，这与不良预后无关[73]。然而，同时出现贫血和 $PbtO_2$ 受损与不良预后有关。多模态神经监测数据的整合可能有助于确定从特定干预中获益的患者。在这一点上，数据太过粗略是无法确定最佳输血的临界值，而使用侵袭性多模态监测对大脑生理学进行评估可以支持选定个体输血临界值的决定。

有没有其他策略来增加 $PbtO_2$？

对于颅内压升高的患者，应采取积极的逐步降低颅内压方法。降低颅内压通常以渐进的方式进行；而几种治疗措施可以且应该叠加，也可以不同的顺序单独应用。这些措施包括脑室外引流脑脊液分流、镇静和止痛、手术减压、短期过度换气、渗透性脱水剂、治疗性低体温和 EEG 引导下巴比妥镇静。

渗透性脱水剂包括甘露醇（1～1.5g/kg 静脉滴注 30min，每 6h 一次；避免血浆渗透压 > 360mOsm/L 和离子间隙 > 10）和高渗盐水 23.4%（30ml 静脉注射 5min，每 4～6h 一次；避免血清钠 > 160mg/dl）。这两种渗透性脱水剂治疗都能有效降低颅内压。最

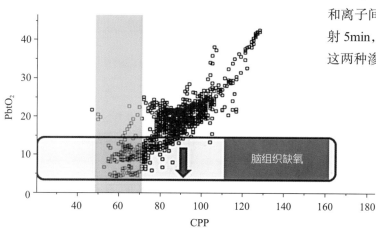

◀ 图 16-5　24h 内 CPP 和 $PbtO_2$ 的相关性。每个点代表 24h 内的特定时间点相应的 CPP 与 $PbtO_2$ 值

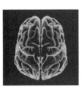

在我们的患者中，经过容量复苏和左旋去甲肾上腺素增加 MAP 后总体舒张末期指数可以升高到 800。改善这些生理参数后，就不会出现脑缺氧进一步加重（图 16-6）。

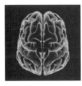

这个病例说明 PbtO₂ 指标对治疗会产生积极的作用。此外，若重度颅脑损伤患者持续 CPP 大于 70mmHg，仍可产生缺氧和缺血事件。降低 CPP 是可以改善脑细胞氧和程度。然而，一旦持续 CPP 达到自身调节的下限，则可能会导致充血和二次颅内压升高（图 16-7）。

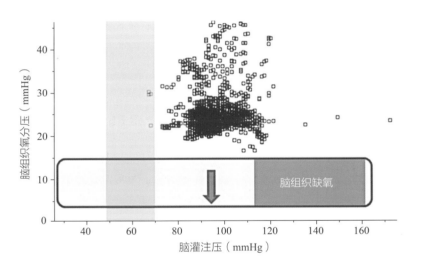

◀ 图 16-6　1000ml 生理盐水液体复苏及使用去甲肾上腺素开始升压治疗后 24h 内的脑灌注压和脑组织氧分压相关性

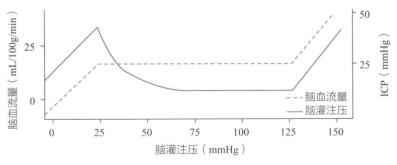

◀ 图 16-7　脑灌注压与脑血流的理想关系
改编自 Mayer SA, Chong JY. Critical care management of increased intracranial pressure. J Intensive Care Med. 2002;17(2):55-67.

近的研究表明高渗盐水（非甘露醇）可以增加 PbtO₂（图 16-8 和图 16-9）[74, 75]，主要是通过改善心功能和二次增加 CPP，而甘露醇可以改善脑代谢[76]。迄今为止，除非存在相对禁忌，否则没有一种治疗方法被特别推荐（图 16-10）。

提高正常 ICP 患者的心功能是否能改善氧合状态？

是的，可以。如图 16-11 所示，用 PbtO₂ 测量的脑氧合随着心排血量的增加而改善。对于心排血

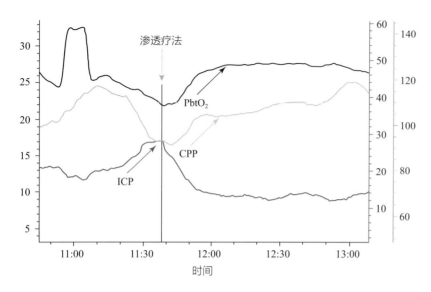

◀ 图 16-8　虚线箭表示使用渗透性脱水剂治疗颅内压升高（＞20mmHg）的时间曲线。渗透性脱水剂治疗后，颅内压降低，**CPP** 和 **PbtO₂** 均有所改善（注意：这张图的数据取自不同患者）

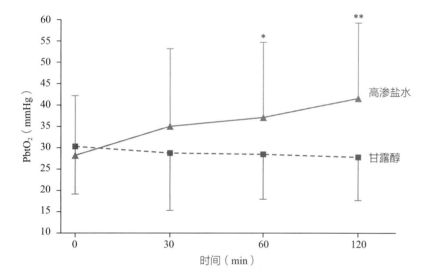

◀ 图 16-9　曲线图显示了在高渗盐水和甘露醇给药后基线（时间 **0**）和 **30**、**60**、**120min** 脑组织（**PbtO₂**）中平均值。两种治疗间的比较 *P，**0.05**；**P，**0.01**

经授权引自 Oddo M, Levine JM, Frangos S, et al. Effect of mannitol and hypertonic saline on cerebral oxygenation in patients with severe TBI and refractory intracranial hypertension. J Neurol Neurosurg Psychiatry. 2009;80(8):916-920.[74]

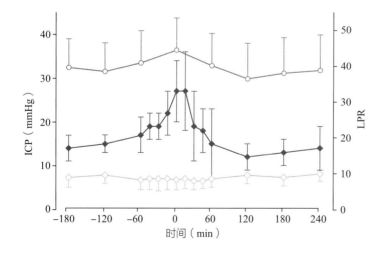

◀ 图 16-10　滴注 **20%** 甘露醇前（**-180min** 至时间 **0**）、（时间 =0）和（0～240min）后乳酸丙酮酸比（**LPR**）、颅内压（**ICP**）和脑组织氧分压平均时间的进程

经授权引自 Helbok R, Kurtz P, Schmidt JM, et al. Effect of mannitol on brain metabolism and tissue oxygenation in severe hemorrhagic stroke. J Neurol Neurosurg Psychiatry. 2011; 82(4):378-383. With permission from BMJ Publishing Group Ltd.[76]

量不足需要大容量复苏或者需要通过加强预负荷反应输液的患者，可使用正性药物来提高心排血量。

通过液体复苏后的心脏指数改善与 SAH 患者的氧气供给改善有关[77]。尽管 ICP 和 CPP 正常，但对于脑供氧不足的患者，心脏功能的改善可以进一步提高 CBF，并改善有氧代谢。

多模态参数的相关分析可以用来评估自身调节状态吗?

可以。经过十余年的研究，人们已经知道动脉血压与颅内压相关性方面的自身调节状态之间存在着关系[78]，这种关系被称为压力反应性指数（pressure reactivity index，PRx），与血压和颅内压之间动态相关。血管反应与 PRx 呈负相关，而正相关表明为被动压力反应系统，无血管反应性（图 16-12）。

多模态参数是否允许进一步了解自身调节状态?

多模态参数允许进一步了解自身调节状态，氧反应指数是通过 CPP 和 PbtO₂[79-81] 之间的动态相关系数计算出来的，它提供了关于患者脑血管对压力变化反应的更多信息。对于反应性完好的患者，CPP 的变化不应通过 PbtO₂ 的变化反映出来，因为脑内小动脉通过血管舒张和收缩反应能预防 CBF 被动变化，从而防止氧供和 PbtO₂ 的被动变化（图 16-13）。CPP 和 PbtO₂ 之间的被动依赖性是与更严重的颅脑损伤有关，在这种情况下，PbtO₂ 的变异最有可能反映 CBF 变化[79-81]。

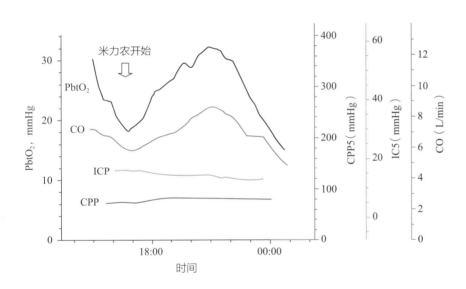

◀ 图 16-11 如图所示，级别较低的蛛网膜下腔出血女性患者尽管心排血量和 CPP 正常，但 PbtO₂ 水平下降，经过米力农多模态参数试验，结果心排血量得到提高、PbtO₂ 改善，而 ICP 或 CPP 没有变化（彩插见书末）

PbtO₂. 脑组织氧分压；CO. 心排血量；ICP. 颅内压；CPP. 脑灌注压

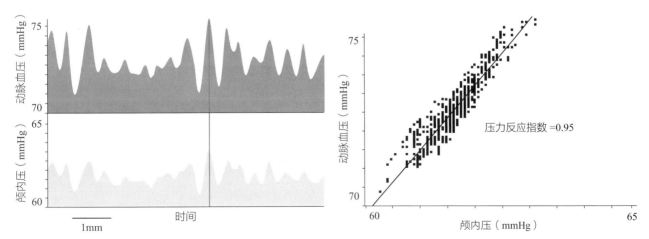

▲ 图 16-12 压力反应性指数是指在缺乏自动调节的患者中动脉和颅内压的相关系数

经授权引自 Czosnyka M, Smielewski P, Kirkpatrick P, Laing RJ, Menon D, Pickard JD. Continuous assessment of the cerebral vasomotor reactivity in head injury. Neurosurgery. 1997; 41(1):11-17; discussion 17-19. By permission of Oxford University Press. [78]

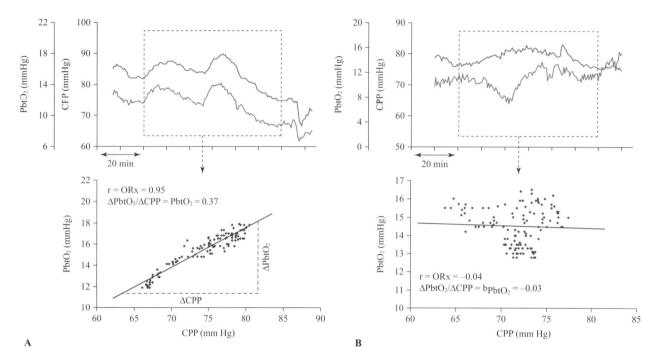

▲ 图 16-13　CPP 与 PbtO₂ 变异的动态相关系数

A. 氧反应指数（ORX）为 0.95 时，CPP 和 PbtO₂ 的变化有显著相关性，表明反应性受到干扰；B. 氧反应指数为 –0.04 时，CPP 与 PbtO₂ 之间没有相关性，表明反应性完好 [经授权引自 Jaeger M, Schuhmann MU, Soehle M, Meixensberger J. Continuous assessment of cerebrovascular autoregulation after TBI using brain tissue oxygen pressure reactivity. Crit Care Med. 2006; 34(6):1783–1788.[81]]

另一种评估大脑自身调节的方法是基于测量 CBF 的脑实质热扩散探针。该方法安全可行，可实现对床旁 CBF 的连续监测。局部脑血管阻力可以通过用 CPP 除以 CBF 来计算。随着 MAP 的激发来判定局部脑血管阻力增减是一个简单的激惹性测试，用来确定患者的自身调节状态，这将有助于优化 CPP 管理[82]。

从目前来看，持续床旁自身调节评估是切实可行的，应该被认为是多模态神经监测的重要组成部分[83]。通过有限的临床评估可以监测脑自身调节，有助于确定高级别 SAH 和严重脑外伤患者的最佳 CPP 目标。

用微透析常规可以测量哪些参数，脑生物化学的正常值是多少？

大脑微透析允许对细胞外环境进行神经化学评估。各种底物浓度，包括脑葡萄糖（＝底物）、乳酸、丙酮酸（代谢物）、甘油（＝细胞外神经化学物质）或谷氨酸（＝神经递质），通常可以在床旁每隔 20～60min 监测一次（常规参数）（图 16-14）。

一般来说，细胞外液中半透膜能允许通过的所有分子（＜ 20 或＜ 100kDa）都可被准确地测量（如细胞因子、抗生素、抗惊厥药和其他药物）。利用微透析获得的细胞间质生物学标志物能反映了各自

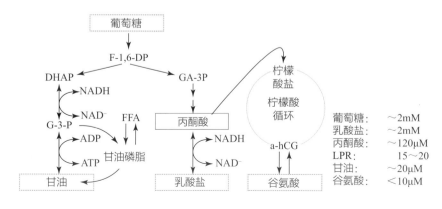

葡萄糖：　　～2mM
乳酸盐：　　～2mM
丙酮酸：　　～120μM
LPR：　　　15～20
甘油：　　　～20μM
谷氨酸：　　＜10μM

◀ 图 16-14　通常可以床旁测量的代谢物（虚框）。右侧为镇静患者脑组织中代谢物的正常值

LPR. 乳酸与丙酮酸的比值（微透析膜长度 10mm；灌注液流速，0.3μL/min；允许透过半透膜直径，20kDa）[经授权引自 Hutchinson PJ, O'Connell MT, Al–Rawi PG, et al. Clinical cerebral microdialysis: a methodological study. J Neurosurg. 2000; 93(1):37–43.[84]]

过程的净效应，即能量供应、扩散和消耗。表 16-2 给出了大脑微透析常规参数变化的简单方法。典型的缺血指标变化包括血糖降低、LPR 增加、脑内乳酸轻度增加和脑内丙酮酸降低[30]。近期，一种检测正常或高丙酮酸存在下 LPR 增加的指标变化被引入到线粒体功能紊乱的监测中来[85]。

许多其他代谢物质，包括三磷腺苷酶、甘氨酸和 γ- 氨基丁酸（GABA）已经被研究，其他代谢物（如牛磺酸、白细胞介素和一些氨基酸）正在研究中[30]。这些物质的临床作用仍然有待于研究商讨。

PbtO$_2$ 和大脑代谢之间有什么关系，该患者体内 LPR 升高和血糖水平下降的最可能原因是什么？

重度脑组织缺氧（PbtO$_2$ < 10mmHg）持续发作（> 25min）与显著的代谢变化（包括微透析 -LPR 增加和微透析 - 葡萄糖的降低）相关[86-88]。葡萄糖、乳酸盐、丙酮酸或 LPR 可能是监测低氧或缺血后继发性并发症的指标。脑生物化学指标甚至可以在症状出现前几小时提示脑血管痉挛继发神经系统恶化[26]。乳酸升高、乳酸与丙酮酸比率升高、高谷氨酸、低葡萄糖 SAH[43, 89-93] 和颅脑损伤患者预后较差[94-96]。

脑血管痉挛期间典型的多模态监测模式是什么？

人脑典型的缺血性微透析模式是 LPR 显著增加，伴有微透析 - 丙酮酸降低和低微透析 - 葡萄糖水平[98]。表 16-3 总结了急性颅脑损伤患者的其他生化变化，包括非缺血性糖酵解[99]。每一栏给出了一种可能的治疗方案。

表 16-2 脑微透析参数变化的合理解读[30]

生物标志物	解 释
葡萄糖↓	毛细血管灌注减少，全身供应减少，或葡萄糖吸收增加
葡萄糖↑	充血、全身血糖水平升高或细胞代谢降低
乳酸↑	无氧代谢
乳酸与丙酮酸比率↑	缺血或线粒体功能障碍的标志物
谷氨酸↑	缺血标志物
甘油↑	因功能不足对细胞膜破坏

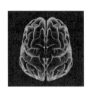
第 6 天，伴随着 LPR 的增加和脑葡萄糖的降低，我们的患者出现了长时间的脑组织缺氧和脑代谢恶化（图 16-15）。

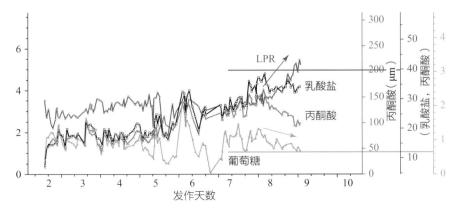

◀ 图 16-15 患者近 10 天的微透析物质变化趋势（彩插见书末）

箭头显示 LPR（红箭，增加）和脑葡萄糖（绿箭，减少）的持续变化达到 LPR > 40（红线）和脑葡萄糖 < 0.7mmol/L（绿线）

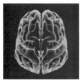

在出血后第 7 天，即血管痉挛发作的典型时间段中，观察微透析变化。此外，我们的患者 Hunt-Hess 评分和改良 Fisher 分级为 IV 级，属于高危患人群[97]。她在入院血管造影上就已经表现出了血管痉挛，这也是一例使用颈动脉 – 尼卡地平治疗成功的患者。当神经监测刚开始时，脑代谢和脑组织氧合改变不显著。伴随着脑缺氧（$PbtO_2$ 反复下降至 < 10mmHg），脑代谢出现变化时，我们完善了血管造影检查，显示右侧大脑中动脉和大脑内动脉出现严重的血管痉挛（图 16–16）。

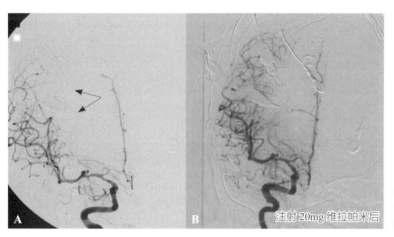

注射 20mg 维拉帕米后

◀ 图 16–16　A. 脑血管造影显示右 MCA 和 ACA 有严重的血管痉挛；B. 注射 20mg 维拉帕米后，脑血管痉挛的影像学改变。箭表示多模态神经监测探针的位置

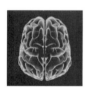

让我们回来继续观察我们的患者中脑代谢变化：LPR > 40，葡萄糖 < 0.7mmol/L。

代谢窘迫和代谢危象的定义是什么？它对预后有何影响？

代谢障碍通常被定义为 LPR > 40，而代谢危象包括的是 LPR > 40 和脑葡萄糖 < 0.7mmol/L[30, 98-100]。因此，代谢障碍 / 代谢危象是一个综合值，反映了在直接测量脑葡萄糖及其厌氧和有氧代谢产物（乳酸和丙酮酸）时，能量供应和需求之间的差异[30, 100]。通过减少 CBF 可导致能量供应减少，因为这样会减少氧和葡萄糖的供应，导致大脑乳酸的增加从而转向无氧代谢[98]。或者，低葡萄糖利用率可以导致脑丙酮酸的减少而不是增加乳酸[95, 99]。在急性脑损伤（包括颅脑外伤和 SAH）患者中，LPR 升高伴有或不伴有低微透析 – 葡萄糖水平、高脑血清葡萄糖变化、高微透析 – 乳酸和高微透析 – 谷氨酸浓度都与不良预后相关[89-95, 101-103]。代谢危象的病因是多种多样的，包括低 CPP、高 ICP、扩散性去极化等等[102-105]。

正常或升高的微透析 – 丙酮酸存在时的高 LPR 模式可能表明线粒体功能障碍[85]。在蛛网膜下腔出血患者中，线粒体功能障碍发作的发生率是脑缺血发作的 7 倍以上，是蛛网膜下腔出血患者脑能量

表 16-3　脑内微透析参数和治疗方案变化的可能解读

生物标志物	解　释	病　因	干预措施
葡萄糖↓	毛细血管灌注减少	缺血 / 缺氧、血管痉挛、水肿、颅高压危象、过度通气	增加脑灌注（解决血管痉挛，改善脑灌注压，渗透性脱水，纠正酸碱平衡）
	系统供应减少	血糖下降或正常	调节血糖
	细胞对葡萄糖摄取增加	癫痫发作、颅高压危象、颤抖	抗癫痫药物，渗透疗法，抗寒战治疗，镇静
葡萄糖↑	充血，系统供应增加，细胞代谢降低	再灌注、高血糖、深度镇静	无须干预
乳酸↑	无氧代谢	缺血 / 缺氧、颅高压危象、换气过度	无
LPR↑和丙酮酸降低	氧供减少	缺血 / 缺氧、血管痉挛、水肿、颅高压危象、过度通气	改善脑灌注、渗透性脱水、输血、降血压
LPR↑和丙酮酸升高	耗氧增加，线粒体功能障碍	炎症、发热、癫痫	发热 - 体温控制、癫痫控制、镇静
谷氨酸↑	兴奋性毒性	缺血（血管痉挛、脑卒中、过度通气、颅高压危象）、癫痫的标志物	改善脑灌注，纠正酸碱平衡，控制癫痫
甘油↑	因能量缺乏对细胞膜破坏	缺血 / 缺氧（血管痉挛、脑卒中）发作	改善脑灌注，控制癫痫发作

经授权引自 Hillered L, Vespa PM, Hovda DA. Translational neurochemical research in acute human brain injury: the current status and potential future for cerebral microdialysis. J Neurotrauma. 2005;22(1):3–41.[30]

代谢紊乱的最主要原因[85]。虽然已经有很多研究确定线粒体功能障碍能够增加组织对继发性不良事件的敏感性，如血管痉挛和减少 CBF。但截至目前，还并没有改善线粒体功能障碍的特效治疗方法。

给予患者 20mg 维拉帕米治疗后，我们预期的血流动力学变化是什么，IA 钙通道阻滞药如何影响大脑稳态？

动脉内给予钙通道阻滞药（罂粟碱、维拉帕米、尼卡地平和尼莫地平）是严重血管痉挛的一种治疗选择[106-112]。根据药物半衰期给药，注意总剂量不要导致药物不良反应。在少部分蛛网膜下腔出血患者中，大剂量应用维拉帕米后持续 3h 监测出现了脑血管扩张引起的颅内压升高（图 16-17）[32, 106, 107, 113]。此外，CPP 可能因 MAP 下降而降低，这是一种全身性不良反应。所以必须在治疗后 12h 密切监测血流动力学。初步数据表明，这种干预不会影响大脑代谢；但是，脑灌注增加可导致向大脑输送底物（如葡萄糖）的增加[113]。

血糖与脑葡萄糖的关系是什么？应该如何调控患者血糖？

通常血清中和脑内的葡萄糖之间存在密切的相关性，这使得中枢神经系统易受到低血糖发作的影响（图 16-18）[18]。微透析 - 葡萄糖的临界值一般被认为是 0.7mmol/L。2001 年后的一项随机对照试验显示，在外科 ICU 中为获得生存受益，普遍是对众多患者通过实施静脉注射胰岛素来严格的血糖控制（4.4～6.2mmol/L）[114]。然而，这一结果却无法在极其危重的混合患者人群中重复，主要是因为严格血糖控制组的会出现低血糖发作[115]，而最近的一项研究实际上倾向于更自由的调控血糖（＜180mg/dl）[116]。多模态神经监测研究表明，过于严格的控制血糖可能与严重颅脑损伤患者的代谢危象有关（图 16-19）[117, 118]，尽管血糖可以调整正常，但胰岛素治疗可能会降低脑内葡萄糖含量[118, 119]。

最近的数据表明，即使血糖降至通常被认为是"正常值"的水平，也可能造成脑代谢障碍[120]。如图 16-19 所示，血糖通常会在目标范围内上下波动，但葡萄糖变异性的增加与动脉瘤性 SAH 后的医院

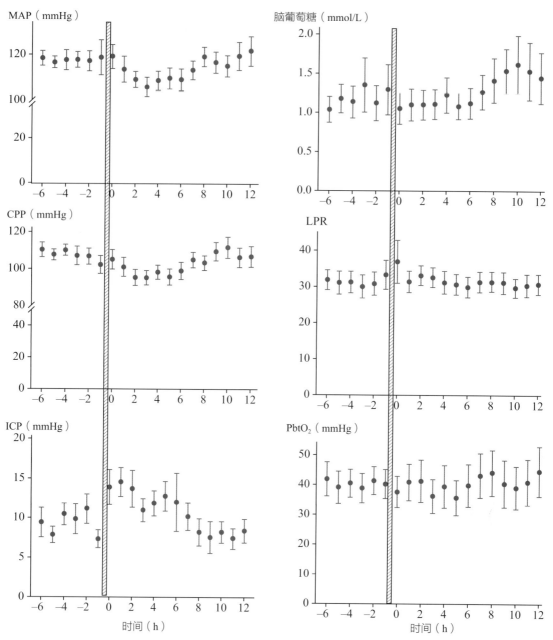

▲ 图 16-17 维拉帕米治疗前后血清 **MAP、CPP、ICP**、脑葡萄糖、**LPR** 和 **PbtO₂** 随时间变化的均值趋势。误差条，均数 ±
单试验的 **1SE**。**X** 轴表示治疗前（时间 =0）和治疗后（1～12）的小时数（−6～−1）。灰条反映了脑血管造影时间
MAP. 平均动脉压；CPP. 脑灌注压；ICP. 颅内压；LPR. 乳酸和丙酮酸比值；PbtO₂. 脑组织氧分压。[经授权引自 Stuart RM, Helbok R,
Kurtz P, et al. High-dose intra-arterial verapamil for the treatment of cerebral vasospasm after subarachnoid hemorrhage: prolonged effects on
hemodynamic parameters and brain metabolism. Neurosurgery. 2011; 68(2):337–345. By permission of Oxford University Press.[113]]

死亡率和脑代谢障碍相关[121]。这也许仅仅是疾病
严重程度所致，然而，这些数据表明保持血糖浓度
稳定（如使用闭环式系统）可能是未来的治疗方向。
现在尚未有随机对照试验来证实这一假设。作为一
种治疗策略，可以使用有创监测来保证对大脑的能
量供应（血糖和氧）的调节，以满足脑组织的个体
化需求，以防止脑内低糖反应的发生。

除了血糖，还有其他因素影响脑组织葡萄糖水平吗？

答案是有。一些严重颅脑损伤患者的原发性和
继发性并发症，如缺血、缺氧、颅高压、癫痫发作、
血管痉挛等，都可引起脑葡萄糖浓度的降低[122, 123]。
除了输送和消耗之外，通过 GLUT-1 的葡萄糖转运

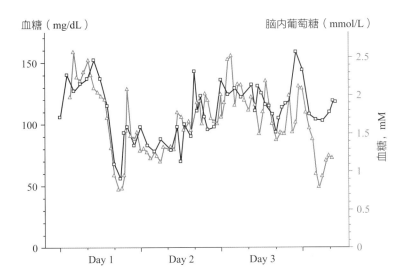

◀ 图 16-18　显示我们的患者在 3 天内连续监测期间血糖和脑内葡萄糖含量

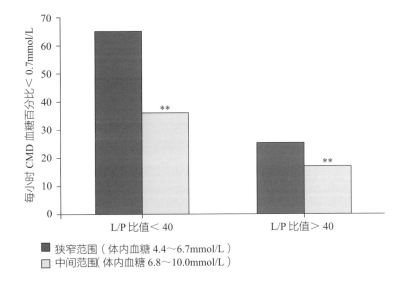

◀ 图 16-19　显示过于严格的血糖控制与脑能量危象有关反而会增加死亡率

经授权引自 Oddo M, Schmidt JM, Carrera E, et al. Impact of tight glycemic control on cerebral glucose metabolism after severe brain injury: a microdialysis study. Crit Care Med. 2008; 36:3233–3238.

体受损也能限制葡萄糖通过血脑屏障，从而降低脑内葡萄糖浓度[124, 125]。因此，GLUT-1 转运体的无效上调或功能障碍会限制神经元和星形胶质细胞对葡萄糖的利用。在高能量需求环境中，这将导致能量缺乏[90, 126]。另一个降低脑组织葡萄糖的潜在原因是在严重颅脑损伤（颅脑外伤和 SAH）后的急性期可以观察到糖酵解兴奋。如果过度兴奋的糖酵解途径却没有足够的底物，那么脑组织中葡萄糖的浓度肯定会降低。最近一项使用 ^{13}C 标记的醋酸和乳酸微透析液核磁共振谱的研究可以使我们对急性颅脑损伤状态下的脑代谢有切实的理解[127]。研究人员发现大脑可以通过利用乳酸来作为能源，并提出了如图 16-20 所示的机制。

当 LPR 没有受到影响时，乳酸和丙酮酸浓度的变化应该如何预测？

严重颅脑损伤患者通常会出现乳酸和丙酮酸的动态波动，而不影响 LPR[18]。通常，两种代谢物浓度的增加反映了代谢活性的增加，如从亚低温到复温期间所见（图 16-21）。另外，镇静期间观察到的情况是丙酮酸和乳酸组织浓度的降低反映了代谢活性的降低。如果有足够的底物传递和氧合，代谢活性的变化不应导致能量衰竭和 LPR 增加。然而，如果代谢需求增加（如镇静或复温的中断）导致底物和氧气的供应缺乏和消耗增多，LPR 就会增加。

通过监测局部脑血流还可以获取哪些信息？

通过将热扩散微探针插入脑实质，可以连续监测局部脑血流[128]。微探针由远端的热敏电阻和近端 5mm 的温度传感器组成。将热敏电阻加热到高于组织温度 2℃时，通过数学模型计算 RCBF 来评估组织的利用、运输能力（取决于组织灌注）[129]。样品体积约为 $27mm^3$。微探针应插入 20～25mm 深的血管区域，以反映白质灌注，并用金属螺栓固定。热扩散连续监测局部脑血流应与其他神经监测模式相结合，如微透析和组织氧合。重度蛛网膜下腔出血患者的无氧代谢和 $PbtO_2$ 降低，再加上 RCBF 的动态变化，可以明确表明血管痉挛，而后

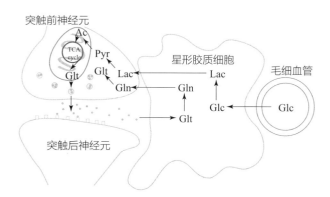

▲ 图 16-20　急性颅脑损伤时脑组织利用乳酸的机制
经授权引自 Gallagher CN, Carpenter KL, Grice P, et al. The human brain utilizes lactate via the tricarboxylic acid cycle: a 13C–labelled microdialysis and high–resolution nuclear magnetic resonance study. Brain. 2009; 132(Pt 10):2839–2849. By permission of Oxford University Press.[127]

将导致缺血性损伤[130-132]。另外，代谢障碍时稳定的 RCBF 提示的是缺氧或线粒体功能障碍。现已证明 RCBF 与 $PbtO_2$ 具有密切的相关性，可以反映 CPP 等系统参数引起的灌注变化（图 16-22），从而有助于管理 CPP 和心排血量[133]。对脑稳态的评估有助于进一步优化 CPP 的管理[82]。尽管将 RCBF 纳入重度 SAH 和颅脑损伤患者的多模态监测存在着生理意义，但还没有数据支持 RCBF 在脑低灌注的诊断和治疗中起到作用。

颈静脉球血氧饱和度监测是否适用于重度蛛网膜下腔出血患者？

$SjvO_2$ 被广泛应用于严重颅脑损伤患者，目前已被纳入脑外伤基金会公布的颅脑损伤管理指南中[36]。$SjvO_2$ 和颈动脉氧含量差（$DajO_2$）的测量提供了对氧平衡的全面评估[134, 135]。两个参数都与严重颅脑损伤后继发性脑损害和预后有关[134]。低 $SjvO_2$（< 50%～55%）比高 $SjvO_2$（> 80%）患者预后较差。$SjvO_2$ 的低值很大程度上反映的是脑灌注不足和氧摄取增加。这种代偿机制的衰竭会导致继发性脑缺血损伤。颅脑外伤后，高 $SjvO_2$ 常会伴有出血，可导致颅内压增高。低 $DajO_2$ 患者的预后也比正常值患者要差，这可能是由于在高代谢需求的情况下，无法补偿增加的吸氧，引起更严重的颅脑损伤[134]。

对 SAH 患者使用 $SjvO_2$ 监测的数据很少。一项小规模的研究表明，$SjvO_2$ 减少发生在症状性血

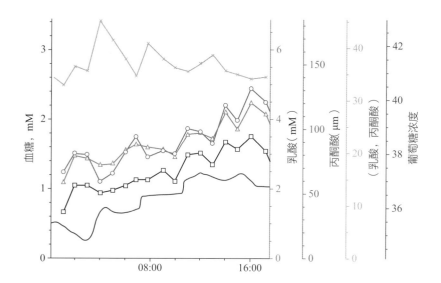

◀ 图 16-21　显示 60 岁男性患者在心搏骤停复苏后接受亚低温治疗的复温阶段。升高 2～3℃，乳酸、丙酮酸和葡萄糖浓度相应升高，但 LPR 没有增加，表明代谢中平衡增加（彩插见书末）

管痉挛前[135]。广泛应用于 TBI 患者的生理学 SjvO$_2$ 监测的原理（在给氧和消耗之间的平衡）对于其他病因的严重颅脑损伤患者仍然有效，并证明其在某些特定的患者中的应用是合理的。

发热对多模态参数有什么影响？

SAH 后发热很常见[136]，可通过血管内或体表物理降温有效控制[120, 137]。发热治疗是现代神经危重症治疗的常规，可改善预后。除感染外，发热与损伤严重程度、出血负荷、血管痉挛的发生和 ICP 升高紧密相关[138-140]。最近研究表明，发热还与高 LPR 有关（图 16-23）[141]。这进一步表明，控制发热可

能改善大脑代谢。尽管这些结果必须在更大规模的研究中得到证实，但控制发热对大脑稳态的有益影响可通过降低 ICP 和减少代谢需求来解释[140]。

多模态监测是否有助于解释有可疑的脑电图结果？

不完全清楚，但多模态监测在某些特定情况下可能有助于解释可疑的脑电图模式[142]。在患者的脑电图提示出现发作时，LPR、甘油和谷氨酸也随之增加了（图 16-25）。该患者血糖是初始上升，随后下降。进一步的调查发现，在继发于血管痉挛的神经监测期间内该患者出现了急性心梗。

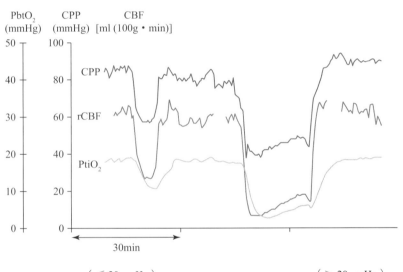

◀ 图 16-22　显示热扩散和 PbtO$_2$、CPP 测量区域 CBF 的伴随变化。表明脑氧合减少是由于组织灌注减少，可通过 CPP 优化得以解决

PbtO$_2$. 脑组织氧分压；CPP. 脑灌注压；CBF. 脑血流量 [经授权引自 Jaeger M, Soehle M, Schuhmann MU, et al. Correlation of continuously monitored regional cerebral blood flow and brain tissue oxygen. Acta Neurochir (Wien). 2005; 147(1):51–56; discussion 56. 版权所有 © 2004, Springer–Verlag/Wien]

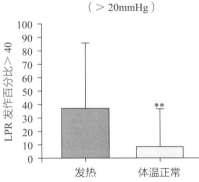

◀ 图 16-23　颅内压升高患者中发热（前）和无发热（后），LPR 升高的发生率较高

经授权引自 Oddo M, Frangos S, Milby A, et al. Induced normo–thermia attenuates cerebral metabolic distress in patients with aneurysmal subarachnoid hemorrhage and refractory fever. Stroke. 2009; 40(5):1913–1916.[141]

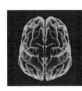

　　　　　一位 41 岁女性在鼻窦手术后出现左侧 A$_2$ 胼胝体动脉瘤的医源性 SAH。她的病程因颅内压危象、血管痉挛和脑室炎而变得复杂。连续脑电图显示周期性癫痫样放电正在发生（图 16-24）。

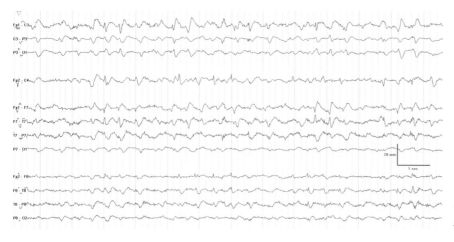

◀ 图 16-24　脑电图显示主要来自左半球的周期性癫痫样放电

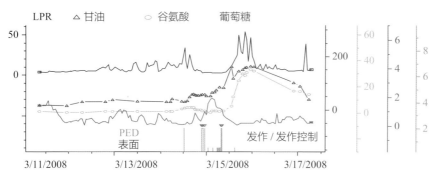

◀ 图 16-25　在发作期 / 发作间期深部记录（红色三角形）和周期性癫痫样放电（频率高达 2Hz）。可见脑葡萄糖升高，随后甘油和谷氨酸升高
（彩插见书末）

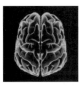　一位 70 岁女性患者，蛛网膜下腔出血 Hunt Hess 4 级，合并脑积水和右额叶内侧出血入院。发现有一个 ACA 动脉瘤。进行包括颅内压和皮质脑电图在内的多模态监测（图 16-26 和图 16-27，在获得 Waziri 等许可的情况下转载本病例的所有图像）[23]。

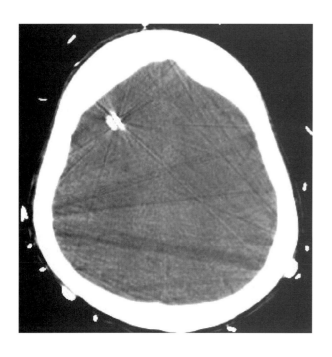

◀ 图 16-26　监测后定位 CT 显示探针位于右额叶
经授权引自 Waziri A, Claassen J, Stuart RM, et al. Intracortical electroencephalography in acute brain injury. Ann Neurol. 2009; 66(3):366-377.

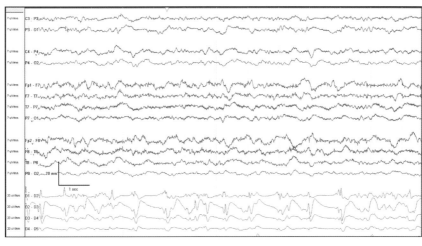

▲ 图 16-27 基线皮质脑电图和颅外脑电图

经授权引自 Waziri A, Claassen J, Stuart RM, et al. Intracortical electroencephalography in acute brain injury. Ann Neurol. 2009; 66(3):366–377.

如何解释这个患者的脑电发现呢（参考轴为 20mm 高、1s 时间间隔，滤波器设置为 LFF 0.1Hz，HFF 70Hz，等级 60Hz）

头皮外脑电图显示颅外的 EEG（前 12 条）背景变慢，皮质内脑电图（后 4 条）显示多发的癫痫样放电。

如何解释监测结果？

皮质脑电图显示了从多发的癫痫样波（图 16-27）到爆发 - 抑制直至最终几乎完全消失的演变过程的初始基线脑电图，而在头皮范围上没有显示出明显的相关性变化。定量脑电图（QEEG）分析了 6h 内识别特异性皮质脑电图变化的情况。前三行来自头皮脑电，后两行来自皮质内脑电。经过一段时间的缓慢下降后，从皮质内电极（箭头）分离出来的 EEG 总功率出现显著和永久性的下降，而皮质脑电图也出现了类似的显著性变化。从

头皮衍生的 QEEG 监测结果来看，想取得相似的趋势并不令人满意。其与同期的 CPP 逐渐下降及 ICP 的延迟和显著增加有关，相应的时间间隔用虚线标记。

患者发生了什么？

由于 CPP 降低，患者出现弥漫性广泛脑梗死（图 16-29）。

什么是扩散性去极化，与急性脑损伤有什么关系？

皮质扩散抑制（cortical spreading depression, CSD）是指灰质中 1～5mm/min 的去极化波。CSD 由皮质下电极记录，发生于健康脑皮质组织（可逆性）和病变的脑组织[24]：在能量受损（缺血、缺氧、低血糖）的情况下，CSD 与神经元损伤有关[143]。缺血性脑组织周围 CSD 被称为梗死灶周围去极化[144]。

患者的病程复杂：血管痉挛合并有败血症和难于药物干预的全身性血压。图 16-28 显示了她相应的脑电描记、ICP 和 CCP 的曲线，以及表面和深部脑电记录的压缩频谱阵列分析。

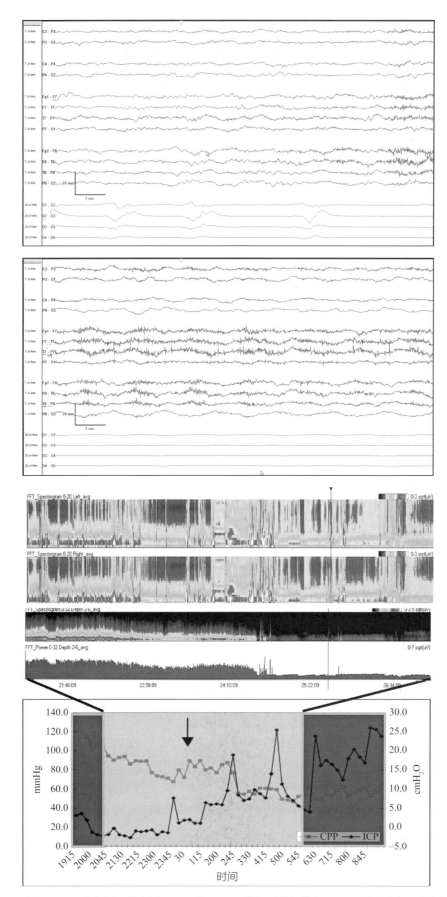

▲ 图 16-28　脑电图、颅内压、CPP 和 QEEG 描记（详细信息，见正文）（彩插见书末）

经授权引自 Waziri A, Classen J, Stuart RM, et al. Intracortical electroencephalography in acute brain injury. Ann Neurol. 2009; 66 (3):366-377.

CSD 和梗死灶周围去极化提示代谢异常，在 TBI、恶性 MCA 梗死和 SAH 后常见[24, 145-147]。CSD 的血管舒张反应提示有进行性缺血，而随后的血管收缩反应也被称为皮质扩张性缺血，可能与缺血性病变的进展有关[145]。在一项前瞻性的观察试验中，严重的 109 名遭受 TBI 的患者中，扩张性去极化与不良结局存在独立相关性[148]。这一发现提示严重脑外伤后继发性颅脑损伤的一个新的病理生理概念，然而对 SAH 和 ICH 患者的研究仍在进行中。这项新技术对严重颅脑损伤的持续缺血患者具有监测作用。近年来，有研究认为氯胺酮可抑制急性颅脑损伤时的扩散去极化[149]。

神经监测能改善预后吗？

这一点还没有得到确切证实，所有的研究都不能够提供足够证据。也可能这个问题自身就存在错误。在连续脑电监测的患者中，这项技术有助于治疗决策，决定性因素占 54%、贡献性因素占 32%、非贡献性因素占 14%（回顾性分析，取决于与 ICU 医生的合作）[150]。目前正在进行临床试验，以测试多模态靶向管理策略是否影响预后。

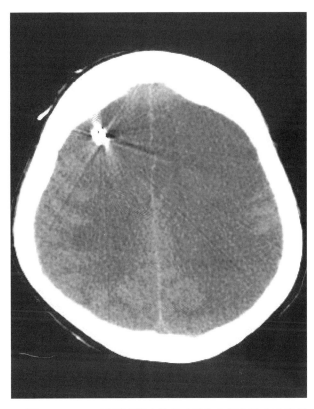

▲ 图 16-29　CT 显示双侧大脑前动脉和左侧大脑中动脉梗死，可能继发于之前存在的血管痉挛而导致灌注不足
经授权引自 Waziri A, Claassen J, Stuart RM, et al. Intracortical electroencephalography in acute brain injury. Ann Neurol. 2009; 66 (3): 366–377.

！ 关键注意事项

- 神经重症监护学最重要的目标之一是在不可逆损伤可以预防的情况下及时发现继发性脑损伤。因此，侵袭性神经监测的主要目的是在功能紊乱和神经元损伤之间创造机会之窗。
- 神经监测的首要原则是选择监测病理生理过程所需的相应仪器。一般来说，单一的监测很少能对潜在的病理生理学提供决定性见解，并可靠地指导治疗。
- 目前还没有高质量随机对照试验对监测提出指导意见，但越来越多的专家建议实时评估脑生理学，以指导干预治疗。
- $PbtO_2$ 是一种监测脑组织中氧输送、扩散和消耗的手段。优化 $PbtO_2$ 可能改善脑氧代谢。
- 脑微透析是一种可以监测脑组织中乳酸、葡萄糖、丙酮酸、甘油和谷氨酸浓度的手段。这些代谢产物的变化可能包括无氧代谢在内的内环境紊乱早期征象。
- $SjvO_2$ 和 $DajO_2$ 是监测大脑总摄氧量的方法。高 $SjvO_2$ 可能反映出血，低 $SjvO_2$ 可能反映脑灌注不足，甚至缺血。
- rCBF 是对局部脑灌注的直接评估，其方法是用插入脑实质的热扩散探针进行监测。

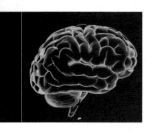

第17章 高级血流动力学监测
Advanced Hemodynamic Monitoring

Pedro Kurtz　Kiwon Lee　**著**

刘　诤　王华松　徐崇喜　**译**

张洪钿　**校**

患者，男性，57 岁，既往高血压及胃溃疡病史，突发严重头痛，伴恶心呕吐。患者在救护车送往急诊科的途中昏迷，到达急诊科时，血流动力学不稳定，血压 80/40mmHg，立即插管，快速输住 2L 的晶体液复苏，血压上升至 140/80mmHg，脑 CT 显示急性蛛网膜下腔出血，大脑基底池、双侧侧裂池弥漫性出血（改良 Fisher 分级 Ⅲ 级），并出现脑积水的早期征象（图 17-1）。患者转至神经重症监护室，紧急放置脑室外引流，并计划进行血管造影。放置 EVD 后，患者处于昏迷状态，脑干反射完整，瞳孔等大等圆，双侧对光反射存在。生命体征：血压 150/70mmHg，心率 120/min，呼吸速率 22/min（机械通气模式为 AC 模式，即辅助 - 控制压力通气模式），体温 37℃。

动脉瘤性 SAH 发生后，急性期患者再出血的风险增加，在 SAH 发生后的前 3d 内，再出血发生率最高，入院后应尽快进行手术夹闭或血管内弹簧圈栓塞破裂动脉瘤。尽管动脉瘤不安全，但仍应避免全身性高血压。因此，血流动力学稳定对于避免脑灌注不足、急性心肌梗死和脑循环停止是至关重要的[1-4]。

对于低分级 SAH 患者，在动脉瘤治疗之前，通常需要用晶体液进行液体复苏。尽管患者经常会出现血压升高，但由于利尿和严重脑损伤相关性全身炎症反应，导致患者入院时血管内血容量相对不足，应尽快给予 2L 生理盐水以维持灌注。收入 ICU 后，应及早开通中心静脉通路，并放置动脉导管。如果患者平均动脉压达不到 70mmHg，应开始使用去甲肾上腺素。如果 MAP > 110mmHg 或收缩压 > 160mmHg，则应开始连续输注尼卡地平，以避免高血压风险。此时，应评估尿量、中心静脉压、血乳酸水平和中心静脉血氧饱和度，以完善血流动力学稳定性的评估。尿量 < 0.5ml/（kg·h），血乳酸水平 > 2mmol/L，中心静脉血氧饱和度 < 65% 一般被认作全身低灌注，进一步液体复苏应以 CVP > 8mmHg、中心静脉氧饱和度 > 70% 和乳酸降低为目标[1, 4-8]。

当患者回到 ICU 时，应给予哪些全身及脑监测？

目标导向性干预的综合治疗要求对器官功能进行评估，以表明患者所需进行的特定治疗方法，并评估其反应。理想的 ICU 监测工具应该是连续的、

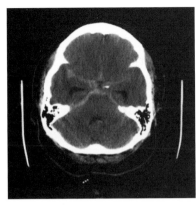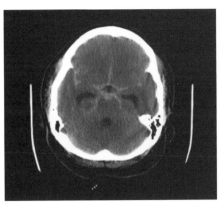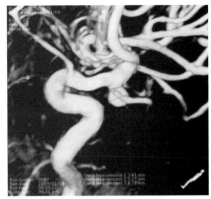

▲ 图 17-1 右侧颈内动脉瘤破裂低级别蛛网膜下腔出血（改良 Fisher 分级）

患者脑血管造影显示右颈内动脉颅内段后交通动脉瘤。采用血管内栓塞术成功封堵动脉瘤囊颈

无创的（如果可能的话），并能够对靶向器官功能进行精确监测。颅内压、脑组织氧分压、脑氧代谢等颅内监测是目前监测脑功能的有效手段。我们的多模态监测手段侧重于全身和大脑功能参数及其相互关系，如表 17-1 所示。

血流动力学监测是神经系统危重症病患者管理的基础。我们使用 Vigileo（Edwards Lifesciences，Irvine，CA）或 PiCCO（Marqet Cardiovascular，Wayne，NJ）设备监测 MAP，并通过动脉波形脉冲式轮廓分析，监测连续心排血量[7-9, 11-23]。这两种设备还提供了每搏量变异度（stroke volume variation，SVV），可以连续测量，用于评估机械通气患者的

表 17-1 全身和大脑多模态监测参数

模 式	目的和总体目标	描述和内容
系统		
心排血量指数（CI）	> 2.5L/（min·m²）	基于动脉波形脉搏轮廓分析体表面积 – 心排血量指数
平均动脉压（MAP）	> 70mmHg	经桡动脉或股动脉的侵入性 MAP
每搏量变异度（SVV）	< 10%	通气介导每搏量变化
全心舒张末期容积指数（GEDI）	> 600ml/m²	根据经肺热稀释曲线估计 4 个心室的最大容积
中心静脉压血样饱和度（ScvO₂）	> 70%	通过位于右心房或上腔静脉的中心静脉导管测量血氧饱和度
中心静脉压（CVP）	> 5mmHg	通过位于右心房或上腔静脉的中心静脉导管测量血管内压力
血管外肺水指数（ELWI）	< 10ml/kg	经肺热稀释法估计血管外胸腔积液的体积
脑组织		
连续脑电图监测（cEEG）	癫痫或脑缺血监测	具有定量参数的表面 cEEG
颅内压（ICP）	< 20mmHg	脑实质或脑室内
脑灌注压（CPP）	> 60mmHg	MAP–ICP
脑组织血氧分压（PbtO₂）	> 15mmHg	脑组织水平测量的氧分压
脑微透析技术	乳酸 / 丙酮酸比值 < 40 和血糖 > 0.7mmol/L	在脑组织水平测量的乳酸、丙酮酸和葡萄糖
脑组织灌注	> 20mL/（100g·min）	基于热稀释法的局部脑组织灌注
深部连续脑电图监测	癫痫或脑缺血监测	皮质下 cEEG
颈静脉球血氧饱和度（SivO₂）	> 65%	颈静脉球血氧测定法

液体反应性。PICCO^{TM} 利用经肺热稀释技术，进一步计算血管外肺水和全心舒张末期容积[10, 23]。最好置入锁骨下中心静脉导管，持续监测 CVP 和中心静脉血氧饱和度。可以利用动脉血乳酸和动静脉二氧化碳压力差（$a-v\Delta CO_2$）评估组织的灌注状态及系统二氧化碳排出，如果两者均呈现低灌注状态及 CO_2 排出降低，则预示患者心排血量不足[5, 24-27]。

脑功能多模态监测参数如表 17-1 所示。多模态监测技术包括颅内压、脑组织氧分压、微透析、局部脑血流的测量和皮质深度连续脑电图[28-35]。除了颅内监测外，还可以进行浅表皮质深度连续脑电图和颈静脉球囊氧饱和度监测。如有必要，颅内监测通常可以通过一条多腔通路。PbtO2 是一种测量组织氧分压的方法，能够反映了氧的传递、消耗和组织扩散之间的平衡[8, 36-41]。微透析可以测量导管周围小范围组织中的葡萄糖、乳酸和丙酮酸。高乳酸与丙酮酸比值表明无氧代谢，如果与低脑葡萄糖相关，则提示组织代谢危机[42-44]。脑组织灌注是通过热稀释法估算两个探头（Hemedex，Cambridge，MA）之间的热敏感电阻，评估周围区域的组织灌注[34]。

在右侧大脑半球放置多模态监测，它包括可以同时连接 ICP、PbtO2 和微透析探针的三通导管，和同时连接深度脑电图电极和 rCBF 探针的双腔导管。PICCO^{TM} 为经股动脉置入的导管，持续监测心脏指数和 SVV，间歇评估全心舒张末期容积指数和血管外肺水。

这个患者的血流动力学治疗的目标是什么？

全身血流动力学复苏应始终早于脑靶向干预，严重脑损伤昏迷患者可能需要机械通气、放置动脉导管、中心静脉导管和 ICP 探头进行监测。通过对动脉波形的脉冲轮廓分析，可以实现对心排血量和 SVV 的半侵入性连续监测，GEDVI 可测量心脏前负荷的静态容积测量，血管外肺水可作为肺水肿的指标，CVP 和 ScvO2 可作为全面的血流动力学监测补充补充参数。

终末器官低灌注的标记物，如高乳酸和低 ScvO2，表明氧输送不足，应及时干预，以达到最佳的 MAP 和心排血量[5, 27, 45]，应根据 GEDVI 和 SVV 变化，

对液体反应性进行评估。如果患者 SVV > 10% 和 GEDVI < 600ml/m²，通常表明患者对 500ml 晶体液或 250ml 胶体溶液存在液体反应[8, 40, 41, 46]，同时心排血量的增加也能证实上述观点。在达到最佳预负荷后，应使用去甲肾上腺素维持 MAP > 70mmHg，必要时使用多巴酚丁胺或米力农，维持 CI 在 2.5L/（min·m²）以上。

血流动力学稳定后，应重新评估终末器官灌注参数，尿量 > 0.5ml/（kg·h）、动脉乳酸清除率、中心静脉氧饱和度 > 70%、$a-v\Delta CO_2$ < 6 是有效的液体复苏的良好指标。

如何确定最佳 CPP 和 CI 值，患者的脑多模态监测目标是什么？

对严重脑损伤患者进行高级神经监测的目的是早期发现并发症，并确保大脑有足够的氧气和营养供应，以避免永久性损伤。除了上述情况外，许多过程均可导致继发性脑损伤。创伤性脑损伤后非惊厥性癫痫发作、SAH 后血管痉挛、脑出血后血肿扩大、心搏骤停后 ICP 升高，这些都是 ICU 中可监测到的并发症，可以通过全面监测脑功能捕捉到。早期发现，及时干预，可能预防不可逆的损害。

持续多模态神经功能监测包括 ICP、PbO2、微透析、cEEG（浅表和深层）和组织灌注。这些探针可以经多腔血管通路或者皮下穿刺在床边使用，所有数据均与系统监测参数一起在床边连续显示和存储。通过脑氧合、代谢、电活动和脑血流灌注等这些综合监测手段，临床医生能够了解患者的病理生理状态，并依此提供个体化临床治疗。ICP 低于传统阈值的小幅度升高可能会损害脑灌注，导致脑组织缺氧和代谢危机。早期治疗，优化灌注可以逆转这些改变，避免发生"血管舒张级联风暴"，导致难治性颅内高压[47]。同样，局部脑血流量减少，甚至缺血，可能导致 α 与 δ 比值降低，LPR 升高，PbtO2 降低[8, 37, 40, 41, 43, 48-58]，早期 CPP 优化和球囊血管成形术也可能逆转缺血，避免永久性的脑损害。

CPP 是脑血流和大脑血氧输送的主要决定因素[41, 59-61]。因此，它是一个强大和实用的床旁监测工具，能够充分平衡氧气、营养物质的输送和大脑的代谢需求。大脑功能评估允许对脑血流动力学

进行目标导向管理和最佳 CPP 的个体化目标干预，而不是依赖任意的阈值来定位脑血流动力学。优化 CPP 的主要目标是维持 $PbtO_2 > 15\sim20mmHg$，颈静脉氧饱和度 $> 65\%$，LPR < 40，RCBF $> 20m/(100g \cdot min)$ [43, 62]。第一步通常是优化对液体有反应的前负荷。一旦达到足够的前负荷和 SVV $> 10\%$，MAP 和心排血量可以分别通过血管升压素和强心药得到改善。初始 CI 和 CPP 值应分别保持在 $2.5L/(min \cdot m^2)$ 以上和 $60\sim70mmHg$ 以上。

CPP 和心排血量虽然至关重要，但它们只是体内稳态的两个方面，其中血液流变学、血浆渗透压、血糖和 PaO_2（动脉氧分压）等因素，持续地影响神经元损伤。考虑到这些变量的复杂性和相互作用，在优化血流动力学的同时，调整镇静、血浆渗透压和血糖水平，术后复查脑 CT、MRI 等，观察影像学变化，及时排除手术并发症。

如果还没有达到大脑的生理指标，就需要进一步努力增加 CPP 和心排血量。如果超正常目标与大脑氧合、代谢状况的改善相关，则将其定义为最佳目标。

对于怀疑有血管痉挛和心功能障碍的患者应该采取什么治疗方法？

血管痉挛是 SAH 后的主要并发症，尤其是在出血后第 $4\sim14$ 天。多达 50% 的患者在 SAH 后会出现症状性血管痉挛和迟发性脑缺血。那些表现为弥漫性脑室铸型的患者，因血管痉挛而发生迟发性脑梗死的风险尤其高。越来越多的证据表明，多模态监测可以在临床症状出现前早期发现血管痉挛引起的脑缺血 [37, 38, 43, 57, 63]。通过定量脑电图、$PbtO_2$ 氧合作用及微透析测量氧化代谢统一分析，将为临床症状出现前，永久性损伤发生前提供时间窗，为进一步干预创造机会。最近的证据表明，这个窗口期可能为数小时到数天（图 17-2）[42, 64]。

α 与 δ 比值动态变化、$PbtO_2$ 相对降低或 LPR 升高，通常提醒床旁护士或临床医生，患者可能出现潜在的持续缺血，及时复查经颅多普勒超声。如果怀疑血管痉挛，特别是昏迷或镇静的患者，则应进行脑血流灌注 CT 扫描，以评估灌注不足的程度。同时，以改变参数为目标，尝试升高 CPP，增加心排血量的治疗。连续测量 $PbtO_2$ 和 QEEG 参数，在几分钟内可以对 CBF 的改善有积极的反应，并在接下来 $1\sim2h$ 的微透析测量的乳酸和丙酮酸中反映出来。如果达到了积极的反应，这些超常的心排血量和 CPP 目标被认为最佳。对于收缩无力或者左心功能障碍的患者，建议慎重一些，因为过量的 MAP 和 CPP（特别是血管升压素导致的心肌收缩无力的患者），可能导致左心室后负荷增加、心排血量减少和肺水肿 [65]。在心肌功能障碍的情况下，应该使用去甲肾上腺素，联合多巴酚丁胺或米力农治疗，提高心脏收缩能力，升高血压。对于难治性症状性

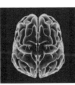

出血后第 5 天，患者 $PbtO_2$ 从 25mmHg 下降到 16mmHg，MD 乳酸增加，但 LPR > 30 没有临界值。2d 前的超声心动图显示中度左心室功能障碍，在出血后第 2 天肌钙蛋白水平达到 4。

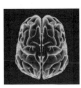

患者 63 岁，车祸导致严重 TBI，于外伤后第 4 天出现呼吸机相关性肺炎 [67]、严重的气体交换功能障碍和严重脓毒症（图 17-3）。

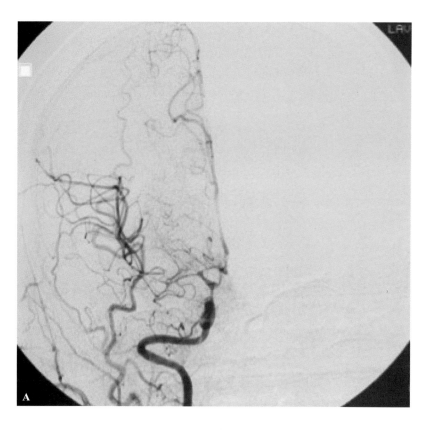

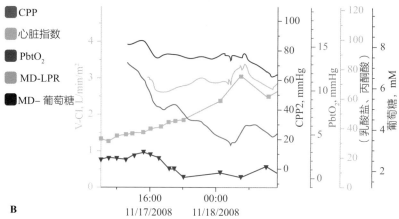

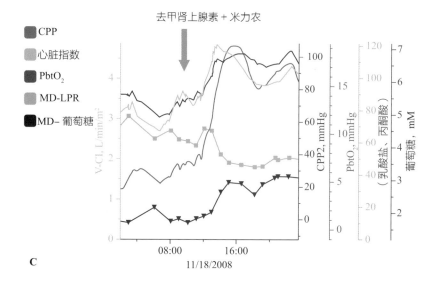

◀ 图 17-2　脑血管造影（左上）显示右脑中、前动脉血管痉挛。多模态面板（右上角）显示 **PbtO₂** 急剧下降，随着 **CPP** 和 **CI** 正常水平的 LPR 增加。给予米力农和去甲肾上腺素后，**CI** 和 **CPP** 的增加，改善了脑氧合和代谢（上图）（彩插见书末）
CPP. 脑灌注压；PbtO₂. 脑组织氧分压；MD. 微量透析；LPR. 乳酸和丙酮酸比值；CI. 心脏指数

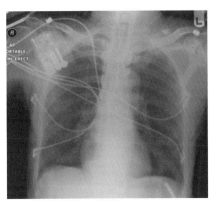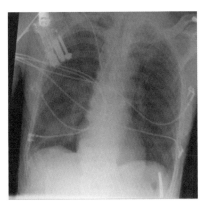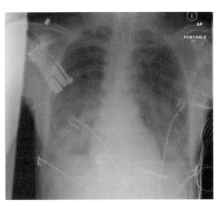

▲ 图 17-3 外伤后第 1、4、5 天胸部 X 线片检查。第二张 X 线片显示新的右下叶浸润，演变为呼吸机相关性肺炎。1 天后，患者出现双侧肺浸润，PaO_2 与 FiO_2（吸入氧气的比例）之比为 180，证实为急性呼吸窘迫综合征 [68]

血管痉挛，血管造影，以及动脉内血管扩张和球囊成形术等有明确效果的治疗常常是必要的 [61, 66]。

这个患者应该如何进行血流动力学和 CPP 管理?

《颅脑外伤基金会严重脑外伤患者管理指南》的最新版本阐述了 CPP 管理的现有证据，包括脑组织氧合和代谢的作用 [62]。这表明存在一个临床 CPP 阈值，在 50～70mmHg，低于这个阈值，脑血流受到损害，更有可能出现不良结果。研究表明，CPP 值 < 60mmHg 与低 $PbtO_2$ 和 $SjvO_2$ 有关，这与不良预后有关。微透析研究也表明，当 CPP < 50～70mmHg 时，缺血（通过改变 LPR 测量）更为常见。

最新的指南还强调了最近一项随机临床试验的证据，该试验比较了基于 CPP 和 ICP 目标的治疗。一组 CPP 持续 > 70mmHg，另一组是维持 ICP < 20～25mmHg，避免 CPP < 50mmHg，这两组之间的结果并没有差异，CPP 管理组患者急性呼吸窘迫综合征的发病率增加了 5 倍 [68, 69]。在一项随机临床试验的回顾性分析中也发现了类似的结果，其中 CPP 靶向治疗与急性呼吸窘迫综合征发生率相关，且该并发症与血管升压素密切相关 [70]。

现有的大量证据表明，找到一个最佳的 CPP 对 TBI 患者的管理至关重要 [6, 62, 71-75]。在评估大脑自我调节、氧合、代谢和电生理，以及它们对 CPP 变化的反应后，CPP 的最佳值应该是个体化的。我们通过 MAP 和 ICP（压力反应指数，PRX）、CPP 和 $PbtO_2$

（氧反应指数，ORX）[76] 之间的移动相关性，来评估重度 TBI 急性期的自我调节功能 [77]。自我调节受损表明 CBF 依赖于 CPP，不必要的高水平 CPP 可能导致脑血容量和 ICP 升高。最初我们避免 CPP 水平 < 60mmHg，对于 ICP 水平 > 25mmHg 的患者，使用镇静、镇痛药和渗透疗法进行治疗，然后在难治性病例中使用低体温和巴比妥类药物 [62]，同时，追求最优 CPP [78]。

心脏前负荷评估总是在增加全身血管阻力（血管升压素）和心肌收缩力（强心药）之前进行，目标是避免 CVP < 8mmHg，保持 GEDVI > 600ml/m^2，并保持心搏量或脉压变化 < 10%。在液体复苏过程中，要特别注意避免不必要的液体，避免心脏超负荷。通常在需要时使用晶体液，而不是连续不断地注入大量液体。每次液体输入后，应该对心排血量进行重新评估。无效的液体灌注不能增加心排血量和脑血流量，反而导致肺水肿。虽然血管外肺组织间液量增多不是输液的禁忌证，但对 > 10～15ml/kg 的患者，需要特别注意 [23, 44, 78-80]。

如果患者在液体复苏后，CPP（> 50mmHg）和心排血量 [> 2.5L/（min·m^2）] 不能维持在最低水平，则应开始使用血管升压素和强心药。然后根据多模态监测的信息，增加 CPP 和 CI 以满足个体需求(图 17-4)。在 $PbtO_2$ 降低和 L/P 升高的患者中，CPP < 15～20mmHg，CI > 40，尽管血流动力学稳定，仍需试者增加 CPP 和（或）心排血量 [81-84]。氧合和代谢的动态改善表明，达到超常目标对维持脑内平衡和避免继发性损伤是必要的。

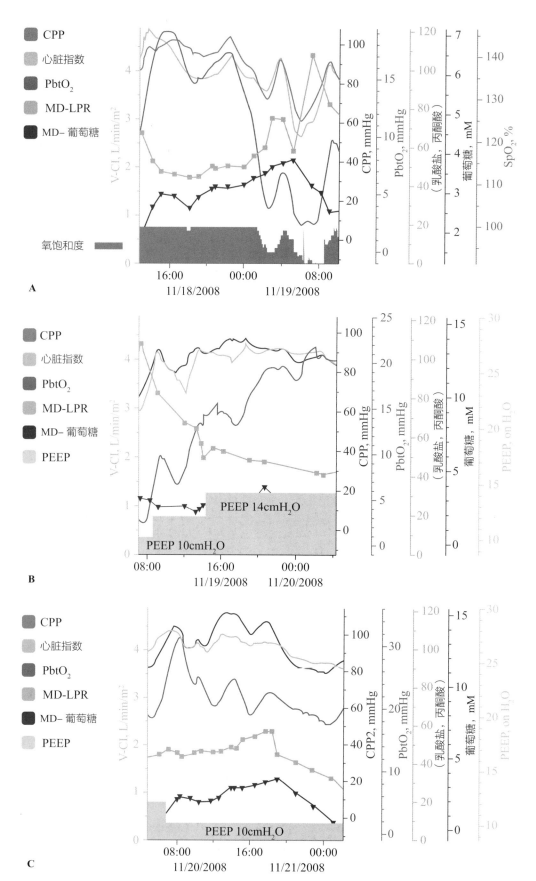

▲ 图 17-4　在发生肺气体交换障碍加重过程中，PbtO₂ 的减少、LPR 增加和外围血氧饱和度下降（彩插见书末）
A. 呼吸末正压通气（PEEP）可以改善脑组织血氧代谢；B. 1d 后液体负平衡和气体交换改善，PEEP 从 14mmHg 减少至 10mmHg，没有 PbtO₂ 或 LPR 的恶化。CPP. 脑灌注压；PbtO₂. 脑组织氧分压；MD. 微量透析；LPR. 乳酸和丙酮酸比值

关键注意事项

- 虽然在脑损伤的早期阶段，脑复苏是至关重要的，但如果不考虑血流动力学状态，就不能有效地进行充分的脑复苏。
- 全身容量治疗对所有脑损伤患者都是至关重要的，因为充足的血流动力学状态是输送氧气的关键，而大脑代谢率是受损大脑所需的耗氧量。在没有优化血管内容积状态的情况下，发生低血压，不应过多使用血管紧张素。同样，在不了解心功能的情况下给药是危险的；其中一种可能会使心肌对氧的需求变差，并导致心肌损伤，尤其是当患者出现心肌梗死时。
- 虽然没有 I 类证据，但可以认为 EEG 中 α 与 δ 比值动态的变化，$PbtO_2$ 相对减少，或 LPR 升高（通常比 > 40）是一个警告，提醒床旁护士或医生应该意识到潜在的持续性脑缺血。
- 靶向器官低灌注的标记物，如高乳酸和低 $ScvO_2$，表明氧输送不足，应及时干预，以达到最佳的 MAP 和心排血量。
- 通过追踪 GEDVI、SVV 和脉冲压力变化，可以评估液体反应性，CVP 是反映液体反应性或血管内容积状态的较差指标，SVV > 10% 和 GEDVI < 600ml/m² 通常表明，患者将对 500ml 晶体液或 250ml 胶体液的补液试验有反应；
- 优化 CPP 的主要目标是保持 $PbtO_2$ > 15～20mmHg，$SjvO_2$ > 65%，LPR < 40，RCBF > 20ml/（100g·min），这些都是合理的血流动力学目标，以提供一个最佳的灌注环境，第一步通常是优化对液体有反应的心脏前负荷，一旦达到足够的前负荷和 SVV < 10%，MAP 和心搏输出量可以分别通过给予血管升压素和强心药得到改善，使得初始 CI > 2.5L/（min·m²），初始 CPP > 60～70mmHg。

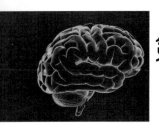

第18章 诱发电位在手术室和ICU的应用
Evoked Potentials in the Operating Room and ICU

Errol Gordon   Jan Claassen   著

魏 攀 徐崇喜 译

张洪钿 校

一名55岁的中年女性患者在使用非甾体抗炎药后，数年来长期受困于颈部僵硬及头痛，数月前，她发现自己动作越来越笨拙。否认任何肠道和膀胱的症状。查体发现：四肢腱反射亢进且伴有持续的踝阵挛，其肢体肌张力增加。首诊医师为其行颈椎CT检查后发现在 $C_5 \sim C_6$ 和 $C_6 \sim C_7$ 椎体存在严重的关节强直和椎管狭窄，并且伴有椎间盘后突，颈椎 MRI 显示在 $C_5 \sim C_6$ 节段颈髓受压伴颈髓信号改变。在获取这些结果后，其首诊医生告知她求助于本地的一位骨科医生，建议行 $C_5 \sim C_6$ 和 $C_6 \sim C_7$ 的椎管减压术，并在术中应用神经生理监测。

诱发电位（evoked potentials，EP）在手术室和ICU内常被作为一种诊断和监测的手段。它能够辅助临床医生在手术中监测周围神经和脊髓的损伤，同时，也能评估颅脑创伤和心搏骤停患者的预后。

神经生理监测在术中扮演一个什么角色？

在手术中，由于麻醉会导致意识受到抑制，手术医生单独使用临床检查技术来评估神经系统的完整性会受到限制。神经生理监测技术在手术或者侵入性操作（神经放射方面的侵入性操作）中记录急性、可逆的神经功能改变。另外，该技术在术中可以用于辅助识别重要的神经结构。神经生理监测技术主要包括脑电图和诱发电位。其中诱发电位主要包括体感诱发电位（somatosensory evoked potentials，SSEP）、脑干听觉诱发电位（brainstem auditory evoked potentials，BAEP）、视觉诱发电位（visual evoked potentials，VEP）和运动诱发电位（motor evoked potentials，MEP）。可以根据不同的临床背景来选择评估不同感觉和运动传导通路的特定方法。Wiedemayer 等[1] 于 2002 年曾报道 423 例使用术中监测的手术中，有 5.2% 的手术决策被成功修改。同时使用 SEP 和 BAEP 监测时，其比率为，阳性结果并给予干预者为 42 例（9.9%），阳性结果未给予干预者为 42 例（9.9%），假阳性结果者为 9 例（2.1%），假阴性结果者为 16 例（3.8%），阴性结果者为 314 例（74.2%）。

诱发电位

诱发电位记录神经系统受到来自于听觉刺激、视觉刺激或电刺激的电位变化。EP 在波幅量级上小于 EEG，需要信号平均和记录电极的精确定位来测量应答[2]。诱发电位的记录与刺激有时间相关性，噪音的产生是随机的，所以需要重复记录来将噪音平均化，以保持平衡。EP能记录来自于皮质、脑干、脊髓和周围神经的电位变化。通常，EP被认为是一种记录对中枢神经系统结构进行刺激后的电位变化的反应。因此，诱发复合运动动作电位或感觉神经动作电位虽可用于神经传导的研究，尽管符合上述定义，但一般不认为是EP范畴。在临床上，通常用波形形态、潜伏期、波幅来评估记录下的电位，然后用其与实验室标准、对侧电位或患者自控状态下进行比较。

什么叫作视觉、体感、运动诱发电位？它们是如何产生的？

视觉诱发电位

视觉诱发电位是通过在视皮质上方或者附近放置一个记录电极，并施加闪光或闪烁灯刺激产生的[3]。从初级视皮质上的初级电极记录来看，这些刺激产生典型的约75ms的负性偏差（$N75$）或者100ms的正性偏差（$P100$）。

体感诱发电位

体感诱发电位（somatosen-sory evoked potential，SSEP）用于评估脊髓-丘系系统的完整性[4]。此传导通路通过脊髓背柱投射到脑干下部的楔束核、丘脑的腹后外侧核、初级躯体感觉皮质，继而投射到包含躯体感觉信号处理的广泛网状皮质区域。在SSEP检测中，通常刺激正中神经和胫神经，然而，在合适的时候，也可以刺激其他神经，如尺神经和腓神经。

SSEP的刺激通过放置在神经上的成对电极进行简短的电脉冲来投递。为了对电刺激的人工干扰达到最低限度，需在刺激侧和记录侧中间安置接地电极。标准化的表面电极和针电极都可以作为记录电极。上肢SSEP的记录，电极一般安置在锁骨上的胸锁乳突肌两头之间，胸锁乳突肌后缘（Erb，点）和$C_6 \sim C_7$椎体上皮肤，头皮电极安置在国际化10-20系统的CP_3和CP_4点。对于胫神经的SSEP，电极应安置在腘窝和腰椎表面。至少应用两种双极频道来记录皮质电位，如（$CPz-FPz$和CP_3-CP_4）。

SSEP波形需从平均500～2000次刺激中去获取，而且必须独立重复至少两次以显示其重复性。记录SSEP需使用宽频通道，包括高通和低通的滤波器，独立设置其频率为30～2000Hz。用以清除较强的线性噪音（50或60Hz）的陷波滤波器应谨慎使用，因其容易产生振荡伪象。

正常的正中神经SSEP波形如图18-1所示，值如表18-1所示。获取周围神经电位的目的是将周围性神经疾病中导致传导延迟的周围性原因和中枢性原因区分开来。P_{14}产生于位于延髓下段的内侧丘系尾部。N_{20}反映了初级躯体感觉接收区的激活，位于Brodmann 3b区初级躯体感觉区的后沿。中晚期潜伏电位很少用到。Erb点信号的延迟或缺失暗示着臂丛神经的损伤。大脑底部电位的延迟或缺失暗示着高位颈髓和脑干的病理性改变。如果典型的脑干电位（N_{14}）存在而皮质电位如N_{20}不能观察到，则暗示着丘脑皮质投射的损害，这可能与如肿瘤、缺血缺氧性损伤等病理改变有密切关系。

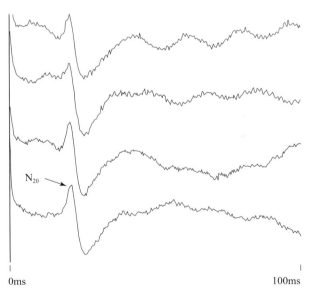

0ms　　　　　　　　　　　　　　　100ms

▲ 图18-1　65岁女性患者腰椎板切除术中正常正中神经SSEP

运动诱发电位

其他用于手术室监测的典型诱发电位就是MEP（图18-2）。其产生于对初级运动皮质或靠近初级运动皮质的电磁刺激，然后通过在其支配的相关肌肉上安置的电极进行记录。

表 18-1　健康志愿者的 EP 正常值

	记录位置	潜伏期，平均时间（ms）	潜伏期，上限（ms）
正中神经 SSEP			
N9	Erb 点信号	9.8	11 5
N13	颈椎（C7）	13.3	14.5
N20	对侧皮质（CP3 或 CP4）	19.8	23.0
平均峰值间距 CCT（P14–N20）		5.6	6.6
胫神经 SSEP			
N8	腘窝	8.5	10.5
N22	腰椎（L1）	21.8	25.2
P30	Fz–Cv7	29.2	34.7
P39	Cz–Fz	38.0	43.9
平均峰值间距			
N22–P30		7.4	10.2
P30–P39		8.7	13.4

CCT. 中枢传导时间；N8. 负性偏差 8ms；P30. 正性偏差 30ms；SSEP. 躯体感觉诱发电位

引自 Carrera ER, Emerson RG, Claassen J. Brainstem auditory evoked potentials and somatosensory evoked potentials. In: Le Roux P, Kofke WA, eds. Monitoring in Neurocritical Care. Philadelphia, PA: Elsevier; 2013:236–245. 版权所有 © Elsevier

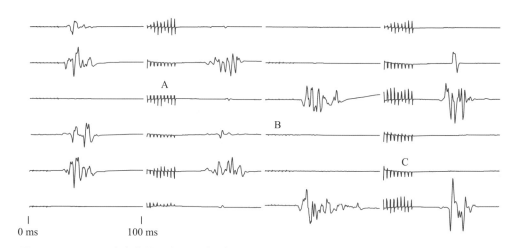

0 ms　　100 ms

▲ 图 18-2　图 18-1 中患者的正常运动诱发电位（A 和 C），左右两侧的拇展肌；B. 左右两侧拇长屈肌

　　一名 42 岁的男性持续头痛数月并伴有右侧听力下降。其首诊医生为其进行查体后并未发现神经功能异常。给予镇痛药物处理后，患者头痛症状无缓解，且进行性加重。行头部 MRI 后，在脑桥延髓交接处发现一约 3.25cm 大小的肿块。神经外科医生对其做了远期评估，建议他在术中脑干听觉诱发电位监测下切除肿瘤。

描述脑干听觉诱发电位（BAEP）

脑干听觉诱发电位产生于对听觉的嘀嗒声刺激。反应诱发后的 10ms 内，电信号通过脑干传导，即为 BAEP[3]。记录电极位于 Cz 和同侧耳朵之间。正常的典型 BAEP 波形为 5～6 个波峰，由相应的罗马数字进行标记（图 18-3）。尽管有时存在个体差异性的争论，但普遍存在 5 个波形，包括远端听觉神经（波 I），内耳门或者耳蜗核（波 II），耳蜗核和同侧的上橄榄核（波 III），上橄榄核或外侧丘系的轴突（波 IV），下丘和外侧丘系腹侧（波 V）。由于 II、IV 难以真实监测，临床解读一般主要基于对波 I、III、V 的评估。

如何解读 BAEP？

波 V 的缺失或延迟而波 I 潜伏期正常意味着在第Ⅷ脑神经从中枢到远端的传导是不正常的，然而波 I 的缺失而波 V 保留可能反映出周围听觉接收器或者听神经存在异常，但是在记录波 I 时通常存在技术困难。脑干功能性的损伤可能导致波 II 到波 V 的缺失，但波 I 存在。单侧的异常 BAEP 更多地提示同侧脑干的损伤。而内耳螺旋结构，包括初级听觉皮质或其周边区域损伤，与潜伏期延长相关[5]。然而，类似于其他的诱发电位，BAEP 潜伏期影响因素较多，所以并未在手术室和 ICU 广泛使用[6]。

诱发电位在手术室的实际应用

在手术室，诱发电位的应用有两个相关的目的：①将术后的损伤最小化；②指导术中的处理。在持续的神经损伤发生前，术中神经电生理监测可以检测功能性神经损伤。导致术中神经功能损伤的危险因素包括：直接的外科切除、外科设备的热力传导、压力、机械压迫、血供减少等。除此之外，诱发电位的记录针电极安置在相关肌肉以探测刺激相关神经导致的自发性肌电图活性。外科医生可以使用作为刺激电极的特殊解剖设备。面部肌电图活性可能标志着在切除脑桥延髓肿瘤时，术者的解剖操作太过于接近面神经。

在手术室应用诱发电位的特殊考虑

手术室存在很多电噪音，并有很多由手术设备产生的大量人工干扰。应用的刺激器类型和记录电极必须加以考虑。在患者身上安置接地电极尤为重要。很多设备产生的干扰电流可通过皮肤表面造成电极安置部位的灼伤。电极使用类型必须加以考虑。表面电极适用于清醒患者，但很容易移位或脱落，而且在已经准备好手术或已经铺巾的患者，更换电极片是一项挑战。而针电极移位或脱落的可能性较小，而且造成感染的概率也很低。神经生理损伤可能发生在定位和基线研究时，在电磁刺激后和最后定位完成前，而且可能有助于区分基线时的诱

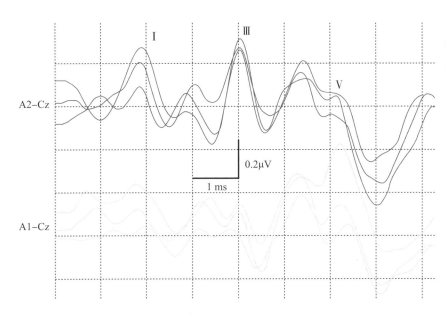

A2-Cz

0.2μV

1 ms

A1-Cz

◀ 图 18-3　49 岁女性确诊右侧额叶肿瘤，其双侧脑干听觉诱发电位正常（刺激 98dB，噪音 60dB，记录自右耳）

发电位变化和定位或手术干预引起的诱发电位变化。

在手术室或者 ICU 使用药物会普遍影响诱发电位吗?

皮质下结构的电位（如脑干听觉诱发电位的波Ⅰ到波Ⅴ）通常不受手术室和 ICU 应用药物的影响。然而，皮质电位对于药物影响非常敏感，特别是高剂量的药物。镇静药物，包括苯二氮䓬、丙泊酚、巴比妥、一氧化氮和吸入剂等，这些都可以抑制皮质电位，而且与剂量相关[7-9]。峰间的变化通常更为稳定（如 BAEP 的Ⅰ到Ⅴ波间期），可以比较左右两侧的电位记录，特别是对于 SSEP。神经肌肉阻滞药不会影响 SSEP[2]，但会影响 MEP。

在心跳骤停后用 SSEP 来评估预后

诱发电位尤其是 SSEP 经常被用来评估心搏骤停患者的预后，且被指南推荐。这些指南均基于一个前瞻性的研究和一系列回顾性研究[10-19]。一项针对 407 例心搏骤停的患者的前瞻性研究显示，昏迷72h 后，45% 的患者双侧 N_{20} 缺失，在一周内双侧 N_{20} 缺失的患者可以 100% 地预测较差预后[18]。结合 SSEP 和其他的预测因子如脑电图和神经损伤后的血清标志物可以提高预测的准确性[15, 17, 20]。尽管一些预测因子适宜于预测更差的病情恢复，但预测良好的预后是困难的。

低温治疗对心搏骤停后患者诱发电位监测有无影响?

两个随机对照研究显示低温治疗可以改善室颤和室速相关的心跳骤停患者的预后和神经功能结局[21, 22]。一项最新的大型试验显示在心搏骤停 24h 后，控制患者体温在 36℃和 33℃，两者的预后无显著性差异[23]。在一项纳入 111 例心搏骤停但未接受低体温治疗的患者的前瞻性研究中[24]，在停用镇静药 24h 后，SSEP 波形缺失的患者均无良好的神经功能预后。在另一项回顾性研究中[25]，分析 185 例心搏骤停后接受低温治疗的患者资料，发现 36 例双侧 SSEP 均缺失的患者中仅有一名患者有较好的恢复。平均研究时间为 3d。在 Tianien 等[26]的一项较小的对照性研究中，60 例心搏骤停的患者中，30 例接受了治疗性低体温治疗，无论是低温组和非低温组，SSEP 缺失的患者没有一例苏

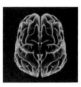

一名 62 岁的男性在离开健身房后，被发现呼之不应，且无脉搏，旁观者立即施行心肺复苏术。并给予除颤仪除颤两次。10min 后，急诊医生到达现场后仍发现其处于室颤状态。经两个周期的电复律，转为窦性心律。在行气管插管后，被转移至就近的急诊科。从患者倒下一直到自主呼吸恢复，估计总共用去约 25min。当到达医院时，患者血压为90/60mmHg，需要血压支持，心率 98/min，体温 36.6℃。心电图显示 ST 段降低和 T 波倒置，肌钙蛋白水平 1.2，第二天峰值是 3.6，神经系统检查提示瞳孔散大约 5mm，直接和间接光反射均消失，双侧角膜反射消失，咳嗽反射消失，患者无自主呼吸，且疼痛刺激四肢均无运动反应。

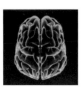

一名患者正处于目标温度管理中（TTM，36℃）。在其无自主睁眼后的 48h 内进行神经功能检测，瞳孔光反射消失，角膜反射、咳嗽反射均正常，双侧上肢对疼痛的伸肌反应存在。

醒。这些 SSEP 是在心搏骤停后 24h 进行的，因此低温组患者平均温度为 33℃。

在目标温度管理研究人群中 [23, 27]，在 33℃组中，有 110 例（23%）患者可监测到 SSEPs，在 36℃组中，有 94 例（20%）患者可监测到 SSEP。获取 SSEP 的中位时间分别是 33℃组中，98（70～120）小时，36℃组中，86（96～105）小时。在两组中，N20 缺失均能敏感地预测较差的预后：33℃组为 41%，36℃组为 50%。尽管有这些研究资料，但是仍需要大宗病例的随机、盲法的前瞻性研究来判断在心跳骤停患者应用 SSEPs 预测预后的实用性。

脑干听觉诱发电位（BAEP）在心跳骤停后预测预后有实用性吗？

BAEP 很少有心搏骤停的患者中的系统性研究。在一个小型（13 例患者）队列研究中，所有死亡或植物生存患者中均发现中度的听觉诱发反应潜伏期延长 [28]。在上述 Tiainen 等 [29] 的研究中，未发现 BAEP 可预测心搏骤停患者的预后。

诱发电位分级系统的重要性是什么？

一项研究 [28] 在 ICU 的 131 例因缺血缺氧性损伤、TBI、神经外科手术并发症或脑炎导致昏迷的患者中，检验了目前使用的正中神经 SSEP、BAEP 和 MLAEP 的值。研究者使用了分级系统来对电生理研究进行分类并测验了预测预后的精确性（表 18-2）。目前这套分级系统尚未在临床广泛使用。

研究中，电生理监测在患者昏迷出现后的第

1 天至第 46 天之间进行 [28]。在缺氧性脑损伤中，38% SSEP 分级 1 级的患者得到恢复。在缺血缺氧组中，分级 2 级或 3 级的患者没有一例能从昏迷中恢复。在 TBI 组，81% 的正中神经 SSEP 分级 1 级的患者能从昏迷中恢复，然而 86% 的 SSEP 分级 2 级的患者能恢复，分级 3 级的患者无一例恢复。在卒中组，正中神经 SSEP 分级 1 级的患者有 60% 得到恢复，分级 2 级的患者有 69% 得到恢复，分级 4 级的患者无人恢复。在缺氧组中，N20–P24 波幅 < 1.2μV 的患者无一例恢复。综上，原始的皮质正中神经 SSEP 反应在缺氧性脑损伤患者中预测较差预后是非常准确的 [28]。很多研究并没有考虑到诱发电位的动态变化，但是一些证据显示皮质反应的二级缺失与较差的预后相关 [28]。

什么叫做事件相关电位（ERP）？可用于预测昏迷患者的恢复吗？

ERP 是一种长潜伏期的电位，通过 EEG 的信号观察到 [30]，被认为反映了对复杂刺激的认知过程。如 ERP 包括 P_{300}，N_{100}、失匹配负波等。N_{100} 被认为反映注意力 [31]，P_{300} 由少见的任务相关刺激引出 [30]。一项 Meta 分析比较了末期诱发电位预测昏迷患者苏醒的能力，包括缺血、出血、创伤、缺氧性损伤、代谢性疾病和术后原因导致的昏迷（表 18-3）[32]。根据一些研究，N_{100} 预测较好预后的敏感性 71%（95%CI 66～76），特异性 57%，（95%CI 51～63）。失匹配负波其敏感性 38%（95%CI 32～43），特异性为 91%（95%CI 85～95）。P300 其敏感性 62%（95%CI 53～69），特异性 77%

表 18-2　EP 的分级系统

等 级	SSEP	BAEP	MLAEP
1	至少一侧 SSEP 正常	正常	正常
2	双侧波幅减低	Ⅰ–Ⅴ 间期延长不伴波幅改变	独立的 Pa（Pa > 31.6）潜伏期延迟不伴 Na–Pa 波幅减低
3	双侧皮质反应缺失	Ⅴ的波幅和Ⅰ的波幅比 < 0.5	Na–Pa 波幅 < 0.3μV
4	未应用	无法监测到Ⅳ波和Ⅴ波	无法监测到 Pa
5	未应用	仅有Ⅰ波存在	未应用

BAEP. 脑干听觉诱发电位；Ⅰ–Ⅴ. 电流–电压；MLAEP. 适中潜伏期听觉诱发电位；NA. 未应用；SSEP. 躯体感觉诱发电位

经授权引自 Logi F, Fischer C, Murri L, Mauguière F. The prognostic value of evoked responses from primary somatosensory and auditory cortex in comatose patients. Clin Neurophysiol. 2003; 114(9):1615–1627.

表 18-3 ERP 对预测各种病因导致昏迷患者预后的敏感性和特异性（GCS > 1）

ERP	病 因	敏感性 %（CI）	特异性 %（CI）
N_{100}	卒中和出血	73（64~80）	43（32~55）
	脑缺氧性损伤	83（64~94）	61（51~71）
	颅脑创伤	64（54~72）	48（29~68）
	脑病	85（54~97）	28（10~54）
MMN	卒中和出血	41（31~52）	86（74~94）
	脑缺氧性损伤	50（30~70）	94（84~98）
	颅脑创伤	34（26~43）	90（72~97）
	脑病	37（10~74）	86（42~99）
P_{300}	卒中和出血	86（56~97）	63（45~78）
	脑缺氧性损伤	52（32~70）	85（76~91）
	颅脑创伤	76（65~85）	80（62~91）
	脑病	86（42~99）	56（30~79）

CI. 可信区间；ERP. 事件相关电位；GCS. 格拉斯哥昏迷评分量表；MMN. 失匹配负波；N_{100}. 约 100ms 的负性偏差；P_{300}. 约 300ms 的正性偏差
经授权引自 Daltrozzo J, Wioland N, Mutchler V, Kotchoubey B. Predicting coma and other low responsive patients outcome using event-related brain potentials: a meta-analysis. Clin Neurophysiol, 2007; 118(3):606-614.

（95% CI，70~82）。

失匹配负波在预测患者苏醒方面有着较高的特异性，特别是对于缺氧性损伤。Fischer[33] 发现失匹配负波是非常强有力的预测昏迷患者苏醒的因子，并将其推荐作为预测心搏骤停患者预后决策的初始标准。但是，并没有广泛在临床使用。

体温会影响诱发电位吗？

我们拥有对术中患者，特别是心脏及神经血管外科手术患者使用诱发电位的大量经验，但是使用诱发电位需要考虑到目前在 ICU 越来越多地应用低温治疗的情况。在一项对于 9 例接受主动脉外科手术患者的队列研究中，对比显著低体温（< 20℃）和正常体温时，皮质下 SSEP（P_{13} 和 N_{14}）变得更容易被持续监测，但皮质电位却消失[34]。在另一项对于心脏手术患者的队列研究中，皮质和周围神经 SSEP（N_{10}、P_{14} 和 N_{19}）潜伏期延长和体温降低呈线性相关[35]，但波幅和温度呈弱相关。但是，体温为 20~25℃，皮质电位消失，而周围神经诱发电位保持稳定。

一名 14 岁的男孩受到严重颅脑损伤，处于深昏迷状态（GCS 评分：3 分），考虑严重的弥漫性轴索损伤，并放置了 ICP 监测，正中神经 SSEP（图 18-4），其左侧皮层反应缺失，右侧的皮质反应波幅严重下降。

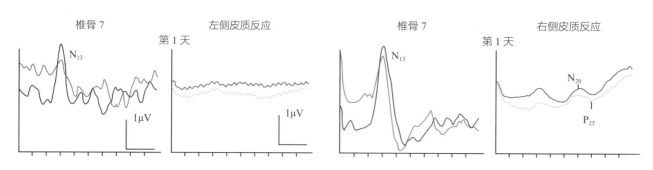

▲ 图 18-4 正中神经 SSEP 的文献解读

经授权引自 Claassen J, Hansen HC. Early recovery after closed traumatic head injury: somatosensory evoked potentials and clinical findings. Crit Care Med. 2001; 29:494-502.

BAEP 和温度呈线性关系，温度每降低 1℃，BAEP 的潜伏期和峰间距均增加约 7%[35]，在 26℃时，BAEP 的正常值几乎达到双倍。中度低温可能导致较长的潜伏期消失；但是当温度＜ 14℃或 20℃时，所有的诱发电位将消失[36, 37]。

在一项针对心搏骤停患者的目标低温（33℃）治疗研究中，SSEP 和 BAEP 在患者心搏骤停后 24～28h 应用[26]。研究者证实了先前建立的诱导低温环境下的诱发电位预测指标（SSEP 的双侧 N_{20} 缺失预示较差的预后），而 BAEP 对预测无额外价值。

如何在 TBI 应用诱发电位？上述 SSEP 的意义是什么？

很多研究探索了 EP 在 TBI 后预测短期死亡率和长期预后的能力。大部分研究一致认为在周围神经和脊髓电位完整的情况下，双侧皮质 SSEP 的缺失预示着较差的预后[32, 38-40]。SSEP 正常的患者（N=553，71%）有着较好的预后（正常或者轻度的残疾；图 18-5），而对比双侧 SSEPs 缺失（N=777）的患者，99% 预后都很差（严重残疾、植物生存或死亡）[41]。对于正常 SSEP，阳性预测值和敏感度分别为 71% 和 59%，预测较好预后；对于双侧 SSEP 缺失，其阳性预测值和敏感度分别为 99% 和 46.2%，预测较差预后。对比于其他预测因子包括 GCS 评分、瞳孔对光反射或运动反应、CT 和 EEG，SSEP 有着更好的准确性[42]。但对于单侧皮质 SSEP 异常的患者，其预测准确性尚不清楚。

连续诱发电位能提供更多的信息吗？

连续诱发电位可预测患者昏迷恢复可能性[43,44]（图 18-5）或 TBI 后继发性损伤（如再出血或 ICP 升高）。

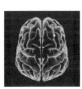 连续诱发电位显示在伤后第 10 天有改善迹象，然而该男孩的 GCS 评分在 TBI 后第 13 天第一次获得改善，到第 26 天时，他就可以有意识地移动左侧肢体。伤后 23 日，右侧皮质反应潜伏期在正常范围，然而波幅保持减低（图 18-5）。意外发生后的 1 年，他的语言残障程度已经完全恢复到受伤以前的状态。

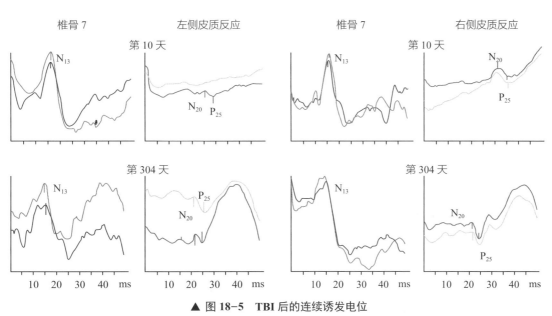

椎骨 7　　左侧皮质反应　　椎骨 7　　右侧皮质反应

第 10 天

第 304 天

▲ 图 18-5　TBI 后的连续诱发电位

经授权引自 Claassen J, Hansen HC. Early recovery after closed traumatic head injury: somatosensory evoked potentials and clinical findings. Crit Care Med. 2001; 29:494–502.

除了SSEP,其他EP在TBI后有作用吗?

预后较差的 TBI 患者经常可见 BAEP 异常 [45, 46]，对 TBI 患者应用上述分级系统 [46]，75% 的 BAEP1 级或 2 级的患者从昏迷恢复，相比，仅 50% 分级 3 或 4 级的患着从昏迷恢复。MLAEP 有着类似的表现。

在处理颅内出血、急性缺血性卒中或蛛网膜下腔出血时，EP 扮演着怎样的角色?

在因为以上原因导致昏迷的患者中，SSEP 不能提供同样准确的预测，目前也没有广泛应用于这些患者。然而，功能预后较差的 SAH 患者可以看到 BAEP 和 SSEP 的异常。双侧皮质反应缺失意味着更差的预后 [47.48]。

用 EP 判断脑死亡

很多实践参数指南接受 EPs 作为确诊试验的一种选择 [49]。美国神经学院近期更新了判断脑死亡指南 [50]。过去，SSEP 并未作为典型的辅助判断脑死亡的手段。发展成脑死亡的患者在接受一系列检查时发现皮质下 SSEP 和所有 BAEP 缺失 [51, 52]。脑死亡中可见正中神经 SSEP 非头状 P_{14} 和头部 N_{14}、N_{18} 的缺失 [52, 53]。

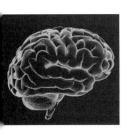

第 19 章　神经生理学决策支持系统
Neurophysiologic Decision Support Systems

Michael J. Schmidt　Soojin Park　著

瞿良华　译

张洪钿　校

自 20 世纪 70 年代以来，有人预测未来重症监护病房可在降低医疗费用支出的同时显著改善临床护理效果，但目前远未实现[1]。事实上，临床医生与患者数据进行交互在很大程度上与 20 世纪 50 年代首次引入 ICU 时没有不同。传感器测量患者生理学表现的各个方面，最后 10s 的波形数据显示在患者监护仪上。额外医疗设备可以测量更复杂的生理过程，这些过程在其单独的显示器上显示。

很少有人关注如何在 ICU 中更好地使用数据。新的监测仪器被放置在已经拥挤不堪的病房中的其他设备旁边，并且它们的数据被添加到已经显示的内容中。几乎没有能力回溯并分析随着时间推移发生了什么，受监测的生理过程之间复杂的动态相互作用的概念并不存在。在过去 60 年里，虽然技术进步令人印象深刻，但在世界上大多数 ICU 中，简单地确定过去几个小时的平均血压几乎是不可能的。

多模态神经监测的目的是为临床医生提供连续、实时的脑生理学评估，以预防、检测和减轻继发性脑损伤及改善预后[2]。2014 年，神经重症监护学会与欧洲重症监护医学学会、重症监护医学协会、拉丁美洲脑损伤协会合作组织了一次国际的、多学科的共识会议，以帮助制定关于床边生理监测的循证实践建议[3]。神经重症监护中临床信息学基础设施的发展不仅对于遵守循证实践建议至关重要，而且将重塑我们对生理学数据的看法，以及改变我们对整个科学发现的途径[4]。本章旨在帮助您了解在 ICU 实施以神经生理学为中心的决策支持系统的潜在价值和障碍。

为什么 ICU 需要神经生理学 DSS ？

临床医生在晨间查房时可能会遇到 200 多种变量[5]，但他们无法判断两个以上变量之间的相关程度[6]。收集的每个变量在临床上作为一个单独的参数进行处理，以便通过治疗进行控制。然而，患者生理学不是由独立变量组成，而是由高维非线性相互作用的动态系统组成，其中一个参数的水平影响其他参数的关系（图 19-1）。在缺乏对这些生理过程的真正理解的情况下，设备警报会在最极端的生理阈值时响起。这样的设置仅在患者濒临死亡时提醒临床医生，而在患者病理生理过程的早期阶段，病情最适宜治疗时，几乎没有帮助。设备还可能为每位患者[7]产生数以千个的假警报，导致警报疲劳，从而导致护理质量下降，有时甚至导致致命事件。问题甚至严重到联合委员会在 2013 年 4 月发布预警事件警报，要求医院解决警报疲劳问题[8]。

我们收集患者数据的能力远远超出了我们独立理解[9]数据的能力，并且极大地促进了持续的"信息过载"状态，这种情况可能导致本可预防的医疗差错出现[6, 10]。

临床决策支持系统（clinical decision support systems，CDSS）的实施对于帮助我们了解患者数据的临床意义至关重要[11, 12]。CDSS 是一种旨在帮助临床医生做出诊断或管理决策[13]的计算机程序，通常依赖于特定患者和基于知识的信息[14]。从关键的角度来看，作为 CDSS 的多模态监测仍处于起步阶段。

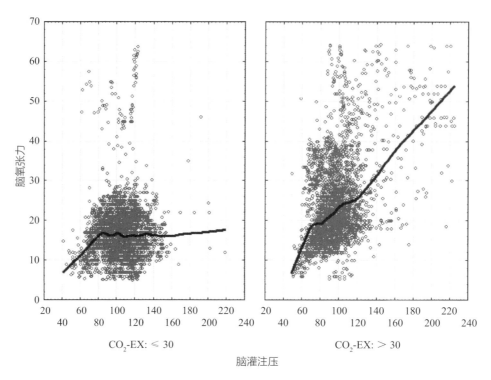

▲ 图 19-1 通过神经监测揭示高维非线性患者生理学

一名患有蛛网膜下腔出血的 56 岁男性患者处于 Hunt 和 Hess IV 级和 Fisher III 级。他接受了神经监测，包括颅内压（Integra；Camino，Integra Life Sciences，Plainsboro，NJ）和脑氧张力（LICOX；Integra）监测。散点图显示当呼气末 CO_2 不超过 30（左）和超过 30（右）时脑灌注压（CPP）与脑氧张力之间的关系。使用局部加权回归线（黑色）来表示非线性关系。当呼气末 CO_2 浓度 ≤ 30 时，数据表明患者在广泛的 CPP 范围内保持稳定的氧合作用，这与完整的脑自动调节一致

来自患者监护仪和设备的患者特定信息不易获得、操作或可视化。基于已有知识的信息很难从病历中调用并集成到 CDSS 中。该领域正在迅速发展，实现多模态监测的潜在好处将导致 CDSS 的增加。

基于患者监测信息的 CDSS 是否有助于改善 ICU 护理？

以神经生理学为中心的 CDSS 是合理的，因为它可以改善护理质量，并且在可避免的有害亚临床事件监测中发挥作用。系统应阐明患者的生理状态，并揭示其对其他大脑健康指标 [如脑氧合和（或）脑代谢] 的影响，以便为治疗决策提供信息。通过使用患者特定的 CDSS[15] 可以实现的潜在益处包括在临床症状发生之前早期自动发现继发性并发症（如败血症的监测[16]），临床方案的计算机化实施（如胰岛素的施用[17]）及一般支持临床决策（如临床指示板[18]）。远程 ICU 系统提供生理趋势和异常实验室警报，以及解决日常目标和工作流程问题，已被证明可以改善患者的治疗效果，同时还可以减少 ICU 和住院时间[19]。

我们需要更多的证据来证明大脑监测仪器是如何影响患者的治疗效果的。值得注意的是，神经监测仪器必须与治疗策略相结合，以便在临床研究中评估其有效性[20]。很少有临床随机试验在重症监护中取得成功[21]，并且一些成功的试验已被后续试验所反驳[22]。确定评估依赖于神经监测的治疗策略的最佳方法对于推动该领域发展和明确此类系统的基本原理仍至关重要。

为什么 ICU CDSS 尚未广泛使用？

DSS 的最大障碍是缺乏支持它们的临床信息基础设施。卫生和公众服务部正通过国家卫生信息技术协调办公室，通过论坛和条例，促进采用电子健康记录系统。2009 年《美国复苏与再投资法案》还授权医疗保险和医疗补助服务中心为每一位合格的以有效的方式使用认证的 EHR 系统的

医疗专业人员提供高达 4.4 万美元的报销奖励。从 2015 年开始，如果没有按照操作规范使用电子病历（electronic health record，EHR）系统，将会被处以罚款[23-25]。十多年来，ICU 已经从基于纸质图表系统迁移到计算机化的图表系统[26]。急诊医院 EHR 系统的使用率从 2009 年的 12% 上升到 2013 年的近 60%[24, 27]。

美国 FDA 如何监管 CDSS？

FDA 确实将医疗软件作为一种设备来进行管理，还对医疗软件类别"软件附件"进行了积极监管。软件配件连接到（或与）其他医疗设备一起使用，如患者生理监测仪。例如，与脑电采集系统相连的脑电图数据的数字分析和图形表示系统受到 FDA 的监管。相比之下，目前还不清楚独立软件应该如何或在何种程度上（如果有的话）由 FDA 监管[28]。使用 CDSS 时可能造成损害[29]，使用 CDSS 的责任和疏忽等问题也不清楚[28]。目前有两个独立的组织正在关注这些问题[30, 31]。预计 FDA 将继续澄清其对 CDSS 法规的意图。

我需要收集哪些数据才能实现神经生理学 DSS 的任何或所有益处？

来自患者监护仪和三级患者监测设备的高分辨率生理数据是支持神经生理学 DSS 所需的最基本数据。来自输液泵的关于治疗的实时信息和其他干预信息是第二个最关键的患者特定数据。这两种类型的数据共同根据患者生理状态的评估指导干预治疗。通过与实验室、临床、营养和其他数字化获取数据的整合，可以进一步增强对患者情况的了解。

那么 EEG 数据怎么样？

脑电图监测系统受到 FDA 监管，传统上已与神经生理学 DSS 分开。现在脑电图系统集成患者监测数据或使定量脑电图参数输出到神经生理学 DSS 是可用的。每个 EEG 系统都有自己的规格和选项，并将继续改进。通过医院网络实时传输 EEG 数据可能成为集成这些数据系统的障碍。Kull 和

Emerson[32] 已详细讨论了 ICU 中 EEG 监测相关的考虑因素。

医院正计划在 ICU 中实施电子病历系统。医院的计划是否涵盖了需要的一切？

大多数 EHR 系统不能获取神经生理学 CDSS 所需的高分辨率数据（如 ICU、iMDsoft、Dedham、MA[33]，Metavision 例外），而是专注于遵守有意义的使用标准，包括电子处方，临床医生和医院之间的健康信息交换及质量绩效的自动报告[23]。对医院的好处是电子数据收集原则上更有效，有助于减少医疗差错和由此引发的诉讼，改善医疗设备管理，降低成本[11, 34, 35]，并将为采用 EHR 提供最大的经济支持[25]。这些系统通常获取数字实验室、临床检查、干预和其他通常记录在纸质图表上的三级数据。这些数据有助于纳入神经生理学 CDSS。需要一个特定的解决方案，或者更有可能的是一个完全独立包括 EEG 监测的数据采集方案。

创建神经生理学 DSS 的最佳方案是什么？

"正确"的解决方案将取决于机构的具体情况。要考虑的因素围绕三个关键点。

1. 从患者监护仪和不插入患者监护仪的辅助监视设备收集和存储高分辨率数据。

2. 将患者监测数据与其他类型的患者信息（如药物输注信息）集成在一起。

3. 分析、可视化和以其他方式合成患者数据，将其转换为支持诊断和管理决策的有用临床信息。

第一个也是最重要的因素是确定是否能使用从一个房间移动到另一个房间的便携式监护方案来监测少数患者，或者创建一个 ICU 范围的解决方案。小规模解决方案通常是 FDA 批准的医疗设备，可直接从患者监护仪和外围设备获取数据，以便在其屏幕上显示数据。一些系统还从患者监护仪获取 EEG 及患者生命体征的趋势。这种选择提供了方便的一体化解决方案，包括用于数据采集的设备和用于分析和可视化的软件。这些系统易于工作人员使

用和维护，购买可能是在 ICU 中实施实时系统的最快捷的方法（图 19-2）。

由于获得 FDA 批准的额外成本，基于推车式神经监测解决方案的价格可能与昂贵的医疗设备类似，因此不一定能实现成本效益的结果。其他缺点类似于任何医疗设备的缺点，包括以下内容：①与其他医院临床信息系统的整合可能比较困难；②在一体化系统外使用收集的 CDSS 数据的选择可能非常有限；③归档用于临床研究目的的数据可能很麻烦而且不适合进行分组分析；④除非系统将实时数据导出到另一个允许自定义的系统，否则分析和可视化选项是固定的。

相比之下，ICU 范围的解决方案启动复杂且维护费用高昂，但能提供更大的短期和长期灵活性。来自 ICU 中所有患者监护仪和外围设备的数据被同时收集并存储在企业级中央服务器上[34, 36]。除初始资本购买外，这一选择还需要医院信息技术的支持和参与及长期维护预算。患者数据应以非专有格式存储，以便在床边和临床研究应用中查询数据（图 19-3）。

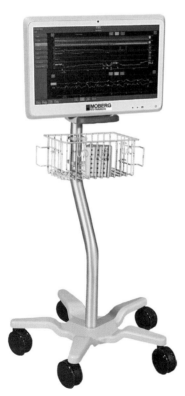

▲ 图 19-2　Moberg ICU 解决方案脑电图与神经监测一体化平台

经授权引自 Moberg ICU Solutions, Ambler, PA, USA.

与医院合作在 ICU 实施神经生理学 DSS 是否重要？

与医院合作是一个重要而关键的步骤。同时监控所有 ICU 病床需要资金和运营预算，而监控单个病床需要资金购买和设备支持计划。在这两种情况下，让医院领导层参与选择非常重要。如果医院尚未实施 EHR，从战略上来说与医院合作，将高分辨率的生理数据纳入计划可能是有效的，因为 EHR 将成为重要数据的数据库，如实验室和输液信息。实时访问其他数据对于实现神经生理学决策支持的所有益处至关重要。企业级 EHR 系统具有提供此信息的能力。医院管理和信息技术合作是获取这些信息的关键。

许多决策都是在 EHR 实施期间做出的，这些决定将影响神经生理学决策支持工具，从而对临床产生影响。例如，通常的做法是护士在开始输液时在 EHR 中记录。在评估每小时数据时，输液开始的准确时间并不那么重要，但在试图了解输液对高分辨率监测数据的影响时，这一点至关重要。大量研究表明，自动记录数据直接从输液泵到 EHR 更准确和节省护理时间[37-39]。其他类型的数据（如呼吸机）很难收集，可能被完全排除在外。与医院决策者的密切合作至关重要。

我应该收集多少数据，以及我应该保留多长时间？

关于收集和存储数据的频率没有明确的指导原则。对于某些应用程序，每 10 分钟收集一次数据就足够了，而脑自动调节指数等应用则需要每 5 秒收集一次数据[40]。作为参考点，每隔 5 秒将参数数据保存到结构化查询语言数据库中，每 2 秒将 240Hz 波形数据转换成二进制文件格式，每张床每天大约需要 200MB。连续脑电图记录每天可以产生大约 1GB，脑电图每天 20GB，包括视频。医院网络 IT 管理员的工作非常重要，确保以太网网络在交换机和路由器之间采用每秒 1GB 或更高的连接，以避免网络性能下降或数据丢失[41]。医院应该针对质控和临床研究目的制定不同的政策在几个月以后是否将数据作废或者将其保留在数据库中。

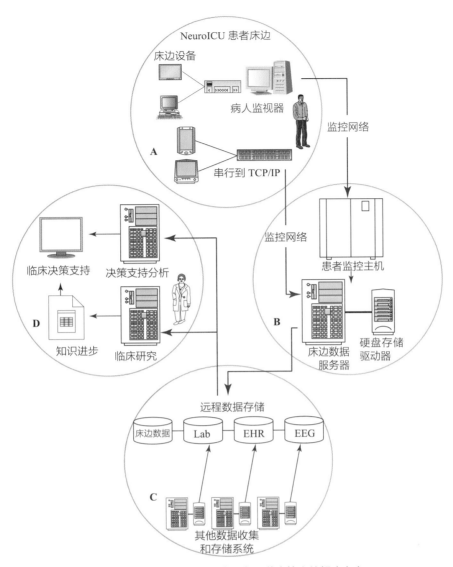

NeuroICU 患者床边

床边设备

病人监视器

监控网络

串行到 TCP/IP

A

监控网络

患者监控主机

B

床边数据
服务器

硬盘存储
驱动器

临床决策支持

决策支持分析

D

知识进步

临床研究

远程数据存储

床边数据　Lab　EHR　EEG

C

其他数据收集
和存储系统

▲ 图 19-3　ICU 范围的神经生理学决策支持解决方案

什么是数据库？

数据库是决策支持技术的集合，可以更好更快地做出决策[42]，并由多个服务器和网络数据存储组成，支持临床决策和研究。数据库是实验室、成像、干预、生理和所有其他患者数据库所在的位置。传统的数据库被设置为将几种不同类型的数据（如实验室和生理数据）汇集到统一的一个数据库中，供临床支持软件工具使用。根据美国国立卫生研究院的路线图，转化研究的目标是将通常从"实验台"开始的科学发现转化为进入临床水平的实际应用，或患者的"床边"[43]。数据库是临床信息学转化研究的关键组成部分，通过实施 CDSS，可以研究患者信息的新用途，然后将其带到临床。

如何在没有丰富经验的情况下创建临床研究数据库？

无论记录多少生理和 EHR 数据，前瞻性临床数据收集都是流行病学和转化研究的重要方面。首先，需要制订计划来确定要收集哪些数据，如何收集数据，如何将其存储在数据库中，以及如何设计策略以将此数据与多模态数据集成。国家神经疾病和脑卒中研究所公共数据元素项目的目标是为神经学研究制定数据标准。除了可以使用工具来帮助创建纸质临床研究表单之外，收集公共数据元素还有助于促进不同研究结果的比较，并将汇总信息与元数据结果进行比较[44]。

越来越多的人可以使用元数据驱动的浏览器工

具来收集和存储数据到数据库中。一个常用的系统是 REDcap（研究电子数据采集），由范德比尔特大学的研究人员开发，以帮助研究者发起的研究。该软件是免费的，但需要计算资源和专业知识来维护它。目前有 680 多所机构与 REDcap 项目合作。Excel 表格定义变量和表单方法来收集信息，创建加载到 REDcap 中，REDcap 将自动创建 Web 表单。REDcap 具有很好的功能，可以将收集的数据提取为分析格式。将这些数据与神经监测数据相结合则需要额外的操作。纸质 CRF 仍然很常见，需要将数据输入某种类型的数据库，以便与神经监测数据进行分析和整合。

许多调查人员为此选择了 Microsoft Excel；然而，更好的方法（见哈佛大学调查员 Carmen Reinhart 和 Ken Rogoff [45, 46] 的"错误"）是使用关系数据库，比如免费的 Microsoft SQL Express。SQL 表的特点与 Microsoft Excel 表非常相似，并且可以根据公共 ID 和时间戳轻松地集成不同来源的数据。

神经生理学 DSS 有哪些商业选择？

该领域正在扩大，每年都会出现更多的系统和配置。下面列出的系统是我熟悉的系统，但毫无疑问，市场上还有其他可行的选择。这些系统其他特殊功能，请联系系统供应商以获取最新功能列表，并自行搜索，因为新系统每年都会出现。在线搜索术语建议包括 ICU 信息系统、ICU 数据采集系统、NeuroICU 监控、重症监护信息系统和重症监护信息管理。

要非常清楚您想要对数据做些什么，包括现在和未来的，以及您需要什么数据。您可以删除或细化数据；频繁地收集额外的数据。如果您购买一个像微软 SQL 服务器一样将数据存储在 ODBC 数据库中的解决方案，请指导您可以使用标准数据挖掘宝，IBMSPSS Modeler Professional [47] 或 STATISTICA Data Miner [48] 和（或）其他标准数据可视化软件包 MATLAB [49] 和 R [50]。强烈建议与医院 IT 部门合作，帮助您评估所有选项。

基于车载的一体化系统
- 神经监测系统组建 [51]，中枢神经系统技术，Ambler，PA
- Eclipse 神经学工作站 [52]，Axon Systems，Hauppauge，NY
- 神经工作台 [53]，Nihon Kohden，Irvine，CA
全 ICU 企业系统
- BedMasterEX[54]Excel Medical，Jupiter，FL
- 患者监测解决方案 [55]，General Electric，Waukesha，WI
- 保健信息学和患者监测 [56]，Philips Healthcare，Andover，MA
混合系统（可配置为便携式或整个 ICU）
- ICM+[57]，在英国剑桥大学临床神经科学系开发
- ICU 试点 [58]，CMA 微透析，Stockholm，Sweden
- 定制的解决方案，中枢神经系统技术，Ambler，PA[51]
仪表板系统
- 临床指挥和控制 [59]，Global Care Quest，El Segundo，CA
- 急救护理 [60]，Cerner，Minneapolis，MN

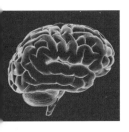

第 20 章 镇静

Sedation

Amy L. Dzierba　Vivek K. Moitra　Robert N. Sladen　**著**

刘　超　韩冰莎　**译**

石广志　张洪钿　**校**

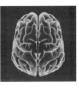

　　一名 66 岁男性患者遭遇车祸后被转运到急诊室，该患者既往有冠心病、慢性肾功能不全、酒精性肝硬化、高血压及焦虑症等病史。患者存在创伤性颅脑损伤和肋骨骨折，经气管插管后被转到 ICU 接受进一步治疗。患者躁动不安，伴心动过速，心率达 120/min，血压高达 188/72mmHg，呼吸急促，呼吸频率 38/min。既往用药史为阿司匹林和氯吡格雷。

镇静与镇痛有何区别？

　　一般认为镇静有三方面作用：①抗焦虑（每个 ICU 患者都有）；②催眠（即睡眠诱导，这可能在病情较重的患者中较明显）；③遗忘症（记忆丧失或缺失）。镇静药不同于镇痛、镇痛药，比如丙泊酚和苯二氮䓬类镇静药（氯拉西泮和咪达唑仑）没有镇痛作用。对因疼痛导致躁动的患者实施镇静，可能使其自我控制功能进一步受限，进而导致其躁动加重（见下文）。同样，尽管在手术室实施全麻后出现健忘症很常见，但即使是亚催眠剂量的苯二氮䓬类药物也会引起的顺行性健忘，导致觉醒状态下的意识模糊和定向障碍，并可能向谵妄演变。相反，丙泊酚只在睡眠时才导致失忆，因此出现失忆的过程较缓和。

对本患者实施镇静和镇痛的第一步是什么？

　　神经重症医生应采取"先镇痛"或"A-1"的方法，在使用镇静药前减轻患者的疼痛 [1]。这将避免解除对如前文所述的因疼痛引起躁动患者的抑制。有证据表明，A-1 方法可减少镇静药用量和缩短呼吸机应用时间 [2-7]。ICU 患者在气管插管、气管内吸引、复位和固定等过程中会感到疼痛和不适。镇痛不良会增加内源性儿茶酚胺活性，导致心肌缺血、高凝、高代谢状态、睡眠不足和谵妄 [8, 9]。

　　阿片类药物是 ICU 患者疼痛管理的基本用药。通常联合使用镇痛药，如芬太尼和瑞芬太尼，以片剂或静脉制剂进行疼痛管理或增强机械通气的耐受性。芬太尼是短效阿片类药物，静脉起效时间 < 1min，半衰期为 1h。延长输液或重复给药可延长镇痛持续时间。芬太尼没有活性代谢物，其药代动力学不因肾衰竭而改变。然而，尿毒症将增强其药理作用，并增加镇静和呼吸抑制的敏感性。芬太尼具有较高的肝代谢率，在肝病（如肝硬化）或肝功能障碍（如充血性心力衰竭、休克）患者中代谢缓慢 [10]。

瑞芬太尼是一种超短效的阿片类药物，因此更适用于需要反复进行神经学评估的患者。它由血浆酯酶直接在血液中代谢，其半衰期为8～9min。瑞芬太尼被描述为一种"可被遗忘的阿片类药物"，其特点是起效快、作用消退快、与肝肾功能无关[11, 12]。瑞芬太尼注射液起效时间为1～11min，并迅速达到稳定的血药浓度。其镇痛和镇静作用在停止输注后的3～10min内消失。突然停止输注（如断开输注、空袋输注）可导致高血压和心动过速患者剧烈疼痛和反复的不适感。

一项静脉给予瑞芬太尼 [0.15µg/（kg·min）]和吗啡的随机对照试验结果显示，瑞芬太尼组的机械通气时间，拔除气管插管的间隔时间，气管插管拔管和ICU出院时间间隔明显缩短[3]。然而，由于其高成本和突然停药的风险，瑞芬太尼在美国ICU并未被广泛使用。

阿片类药物的潜在不良反应主要包括心动过缓、低血压、呼吸抑制、恶心和骨骼肌强直。考虑本患者有慢性肾功能不全，不应使用吗啡和哌替啶，因为它们的活性代谢产物需经肾脏排出。尽管氢吗啡酮不会在肾脏中积累，但其半衰期为2～3h，这使得难以滴定以进行频繁的神经学评估。

硬膜外麻醉能有效避免肋骨骨折患者再行胸壁夹板固定，但对于7d内服用氯吡格雷的患者，禁止硬膜外置管。

神经功能受损患者的镇静和镇痛目标是否不同？

除了减少焦虑、疼痛和不适，镇静药和镇痛药也可以直接用于治疗神经功能障碍（表20-1）。这些药物也可用于治疗颅内高压，减少癫痫发作，降低脑氧代谢率。事实上，患者遭受脑外伤后大脑自我调节功能受损，镇静和镇痛不充分可能会增加其颅内压。重要的是要认识到治疗性镇静和镇痛之间的相互依赖性，镇静和镇痛不充分的后果，以及神经学结果（图20-1）。此外，在选择镇静药和镇痛药时，为便于患者后续的神经功能检查，首选作用较短的药物并维持较低的镇静水平。重症患者早期深度镇静与延迟拔管和死亡有关[13]。

常用的镇静药和镇痛药如何影响ICP、癫痫发作阈值和脑代谢率？

表20-1概括了常用的镇静和镇痛药物对神经系统的影响。丙泊酚抑制脑电图活动，大剂量可减少癫痫活动[14]。虽然丙泊酚可以控制难治性癫痫持续状态，但也有研究报道了其应用后的促惊厥性[15-19]。与巴比妥酸盐一样，丙泊酚通过降低脑代谢率和脑血流量，以降低ICP。丙泊酚引起血管舒张导致的低血压可降低脑灌注压力。苯二氮䓬类药物是有效的抗惊厥药物，通过拮抗GABA受体抑制癫痫发作时的脑电活动。苯二氮䓬类药物对ICP和CBF影响很小。右美托咪定降低ICP或影响癫痫发作阈值。阿片类药物不影响ICP或不依赖二氧化碳动脉张力的CBF，吗啡除外。对未机械通气的患者，建议谨慎使用镇静药。镇静药和镇痛药可降低呼吸频率，引起高碳酸血症，通过脑血管舒张增加ICP。若不加强通气管理和避免高碳酸血症，就无法使镇静治疗对ICP、CMRO$_2$和癫痫发作阈值管理发挥益处。

TBI患者禁用氯胺酮吗？

40多年前的越南战争期间，氯胺酮作为一种非巴比妥类苯环己哌啶衍生物[20]，被认为是一种理想的"战场麻醉剂"[21]。就像芬太尼和氟哌啶醇的固

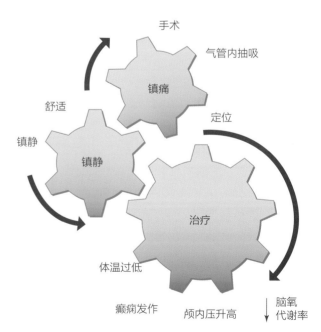

▲ 图20-1　镇静与镇痛之间的相互依赖与神经疾病的治疗

表 20-1 静脉镇痛药和镇静药

药 物	间断（团注）用量	输液剂量	起效时间	半衰期	活性代谢产物	对颅内压的影响	对癫痫发作的影响	脑组织氧代谢率	特有不良反应
芬太尼	20~50μg	10~400μg/h	2min	1.5~6h	无	轻度影响	无	轻度变化	母体化合物蓄积
瑞芬太尼	不推荐	0.05~0.2μg/（kg·min）		3~10min	无	轻度影响	无	轻度变化	充血
氢吗啡酮	0.25~0.5mg	0.5~1mg/h	15min	2~3h	无	轻度影响	无	轻度变化	
吗啡	0.5~10mg	1~10mg/h	15min	3~7h	有	升高	无	轻度变化	肾衰患者代谢的组胺蓄积
咪达唑仑	1~2mg	1~10mg/h	2~5min	3~11h	有	轻度影响	抑制癫痫	轻度变化	肾衰患者母体化合物和（或）代谢产物蓄积
劳拉西泮	0.5~1mg	1~10mg/h	5~20min	8~15h	无	轻度影响	抑制癫痫	轻度变化	PG 过量所致的酸中毒或肾衰
丙泊酚 [a]	不推荐	5~70 μg/（kg·min）	即刻	26~32h	无	降低	抑制癫痫	降低	丙泊酚输注综合征；三酰甘油升高所致感染风险增高
右美托咪定 [a]	不推荐	0.2~1.5 μg/（kg·h）	30min	2~5h	无	影响	无		心动过缓

PG. 丙二醇

a. 根据亚低温调整剂量

定组合制剂一样，氯胺酮在神经安定麻醉中变得流行起来。神经安定麻醉是一种游离麻醉状态，这种状态下患者表现出镇静和对疼痛无反应，并保持气道反射。然而，由于其可导致幻觉、谵妄、流泪、心动过速及可能升高颅内压和导致冠状动脉缺血，氯胺酮的受欢迎程度有所下降。对其精神作用的顾虑限制了它在 ICU 作为镇静药的使用。然而，最近的研究表明，较低剂量 [60～120μg/（kg·h）] 的氯胺酮似乎与意外效果无关并可能改善预后。氯胺酮镇静可使危重患者获益，并能预防阿片类药物引起的痛觉过敏、减少炎症和减少支气管收缩 [22-25]。

氯胺酮在 ICU 使用受限源于其精神改变作用，包括幻觉和不愉快的回忆。当氯胺酮与丙泊酚或咪达唑仑等镇静药合用时，其精神作用减弱 [26-29]。当血浆浓度低于致幻效应的血浆浓度时会发挥镇静作用 [26, 30-32]。

临床医生已经避免氯胺酮在 ICP 升高风险患者中的应用，而 ICP 升高也可能增加自主呼吸患者氯胺酮的使用量。然而，一些研究表明，如果控制二氧化碳水平，氯胺酮不会增加脑血流量或颅内压 [33, 34]。在机械通气的颅内压增高儿童中，氯胺酮可降低颅内压，增加脑灌注压 [34]。与苯二氮䓬类药物联合使用，氯胺酮可防止颅内压波动 [35-37]。对于脑或脊髓损伤的患者血流动力学变量似乎与氯胺酮的应用呈正相关 [38]。一项对 TBI 患者的综述研究发现，氯胺酮给药期间 ICP 没有增加 [39]。这些结果表明，对于颅内压管理，充分镇静比镇静药物的选择更为重要。

氯胺酮对缺血性损伤的神经保护作用是很有潜力的。氯胺酮结合 NMDA 受体和 σ 阿片受体产生强烈的镇痛作用。它能迅速穿过血脑屏障，在 1min 内达到最大效果。神经损伤时，缺血神经元激活 NMDA 受体释放 Ca^{2+} 和谷氨酸，引起细胞坏死和凋亡 [40]。阻断 NMDA 受体可能是一种治疗方法 [41, 42]。

追加氯胺酮镇静可减少阿片类药物的应用量并减轻其不良反应 [43, 44]。在危重症患者中，有两种发展为痛觉过敏的可能途径（即因刺激而产生的通常不会产生疼痛的疼痛感）、痛觉过敏，最终发展为慢性疼痛综合征。外科和创伤患者及在 ICU 中接受痛苦手术的患者经历了长时间的有害刺激，可引起中枢敏感化，导致慢性疼痛综合征 [45-47]。阿片类药物本身可引起痛觉过敏。氯胺酮能拮抗 NMDA

受体，阻断这些反应，减轻疼痛和中枢过度兴奋。几项研究报道表明氯胺酮可减少阿片类药物引起的痛觉过敏 [25, 48]。

如何评估镇静和镇痛？

镇静评分量表应对每种镇静程度明确界定。它应易于管理，能证明可靠性和有效性，并为镇静终点提供明确目标 [49, 50]。镇静量表可促进适当的镇静水平以使患者感到舒适，有利于机械通气，预防低血压，或避免脑灌注压下降。

两种用于评估镇静深度和质量的最有效、可靠的量表列于表 20-2。里士满焦虑 - 镇静量表（RASS）和镇静 - 焦虑量表（SAS），因其在镇静和兴奋水平上的平衡，与脑电图评估的相关性更好，且具有较高的评分间可靠性而获得突出地位 [51-53]。RASS 已与一种称为 ICU 谵妄评估方法相结合 [54]。

值得注意的是，这些量表只评估镇静水平，而不是疼痛、焦虑或认知水平；它们不能在神经肌肉阻滞的情况下使用，而且没有一种量表在神经损伤患者中被认定唯一有效。

疼痛在 ICU 患者中很常见，每个 ICU 患者都应定期评估疼痛 [55]。未经治疗的疼痛可导致明显的生理和心理后果 [56]。如果患者能够自我描述，疼痛可以用语言（数值评定量表）或视觉模拟量表来评估。患者只需要给自己的疼痛打分，"0"代表没有疼痛，"10"代表想象中最严重的疼痛。虽然疼痛是主观的，但受患者自己的控制，治疗干预后视觉模拟量表的变化可能很有帮助。在无法自我描述疼痛的患者中，使用行为疼痛量表和神经损伤患者的临界护理疼痛观察工具进行测量 [57, 58]。疼痛的表现为交感神经活动增加，包括心动过速（甚至异位节律）、高血压、流泪、出汗和乳头扩张，这些可作为疼痛的替代征象，但不能单独用于评估疼痛 [55]。对昏迷、植物人状态或无反应清醒状态的患者疼痛诊断具有挑战性，因为疼痛通路仍然可以在没有可见反应的情况下被有害刺激激活 [59, 60]。

低温治疗的患者如何调整镇静药用量？

重要的是要认识到，发生寒战的下丘脑阈值直接受皮肤温度感受器反馈调节。皮温越高，寒战开始前中心温度下降得越低，反之亦然。因此，抑制寒战最有效的非药物手段是使皮肤变暖。这在表面冷却时可能是不可行的，但在中央（血管内）冷却时却非常有效，并避免过度使用抗寒战药物，这就产生了下面的警告了。

图 20-2 列出了低温治疗时常用的抑制寒战药物。在所有阿片类药物中，甲哌啶抗寒战作用最强，但剂量过大会导致呼吸抑制、低血压和心动过速。右美托咪定是 α_2 受体激动药，能有效抑制寒战[61-65]，但也减少儿茶酚胺水平使易感患者可能出现心动过缓和低血压。它的姊妹化合物，可乐定，同样有

表 20-2 镇静量表

里士满镇静评分（RASS）		
分 数	评 估	说 明
+4	易激惹	很容易被激怒，有暴力倾向，对观察者产生危害
+3	非常激动	拔除或移动插管（或导管），对观察者有侵略性
+2	焦虑不安	观察其有频繁的无目的的运动或呼吸机排斥
+1	坐立不安	焦虑、忧虑，但不易怒
0		观察时保持冷静或平静
−1	昏昏欲睡	不完全清醒者被大声说话能唤醒能持续 > 10s
−2	轻度镇静	不完全清醒者被大声说话能唤醒能持续 < 10s
−3	中度镇静	大声说话呼唤未见运动或没有眼神交流的眼球运动
−4	重度镇静	对身体的刺激可产生运动[a]
−5	无意识的	对身体的刺激无反应[a]
瑞克镇静评分（SAS）		
7	危险易怒	危害自身或他人；拔除或移动设施，左右翻滚
6	非常狂躁	需要身体约束或频繁的口头提醒限制
5	焦虑不安	身体上不安或焦虑，但口头提醒能使其平静
4	平静并合作	警觉和冷静，能服从指令
3	镇静	不完全警觉，言语刺激能唤醒[a]，可遵循简单的命令
2	重度镇静	对躯体刺激有反应，但不能遵嘱动作[a]，可能存在无刺激运动
1	无意识的	对刺激无反应或反应微弱[a]，不能遵嘱动作

a. 刺激 = 拍打身体或大声呼唤

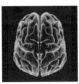
ICU 第 3 天，患者的 ICP 升高；伴发热和神经功能恶化。心率 68/min；血压 140/70mmHg。他的肾损伤是急性的，估计肌酐清除率为 30ml/min。使用利奈唑胺、哌拉西林他唑巴坦治疗呼吸机相关性肺炎，并实施低温治疗。当其体温被降至 36.5℃ 时，患者开始寒战。给予右美托咪定输注，患者心率下降到 50/min，患者仍持续寒战。

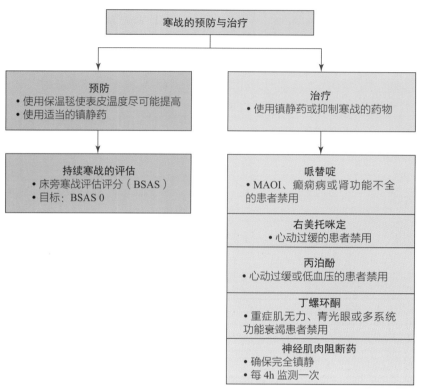

▲ 图 20-2　低温治疗的药理学算法

MAOI. 单胺氧化酶抑制药

效，但其长效作用则更难以滴定。丁螺环酮是一种温和的抗焦虑药，具有中枢抗血清素作用，已被证明与甲哌啶和右美托咪定在抑制寒战方面具有协同作用 [61, 66]。该患者也应用了镁剂注射液，但对抑制寒战不是很有效。丙泊酚是一种强效镇静药，以剂量依赖的方式抑制寒战，在较大剂量时，会引起血管舒张和低血压。神经肌肉阻滞药应作为最后的手段，只有在确保患者完全镇静（RASS-5 或 SAS-1）的情况下才能使用。

药物代谢和清除与体温过低时的总代谢率降低密切相关 [67-69]。大多数用于控制寒战的药物在肝脏中进行生物转化。随着肝血流量的减少和细胞色素 P_{450}（CYP_{450}）酶系统的改变，药物或其活性代谢物可能积累，药物毒性的风险被放大。体温过低也会影响药物的分布和反应 [70]。对芬太尼、甲哌啶、咪达唑仑、丙泊酚和右美托咪定等药物进行经验性剂量调整需谨慎。床旁寒战评估量表是一种量化寒战的方法，也是一种评估抑制寒战药物反应性的方便工具（图 20-2）[71]。

右美托咪定镇静对患者会产生什么神经学影响?

右美托咪定是一种高度选择性 α_2 受体激动药，α_2 是去甲肾上腺素能受体的亚型（$\alpha_2 A$、$\alpha_2 B$、$\alpha_2 C$），分布于整个机体的中枢、外周和自主神经系统。刺激交感神经系统突触前受体会抑制去甲肾上腺素释放。同时，中枢突触后受体的激活使神经元高度去极化。最终随着去甲肾上腺素输出量的减少，对交感神经活动的负反馈调节减弱。由此产生心动过缓，血压低，焦虑和镇静作用。右美托咪定也作用于脊髓受体，调节镇痛，起到减少阿片类药物用量的效果 [72]。而且，如前所述，右美托咪定在治疗体温过低时可减轻患者寒战。

与 GABA 激动药不同的是，右美托咪定发挥镇静作用，但不改变呼吸频率、氧饱和度或动脉二氧化碳张力 [73]。与苯二氮䓬类药物不同，常规量的右美托咪定与顺行性遗忘无关。患者很容易从轻微的镇静状态中醒来，不会感到困惑或迷失方向。如果不受干扰，它们会恢复到之前的镇静水平。因此，右美托咪定能产生交互式镇静并有利于神经系统检查[74-76]。右美托咪定可以降低 ICU 谵妄发生率，但这一作用在神经重症监护患者中尚未得到广泛研究[77, 78]。

右美托咪定降低 CBF，这对有神经损伤的患者不利[79, 80]。动物研究表明，右美托咪定可阻止 CBF 降低时 $CMRO_2$ 的下降，从而导致氧气供需失衡[81, 82]。最近一项对健康人体志愿者的研究证实应用右美托咪定后 CBF 将下降，同时表明 CBF 与 $CMRO_2$ 的比值保持不变[83]。右美托咪定可能修复因败血症继发高碳酸血症患者脑血管系统的自我调节功能[84]。

蓝斑核是一个蓝染的髓核，含有许多去甲肾上腺素能神经元，它介导交感神经系统脉冲从皮质传递到脑干。它被认为可以调节觉醒、警觉、睡眠和睡眠 – 觉醒周期[74]。右美托咪定作用于蓝斑核的 α₂A 受体抑制去甲肾上腺素能作用，从而产生抗焦虑和镇静的作用。相反，丙泊酚或咪达唑仑等直接作用于 GABA 受体的药物并不抑制去甲肾上腺素的传递，这或许可以解释为什么它们更有可能与谵妄有关。这一差异也可以解释为什么右美托咪定与交互活动有关，而没有认知障碍[76]。与其他镇静药不同的是，α₂ 受体激动药通过非快速眼动的途径促进睡眠[74]。

除镇静镇痛作用外，右美托咪定还可在重症监护中应用。它能通过减少可能抑制呼吸的阿片类药物或苯二氮䓬类药物的用量，促进机械通气患者脱机，而且对气管插管拔管后持续的抗焦虑和镇痛有益[85-96]。这对戒断综合征和其他肾上腺素能亢进状态的治疗非常有帮助。在神经重症监护中，右美托咪定可预防或治疗伴肌张力障碍的阵发性自主神经功能紊乱[97]。

对于心动过缓的患者，右美托咪定应该停药吗？

右美托咪定是否停药取决于心动过缓的严重程度（如 < 40/min）以及是否存在血流动力学不稳定。α₂ 去甲肾上腺素能受体激动药引起的心动过缓是由于蓝斑抑制去甲肾上腺素转运。迷走神经受刺激（内脏牵拉，内镜检查），应用抗心律失常药物如 β 受体拮抗药或胺碘酮，或者具有迷走神经或交感神经作用的药物如新斯的明或芬太尼加重心律失常。避免这些因素将使右美托咪定引起的心动过缓发生率降至最低。在治疗寒战时，联合使用甲哌啶和（或）丁螺环酮可降低右美托咪定用量，从而降低心动过缓意外的风险[65]。

此患者的寒战应该用哌替啶治疗吗？

哌替啶作为阿片类药物能特异性作用于 μ、κ、α₂B 受体发挥抗寒战作用[65, 98]。然而，哌替啶有一种活性代谢物，即去甲哌替啶，具有神经兴奋作用，通过肾脏清除[49]。在肾功能不全的患者中，去甲哌替啶的蓄积可能引起癫痫发作。哌替啶可能在使用利奈唑胺（一种弱单胺氧化酶抑制药）治疗的患者中引发血清素综合征。

丙泊酚治疗最初预期会有什么变化？

丙泊酚可迅速滴定，以降低血管收缩和颤抖阈值[99]。应用丙泊酚也会导致 CBF 和 $CMRO_2$ 降低[100, 101]。由于其半衰期短，对于快速觉醒的患者这种药物是首选。尽管如此，它的使用还是有几个注意事项。

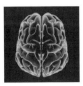

在给患者皮肤复温、右美托咪定镇静、丁螺环酮和镁输注后，患者继续颤抖。接下来，开始注射丙泊酚。

丙泊酚是一种有效的镇静药，可降低儿茶酚胺水平，诱导血管舒张，并限制压力反射性心血管反应。因此，尽管丙泊酚镇静或麻醉可迅速降低ICP[102-104]，但（尤其是对容量不足的患者）也可诱发低血压，从而降低CPP[103, 105]。接受丙泊酚治疗的神经危重症患者严重低血压与较低的基线平均动脉压和肾脏替代治疗有关[106]。一项针对神经危重症患者的回顾性配对队列研究报道了与丙泊酚和右美托咪定类似的低血压（平均动脉压＜60mmHg）和心动过缓（心率＜50/min）患病率[107]。

丙泊酚虽已被用于治疗癫痫持续状态，但在诱导和麻醉后会出现类似癫痫发作的现象[15-19, 108]。因为丙泊酚脂溶性非常高，所以它被悬浮在20%的脂肪乳剂中，这可能易于感染（因此药物必须无菌处理），并导致患者出现高三酰甘油血症和胰腺炎[109-112]。休克发生后给予大剂量丙泊酚 [＞50μg/（kg·min）]，或高内源性或外源性儿茶酚胺和糖皮质激素可能很可能诱发致命的综合征，其机制可能是细胞内脂肪氧化受阻而导致顽固性的乳酸酸中毒，心肌缺血和梗死，被称为丙泊酚相关输注综合征[113, 114]。

什么时候应该开始使用神经肌肉阻断药?

只有当患者被充分镇静（RASS-5或SAS 1），且物理和药物治疗都无法控制寒战时，才考虑使用神经肌肉阻滞药以使肌肉麻痹。神经肌肉阻滞药消除了与寒战相关的肌肉活动，但它们不影响中枢性体温调节。

神经肌肉阻滞药的使用有很多值得注意的地方。最糟的情形是患者醒来后瘫痪了！临床医生必须小心，不能将患者当作无生命的物体。完全固定会增加压力损伤、深静脉血栓形成和多发性严重神经疾病的风险。

鉴于此，有必要限制复温阶段诱导神经肌肉阻滞。阻滞的深度应始终由寒战监测器监测，以确保每4次寒战中至少有1次能保留下来；这是避免用药过量和逆转迟发性的最佳方法。顺阿曲库铵是首选的神经肌肉阻断药，因为它能自发（霍夫曼）游离在血液中，其消除不受肝肾功能影响。

是否应该使用脑电双频指数监测评估镇静的深度?

镇静和镇痛的评估充其量是半定量的，且无法准确评估记忆缺失或痛觉丧失水平。过度镇静可能延长机械通气和患者的住院时间。镇静不足可能导致患者不适、血流动力学不稳定和耗氧量增加。

双频指数监护仪是一种神经生理学监护仪，利用傅里叶转换分析通过专用软件生成0~100的变量来处理脑电图信号。一般来说，得分＜60可能与全麻下记忆受抑制有关。双频指数监护仪在手术室中已经很好地应用起来（尽管并非完全没有争议），在手术室中使用它可减少镇静药的使用和并更快地从麻醉中恢复[115, 116]。

ICU的几项研究表明双频指数评分与镇静量表存在相关性[117-119]。一项对神经系统疾病患者的小型研究表明，与Ramsay量表的评估结果相比，双频指数可能会降低镇静药的使用量[120]。然而，双频指数值可能会被儿茶酚胺水平、心电图导线等电子设备、痛苦表情、寒战、体温波动和肌肉张力的增加所干扰。尽管指南共识一致建议不要常规使用双频指数监测来代替对患者的临床评估[49]，但监测神经肌肉阻滞应用的患者以确保其能达到充分镇静似乎是合乎逻辑的。

通过注射顺阿曲库铵诱发神经肌肉阻断来控制患者的寒战。他的ICP仍然偏高。

颅内压增高患者是否应该每天间断镇静？

对普通 ICU 人群，有证据表明，每天间断镇静药物治疗和每天进行呼吸试验可减少机械通气时间，缩短 ICU 的住院时间，并将镇静药物的剂量降到最低[121, 122]。间断镇静似乎也能减少与气管插管相关的不良事件[123-125]。

然而，此疗法对神经损伤患者的利弊尚未得到阐述。一项排除 TBI 患者的随机对照试验比较了常规镇静（SAS 3-4 或 RASS-3-0）和每日中断镇静的患者，发现两者的机械通气时间和 ICU 住院时间无差异[126]。

一项随机对照试验显示，在接受镇静间断治疗的颅脑外伤患者的亚组中，机械通气时间或 ICU 住院时间没有差异[127]。采用直接监测研究间断镇静对重度 TBI 或蛛网膜下腔出血患者 ICP 和 CPP 影响时发现存在差异[128]。平均 ICP 翻了近 1 倍，约 40% 的患者中，ICP 的增加与 CPP 的降低有关。

突然停止长期、大剂量的镇痛镇静药物可能会导致肾上腺素能亢进戒断综合征，这可能会显著增加 $CMRO_2$，并促使易感患者癫痫发作。连续脑电图监测有助于评估镇静反应。在神经系统损伤患者中，目前逐渐减少或停止镇静的最佳时间仍不清楚。虽然很多 ICU 的普通人群提倡日常的间断镇静，但对 ICP 升高的患者不宜停止镇静，对神经肌肉阻滞的患者亦如此。

在镇静治疗的背景下，应进行哪些实验室检查？

大剂量的镇静药用于治疗癫痫发作和颅内高压患者。咪达唑仑为脂溶性药物，可在脂肪中积累，

长期输液可明显延缓病情。劳拉西泮被稀释在丙二醇中，丙二醇与急性肾损伤和代谢性酸中毒有关。应计算接受劳拉西泮剂量 > 1mg/（kg·d）的患者的渗透压差。

正如前面提到的，在休克、高内源性或外源性儿茶酚胺和皮质醇的情况下，高剂量丙泊酚 [> 50μg/（kg·min）] 输注可能很少与 PRIS 相关。有病例记录了在神经重症接受血管升压素治疗的 50 名患者中有 3 例存在 PRIS[129]。所有患者均接受大剂量丙泊酚治疗以控制颅内压。PRIS 的发病机制可能与线粒体功能障碍、脂肪酸氧化受损和代谢物积累有关。其特征为进行性乳酸酸中毒（一个重要的警告信号）、三酰甘油升高和心律失常；患者通常死于顽固性心力衰竭。

停用劳拉西泮后，患者仍无反应。是否应该使用氟马西尼？

氟马西尼是一种选择性、竞争性的苯二氮䓬类 GABA 受体抑制药，以剂量依赖的方式拮抗它们的药理作用[130]。氟马西尼有明显的首先经肝代谢效应，作用时间 < 30min。患者很快恢复到用药前的镇静水平。为了延长疗效，通常需要重复给药或连续给药。然而，更稳妥的做法是在确诊劳拉西泮过量后再严格使用氟马西尼，然后使患者最终消除苯二氮䓬药物。由于苯二氮䓬镇静作用的突然逆转及其抗惊厥作用可能导致 ICP 的恶性升高、癫痫的突然发作和引发戒断综合征，因此，氟马西尼给药应该趋于缓和[131]。

甲基纳曲酮应该使用吗？

阿片类药物仍然是 ICU 镇痛的主流，可以在

患者出现癫痫持续状态，应用大剂量的劳拉西泮和丙泊酚及芬太尼进行镇静。7d 后，患者出现呼吸过速并发展为阴离子间歇性酸中毒。为了评估其神经功能，停用劳拉西泮，但患者对疼痛刺激仍无反应。患者已 7d 未排便。

危重患者体内注射许多天。常见的不良反应包括恶心、呕吐、瘙痒、尿潴留、胃排空延迟、肠蠕动减弱、便秘和肠梗阻。

甲基纳曲酮和爱维莫潘是新型药物即外周性 μ-阿片受体拮抗药。与纳洛酮不同的是，这些药物不能穿过血脑屏障，因此也不能对抗阿片类药物的中枢（镇痛）作用。它们只作用于外周受体，阻止便秘和肠梗阻等不良反应，同时保持镇痛。美国 FDA 批准皮下注射甲基纳曲酮用于缓解阿片类药物引起的便秘，口服爱维莫潘，以促进肠吻合手术后肠功能障碍的恢复。

　　　　为了治疗这个患者的便秘，必须给予复合用药，包括缓慢减少阿片类药物的剂量，皮下注射甲基纳曲酮和恢复肠道功能。

! 关键注意事项

- 在进行镇静治疗前应进行镇痛。
- 对于神经功能受损的非插管患者应谨慎使用镇静药。抑制呼吸功能的镇静药会增加动脉二氧化碳分压和 ICP。
- 氯胺酮可安全用于正在接受机械通气及应用 GABA 拮抗剂的脑损伤患者。
- 右美托咪定应用于神经重症患者有几个独特的作用，包括"协同镇静"和低温寒战的治疗和预防。
- 丙泊酚可降低 ICP，但也可降低容量衰竭患者的 CPP。
- 长期注射丙泊酚和劳拉西泮可引起代谢性酸中毒。

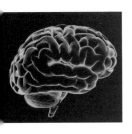

第21章 发热与体温调节
Fever and Temperature Modulation

Aashish Anand　Joseph Haymore　Neeraj Badjatia **著**

彭 程　韩冰莎 **译**

张洪钿 **校**

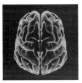

　　46 岁女性患者，一天前右侧大脑中动脉动脉瘤破裂，在行弹簧圈介入栓塞治疗后被送回神经重症监护室。体格检查发现，患者需要轻微的胸骨触碰以保持清醒，并可遵循简单的指令。除轻度左侧旋前肌偏移外，无其他脑神经异常情况。总体上，查体较前无明显变化。在手术室内，同时放置了左侧锁骨下动脉深静脉置管、桡动脉置管连同右侧脑室外引流管。在出血后第 5 天（术后第 4 天），患者出现发热，体温 39℃。

为什么控制脑损伤后发热很重要？

　　脑损伤后发热是影响预后的独立因素。其中一个重要机制是通过加剧炎症级联反应。损伤后体温升高已被证明会增加炎症进程，包括促炎因子升高和受损组织中多核白细胞堆积增加[1]。在中枢神经系统损伤后，血管和炎症级联反应似乎对轻度体温升高极为敏感。

　　一些研究指出，神经元兴奋性毒性增加是发热的一个重要影响因素。体温升高已被报道可以增加神经递质释放、加速自由基生成、增加细胞内谷氨酸盐浓度及增强神经元对兴奋性毒性损伤的敏感性[1]。在局灶性脑缺血的微透析实验研究中，高体温大鼠的谷氨酸盐释放量明显高于正常体温大鼠，这表明局部脑温在神经递质释放中的重要性[2]。其他一些研究者发现，受损神经元组织周围缺血半暗带中的细胞去极化增加、神经元细胞内酸中毒增加及负责突触传递和细胞骨架功能的蛋白激酶受抑制，这些

变化均与核心体温升高有关[3]。在分子水平，体温升高已被证明可以增加热休克蛋白表达及谷氨酸盐神经递质相关的受体表达[4]。发热可以影响大脑血流动力学，并且脑血流速度和搏动指数已被证明可随着体温升高而增加[5]。在轻型颅脑损伤的动物模型中，实验性轻度高热可以增加脑挫伤面积和体积，并有神经元核蛋白的严重缺失[6]。

　　实验性及临床研究均指出，发热可以直接导致神经系统损伤[7]。在这种情况下，长期体温高于40℃会引起血脑屏障的异常，以及严重的心血管、新陈代谢和血流动力学功能紊乱。下丘脑是重要的体温调节中枢，其受损可导致体温升高。因此，高热引起的病理生理学机制和中枢神经系统损伤后继发性高热机制相似。

　　一个包含所有类型颅脑损伤的 Meta 分析通过对发病率的多种结果测量发现，发热始终与死亡率及预后变差相关[8]。但是，关于发热的时间和持续时长对预后的影响有几个重要问题仍未阐明。前

24h 内出现的发热或前 10 天内出现的发热，哪个对预后的影响更大？哪项对预后的影响更为重要：第一周内的发热次数还是体温大于 37℃的总负担？临床和实验性证据均指出，每种类型的脑损伤都可能有控制体温的最佳时间。

患者发热时的最初治疗步骤是什么？

对于新发的发热，应该仔细的诊断评估，以找寻感染源。熟悉患者病史很重要，尤其要注意易引起发热的诱因。例如，需要紧急气管插管的昏迷患者，其发生吸入性肺炎的危险性更高。除肺部听诊和仔细的腹部检查外，尤其要注意所有的外科伤口或者皮肤溃疡，以及开颅手术后患者脑脊液漏（耳漏或鼻漏）情况。胸部放射检查应重点关注是否有新发浸润或渗出。最初的实验室检查应重点检查外周白细胞和血培养、尿培养、痰培养，以及通过脑室外引流或腰椎穿刺获得脑脊液并培养。如

果患者已行气管插管或气管切开，通过盲吸或支气管肺泡灌洗取得痰液样本并行革兰染色。应拔除留置时间超过 96h 的中心静脉导管，并且导管尖端应送行微生物分析。接受抗生素治疗超过 3d 的患者，应行便培养检查是否有艰难梭状芽孢杆菌毒素（图 21-1）。

哪些方法可用于控制患者发热？

药物干预

感染、药物、血液制品或其他刺激因素导致白细胞释放内源性致热源，进而促进脑前列腺素 E 合成而引起发热，从而升高了下丘脑体温调节点[9]。退热药物包括对乙酰氨基酚、阿司匹林，以及其他非甾体类抗炎药已被证明可通过抑制环氧合酶介导的前列腺素在大脑中的合成，进而降低下丘脑体温调节点。这激活了人体内的两个主要散热机制：血

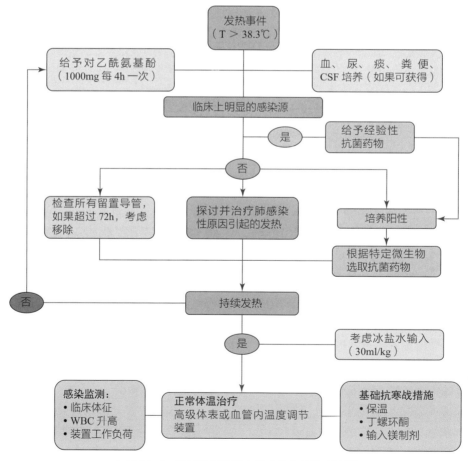

▲ 图 21-1 神经重症监护室患者发热的处理流程

CSF. 脑脊液；WBC. 白细胞

管舒张和出汗[9]。退热药的有效性与完好的体温调节机制密切相关。所以，这些药物在体温调节机制受损的颅脑损伤患者中很可能是无效的。糖皮质激素类药物也有退热的作用，但鉴于其不良反应，所以不常用于发热的临床治疗中。

在成年 ICU 发热患者治疗中，单用对乙酰氨基酚对比于安慰剂是否有效仍不清楚。在儿童人群中进行了大量研究统计，指出根据体重调整用药剂量可有效减轻发热。在成人神经重症人群中，对乙酰氨基酚已被广泛研究用于维持急性脑卒中患者的正常体温。Koennecke 和 Leistner[10] 指出，使用治疗剂量为每日 4000mg 的对乙酰氨基酚，可使体温大于 37.5℃的患者比例大幅度减少（体温下降的数量未报道）。Kasner 等[11] 发现，在出血缺血性脑卒中患者中，虽然没有统计学意义，但是对乙酰氨基酚治疗组（约 4g/d）与安慰剂组有 0.2℃的体温差异。最近两项二期试验指出，较高剂量的对乙酰氨基酚（6000mg/d）可能在维持正常体温及预防发热中更有效[12]。在近期一项试验中，静脉注射乙酰氨基酚对比于口服乙酰氨基酚在减少内毒素引起的发热方面具有相同的有效性和安全性，但前者的起效时间更早[13]。最近有一项正在进行中的三期临床试验，其内容是研究在已知或可疑感染的危重症成年患者中，比较静脉注射对乙酰氨基酚和安慰剂在发热治疗中的作用[14]。然而，在发热的重症患者中，静脉注射退热治疗剂量的对乙酰氨基酚可能会导致血压明显降低，并且在神经重症人群中使用该药物时应该要考虑到这一不良反应的影响[15]。

布洛芬在儿童人群中已被广泛研究，其疗效等同或更优于对乙酰氨基酚。然而，仅有一个关于成年脑损伤患者的随机对照研究指出，在缺血性脑卒中后维持正常体温作用方面，布洛芬（2400mg/d）并不优于对乙酰氨基酚或者安慰剂[12]。一个小型随机研究指出，在颅脑外伤和蛛网膜下腔出血的重症损伤患者中，持续输入双氯芬酸钠 [0.04mg/(kg·h)]治疗可有效减少发热负担和发热事件数量[16]。另一项试验指出，在重症患者及非重症患者组中，静脉输入布洛芬（400mg，每4h一次）比安慰剂更有效的降低体温至正常水平并可维持该作用至用药后的第一个 24h[17]。在 28d 随访期内，包括肾功能或出血在内的所有安全性相关的指标均无明显临床差异。

非药物干预

体表降温

体表降温可通过促进散热而降低体温，且不影响下丘脑体温调节点。四种热传递模式构成了促进散热干预方法的基础：①蒸发（如水喷雾或海绵擦浴）；②传导（如冰袋、水循环冷却毯、浸泡）；③对流（如风扇，空气循环冷却毯）；④辐射（如皮肤暴露）[18]。患者体温调节机制受损所致的体温升高，如发生于脑损伤后，退热药物通常是无效的，此时降低体温的唯一方法就是体表或体内降温。但是，体表降温可引起寒战及血管收缩，这是因为机体在试图产热并抵抗降温的过程。

另有少部分对照研究评估了体表降温干预措施降低体温的疗效。早前的实验性研究指出，在非脑损伤性高热患者中，联合蒸发及对流降温措施，并伴水喷雾或海绵擦浴及强制空气流动，要比传导降温或其他单独方法在降温治疗中更有效[19]。在一项对乙酰氨基酚治疗神经重症患者发热的研究中，空气降温毯很有作用，但无统计学意义[20]。

水循环降温毯，传导降温的一种类型，是对对乙酰氨基酚难治的危重症成年患者最常使用的治疗方法。但是，关于其有效性的数据很少。两个小型对照研究评估了体表降温对于成人重症监护室患者的有效性。其中一项关于神经系统疾病患者发热治疗的研究指出，单独使用对乙酰氨基酚相比于使用温水擦浴或者水循环降温毯，三种治疗方法并无明显差异[21]。另一项对处于镇静、镇痛及机械通气状态的发热患者的研究发现，冰水擦浴的效果要优于其他两种静脉输注的非甾体抗炎药[22]。一项大型观察性研究发现，对于重症监护室中的发热患者，使用或不使用水循环降温毯在降温速率上并无明显差异[23]。水循环降温毯一个常见特点是温度波动幅度较大，同时过度降温常见。

近来机械工程的发展引进了一种新型体表降温毯，能更有效的达到并维持正常体温（图21-2）。每个系统的工作原理是，利用紧密包裹内含冷水循环的衬垫，促进传导性散热。在一项随机对照试验中，53 名神经系统损伤的发热患者（体温≥38.3℃），均为注射 650mg 对乙酰氨基酚后发热仍持续至少 2h，将其随机分组分为高级降温毯治疗组和传统水循环降温毯治疗组。尽管高级降温毯治疗组的基线平均体温稍高，但接受先进系统治疗的患者发热负担减少了 75%，并且体温正常的速度比对照组更快，尽管其寒战发生率更高[24]。

血管内降温

在过去几年里，一些血管内装置已经可以用于降低体温（图 21-2）。他们均通过血管内导管周围的球囊或管道内循环的冷生理盐水直接降低体温。虽然这与血液并无直接接触，但冷生理盐水溶液可从血液中提取热能，从而降低体温[19]。

因为具有价格低廉且便于在重症监护条件下管理的特点，输入 4℃的生理盐水就成为很好的选择。近来研究提倡在心搏骤停的患者中，输入冷盐水以诱导低体温[25]。一项小型病例系列研究发现，在所选择的脑损伤患者中，快速输入大量冷盐水以达到正常体温是安全有效的[26]。除起效快之外，大量输液有助于纠正诱导低体温时出现的液体失衡。所以，在控制发热诱导期可考虑输入大量冷盐水治疗。临床前期及初步临床研究指出，动脉内冷灌注可高选择性和快速的降低脑温，而不影响机体的核

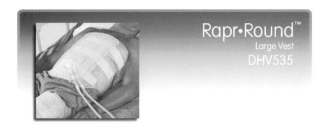

Gaymar's Rapr-Round 大型背心 DHV535

A

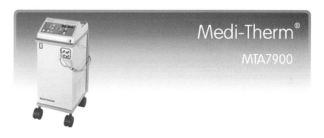

Gaymar's Medi-Therm MTA7900 温度调节系统

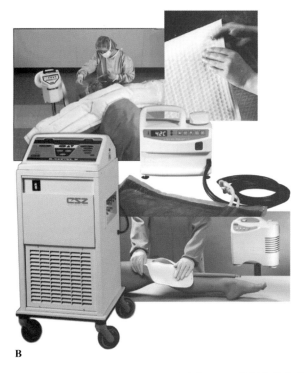

B

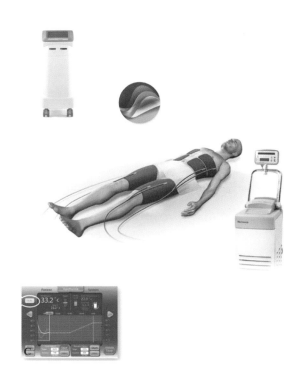

▲ 图 21-2　美国食品药品管理局批准的温度调节装置

A. Gaymar 体表降温装置使用全包裹式衬垫（经授权引自 Stryker Corporation, Kalamazoo, MI）；B. Cincinnati Sub-Zero 体表降温装置使用降温毯（经授权引自 Cincinnati SubZero Products LLC, a Gentherm Company）.；C. Medivance Arctic Sun 体表降温装置使用传导性胶垫引自 Bard is a registered trademark of C.R. Bard, Inc. 版权所有 © 2017 C.R. Bard, Inc.

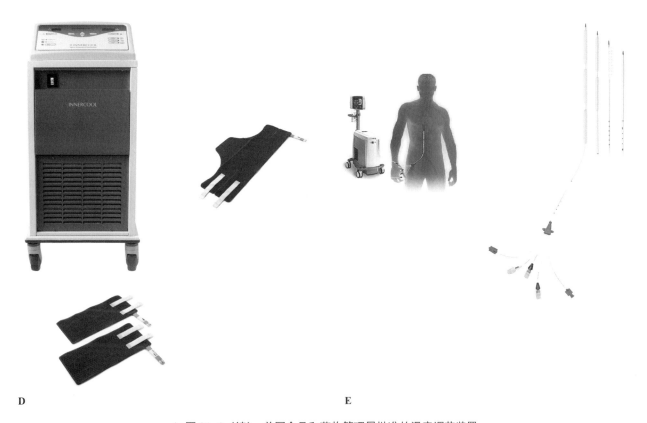

D   E

▲ 图 21-2（续） 美国食品和药物管理局批准的温度调节装置

D. ZOLL STx ™体表衬垫系统的冷却和加热使用大腿和背心处衬垫（经授权引自 ZOLL Medical Corporation）；E. ZOLL Thermogard XP®
体温管理系统使用气囊导管（经授权引自 ZOLL Medical Corporation）

心温度，从而潜在地减少低温治疗的全身不良反应[27]。近来已经可以购买到一种经鼻蒸发冷却装置，其可通过鼻导管以高流速喷射一种惰性的冷却剂（全氟己烷）进入鼻腔。在神经重症患者中，该装置被证实可有效使脑温降低 1.2～1.4℃ [28, 29]。然而，一项小型试验指出，冷灌注比使用该设备能更快地降低脑温[30]。最近一个大型动物模型研究发现，一种食管冷却装置的原型能有效地诱导低体温[31]。

脑损伤后实施积极的发热控制的证据是什么?

临床证据

蛛网膜下腔出血

高达 70% 的蛛网膜下腔出血患者，在发病后前 10d 内会出现发热。除疾病的严重程度和蛛网膜下腔的出血量外，脑室出血也是引起发热的重要危险因素[32]。实验模型研究指出，即使脑脊液中出现极少量的血液也能引起发热[33]。

护士通过患者的鼻饲管注入 1000mg 对乙酰氨基酚。将血液、尿液、痰液及脑脊液标本送实验室进行培养。所有方面都已检查，并未发现有感染发生。决定启用高级体温调节装置，实施积极的发热控制以维持正常体温。

239

在临床中，发热与蛛网膜下腔出血后脑血管痉挛的发生有关[35]。发热也能加重缺血性损伤、加重脑水肿，以及增高颅内压[3, 34]。近期许多研究已经发现，在控制不良结局的基线预测因素后，发热与死亡或重度残疾的危险因素增加、丧失独立生活能力（IADL 量表）及认知障碍有关[8]。一项病例对照研究指出，降低常温治疗时间超过 14d 的患者发热负担与 12 个月预后独立相关[36]。这项研究发现，在正常体温治疗组中，心律失常和高血糖所占比例较高。

心搏骤停

十多年来，心搏骤停后前 12～24h 的低温疗法一直被作为心搏骤停幸存者的标准治疗措施[37]。但是，在第一个 24h 后，控制体温及预防发热的重要性一直没能得到很好的研究。以前发表的研究指出，在心搏骤停后前 72h 内出现发热是很常见的，并且与不良预后独立相关[38, 39]。在最近一项研究中，约有 42% 的心搏骤停患者出现发热，心搏骤停后未接受低温疗法的患者出现发热的中位时间是 15 个小时，而接受低温疗法的患者则为 36 个小时[40]。在所有患者中，发热与不良预后相关，但只与未接受低温治疗患者的生存率降低相关。另有临床证据支持，在心搏骤停后低温治疗中，发热复发可致神经功能的预后恶化[41, 42]。

近期的一项里程碑式试验发现，对于院外心搏骤停的幸存者而言，36℃ 的目标体温与当前流行的 33℃ 的目标体温具有相同收益[43]。两组患者均尝试在前 3d 积极控制发热，总体预后均得到改善，因此证据支持在心搏骤停幸存者低温治疗后应继续维持体温控制（正常体温治疗）。

脊髓损伤

在急症护理中，脊髓损伤患者发热的发生率约为 60%，其最常见的原因是呼吸系统和尿路感染[44]。然而，与脑损伤患者相同，体温调节功能受损问题、深静脉血栓和不明原因的发热在此类患者中发生率也很高[45]。虽然比较少见，但是一种在颈髓或高位胸髓损伤中可发生"quad 热"，是由于体温调节异常而导致的核心体温极度升高超过 40.8℃[46]。实验研究表明，与正常体温相比，脊髓损伤后立即诱导高热的发生与组织损伤增加及行为和组织病理学指标的不良预后有关[1]。虽然仍缺乏

大量临床数据支持，但仍有少量研究和临床病例分析支持在所选病例中进行正常体温治疗[47, 48]。

脑卒中

数十年来的实验研究始终指向缺血时发热的不良影响。高热可通过以下几种机制加重脑缺血，包括神经递质释放增加、过量氧自由基生成、血脑屏障破坏更广泛、局部缺血半暗带处潜在损伤的缺血性去极化数量增加、能量代谢恢复受损和蛋白激酶抑制增强，以及细胞骨架蛋白水解作用变差[3]。临床研究指出，发热与脑卒中严重程度及入院时和缺血性脑卒中后前 24h 内的预后有很强的独立相关性[8]。但是，发病 24h 后发热的影响还未有很好的研究。影响缺血性脑卒中继发性脑损伤的机制在数天内保持激活状态，临床上，脑水肿高峰期发生在损伤后第 3～5d。在这段时间内积极控制体温可能是必要的。

关于脑出血后发热影响的临床和实验证据非常有限，但得出的相同的基本结论是，在脑出血急性期发热是有害的。Schwarz 等指出，即便考虑到损伤的严重程度，损伤后前 72h 内出现发热亦与出院时预后相关[49]。新的临床证据提出，发热和血肿增大之间具有时间和独立的联系[50]。虽然缺乏关于 72h 以上的发热重要性的临床数据，但考虑到脑出血后脑水肿的持续时间要长于缺血性脑卒中，因此，患者需要控制发热的时间可能会更长。

颅脑损伤

相比于非神经疾病患者，发热在脑损伤的危重患者中更为常见，并且与住院病死率独立相关[51]。颅脑损伤早期的高热负荷会增加不良预后的风险[52]。颅脑损伤后早期发热与较差的格拉斯哥昏迷评分、弥漫性轴索损伤的发生、初次头部 CT 出现脑水肿、收缩压过低、高血糖及白细胞增多相关，并且增加了外伤后血管痉挛的发生率[53, 54]。颅脑损伤后体温升高的原因是由于急性期反应及下丘脑体温调节中枢功能失调[55, 56]。呼吸系统感染是感染性发热最常见的原因[56]。虽然平均颅内压和脑温之间的明确关系还未被认可，但数据表明，在发热期间，脑温伴随着颅内压的升高而升高。近来研究表明，这种相关性可能是由于发热会增加脑血流及脑血容量，而非增加脑代谢[57, 58]。综上所述，这些研究表明，损伤后前一周内任何时间的发热均与中间病情恶化和长期不良预后相关，所以应予以积极治疗。

在正常体温治疗中，核心温度监测的理想位置是哪儿？

虽然大多数文献报道发热与核心体温有关，但重要的是脑温往往高于核心体温。Rossi 等发现，与同时通过肺动脉测量的核心体温相比，脑温测量超过 38℃的发生率要高 15%[59]。已发现，脑温和核心温度的差异范围可达 2℃，这取决于患者特异性、探针放置位置及与其他生理变量之间的相互作用[59, 60]。当患者开始发热时，脑温与核心温度之间的差异开始增加，这也许表明，与只测量核心体温的大型观察性研究相比，实际上脑温升高的发生率要更高一些。

然而，监测脑温需要专门的有创颅内监测，这并不适用于大多数脑损伤患者，所以现行方法还是以核心体温为目标。核心体温测量最精确的方法是通过肺动脉导管获取，其面临与有创颅内监测同样的限制。因此，持续性获得核心体温最常用的两种方法是通过膀胱温度探针或食道温度探针。膀胱温度探针的优势在于可以附着于 Foley 导尿管上，这样就可以达到双重目的。精确的膀胱温度依赖于正常的尿流量，多尿和少尿均可引起温度值发生较大的波动，并且导致膀胱监测不准确。正常体温或低温治疗中，使用膀胱温度监测时应该考虑到这一重要且常见的限制因素。尽管有一些探针可缠绕在鼻胃管上，但是食道温度监测使用的通常是只用于测量温度的独立探针。食道温度作为体温测量的最大优势是它与肺动脉温度几乎一致。但是，需要通过一些方法来确保温度探针放置在食道下段（如行胸部 X 线确认），因为在吞咽时，导管可能会形成 U 形，即便吞下足够长度的导管，其尖端仍会在食道的高位。一项小型试验指出，食道温度，而非直肠和膀胱温度，与通过颅内压－脑温探针测得的脑温

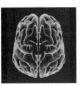

便于使用先进的体温调节装置来启动正常体温治疗，护士应告知 ICU 团队，持续测量核心温度是有必要的。

有很好的相关性[30]。最近，在实验模型中，微波探测仪已被用于无创测量脑核心温度，并具有长期的稳定性、准确性及敏感性[61]。

在正常体温治疗中，如何追踪感染的发展？

发热不仅是感染的一个主要征象，而且是一种通过诱导正常体温提高抗感染能力的适应性反应，但这种适应性反应可能会导致机体受损。一项前瞻性随机临床试验指出，败血症患者接受 48h 静脉注射布洛芬治疗可以改善生理性终点，但不能降低器官衰竭的发生率和 30d 的死亡率[62]。这些研究指出，发热反应可能有有益的作用。应权衡这种有益作用与缺乏证据的常规使用正常体温治疗脑损伤患者之间的利弊。

发热所引起继发性脑损伤的风险被认为是要高于消除发热所引起的风险，所以常规监测感染是很重要的。不幸的是，目前还没有最佳的监测实施方案标准。一项使用血管内冷却装置进行正常体温治疗的大型随机对照研究指出，如果白细胞计数上升 20%或体温超过 38℃，则应进行培养及胸部 X 线片检查。其他研究提倡，当水循环降温毯的水温下降低于 10℃时，进行培养检验，即便这可能与感染的发展不直接相关。在正常体温治疗中，不能准确检测感染可能会导致抗生素滥用以及微生物的耐药。

该病例中，神经重症监护团队决定不使用抗生素，而是进行纤维支气管镜检查，目的是获取定量的细支气管灌洗样本，并寻找其他发热原因。

应该进行哪些额外的检查来评估发热的其他原因？

尽管经过恰当的抗菌治疗但仍持续发热或临床表现不稳定，应基于病史、体格检查和实验室化验结果以分级的方式进行更广泛的诊断性评估。额外的检查和操作包括诊断性胸腔穿刺术、穿刺抽液术及腰椎穿刺术。应进行的影像学检查包括腹腔或心脏超声及头、胸或腹部 CT。降钙素原是新兴的一种快速诊断败血症的生物标志物，其具有高度特异性和阴性预测价值。最近一项研究指出，在动脉瘤

在出血后第 8 天，患者有持续寒战发作，温度调节装置的工作负荷增加。白细胞计数为 11.4×10⁹/L（前一天为 10.2×10⁹/L），并且胸部 X 线片显示在心脏后方可能有浸润。但是，核心体温小于 38℃，并且所有初步培养结果均为阴性。

性蛛网膜下腔出血患者中，血降钙素原 ≥ 0.2ng/ml 对于诊断败血症具有高度特异性[63]。

虽然感染引起的发热在 ICU 中十分常见，但是非感染引起的系统性炎症也可引起高热。表 21-1 中列出了 ICU 患者发热的重要非感染性病因。虽然都认为非感染性发热很少会导致高的核心温度，但是目前这一观点仍缺乏数据支持。同样，感染性发热也很少有高的核心温度，如果有，核心温度会超过 40℃。当核心温度如此之高时，临床医生应怀疑有恶性高热或抗精神病药恶性综合征。

寒战反应的重要性是什么？

寒战 / 血管收缩反应依赖于受下丘脑前部视前核介导的体温调定点。体温调节系统通过一系列正反馈和负反馈通路，减少并维持核心体温波动在 0.1～0.2℃。如此严格控制体温的整体目标是减少氧利用率和热量消耗，不但使新陈代谢效率最大化，并且可以保护重要的蛋白酶功能。

在正常条件下，下丘脑协调反应以维持核心体温在正常水平（37℃），当体温下降至 36℃ 以下时，开始有寒战 / 血管收缩反应。在脑损伤患者中，体温调定点升高，所以当体温降低至正常水平时，就会引起体温调节反应发生。实际上，据报道，在接受正常体温治疗的患者中，寒战发生率高达 40%。

这种反应对新陈代谢的影响可能很广泛。一个重要且恒定的影响是静息状态能量消耗、二氧化碳生成，以及氧耗量的急剧增加。通过长时间一些肌肉群的影响，寒战会引起代谢需求增加，这就转化为更高的氧耗量和呼吸增加[64]。对临床的影响包括组织缺血增加，这与心脏手术后患者发病率增加相关[65]。寒战导致的氧耗量增加与所影响肌肉质量成比例，并可以使基础氧耗量增加 2～3 倍[61]。使反

表 21-1　常见的非感染性发热原因

心血管	心肌梗死 心包炎 深静脉血栓
肺	肺不张 肺栓塞
肝胆 / 胃肠	非结石性胆囊炎 急性胰腺炎 中毒性巨结肠 非传染性肝炎
内分泌	甲状腺功能亢进 肾上腺功能不全 嗜铬细胞瘤
其他	药物反应（药物热） 输血反应 肿瘤 恶性高热 抗精神病药恶性综合征 5- 羟色胺综合征 停药

应增强的相关因素包括低龄、更高的肌肉质量，以及低镁[66]。不受控制的寒战所增加的代谢需求会导致碳水化合物、脂肪和蛋白质利用发生巨大变化，进而促进危重患者的分解代谢[67]。由于这些原因，不受控制的寒战会抵消掉控制发热所带来的益处，

BAL 样本提示革兰阴性杆菌（大于 10 000 个菌落形成单位），并开始适当的经验性抗生素治疗。但是，ICU 护理人员报告患者又继续发生寒战。

因此在诱导和维持正常体温时，抵抗和预防寒战至关重要。

如何治疗寒战?

在正常体温治疗中，区分寒战的分级代谢反应的能力十分重要，尤其是为了抗寒战治疗。术后寒战的测量提供了定性评价，目前尚不能转化应用到脑损伤患者中[68]。一个简单的分级量表，床旁寒战评定量表（bedside shivering assessment scale，BSAS）[69]，被用来通过间接测量法来量化评价床旁寒战与系统代谢应激之间的关系。BSAS 已显示出具有高度评价可靠性，便于在不同执行群体中使用[70]（表 21-2）。

通过临床上对躯干和肢体肌肉的损害进行评价，提供了一个寒战对新陈代谢影响的准确算法。当研究一个非过度镇静治疗寒战的基本原理时，准确识别寒战严重程度的能力具有明显优势。

当采用与正常体温治疗同时进行的阶梯式控制寒战的方法时，更少的镇静药选择（如体表保温）是首选的初始干预措施（表 21-3）。Cheng 等[71]研究指出，在发生寒战的非麻醉患者中，核心温度与

表 21-2 床旁寒战评定量表

得 分	严重程度	描 述
0	无	触诊颈部及胸部肌肉无寒战发生
1	轻	局限于颈部和（或）胸部，可能仅在触诊时出现
2	中	包括上肢 ± 颈部或胸部肌肉
3	重	广泛，全身参与

平均皮肤温度呈线性关系。寒战的温度阈值等于平均皮肤温度的 20% 与核心温度的 80% 之和。所以，为抑制寒战，平均皮肤温度一定要升高至少 4℃，才与核心温度升高 1℃具有同样的效果。热辐射系统首次应用于恢复观察，便证明了其可有效阻止麻醉后寒战的发生或可在寒战发生时迅速起抑制作用[72]。近期一项前瞻性研究表明，在脑损伤患者中使用空气压力性保温毯并将温度设定为 43℃，可有效限制寒战对新陈代谢的影响。体表保温是一种安全、有效、经济并且非镇静性抗寒战干预措施，适用于所有患者。

无明显镇静作用的药物干预包括丁螺环酮和镁制剂。丁螺环酮是一种 5- 羟色胺 1A（serotonin

表 21-3 诱导正常体温控制寒战的阶梯式方案

指 征	干预措施	用 法	基本原理
常规	对乙酰氨基酚	1000mg PO 每 4h 一次	使发热反应最小化
	丁螺环酮	30mg PO 每 8h 一次	与阿片类药物有协同作用，降低寒战阈值
	体表保温	空气压力性保温毯（Bair Hugger[a]）设定为 43℃	皮肤表面的温度感受器传递冲动到大脑，部分抑制寒战反应
	镁制剂	剂量为 4gIV，输入速度为 1g/h，滴定测量血镁值 3～4mg/dl	硫酸镁可使皮肤血管舒张，增加皮肤温度和提高舒适度
步骤 1（若 BSAS > 1）	哌替啶	25～75mgIV 或者按照 0.5～1.0mg/（kg·h）输入	哌替啶降低寒战阈值
	右旋美托咪定	速效剂量 1μg/kg，然后按照 0.3～1.5μg/（kg·h）输入	降低人的寒战阈值与哌替啶有协同作用
步骤 2[b]（若 BSAS > 1）	丙泊酚[c]	30～100μg/（kg·min）	无特殊抗寒战特性

BSAS. 床旁寒战评定量表；PO. 口服；IV. 静脉注射
a. 由 Arizant Inc, Eden Prairie, MN 制造
b. 如果步骤 1 中患者有难治性寒战，应强烈考虑停止正常体温治疗
c. 需要机械通气

1A，5-HT1A）部分激动药，可通过激活下丘脑热损失机制表现出重要的抗寒战的活性。当结合其他抗寒战干预措施时，表现为温和的镇静作用及良好的协同效应。丁螺环酮最主要的缺点是其用药途径是口服，所以，对于危重患者口服并不可靠[73]。静脉输入镁制剂可促进皮肤血管舒张和肌肉轻度放松。镁制剂也可对组织缺血起保护性作用，虽然近年来的研究还未确定其保护性作用。不管怎样，低血镁被证实是寒战发展的危险因素，所以应尽力维持血镁浓度在3～4mg/dl。若浓度高于该范围可能与感觉迟钝和呼吸困难相关。

当初始措施无效时，使用更有效、镇静作用也更强的药物。右旋美托咪啶是一种中枢性α激动药，其具有可静脉输入和半衰期短的明显优点。在健康人群的测试中，已在降低寒战阈值方面十分有效，并与丁螺环酮联合使用时具有协同作用[73]。限制右旋美托咪啶使用最主要是因为，在需要使用高剂量控制寒战时，可能会发生心动过缓及低血压。

哌替啶是抗寒战治疗最有效的药物[73]。由于具有κ-受体活性（除μ-受体活性外），它是唯一一种具有特殊"抗寒战"特性的阿片类药物。哌替啶也可能具有中枢性α2激动药活性。由于其抗寒战性能半衰期较短，要达到持续控制寒战的作用则需要多倍剂量，故常导致镇静作用延长。降低癫痫发作

阈值，特别是在肾功能不全的情况下，也限制了其长期使用。在一项评价抗寒战药物功效的Meta分析中显示，5种最有效且最常用的药物分别是可乐定、哌替啶、曲马多、奈福泮和氯胺酮[74]。这些药物中，奈福泮和可乐定及曲马多的静脉制剂，目前在美国还无法用于临床试验。

如何确定停止正常体温治疗的时机？

关于发热的持续时间对任何一种脑损伤预后的影响，目前仍无相关临床证据。如果没有这一信息，不可能了解正常体温治疗的最佳的持续时间。多数研究已经发现，损伤后第一周内的发热负荷对于预后的影响十分重要。对于蛛网膜下腔出血患者而言，该重要的持续时间已延长至损伤后14d。所以，在损伤后至少前一周内维持正常体温是合理的（蛛网膜下腔出血患者两周）。其他问题，如进展性发热对颅内压的影响，可能是需在该时间窗外持续控制发热的影响因素。同样，随着温度调节装置的停止，偶尔会观察到精神状态变差，并伴随反跳热的发生。此时，恢复常温并在以后尝试停用是合理的。停止体温调节装置后，发热反弹的现象几乎是很普遍的，虽然具体机制未明，但可能与这些强大的体温装置对下丘脑体温调节反馈回路的影响有关。

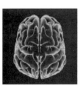

使用体表保温设备，并启用镁制剂和丁螺环酮治疗。间断使用右旋美托咪啶维持患者BSAS得分≤1。在出血后第14天，神经外科重症监护治疗团队决定停止正常体温治疗。在接下来的4h，虽然颅内压没有变化，但患者体温上升至39℃且伴有觉醒水平下降。这促使了正常体温治疗的再度启用，此时患者体格检查状况回到了之前的基线水平。

！　关键注意事项

- 脑损伤后发热是很常见的现象。
- 发热可能会导致脑损伤的预后变差。
- 虽然积极的发热管理及维持正常体温是合理的干预措施，但必须谨记，目前尚缺乏I级证据支持。
- 当先进的温度调节装置用于正常体温治疗时，治疗管理应该有阶梯式的抗寒战方案。
- 这种方法应考虑寒战对新陈代谢的影响，并尽量减少长效镇静药的使用。
- 正常体温治疗的效用将取决于未来的研究，目的是确定时间窗及目标温度，以优化远期预后。

第三篇　神经重症的外科处理
Neurosurgery

E. Sander Connolly, Jr.　Arthur L. Day　著

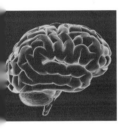

第22章　脑室外引流的管理和脑室 – 腹腔分流术

External Ventricular Drain Management and Ventriculoperitoneal Shunts

Nikita G. Alexiades　Jason A. Ellis　Sander Connolly, Jr.　著

张卫民　韩冰莎　译

谭林琼　张洪钿　校

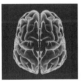

　　一名有高血压和高脂血症病史的 64 岁女性，突发头痛和神志不清。她被救护车送往附近的急诊室；途中由于癫痫样发作服用 2mg 咪达唑仑。急诊室检查患者疼痛反应微弱，右上肢松弛，下肢肌张力增加，随后予气管插管。头颅 CT 平扫显示外侧裂、基底池高密度及脑室内出血（IVH）。第三脑室和双侧侧脑室明显扩张。诊断：蛛网膜下腔出血伴 IVH；早期脑积水。并被转到神经重症监护病房进一步治疗。

　　神经重症监护病房检查：非药物镇静状态，不能遵嘱动作，瞳孔对称、反应灵敏并偏向左侧，右上肢松弛。生命体征为心率 90/min、呼吸 18/min、体温 37.4℃（99.4 ℉）、血压 120/73mmHg（图 22–1）。

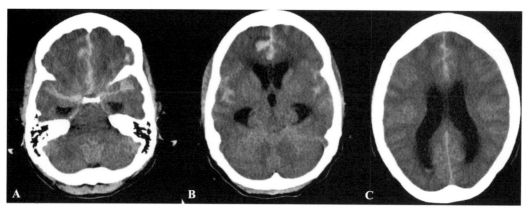

▲ 图 22-1　64 岁女性入神经重症监护病房后的头颅 CT 平扫

该患者需要脑室外引流吗？EVD 的适应证是什么

患者的表现符合 SAH 分级的 Hunt-Hess Ⅳ级和 Fisher 3 级（请参阅第 1 章蛛网膜下腔出血分级的信息）。有急性脑积水的影像学证据，并伴神经功能下降（不能遵嘱动作），需要紧急脑室外引流以缓解颅内高压。在蛛网膜下腔出血中 EVD 有三个主要作用，即监测颅内压、引流脑脊液治疗脑积水和（或）快速降低颅内压。因此，当患者有症状性脑积水和（或）基于神经系统检查和影像学结果所示的颅内压升高时，就有放置 EVD 的指征。

EVD 是治疗 SAH 相关性脑积水的标准治疗方法，并已被证明能改善短期和长期预后 [1, 2]。然而，没有关于 SAH 患者放置 EVD 的标准和循证指南。尽管格拉斯哥昏迷量表评分（≤ 12）[3, 4] 和 HH 分级（≥Ⅲ级）[5] 已经视为脑室引流术的客观指标，但是临床或影像学恶化或神经学检查不稳定的患者，通常应考虑 EVD 手术。昏迷或严重嗜睡的患者必须行紧急脑室引流术（图 22-2）[6, 7]。

如果患者的神经系统状况改善甚微，即便是颅内压正常，也需要考虑其他病因，如癫痫发作、药物效应或代谢紊乱，一旦发现尽快进行进一步检查。评分较差的患者（Ⅳ级和Ⅴ级），脑室外引流术后 HH 分级改善的患者，估计预后较好 [2]。对于那些意识水平波动的患者，脑室引流术的效果仍不清楚，因此需要进行谨慎的风险 - 效益分析 [3]。图 22-3 概括了我们医院针对入住神经重症监护病房动脉瘤性 SAH 患者的颅内压管理方案。

同样，许多其他神经系统疾病引起的症状性

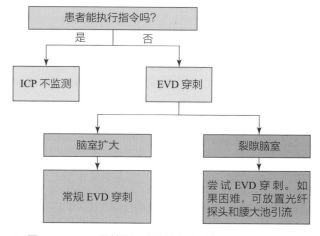

▲ 图 22-2　SAH 的情况下决定脑室外引流（EVD）的流程图
ICP. 颅内压

急性脑积水（交通性，非交通性），或颅内压升高，都建议放置 EVD[1]。梗阻性或非交通性脑积水的常见原因包括颅后窝肿瘤、脑室内出血和脑室内囊肿或肿瘤。交通性脑积水见于 SAH、脑室内出血、脑膜炎和其他病理情况。无明显脑积水的颅内压升高通常是由闭合性头部外伤引起的 [8]。颅后窝占位病变的脑积水，随着幕上脑脊液的引流，存在小脑幕切迹上疝的风险 [9]。虽然很少报道，一旦决定为颅后窝病变放置 EVD，应注意避免这种风险；这种情况尤其要避免快速释放大量脑脊液。通过 EVD 维持颅内压正常，可以预防继发性皮质损伤、改善神经功能，并改善术中暴露 [10-13]。需要注意，成人和幼儿正常的颅内压范围分别是小于 10～15mmHg 和 3～7mmHg[8]。

放置 EVD 的另一个适应证是促进神经外科术后患者的伤口愈合。经枕下入路或远外侧入路的颅后窝手术，术后发生脑脊液切口漏的风险特别高。因

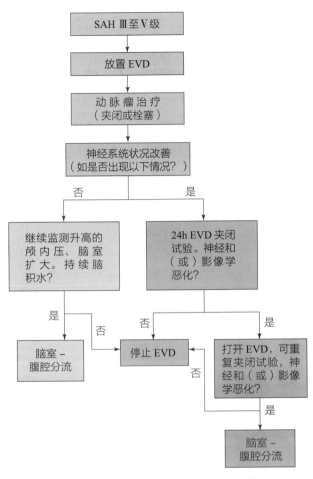

▲ 图 22-3　SAH 相关性脑积水的治疗流程图

通常在 EVD 放置后 1 周内开始面临挑战。脑室 – 腹腔分流术适用于持续性脑积水患者

ICP. 颅内压

此，神经外科医生经常会在术后留置几天 EVD，通过 EVD 引流减轻脑脊液对新鲜切口的压力。一旦切口开始愈合、没有脑脊液漏的迹象，就可以拔除 EVD[8]。

EVD 和颅内压监测还广泛用于创伤性颅脑损伤（TBI），虽然它们的适应证和降低死亡率的作用仍存在争议。对于影像检查有脑积水的昏迷或昏睡患者，应放置 EVD 以确定脑积水是否导致意识差的原因，并对颅内压升高进行治疗。是否将放置 EVD 作为治疗重型 TBI 颅内压增高的常规操作还不太明确。重型 TBI 患者明显的脑水肿和脑室塌陷，使得 EVD 置管成功的难度加大。在一项大型随机对照试验中，比较了 TBI 采用影像学和临床检查、脑实质内颅内压监测来治疗颅内压升高，发现两组间的远期死亡率没有差异[14]。回顾性系列研究发现，颅内压监测可显著降低重型创伤性颅脑损伤和部分病例的死亡率[15, 16]。

怎样放置 EVD？

通过在额部切口、颅骨单个骨孔来放置 EVD，以便导管通过额叶进入侧脑室，目的是将导管尖端放在 Monro 孔。首选非优势侧额叶作为穿刺点，因为一旦发生如硬膜下、硬膜外或脑实质出血等手术并发症，它可以将有症状的脑组织损伤的风险降至最低[8]。颅骨钻孔的位置要在冠状缝线前 2～3cm 与瞳孔中线交点处。穿刺部位可避免损伤矢状窦及其属支和初级运动皮质，后者通常位于冠状缝后 4～5cm。这就是众所周知的 Kocher 点，位于鼻根后方 11～12cm、中线旁 2～3cm（图 22-4）。虽然首选右侧（非优势额叶），如果需要术者避免右额叶或侧脑室损伤或出血时，可以穿刺左侧置管。在外伤患者中，术者会偏好穿刺受伤的额叶置管以保护正常的脑实质。以 Kocher 点作为穿刺点时，EVD 穿过脑实质的轨迹应在冠状面朝向同侧内眦、矢状面上朝向同侧的耳屏连线方向。如果正好朝垂直于颅骨的方向瞄准穿刺，通常可以达到这个轨迹。根据侧脑室的大小，外科医生将导管插入脑实质 4～5cm 后有"落空"感，标志导管已进入侧脑室，穿中后脑脊液就会通过导管流出。为了将导管尖端

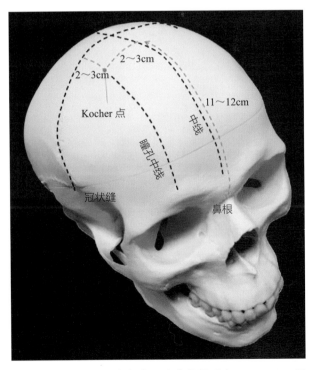

▲ 图 22-4　Kocher 点矢状面上在鼻根后方 11～12cm、冠状面上在中线旁 2～3cm 处

送到 Monro 孔，EVD 通常是"软通过"（在没有针芯的情况下推进导管）到距颅骨外板共 6.5～7.0cm 的位置。然后，避开未来分流可能的方向（通常是后内侧），将导管经头皮下隧道短距离潜行后引出。

在大型单中心系列研究发现，EVD 导管异 / 错位率为 10%～13% [17-20]；几个大型前瞻性和回顾性研究 EVD 放置的出血率高达 27%～41% [21, 22]。尽管这些数字这么高，但最近的荟萃分析各种 EVD 适应证的平均出血率为 8.4%，然而其中有症状的仅占 0.7% [19]。因此建议穿刺术后常规进行 CT 扫描，以确认位置正确并排除出血性并发症。若术后 CT 发现出血，则应连续复查直至确认出血稳定。

脑室引流术跟操作者和手术地点有关系吗？

EVD 可以在局部麻醉和（或）清醒镇静下，在手术室或床边进行 [22-24]。手术室无菌条件好，环境可控，在手术室能更有效地处理急性并发症。但是，需要紧急放置 EVD 的患者，等待手术室就可能延误治疗。此外，将危重患者运送到手术室可能是不安全的。尽管在重症监护室放置 EVD 可能会增加严重感染的风险，但是没有确凿的数据来确定 EVD 放置环境会影响并发症的整体发生率和预后 [23,25,26]。

EVD 历来由神经外科医生放置，以确保术者可以处理手术相关的并发症，如硬膜下出血或脑内出血。近年来，越来越多的 EVD 术和颅内压监测仪是由非神经外科放置的，包括神经重症医师、执业护士、医师助理、创伤外科医生和普通外科医生 [27-29]。非神经外科医生 EVD 置管手术的成功率、并发症的发生率和对预后的影响仍不明确。尽管如此，非神经外科医生放置 EVD 和颅内压监护仪的趋势在增加，如果证明这些人的手术跟神经外科医生一样

安全、有效，就能为那些没有选择、资源匮乏环境中的患者提供迅速有效的治疗。

尽管 EVD 能测量到最精确的颅内压，但外科医生可能无法将导管插入到塌陷的脑室、裂隙脑室或明显占位的脑室 [8]。在这种情况下，可以通过放置脑实质光纤螺栓来监测颅内压。如果放置了脑实质内性颅内压监测仪，而且团队认定脑脊液容量是导致颅内压严重升高的重要原因，合并交通性脑积水的患者，可以放置腰大池引流。此外，腰大池引流也被用来预防迟发性脑缺血的发生 [30]。实际上，脑实质光纤螺栓联合椎管引流可以起到与 EVD 相同的作用 [31]。尽管脑实质内颅内压监测具有容易放置、患者转运时可以断开、无须重新校准等优点，但它们无法准确探测到脑深部的压力变化 [31, 32]，还有机械故障、易碎和监测故障等缺点。

使用什么规格的脑室导管合适？

脑室引流管有多家制造商；然而，与临床相关的重要区别包括导管管径和抗生素涂层（见下文）。大量的研究证实，内径 1.3～1.5mm 的标准导管，非常适合大多数患者。对于明显脑室出血的患者，我们更喜欢放置内径为 2.6mm、侧孔大的"有创"粗导管。有利于引流小的血块、预防堵塞脑室引流装置。理论上粗导管穿刺有导致出血率增高的风险；然而，没有研究证实这种关联。标准导管和"创伤"导管的影像学表现如图 22-5 所示。

EVD 会增加再出血的风险吗？

脑室外引流术会增加动脉瘤性 SAH 患者再出血的风险 [3, 33, 34]。认为颅内压的突然下降引起动脉瘤跨壁压力的增加可导致再出血 [35]。然而，脑室外

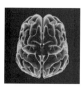

患者 64 岁，脑室外引流术前接受 CTA 检查，发现左侧大脑中动脉分叉部动脉瘤，大小为 13mm×5mm×5mm（图 22-6）。

引流术后会增加动脉瘤性 SAH 患者再出血的风险仍有争议，迄今为止，还没有研究认定两者存在因果关系[36-38]。值得注意的是，需要 EVD 的患者往往 HH 分级更差，HH 分级又与再出血的独立危险因素相关，例如动脉瘤体积较大和 SAH 的密度高。此外，结论不确定可能归因于不能解释以下混杂变量，包括病情的临床分级、动脉瘤治疗的时机、动脉瘤未治期间 EVD 留置的时间及发生 SAH 和 EVD 手术的时间间隔[37, 39]。在没有结论性数据支持的情况下，动脉瘤不是 EVD 术治疗 SAH 相关性脑积水的禁忌证[7]。然而，随着颅内压应逐步正常化，应尽量减少再出血的理论性风险。

EVD 手术成功后应当如何布置？

EVD 成功后，应抬高床头至 30°，颈部保持正中，以降低颅内压并增加静脉回流。脑脊液收集系统固定在床旁的杆上，并进行调零，外耳道的高度设置为零位（图 22-7）[8]，然后将排水口固定在所需高度。对于不稳定动脉瘤的 SAH 患者，我们通常将引流口的高度设定在 20cmH₂O，预防过度引流和产生不利的跨壁压，从而引发再出血。动脉瘤行夹闭或介入栓塞术后，我们通常会降低引流管高度，或者根据患者的临床状态和影像学所示的脑积水情况来调整引流管的高度。另一种方法是达到设

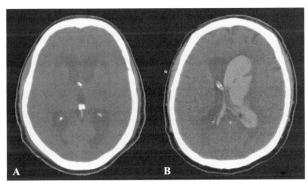

▲ 图 22-5　最常用的脑室外引流标准导管（左）内径为 1.3～1.5mm。"创伤"导管（右）较粗，内径为 2.6mm，侧孔较大，脑室内出血的情况下使用，理论上预防脑室引流管的堵塞

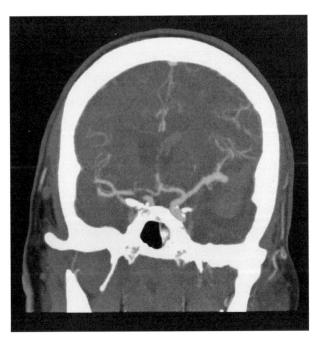

▲ 图 22-6　患者 64 岁，女性，脑室外引流术前的 CT

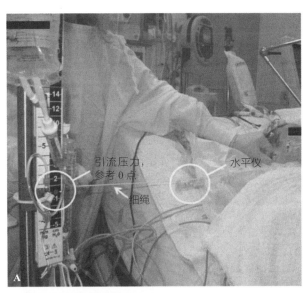

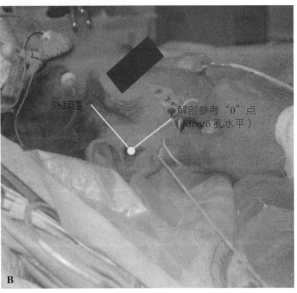

▲ 图 22-7　正确的 EVD 设置图示，脑脊液出口与外耳道的"0"平齐

定的颅内压阈值（如颅内压＞10mmHg，持续5分钟）时间歇性开放引流减压，这样保证了治疗效果不变的同时还能降低引流管堵塞的发生率[40]。应预防过度引流，避免由此引发的硬膜下出血和罕见的脑疝。

颅后窝肿瘤的手术，通常会在术中做EVD[8]。脑脊液排出后脑组织松弛，利于开颅和硬脑膜的切开。术后初期，引流管出口设置在较低的高度（如5～10cmH$_2$O），2～3d后逐渐升高。

EVD最常见的感染并发症是什么？应该预防性使用抗生素吗？抗生素涂层导管的效果怎么样

软组织感染和脑室炎是最常见的EVD相关性感染[19, 41, 42]。脑实质内脓肿、硬膜下脓肿和骨髓炎较少见。激素的使用和导管留置的时长是已知的EVD相关感染的危险因素[43]。关于全身性感染对神经系统感染的风险有何影响，现在还没有研究结论。

我们医院EVD术后的患者，所用导管不是抗生素涂层的患者，均经静脉给予头孢菌素（头孢唑林）预防。关于预防性使用抗生素和抗生素涂层导管的效果目前尚无定论（表22-1）。一项比较抗生素（克林霉素和利福平）涂层导管和标准导管的大型多中心随机对照试验发现：两组间的感染没有差异[44]。值得注意的是，各个对照组的关键阶段即EVD的全程都接受了全身性抗生素治疗。然而，较早的一个随机对照试验，确实发现利福平/米诺环素涂层导管的感染率明显下降[45]。两个随机对照试验研究结论的差异可能是因为克林霉素/利福平组的感染率比早期试验的感染率低很多有关（2.5% vs. 9.4%）。考虑到EVD相关感染的发病率、死亡率和成本，应考虑使用抗生素涂层导管[46]。

EVD如何管理？应多久检查一次ICP压力传感器？波形应该是什么样的？

EVD术后要定期检查（如每隔2～4h）以确保其正常工作。应系统性评估管道是否通畅、在

表22-1　预防性使用抗生素对EVD相关性感染率影响的临床试验

参考号（年）	研究类型	病例数	设计方案	持续时间	感染率(%)	P值
Blomstedt 等[47]（1985）	回顾性	122	安慰剂与长效甲氧苄啶磺胺甲噁唑	引流期间	23.3 vs. 6.5	＜0.001
Poon 等[48]（1985）	回顾性	228	围术期氨苄西林＋舒巴坦与长效氨苄西林、舒巴坦、氨曲南	围术期与引流期间	11 vs. 3	0.01
Zabramski 等[45]（2003）	前瞻性，随机对照	288	标准EVD管与利福平/米诺环素涂层EVD管	引流期间	36.7 vs. 17.9	＜0.0012
Arabi 等[41]（2005）	回顾性	99	无抗生素与长期使用头孢唑林、头孢呋辛	引流期间	29.3 vs. 12.1	0.03
Lackner 等[49]（2008）	回顾性	40	标准EVD管与涂有银纳米粒子的EVD管	引流期间	25 vs. 0	＜0.05
Tamburrini 等[50]（2008）	前瞻性，随机对照	47	标准EVD管与利福平/克林霉素涂层EVD管	引流期间	31.8 vs. 2.1	＜0.003
Pople 等[44]（2012）	前瞻性，随机对照	357	标准EVD管与利福平/克林霉素涂层EVD管	引流期间	2.8 vs. 2.3	1.0
Keong 等[51]（2012）	前瞻性，随机对照	278	标准EVD管与涂有银纳米粒子的EVD管	引流期间	21.4 vs. 12.3	0.03
Winkler 等[52]（2103）	前瞻性，随机对照	61	标准EVD管与涂有银纳米粒子的EVD管	引流期间	15.6 vs. 20.6	0.92

EVD. 脑室外引流

位及 ICP 数值的可靠性。发现 ICP 和神经系统的任何变化都需要对系统进行检查确认。滴斗的脑脊液应定期排入引流袋，避免滴斗过满。还应检查并确保引流口位置处于规定的水平。头位改变时，应将脑脊液收集系统重新"调零"。需要搬离神经重症监护病房的患者应夹闭引流管并持续监测颅内压。如果医生计划开放脑室引流管持续引流（如长时间的手术或影像检查），必须有护士在场密切监护。在神经重症监护病房的患者，只有在测量颅内压、获取脑脊液样本、脑室内用药后或计划的夹闭试验期间，才会夹闭脑室引流。对依赖 EVD 的患者应尽量缩短夹管时间。如果医生怀疑监测仪不能准确反映颅内压，应谨慎进行临床操作来检验这一假设。例如，降低床头或轻按两侧颈静脉可升高颅内压。联合应用 EVD 和脑实质颅内压监测仪的新技术出现后，引流管无须夹闭就能实现持续的颅内压监测。

颅内压波形反映了全身血压向颅腔内传导的情况[8]。颅内压波形由动脉收缩压波和中心静脉 A 波组成，换句话说，也就是叠加在缓慢的呼吸变化上的波形[8]。颅内压在心脏收缩期升高是因为颅内小动脉血管扩张，而在呼气期升高是因为上腔静脉压力升高导致颅内静脉血流出减少导致的[8, 53]。

在正常情况下，颅内压升高达到一定水平后，颅内容量的增加会通过脑脊液吸收来平衡。然而，容量增加超过临界点就会导致颅内压快速、持续增加，同时合并脑顺应性下降[54]。顺应性正常的大脑，代表动脉压的第一个峰值（p1 或冲击波）高于代表大脑僵直的第二个峰值（p2 或潮汐波）。颅内压升高到动脉压水平时，ICP 波形呈明显的动脉压波。当大脑失去顺应性后，潮汐波会变得高于冲击波[8]。

1960 年，Lundberg 描述了三种颅内压波形。"A"波或高原波由持续 5～10 分钟 ICP 急剧增加的波形，通常伴有平均动脉压升高；这些波形现在很少看到，因为这种波形出现之前通常就开始治疗了。"B"波出现频率为每分钟 0.5～2 周期，可能代表脑血流的变化。"C"波可在健康受试者中看到，频率每分钟 4～8 周期，其波动与心脏和呼吸周期一致[8]。与颅内压测量一样，评估波形的时候应夹闭脑室脑脊液引流、开放压力传感器。

护理人员报告已经 2h 没有脑脊液流出，EVD 系统可疑堵塞，该怎么办？

如果 EVD 开放引流，护理人员应每 1～2h 观察并记录一次 CSF 排出量。每天通过 EVD 排出的脑脊液总量控制在 250ml 左右，少数病例排放量可达到 450～700ml[8]，如果该患者自身不能吸收脑脊液的话（健康成人 CSF 分泌总量每天约为 450ml）。如果没有脑脊液排出，波形减弱或缺失，或怀疑管道堵塞，应按图 22-8 的流程来处理。

怎样从 EVD 接口留取脑脊液？应该何时留取？

脑脊液可用于：发热患者筛查感染；VP 术前评估脑脊液蛋白水平，测量脑室内注射抗生素治疗后的脑脊液浓度（每 24h），检测脑脊液感染患者的抗生素反应（每 24h）。

一般不提倡脑脊液采样进行常规性的前瞻性检测，因为这样会增加感染的风险[43]。脑脊液的常规检查可能无法预测 EVD 相关性感染，没有任何脑脊液参数（包括白细胞、细胞数增多和蛋白/葡萄糖水平）的特异性或可重复性变化可以预测感染[55]。因此，只有当临床怀疑感染时才应进行脑脊液检查[56,57]。图22-9概括了通过EVD脑脊液取样的步骤。

脑室内用药的适应证是什么？

脑室内注射抗生素治疗中枢神经系统、器械相关性感染的效果如何？至今没有相关的随机对照试验进行明确。考虑到抗生素潜在的毒性和难于输送的因素，以下几种情况需要考虑脑室内使用抗生素：常规的静脉用药未能剿灭感染脑脊液的微生物，感染的菌株高度耐药并且敏感的抗生素脑脊液通透性差，留置的装置不能取出[58-60]。

没有抗生素得到美国食品和药品管理局的批准可以用于脑室内。脑室内使用万古霉素和庆大霉素的文献报道最多，其他抗生素的报道大多限于个案[61-64]。头孢菌素因其明显的神经毒性而不能用于脑室内[58, 65]。脑室内抗生素使用的剂量还没有标准化，通过算出"抑菌指数"（脑脊液抗生素治疗浓

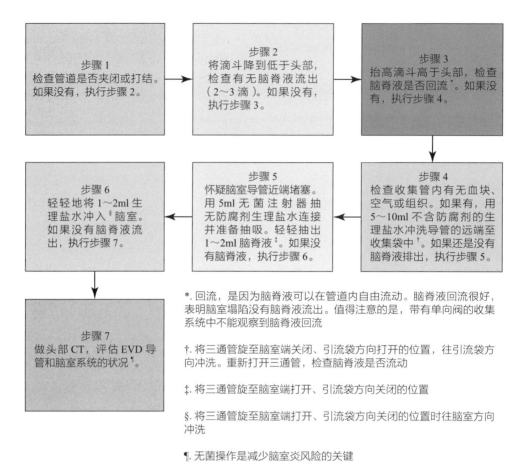

步骤 1
检查管道是否夹闭或打结。如果没有，执行步骤 2。

步骤 2
将滴斗降到低于头部，检查有无脑脊液流出（2～3 滴）。如果没有，执行步骤 3。

步骤 3
抬高滴斗高于头部，检查脑脊液是否回流*。如果没有，执行步骤 4。

步骤 6
轻轻地将 1～2ml 生理盐水冲入§脑室。如果没有脑脊液流出，执行步骤 7。

步骤 5
怀疑脑室导管近端堵塞。用 5ml 无菌注射器抽无防腐剂生理盐水连接并准备抽吸。轻轻抽出 1～2ml 脑脊液‡。如果没有脑脊液，执行步骤 6。

步骤 4
检查收集管内有无血块、空气或组织。如果有，用 5～10ml 不含防腐剂的生理盐水冲洗导管的远端至收集袋中†。如果还是没有脑脊液排出，执行步骤 5。

步骤 7
做头部 CT，评估 EVD 导管和脑室系统的状况¶。

*. 回流，是因为脑脊液可以在管道内自由流动。脑脊液回流很好，表明脑室塌陷没有脑脊液流出。值得注意的是，带有单向阀的收集系统中不能观察到脑脊液回流

†. 将三通管旋至脑室端关闭、引流袋方向打开的位置，往引流袋方向冲洗。重新打开三通管，检查脑脊液是否流动

‡. 将三通管旋至脑室端打开、引流袋方向关闭的位置

§. 将三通管旋至脑室端打开、引流袋方向关闭的位置时往脑室方向冲洗

¶. 无菌操作是减少脑室炎风险的关键

▲ 图 22-8　EVD 堵塞的故障排除流程图
CT. 计算机断层；EVD. 脑室外引流

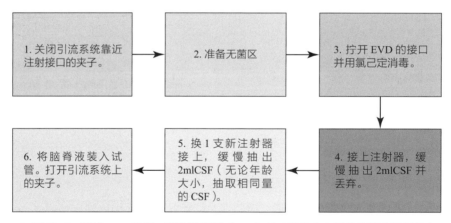

1. 关闭引流系统靠近注射接口的夹子。

2. 准备无菌区

3. 拧开 EVD 的接口并用氯己定消毒。

6. 将脑脊液装入试管。打开引流系统上的夹子。

5. 换 1 支新注射器接上，缓慢抽出 2mlCSF（无论年龄大小，抽取相同量的 CSF）。

4. 接上注射器，缓慢抽出 2mlCSF 并丢弃。

▲ 图 22-9　通过 EVD 注射口采集脑脊液（CSF）的步骤脑室内用药的适应证是什么

度的低值除以最低抑菌浓度）来作为剂量的指导，抑菌指数不应超过 10～20[66]。

什么时候应该脑室内溶栓？

大量脑室内出血不是反复堵塞 EVD 管，就是长期阻碍 CSF 在脑室系统的流动，这些患者可以考虑使用组织型纤溶酶原激活剂或尿激酶进行脑室内溶解血肿治疗[67, 68]。通过该治疗可以更快速地分解脑室内血肿，理论上可以减少在 ICU 病房长期使用 EVD 引起的相关并发症，达到降低分流依赖性脑积水发生率的目的[21, 69]。

一个大型的Ⅲ期随机对照试验正在进行，即评估脑室内出血加速消退试验（CLEAR-Ⅲ）。一项Ⅱ期剂量递增试验显示了可接受的安全性，与安慰剂相比，其死亡率或脑室炎发生率没有差异[21]。CLEAR Ⅲ期前250名登记患者的数据显示出血率、症状性出血率和感染率与文献一致（分别为16.8%、2.4%和4.4%）[19]。目前关于脑室内溶栓治疗的文献通常不包括动脉瘤破裂引起的脑室内出血，需要进一步研究才能推广使用。在原发性脑室内出血或继发于脑实质内出血的脑室内出血患者中，脑室内溶栓治疗可降低死亡率和分流依赖率，而不会显著增加感染率或症状性出血的发生率[69-72]，这些患者应考虑脑室内溶栓治疗。

患者的 EVD 已放置 6d，为停止和拔除 EVD 有什么建议？

目前尚无标准的 EVD 拔除指南，这是神经重症医生和神经外科医生仍有争议的话题。EVD 通常在重症监护病房住院期间的几天内逐渐停止。ICU 住院期间停止引流的速度不影响最终分流的需要，快速停止引流组（＜24h）与逐渐停止引流组（＞96h）的分流依赖性没有差异[73]。此外，目前还不清楚哪些亚组的患者会受益于长时间放置 EVD。图 22-10 所示为拔管流程图。

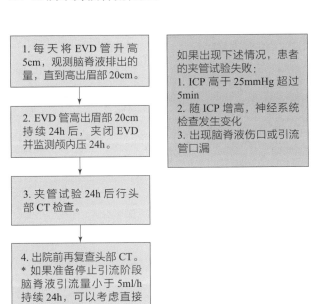

1. 每天将 EVD 管升高 5cm，观测脑脊液排出的量，直到高出眉部 20cm。

2. EVD 管高出眉部 20cm 持续 24h 后，夹闭 EVD 并监测颅内压 24h。

3. 夹管试验 24h 后行头部 CT 检查。

4. 出院前再复查头部 CT。
* 如果准备停止引流阶段脑脊液引流量小于 5ml/h 持续 24h，可以考虑直接开始夹管试验。

如果出现下述情况，患者的夹管试验失败：
1. ICP 高于 25mmHg 超过 5min
2. 随 ICP 增高，神经系统检查发生变化
3. 出现脑脊液伤口或引流管口漏

▲ 图 22-10　EVD 患者拔管评估指南
CT. 计算机断层扫描；ICP. 颅内压

夹管试验失败的患者需要行脑室-腹腔分流术。动脉瘤性 SAH 后分流依赖已知的危险因素是什么？ EVD 会增加分流依赖的风险吗？什么情况下不宜将 EVD 转换为脑室-腹腔分流术？

动脉瘤性 SAH 是导致成人慢性脑积水需要行脑室-腹腔分流术的首要原因，约占所有病例的35%[74]。需要永久性脑脊液分流手术的患者占10%～20%[75, 76]。血液分解物阻塞蛛网膜颗粒、软脑膜和蛛网膜颗粒纤维化、脑室系统内粘连形成及由此引起的脑脊液动力学改变都认为可能是脑积水形成的机制。动脉瘤性 SAH 后发生慢性脑积水有关的因素包括高龄、HH 高分级、女性、急性脑积水、后循环动脉瘤和动脉瘤＞2.5cm[74, 77, 78]。脑脊液蛋白水平高和第三脑室直径增大 EVD 解决困难的，同时能预测分流手术也不能解决[79, 80]。许多回顾性研究已报道长期或连续的脑脊液引流患慢性脑积水的风险增加[81, 82]。

有感染症状（如发热）、血管痉挛高峰期或 TCD 值升高期、经皮内镜胃造瘘术的当天，均不宜实施将 EVD 改脑室-腹腔分流术。脑脊液蛋白（＞200）和红细胞计数显著增加会增加脑脊液黏度，进而增加分流管阻塞和故障的可能性[79, 81]。然而，蛋白样和血性脑脊液是 SAH、脑室内出血和创伤性脑积水患者常见的情况，什么时候将临时 EVD 改为永久脑室-腹腔分流术，需要神经重症医师和神经外科医师慎重决定。

EVD 的部位能用于脑室-腹腔分流术吗？

动脉瘤性 SAH 患者 EVD 改永久性分流术时，关于置管技术和位置方面没有明确的指南。是使用现有的脑室造瘘部位还是在对侧新钻一个骨孔？术者应考虑患者的感染史并慎重决定。尽管进一步的研究是必要的，但已有数据表明使用现有的 EVD 部位改永久性分流术是安全的，预防性抗生素和使用抗生素涂层导管时尤其如此[81, 83]。而在对侧新钻骨孔会增加出血率，尽管重新钻孔导致出血的发病率尚不清楚，但是感染性并发症的发生率与位置无关[83]。

应选择什么类型的分流装置?

关于分流手术有许多因素要考虑,必须考虑到患者的病史和脑积水的类型。除了脑室端的位置,其他重要的手术决定还包括分流管远端的位置和使用哪种类型的阀门。简单地说,分流装置是由尖端位于脑室的脑室端、脑脊液流量调节阀和将脑脊液输送到集水池的远端导管组成的。整个系统都是经皮下隧道走行,与外引流相比,这是脑脊液导流的永久性解决方案。脑室 - 腹腔分流术远端导管留置于腹腔的方法最为常用。然而对于之前有多次腹部手术或严重粘连的患者,可能不适合脑室 - 腹腔分流术,远端导管的位置应考虑其他的选择,最常见的是经右颈内静脉至右心房(脑室 - 心房分流术)或胸膜腔(脑室 - 胸腔分流术)。多种新型分流装置类可供一些特殊病例或标准部位反复分流失败的病例选择。

分流阀有很多种,各有优缺点。阀门有可调节的,阀门压力可以通过外部磁铁调节,也有不可调的,有固定的压力值。分流阀一般都是宽的,入口连接脑室端,储液囊可以按压或针刺采集脑脊液标本,单向阀连接到远端导管。分流装置的改进包括加入抗虹吸装置,可以与阀门串联,也可以作为一些阀门的内置部件,来预防患者卧位改直立位时的过度引流[8]。

大多数动脉瘤性 SAH 继发性脑积水需要分流的患者可采用脑室 - 腹腔分流术和可调压阀门进行治疗,使脑脊液转流达到临床和影像学状态改善的目的。一部分患者患低压或负压脑积水,颅内顺应性高,需要更低的压力实现脑室减压。在这些人群中,必须使用具有低压设置的可调压分流装置,且提示可能要做脑室 - 心房分流,因为流入心房的液体允许通过分流系统进行生理性虹吸[84, 85]。现在的分流阀可以接受 MR 检查,但如果是可调压管,由于阀门的磁压力调节机制,分流设置必须在 MR 检查后重新确认。

!　关键注意事项

- EVD 为持续性或间断性监测和控制 ICP 提供了准确可靠的手段。EVD 适用于合并脑积水和颅内压升高的各种疾病,如 SAH、颅后窝或脑室肿瘤、脑室内或颅后窝出血、创伤、脑膜炎、硬膜下血肿和脑室囊肿。

- 动脉瘤性 SAH 患者,临床或影像学出现恶化或神经系统检查不可靠时,应考虑放置 EVD。昏迷或严重嗜睡的患者一致认为需行紧急脑室造瘘术。如果患者的神经系统状况改善甚微,即便是颅内压正常,就需要考虑其他病因,如癫痫发作、药物效应或代谢紊乱,一旦发现尽快检查。

- 虽然 EVD 所测颅内压值最为精准,但脑室有明显的占位、狭窄 / 塌陷的情况下,置管会很困难。在这种情况下,放置脑实质颅内压监护仪就有帮助。交通性脑积水的患者,腰大池引流可以替代脑室引流。过去认为放置 EVD 会增加动脉瘤性 SAH 患者再出血的风险。然而,这个观点还有争议,至今还没有研究能确定穿刺置管和再出血增加之间存在因果关系。

- 放置 EVD 或 ICP 监测仪的手术前,预防性使用一剂抗生素的做法很普遍,但留管期间预防性抗生素如何使用仍有争议。因此预防性抗生素的用法由主治医生自行决定。

- EVD 相关性脑室炎导致发病率、死亡率和医疗费用明显升高。抗生素浸渍导管的使用可降低感染率和延迟感染的发生。

- 不提倡脑脊液采样进行常规性的前瞻性检测,因为这会增加感染的风险。脑脊液的常规检查可能无法预测 EVD 相关性感染,没有任何脑脊液参数(包括白细胞、细胞数增多和蛋白 / 葡萄糖水平)的特异性或可重复性变化可以预测感染。因此,只有当临床怀疑感染时才应进行脑脊液检查。

- 对于有明显脑室内出血和脑积水的患者,应考虑使用脑室内溶栓治疗,以加速清除血凝块,并可能降低分流依赖率。与动脉瘤性 SAH 相关的脑室内出血通常被排除在溶栓治疗试验之外,还需要进一步的研究;在这些情况下,是否溶栓治疗由主治医生自行决定。

- EVD 通常在连续升高引流和 24h "夹管试验" 后逐渐停止。然而,没有明确证据支持逐渐停止引流比快速停止引流更好,反之亦然。

- 感染症状(如发热)、血管痉挛高峰期或 TCD 值升高期、经皮内镜胃造瘘术的当天,均不宜实施 EVD 改脑室 - 腹腔分流术。脑脊液蛋白和红细胞计数明显升高也会影响 EVD 改永久性 VPS 手术的进行。

- 分流术式和分流阀多种多样。选择哪种术式和分流阀,必须考虑患者的手术史和感染史,以及脑积水表现的特殊类型(高压与低压)。

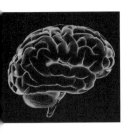

第23章　血管内治疗神经放射学
Endovascular Surgical Neuroradiology

Blake E. S. Taylor　　Nathan Manning　　Philip M. Meyers　**著**

邵永祥　韩冰莎　**译**

谭林琼　张洪钿　**校**

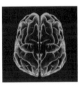

　　患者男，52岁，有高血压病史和30年吸烟史，因突发剧烈的双侧头痛到急诊科就诊。否认恶心、呕吐和头部外伤，体温38℃、心率110/min、血压162/91mmHg，意识清楚、时间和空间定向力正常，左侧瞳孔扩大，光反射消失。头部CT平扫显示蛛网膜下腔呈弥漫性高密度；CTA检查发现左后交通动脉瘤；患者进一步接受了DSA检查。

SAH 和动脉瘤

SAH 的临床表现是什么，如何诊断？

　　几乎所有SAH患者都会出现一种突发的、剧烈的头痛，这种头痛被经典地描述为"我一生中最严重的头痛"。多达20%～50%的患者在SAH前几天或几周内会出现"前哨"性头痛[1, 2]。头痛通常是弥漫性的，大约1/3的患者会出现在一侧。常见的相关症状包括恶心、呕吐和脑膜刺激征。根据SAH的严重程度，患者会出现从嗜睡到昏迷的意识障碍，偶尔有局部的神经功能缺损。最常见的诊断方法是头部CT平描（图23-1至图23-3），发病6～12h内敏感性为95%。CT呈阴性、临床高度怀疑SAH时，则需要进行腰穿直接评估脑脊液，脑脊液为血性或含有血液分解产物可确诊SAH[3]。

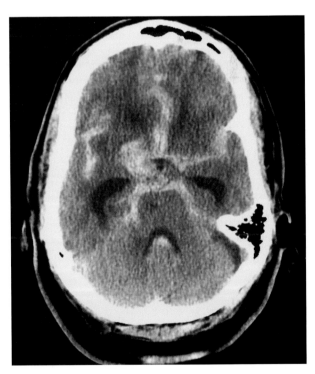

▲ 图 23-1　非对比增强 CT 平扫显示弥漫性 SAH

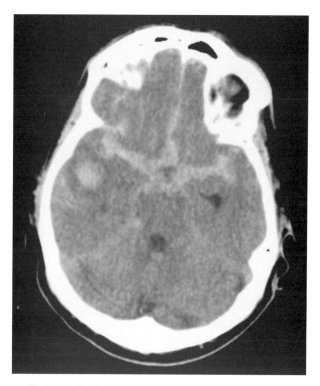

▲ 图 23-2　非对比增强 CT 平扫发现额叶 SAH，右侧颞叶皮质内出血

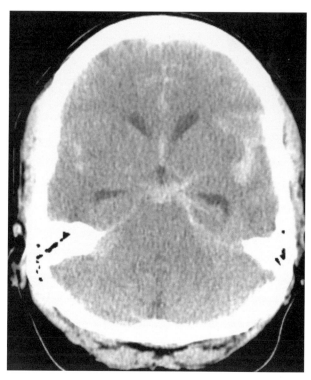

▲ 图 23-3　非对比增强 CT 平扫发现弥漫性 SAH，左侧较右侧更明显

SAH 的病因有哪些？

框 23-1 列出了 SAH 的病因。绝大多数非创伤性 SAH 均是由动脉瘤引起的。

动脉瘤性 SAH 的总体发病率和死亡率是多少？

自发性颅内动脉瘤破裂导致的 SAH 是一种危及生命的疾病，其即刻死亡率为 10%～20%[4, 5]。然而，初次破裂的幸存者可发生再出血（发生率 7%～22%[6, 7]）和血管痉挛（临床发生率 20%～30%[8]）；这是导致 30d 死亡率高达 50% 的主要原因[9, 10]。此外，多达 1/3 的幸存者动脉瘤出血后生活不能自理，而大约 20% 的患者有严重的神经认知障碍[10-12]。

破裂动脉瘤血管内治疗的疗效如何？

在病情初步稳定和明确诊断之后，重点转向预防再次出血和血管痉挛（迟发性脑缺血）。这是即刻存活的出血患者再次发病和死亡的主要原因。入

框 23-1　SAH 的病因

> • 创伤（最常见）[a]
> • 非创伤（自发）
> ➢ 颅内囊状动脉瘤破裂（75%～85%）
> ➢ 脑动静脉畸形（＜ 10%）
> ➢ 脑血管炎（＜ 4%）
> ➢ 脑动脉夹层
> ➢ 垂体卒中
> ➢ 镰状细胞病
> ➢ 脑淀粉样血管病

a. SAH 最常见的原因是创伤，尽管绝大多数非创伤性 SAH 都是由动脉瘤引起

院后，血管内治疗可以立即有效地治疗破裂的动脉瘤，以防止再出血和后期可能发生的血管痉挛。微弹簧圈填塞可防止动脉瘤再出血，动脉内血管扩张药物或血管成形术（药物难治性血管痉挛）以治疗血管痉挛。

20 世纪 60 年代的研究表明，手术夹闭破裂动脉瘤不仅可以预防动脉瘤的再出血（其死亡率高达80%），而且可以降低并发症发生率（与保守治疗相比）。自 20 世纪 90 年代获得批准，弹簧圈栓塞治

疗脑动脉瘤已然成为流行的治疗方法，也能成功预防再出血（表 23-1）。与外科手术相比，血管内治疗的优点包括经股动脉入路（避免了开颅手术的并发症）、无须牵拉脑组织；神经系统预后改善；癫痫发生率降低。

国际 SAH 动脉瘤试验

多中心随机的国际 SAH 动脉瘤试验（international subarachnoid aneurysm trial，ISAT），将血管内栓塞术与神经外科夹闭术治疗破裂动脉瘤的效果直接进行比较[13]。试验随机选择了 1994—2002 年间 2143 例动脉瘤性 SAH 患者，这些患者认定均适合血管内治疗或外科手术夹闭治疗。主要终点评价指标是 1 年时的死亡率或残障率，残障或死亡的定义为：改良的 Rankin 评分（modified Rankin Scale，MRS）3～6 分。MRS 如表 23-2 中所述，是一种非常有效、广泛使用的功能预后评估量表[14]。

ISAT 中，随机接受血管内介入治疗患者的预后比手术治疗好。血管内治疗组 1 年死亡或致残率为 23.7%，手术夹闭组为 30.6%，绝对风险降低 6.9%。在 5 年和 10 年的随访中，血管内治疗组的死亡率较手术组显著降低，但两个时间点的残障率没有显著差异（表 23-1）[15, 16]。血管内治疗不仅死亡率下降，而且癫痫的发作也减少。与夹闭术相比，栓塞术后 SAH 的复发率稍高。然而，由于使用率很低，难以进行统计学显著性分析[17]。

然而，血管内治疗组年随访 3258 患者，7 例复发出血；而手术夹闭组年随访 3107 患者有 2 例复发性出血。血管内治疗组再出血的发生率较高，至少部分与动脉瘤闭塞的持久性有关：尽管随访造影证实血管内治疗组动脉瘤完全闭塞率达到 66%，但手术夹闭组的完全闭塞率更高（82%）[13, 17]。同样，在最近公布的 10 年试验数据显示，血管内治疗组的复发出血率（21 例；8531 患者 - 年）仍然高于手术夹闭组（12 例；8228 患者 - 年）[16]。总之，ISAT 结果表明，尽管血管内治疗的动脉瘤完全闭塞率偏低，但仍然是适当筛选的 SAH 病例临床有效的治疗方法。

ISAT 研究设计上的局限性受到诟病，包括入选标准不严密，对夹闭手术术者的技术熟练程度缺乏要求，对手术治疗组的患者没有血管造影对照，研究的主要终点选择不当，以及一些统计分析偏倚等[18, 19]。此外，大多数患者（88%）脑出血后神经系统状态良好（世界神经外科联合会 I 级或 II 级）；绝大多数动脉瘤直径 < 11mm，考虑到出血后神经系统状态的复杂性及动脉瘤形态和大小的不同，该研究的结论之推广受到限制。尽管如此，ISAT 依然是一项开创性的研究，并认为血管内栓塞是治疗动脉瘤性 SAH 的重要手段[19]。

表 23-2　改良 Rankin 量表

分　数	描　述
0	完全没有任何症状
1	无明显残障：症状轻微；能完成所有日常工作和活动
2	轻微残障：不能完成之前所有的活动，但生活完全能够自理
3	中度残障：需要一些帮助，但能够独立行走
4	中度至重度残障：无法独立行走，生活不能完全自理
5	重度残障：卧床不起，大小便失禁，需要日夜不停地护理和照顾
6	死亡

表 23-1　国际 SAH 动脉瘤试验的短期和长期结果

随访时间	死亡率 - 夹闭	死亡率 - 栓塞	生活自理[a] - 夹闭	生活自理[a] - 栓塞
1 年	105/1055（9.9%）	85/1063（8.0%）	729/1055（69.1%）	813/1063（76.5%）
5 年	144/1041（14%）	112/1046（11%）	584/713（82%）	626/755（83%）
10 年	178/835（21%）	135/809（17%）	370/472（78%）	435/531（82%）

a．"生活自理"的定义，即改良的 Rankin 评分（mRS）< 2

Barrow 破裂动脉瘤试验

最近的 Barrow 破裂动脉瘤试验是另一项随机研究 [20]，将手术夹闭和血管内栓塞治疗急性破裂动脉瘤的效果进行了比较，研究设计时克服了 ISAT 研究中大的局限性（病例选择偏倚）。Barrow 破裂动脉瘤试验研究中，在同一医疗中心，随机选取 238 名患者接受手术夹闭、233 名患者接受血管内栓塞治疗，1 年时改良 MRS 评分 3～6 分确定为预后差。用意向治疗分析来解释结果（即：结果保留在分配的治疗组进行统计分析，而不管实际接受的治疗方式），克服了 ISAT 研究的局限性。在 1 年时，接受手术夹闭组预后差的患者占 33.7%，弹簧栓塞组为 23.2%，差异明显；随访 3 年，预后差的患者分别占 35.8% 和 30.0%，明显差异 [21]。然而，交叉分析（可以获得 3 年随访数据的患者）实际接受手术夹闭组预后差的患者 87/248 例（35.1%）（MRS 3～6），栓塞组 28/115 例（24.3%）。栓塞组初步治疗后及 3 年后随访的动脉瘤闭塞率分别为 58%、52%，夹闭组分别为 85%，87% [21]。与 ISAT 不同，ISAT 只入组了该中心接受治疗患者的 22%，而 ISAT 入组了研究期间收治的所有动脉瘤性 SAH 患者 [22]。然而，

世界神经外科联合会因为只在单一的中心（尽管研究人员说明这是一个试验性研究）进行一个特别设计的研究而受到诟病 [23]。

脑动脉瘤治疗后再破裂

脑动脉瘤治疗后再破裂的研究旨在比较动脉瘤性 SAH 患者弹簧栓塞及手术治疗过程中两种最可怕的并发症发生情况，即再出血和术中动脉瘤破裂 [24]。试验的重要发现是夹闭组术中破裂发生率明显高于栓塞组（18.6% vs. 5.4%），但动脉瘤术中破裂患者的死亡或残障率，栓塞治疗组明显高于手术夹闭组（63% vs. 31%）[24, 25]。

哪些动脉瘤性 SAH 患者适合血管内治疗

外科手术和血管内治疗的目的，都是在保留脑灌注的同时将瘤腔排除在血液循环之外。尽管经常有争议，一些因素可作为实践中决定动脉瘤治疗方式的依据（表 23-3）。其中包括患者特征、临床因素、开颅手术的耐受能力及动脉瘤的特征（如大小、位置、形态）和现有的技术能力 [26]。

表 23-3　破裂动脉瘤血管内栓塞和手术夹闭治疗的有利因素

因　素	利于血管内治疗	利于手术治疗
年龄	＞ 70 岁	年轻
严重并发症	X	
有 ICH		X
SAH 分级	较高（WFNS Ⅳ或Ⅴ级）	较低（WFNS Ⅰ～Ⅲ级）
动脉瘤位置	后循环，Willis 环近端	MCA，胼周，Willis 环远端
瘤颈	狭窄	宽颈
形态	单叶	单叶或梭形（动脉瘤囊壁有分支发出）
体颈比	＞ 1.5～2	＜ 1.5～2
巨大动脉瘤（直径＞ 25mm）	X	
血管解剖	平直，近端血管无动脉粥样硬化	弯曲或近端血管动脉粥样硬化
动脉瘤或动脉瘤周围载瘤动脉粥样硬化钙化	X	
严重血管痉挛	X	

ICH. 脑出血；MCA. 大脑中动脉；WFNS. 世界神经外科联合会；X. 有利

电解可脱性弹簧圈

电解可脱性弹簧圈（Target Therapeutics，Fremont，CA）的应用，开始证明血管内治疗是一种安全有效的动脉瘤治疗方法，并于1995年获得美国食品和药物管理局的批准。当时，接受血管内治疗的主要是那些不适合外科手术（如因并发症、手术困难或手术合理性，而导致手术并发症风险高）、前次手术失败或拒绝手术的患者。在408例患者中，70.8%的窄颈（≤4mm）小动脉瘤（4～10mm）、35%的大动脉瘤（11～25mm）和50%的巨大动脉瘤（＞25mm）完全闭塞。共有1.74%的患者死于手术并发症，另有4.47%的患者死于严重的初次出血[27]。在另一项150例基底动脉顶端动脉瘤患者（包括破裂和未破裂）的试验中，动脉瘤完全闭塞率达75%。围术期脑栓塞率13%，围术期死亡率2.7%[28]。

患者并发症

与其他专业的外科手术一样，严重的并发症（如严重的心肺疾病）和高龄（＞70岁）将影响患者耐受长时间颅内手术生理压力的能力。此外，存在凝血障碍或需要长期抗凝的患者，围术期会有较高的出血风险。此外，由于老年人预期寿命较短，疗效的持久性问题不太重要。这类患者适合选择血管内治疗，而不是手术夹闭[29]。

SAH 分级

为选择适当的治疗措施，还应当考虑SAH临床症状的严重程度。高级别SAH，无论Hunt-Hess评分，还是世界神经外科联合会分级，都是指Ⅳ级或Ⅴ级患者，对手术提出了更大的挑战，因为在脑水肿或缺血所致的颅内压升高的情况下，手术操作困难。然而，血管内治疗受脑肿胀等情况的影响较小[26, 30, 31]。一项关于动脉瘤破裂SAH分级高的患者，血管内治疗治疗效果好（总比例达52.5%），其中Ⅳ级62%，Ⅴ级患者25%[32]。一项将血管内治疗与积极治疗（包括高容量、血液稀释和高血压治疗（称为三H疗法）相结合的研究发现，在世界神经外科联合会分级Ⅴ级患者的疗效令人鼓舞。大多数患者（55%）预后好，而死亡率仅为18%[33]。此外，与老年患者一样，高级别的SAH患者因其长期存活率低，所以较少关注血管内治疗效果的持久性不如手术夹闭的情况。尤其在结合积极治疗的情况下，会更加支持高级别SAH的患者应接受血管内治疗。

SAH 并发症

初次出血后引发的各种并发症会影响决定是进行外科手术或血管内介入治疗。与单纯的SAH相比，动脉瘤破裂后所致的颅内出血的进展导致致残率和死亡率增加。根据颅内出血的体积大小、位置和手术可及性，这些患者可能需要手术清除血肿和（或）去骨瓣减压，期间可以同时夹闭破裂的动脉瘤。尽管出血被清除，特别是世界神经外科联合会Ⅳ级和Ⅴ级的ICH患者，其死亡率仍然很高达21%～85%[34, 35]。而且这些患者术中动脉瘤再破裂的风险增加[36]。虽然颅内血肿外科手术的益处尚不确定[37]，而且术中再破裂的风险可能增加，为减轻血肿导致的占位效应，还是应该采取干预措施。

基于此，一些医学中心已经实施了一种序贯治疗方法，包括动脉瘤栓塞和随后的快速血肿清除手术[36, 38]。有一个系列报道动脉瘤破裂的SAH和ICH患者、世界神经外科联合会分级Ⅳ级或Ⅴ级，经该序贯治疗后，48%的患者预后良好，21%的患者死亡[39]。当ICH扩展到破裂动脉瘤的对侧时，这种策略特别有用。Chung等报道了一系列复杂的破裂前交通动脉瘤，伴发严重的颅内血肿，处理动脉瘤的最佳入路难以清除血肿。他们采取了弹簧圈栓塞治疗前交通动脉瘤，然后采用钻孔开颅清除ICH。在随访期间没有再出血病例，超过半数的患者获得了中度到良好的恢复[40]。因此对于合并ICH的动脉瘤，通常情况下死亡率很高，而证据表明血管内介入治疗动脉瘤后即行手术清除血肿是一种安全、有效的方法。

位置和形态

动脉瘤的位置和形态是适合介入和手术治疗的

另一个主要决定因素。基于解剖学的考虑，后循环动脉瘤特别适合血管内治疗：除了手术入路困难，后循环动脉瘤还与重要的穿支动脉和脑神经关系密切，因此，医源性手术并发症的风险很大。多发性动脉瘤约占20%[41]，对于分布在不同血管的动脉瘤，以选择血管内治疗较好。

相对于瘤体瘤颈较窄的动脉瘤，是血管内治疗的理想形态。用弹簧圈栓塞那些开口小（颈部）的动脉瘤，可以顺利完成，而弹簧圈不会脱入载瘤动脉（图23-4）。

然而，在宽颈动脉瘤中，弹簧圈可能会突出或脱出动脉瘤腔进入载瘤动脉。之后将详细讨论的球囊再塑型技术和支架辅助技术，可以解决宽颈动脉瘤（即低体颈比）治疗中弹簧圈稳定性的问题。宽颈动脉瘤的急性SAH，仍然是介入栓塞手术的相对禁忌证。

为了实施栓塞手术，神经介入医师必须使用合适的微导管进入动脉瘤。因此，近端血管通路（如颈内动脉）的问题，如狭窄、过度弯曲，或者血管疾病，如肌纤维发育不良或动脉粥样硬化，将妨碍微导管安全到达动脉瘤。然而，如果动脉瘤本身或动脉瘤附近的载瘤动脉有明显的动脉粥样硬化钙化斑块，动脉瘤夹将很难闭合钙化组织。皮质远端分支上的动脉瘤，微导管很难到达，而开放手术相对容易[42]。巨大动脉瘤（直径＞25mm）或SAH后血管痉挛严重的动脉瘤患者通常采用血管内治疗，因为这些病例外科手术并发症发生率很高。此外，随后将讨论，神经介入在治疗动脉瘤的同时，

还可以治疗严重的血管痉挛。实际上，介入治疗和开颅手术是互补的，应恰当应用以改善每个患者的预后。

大脑中动脉（middle cerebral artery，MCA）动脉瘤是最常见的颅内动脉瘤之一，约占20%，由于多种原因，多采用外科手术而非血管内治疗。一般来说，MCA动脉瘤容易经侧裂入路开颅进行处置，只需要很少的脑牵拉。动脉瘤壁上发出分支血管的梭形动脉瘤，也很容易使用多个动脉瘤夹来塑型、夹闭。在对53例58个分叉或三分叉的MCA动脉瘤进行评估，88%的动脉瘤体颈比＜2%，40%的患者有血管分支汇入动脉瘤囊内[43]。然而，介入治疗并没有被排除在MCA动脉瘤的治疗之外，而且有新的技术来解决介入技术存在的局限性。一项研究报道，采用支架辅助技术栓塞治疗16例宽颈MCA动脉瘤（包括10例急性破裂的动脉瘤），平均随访20个月没有出现复发、再出血或神经功能恶化[44]。介入治疗未破裂的MCA动脉瘤，可能成功率更高、并发症发生率更低（如围术期出血或缺血事件）[45]。

介入治疗的时机对手术的成功率有影响吗？

动脉瘤性SAH患者的治疗主要是预防再出血（事件死亡率高达80%）[46]。再出血的风险在第一个24h内最大，达到19%；到第4周的累积风险达40%[46]，分级高的患者风险最高[47, 48]。超早期治疗（距发病＜24h）对功能恢复有益[49]。

介入治疗期间，是否需要持续抗凝？

介入治疗是将人工材料（通常是铂质弹簧圈）植入患者的血管中，以诱发破裂动脉瘤形成血栓，将动脉瘤腔与循环阻隔防止再出血（图23-5）。虽然在出血的情况下使用抗凝血药乍一看可能有些违反常识，但介入治疗所诱导形成的血栓，有导致血管闭塞和缺血性脑卒中的风险。事实上，高达1/4的患者栓塞后会出现弥散加权成像的改变[50]。在一个大的前瞻性系列研究中，证实有13.3%的患者存在栓塞性并发症，术中再破裂的发生率为3.7%[26]。

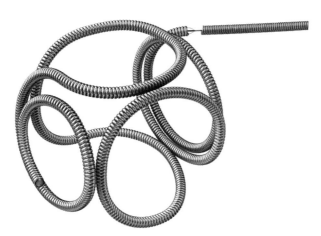

▲ 图23-4 铂圈的三维示意图

经授权引自 Stryker Corporation, Kalamazoo, MI

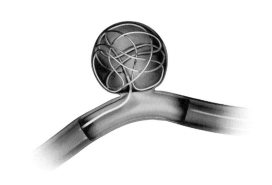

▲ 图 23-5　无辅助的弹簧圈栓塞囊状动脉瘤示意图
经授权引自 Stryker Corporation, Kalamazoo, MI

只有在治疗期间会常规静脉使用肝素来维持活化凝血时间来避免过度凝血。虽然还没有统一标准，许多术者的目标是将活化凝血时间值控制在基础值的 2.5～3 倍。手术后，肝素的作用可以通过药物拮抗或逐渐消失。脑内小血肿的患者肝素化是安全的；而且，在动脉瘤治疗时，在 EVD 术前使用肝素不是绝对禁忌证，但应慎重[42]。在某些情况下，如果大脑动脉出现医源性闭塞，可行的治疗是放置支架。尽管"挽救性支架"可作为一种有效的治疗方法，即便患者有 SAH，术后都需要长期接受抗血小板治疗，但是抗血小板治疗是 SAH 的相对禁忌证[42, 51, 52]。也有回顾性研究数据显示除抗凝外，双重抗血小板治疗可进一步减少栓塞性并发症。

可能的病因是什么？血管内治疗的作用是什么？

患者可能是脑血管痉挛。高达 70% 的 SAH 患者会出现大血管痉挛，约 30% 出现症状和（或）影像学上有梗死迹象，称为迟发性脑缺血[53, 54]。血管痉挛是 SAH 治疗过程中最具挑战性的事件之一，因为初次出血后高达一半的死亡是血管痉挛所致[55]。血管痉挛出血后第 7 天达到高峰，但可能发生在第 3～14 天的任何时间[56]。数字减影血管造影是诊断的金标准；但是经颅多普勒、CT、磁共振血管造影和灌注等也常用于诊断和指导治疗[53]。脑血管痉挛的药物治疗包括使用尼莫地平（已证实可以改善预后的一种钙通道阻滞药）、诱发高血压和扩充血容量[57]。

对于药物治疗无效的血管痉挛患者，有两种血管内治疗的方法用来扩张狭窄的动脉：动脉内血管扩张药治疗和球囊血管成形术。动脉内血管扩张药治疗所使用的药物包括阿片类生物碱（如罂粟碱）、磷酸二酯酶 - Ⅲ 抑制药（如米力农）、钙通道阻滞药（如维拉帕米和尼卡地平）。尽管回顾性研究数据显示应用这些药物有效，但因为药物的半衰期很短，血管痉挛经常复发[58, 59]。类似于动脉硬化病变血管成形技术，腔内球囊血管成形术（TBA）是经微导管使用微球囊来机械扩张动脉的痉挛段。在肝素抗凝的情况下进行手术，经常同时动脉输注血管扩张药，这种方法已经得到许多研究的支持，结果显示 31%～80% 患者的临床症状改善[58-60]，而且效果比动脉内注射血管扩张药持久[59]。在一项 Meta 分析中评价 TBA 联合动脉内注射血管扩张药，62% 的患者临床有改善[61]。血管内治疗作用的最令人信服的证据是 Johnston 等的大样本研究，70 个大学医疗中心通过血管内治疗（包括球囊血管成形术治疗血管痉挛），患者总生存率提高了 16%[62]。目前正在进行一项多中心、随机对照试验，研究 TBA 是否能降低 DCI 的发生率（侵袭性诊断和治疗动脉瘤性 SAH 后脑血管痉挛，NCT01400360）。尽管 TBA 逆转血管痉挛的疗效较持久，但是会发生小概率的灾难性血管破裂[56]。因此，TBA 通常限于治疗较大的近心端颅内血管（如动脉粥样硬化病变的

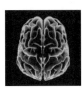

发病 7d 后，12h 内患者逐渐出现失语和左侧肢体偏瘫，并出现自发性的高血压。CT 证实无再出血、脑积水或融合型梗死。

ICA、M1、A1 和基底动脉）。预防性应用 TBA 也许能降低血管痉挛的风险；在一项多中心临床试验中，TBA 明显降低了 DCI 的发生率。然而，在接受 TBA 治疗的 85 例患者中，有 4 例发生了血管破裂 [63]。因此，一般不建议进行预防性 TBA 治疗。

偶然发现的动脉瘤，是否需要干预？

颅内动脉瘤占总人口的 2%～3%。流行病学统计芬兰和日本人发病率高，下述疾病和人群的发病率较高，有未破裂颅内动脉瘤家族史、有 SAH 史、老年人、妇女、常染色体显性遗传性多囊肾患者、肌纤维发育不良患者，以及糖皮质激素可抑制性醛固酮增多症、Ehlers–Danlos 综合征、主动脉狭窄和其他血管脆弱性相关的疾病 [64-70]。动脉瘤进展和破裂的其他可控风险包括吸烟、饮酒和高血压 [71]。

未破裂的动脉瘤通常无症状，而破裂的动脉瘤无症状的很少。SAH 往往是动脉瘤破裂所致的第一个表现；其他症状可能有严重的头痛、癫痫发作、动脉瘤囊形成血栓导致其远端脑缺血，以及继发于占位效应的局灶性神经功能缺失 [66]。特别是出现动眼神经麻痹，伴后交通动脉瘤持续增大的患者，预示着即将破裂。由于合并 SAH 的动脉瘤并发症发生率、死亡率明显高于未破裂患者，所以人们特别致力于对未破裂动脉瘤患者进行风险分级（表 23-4），以确定哪些患者需要干预。无论是手术，还是介入治疗，都得承担可能导致医源性出血和缺血性并发症的风险。

表 23-4 动脉瘤破裂的危险因素

类　别	风险因素
人口因素	年龄大（> 60 岁）、女性、日本或芬兰血统
患者具体因素	吸烟、饮酒、高血压、多发动脉瘤、动脉瘤性 SAH 个人史（来自另一个动脉瘤），动脉瘤性 SAH 的家族史，合并 AVM
定位	后循环>前循环>颈动脉海绵窦段
大小	增大（> 5～7mm）
形态学	子囊

AVM. 动静脉血管畸形；SAH. 蛛网膜下腔出血

观察研究

在国际未破裂颅内动脉瘤的研究中 [72]，前瞻性地随访了 1692 例（其中 1077 例无 SAH 病史）未破裂动脉瘤患者，直径 ≥ 2mm，发现总破裂率为 3%（每年 0.7%），出血患者的总死亡率为 65%。研究证实，破裂率随动脉瘤的大小和位置而变化。随访 5 年，无破裂史的前循环动脉瘤，直径 < 7mm、7～12mm、13～24mm 和 > 25mm 的患者，动脉瘤破裂率分别为 0%、2.6%、14.5% 和 40%。后循环或后交通动脉瘤的破裂率较高，动脉瘤 < 7mm 的破裂率为 2.5%。7～12mm 为 14.5%，13～24mm 为 18.4%，25mm 以上为 50%。此外，那些过去曾发生过动脉瘤破裂的患者，先前未破的动脉瘤比没有破裂史的患者更容易发生破裂。增加破裂风险的其他因素包括严重头痛、吸烟和动脉瘤性 SAH 家族史。虽然脑动脉瘤在随年龄增长而增多，但年龄对动脉瘤的破裂风险没有显著影响 [42]。一项日本的 5720 例患者的观察性前瞻研究中，年破裂率 0.95%，死亡率 35% [73]。研究还发现，有子囊（即动脉瘤壁不规则的突出）的动脉瘤比瘤壁较光滑的患者破裂的风险更高。许多其他的发现是与世界神经外科联合会相似；只是日本研究发现，在前循环小的动脉瘤（< 7mm）患者破裂的风险更大，而世界神经外科联合会发现这种风险最小 [72]。日本另一项 466 例小动脉瘤（< 5mm）的研究发现，其年破裂率为 0.54% [74]。

世界神经外科联合会随访了外科手术或介入治疗的患者，并试图对未破裂动脉瘤的外科手术和血管内治疗进行比较，但样本量太少，没有统计学意义。与外科手术组相比，接受介入治疗组，大动脉瘤患者的比例通常更高。而且，介入治疗组的老年人、巨大动脉瘤（> 25mm）及后循环动脉瘤患者占比更大。术后 1 年的总并发症发生率和死亡率为 9.5%，而手术组为 12.15%。研究表明，大动脉瘤的大小和在后循环内的位置因素，即便不治疗破裂的风险较大，而且手术治疗的并发症和死亡率风险也会增高。虽然年龄与手术组预后较差相关，但对血管内治疗患者的预后影响不明显。研究得出结论：动脉瘤 < 7mm 且无破裂史的患者动脉瘤破裂的风险最低，而 < 25mm 的前循环动脉瘤患者介入治疗的致残率和死亡率最低 [72]。尽管动脉瘤可能影响到

不少人，但是美国心脏协会脑卒中委员会的指南不建议进行筛查，下述情况必须筛查：①至少有2个一级家庭成员诊断未破裂动脉瘤；②有SAH病史；③遗传性疾病患者如常染色体显性遗传性多囊肾[55]。

未破裂动脉瘤的治疗

目前未破裂动脉瘤的治疗方法差异很大。接受治疗的一般是后循环动脉瘤和前循环动脉瘤≥7mm的患者，较小的前循环动脉瘤因为破裂风险较低一般不予治疗。但是这只能作为指导，具体方案还需要考虑患者的年龄等个体化因素。颈内动脉海绵状段动脉瘤患者介入治疗的选择应该更严格，因为这些动脉瘤是硬脑膜外的、一般没有SAH的风险。然而占位效应导致脑神经病变，一般认为是治疗动脉瘤的一个指征。连续影像学检查显示动脉瘤在增大，或者动脉瘤导致的局灶性神经症状加重，这些动脉瘤都需要尽快治疗。然而，较小动脉瘤是否治疗，需要逐例分析决定，比如有动脉瘤性SAH家族史，吸烟，有症状的动脉瘤，或者影像学检查发现动脉瘤在增大，这些患者适合接受治疗[42]。无论治疗与否，建议所有的动脉瘤患者都应减少危险因素（如吸烟和高血压）。有SAH病史且同时存在动脉瘤的患者，因为风险大，所以无论大小都应考虑接受治疗。对于选择放弃治疗或有小动脉瘤的患者，建议定期MRI/MRA或CT/CTA检查随访[75]。

治疗结果

如何权衡动脉瘤的破裂风险和治疗风险是谨慎的，过去十年来的几项大型研究已经阐明了这一点。最近一项9845例未破裂动脉瘤夹闭手术的Meta分析中，总死亡率为1.7%，并发症发生率为6.7%。全国住院患者样本数据库进行的研究发现，夹闭手术的住院死亡率为1.6%，而血管内栓塞的死亡率为0.57%[76]。介入治疗未破裂动脉瘤的另一Meta分析报道总死亡率为1.8%，并发症发生率为4.7%[77]。还有前瞻性研究的数据：介入治疗未破裂动脉瘤的分析报道，在649例患者中，术中破裂率2.6%，但大多数破裂没有导致永久性的并发症或死亡[78, 79]。患者一个月的死亡率和并发症发生率分别为1.7%和1.4%。未破裂动脉瘤介入治疗后的不良预后率比破裂动脉瘤组低。破裂颅内动脉瘤的临床疗效和解剖学研究，获得了很好的前瞻性数据。782例破裂的颅内动脉瘤患者接受了介入治疗，动脉瘤大于10mm组与小于10mm组相比，吸烟者或宽颈的动脉瘤患者血栓栓塞事件发生率更高，分别为28%、10.7%。破裂颅内动脉瘤的临床疗效和解剖学研究人员还发现，MCA动脉瘤患者、年轻患者和无高血压患者术中破裂的发生率最高[80]。

治疗颅内动脉瘤的技术有哪些，各自的适应证是什么？

介入治疗的主要方式是通过使用可解脱弹簧圈对动脉瘤进行瘤腔内栓塞（图23-5）。治疗动脉瘤的微弹簧圈目前有六家供应商，各家都有独特的专利优势，难分伯仲。通过血管造影仔细评估动脉瘤的大小、位置、形态及与起源血管的关系，透视下经微导丝导引，把微导管送入动脉瘤腔。随后，选择一个形态和大小与动脉瘤腔的大小相匹配的初始弹簧圈，将弹簧圈送入动脉瘤腔并跨越动脉瘤颈。当动脉瘤腔内没有对比剂显影时，则认为动脉瘤栓得最好（图23-6）。如果担心继续填塞弹簧圈可能会导致动脉瘤破裂或载瘤动脉闭塞，这种情况下动脉瘤不能完全栓塞是可以接受的。动脉瘤栓塞不全不是介入治疗技术的局限所在。监测评估通常用来判断血管内动脉瘤栓塞的长期效果。没有固定的监测流程。术后6~18个月的首次复查，可采用DSA、CTA或MRI/MRA。随后的随访通常采用无创检查（CTA或MRI/MRA），复查的时间间隔逐渐延长[42]。

弹簧圈栓塞

弹簧圈栓塞适用于许多动脉瘤，特别适合体颈比≥2的动脉瘤，但梭形动脉瘤、有血管起源于动脉瘤的和那些宽颈动脉瘤（没有辅助材料或技术的情况下，不能阻止弹簧圈脱入载瘤动脉），弹簧圈栓塞并不理想[42]。弹簧圈大体上可分为两种类型，即非修饰型（如裸铂弹簧圈，图23-4）和修饰型（如除了生物和非生物涂层外，还含有水凝胶）。在最近对97项未破裂动脉瘤介入治疗研究的综述报道，

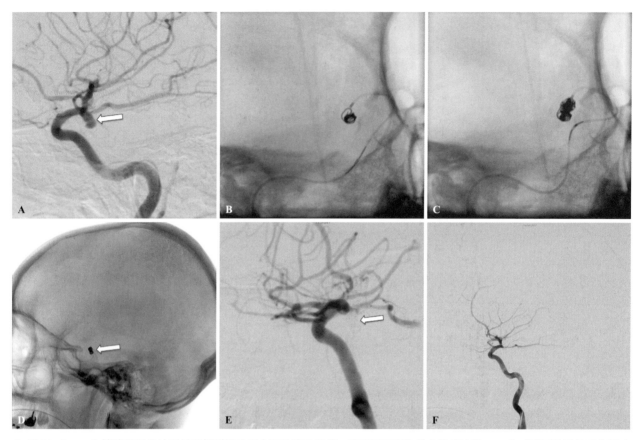

▲ 图 23-6　A. 血管造影侧位片显示不规则双叶后交通动脉动脉瘤，注意同侧胚胎性大脑后动脉；B. 未减影图像显示后交通动脉瘤的微导管在位及弹簧填塞的早期；C. 未减影图像显示栓塞完成时的弹簧团；D. 未减影图示：后交通动脉瘤栓塞完全，弹簧圈投影在鞍背之上；E. 斜位投影显示后交通动脉瘤完全消失，动脉瘤不显影。胚胎型大脑后动脉血流保持正常；F. 最后的血管造影侧位片显示后交通动脉瘤完全消失，胚胎型大脑后动脉保留

裸圈和水凝胶涂层弹簧圈的手术相关死亡率和并发症发生率的风险相似，但使用液体栓塞剂的风险明显升高（如 Onyx，eV3 Inc，Maple Grove，MN），其比例为 4.9%∶8.1%[77]。最近一项有关后循环动脉瘤的研究报道 80% 的患者成功地完全栓塞了动脉瘤，而 20% 的患者栓塞不完全。并发症发生率为 6%，仅限于引起短暂症状的血栓栓塞事件。术中动脉瘤破裂是一种极其严重的并发症，并不多见，一项介入治疗 7 年的回顾性研究发生率约为 1%。另外，动脉瘤有继续生长或再通的风险，需要再次的治疗，这影响到该研究中 7% 的患者[42]。

球囊辅助栓塞

球囊辅助栓塞术解决了宽颈动脉瘤弹簧圈自瘤腔疝出的技术问题。首先将球囊导管置于载瘤动脉内，使球囊位于动脉瘤开口附近。然后将微导管置入靶动脉瘤以备栓塞。临时充盈球囊封堵动脉瘤颈部，然后通过微导管将弹簧圈依次置入动脉瘤（图 23-7）。球囊提供暂时的屏障，直到填入的弹簧圈在动脉瘤腔内形成一个稳定的结构。由于球囊辅助栓塞术通常用于难度大的宽颈动脉瘤，所以与单纯的栓塞术相比，球囊辅助技术不那么精确、甚至可能会引起误导。有几项研究表明，与单纯的栓塞术相比，这些难度大的动脉瘤总闭塞率在 70%～90%，并发症发生率或死亡率几乎没有增加。除了用于治疗宽颈动脉瘤，还证明球囊辅助技术有助于减轻术中动脉瘤破裂的不良后果，方法是在动脉瘤基底部继续填圈来封堵外渗[81-83]。

支架辅助栓塞

血管内栓塞也可以在同步释放支架的情况下进行，称为支架辅助栓塞（stent-assisted coiling，SAC）。在 SAC 中，支架技术类似于球囊技术，用来支撑以防止弹簧圈脱入载瘤动脉管腔（图 23-8

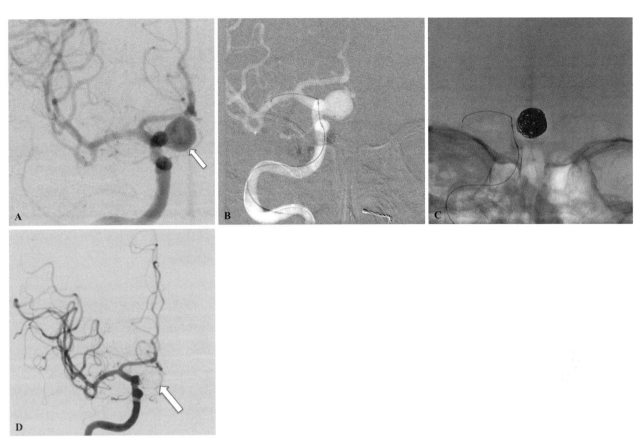

▲ 图 23-7　**A.** 血管造影前后位片显示：床突上段颈内动脉的内侧壁突出一个大的、相对宽颈动脉瘤；**B.** 图示：**Hyperglide** 球囊（**Covidien, Irvine, CA**）到位并跨过瘤颈；**C.** 未减影图像显示一个动脉瘤内大的弹簧圈团，球囊充盈并保护瘤颈；**D.** 最后的血管造影显示动脉瘤几乎完全栓塞，保留载瘤动脉

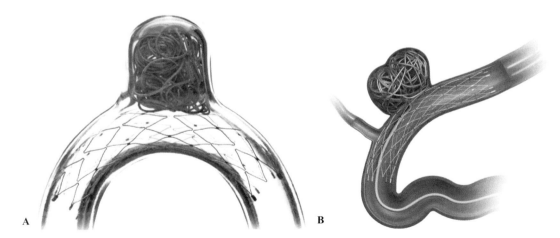

▲ 图 23-8　**A.** 图示支架辅助栓塞原理的模型；**B.** "经支架网眼栓塞" 技术的示意图，即微导管穿过支架进入动脉瘤

经授权引自 Stryker Corporation, Kalamazoo, MI

和图 23-9 ）[84, 85]。SAC 有几种不同的方法。大多数制造商建议在支架到位释放后，再将微导管通过支架网眼推送到动脉瘤基底部。有的术者采取先将微导管置入动脉瘤基底部，然后将支架置入动脉，将微导管压在支架和血管壁之间。这通常被称为 "牢笼" 的微导管，在栓塞完成后可以很容易移除[86]。

SAC 治疗 656 例患者的系统评价显示，其中 1/3 患有 SAH，动脉瘤即刻闭塞率为 46.3%，血管造影随访时闭塞率增加到 71.9%；并发症包括血栓 4.6%，死亡率 1.8%，动脉瘤再通 13.2%，迟发性支架内狭窄 5.6%。使用 SAC 通常需要强有力的抗血栓药物来预防支架血栓形成，这也是 SAC 最常用于治

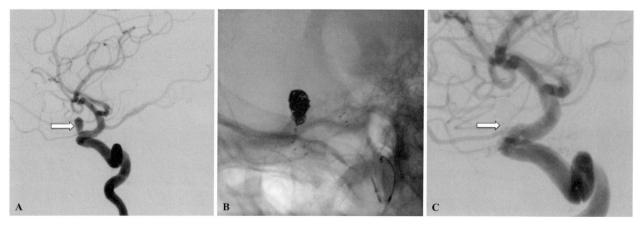

▲ 图 23-9　**A.**血管造影侧位片显示宽颈颈内动脉 – 眼动脉瘤；**B.**未减影图像显示弹簧圈和支架。虽然支架本身透 **X** 线，但是可以看到近端和远端的四个标记；**C.**最终血管造影未见动脉瘤显影，保留载瘤血管和眼动脉

疗未破裂动脉瘤的原因。有 SAH 的情况，放置颅内支架时使用抗血栓药物，可能会导致严重的出血后果[85]。

血流导向装置

在过去的十年中，诸如 PIPLINE（Medtronic，Minneapolis，MN）等血流导向装置越来越多地用于治疗未破裂的大型动脉瘤或巨大型动脉瘤，或形

态复杂的动脉瘤，特别是那些颈内动脉起源的（图 23-10）。血流导向装置通常是管状的支架，由金属网编织制成，用来减少动脉瘤腔的血流，导致动脉瘤内血栓形成[77]。血流导向装置还可以延迟新生内皮化作用，从而使动脉瘤腔完全、持久的闭合，重建动脉[87]。与弹簧圈栓塞相似，放置血流导向装置可能导致血栓和术中破裂，而其他并发症无论对于手术本身还是病例选择，都是独一无二的。在最近一项多中心回顾性研究，793 例患者中，30 天内

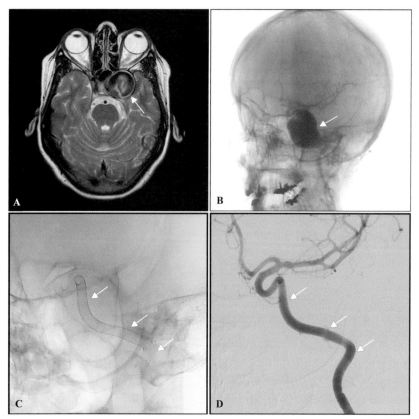

◀ 图 23-10　患者女，26 岁，患有巨大的颅内左侧颈内动脉巨大动脉瘤

A. 脑 MRI 扫描显示左眶后大型占位（箭）有搏动性伪影，考虑动脉瘤；B. 左颈内动脉 3D 造影显示左颈内动脉 3.6cm 梭形动脉瘤（箭）；C. 透视下可见：跨越巨大动脉瘤的 Medtronic Pipeline 结构（箭）；D. 治疗 6 个月后进行的左侧颈内动脉造影，可见动脉瘤几乎完全闭塞（箭）

缺血性卒中发生率为4.7%（一半发生在围术期），ICH发生率为2.4%，死亡率为3.8%[88]。另一项107例未破裂、大型或巨大型动脉瘤患者的前瞻性研究报道，5.6%的患者有严重的同侧脑卒中或死亡，没有术中破裂病例[89]。血流导向装置的独特的并发症是可能覆盖载瘤动脉的分支（如眼动脉），可能导致梗死。系列病例研究表明，由于血流导向装置的多孔特征，短期内大多数穿支能保持通畅，但是新生内皮化可能导致迟发性的闭塞[90]。其他并发症包括

迟发性动脉瘤破裂，这被认为更多地与治疗的动脉瘤本身的大型化因素相关，而不是治疗所造成的；迟发性同侧脑出血，可能是缺血区的出血性变化所致[26]。尽管FDA批准血流导向装置是用于治疗未破裂的颈动脉瘤（图23-11A至C），而且早期已经用于未破裂动脉瘤，但是一些中心还建议将其用于某些治疗困难的破裂动脉瘤[91]。目前有一些随机研究正在对血管导向装置的使用进行进一步的临床评估[92, 93]。

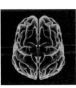

女性，34岁，因左侧肢体无力、头痛、恶心和呕吐进行性加重12h到急诊科就医。患者既往健康，无服药史，否认服用违禁药物。入院时血压为170/100mmHg，轻微刺激可唤醒。头颅CT平扫显示右侧顶叶脑出血约15ml，合并脑室扩张、轻度脑积水。病情稳定后，患者做了MRI检查，证实为动静脉畸形（arteriovenous malformation，AVM）合并出血。

血管畸形

AVM可引起非创伤性脑出血。AVM的发病情况和典型表现是什么？

AVM是指脑血管的发育异常。早在围产期，AVM首先被看作是不规则缠结的血管或病灶取代了正常脑组织。AVM的诊断特征是动脉血绕开了惯常的毛细血管网，直接分流到静脉结构中，这可以在血管造影的动脉期看到（图23-12）。这就产生了一个低阻力、高流量的系统，从而导致相关血管的剪切应力升高。因此，AVM的供血或引流血管可能合并动脉瘤。动脉瘤也可能发生在病灶内，可能导致一些患者出血。

AVM的患病率尚不确定。一项早期尸检研究发现30例AVM（5754例连续尸检），预计患病率为0.52%[94, 95]。然而，预计患病率可能有所不同，随后的一项基于人口学的回顾性研究发现，每10万人中有10.3例患颅内AVM[96, 97]。纽约群岛AVM研究是一项对纽约市区900多万人进行前瞻性随访的人口学研究，其年发病率为1.34/10万人[98]。最近的系统性综述提到：AVM的年发病率为1.12~1.42例/10万人[99]。

动静脉畸形最常见的临床表现是脑出血约占50%，癫痫发作和（或）头痛占20%~30%，而局灶性神经功能障碍相对少见[100-102]。一般认为局灶性体征或症状与AVM周围的正常脑实质灌注不足有关，因为血液优先流经AVM的低阻力通路，称为"盗血现象"。然而，并没有明确证明是否这种现象与有症状的动静脉畸形有关。高达15%的AVM是在无症状的情况下偶然发现的，通常是在为其他疾病进行MRI或CT检查时发现的[95]。尽管AVM相对少见，但它们可以导致显著的死亡率和神经系统的并发症，因此需要平衡好治疗风险（讨论如下）和ICH风险的关系[103]。

如何诊断AVM？使用何种影像学模式来评估？

各种常规的影像学检查方法均可用于评估脑动静脉畸形，也能诊断出无症状的动静脉畸形。CT可以发现脑出血，但小的AVM可能漏诊。利用多个成像序列，MRI可以为AVM的初步评估提供更多的信息。一旦发现，导管造影术有助于评估动静脉畸形的血管解剖和血流动力学细节，包括供血动脉和引流静脉的解剖学特点，以及血管集本身，并

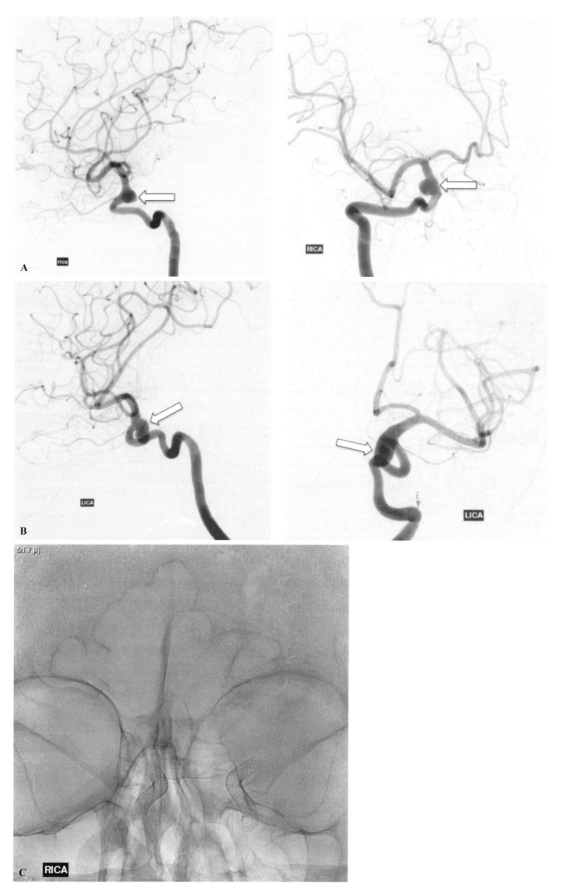

▲ 图 23-11　**A.** 侧位（左）和斜位（右）正位投影显示右侧颈内动脉瘤；**B.** 同一患者（图 **A**）侧位（左）和斜位（右）
正位投影显示较大的左侧颈内动脉瘤；**C.** 未减影图像，显示治疗左、右颈动脉瘤的成对 **Pipeline** 栓塞装置

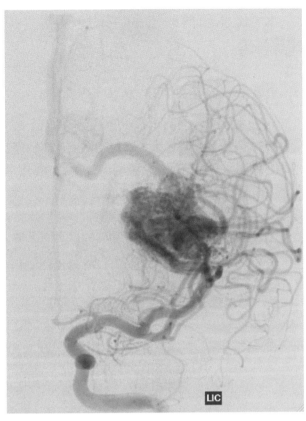

▲ 图 23-12　导管造影示左额动静脉畸形，病灶大小约 2.5cm，供血动脉为左大脑前动脉和左大脑中动脉

发现是否合并动脉瘤，这可能是动脉出血的来源。实际上，MRI 和导管造影可为制订治疗计划提供重要信息[102, 104]。

在制订治疗计划过程中，功能性磁共振成像等其他评估工具仍在不断发展。研究表明，功能磁共振成像可以帮助定位畸形与大脑功能区的关系。此外，功能磁共振成像对制订治疗计划特别有价值，因为 AVM 似乎可以导致脑功能区重新分布。例如，由于 AVM 可能是一个发育过程，AVM 病灶取代了大脑皮质的功能区，使皮质的功能中心位置改变[105]。多中心前瞻性试验也在研究脑动静脉畸形手术中功能性磁共振成像的导航作用[106]。

AVM 出血的发生率如何？什么因素会增加出血的风险？

AVM 患者的出血风险差异很大（2%～32.6%），这取决于血管的解剖特征和患者的临床因素[107]。哥伦比亚大学报道 139 名无出血史的 AVM 患者，年出血风险是 2.2%[108]。有关未接受干预或治疗的

AVM 患者的几项研究结论是：无出血史 AVM 患者总的年度出血风险约为 2%，这一点已得到广泛认同[103, 109, 110]。AVM 出血最重要的危险因素是出血之前的临床或影像学证据。增加出血风险的其他因素包括位于幕下（相对风险为 2.65）和深静脉引流[108]。最近的研究表明，静脉回流的解剖是确定未来出血风险特别重要的因素[111]。年轻（＜ 30 岁）也会增加出血风险，但没有统计学差异。合并动脉瘤的 AVM 出血风险较高[107]。通过测量证明小 AVM 供血动脉的压力明显高于大动脉瘤的压力[59]，这就解释了一些研究的发现，即较小的 AVM（直径 ≤ 3cm）出血风险比大的 AVM 更高[108]。最近多个机构和社区数据库的 Meta 分析 2525 名患者（6074 例患者年），有 141 例出血事件（年破裂率 2.3%）[112]。在最近对多个机构和社区数据库的荟萃分析中，2525 名患者（6074 例患者年）共有 141 例出血（年出血率 2.3%）。如前所述，既往有出血史、合并动脉瘤和深部静脉引流是出血的独立预测因素，而 AVM 的大小不是；此外，年龄越大出血风险越高（相对风险，1.34/10 年）。

动静脉畸形如何治疗

一般方法

治疗的主要目的是预防缺血性和出血性并发症（或破裂的 AVM 复发性出血）相关的发病率和死亡率，包括外科手术、立体定向放射（stereotactic radiosurgery，SRS）治疗、药物治疗（如癫痫患者应用抗癫痫药物）和（或）血管内栓塞治疗[113]。Spetzler-Martin（SM）Ⅰ 级或 Ⅱ 级的 AVM（见下文，非功能区的较小病变），如果病灶可及，而且患者适合手术，通常主张通过开颅手术切除[102]。立体定向放射是应用高聚焦辐射 AVM 病灶，诱发血管进行性的炎症和硬化，从而导致病灶血栓形成。对低级别、病变 ＜ 3cm 的不适宜手术的患者，也是一种有效的治疗方法。与开颅切除手术的即时治愈不同，SRS 治疗后 AVM 完全闭塞需要经历 1～3 年的时间，而且有 20%～30% 的病例达不到治愈，还有辐射不良反应（如放射线坏死）的风险[113, 114]。血管内栓塞通常作为 AVM 的一种辅助治疗方法，将更大、级别更高的 AVM 变得更易于手

术或 SRS 治疗，或用于治疗合并的动脉瘤[113]。由于破裂 AVM 患者的再出血风险高（＞ 30%），这些患者通常需要更加紧急的手术和（或）血管内栓塞治疗。然而在过去的十年里，不论 AVM 是否破裂，人们试图通过单一的血管内治疗来实现完全栓塞（治愈）[115, 116]。

介入治疗的类型

综上所述，血管内栓塞 AVM 被广泛应用于以下方面[117]。

1. 开颅术前的辅助治疗，因为可以减少了通过 AVM 病灶的血流，从而降低术中灾难性出血的风险。

2. 放射外科治疗前的辅助治疗，尽管这种方法存在争议。有助于消除血管造影发现的高危特征，SRS 治疗后潜伏期有破裂倾向；介入治疗还能将 AVM 体积减小到适合 SRS 的范围。

3. 部分病例单靠介入栓塞治疗完全闭塞病灶达到了治愈的效果。这可能适用于相对少数可经动脉栓塞的 AVM 类型。有限的医学文献表明，特别不适合介入治疗治愈的 AVM，并发症发生率较高。哪些特征和条件适合介入治疗治愈，不在本文讨论的范围。

AVM 是如何分类的，何时是恰当的治疗时机

SM 分级量表

根据 AVM 的大小、位置和静脉引流方式，SM 分级量表分为 Ⅰ 级到 Ⅴ 级，常用于描述 AVM 和反映手术结果。量表分级与外科手术的并发症发生率和死亡率相关[104]。最近，Lawton 等研究出了一种改良的 SM 量表，显著改善了术前的风险评估[118]。在改良的 SM 量表中，补充评分也分成 Ⅰ 到 Ⅴ 级，评定后将两者相加。原始 SM 量表和改良版的量表如表 23–5 所示。

原 SM 分级量表中 Ⅰ、Ⅱ、Ⅲ 级病变的手术并发症发生率为 1%～3%。因此，所有 Ⅰ 级和 Ⅱ 级病变一般主张手术治疗，对 Ⅲ 级 AVM 采取逐例分析选择治疗方法。Ⅳ 级病变的手术并发症发生率高达 31%，Ⅴ 级病变并发症发生率上升到 50%[119]。因此，Ⅳ 级或 Ⅴ 级 AVM，没有常规治疗建议，其治疗方案需要个体化。

Starke 等研发出另一个评分系统：AVM 栓塞术预后评分，它可预测显微外科手术或 SRS 术前辅助栓塞患者的神经系统预后情况[120]。AVM 栓塞术预

表 23-5　动静脉畸形的分级

变 量	完全改良版		原始 SM 量表		增补 SM 量表	
	定 义	权 重	定 义	分 数	定 义	分 数
AVM 大小	直径（cm）	×1ᵃ	＜ 3cm 3～6cm ＞ 6cm	1 2 3	＜ 3cm 3～6cm ＞ 6cm	1 2 3
深部引流	无 有	0 3	无 有	0 3	无 有	0 3
功能区	否 是	0 2	否 是	0 2	否 是	0 2
年龄	10 岁	×1ᵃ			＜ 20 岁 20～40 岁 ＞ 40 岁	1 2 3
临床表现	破裂 未破裂	0 4			破裂 未破裂	0 1
病灶弥散	否 是	0 2			否 是	0 2

a. 连续变量的权重 ×1（如在完整模型中，47 岁男性的年龄将得到 4.7 分）

后评分（表 23-6）基于 202 例患者的结果（其中大多数患者在显微外科手术前接受了 NBCA 的辅助栓塞治疗），以下每一个因素中为 1 分，共 4 分，即每个患者栓塞一次以上、AVM 直径小（＜ 3cm）、位于功能区、深静脉引流。如果 AVM 较大（＞ 6cm）则为 2 分，分数越高，随访时预后越差。AVM 栓塞术预后评分很实用，可以推广用于术前栓塞的手术患者。

未破裂 AVM 的治疗

AVM 自然病史出血的风险，应与治疗相关并发症的风险进行权衡。纽约群岛 AVM 研究的数据[98, 108] 公布后，研究人员决定评估治疗相关的风险是否大于自然病史的风险。因此，2007 年开始了一项国际性、多中心未破裂脑动静脉畸形随机临床试验（ARUBA）[103]。ARUBA 比较了单纯药物治疗和各种各种治疗（血管内、手术、SRS 或三种方法的联合）患者 5 年内死亡和症状性脑卒中的风险[103]。在 223 名参与试验的患者中，SM Ⅰ、Ⅱ和Ⅲ级 AVMS 的占比大致相等，10% 为Ⅳ级，无Ⅴ级。结果发现，与介入组（30.7%）相比，药物治疗组（10.1%）的合并死亡率或症状性卒中发生率明显降低（危险比为 0.27）。2013 年，NIH 的美国国立神经病学与卒中研究所数据与安全监测委员会提前停止了这项试验。虽然这是一项随机、对照的多中心试验，但 ARUBA 有明显的局限性。其一，尽管 SRS、手术和介入治疗的并发症和治愈率存在差异，而这些都归入了非药物治疗组；其二，平均随访时间为 33.3 个月，这被质疑时间太短，不仅无法解释 AVM 自然病史破裂的风险，也无法评估通过非即时

治疗（如 SRS）根除 AVM 的长期效果。值得注意的是，介入治疗具有急性死亡和脑卒中的前期风险，而保守治疗的患者则有终生破裂的风险。也有人批评包括脑血管中心介入治疗 AVM 的经验差异大[121]。

栓塞剂

AVMS 介入栓塞剂有很多种，包括液体栓塞剂 [如氰基丙烯酸正丁酯（NBCA；Trufill，Cordis Neurovasural Inc，Miami Lakes，FL）]、次乙烯醇异分子聚合物（Onyx，Medtronic Neurovascular，Irvine，CA），以及其他一些没有申请 FDA 特别标签的用品 [如无水乙醇、微粒、聚乙烯醇（Contour，Boston Scientific，Natick，MA；Trufill PVA，Cordis Neurov–alurance）、 明 胶 球 （Embospheres，Merit Medical Systems Inc，South Jordan，Utah）] 和不同制造商生产的动脉瘤弹簧圈[117]。不同术者报道了每种制剂独特的优缺点。NBCA 获得了 FDA 的批准用于 AVM 术前栓塞，其在接触血液后很快就聚合凝固。NBCA 混合碘化油（Ethiodol，Cordis Neurovascular，Miami Lakes，FL）配比比例决定了聚合反应的速度，具有显影和形成永久栓塞的优点。此外，还能使闭塞的血管产生炎症反应，加强其持久性。通常认为，Onyx 和 NBCA 治疗 AVM 的闭塞率和风险相似[122]。虽然 Onyx 不容易粘管，但微导管仍可能包埋在 Onyx 中，造成撤管困难[123]。因此，制造商已经开发出一种头端可解脱的微导管用于注射 Onyx （Apollo；medtronic neurovasural，irvine，CA）。微粒通常由聚乙烯醇组成，可透射线，必须混合显影剂一起使用，以显示微粒的位置。然

表 23-6　AVM 预后评分系统

AVM 预后评分	任何残疾	中 / 重度残疾[a]	重度残疾	长期[b]中 / 重度残疾
0	0%	0%	0%	0%
1	6%	6%	6%	2%
2	15%	6%	4%	1%
3	21%	15%	4%	4%
4	50%	50%	25%	0%

AVM. 动静脉畸形；mRS. 改良 Rankin 量表
a. 轻度残疾定义为治疗后 mRS 无变化；中度残疾，mRS ＜ 2；重度残疾，mRS ＞ 2
b. 平均随访 43.6 个月（±34.6 个月）

而，一段时间后，微粒可能出现再通。无论是液体栓塞剂还是微粒，都要注意预防栓塞材料进入静脉引流系统[102, 104]。

介入治疗

栓塞剂的精准到位对预防脑卒中或出血至关重要。正常动脉分支的意外栓塞可能导致症状性神经功能缺损。栓塞活跃性 AVM 的引流静脉会造成病灶高压和出血，往往需要急诊手术处置。虽然供血动脉栓塞术并发症的风险相对较低，但供血血管的近端栓塞可能导致功能障碍和缺血性病灶。意外栓塞后侧支循环的建立需要很长时间；这些脆弱的白质血管的出血，使手术更加复杂。

术前栓塞尤其适用于治疗深部病变和大型动静脉畸形（SM Ⅲ、Ⅳ 和 Ⅴ 级），也可用于合并动脉瘤的 AVM，都是为了降低手术和（或）出血的风险[124]。已经证明这种方法有缩小病灶体积的作用。在最近的一项研究中，术前使用 Onyx 栓塞治疗 SM Ⅰ 级至 Ⅳ 级 AVM 患者，病灶平均缩小了 84%。98% 的患者达到 AVM 全切除，术后随访无复发。联合应用 Onyx 术前栓塞治疗，38% 有非致残性神经功能缺损，而 7% 的患者有致残性神经功能缺损[124]。在大的学术医疗中心，202 例患者接受最终手术切除或放射外科治疗之前先接受了 NBCA 栓塞治疗，Starke 等报道的并发症发生率为 2.5%，无死亡[120]。如一项前瞻性随机研究所证明的那样，Onyx 和 NBCA 畸形血管的闭塞率和治疗风险相似[122]。

放射外科治疗前栓塞目的是将病灶直径缩小至 < 3cm、消除 AVM 内的出血风险因素如病灶内的动脉瘤和静脉瘤、减少有症状患者的动脉血流量[117]。许多研究者建议使用相对长效的栓塞剂，如 NBCA 或 Onyx，因为短效栓塞剂如微粒的再通率较高[102, 104, 125]。一项用 NBCA 术前栓塞治疗 125 名 AVM 患者（包括 Ⅱ 级至 Ⅳ 级患者）的研究证实，11.2% 的 AVM 完全闭塞，76% 的 AVM 体积缩小到可进行放射外科治疗，其中 65% 部分栓塞的 AVM 达到了完全闭塞。放射外科治疗间歇期，部分栓塞的患者年出血率为 3%，与未破裂 AVM 的自然病史相似。一年后随访，研究者发现再通率为 11.8%[126]。

另一项研究比较了栓塞术后放疗与单纯放疗的疗效。栓塞后 AVM 体积与未栓塞单纯放疗的 AVM 体积相当的进行配对。两组间的 AVM 位置和边缘辐射剂量也相等。研究发现，单纯放射治疗的 AVM 完全闭塞的可能性显著增加（70% vs. 47%）。这些患者预后更好（64% vs. 47%），尽管差异不显著[127]。造成这些差异的原因尚不清楚。一种理论认为，不透射线的栓塞材料可以"屏蔽"部分 AVM，使其不受预设放射剂量的影响。另一种理论则提出栓塞剂使得部分病灶不明显，放疗的剂量可能不够。尽管术前栓塞可以缩小病灶，栓塞的 AVM 不能等同于自然状态下小的 AVM，但也不能理解为放射外科治疗前的栓塞是无效的治疗模式。联合治疗那些较大的或位置深在而且邻近功能区的 AVM 仍有作用。

AVM 的完全性栓塞，定义为仅使用栓塞治疗后血管造影时通过 AVM 的血流消失（即消除所有的病灶充盈和静脉引流）。正如最近的一次综述所述[128]，已经有 30 多个研究详细报道了单纯栓塞治疗 AVM 后的疗效、死亡率、并发症发生率和再通率。在综述所包括新近大宗的病例研究中，死亡率为 0.4%～3.2%，大多数是医源性出血，并发症发生率（永久性神经功能缺损）为 1.5%～8.5%[128]。虽然所有纳入文章的报道不一致，但 3 个月至数年的血管造影随访发现 AVM 总的复发率为 4.5%[128]。总的即刻血管闭塞率差异较大，受多种因素影响，如治疗目标（即是打算完全栓塞 AVM，还是作为术前断流只进行部分栓塞）和选择偏差（如 AVM 的大小和位置）。值得注意的是，一项 130 名 AVM 患者栓塞治疗的研究发现，超过 3/4 的患者病灶闭塞率超过 75%，大约 1/3 的患者达到完全闭塞（100%）；在一组指定要进行治愈性栓塞的 11 名患者中，全组患者均达到了完全闭塞[129]。未来的工作需要确定哪些情况进行完全性栓塞是合理的，有何种风险，哪些患者可能从中受益。

常规手术和 SRS 治疗都不可行、又不能观察和保守治疗的特殊情况（例如，出血的风险太高，药物难治性癫痫），可以考虑姑息性栓塞。姑息性栓塞术的目的不是治愈 AVM，而是降低出血风险，特别是 SM 分级较高的情况下，可根据临床表现（如果有）、AVM 解剖的高风险特征确定栓塞靶标进行部分栓塞治疗，高风险的特征可能包括高流量动静脉瘘、巢内动脉瘤或与流量相关的动脉瘤[123]。一般认为，姑息性栓塞的获益来源于血管盗血现象的减少（AVM 的血流阻力低，导致周围正常脑组织的动脉血供减少或静脉高压增高）。然而，由于侧支循环的迅速形成，姑息性栓塞带来的临床改善可能是暂时的，而且这种方案实际上可能会增加脑出血的风险，使得长期的临床过程变得更糟[130-132]。

栓塞的风险

在考虑介入治疗时，治疗的风险与 SM 分级的关系不大。随访 545 例介入手术发现，14% 的患者出现新的神经功能障碍，其中 2% 的患者为长期残障[133]。研究者发现介入治疗后的神经功能恶化的风险与 SM 分级、分级系统的各部分、幕下的位置、动脉瘤的存在或临床表现都无关。在评估的变量中，只有年龄、没有神经功能障碍、栓塞次数显著增加了治疗风险[133]。

随后的一项 295 例栓塞治疗的研究报道，根据 GOS 量表评估 90.5% 的患者预后良好，SM Ⅲ～Ⅴ级、深静脉引流和围术期出血的患者，预后不好的风险明显增加[134]。Starke 等做了类似研究分析综合治疗模式中 AVM 的特征与介入治疗的风险的相关性[120]。AVM 栓塞预后评分方法，即需要一次以上栓塞治疗的记 1 分，小 AVM（直径＜ 3cm）记 1 分，位于功能区记 1 分，深静脉引流记 1 分，大 AVM（直径＞ 6cm）记 3 分。在手术前或 SRS 前接受栓塞治疗的 222 例患者中，评分为 0 的患者术后无并发症；1 分的患者并发症发生率 6%；2 分的患者并发症发生率为 15%，3 分的患者并发症发生率 21%，5 分的患者的并发症发生率为 50%[120]。

如何鉴别硬脑膜动静脉瘘与动静脉畸形

硬脑膜动静脉瘘（dural arteriovenous fistulas，DAVF）不同于软脑膜（即脑）AVM，因为其涉及脑膜或颅外动脉与硬膜静脉窦、硬膜静脉或皮质静脉之间的病理性动静脉分流[135]。DAVF 约占颅内血管畸形的 10%～15%，出现在 60—70 岁，典型的症状或体征包括搏动性同步性耳鸣、杂音、视力障碍、头痛、脑神经综合征（取决于病变部位）、静

脉梗死和脑出血[135]。与软脑膜动静脉畸形不同，通常没有明确的血管巢，或病灶，DAVF 不是先天性的，而是获得性的，可能是在继发于创伤、静脉窦或皮质静脉的血栓事件[136]。DAVF 有几种分类方法：如 Borden Shucart 或 Cognard 分类法，用于评估血管形态和引流静脉的类型（表 23-7 和表 23-8）[137, 138]。横窦和乙状窦区的 DAVF 最常见，其次是海绵窦区。这些瘘的不良后果包括脑出血和缺血性改变，静脉压高的高级别病变更容易出现这些情况[135]。显示 DAVF 的最佳方法仍然是导管造影，但 MRI/MRA、增强 CT 或 CTA 也能看到病变。表 23-8 为 DAVF 的 Cognard 分类法，该方法根据引流静脉和分流量的情况进行分类，该分类系统与每种类型病变的临床病程和自然史相关[135, 138]。

Cognard Ⅰ 型病变表现为良性病程。临床的系列研究中，Ⅰ 型病变无脑出血病例，出现非出血性神经功能缺损的占 2%。Ⅱ 型病变表现更为急进，脑出血占 11%，神经功能缺损占 39%。由于病程急进的可能性较大，故主张大多数 Ⅱ 型 DAVF 需要治疗。Ⅲ 型病变中出现脑出血的占 48%，79% 有神经功能缺损[139]。Ⅲ 型病变也同样主张治疗。各种类型 DAVF 脑出血的年风险约为 1.5%。曾经脑出血的患者脑出血的一年风险增加到 7.4%[140, 141]。天幕、

表 23-7　硬脑膜动静脉瘘的 Borden 分类

类　型	描　述
Ⅰ	硬膜窦或脑膜静脉引流
Ⅱ	硬膜窦引流伴皮质静脉反流
Ⅲ	直接引流至蛛网膜下腔静脉（只有皮质静脉回流）

表 23-8　硬脑膜动静脉瘘 Cognard 分型

类　型	描　述
Ⅰ	顺向引流至硬脑膜静脉窦
Ⅱ a	逆向引流至硬脑膜静脉窦
Ⅱ b	顺向引流至硬膜静脉窦伴皮质静脉反流
Ⅱ a+b	逆向引流至硬膜静脉窦伴皮质静脉反流
Ⅲ	直接引流至蛛网膜下腔静脉（仅皮质静脉回流）
Ⅳ	Ⅲ型伴蛛网膜下腔引流静脉扩张
Ⅴ	直接引流至脊髓髓周静脉

中颅窝和眼眶病变的临床病程更加凶险，因为这些病变存在皮质静脉引流或静脉反流[142]。

硬脑膜动静脉畸形如何血管内治疗

虽然两种疾病完全不同，目前 DAVF 介入治疗的方法与 AVM 有些相似，但 DAVF 的治愈率要高得多。由于 DAVF 的主要供血动脉来自脑膜动脉，脑实质意外栓塞的风险要低得多，所以主张更积极的栓塞治疗。为完全治愈 DAVF，可采取动脉、静脉、直接入路或几种入路的联合[135]。

经动脉入路要求导管到达远端的供血动脉，适用于较小的 DAVF 或伴有静脉闭塞或静脉狭窄的 DAVF，这些情况下经静脉入路会更加困难[135]。经静脉入路适用于治疗一些更大、更复杂的 DAVF[135]。首先，经静脉技术的使用不仅取决于瘘口的静脉引流方式，还取决于周围脑组织的静脉引流情况。适当情况下，经静脉治疗是安全的，并且能维持瘘管长期的高闭塞率和治愈率。与 AVM 的治疗类似，血管内栓塞也可与 SRS 或外科手术（包括断开瘘的引流静脉）相结合[143]。

缺血性卒中

根据患者最初的临床表现，要重点考虑急性缺血性卒中。入院时的 MRI 明确了该诊断。急性卒中的鉴别诊断是什么（框 23-2）

脑卒中是最常见的危及生命的神经系统疾病，在欧洲、北美洲、南美洲和亚洲，脑卒中是成年人残疾的首要原因、死亡原因的第三位。每年有超过 79.5 万人患脑卒中，其中 87% 为缺血性脑卒中，其余的为出血性脑卒中[144]。缺血性卒中的危险因素包括高血压、糖尿病、高龄、某些心脏病（如心房颤动、瓣膜病）和一些血液学和凝血障碍（如镰状细胞贫血）。缺血性卒中有三种主要亚型：①血栓形成，指大的或小的动脉原位堵塞；②栓塞，血栓或栓子起源于其他地方（如心房或其他动脉）；③全身低灌注（如心搏骤停）[145]。

初步治疗包括神经系统评估，尤其要了解缺血性卒中发病的时间（因为这决定了是否适合静脉溶栓）；药物镇静，安排紧急实验室检查（如血糖），心脏检查（如心电图）和神经影像学检查。通常行脑部 CT 平扫，然后进行 CT 血管造影（图 23-13），要在其他检查和体检之前优先安排，以排除脑出血和确定血管阻塞。特殊的成像方式如磁共振 DWI 或灌注加权成像及 CT 灌注成像，有助于估算评估可能存活的缺血组织情况，发病时间不清楚的情况特别有用。DWI 对明确症状出现后数分钟内的缺血性卒中特别敏感。

近年来，急性缺血性脑卒中的治疗方法发生了重大变化。尽管重组组织纤溶酶原激活药（rtPA）在全身溶栓治疗中仍有一定作用，但目前新的标准治疗是介入溶栓术和机械取栓术。

急性缺血性卒中患者治疗的主要目标是恢复灌注和"挽救"仍然可能存活的缺血组织，即半暗

框 23-2　急性缺血性脑卒中的鉴别诊断

- 出血性卒中（如脑出血）
- 代谢紊乱（如低血糖）
- 脊髓疾病（如急性脊髓压迫症）
- 脑肿瘤（有急性症状 / 体征）
- 全身感染
- 癫痫发作后瘫痪（Todd 瘫痪）
- 功能状态（如癔症性躯体障碍）
- 复杂性偏头痛
- 线粒体脑病伴乳酸酸中毒和脑卒中样发作

患者女性，69 岁。有高血压、糖尿病和心房颤动病史，因突发左侧无力、麻木和语言障碍 5h 送医。她没有依从门诊用药方案接受如华法林全身抗凝治疗。体检检查：左上肢肌力 3 级，右上肢肌力 5 级。血压 162/105mmHg。CT 平扫无急性出血。MR DWI 显示右侧 MCA 区域的缺血性卒中。

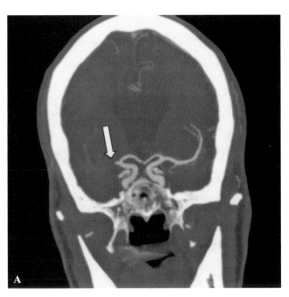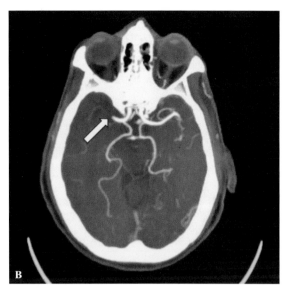

▲ 图 23-13　CT 血管造影显示右侧 M1 闭塞，冠状位（A）和轴位（B）

带[146]。恢复灌注是通过多种技术对受累动脉进行再通来实现的，然而再通的成功率取决于采用的治疗方案和闭塞的位置等因素。增加再通与改善预后相关，但始终需要考虑 ICH 并发症的风险[147, 148]。在一项 Meta 分析中，各种治疗的再通率如下：自发性（24%），静脉溶栓（46.2%），动脉内溶栓（63.2%）、静脉和动脉内联合溶栓（67.5%）和机械性取栓（83%）[147]。

静脉溶栓

长期以来，静脉注射 rtPA 溶栓治疗一直是适宜患者的标准治疗方法。尽管 rtPA 能溶解相应的血栓，但发病后如果长时间给药，容易使患者发生出血并发症（特别是缺血性卒中转化为出血性卒中）。自从欧洲协作性急性卒中研究 Ⅲ（ECASS Ⅲ）结果公布以来[149]，确诊的缺血性卒中 rtPA 治疗的合适时间窗是发病后 4.5h 内[150]。然而，有许多绝对和相对排除标准，包括已证实的脑出血、发病时间长、危险的凝血状态（如 INR > 1.7，血小板计数 < 100 000/mm³）、活动性内出血、抗凝血药的使用、血压 > 185/110mmHg、3 个月内有卒中或头部外伤史[150]。由于随机试验尚未得出结论，rtPA 在 4.5～6h 内的疗效尚不清楚[151]。不幸的是，由于 rtPA 的使用时间窗口较短，且禁忌证较多，据估计只有 5%～13% 的患者适合 rtPA 溶栓治疗；此外，

该疗法在大血管（如颈内动脉）闭塞中的再通率很低[152, 153]。

介入溶栓治疗

神经介入医生过去在急性缺血性卒中的治疗受到限制。然而，一些血管内治疗，包括动脉内溶栓和机械性取栓，正处于研究阶段或将成为治疗的标准。

动脉内溶栓

动脉内溶栓，即把导管送达血管闭塞处直接使用溶栓药物，具有用药剂量低、靶点给药的优势[147]。最初，在 Proact Ⅱ[159] 和 MELT[160] 试验中，动脉内溶栓的前景看好，与未接受任何溶栓治疗的患者相比功能恢复更好[148, 161]。而后来的随机对照研究，包括 IMS Ⅲ[162] 和 SYNTHESIS[163] 在内，动脉内溶栓跟静脉溶栓比较没有显著优势。因此，动脉内溶栓不能作为一线治疗，但在某些特定情况下仍有作用，如一些静脉 rtPA 禁忌证患者中。

机械取栓

机械取栓装置因其血管再通率最高，已成为最近几项随机对照试验的重点。目前的设备可分为可回收支架型取栓装置（或"取栓支架"）和血栓抽吸型导管。取栓支架包括 Solitaire（首发；Medtronic,

Minneapolis，MN）和 Trevo（Stryker，Kalamazoo，MI）[164]，起到了"棍子上的支架"作用。支架要先通过闭塞的血管，然后在病变处释放支架，支架扩张时将锚定血栓。然后回收支架，在同侧颈内动脉球囊导管形成血液返流时回收最为理想。抽吸取栓可通过使用 ADAPT（直接抽吸）[165] 技术的 Penumbra 系统（Penumbra Inc.，Alameda，CA）作为抽吸导管来完成。目前只有支架取栓有 1 级证据，合适的患者可作为一线治疗。

最初的随机研究，如 IMS 3[162]、SYNTHESIS[163] 和 MR RESCUE[166]，没有得出机械取栓（有或没有动脉内溶栓）优于标准静脉溶栓的结果。在 IMS 3 中 656 名在发病后 3h 内静脉注射 rtPA 的患者，被随机分组接受额外的血管内治疗。90 天 mRS 结果（血管内治疗组 40.8%，静脉 rtPA 组 38.7%）和死亡率（分别为 19.1% vs. 21.6%）无显著性差异。该试验还发现症状性脑出血的发生率（6.2% vs. 5.9%）也没有显著差异，这支持了血管内治疗的安全性[162]。在 SYNTHESIS 中，362 名患者在发病后 4.5h 内，随机接受血管内治疗 [动脉内溶栓和（或）机械取栓] 或静脉注射 rtPA。试验发现 3 个月时无残疾生存率无差异（分别为 30.4% vs. 34.8%），并发症预后也无差异[163]。与之前的研究不同，MR RESCUE 试图确定血管内治疗后，存在半暗带（即梗死周围的缺血组织，如果血液循环恢复可能存活）的患者，是否能从更大的再通率中获益。在试验中，所有 118 名受试者随机接受机械取栓或标准化治疗，并在手术前接受神经影像学检查，以确定是否存在明显的半暗带。有利半暗带的神经影像学结果并不能确定哪些患者会从血管内治疗中受益，而且根据 mRS 结果，也不能说明机械取栓优于静脉溶栓[166]。事实上，早期的随机研究结果没有为支架取栓的好处提供足够的证据。

MR CLEAN 试验

然而，最近的几项随机研究提供了新的重要数据，阐述了机械取栓治疗缺血性脑卒中的作用[167-169]。第一项研究是 MR CLEAN[167]，这个大样本、开放的、多中心的研究对象是 500 名发病 6h 内经影像学证实的近端、前循环闭塞（ICA、M_1、M_2、A_1 或 A_2）患者。患者被随机进行血管内治疗（动脉内溶栓加或不加机械取栓术，包括使用新的可回收支架）和标准治疗（89% 的病例包括静脉溶栓），主要指标是 90d 的 MRS，次要指标包括再通率、美国国立卫生研究院卒中评分、生活质量测量、barthel 指数和安全性结果（包括出血并发症、缺血性卒中进展、另外的血管新发缺血性卒中和死亡）。在 233 例接受血管内治疗的患者中，机械取栓治疗占 83.7%，动脉内溶栓占 10.3%。介入组预后较好，介入组的中位 MRS 值为 3，而对照组为 4（优势比为 1.67）。值得注意的是，与对照组相比，介入组患者在 90 天内功能恢复达到无残障的比例（MRS ≤ 2）显著增加（32.6% vs. 19.1%）。根据次要指标，介入组的再通率远高于对照组（75.4% vs. 32.9%），症状性脑出血的发生率无显著差异（分别为 7.7% 和 6.4%）。随访 7d、30d、90d 的死亡率无显著差异。此外，与之前提到的旨在证明血管内治疗有效性的随机试验不同[162, 163, 166]，MR CLEAN 需要影像学证实的颅内闭塞（如 CTA）才能入选。此外，这项研究的规模要大得多，并且使用了最新一代的装置如 solitaire（一种可回收的支架，再通率更高[170]）。

EXTEND-IA 试验与 ESCAPE 试验

MR CLEAN 的研究结果促使正在进行的类似研究终止。在 EXTEND-IA 试验中，发病 4.5h 内出现近端大血管缺血性卒中（如 ICA 闭塞）患者 70 例，被随机分为静脉溶栓加机械取栓组，或单纯溶栓组[168]。取栓组不仅再灌注率高，而且早期神经功能恢复率也高（80% vs. 37%），90d（MRS，0~2）功能转归明显改善（71% vs. 40%）。尽管两组的死亡率和症状性 ICH 率无统计学差异，但血管内手术组有利好倾向。在另一个类似的大型试验（ESCAPE[169]），316 名患者介入组的无残障恢复率明显高于对照组（53% vs. 29.3%）。与 EXTEND-IA 不同的是介入组的死亡率显著降低（10.4% vs. 19.0%）。实际上，这两项试验的结果提供了额外的证据，即大血管缺血性卒中患者早期进行机械取栓术可明显降低神经系统并发症发生率。在降低死亡率方面也有好处，与 EXTEND-IA 相比，ESCAPE

研究的死亡率较低，可能与该研究的统计能力较强，或者是患者接受血管内治疗更早有关（时间中位数 84min vs. 210min）。MR CLEAN 的研究结果导致了 SWIFT PRIME 研究[171]的终止（结果有待发表）。

事实上，最近的随机研究数据表明，对于大血管闭塞的患者，应重点考虑血管内治疗的几个关键因素包括静脉 rtPA 的再通率比介入治疗低很多，而这些患者实现无残障功能恢复的可能性更大，介入治疗可到达栓子所在的位置等。然而，对于较小的远端闭塞，rtPA 溶栓治疗更实用。

手术治疗

10%～15% 的 MCA 卒中可出现严重的脑水肿和颅内高压，甚至可能导致迟发性脑疝。临床症状恶化的患者，单纯药物治疗的死亡率高达 50%～70%，去骨瓣减压术能将死亡率降低至 20% 左右[154-157]。手术的适应证通常包括 MCA 梗死区域超过 2/3、发病后 24～48h 内神经系统症状进行性加重和颅内压增高症状群、NIHSS > 15～20[158]。

颅内动脉粥样硬化

介入手术如何改善颅内动脉粥样硬化患者的预后

颅内动脉粥样硬化性疾病（intracranial athero-sclerotic disease，ICAD）是脑卒中的重要危险因素，包括颈动脉虹吸部、MCA、椎动脉或基底动脉的动脉粥样硬化，以人口和医院患者为基础的研究发现白种人缺血性卒中中的发生率为 8%～10%[172-174]。

然而亚洲人群近 1/3 的缺血性卒中是由 ICAD 引起的[175]。此外、亚裔、拉丁美洲裔或非洲裔比北欧血统的人更容易患 ICAD。除了缺血性卒中，再加上短暂性脑缺血发作（TIA），美国每年约有 10 万人发生由 ICAD 引起的缺血性事件。除民族和种族因素外，ICAD 还与胰岛素依赖型糖尿病、吸烟、高血压、高龄老年人和高胆固醇血症等因素有关。ICAD 可因局部血栓形成、穿支动脉闭塞或其他因素导致灌注不足而导致血流动力学损害[176]。一些研究表明症状性颅内动脉粥样硬化的卒中或死亡风险高，但到现在仍不能确定这些患者的最佳治疗是药物治疗还是血管内介入治疗。

药物治疗

在华法林—阿司匹林治疗有症状颅内血管病变的比较研究（WASID）中，有症状的 ICAD 患者每年发生缺血性卒中的风险为 9%～12%，77% 的卒中发生在最佳的药物治疗和全身抗凝或抗血小板治疗随访的第一年内。狭窄超过 70% 的患者脑卒中风险增加，这种情况下卒中的年发生率达 19%[177]。WASID 试验的结果[177]与 WARSS 试验[178]相似，抗血小板药物（主要是阿司匹林）和华法林在预防 TIA、脑卒中或死亡方面没有显著差异。然而，华法林合并的出血率较高[177]。标准的药物治疗还包括其他可改变的危险因素如高血压、糖尿病和高脂血症的治疗。

血管内治疗

考虑到与症状性颅内动脉粥样硬化病变相关的自然病史风险，以及药物治疗不能充分缓解该风

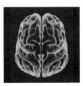

患者男性，67 岁，在过去十年有三次缺血性卒中病史，转介到您的诊室，考虑血管内血管成形术和（或）支架植入术以预防卒中。既往史有明显的高血压、糖尿病和 35 包 / 年的吸烟史。最近的心脏评估没有冠心病和心房颤动。服用的药物包括阿司匹林和美托洛尔。神经科检查：左上肢无力和中度感觉减退及左侧凝视。MRI 检查：右大脑中动脉区域内有多个陈旧性梗死灶。在诊断性血管造影中，MCA 近端有狭窄病灶。

险，逐渐开展了包括血管成形术和支架植入等治疗。最初的手术大多数借鉴了心脏介入的成熟技术，利用经皮冠状动脉球囊扩张颅内血管。然而，脑动脉与冠状动脉有许多不同之处，通常脑动脉直径小，中膜发育良好，外膜相对不足[176]。而且脑动脉更弯曲，容易发生血管痉挛，在较小的外力下比冠状动脉容易破裂[178]。导管技术不断进步，介入治疗日益成为严重 ICAD 患者（狭窄率＞50%）可行和受人欢迎的治疗方法，特别适合那些最佳药物治疗仍有症状的患者（如复发性 TIA 或卒中）[178]。因此，每个患者的治疗方案必须根据各自的实际情况来决定。

单纯球囊血管成形术（不放置支架）在一些病例研究中已获得成功。最近的一项研究对 120 例症状性狭窄患者的 124 处狭窄进行了血管成形术治疗。术前平均狭窄率为 82.2%（50%～95%），血管成形术后平均狭窄率降至 36%（0%～90%）。在平均 42.3 个月的随访中，研究者观察到围术期脑卒中和死亡率为 5.8%，总的脑卒中和死亡率为 4.4%/ 年[179]。病变复杂度与球囊扩张术后的预后相关。Mori 等发现血流动力学明显狭窄的血管造影特征与经皮穿刺颅内球囊血管成形术的成功率相关[176, 180]。

尽管球囊血管成形术取得了普遍的成功，但在血管成形术时放置支架可以避免某些手术相关的并发症，如扩张血管弹性回缩引起的再狭窄和内膜剥离。支架的支撑作用不仅可以维持血管扩张，并能预防球囊扩张时损伤组织而导致血管壁层分离。

有症状椎动脉和颅内动脉粥样硬化性狭窄的支架置入试验（SSYLVIA）中[181]，使用了 Neurolink 支架（Guidant Corporation，Menlo Park，CA），这是一种球囊扩张型颅内支架，由相互连接的裸露不锈钢环组成，专门设计使之能灵活地在弯曲的颅内血管中操纵而不损伤血管。这项多中心、前瞻性的可行性研究纳入的患者，其症状归咎于狭窄程度＞50% 的单一血管病变。颅内动脉狭窄病例占 70.5%，其余都为椎动脉颅外段狭窄。支架置入成功率 95%，残余狭窄＜30%。术后 30 天内，有 6.6% 的患者出现非致命性卒中，在支架置入术后 30d 至 1 年内有 7.3% 的患者发生了卒中。颅内动脉有 32.4% 的病例出现＞50% 的再狭窄，全部病例中再狭窄后无症状，无脑卒中或 TIA 的病例占 61%。

在最近发表的 Vitesse 颅内支架治疗缺血性卒中的试验研究结果报道[182]，有症状的 ICAD 患者 112 名，归因于特定血管区域的特定病变，随机分为药物治疗 + 球囊扩张支架（使用 PHAROS Vitesse 支架系统；Codman Neurovascular，Raynham，MA）组和单独药物治疗组。12 个月内同一区域内缺血性卒中或 TIA 的发生率，支架治疗组是药物组的两倍以上（36.2%：15.1%），他们的功能预后也较差。因此该试验研究被提前终止[182]。

Wingspan 支架（Boston Scientific Smart；San Leandro，CA）将球囊扩张和随后释放的自膨支架相结合，解决了球囊扩张支架本身对脑循环的危险。因为脑动脉在解剖学上比颅外血管更脆弱，相对适中的目标是将血管扩张至原直径的 80% 以下，然后匹配一个自膨支架，以提供结构支持和长时间的柔性扩张。Gateway 球囊导管和 Wingspan 支架系统最初也可用于治疗症状性颅内狭窄＞50% 且药物治疗无效的患者[176]。在一项研究中，使用该装置治疗 45 名有症状的、药物无效的颅内狭窄（＞50%）患者，这些患者的血管直径在 2.5～4.5mm[183]。血管成形和支架置入成功率为 98%。术后 30d 同侧脑卒中和死亡的发生率为 4.5%，而 6 个月同侧脑卒中和死亡的发生率为 7.1%。6 个月内卒中总的发生率为 9.7%，同期所有原因死亡率为 2.3%。患者动脉狭窄程度平均为 74.9%，支架置入术后降至 31.9%。随访 6 个月，狭窄程度平均为 28%。3 例患者在 6 个月时血管再狭窄＞50%，但无症状。治疗后再狭窄仍然是这些手术的严重问题，因此脑动脉支架成形术的优势受到限制。正在进行的 Wingspan 支架使用患者上市后的监测研究（WEAVE；clinicaltrials.gov identifier: NCT02034058），将确定手术后 72h 内的卒中或死亡率。

SAMMPRIS 试验

NEUROLINK 和 Wingspan 的前瞻性研究为裸金属支架的使用提供了令人鼓舞的数据，但直到最近才出现比较药物和血管内治疗效果的随机研究。在 WASID 试验的基础上，研究人员意识到卒中的复发最大风险出现在初次卒中的第 1 周内；此后，在观察期内，复发事件的风险稳定下来。因此 SAMMPRIS 试验旨在使症状严重的颅内狭窄患者得到快速治疗。然而，在预期的中期数据分析后终止了试验。

SAMMPRIS 的结果让研究人员感到惊讶，因为 Wingspan+ 积极药物治疗组的死亡或受伤的风险明显高于单独积极药物治疗组[184]。在 SAMMPRIS 中，451 例因颅内大血管狭窄 70%～99%，而近期（＜ 30 天）出现 TIA 或卒中的患者，随机分为 Wingspan 系统支架置入加药物治疗（包括同时使用两种抗血小板药物）组或单独药物治疗组。令人惊讶的是，介入组的卒中或死亡率明显高于对照组（14.7% vs. 5.8%）。值得注意的是，支架组 33 例发生早期症状性卒中事件，大多数发生在术后 1 天内，而且大多数病例是由于穿支阻塞所致[185]。长期随访（中位数，32 个月）介入组的

卒中或死亡率仍然较高。实际上，SAMMPRIS 显示：治疗有症状的颅内狭窄，积极的药物治疗优于介入治疗，因此目前的指南不建议介入治疗[186]。在最近发表的一项类似的研究报道，VISSIT 试验[182]，112 名有症状的 ICAD 患者，病因属于特定血管区域的特定病变，被随机分为药物治疗＋球囊扩张支架（使用 PHAROS Vitesse 支架系统）和单独的药物治疗。12 个月内，在同一区域内，介入治疗组的缺血性卒中或 TIA 的发生率增加了两倍以上（36.2% vs. 15.1%），功能预后也较差。因此，VISSIT 试验也被叫停，因为进一步的数据表明颅内血管内支架置入术的预后更糟。支架植入将来可能会在某些亚组发挥作用，例如那些禁忌药物治疗的患者，或者研发出新的装置。

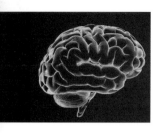

第 24 章　脑动脉瘤、AVM 和搭桥手术

Brain Aneurysm, AVM, and Bypass Surgery

Jason A. Ellis　E.Sander Connolly, Jr.　著

王建村　译

谭林琼　张洪钿　校

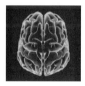　患者男性，56 岁，主因剧烈头痛伴畏光、恶心和呕吐到急诊科就医。非增强头部 CT 扫描显示基底池、双侧侧裂池 SAH，早期交通性脑积水表现（图 24-1）。

患者的初步治疗要考虑哪些方面

该患者的临床表现提示颅内动脉瘤破裂所致的 SAH。应该收入 NICU。应该建立两条静脉输液通道，还有一条动脉血压监测通道。设置初始收缩压目标＜ 140mmHg。如果有凝血或血小板抑制方面的问题，应予以药物对抗治疗。呼吸抑制不能保持呼吸道通畅的患者，应予以气管插管。不能遵嘱动作和神经功能状态较差的脑积水患者，应考虑行 EVD。

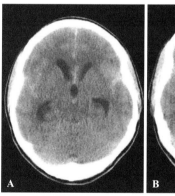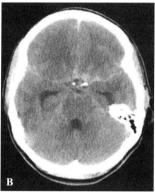

▲ 图 24-1　A. 非增强 CT 扫描显示 SAH；B. 脑积水早期

为查明 SAH 病因，应该做哪些诊断性检查

首次出血后 12h 内，头颅 CT 平扫诊断 SAH 的敏感性为 98%～100%。出血 24h 的敏感性降至 93%，6d 时降至 57%～85%[1-7]。如果早期的头部 CT 未发现 SAH，应行腰穿分析脑脊液是否黄变[8]。

为查明 SAH 的来源，必须进行脑血管成像

检查。评估脑血管病变的金标准还是经导管血管造影。根据影像学设备的普及性和患者的稳定状态，初步检查可进行创伤较小的磁共振血管造影（MRA）和 CT 血管造影检查。三维时间飞跃法 MRA（3D-TOF MRA）发现动脉瘤的敏感性为 55%～93%[9-12]。按大小分成两组，对于≥ 5mm 的动脉瘤，其敏感性为 85%～100%，而＜ 5mm 的动

脉瘤敏感性仅为 56%[11, 13, 14]。在 SAH 的情形，CTA 因其检查速度快、易获得的优点，应用更为普遍。另外，发现动脉瘤的敏感性达到 77%～100%，特异性为 79%～100%[15-21]。

导管脑血管造影显示后交通动脉瘤（图 24-2）。3h 后患者出现了第 Ⅲ 对脑神经麻痹，怎么解释这个发现

后交通动脉动脉瘤患者新发第 Ⅲ 对脑神经麻痹，提示动脉瘤不稳定和局部膨胀。应立即进行头部 CT 平扫检查以排除再出血，而不是进行手术，再出血是初次出血幸存患者的主要死亡原因。因此，对于动脉瘤性 SAH 和发现动脉瘤不稳定的患者，应早期治疗[22-25]。

如何评估再出血的风险

未治疗的动脉瘤性 SAH 中，发病后第 1 天的再出血约 4%，随后的 13d，每日再出血率约为 1.5%。第一次出血 2 周以后，再出血率为 15%～20%，到 6 个月时增加至 50%[24]。在当今的三级医疗中心，排除院前事件，在院的再出血率接近 7%[26]。如果将这些院前事件计算在内，有报道"超早期"再出血的发生率高达 10%～20%[27-30]。总

之，发病后第 1 天的再出血与生存率的明显下降有关[26]。外科治疗和血管内治疗的目的就是防止这种情况的发生，20 世纪 80 年代，临床工作开始转向提倡早期干预[31]。

抗纤溶治疗是否适合预防再出血

使用抗纤溶疗法预防再出血仍存在争议。虽然已证明它能将再出血的发生率降低 40%～60%，却同比例地增加了缺血性神经功能缺损的风险[32, 33]。然而，也有研究表明，早期手术前预防性抗纤溶治疗，可以有效地降低术前再出血发生率，同时术后停用抗纤溶药治疗能最大限度减少缺血性并发症的发生[28, 34]。目前，可用于上述目的的抗纤溶药物有 6- 氨基己酸（36g/d）或氨甲环酸（6～12g/d）[35]。

什么情况下应考虑夹闭术

如果患者的临床状况许可，建议早期进行动脉瘤手术治疗，以预防再出血、可应急治疗血管痉挛[36-42]。虽然没有严格的甄选标准，为濒死、严重血管痉挛或者严重心肺疾病的患者进行手术并非明智之举（表 24-1）。恰恰相反，不仅神经功能状态良好的患者手术预后好，而且评分很低的患者手术效果也很好[43, 44]。实际上手术治疗后约 40% 的 Hunt-Hess 分级 Ⅳ 级和 Ⅴ 级的患者恢复良好（改良 Rankin 评分，0～3）[45, 46]。

一位 41 岁的妇女，突发人生中最严重的头痛、短暂意识丧失伴肢体颤抖。头颅 CT 显示基底池弥漫性 SAH。CTA 和脑血管造影显示 6～7mm 的前动脉动脉瘤（图 24-3）。在 NICU 初步镇静治疗后，患者的基础血压由 145/90mmHg 上升到 205/152mmHg。常规实验室检查结果中需要注意的指标包括：血清钠浓度 130mmol/L，红细胞压积 45%，凝血功能正常。

如何管理该患者的血压

应根据患者的基础血压值来确定目标血压[47]。尽管一些研究发现收缩压＞ 150～160mmHg 时，再出血概率更高，但是其他的研究发现血压和再出血

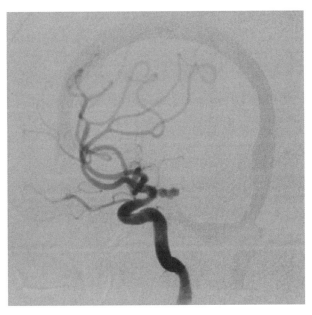

▲ 图 24-2　颈内动脉造影证实为后交通动脉瘤

表 24-1　动脉瘤手术的主要并发症

时间和类型	并发症	治　疗
术后即刻神经功能缺失	动脉瘤夹位置不佳引起的脑缺血	脑血管造影查明载瘤动脉或分支的狭窄 / 闭塞情况，必要时调整动脉瘤夹
迟发性神经功能缺失	硬膜下、硬膜外或脑内血肿	可能需要手术清除血肿，依严重程度而定
	脑卒中	可行 MR DWI 成像进行确诊。收入 NICU 治疗有帮助。必要时行去骨瓣减压术，以快速解除占位效应和控制颅内压增高
	脑积水	必要时行临时 EVD 或永久性 V-P 分流
	血管痉挛	经动脉使用血管舒张剂，高血容量疗法，血管成形术
	癫痫	连续 EEG 监测，抗癫痫治疗
	电解质紊乱	监测血清电解质和恰当的补液治疗
	脑膜炎	菌种未检出前，使用广谱可透过血脑屏障的抗生素
系统性并发症	心肌梗死	药物和（或）介入治疗
	深静脉血栓	术后早期可使用 IVC 滤器，病情稳定后抗凝治疗
	肺栓塞	病情稳定后抗凝治疗
	呼吸衰竭	气管插管
	尿路感染	抗生素治疗
	肺炎	抗生素治疗

MR. 磁共振；DWI. 弥散加权成像；NICU. 神经重症监护病房；EVD. 室外引流；EEG. 脑电图

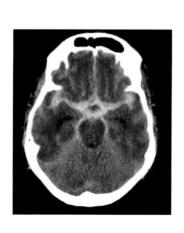
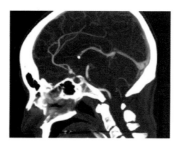
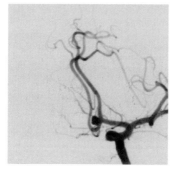
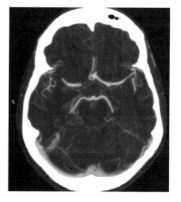

▲ 图 24-3　CT、CTA 和导管血管造影证实前交通动脉瘤破裂 SAH

率之间不相关 [26, 27, 29]。这些研究结果的差异与使用的降压药物不同和观察时间的不一致有关 [48]。持续静脉注射短效降压药（如尼卡地平、拉贝洛尔或艾司洛尔）控制血压较合适。

该患者有使用抗癫痫药物的指征吗？

所有 SAH 患者均应预防性使用抗癫痫药物。近 8% 的患者在 SAH 发病时出现过癫痫发作，超过 20% 的患者在第一次出血后的某个时间发作过癫痫[49, 50]。应该避免使用哌替啶镇痛，因为它可以降低癫痫的发作阈值。对癫痫持续状态的患者，迅速终止癫痫发作非常重要，以减轻相关的神经功能损伤。

该患者血液稀释治疗有用吗?

红细胞压积 > 40% 和血清纤维蛋白原 > 250mg/dl 均可明显增加血清黏度。血清黏度对血管痉挛的预防和治疗有重要作用，但这一假设尚未得到充分评价[51]。入院时红细胞压积 > 40% 可以通过输注 5% 静脉注射胶体或高渗盐水进行纠正[52, 53]。红细胞压积入院时通常会降低，原因是频繁的诊断性抽血检查及早期标准的等渗盐水输注。通常认为红细胞压积在 28%～32% 是理想的[54]。

该患者出现了 SAH 的两种常见并发症：脑积水和低钠血症。应进行 CTA 检查排除血管痉挛，血管痉挛是这种临床状态的另一个成因。脑积水是动脉瘤破裂的常见并发症，发生率为 20%～30%[35]。

脑室穿刺外引流可改善有症状患者的神经功能状态（Ⅰ类证据）[55-57]。低钠血症，可能是因为抗利尿激素分泌失调综合征或脑盐消耗，均应予以纠正。尿钠分析有助于判断低钠血症的病因。虽然抗利尿激素分泌失调综合征通常是限制补液治疗，但对于 SAH 患者来说，必须谨慎，因为容量限制已被证实与症状性血管痉挛有关[58]。紧急情况下，使用等渗或高渗盐水和氟氢可的松可足以纠正血清钠浓度[59, 60]。

合并脑内血肿对患者的外科治疗有何影响?

虽然讨论动脉瘤适合手术夹闭、弹簧圈栓塞还是支架植入超出了本章的范围，但是对于脑内大血肿合并定位功能障碍的患者，适合开颅手术清除血肿和夹闭动脉瘤[47]。虽然这种情况没有得到随机试验的评估，但是通过手术去骨瓣、清除血肿减压被认为是一种有效降低颅内压、逆转脑疝症状的方法。

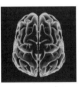

患者接受的动脉瘤夹闭术很成功。术后第一天患者意识模糊、昏睡和淡漠。头部 CT 显示脑室扩大，血清钠 125mmol/L。下一步最好该怎么做?

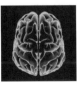

患者男性，77 岁，因 SAH 并右额颞巨大脑内血肿就诊急诊科（图 24-4）。头部 CTA 证实右侧大脑中动脉动脉瘤为出血来源。到诊后神经功能状态恶化，检查发现，明显的呼之不应、痛刺激可屈曲、瞳孔缩小、光反射消失。

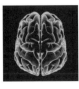

患者女性，45 岁，因右眼视力进行性下降就诊眼科。检查显示右眼视盘苍白，仅有微弱光感，脑 MRI 检查发现右侧床突旁一流空效应的巨大占位，压迫右侧视神经。随后的血管造影检查证实为巨大的眼动脉动脉瘤（图 24-5）。

该患者考虑哪种治疗方法？

这个位置的巨大动脉瘤最终的治疗要面对许多困难。除了选择常规的直接夹闭术、栓塞术和血流导向技术外，还应考虑先进的显微外科技术，如旁路手术。假如患者右眼还有一些视力，尽管很微弱，设计的手术入路需兼顾行视神经减压。动脉瘤颈夹闭/重建术，或者旁路手术孤立动脉瘤均能立即达到视神经减压，这两种方法均可致动脉瘤体直接瘫塌。

该患者可选择何种旁路手术？

如果要孤立这个巨大的动脉瘤，保留颈内动脉眼动脉段及其远端的血供，需要通过旁路搭桥手术来实现。已知颈内动脉的管径，必须选择高流量搭桥如桡动脉或大隐静脉移植。而低流量搭桥如颞浅动脉–大脑中动脉搭桥不能提供足够的血流量。有关搭桥手术的显微外科技术等细节问题，可参阅专用文献[61]。

该患者是否需要其他检查明确 AVM？

如果没有近期出血的证据，患者需进行超选导管血管造影。血管造影显示右侧枕叶 AVM 由大脑后动脉分支供血（PCA；图 24-6）。

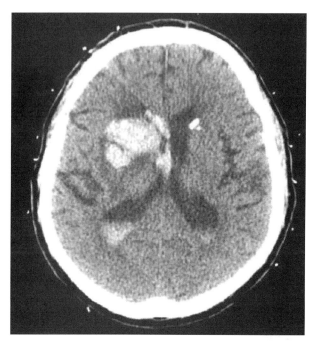

▲ 图 24-4 CT 扫描显示动脉瘤性 SAH 患者，合并脑内血肿和脑室积血

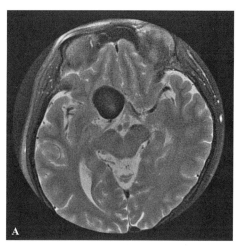

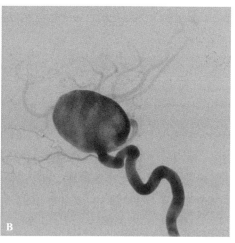

◀ 图 24-5 MRI T$_2$ 显示巨大的血流流空效应
A. 提示颈内动脉巨大动脉瘤；
B. 经导管血管造影证实眼动脉远端巨大动脉瘤

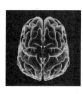

患者男性，46 岁，一般健康状况好，新发头痛 3d 就医。头颅 CT 显示右枕部局灶性钙化，无近期出血迹象。核磁共振检查证实为动静脉畸形。

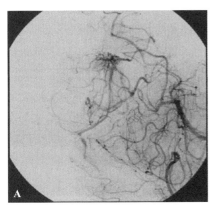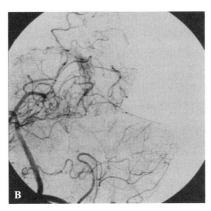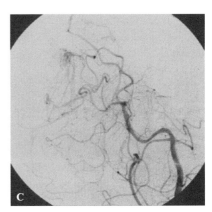

▲ 图 24-6 经导管血管造影证实为枕叶 AVM，PCA 分支供血

脑动静脉畸形患者出血的风险因素

AVM 的年出血风险为 2%～4%，首次出血后的第一年其年出血风险可高达 6%～18%。转化到患者的一生，AVM 出血的风险达到 17%～90%[62-67]。特定的患者特征，包括年龄和性别与 AVM 破裂风险有关[68-70]，合并的动脉瘤确定与破裂风险明显有关[67, 71]。AVM 合并动脉瘤的发生率约 7%～41%，动脉瘤可发生在 AVM 病灶的内部或周围、供血动脉及远离病灶的部位。

该患者的治疗还有其他考虑吗？

Spetzler–Martin 分级系统是 AVM 显微外科手术预后有效的预测指标（表 24-2）[62, 72-75]。利用显微外科、介入栓塞和（或）放射外科手术等综合性、多学科治疗策略，是取得良好效果的必要条件。实际上，有的病例不干预可能是最好的方案。观察发现，显微外科手术治疗有益于 I 级（92%～100%）和 II 级（94%～95%）AVM 患者的预后[72, 73, 75]。显微外科手术治疗 III 级（68%～96%）和 IV 级（71%～75%）的预后好或很好[62, 72, 73, 75]。显微手术

治疗 V 级的 AVM 病例，预后好或很好的病例只有50%～70%，并伴有 14%～25% 的病例预后差，还有 0%～5% 的死亡率[62, 72, 73, 76]。图 24-7 总结了脑AVM 的治疗流程图[67]。

是否应该推荐她行手术切除？

AVM 诱发导致的局灶性神经症状，包括癫痫，是适合选择显微外科手术切除术的因素。一项 102例 AVM 患者外科手术治疗的研究报道，术后 2 年

表 24-2 Spetzler 和 Martin 动静脉畸形分级系统

特 点	分 类	评 分
功能区	否	0
	是	1
引流静脉	浅静脉	0
	深静脉	1
大小	小（< 3cm）	1
	中（3～6cm）	2
	大（> 6cm）	3

 患者老年女性，46 岁，长期癫痫病史，明确有脑 AVM，失访数年。经导管血管造影示右额叶 AVM SM II 级（图 24-8）。

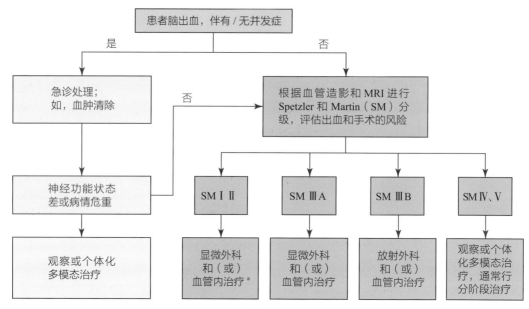

▲ 图 24-7 脑动脉畸形治疗方案

a. 部分病例更适合放射外科治疗

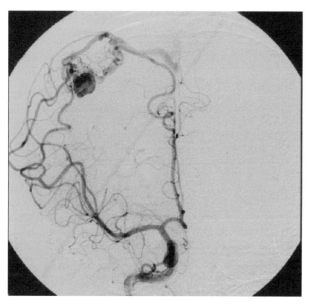

▲ 图 24-8 右侧颈内动脉造影显示 SM II 级 AVM，由大脑前动脉和大脑中动脉分支供血

82% 的患者无症状发作，近 50% 的患者可停用抗癫痫药[77]。需要长期随访研究核实这些良好预后的持久性[67, 78]。

正常灌注压突破与该患者治疗之间有何关系？

AVM 通过血管盗血减少周围脑组织的血供。这种盗血现象可导致代偿性血管扩张，以维持持续的血流供应。AVM 切除术后，这些慢性扩张的血管血流量明显增加，可能导致恶性脑水肿或出血[79]。在 AVM 全切手术之前，通过分期介入栓塞治疗逐渐减少血流量，促进大脑循环生理的正常化，可减少正常灌注压突破的发生[80]。然而值得注意的是，术后出血最常见的原因是 AVM 未能全切除。大多数 AVM 患者术后需行导管血管造影，以明确病变是否完全切除。

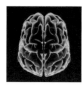

患者男性，46 岁，长期严重的头痛病史，CTA 显示右侧颞枕广泛的 AVM。进一步行血管造影，明确血管结构（图 24-9）。该患者选择分期 AVM 栓塞，然后进行外科切除。

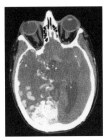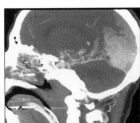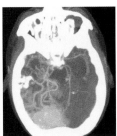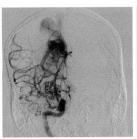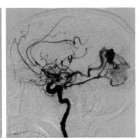

▲ 图 24-9 CTA 和数字减影血管造影术证实 AVM 并周围血管增生

！ 关键注意事项

动脉瘤性 SAH
- 怀疑 SAH 时，应先做头部 CT 平扫进行评估。如果头部 CT 未见异常时，应进行腰椎穿刺，对脑脊液进行黄染分析。
- 可疑动脉瘤的患者需要进行 CTA，MRA 和（或）导管血管造影等血管影像学检查。
- 预防破裂动脉瘤的再出血是动脉瘤性 SAH 治疗的首要问题，早期手术治疗的目的是消除动脉瘤，从而排除再出血的并发症。

旁路手术
- 旁路手术是显微手术治疗颅内复杂动脉瘤、保留远端血流有效的辅助手段。
- 应选择适当的旁路移植血管，以提供足够的血流、减少缺血性并发症。

动静脉畸形
- 为了确保 AVM 患者的临床预后良好，需要一个全面的、多学科的治疗策略。观察也可能是一些 AVM 的最佳方案。
- Spetzler 和 Martin 分级量表为评估 AVM 患者的手术风险提供了有效参考。

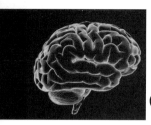

第25章 颈动脉内膜切除术与颅内－外血管搭桥术

Carotid Endarterectomy and Extracranial–Intracranial Bypass

Jason A. Ellis E. Sander Connolly, Jr. **著**

曾 琼 **译**

谭林琼 张洪钿 **校**

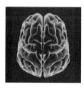

患者男性，60 岁，既往高血压及高脂血症，因右脸面瘫、右侧肢体乏力 24h 到急诊科就医。患者认为就诊时症状较发病时已有明显改善。体格检查发现：右脸轻度面瘫，右臂旋前力弱。颅脑 CT 平扫显示左额叶一轻微的低密度病灶，未见出血征（图 25–1）。

该患者下一步该如何诊治及检查及治疗？

在急诊科完成脑磁共振检查及头颈部磁共振血管成像检查。MRI 确诊左额叶脑梗死，MRA 证实左侧颈内动脉起始部重度狭窄（图 25–2）。患者开始阿司匹林 325mg，口服，每日一次，并入住配有心电监护和血压监测的卒中病房或过渡病房。医嘱进行电解质、肌钙蛋白、胸部 X 线片、心电图和经食管超声心动图等检查。颈动脉多普勒超声检查确认左侧颈内动脉起始部 60%～79% 狭窄。

颅外大血管狭窄应采用下列三种无创性检查方法中至少两种来确定狭窄的范围与程度：MRA、CTA，或多普勒超声。颈动脉多普勒超声是快速、廉价和可移动，因此便于床边操作，然而检查结果高度依赖于操作者的技术水平。MRA 的优势是无辐射，在评估重度狭窄时分辨力优于超声多普勒[1]。对颈动脉狭窄的评估，CTA 优于导管血管造影，缺点是放射暴露及钙化伪影[2]。

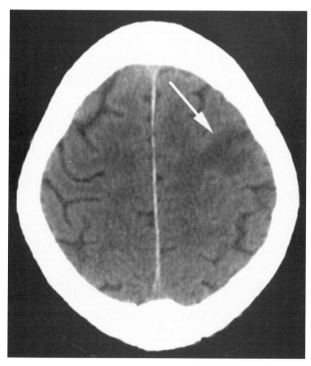

▲ 图 25–1 头部 CT 平扫显示左额叶低密度影（箭），考虑卒中

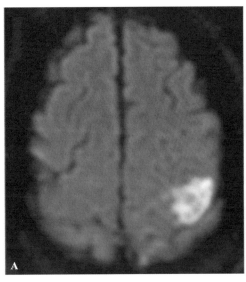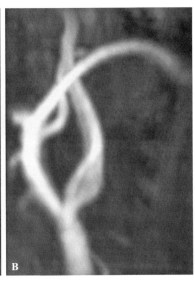

◀ 图 25-2　脑 MRI 弥散成像显示高信号提示左额叶脑梗死（**A**）。颈部 MRA 显示左侧 ICA 起始部狭窄（**B**）

这个患者最合适的治疗方法是什么?

颈动脉内膜切除术（carotid endarterectoy，CEA）仍然是重度颈动脉粥样硬化性疾病的金标准治疗。有些患者，应考虑颈动脉支架植入术（carotid angioplasty and stenting，CAS）。有关 CEA 与最佳药物治疗对比的临床随机实验获得的证据很充分。北美症状性颈动脉内膜切除术试验发现：CEA 可显著降低 ICA 狭窄 70%～99% 患者的同侧卒中风险（绝对风险下降 17%）和严重的或致命性同侧卒中风险（绝对风险下降 10.6%）[3]。进一步分析显示 ICA 狭窄 > 50% 的症状性患者，CEA 仍可明显获益，强度略弱。无症状颈动脉狭窄研究发现狭窄 > 60% 患者 CEA 术后 5 年卒中或死亡风险降低 6%[4]。

颈动脉血运重建内膜剥脱术对比支架植入术的随机临床试验是随机研究对比 CEA 和 CAS 治疗有或无症状患者的疗效[5]。虽然两组患者在卒中、心肌梗死或死亡率方面无差异，但发现具体的个体存在差异。我们注意到围术期卒中风险 CAS 组高于 CEA 组（4.1% vs. 2.3%），而心肌梗死发病率 CEA 组高于 CAS 组（2.3% vs. 1.1%）。根据生活质量评估，围术期卒中对健康状态的影响比心肌梗死更糟糕。因此，做出是否进行 CEA 的决定复杂，还要衡量很多因素，但我们一般主张症状性重度颈动脉狭窄采用 CEA 治疗，而 CAS 可能更适合于这些患者，如高风险共患病不能接受手术、颈总动脉分叉太高（C_2 以上）不适合手术、对侧 ICA 闭塞或喉麻痹、放射性颈动脉狭窄、CEA 术后再狭窄或既往颈部有手术史等。

术后患者在 ICU 应如何处理?

CEA 术后的治疗应关注血压的控制和并发症的早期发现和治疗。表 25-1 列出了 CEA 术后并发症的发病率。CEA 术后，由于颈动脉窦血流模式和压力的改变，血压可能特别不稳定。这种血压变化可能导致无法预料的心肌负荷增加，特别是有潜在冠状动脉疾病的患者。术后有创动脉导管的持续性心脏与血压监测应当持续 24h。我们一贯会适当使用肾上腺素或尼莫地平静脉注射来维持收缩压在术前范围。

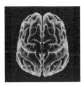 患者顺利接受了左侧 CEA 手术（图 25-3）。阻断颈动脉前的准备：静脉注射 5 000U 肝素，并确保 ACT（全血激活凝固时间）至少在 2 倍以上。颈动脉阻断期间，血压升高 20%，维持无 EEG 的信号改变。恢复颈内动脉血流前，把血压降回基础水平。多普勒超声确认 CCA、ICA 及 ECA 血流充足、中和肝素后缝合伤口。

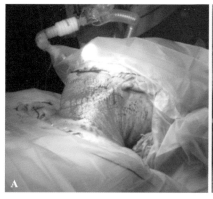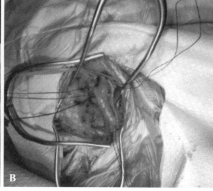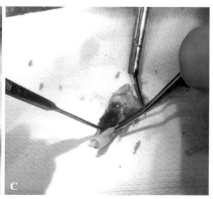

▲ 图 25-3　A. 患者仰卧、头偏向 CEA 手术侧的对侧；B. 胸锁乳突肌和颈静脉向侧方牵拉，解剖、暴露颈动脉鞘内的颈内动脉、颈外动脉和颈总动脉；C. 手术台上解剖检视切下的粥样硬化斑块合并溃疡，还有血栓、纤维蛋白血小板碎片

表 25-1　颈动脉内膜切除术后并发症

并发症类别	发病率（%）	病理生理
急性冠脉综合征	0.5～2.3[3, 5, 7]	已有冠脉粥样硬化疾病的背景下血流动力学紊乱
缺血性脑卒中	2.1～5.5[3, 5, 7]	血栓，颈动脉闭塞，血流动力学紊乱
癫痫	0.8[8]	高灌注综合征，血栓形成，出血
颅内出血	0.1～0.8[9, 10]	高灌注综合征
神经损伤	5.1（随访 4 个月为 0.5）[11]	直接损伤或牵拉压迫；舌下神经损伤最为常见（1.6%），其次是下颌缘支（1%）和喉返神经（1%）
颈部血肿	1.7～1.9 需要外科治疗[12, 13]	术后出血

阿司匹林疗法，常用剂量 325mg/d，持续服用[6, 14]。手术后自行决定是否改服或加服抗血小板药物如氯吡格雷、双嘧达莫[15]。如患者可耐受，也应该开始高剂量他汀类药物治疗。

下一步最好该怎么做

该患者的神经功能障碍提示右侧 ICA 分支供血异常。鉴别诊断包括：术区血栓致远端栓塞，动脉阻断导致缺血，或 ICA 术区血栓形成 / 闭塞。还要考虑高灌注综合征可能导致术后即刻的神经损伤。

考虑到该患者术中没有相关 EEG 的变化，不太可能是动脉阻断导致低灌注继发的缺血。CEA 术区术后血栓形成是围术期短暂性脑缺血发作或脑梗死最常见的原因，应该紧急处理[14]。该患者应当紧急行颈部 CTA，手术室应当准备手术探查。最好还做头部的影像学检查。如果造影检查更快的话，可以进行导管血管造影术（术中或在血管造影室）。

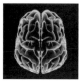患者男性，58 岁，右利手，既往有高血压和高血脂病史，因反复发作左侧肢体无力、数分钟后完全恢复就医。颈动脉多普勒超声显示右侧 ICA 分叉处远端 80% 狭窄，左侧 ICA 分叉处 30% 狭窄。MRA 证实右侧 ICA 有 70%～80% 狭窄。随后患者排除了药物治疗选择接受 CEA 手术。手术顺利，术中脑电图无明显变化，多普勒超声确认动脉吻合部位通畅。气管拔管前发现患者左侧肢体重度偏瘫。

造影显示右侧 ICA 完全闭塞。立即送患者回手术室再次探查术区。静脉注射一剂肝素，升高血压以改善侧支循环。迅速打开动脉吻合口发现管腔内一大栓子。清除血栓，再次吻合动脉，多普勒超声确认管腔通畅。术后开始持续注射肝素治疗，目标是延长部分凝血活酶时间。麻醉苏醒后，发现患者左侧肢体可抵抗重力，随后拔管，无并发症。

在神经 ICU 期间，患者出现了明显的血压波动，多次出现长时间难以控制的高血压。术后第一天，患者诉头晕和气促。经鼻导管吸入氧气 2L，血氧饱和度为 90%。检查发现颈部术区血肿。

诊断是什么，下一步如何治疗？

滴注肝素时，术后早期又经历了多次持续性的高血压，这些都会增加患者颈动脉切开区及颈部软组织出血的风险。喘鸣样呼吸音提示气管受压，应当最优先建立安全的通气道。患者临床条件许可时，可进行颈部 CT 扫描。清醒的患者，应请麻醉或耳鼻喉技术人员尝试纤维可视喉镜插管。如果插管不成功，则将患者送手术室手术，在无菌和可控的条件下打开伤口并清除血块。血肿清除干净、出血控制后，再行气管插管，为正式探查伤口做好准备。在肝素化合并气管受压偏移的患者，可能导致气道完全梗阻，紧急气管切开术就是最后的办法。

同样，颈部探查尽量不要在神经 ICU 的床旁进行，以避免灾难性后果。

最可能的诊断是什么？

最可能的诊断是大脑过度灌注综合征。临床上的大脑过度灌注综合征，特征性发生在颈动脉内膜切除术后数天，由于局部脑血管自主调节能力丧失，导致局部脑血流量增加[16]。这种脑灌注失控性增加致液体漏入脑实质，导致脑肿胀。CEA 术后大脑过度灌注综合征发生率为 0.2%～18.8%，典型的表现为头痛、眼眶疼痛、意识水平改变和局灶性神经功能障碍。极少数情况下，大脑过度灌注综合征可导致脑出血。认为出血是继发于围术期栓子的缺血，因脑血流量增加转化为出血。患者大脑过度灌注综合征的高危因素包括：高龄、糖尿病、重度狭窄、脑血管粥样硬化病、围术期或术中有脑缺血的依据，经颅多普勒发现脑血流量持续性增加，术后的高血压无法控制，术前乙酰唑胺刺激发现脑血管反应力下降[16]。

该患者下一步最好的诊治是什么？

CT、MRI 或 TCD 的灌注检查有助于明确诊断。患者应收住神经 ICU 开始有创血压监测。置入有创

患者女性，62 岁，右利手，既往有高血压病，控制欠佳，心房颤动在服华法林，右侧 CEA 手术顺利，于术后第 6 天因头痛、恶心伴左侧肢体无力 6h 就医。入院时生命体征为体温 37.3℃（99.1 ℉）、心率 67/min、血压 170/90mmHg、呼吸 13/min。体格检查发现左侧肢体肌力为 4/5 级。头部 CT 显示右侧半球弥漫性皮质下水肿。MRI-DWI 无脑梗死征象。

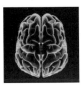

神经 ICU 监护期间，患者呕吐 2 次，而后昏迷。左侧肢体由轻瘫进展为重度偏瘫，瞳孔反射迟钝。

动脉血压监测管，血压控制后使用抗凝血药。应用甘露醇和高渗盐水，减轻脑水肿和缓解症状。还要开始抗癫痫治疗[17]。

该患者下一步最好的诊治是什么？

患者最有可能是因为继发性大脑过度灌注综合征进展出现 ICH。应该气管插管，而后行紧急颅脑 CT 平扫检查。

应用新鲜冰冻血浆或凝血酶原复合物把 INR 恢复到正常范围[14]。输注血小板和去氨基 -8-D- 精氨酸加压素拮抗阿司匹林。放置 EVD 监测颅内压和降低颅内压。深部脑内血肿清除术的作用不一定好，但 ICP 控制欠佳时需要考虑去骨瓣减压术[18]。除了控制有创血压（收缩压＜ 140mmHg），还要把患者的血糖和体温控制在合适的范围[19, 20]。

该患者是否适合颅外 - 颅内动脉搭桥术治疗？

颈动脉闭塞手术研究是一个随机研究，试验 EC-IC 搭桥术及最佳药物治疗是否能降低症状性粥样硬化性 ICA 闭塞患者同侧缺血性脑卒中的发病率[21]。该研究证实了之前的随机试验结果即患者未能从手术中获益，研究时甚至应用了正电子发射断层扫描来定义脑缺血的血流动力学变化[22]。该患者所表现的衰弱症状，与运动时左侧大脑半球灌注不足有关。显然颈动脉闭塞手术研究并不是特别设计用来治疗非粥样硬化性闭塞所致的血流动力学障碍[23]。虽然很多脑血管中心不会为有指征的患者进行 EC-IC 动脉搭桥术，但实际上部分患者可能通过手术治疗缓解症状。

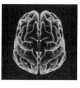

CT 扫描发现右侧壳核巨大血肿，伴有明显的占位效应和脑室扩张。凝血检查显示国际标准化比值为 3。下一步最好的治疗是什么？

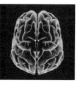

患者男性，59 岁，既往有继发于外伤后动脉夹层引起的左侧 ICA 慢性闭塞（图 25-4）。后遗症有右侧肢体乏力，运动时加重。

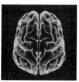

患者入院行直接血管重建术，并做了不复杂的左侧颞浅动脉 - 大脑中动脉搭桥术，术后转送至神经 ICU 进一步治疗。

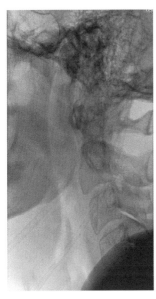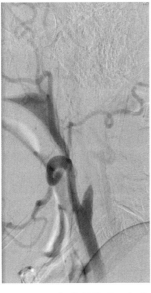

▲ 图 25-4　脑血管造影术显示左侧 ICA 闭塞的位置正好在颈总动脉分叉上方

术后期间患者应如何诊治？

动脉置管有创监测严格控制血压对患者来说极为重要。高血压可能引起再灌注后吻合口区、切开的硬膜缘或脑实质内出血。避免低血压以预防脑梗死和（或）移植血管闭塞。需要时可使用短效的升压药物或血管扩张药。患者应当经静脉充分补液。需要经常的神经功能检查来监测术后的缺血或出血性并发症。围术期癫痫时有发生，预防性使用抗癫痫药物是有价值的。一旦有神经功能变化应立即进行脑部和移植血管的放射影像学检查。继续服用阿司匹林，围术期不能中断，通常不推荐服用地塞米松。

鉴别诊断是什么，下一步如何治疗？

最初的神经症状提示左侧大脑半球异常，可能的病因包括：①移植血管闭塞；②血栓栓塞；③过度灌注；④脑内血肿；⑤癫痫。应尽快做 CT 平扫检查。

移植血管的通畅性会受到很多因素的威胁，如血栓形成、低血压、补液不足、供血血管或受血血管质量差或头部敷料包扎过紧。TCD、CTA 或 MRA 可应用于快速评估移植血管的通畅度。如果移植血管的通畅性存在问题，可静滴右旋糖酐抑制血小板功能[24]。需要预防过度灌注引起 ICH 和吻合口或硬膜渗血引起硬膜外或硬膜下血肿。值得注意的是，50% 鱼精蛋白中和肝素或最初手术时完全避免使用肝素可降低硬膜外 / 下血肿的发生率[25]。一旦发生吻合口爆裂，可能导致硬膜外或硬膜下血肿。低流量的 STA–MCA 搭桥术很少发生这种并发症[25]。出血性并发症应尽快纠正可能存在的凝血功能障碍。仔细观察 EEG 监测情况，避免引起术区脑电图爆发，如有癫痫也可能有帮助。

 术后第一天，患者新发构音障碍，原右侧肢体轻瘫加重。

! 关键注意事项

- 重度粥样硬化性 ICA 狭窄的治疗，多中心、设计良好的随机临床试验充分支持 CEA，而不是药物治疗。
- 如下情况要考虑颈动脉支架术：因共患病导致 CEA 手术风险太高；不利于 CEA 手术解剖；对侧 ICA 闭塞或喉麻痹，放射性颈动脉狭窄，CEA 术后再狭窄或既往颈部手术史患者。
- 虽然还没有随机临床试验支持，EC–IC 搭桥术可能对那些 ICA 闭塞后出现持续血流动力学紊乱症状的患者有利。

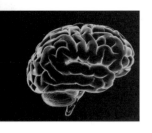

第26章 开颅术后并发症的治疗
Postcraniotomy Complication Management

Blake E. S. Taylor   Christopher P. Kellner   E. Sander Connolly, Jr.   **著**

姚安会 **译**

谭林琼   张洪钿 **校**

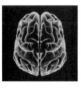

患者男，41 岁，既往体健，因近年耳鸣、眩晕及右侧听力障碍逐渐加重就医。MRI 显示右侧桥小脑角区一个 3cm 大小肿瘤。经右侧乙状窦后入路手术全切肿瘤。手术过程平稳，术后转神经重症 ICU 病房。术后第 6 天患者诉头痛加重及颈部强直。检查发现，体温 38.9℃、右耳有清亮液体流出。神经系统查体表现为明显的脑膜炎。CT 检查见脑室轻度扩大，桥小脑角区未见血肿。

开颅手术的适应证有哪些？

开颅是神经外科常规的操作，开颅取下骨瓣以到达某部位的大脑或脑膜表面。颅脑手术约占神经外科手术的 1/3，近 50% 的病例接受过开颅手术。采用不同部位（如翼点、枕下、额部）的开颅手术来治疗各种颅内病变（表 26-1），包括脑血管病变、脑肿瘤及治疗装置的植入（如脑脊液分流管或脑深部电刺激器）。

开颅手术后有哪些并发症？

多达 1/4 的开颅手术患者会受到各种并发症的困扰，这可能与开颅手术本身、疾病的特殊性或住院治疗有关系。很多开颅手术后可能出现并发症（表 26-2），包括神经系统并发症（如颅内出血、癫痫）、内科并发症（如血压不稳、心血管事件）、感染（如肺炎、脑膜炎）及常见的外科并发症（如伤口

裂开）。术后并发症的严重程度与多种因素有关，包括手术的部位及特征、患者的临床特点及个人因素，以及住院的相关因素（如手术时长、住院时长）[1]。

神经系统并发症

任何颅脑手术前都会提到神经损伤的并发症，但是通过精密的手术计划、仔细的术前检查及特定的术中技术可以将风险降到最低，大多数并发症是可以避免的。首先，务必要进行详尽的术前神经检查，以区别哪些是新发的、哪些是陈旧的异常。

比如肿瘤手术，术中会用到很多技术，把出现新的神经功能异常的机会最小化，实现最大范围的肿瘤切除。如果肿瘤紧邻运动带或语言区，可以采用清醒开颅联合术中语言功能区定位及运动功能区皮质定位技术。语言功能区定位的患者术前需要进行深入的神经精神测试作为基线。静息状态 MRI 及 DTI 技术可指引术者定位和手术，以避免损伤功能

表 26-1　开颅手术的常见适应证

类 别	常见适应证
脑血管病	破裂动脉瘤夹闭（如 SAH） 未破裂动脉瘤夹闭 血管畸形切除（如动静脉畸形、海绵状血管畸形） 血肿清除（如硬膜下、硬膜外、脑内血肿） 颅内 – 颅外搭桥 大骨瓣减压（如 MCA 区域缺血性卒中后恶性脑水肿）
脑肿瘤	原发性 CNS 的良、恶性肿瘤全切及次全切除（如脑膜瘤、胶质母细胞瘤） 脑转移切除 开颅或立体定向穿刺活检 肿瘤相关囊肿的吸除
功能性疾病	癫痫电极的植入 致痫灶的切除 DBS 的植入
感染性疾病	脑脓肿的切除或立体定向穿刺引流
其他	梗阻性脑积水（如继发于肿瘤） 微血管减压（如三叉神经痛） 分流管置入（如脑室 – 腹腔管或脑室 – 心房管） Ommaya 囊埋植 创伤

CNS. 中枢神经系统；DBS. 脑深部电极；MCA. 大脑中动脉

表 26-2　开颅术后的常见并发症

类 别	并发症类型
神经系统并发症	脑血管事件：颅内血肿（硬膜外、硬膜下），缺血性卒中 癫痫 脑水肿及颅内高压 脑疝 脑积水（梗阻性或交通性）
外科并发症	脑脊液漏 颅内积气 体位及颅钉相关的并发症 分流术相关并发症
一般内科并发症	心脏（如心律失常、心肌梗死） 心血管（如失血性贫血） 血压改变（如低血压、高血压） 静脉血栓栓塞（如深静脉血栓、肺栓塞） 肺脏（如重度阻塞性肺病） 消化系统（如恶心、呕吐） 内分泌系统（如 SIADH、DI、脑性耗盐综合征） 疼痛（包括术后头痛）
感染性并发症	手术区域感染 脑膜炎 脑脓肿 肺炎 尿路感染 败血症

DI. 尿崩症；SIADH. 抗利尿激素分泌失调综合征

区。最后通过患者头颅信息注册、多个摄像头等立体定向导航技术，为术者显示手术器械与功能区、肿瘤的关系。

　　再比如颈动脉内膜切除手术中，经常需要脑电图（EEG）及经颅多普勒（TCD）监测，术者可以及时掌握脑灌注的急剧变化。在阻断颈动脉时，如果同侧 EEG 波幅下降或 TCD 显示血流明显下降，术者应置入临时转流装置，以确保切除粥样硬化斑块时，颈总动脉分叉部到劲内动脉仍有持续的血流。又比如动脉瘤手术时，术者可能采取降低体温或 EEG 监测，可在动脉瘤近端血管放置临时阻断夹控制动脉瘤，以利于进一步分离动脉瘤周围结构、夹闭动脉瘤。

脑血管事件

　　开颅术后严重的出血或卒中并不常见，但是其致死率、致残率高。严重的颅内血肿占开颅手术并发症的 0.5%～6.9%，一般发生在术后的 24～48h，个别血肿发生在远离手术的部位 [2, 3]。除了血液方面如药物（抗血小板聚集药，抗凝血药）、血小板减少（< 100 000/μl）等危险因素，手术本身的特点对风险的影响更明显，如 DBS 手术的风险一直很低，但血供丰富肿瘤的切除手术（如残留肿瘤出血）或脑血管病变的手术风险就高得多。开颅术后并发缺血性卒中导致严重、持续性神经功能障碍约占全部开颅病例的 2%。缺血性卒中可能是因为操作损伤了动脉或静脉，特别是开颅术中大静脉窦的破裂；还可能是源于脑灌注不足。开颅术后出现迟发性的神经功能下降也必须考虑到静脉性出血的可能。大多数情况下，静脉窦出血综合征的表现是非血管供血区的双侧卒中或双侧出血。这种并发症常发生在紧邻上矢状窦后 2/3 的肿瘤切除术后。

癫痫

　　癫痫也是开颅术后的早期并发症，可能与手术操作或破坏脑实质有关。尽管全身强直阵挛发作是 NeuroICU 最常见的癫痫类型，但有些患者可能表现为神经功能恶化和意识水平下降，而不是抽搐，如果没有脑电图监测可能会漏诊[4]。采取适当的预防措施，癫痫发生率为 3%～8%[5-7]。术后癫痫发作的危险因素包括：术前癫痫发作史、血清抗癫痫药物浓度低、代谢紊乱、癫痫治疗型手术、幕上脑肿瘤切除术、SAH 后的动脉瘤夹闭术和创伤性脑损伤[7-8]。功能性手术后偶有癫痫发作，致痫灶可能是胶质增生（瘢痕化）。

脑水肿及脑内血肿

脑水肿是指脑组织含水量的增加，可能出现在 SAH、ICH、肿瘤、创伤、癫痫和炎症性等疾病[10]。脑水肿通常是出血性卒中的迟发型并发症，发病 48～72h 达到高峰。脑水肿持续加重可导致颅内压增高，常见的表现包括头痛、恶心、呕吐、视盘水肿，病程早期常出现外展神经（Ⅵ）麻痹。如果颅内压继续升高，后期表现包括库欣反射（血压升高、心动过缓和呼吸不规则）甚至致命性的脑疝综合征。脑水肿的紧急处理是抬高床头和过度通气。药物治疗包括：甘露醇、高渗盐，必要时还可采取巴比妥昏迷疗法和亚低温治疗。手术治疗包括置入 ICP 监测探头、EVD、CSF 控制和监测 ICP 及去骨瓣减压术。常见的去骨瓣减压术包括去大骨瓣减压，用于治疗恶性的卒中综合征和硬膜下血肿。包括从中颅窝底至上矢状窦范围切除单侧额骨、颞骨、顶骨。双额颅骨切除术（Kjellberg 手术）通常用于治疗双额叶脑挫伤的继发性脑水肿，颅骨切除范围包括双侧眶缘至冠状缝间的额骨。

脑疝

脑疝是颅内压增高的结果。术后发生的各种脑疝综合征（如天幕疝、钩回疝、小脑扁桃体疝），可能与脑水肿或占位性病变有关，特别是术后大的脑内血肿。脑疝通常表现为神经功能急骤恶化，具体表现跟脑疝的类型有关，包括意识转差、肢体姿势的特征性顺序、瞳孔扩大和心肺功能紊乱[11]。一种罕见但致命的脑疝可能发生在巨大额部脑膜瘤切除术后，巨大的病变切除后患者仍然遭受严重的脑水肿和脑肿胀[9]。

脑积水

术后脑积水尤其多见于颅后窝手术后，发生率为 4.6%～30%[12, 13]。术后脑积水的早期表现包括头痛、恶心、呕吐及外展神经麻痹，但最常见的表现是意识转差，糟糕的是相对较晚才被发现[12]。个别脑积水的表现为脑脊液漏[12]。

外科并发症

脑脊液漏

脑脊液漏是手术切口缝合欠佳造成的，如：硬脑膜未达到完全的水密性缝合、帽状腱膜缝合松弛或术后脑积水。颅后窝手术脑脊液漏的发生率约为 13%[12]。脑脊液漏通常发生在术后的早期；清亮的脑脊液可以从外耳道（脑脊液耳漏）、鼻腔（脑脊液鼻漏）和（或）咽喉部（通过咽鼓管到咽部）及伤口（切口漏）流出，切口局部常可触及积液[14]。可触及的皮下积液是假性脑膜膨出。及时诊断和治疗至关重要，因为脑脊液漏导致脑膜炎的风险高[12, 14]。一线的治疗是增加类固醇的剂量并注意观察。随着时间的推移，如果假性脑膜膨出没有改善和（或）危及伤口愈合，则需要再次手术。

颅内积气

颅内积气是指气体通过开颅手术的缺损处进入到颅内；大多数导致脑脊液漏的因素同样可导致颅内积气。颅内积气的另一个原因是手术造成了颅内与颅骨气房之间的沟通，如乳突、额窦、蝶窦或筛窦的气房。如果怀疑术中破坏了这些气窦，需要用大量的骨蜡严密封堵以防止气体或液体泄漏。开颅手术后少量的气颅是不可避免的，大部分没有临床症状。严重的颅内积气的表现有头痛、精神萎靡、癫痫、恶心和呕吐[15]。标准的处理是让患者平躺，通过无创面罩吸入纯氧[15]。

体位及颅钉相关的并发症

尽管患者头部的体位和固定方法（如 Mayfield 头架）有所不同，但是开颅手术会出现一些类似的并发症。颅钉的并发症包括位置不当的意外损伤（如颞浅动脉）或者颅钉拧得过紧可能导致皮肤坏死。患者与手术台接触的所有部位和固定绑带处都需要垫好，以防止周围神经损伤。另外，头部旋转、过屈、过伸或侧屈等体位可能影响大脑动脉或静脉血流。最常用的仰卧位，通常很安全，尽管脑脊液引流不如立位多[16]。侧卧位有拉伤上肢的风险（如臂丛）。俯卧位的气道管理比较困难，静脉回心血量减少；此外患者还有眶周或结膜水肿的风险。有时要采取坐位进行开颅手术（如颅后窝病变），坐位手术会增加空气栓塞的风险[17]。心脏多普勒用来监测心脏是否有空气栓塞，可以通过中心静脉导管抽排右心房的空气。

分流相关的并发症

脑室分流主要用于治疗脑积水，各种神经系统疾病可能发生脑积水，因此需要开颅手术。最常用的分流术式——脑室-腹腔分流术（VP），1年时的失败率高达40%，至少1/4的患者需要进行分流管调整术，分流管感染发生率为6.1%~10.5%[18-20]。分流管调整最常见的原因是机械性梗阻（多为脑室管或分流阀），其次是分流管位置不佳、感染和过度引流或硬膜下血肿[19]。脑室-心房分流术较少用，而且失败率比VP术还要高（49.7% vs. 33.8%）[19]。术后一个月内的分流管感染发生率最高，调整手术次数越多感染风险越高。

一般内科并发症

接受大手术和全身麻醉的生理压力和本身就有的内科病，增加了急性心肺事件及迟发性电解质、代谢和肾功能紊乱发生的可能性。在接受脑膜瘤开颅手术的患者中，合并的内科疾病作用小、选择偏倚最小，严重的非感染性并发症发生率为6.8%[21]。然而，合并慢性阻塞性肺病、高血压、颈动脉狭窄、脑卒中、冠心病、心律失常或肝硬化等疾病的患者，内科并发症的发生率达到15%~20%[21]。

心血管和血压不稳

幸运的是，开颅手术，严重心脏并发症（心肌梗死或心搏骤停）的发生率非常低（约0.86%），而且那些有冠心病的患者难以耐受手术的压力，容易发生这种并发症[22]。然而在神经重症监护室恢复期间，特别是有SAH的患者，需要注意亚临床心肌梗死样改变的发生[22]。血压不稳定可能源于心血管系统、血容量不足，甚至可能是神经系统的原因。根据高血压的定义，术后高血压的发病率相当高，为30%~80%[23]。血压突然升高可能继发于新发出血或缺血性脑卒中，也可能是对颅内压增高（库欣反射）的反射性反应，这些表现意味着预后不良。高血压病本身会增加术后并发症的风险，包括心肌梗死、卒中和颅内出血[24, 25]。低血压并不多见，开颅手术的发生率2%~5%，但同样意味着疾病处于加重的过程。低血压可能源于全身性原因（如心律失常、败血症、肺栓塞）、癫痫或药物的不良反应影响了血压的自主调节。特别是严重低血压可导致脑缺血，特别是脑"分水岭"梗死。

静脉血栓

静脉血栓栓塞包括肺栓塞和深静脉血栓形成，是导致住院患者发病和死亡的原因，这种并发症大多数是可预防的。神经外科开颅手术的患者深静脉血栓形成和肺栓塞的发生率分别为2.6%和1.4%[26]。危险因素包括肢体不活动（如脑卒中导致的偏瘫）、呼吸机依赖、长期卧床、住院时间延长、严重感染和恶病质[26, 27]。对于接受复杂的脊柱和颅脑手术患者，为预防静脉血栓栓塞，大多数中心的标准做法是在术后第2天使用依诺肝素（Lovenox）或皮下注射肝素。

肺部并发症

非感染性、非栓塞性的肺部并发症包括阻塞性疾病加重（如COPD）、肺不张和支气管痉挛[28]。神经源性肺水肿是少见的并发症，可能发生在出血、癫痫或外伤后。吸入性肺炎和肺不张是术后发热的常见原因。为了尽量减少吸入性肺炎，患者术前至少禁食6h。为了减少术后肺不张，应鼓励患者术后使用激动肺量计锻炼呼吸，每小时至少6次。

胃肠道并发症

恶心、呕吐是神经外科术后常见的并发症，约47%的患者受影响[29]。呕吐不仅会导致意识障碍的患者误吸，而且也会导致手术部位肿胀或出血[29]。

危险因素主要与麻醉药物（如女性患者、术后恶心或呕吐史、手术持续时间、术后使用阿片类药物、非吸烟状态）的药理作用有关。术中使用皮质激素可以降低术后恶心和呕吐的发生率，但同时也会增加溃疡和胃肠道出血的风险，因此还必须使用质子泵抑制药[29, 30]。然而要切记恶心和呕吐也可能是 ICP 升高的预兆，可能危及患者生命。其他与长期卧床和肠内或静脉营养有关的胃肠道并发症很少发生。

内分泌及代谢并发症

开颅术后可能发生内分泌、电解质和代谢并发症，原因可能是颅内病变本身影响下丘脑功能，或者神经重症监护治疗造成的紊乱（如液体管理、高渗剂使用和喂养）。此外，频繁使用高渗剂（如甘露醇）可能导致急性肾衰竭[31]。糖尿病患者血糖紊乱的风险更高。开颅术后血清钠异常也很常见，可能与中枢性尿崩症，SIADH（抗利尿激素分泌失调综合征），或脑耗盐综合征有关。低钠血症也很常见，影响 30%～50% 的患者[32]。血钠紊乱的治疗不足或过度治疗可能导致许多神经系统不良反应，包括癫痫发作、脑水肿和脑桥中央髓鞘溶解[32]。为避免脑桥中央髓鞘溶解，血清钠浓度升高的速度不得高于 0.5mEq/h。

疼痛

开颅术后的疼痛是一个认识不足的问题。尽管使用了有效的镇痛药，开颅术后多达 87% 的患者经历过疼痛，其中中度疼痛占 44%，重度疼痛占 10%[33]。患者除了痛苦的主观感受，疼痛还会增加交感神经张力，进而可能导致血压升高并增加脑出血的风险[25, 33]。开颅术后疼痛的危险因素包括女性、幕下手术、分离颅外肌（如颞肌、颈后肌群）和年龄较大等。值得注意的是，术中给予皮质激素是减轻术后疼痛的有利因素[33]。

感染

神经外科和许多其他专业一样，历来把控制医院感染作为提高医疗质量和改革医疗措施的重点[34-36]。感染往往是迟发的并发症，通常发生在术后第 3～4

天。感染的一般危险因素包括住院时间延长、手术时间长、急诊手术、长期卧床（如严重的神经功能障碍）、早期的二次手术、美国麻醉师学会评分较高、年龄较大、住过 ICU 及免疫功能低下（如化疗、长期使用皮质激素、糖尿病控制不佳）[37-41]。

脑膜炎和术区感染

与表 26-2 所列的其他感染不同，术后脑膜炎和手术部位感染大多数可直接归因于手术本身的技术细节。开颅术后脑膜炎（可理解为手术部位感染：深部或组织腔隙）的总发病率为 1%～8%[42]，手术部位感染的发生率为 1%～5%[43-45]。脑膜炎和手术部位感染特殊的危险因素包括：伤口裂开、术区留置外来材料、术后 CSF 漏、硬脑膜替代物的使用等[45, 46]。神经外科术后的脑膜炎约 1/3 致病菌是金黄色葡萄球菌，这一点与社区获得性脑膜炎不同。而且医院感染的脑膜炎患者有颈项强直表现的不多，占比不到一半。其往往表现出较多的非特异性症状，主要是发烧和精神状态改变。虽然围术期预防性使用头孢唑林降低了金黄色葡萄球菌的感染数，但头孢唑林抗 G- 菌作用弱，有些医疗机构 G- 菌感染病例占比高达 1/4[45]。

脑脓肿（硬膜下积脓）

脑脓肿除了来源于血源性播散（如心内膜炎和肺血管畸形患者），也可发生在开颅术后或头部外伤后，尤其是气窦破损的情况下[47]。脑脓肿的表现往往是非特异性的和隐匿的，大多数有头痛、经常没有发烧、血培养多为阴性，神经系统体征取决于脓肿的部位。另外，1/4 的患者有癫痫发作[47]。

肺炎

在预防性使用抗生素的情况下，肺炎的发生率低至 2.5%，而神经重症监护室患者肺炎发病率更高，为 10%～20%[48, 49]。到目前为止，医院获得性肺炎的最大危险因素是机械通气（即呼吸机相关性肺炎）；其他危险因素包括二次插管和慢性肺病（如慢性阻塞性肺疾病）[50]。意识障碍在神经重症监护室是气管插管的一个指征，这是神经外科患者肺炎比例高的原因。例如，SAH 患者肺炎并发率高达 20%～30%[51, 52]。与社区获得性肺炎不同，医源性肺炎通常是由于耐药菌所致包括金黄色葡萄球菌、铜绿假单胞菌、不动杆菌和克雷白杆菌等[53]。

尿路感染

总的来说，尿路感染是美国最常见的医疗相关感染[54]。开颅手术患者尿路感染的总风险率为3%～7%[55]。尿路感染特有的风险因素包括导尿管的使用（与大多数的医源性尿路感染有关）、使用时长、女性及引流袋内的细菌定植[56]。医源性尿路感染是神经重症监护室的一个重要问题，因为大多数患者带有导尿管[57]。最常见的致病菌是革兰阴性细菌，多为大肠杆菌，少数是克雷白杆菌[58]。

脓毒症和脓毒症休克

开颅手术并发脓毒症或更严重的脓毒症休克的概率为4.9%，并且和大多数感染性并发症一样，神经重症监护室患者的发生率更高[1]。在神经外科手术患者脓毒症休克的死亡率为30%～50%[59]。脓毒症风险最高的是那些有明确感染源的患者，尤其是肺炎或尿路感染，脓毒症可导致感染加重及扩散。

鉴于患者的临床病史，可能发生了哪些并发症？如何治疗

右侧乙状窦后开颅切除桥小脑角区肿瘤患者，术后第6天出现发热、脑膜炎及进行性加重的头痛，伴有右耳透明液体渗漏。该患者很可能因术后脑脊液漏（脑脊液耳漏）进展为院内感染性脑膜炎。

脑脊液漏的治疗

脑脊液漏的病因可分为医源性（术后）、创伤性的或非创伤性三类，非创伤性包括CSF高压型（如脑积水）或正常压力型（如先天性缺损）。是采取手术治疗还是非手术治疗，取决于脑脊液漏的病因和严重程度。先进行各种测试（如β_2-转铁蛋白的存在、葡萄糖浓度、液平征）确认液体为脑脊液，如果临床怀疑或脑脊液漏持续超过1周，需进行影像学检查排除脑积水。脑脊液漏的初步治疗通常包括卧床休息、抬高头部和避免增加颅内压的行为（如紧张、咳嗽、打喷嚏）。加大便软化剂和通便药的剂量，以减少排便过程中的腹腔压力。对于切口

渗漏的要加强缝合皮肤切口也有帮助。腰椎穿刺或持续腰大池引流也可用于治疗持续性脑脊液漏。持续的腰大池引流时，滴液舱的高度应与患者肩部水平持平，在ICU设定CSF的引流速度为5～15ml/h。总的来说，通过这些无创性治疗，大多数CSF漏可在一周内消失。对于1～2周内仍然漏的或并发脑膜炎的，就要考虑伤口冲洗和修补手术[61]。

医源性脑膜炎的治疗

该患者可能为继发于脑脊液漏的脑膜炎，脑脊液漏合并脑膜炎的发生率为5%～10%。腰穿进行脑脊液的细胞计数、蛋白质、葡萄糖、革兰染色和细菌培养检查对确诊至关重要。腰椎穿刺检查后（禁忌证除外），先进行经验性治疗，使用万古霉素（可以覆盖耐甲氧西林金黄色葡萄球菌）1g，静滴，每8小时1次，加上头孢曲松2g，静滴，每8小时1次，持续8～12d。如果怀疑有绿脓假单胞菌，可加上庆大霉素。如果确认致病菌不是MRSA（如甲氧西林敏感的金黄色葡萄球菌），万古霉素应转换为萘夫西林或苯唑西林。手术创伤或中枢神经系统对血液的免疫反应也可能导致无菌性脑膜炎。如果反复的脑脊液检验结果为阴性，并且确定为无菌性脑膜炎，就可以安全停用抗生素[62]。皮质激素对无菌性脑膜炎通常有效。在这种情况下，继续使用1～2周地塞米松，逐渐减停。

手术部位感染的处理

手术部位感染可分为浅表（帽状腱膜之上）、深部（帽状腱膜至硬膜，包括骨瓣骨髓炎）和组织间隙（硬膜以下，包括脑膜炎和脑室炎）。总的来说，开颅术后手术部位感染的治疗包括取出骨瓣和延期颅骨修补术。对于更深部的感染，则需要咬骨清创和（或）丢弃骨瓣。初次使用抗生素应包括万古霉素和第三代头孢菌素，如果排除了MRSA，应将万古霉素替换为萘夫西林或苯唑西林。术后抗生素治疗至少需要持续6周。

脑脓肿

对于疑似脑脓肿的患者，应进行MRI检查（增强或不增强）。抗生素的经验治疗是有必要的，大多数患者的用药包括头孢曲松、万古霉素和甲硝唑

或者选用美罗培南[47]。必要时行核磁共振波谱分析检查来鉴别脓肿、肿瘤或囊肿。个别病例影像学和临床表现无法明确是脓肿还是其他占位病变时，可进行活检。如果脓肿继续扩大，出现症状，或紧邻脑室，则需要引流。一旦确诊，宜采用立体定向引流治疗。脓液进行革兰染色和微生物培养，包括需氧菌、厌氧菌、抗酸细菌和苛求菌培养，以及永久切片进行病理检查。根据患者的病史，也可以检测虫卵和寄生虫。

其他感染

神经外科患者，尤其是住神经重症监护室的患者，也应监测非手术感染，包括尿路感染、肺炎和脓毒症（见非手术感染的治疗）。有脑室分流的患者（当今大多数分流管有抗生素涂层），一旦感染通常需要拔出分流管并放置 EVD 管，静脉注射广谱抗生素，直到感染治愈[63]。植入 DBS 患者的硬件感染，一般也得将 DBS 植入物拆除[64]。

开颅手术患者术前预防使用什么抗生素

Hugh Cairns 首次报道在神经外科预防使用抗生素的，二战期间他把青霉素粉撒在受伤士兵的脑实质上[65]。术前抗生素显著降低了术后感染率，尤其是脑膜炎的发病率下降了一半[66-69]。虽然神经外科的感染率相对较低，但仍应采用手术技术尽量减少感染，而且术前、术中和术后要短暂性使用广谱抗生素（抗革兰阳性菌和抗革兰阴性菌），以降低感染风险。皮肤菌群中，著名的金黄色葡萄球菌和凝固酶阴性葡萄球菌，是术后感染最常见的致病菌[68]。一般来说，预防性抗生素应在皮肤切口前1~2h 给药，并在术后 24h 内停用[68, 69]。广谱抗生

素手术预防用药参考有如下方案[68]。

- "清洁"手术：头孢唑啉或头孢哌酮舒巴坦作为术前预防效果相当。对 β- 内酰胺类药物过敏的患者可使用万古霉素或克林霉素。
- "污染"手术：万古霉素 1.5g/d，联合头孢他啶 6g/d，用至术后 72h。
- 在一些中心，术前加用庆大霉素 80mg 肌内注射。

对于 EVD 或 ICP 监测的患者如何预防性使用抗生素，目前还没有共识，实际情况如何处理明显不同[70]。尤其是装置长期留置的患者，发生感染的风险更高（EVD 的管理，见第 22 章）。

该患者的怎么紧急处理

患者经历的是全身强直阵挛性癫痫发作，根据其定义，可视为惊厥性癫痫持续状态[71]。癫痫持续状态的住院死亡率为 10%~20%[72]，因此及时诊断和治疗至关重要。多数指南提倡的方案与下述方案类似[71]。

确保气道安全，维持呼吸畅通，维持循环稳定。提供纯氧吸入，并评估生命体征。

1. 测指尖血糖，排除低血糖（如已知最近的血糖可不做）。

2. 建立外周静脉通道（神经重症监护室患者几乎都有），并开始输液（生理盐水）。

3. 给予抗惊厥药：劳拉西泮，0.1mg/kg，静脉注射（每次剂量不超过 4mg），不少于 5min；或者地西泮，0.15mg/kg，静脉注射（每次剂量不超过 10mg），不少于 5min；再加上苯妥英钠，18~20mg/kg（不超过 50mg/min）或磷苯妥英钠（相当于 15~

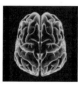
另一位患者：女性，57 岁，突发双侧剧烈头痛，强度 10/10。既往有高血压病和每年 40 包的吸烟史。体格检查：嗜睡，血压 180/120mmHg。非增强 CT 显示蛛网膜下腔弥漫性高密度影。CTA 证实右侧大脑中动脉分叉部宽颈动脉瘤破裂。Hunt-Hess 分级是 3 级。初步稳定后，行右侧翼点开颅动脉瘤夹闭术。术中过程顺利，术后她被转至神经重症监护室。术后第 1 天，她突然出现强直性阵挛，发作持续 5min。

20mg/kg 的苯妥英钠，不超过 150mg/min）。

4. 医嘱立即实验室检验（包括电解质、钙、镁、动脉血气和抗惊厥药物浓度）。苯妥英钠目标血清浓度应为 22～25μg/ml。

5. 神经系统检查：如果可以要评估颅内急性情况（如出血），尽管发作后的状态体格检查会比较复杂。

6. 如果在 5～10min 癫痫发作没有停止，给第二剂抗惊厥药。

7. 如果第二剂抗癫痫药 20min 内仍不能终止癫痫发作，则以苯巴比妥 20mg/kg，静脉注射，注射速度 50～100mg/min。

8. 重新评估生命体征：许多抗惊厥药可能导致低血压。如果收缩压＜ 90mmHg 或 MAP ＜ 70mmHg，应考虑使用升压药。

9. 如果首剂苯巴比妥给药 10min 后癫痫发作仍未停止，再追加苯巴比妥剂量，以 5～10mg/kg，静脉注射。

10. 如果最大剂量的抗惊厥药物治疗，癫痫仍持续发作，是昏迷治疗的指征。应给予气管插管、持续血流动力学监测。监测脑电图以观察药物的效果。戊巴比妥（而非苯巴比妥）可用来诱导昏迷。药物剂量要达到脑电图上出现爆发抑制。

11. 昏迷疗法持续 12～24h 后逐渐停药。如果癫痫再次发作，应延长昏迷治疗的时间。

开颅术后何时使用药物预防癫痫

尽管还没有共识，但开颅术后预防使用抗癫痫药是惯常做法，框 26-1 列出的各种疾病开颅手术时常规使用[6, 73-76]。

神经外科手术后，苯妥英钠被长期用于癫痫的预防，但其不良反应多，包括与许多药物有相互作用、血流动力学毒性（如影响血小板）、皮疹和心脏毒性。代谢率也可能受到其他药物的影响，因此需要监测其血药浓度。然而，最近选择的药物左乙拉西坦（1000～2000mg/d），预防癫痫的作用跟苯妥英钠一样，但不良反应很小[6, 77]。因戒酒而有癫痫风险的患者，首选的药物是苯二氮䓬、氯氮䓬（利眠宁）[78]。

开颅术后预防癫痫的最佳时长仍存在争议。一般来说，术后治疗持续 1～2 周，之后，如果患者没有癫痫发作，就可停用抗癫痫药[79]。对于某些疾病的患者（特别是开颅手术用于癫痫的诊断或治疗的患者），需要进行脑电图监测。除了提供癫痫类型和位置的信息外，脑电图还可发现非痉挛性发作，但筛查需要至少 24h 的连续监测[4, 80]。

该患者病情的主要鉴别诊断有哪些？哪项主要检查有助于诊断

这是 SAH 患者迟发性的神经功能恶化。鉴别诊断包括动脉瘤再出血、脑积水、脑水肿、血管痉挛和癫痫。需要进行 CT/CTA 检查鉴别。急性出血表现为新发的高密度影，脑积水可见脑室扩大伴有脑沟消失，脑水肿表现为弥漫性低密度，常伴有脑室缩小和脑沟消失，血管痉挛在分析颅内血管口径时可发现明显变化。在这种情况下，癫痫不会有明

框 26-1　开颅术后预防癫痫的适应证

- 出血性卒中（SAH、ICH、硬膜下血肿、硬膜外血肿）
- AVM 或其他血管病变切除术
- 头部外伤（尤其是穿透伤）
- 幕上脑肿瘤（原发性或转移性）
- 癫痫的患者手术
- 接受神经外科手术的慢性酗酒者

AVM. 动静脉畸形；ICH. 脑内血肿；SAH. 蛛网膜下腔出血

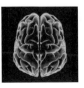 术后第 3 天，患者出现恶心、呕吐和头痛，意识水平逐渐恶化。

显的影像学改变，但一定要考虑癫痫的可能，这种情况下脑电图会有所帮助。

颅内压增高如何处理

坚固密闭的颅内空间对占位性病变的代偿能力差，颅内压主要由脑实质（含细胞外液）、脑脊液和颅内血容量的增加或减少决定。成人和较大儿童的正常 ICP 应小于 10~15mmHg，颅高压的阈值为 20~25mmHg[81]（尽管范围不尽相同）。如前所述，颅内压增高可能危及生命，因为它可能导致脑疝。颅内压增高的病因见框 26-2。

颅内高压的监测包括临床检查、神经影像学，在某些情况下还包括有创 ICP 监测（详见第 14 章）。特别是库欣三联征的出现表明颅后窝压力增加，意味着预后不良。病因不同，治疗方法也不同，如前所述，CT 扫描可与术前或术后即刻的影像进行比较，以帮助确定病因。不同病因的治疗方法明显不同，例如，梗阻性脑积水要进行 CSF 引流，但脑水肿应格外小心以避免脑疝。ICP 和平均动脉压的目标值应参照个体的基础值决定。尽管不同中心对颅内高压的处理有明显差别，但紧急神经生命支持[82]的基本流程图如图 26-1 所示。

1. 普通措施。普通措施包括保证气道通畅、呼吸和循环稳定。床头应升高至少 30° 以最大限度地促进大脑静脉回流，应尽量减少不利刺激（如吸痰），并优化补液[82]。激素对减轻肿瘤患者的脑水肿有效（地塞米松，每 4h 10mg），但其他情况的疗效尚不确定。

2. ICP 监测。有创性颅内压监测可为术后脑水肿的过程提供重要信息。ICP 监测仪可以放在脑实质内或脑室内，可以极其准确测出脑灌注压（CPP），维持 CPP＞60mmHg 可以避免缺血[81]。一般来说，

框 26-2　颅内高压的病因

- 术后出血（如脑内、硬膜下、硬膜外）
- 脑水肿
- 急性脑积水
- 创伤后充血
- 严重的系统性高血压
- 通气不足
- 静脉栓塞（如静脉窦血栓形成、颈静脉压升高）

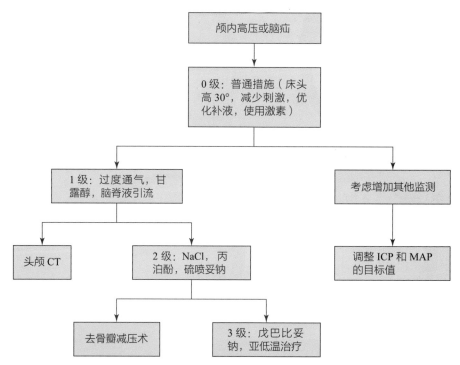

▲ 图 26-1　（神经系统紧急生命支持）治疗颅内高压流程图

经授权引自 Springer. From Stevens RD, Huff JS, Duckworth J, Papangelou A, Weingart SD, Smith WS. Emergency neurological life support: intracranial hypertension and herniation. Neurocrit Care. 2012;17(Suppl 1): S60–S65.

怀疑有严重或难治性颅高压的患者，尤其是颅脑损伤、SAH、ICH 和严重的缺血性卒中患者，应进行 ICP 监测 [83, 84]。有创 ICP 监测的并发症包括医源性出血、技术故障、感染和过度治疗。脑灌注程度可通过以下公式估算：

$$CPP = MAP - ICP$$

$$CBF = CPP/CVR$$

其中 CPP 为脑灌注压，MAP 为平均动脉压，ICP 为颅内压，CBF 为脑血流量，CVR 为脑血管阻力。

3. 过度换气。过度换气的目的是达到轻度低碳酸血症（$PaCO_2$，25～35mmHg），导致脑血管收缩，从而脑血流量降低，ICP 下降 [82]。立即插管和过度换气对严重的急性水肿有效，尤其是对那些出现脑干功能障碍和普通治疗失败的患者。过度换气通常只能暂时性采用（大约 2h），对于有脑缺血风险的患者，一般应谨慎使用。

4. 渗透疗法。渗透疗法是通过创造渗透梯度（血浆中的高渗压），诱导液体从细胞外间隙、细胞间质转移到血管内 [85]。甘露醇和 3% 高渗盐水均能降低 ICP，但对哪种更好还有争议 [86, 87]。渗透疗法除了降低 ICP，还可以在给药 30～45min 改善脑灌注 [88]。还有证据表明，渗透疗法还能使红细胞体积缩小，这不仅可以减少脑血管容量，而且可以改善脑微循环，降低微血管血液黏度 [85-89]。甘露醇按 0.5～1g/kg，宜快速静脉注射，然后每 4～6h 重复使用，同时注意监测血浆渗透压 [82]。一般而言，目标渗透压为 300～310mOsm/kg。值得注意的是，通常首剂用药最有效，随后的药效呈递减效应 [85]。渗透疗法的不良反应包括溶血、低血压、肾功能不全和电解质紊乱；特别是甘露醇强力的渗透利尿作用，可能导致低钠血症。停用渗透剂可能会导致 ICP 反弹至治疗前的水平或甚至更高 [85, 90]。

5. CSF 引流。如果影像学提示急性脑积水（如脑室扩大、脑沟消失），应紧急放置 EVD。置管成功后，先排出脑脊液 5～10ml [82]。在动脉瘤未被控制、已破裂的情况下，应缓慢排放脑脊液，以防止动脉瘤跨壁压力突然增加，可能导致再破裂。

6. 丙泊酚。除了减少 CBF、降低 ICP，丙泊酚还可降低脑代谢率 [91]。采取上述措施 ICP 仍升高的

患者可使用丙泊酚，但是有不良反应，特别是心血管抑制和丙泊酚输注综合征。

7. 手术。如果颅内高压是硬膜下或硬膜外血肿引起的，标准的治疗通常是血肿清除术。由于其他原因（如脑水肿），保守治疗降颅压失败的患者，适合大骨瓣减压术。减压手术已成为某些外伤（双额去骨瓣减压术）[92] 和恶性 MCA 供血区综合征（去大骨瓣减压术）患者的标准治疗 [93]，有人主张将该术式应用于 SAH [94, 95]、ICH [96] 和脑静脉窦血栓形成 [97] 等顽固性颅内高压的患者。

8. 诱导昏迷。对于顽固性颅内高压的患者来说，诱导昏迷是一种临时缓冲措施，以便纠正 ICP 升高的病因 [82]。可在 30min 内快速注射戊巴比妥 10mg/kg，然后按 5mg/（kg·h）每 3h 一次给药，按 1～4mg/（kg·h）持续输注，滴注达到目标 ICP 值或脑电图爆发抑制 [82]。

9. 亚低温治疗。心搏骤停后的亚低温治疗具有神经保护作用，但对其他疾病的有何益处尚不清楚 [98]。对于难治性颅内高压患者，可以使用外部冷却装置和（或）输注低温液体诱导的中度低温来治疗 [82]。

怎样监测神经功能

除了连续的 CT 和 MRI 检查，还有 NeuroICU 的加强监测，包括 EEG、ICP、血流动力学监测（详见本书第二篇）等技术手段。然而，神经系统查体能最早发现术后的恶化迹象，因此，连续的临床检查至关重要。应监测所有患者术后神经功能是否恶化，这提示各种 CNS 问题（包括出血和脑积水）的可能。术后早期神经系统检查发现的变化，分析时需要考虑可能是药物作用，特别是麻醉反应和阿片类镇痛药。开颅术后的患者，通常至少每 2～4h 进行一次基础的神经功能检查。如果患者的神经功能状态发生变化（如 GCS 评分下降 > 2 分），应进行 CT 扫描以排除出血、脑水肿或脑积水等原因。如何区分术后神经功能检查的正常（通常与麻醉不良反应有关）和异常应加以区分（表 26-3），还与本身的疾病有关。

用于评估患者术后神经功能的量表很多，GCS 的使用尤其广泛。GCS 量表距今已使用 40 多年 [99]，评分表由视觉、运动和语言反应组成（表 26-4）总

分为 15 分，分数越低通常表明预后越差。急性中枢神经系统损伤（从创伤到出血）后，GCS 评分评估神经功能的效果非常好，还能用于生存和各种预后的评价[100]。然而，GCS 评分也有一些局限性，例如无法评估插管患者的言语反应。为此，设计出新的全面无反应性评分表（FOUR 评分表）[101]。FOUR 评分表（表 26-5）包括对视觉反应、运动反应、脑干反射及呼吸的评估。实际上，它对神经功能的评估更精细，特别是那些深昏迷（即，GCS 评分低）或使用呼吸机的患者。不同检查者之间的一致性很高，易于使用（即使是缺乏经验的员工），并且可以预测住院死亡率，减少了改良 Rankin 量表要求的生活自理状态[101-103]。

表 26-3　开颅术后神经功能检查常见的正常与异常对照

常见术后表现	需重视的术后表现
轻度至中度头痛，持续改善	新发的严重头痛，或突发，或数小时至数天内进行性加重
构音障碍	新的瞳孔变化
术后精神状态改变，24h 内改善	新发的或恶化的感觉异常
疲劳	进行性加重的昏睡
偏心性瞳孔	新发的瞳孔改变
术后数小时内先前的运动障碍轻度恶化	新发的运动功能障碍
术后数小时巴宾斯基反射阳性	进行性加重的恶心和（或）呕吐
	眩晕
	面部轻瘫

术后血压紊乱如何处理

高血压

术后高血压是常见的，在某些临床情况下（如治疗血管痉挛）甚至可能要有意把血压升高。然而血压突然飙升可能继发于脑血管事件，如 SAH 患者的再出血。反之，术后高血压会增加脑出血的风险，包括麻醉消退可能出现的"突发"高血压[25]。因此开颅术后，要求大多数患者的收缩压应保持在 140～150mmHg 以下，尽管这数值可能因患者的具体情况及是否合并高血压有所不同。此外，还要把继发于 ICP 升高的库欣反射性高血压区分开也很重要。高血压的过度治疗也有害，因为可能影响 CBF 导致大脑灌注不足[104]。以下是几种一线药物方案供参考。

● 拉贝洛尔（混合 α/β 受体拮抗药混合物），2mg/min，静脉滴注，达到目标血压或总量不超过 300mg。

表 26-4　格拉斯哥评分（GCS 评分）

睁眼反应	运动反应	语言反应
4= 自动睁眼	6= 遵嘱动作	5= 回答正确
3= 呼唤睁眼	5= 疼痛可定位	4= 可以答问，但错乱
2= 刺痛睁眼	4= 疼痛躲避	3= 答非所问，词语可辨
1= 不睁眼	3= 疼痛刺激屈曲，去皮质状态	2= 不能理解的发音
	2= 疼痛刺激伸直，去大脑状态	1= 无反应
	1= 无运动反应	

表 26-5　全面无反应性评分（FOUR 评分）

眼部反应	运动反应	脑干反射	呼　吸
4= 睁眼或被动睁眼后，能随指令追踪或眨眼	4= 能完成竖拇指、握拳、V 字手势指令	4= 瞳孔和角膜反射灵敏	4= 未插管，规律呼吸模式
3= 睁眼，但不追踪	3= 对疼痛有定位反应	3= 一个瞳孔散大并固定	3= 未插管，潮式呼吸
2= 闭眼，但较强声音刺激可睁眼	2= 疼痛时肢体屈曲反应	2= 瞳孔或角膜反射消失	2= 未插管，呼吸节律不规律
1= 闭眼，但疼痛刺激可睁眼	1= 疼痛时肢体过伸反应	1= 瞳孔和角膜反射均消失	1= 呼吸频率高于呼吸机设置
0= 闭眼，对疼痛刺激无反应	0= 对疼痛无反应或全身肌阵挛状态	0= 瞳孔和角膜反射及呛咳反射均消失	0= 呼吸频率等于呼吸机设置或无呼吸

FOUR 评分：全面无反应性量表

经授权引自 *Wijdicks EF, Bamlet WR, Maramattom BV, Manno EM, McClelland RL. Validation of a new coma scale: the FOUR score. Ann Neurol. 2005;58(4):585-593.*

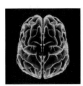 术后第 5 天，该患者血压突然从 140/95mmHg 升到 190/120mmHg。

- 艾司洛尔（心脏选择性 β₁ 受体拮抗药），负荷剂量为 500μg/kg，50μg/kg 4min 内注入；重复给药直至达到目标血压。
- 尼卡地平（钙通道阻滞药）5mg/h，每 5～15min 增加 2.5mg/h（最大不超过 15mg/h），直至达到目标血压。

如果是难治性的高血压或存在明显的心动过缓，那么 β 受体拮抗药不合适，则可考虑使用血管紧张素转化酶抑制药（如依那普利）和血管扩张药。但是硝普钠和硝酸甘油等血管扩张药可能会升高 ICP。此外，仓促使用降压治疗药物可能会导致脑血流量突然减少，因此使用抗高血压药物时应仔细监测血压[104]。

术后疼痛

疼痛管理要和血压管理适当的结合，因为疼痛不治疗势必增加交感神经兴奋性，从而升高血压。术后疼痛治疗的一线药物是对乙酰氨基酚，阿片类药物次之[105, 106]。然而，阿片类药物除了常见的不良反应，如呼吸抑制和便秘，还可能导致镇静或精神状态改变，不利于神经功能评估。非甾体类抗炎药因潜在的抗血小板影响，术后早期一般要避免使用。

低血压

术后低血压比高血压少见，但可能对恢复很不利。治疗时必须要针对潜在的病因（如心脏病、脓毒症、低血容量）。一般来说，早期治疗包括充分补充晶体液，但液体入量始终要与脑水肿的风险进行权衡。如果患者休克，可考虑使用升压药包括多巴胺、多巴酚丁胺和去甲肾上腺素。

术后恶心如何治疗

开颅术后大约一半的患者会出现恶心[29]。如前所述，恶心除了带来误吸的风险，恶心和呕吐还可能导致容量和电解质异常，还会升高 ICP。下述治疗方案供选择：

- 昂丹司琼（5-HT₃ 受体拮抗药），4～8mg，静脉注射。
- 氟哌啶醇（多巴胺 D₂ 受体拮抗药），0.625～1.25mg，静脉注射。
- 甲氧氯普胺（5～10mg）静脉注射。

如果呕吐没有停止而且仍然严重，如果还伴有进行性加重的头痛和神经功能恶化，应怀疑颅内高压。如前所述，这种情况需要紧急的 CT 扫描。

！ 关键注意事项

- 术后的神经功能监测是发现开颅手术并发症的重要措施。
- 追踪分析代谢功能、凝血功能报告，预防性使用抗生素和抗癫痫药物，可降低术后并发症的发生率。
- 急诊 CT 扫描可揭示疾病病理过程，包括脓肿、脑水肿、脑积水和出血。
- 细菌感染的治疗首先选择中枢神经系统通透性良好的广谱抗生素，然后根据相关结果再改用特定的抗生素治疗。
- 脑脊液漏通常可自愈，部分病例可能需要分流或手术修补。
- 怀疑脑积水时，脑室造瘘术前一定要检查排除脑水肿。
- 术后癫痫的治疗首要目的是终止癫痫发作，然后再继续给药以预防癫痫发作。
- 硬膜下积脓、脑脓肿、出血和罕见的脑脊液漏可能需要手术治疗。

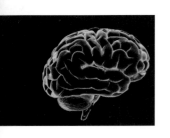

第 27 章　脊髓损伤

Spine Trauma

Ryan Kitagawa　Daniel H. Kim　**著**

张嘉靖　**译**

谭林琼　张洪钿　**校**

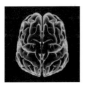

患者女性，23 岁，无明确疾病史，因汽车翻车事故送院。事故发生后患者当即出现双下肢活动障碍，感觉存在。还主诉双手无力，但手指可稍许活动。

初步体格检查发现患者清醒、警觉、查体配合。神经系统查体提示全身轻触觉和针刺觉完好，双下肢不能活动，双侧肱二头肌和三角肌肌力正常；双侧腕伸肌、三头肌肌力下降及可抓握。直肠张力正常。二次创伤调查未见明显损伤。

患者有低血压和心动过缓的表现，呼吸频率和血氧饱和度正常，交流无困难，实验室检查和胸部 X 线检查未见急性损伤改变。

脊柱和脊髓损伤是世界性难题。在美国每年新发的脊髓损伤达 12000 例，目前大约有 250 000 名脊髓损伤后遗症患者。男性多见，平均年龄为 30 岁。其中颈椎骨折约占所有脊柱骨折的 20%～30%，其中 10%～20% 有脊髓损伤。胸椎损伤约占 16%，其余的包括胸腰联合节段损伤及腰椎损伤[1]。

在重症监护病房管理和治疗脊髓损伤，可改善脊椎外伤患者的预后，降低致死率和致残率。本章主要内容：①介绍脊髓损伤患者早期固定和检查的指导原则；②介绍脊柱稳定的概念和手术治疗的原理；③说明 ICU 治疗相关问题的处理和如何预防并发症。

患者的初步诊疗措施是什么

初步抢救措施

该患者有明确的颈髓损伤证据，但第一步是与其他外伤患者一样，即从评估 ABC（气道、呼吸和循环）开始。评估 ABC 在急诊科就要做，但所有重症病房的医生都要熟悉早期抢救的步骤，并在患者到达 ICU 时必须再次进行 ABC 评估。在进行确切的固定之前，患者应佩戴硬质颈托，躺在平坦的硬板床面上[2, 3]。

保持气道通畅和维持循环稳定对脊髓损伤患者非常重要，因为低氧血症和低血压可能导致继发性的脊髓损伤加重[4, 5]，所以任何具备明确气管插管指征的患者，如 Glasgow 评分低、低氧血症或者膈肌功能障碍，均应立即气管插管。脊髓损伤患者的插管指征包括脊髓损伤严重程度评分高、C_5 以上的颈椎损伤、完全四肢瘫[6]。

对颈椎损伤患者行气管插管时，颈部活动过大可能会导致神经系统功能损伤加重。保持颈椎轴位稳定、在传统喉镜下进行插管，也可采用纤维喉镜或可视喉镜替代[3, 7]。必要时还可气管切开建立通气道，手术所需器械应保证随时可用。该患者只有C_5以下平面的不完全性脊髓损伤，无呼吸障碍，没有气管插管指征。但必须严密监护，因为脊髓损伤患者时常发生迟发型呼吸衰竭。

在进行气道评估的同时，应注意筛查有无循环衰竭。颈段和上胸段的脊柱损伤可能并发神经源性休克，如患者有低血压和心动过缓应考虑这种可能。这种情况下交感神经兴奋性降低，无法维持足够的平均动脉压（MAP）。然而多发性创伤的出现，往往会导致诊断更为复杂。几乎所有的休克，包括心源性休克、张力性气胸和出血性休克等，均可被神经源性休克的症状掩盖，所以要对患者实施准确的抢救和检查[3]。该患者经检查证明就是神经源性休克。

脊髓损伤的目标MAP > 85~90mmHg[4, 8]。初步抢救后，如果不能维持MAP正常，应静脉使用升压药物。升压药包括多巴胺、去甲肾上腺素、肾上腺素和去氧肾上腺素，但哪种作为首选药物尚未达成共识[2, 9, 10]。去氧肾上腺素应慎重使用，因其有加重心动过缓的风险。严重的、症状性心动过缓，需要接受心脏起搏治疗。该患者使用多巴胺维持其MAP > 85mmHg。

在完成ABC评估后，应行神经系统状态评估，包括肌力、感觉、反射及直肠张力。此外，应再次进行全面的全身查体，以排查其他损伤。因为脊髓损伤可能损害患者的运动和感觉系统，体格检查时如腹壁压痛或拒按等体征可能被掩盖。第二次全身查体过程中，患者身体应保持直线、轴位翻身，脊柱触诊应轻柔，检查是否有压痛点或"躲避"等脊柱骨折的体征，因为10%的脊髓损伤患者合并有其他节段的骨折[3]。

神经系统功能的初步评估

神经系统功能的初步评估首先应进行GCS评分。GCS的运动评分为1分（未见运动）提示严重的颅脑损伤（TBI），也提示可能是完全性脊髓损伤，大约5%的TBI患者合并脊髓损伤[3]。如患者可配合查体，应予以全面的神经系统检查。最常用的是由美国脊髓损伤协会制定的检查系统[11]。感觉检查：在相应节段行轻触觉和针刺觉检查，评分为0~2分（0分为感觉丧失，1分为感觉异常，2分为感觉正常）。肌节检查评分为0~5分（表27-1）[11]。

随后明确患者双侧肢体的感觉平面和运动平面。神经平面是指双侧肌力和感觉正常的最低平面。损伤评分包括A（完全性损伤）、B~D（不完全性损伤）、E（正常）（表27-1）[11]。本患者运动平面位于C_5（二头肌和三角肌功能正常），无感觉平面，所以她的评分为C_5 ASIA B级。

因为脊髓和神经损伤可能变化多端，一些特殊情况需要特别注意，如临床上并不多见的Brown-Sequard综合征，损伤到脊髓的一半，导致同侧运动和轻触觉障碍，对侧痛觉缺失，而中央索综合征相对较常见。

中央综合征为一种颈段脊髓损伤，常有退行性病变基础，双上肢无力情况比双下肢严重。因为双上肢的支配纤维位于脊髓中央，因此而得名脊髓中央综合征[12]。但具体机制还有争议，有理论认为是损伤导致脊髓中央的出血和坏死所致，还有认为与皮质脊髓束双上肢的支配纤维占比过高有关。存在脊柱骨折-移位的患者早期应行减压手术，但没有骨折伴有退行性改变的椎管狭窄患者，何时手术尚

表 27-1 ASIA 肌力分级和损伤分级

分 级	肌 力
0	迟缓性瘫痪
1	可见肌肉活动
2	可活动，不能对抗重力
3	可对抗重力活动
4	可对抗重力和阻力活动
5	肌力正常

损伤分级	描 述
A	完全性损伤：运动及感觉均丧失
B	不完全性损伤：感觉存在
C	不完全性损伤：运动功能存在，> 50% 肌力小于 3 级
D	不完全性损伤：运动功能存在，> 50% 肌力大于 3 级
E	正常

ASIA. 美国脊髓损伤协会

存争议[13]。我们的习惯是患者病情稳定的情况下，尽早行病变部位的减压术。

马尾和圆锥综合征也是重要的疾病实体。这个区域受压可导致双下肢的下运动神经元瘫痪（圆锥受累时可出现一些上运动神经元瘫痪表现），并伴有鞍区或肛周感觉障碍。圆锥受累时尿、便失禁相当常见。创伤后出现这些情况，应紧急手术进行减压[11]。

在病情稳定、神经系统检查完成后，应进行影像学检查。

抢救后患者应行何种影像检查?

患者选择哪种影像检查取决于就诊机构的条件和损伤的临床怀疑诊断。本例患者经受了高能物理损伤，并出现明显的神经功能障碍，有必要进行多种影像检查。首先进行胸部 X 线检查，因为明显的肺挫伤或者血气胸，在其他影像检查前应该优先治疗。

患者若有变化或者神经功能障碍，如本病例，均应行脑、颈椎和胸部/腹部/盆腔 CT 扫描检查。如果有胸步/腹部/盆腔的 CT 平扫，其影像细节一般足以用于计划手术[14]，并不必要再单独进行胸椎、腰椎和骶椎 CT 扫描。如患者有明显的疼痛、神经功能障碍或者怀疑机械性损伤时，有了 CT 检查，脊柱 X 线片就显得多余。如患者无脊髓中线压痛、清醒、无牵张损伤、无神经功能障碍和中毒迹象，按照 NEXUS（国家紧急 X 线应用研究）标准无须脊柱影像学检查[15]。本例患者的颈椎 CT 见图 27-1。

MRI 在急性脊髓损伤患者中的应用尚存争议，这取决于病情需要、医疗机构的条件。MRI 的工作原理就是优势所在，评判软组织损伤如外伤性脊髓血肿、韧带断裂或椎间盘突出等非常准确[2]。无神经功能缺损的稳定性骨折，如横突骨折和棘突骨折，不建议 MRI 检查。一般原则是，如 CT 或者神经系统症状怀疑有脊髓血肿或椎间盘突出，应进一步行 MRI 检查。此外，根据 CT 检查还不能明确骨折的稳定性时，可行 MRI 检查了解更多的细节。然而有些病例的 MRI 成像过于敏感，可能容易造成软组织水肿和韧带损伤混淆[16]。

本病例做了颈椎的 MRI 检查，以明确是否存在外伤性椎间盘突出。如存在椎间盘突出，行牵引骨折复位可能导致椎间盘更加突出，从而加重脊髓

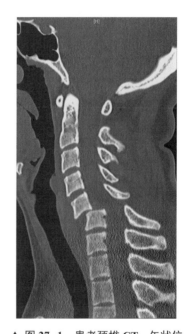

▲ 图 27-1 患者颈椎 CT- 矢状位
$C_5 \sim C_6$ 脱位并累及椎间盘间隙，伴双侧关节突"交锁"（未图示），椎管狭窄

损伤。如发现创伤性椎间盘突出，在行骨折复位前应行脊髓腹侧减压术。但由于其风险尚不清楚，该减压手术尚存争议。如不具备及时 MRI 检查的条件，解除脊髓压迫的紧迫性超过椎间盘突出加重的风险[2]。一般原则是，神经功能完好的患者，在牵引复位前要进行 MRI 检查，以确保复位的安全。完全性脊髓损伤的患者应尽快进行复位手术，无须进一步的影像学检查，这是争取神经功能恢复的最佳机会。不完全脊髓损伤（如本例患者），若有条件急诊 MRI 检查，复位前完善 MRI 检查是我们偏好的做法。

没有脊髓损伤证据的昏迷患者，如何排查颈椎损伤和去除颈托?

昏迷患者如何排查颈椎损伤是个仍有争议的话题。排除的方法有几种，包括 CT、颈髓 MRI 及颈椎动力位摄片等检查没有颈椎急性损伤的证据，或者继续佩戴一段时间颈托。Panczykowski 等的大规模 Meta 分析研究，纳入 14000 多例患者中，仅有 7 例患者伴有颈髓损伤但颈椎 CT 未见不稳定性的改变[17]。我们的方法是利用这些数据作为临床评判的依据。

所有患者就诊时都戴着颈托，并且要做颈部CT。若CT扫描提示无颈椎急性损伤或严重的退行性改变，而且没有影像学无法解释的神经功能障碍，患者就可以摘除颈托。如患者有严重的退行性病变、无脊椎骨折但有脊髓挫伤的风险，或者有神经功能障碍（如截瘫）且损伤定位在颈髓或颈神经，这些情况在摘除颈托之前应做MRI检查。如果预计患者很快就会清醒，如同酒精或药物中毒导致的轻微颅脑损伤那样，颈托就应继续戴几天，再根据临床表现来确定是否可以摘除颈托。

抢救和影像检查后，用类固醇激素吗？

脊髓损伤患者是否要用神经保护药如甲泼尼龙仍有争议。4项随机双盲研究未能证实类固醇激素能获益，多项回顾性研究的结论众说纷纭。分析国家急性脊髓损伤研究 II 期和 III 期的数据，在伤后 8h 内使用类固醇激素可改善感觉和运动功能，且运动功能改善持续 1 年之久，但结果尚无试验证实[18, 19]。

脊髓损伤患者使用类固醇激素的不良反应明显。提高了如伤口感染、肺炎、尿路感染及脓毒症等感染的发病率。血糖升高也很常见，还可能导致胃肠道出血。如患者有多发伤，如合并颅脑损伤的患者，使用类固醇预后可能更差[20]。因此美国神经外科医师协会不推荐急性脊髓损伤患者常规使用类固醇激素[2]。本例患者整个住院期间未用过类固醇激素。

稳定性和不稳定性骨折构成要素是什么

确定脊柱骨折是否稳定对一个患者的紧急治疗和长期护理都非常重要。稳定性是由多方面因素决定的，如外伤后脊柱的生物力学特征、是否存在神经功能障碍、正常的生理负荷骨折是否随时间发生变化等。通常来讲，如果正常的生理负荷即可导致神经、结构的退行性改变或功能障碍，包括明显的疼痛，则考虑为不稳定性骨折[21]。脊柱骨折有许多不同的分类体系，由于骨折类型很多，难以找到一个全面的分类体系。

脊柱分为腹侧和背侧两部分。腹侧的椎体和椎间盘是负重的主要因素，椎间盘还能缓冲震荡和让脊柱具有一定的活动度。背侧部组分包括棘突、椎板、横突及小关节突，主要起到神经结构保护、肌肉附着及限制脊柱自身的活动度等作用。背侧和腹侧组件通过椎弓根连接，椎弓根是固定手术的关键结构[22]。

神经结构包裹在硬脊膜内，走行于椎板和椎体之间的中央椎管内，脊髓上发出脊神经，穿出神经孔形成神经根。脊髓始于延髓，终于腰 1/2 椎间盘水平的圆锥。圆锥水平以下发出神经根组成马尾神经。脊柱的骨折和脱位可导致椎管、神经孔狭窄，严重危害脊髓和神经，从而导致神经损伤。不稳定的脊柱骨折如果承重不当，还会导致畸形进行性加重甚至出现新的神经功能障碍。

脊椎各节段骨折的分类体系有很多种[23]，虽然不必要详细了解这些分类法，要解决患者的关键治疗和护理问题，我们应该掌握骨折分类的常规方法。脊柱的稳定性取决于骨折的形态、受伤机制、软组织破坏及神经系统障碍情况。有几个应用广泛的骨折分类体系，如应用与胸腰段骨折的分类[24]，但往往难以记忆和应用。

另一种分类法如损伤分类和评分系统（表27-2），对脊柱各区域的损伤进行了量化评分。脊椎稳定性和手术指征取决于各项累加的分数[25]。通常而言，外伤后脊柱移位越厉害，提示脊柱越不稳定。此外，间盘韧带复合体的破坏无法像骨折一样愈合，因此也提示脊柱不稳定。最后，急性的神经功能障碍是脊柱不稳定的一个显著特征。

有些学者如 Denis 和 McAfee，将脊柱分为三个"柱"，即前柱（包括前纵韧带和椎体前部）、中柱（指椎体后部和后纵韧带）和后柱（剩余的脊椎后部成分）。脊椎的稳定性取决于外伤所累及"柱"的数量[26]。这种分类起初是用于胸腰段骨折，后来很多外科医生将该分类法扩展应用于全脊柱，并将肋骨形成的胸腔作为一柱加入到胸椎形成"四柱"。

当出现特殊类型的骨折时，应考虑到受伤机制，包括轴向负荷、牵张、屈曲、过伸、旋转、剪力或多种力的复合作用造成的压缩。如典型的屈曲-压缩应力损伤可导致椎体前部骨折和后纵韧带过伸[23]。

还要特别注意贯通伤。脊柱的枪击伤很少导致椎体稳定性改变，因为弹道范围相对局限，通常不会导致多发骨质和间盘韧带复合体的破坏。取子弹

表 27-2　下颈椎损伤分类及评分 ᵃ

参　数	分　值
骨折形态	
正常	0
压缩型	1
爆裂型	2
牵张型	3
旋转型	4
间盘韧带复合体	
无损伤	0
不确定	1
断裂	2
神经功能状态	
无损伤	0
神经根损伤	1
完全性	2
不完全性	3
持续压迫	1

a. 依据损伤分类和损伤程度评分系统

和积极的减压手术改善预后的作用有限，而手术都有如脑脊液漏和神经结构损伤加重的高风险[27]。

颈椎损伤可分为颅颈交界段、寰枢椎段及下颈椎段。本例患者因过度屈曲的受伤机制导致下颈椎双侧关节突脱位，并导致关节囊和间盘区域的旋转性韧带损伤。根据损伤分类和伤情评分系统，该患者有旋转型损伤（4分）、间盘韧带复合体破坏（2分）、不完全性损伤（3分）和压迫症状（1分）。依据"三柱"模型理论，该患者的三柱均遭破坏，无论选用哪种分类体系，该患者脊柱均属高度不稳定状态，应尽快行减压和固定手术。

患者应如何紧急治疗

患者为不稳定性脊柱骨折的急性期并有神经功能障碍，急救后应行减压和固定手术。传统模式下，患者在急诊科接受抢救，再转入手术室接受确切的外科治疗。但对于直接转院而来或者血流动力学不稳定的患者，要紧急入住 ICU，要求参与抢救团队的所有成员均应为早期救治做好准备。

脊柱损伤的预防措施

脊柱损伤的早期治疗和抢救期间，以及在使用支具或最后的固定手术之前，急诊科和 ICU 的关键是要做好预防措施。预防措施包括保持床面平坦以防止出现脊柱过曲、过伸或者旋转。所有可疑颈椎损伤的患者，均应予硬质颈托固定。硬颈托通常由紧急医疗技术人员为患者佩戴，如果患者短期内无手术计划，应将硬质颈托换成长期颈托，以防止出现皮肤破损和溃疡。还有，患者要躺在靠背板上进行转运，完成检查后应及时撤除靠背板，以免造成疼痛和皮肤破损[3, 10]。另外，还可使用脊柱骨折的专用床。

如考虑患者呼吸功能受损，应将全床放平，抬高床头，相对床尾成"头高脚低位"。翻身操作时，应采取轴位翻身的方法。翻身需要两个人，一人抓住患者对侧的肩部和髋部，将患者作为一个整体翻身，同时另一人固定颈椎。翻身时固定颈椎的方法是：将双手置于患者双肩下，翻身时两前臂托住患者的头[3]。

骨折复位

脊柱脱位时，首先要考虑是选择闭合式还是开放式复位。闭合式复位是应用牵引技术（通常是颅骨牵引）。牵引处理时要小心，由于间盘韧带复合体高度不稳定、脊柱强直和椎间盘损伤，因此可能导致神经功能障碍进行性加重[22]。闭合复位的优势在于能快速使神经结构减压、并可能使固定手术简化。举例来说，骨折脱位并完全性颈髓损伤的患者，闭合复位数分钟内就可以减轻神经压迫，并且可能改善患者的预后。一般原则是颈椎骨折脱位的患者，如果清醒且无明显禁忌证，应尝试闭合性复位。前面提到，复位前是否 MRI 检查尚有争议，取决于各医疗机构的做法[11]。

神经功能完好的半脱位患者，一些医生偏好将患者收住 ICU，随后再行复位术。此时重症监护医师对患者的管理非常重要。应全程监测血流动力学。慎用镇静药物，因为牵引复位时，及时检查患者的神经功能十分重要。

在局麻下安装颅骨牵引钳或 Halo 环，逐步增加牵引重量，每 5～10min 增加 5～10lb（1lb≈0.45kg），连续拍片了解骨折的复位情况。一般增加牵引重量时每次不得超过 10lb，我们的患者最大牵引重量为 50～60lb[28]。静脉使用肌松药物如苯二氮䓬类药物（咪达唑仑，静脉注射，每次增加 1mg）有助于对抗颈部肌肉的阻力。如果牵引过程中出现神经功能障碍加重，应立即解除牵引，随即行开放手术。如牵引复位失败或禁忌牵引复位，则需行开放复位手术。手术方法包括清除影响复位的骨骼和软组织，随后行内牵引或外牵引。

开放手术

具备明确的手术指征时，有多种术式可供选择。一般来说，神经组织的减压手术，包括后路减压术（椎板切除）和前路减压手术（包括椎间盘切除或椎体切除）。大多数情况下，骨折脱位复位后就能解除神经组织的压力，或者压迫是一过性的，所以无须实施减压手术。颈椎骨折的手术有前路和后路两种入路，具体选择哪种入路取决于骨折和组织受压的位置。由于胸廓、胸腔内脏器和腹腔内脏器的影响，胸腰段骨折很难经前路或侧方入路进行手术，大多数情况下，只能经后路行椎间盘或者椎体切除和移植手术。

多数骨折还需要固定术，可供选择的术式种类繁多。近年来，前路固定术主要包括采用异体骨或者自体骨的椎间盘和椎体置换术，各种植入材料固定术和可扩张融合器植入等。后路固定的方法包括金属线缆（抗牵张力强、抗压缩力及抗旋转力较弱）、钩棒法和钉棒法[22]。然后加入骨和骨制品促进脊椎节段间的骨性融合。

支具

支具可与内固定术联合使用，也可单独使用。

颈椎病变可佩戴颈托，包括半硬颈托（如 Miami J, Philadelphia 和 Aspen 颈托）和硬颈托（如 Minerva and Somi braces 和 halo vests）。低位颈椎和上胸椎需要支具支撑，比如颈胸段矫形器。如无须继续固定，患者可在颈托内活动。

胸椎和腰椎损伤可使用紧身胸衣或者硬质胸腰骶矫形器（TLSO）等支具。当损伤累及下腰椎和骶椎时，TLSO 设计有腿部延伸部件。通常来说佩戴 TLSO 后就可以活动，能否活动还取决于骨折的类型如患者完全处于仰卧位，则无须佩戴 TLSO[10]。但是，支具治疗的应用还有争议。

重症监护医生应注意潜在的手术并发症

重症监护医师不仅需要熟悉手术治疗，还需要充分认识潜在的手术并发症。所有的手术入路，因为骨折创伤或者手术操作，需要面临脑脊液漏的风险。临床表现包括脑脊液切口漏、切口处膨隆或"假性脑膜膨出"，也可表现为体腔内积液，例如胸椎骨折后或者行胸椎前路手术后持续性胸腔积液。

针对神经组织的手术操作可能导致神经功能障碍加重，而新发的神经功能障碍往往提示手术部位的压迫性病变，如术后血肿。如患者术后出现新发神经功能障碍，应行急诊手术探查或者 MRI 检查。另外，螺钉位置不当或植入物塌陷及滑动也是导致术后新发神经功能障碍或压迫的风险因素。术后出现任何新发异常，怀疑这些并发症，均应行 X 线片或者 CT 扫描检查评估。

颈椎前路手术可能损伤颈动脉和椎动脉等血管结构，如术后出现卒中样症状，应行血管成像检查。颈椎前路手术如出现血肿可能压迫气道和血管结构，表现为手术部位肿大、质硬的结节，需要紧急手术。如出现气道受累情况，手术室准备的同

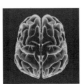

患者清醒状态下接受闭合牵引复位（50lb），随后经前路行 C_5～C_6 椎间盘切除和融合术，随后接受了后路棘突间钢丝内固定、侧块内固定术（图 27-2）。

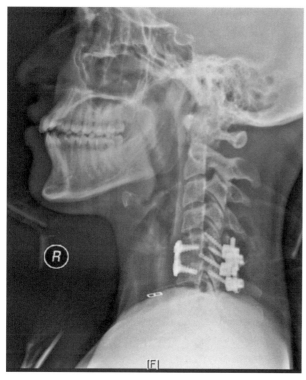

▲ 图 27-2　颈椎侧位像。患者行颈前后联合入路复位及内固定术

时，应在床旁敞开伤口。如患者出现持续高热和切口渗液，应怀疑食管损伤的可能[23]。其他节段的手术并发症，毗邻解剖结构的功能障碍作为线索进行判断。

内固定术后，哪些是 ICU 相关的必需干预措施

脊髓损伤患者的医疗核心是防止继发性损伤和并发症。低血压和呼吸问题可通过缺氧 / 缺血加重神经功能的损伤[23]。院前幸存者入院后最常见的死亡原因包括肺炎、脓毒症休克及肺血栓栓塞症[29]。最常见并发症包括感染、血栓及皮肤破溃[30]。然而，ICU 的治疗可降低死亡率和心肺疾病的发病率，改善患者预后[31]。

气道 / 呼吸

颈椎固定术后应特别关注的一个领域为气管插管。插管时，颈部后仰可能受到影响，直接喉镜操作困难，可采用可视喉镜或者纤维内镜下插管。颈椎损伤患者拔除气管插管时应谨慎。

这些患者除了脊柱骨折，往往还合并其他损伤，所以需要怀疑是否合并有肋骨骨折、肺挫伤及吸入性肺炎。脊髓损伤肺炎发生率超过 20%，并且肺炎通常是这类患者死亡的原因之一，因此应持续注意呼吸道管理[29]。

颈椎损伤是否应行气管切开术仍有争议。任何高位颈椎或颅颈交界处的完全性损伤的患者，在血流动力学稳定后，应立即进行气管切开术。颈胸交界段或其下方的损伤往往可成功拔管，但 $C_3 \sim C_6$ 损伤的患者拔管成功率因人而异。此外，所有颈椎或上段胸椎的损伤因腹肌无力，进而影响呼吸和呼吸道分泌物的排出[32]。

拔管的总体成功率取决于患者的呼吸动力和肺活量，但决定能否拔管的依据应因人而异[6]。临床工作中应考虑的一些因素包括患者的最大肺活量、意识状态、脊髓损伤的节段和程度、呼吸道分泌物状况及气体交换功能（PaO_2/FiO_2）[33]。本例患者为低位颈椎的不完全性损伤，故无须行气管插管或气管切开。但为维持患者的呼吸功能，进行激动肺量计呼吸锻炼和保持呼吸道清洁至关重要。

心血管系统

神经源性休克是颈髓损伤的常见问题，由于交感神经失能，患者表现为低血压和心动过缓。这是继发性损伤的原因之一，因此快速鉴别诊断并予以处理十分关键。具体的血压水平和维持时间，还没有 I 类证据支持，但目前神经外科医生建议维持 MAP > 85～90mmHg 至少 1 周[2]。该建议基于动物实验数据得出，数据证明低血压会增加脊髓继发性损伤，而正常血压可提供脊髓灌注的最佳环境[8]。该结论在随后的临床研究中被证实，提高 MAP 可改善脊髓损伤的预后[4, 5]。初步抢救需要补充液体或者血制品以保证充足血容量，但很多严重颈髓损伤患者需要使用升压药物[3]。

常用的升压药有多巴胺、去甲肾上腺素、肾上腺素和去氧肾上腺素，具体用哪种需要根据患者的年龄和其他基础病。首选哪种药物尚未达成共识，但我们通常根据美国神经外科医师协会指南，把多巴胺作为主要升压药来使用。严重的症状性心动过缓，可能需要放置临时和永久性心脏起搏器。神经源性休克持续的时间变化很大，持续 1～2 周的并

不少见[2]。其他辅助治疗包括补液、腹带增加静脉回流和使用盐皮质激素协助停用升压药。本例患者就诊后需要使用升压药，3 天后成功停药。

液体 / 电解质 / 胃肠道 / 营养

紧急手术问题一经解决，就应尽早考虑合适的饮食。对于所有无明显禁忌证的非插管患者，应开始经口进食。气管插管的患者，应在受伤或手术后的最初 24h 内开始鼻饲进食，因为现有证据表明这样做可降低死亡率[34]。考虑到神经源性休克的风险，维持血容量是至关重要的。

气管插管的患者应使用质子泵抑制药或 H_2 受体阻滞药预防应激性溃疡，拔管后已接受常规营养的患者则无须使用。由于结肠蠕动功能丧失，便秘和粪便嵌塞成为脊髓损伤患者面临的重要问题。从患者就医开始，大便软化药和肠道管理是基本措施。我们通常联合使用大便软化药（多库酯，口服，100mg，每日 2 次）和轻泻药（番泻叶，8.6mg/d，口服）。规律使用栓剂（比沙可啶 10mg/d，直至大便正常，还要避免使用麻醉镇静药，因为这是导致神经损伤患者出现严重便秘和粪便嵌塞的重要原因[32]。

感染

感染是所有脊髓损伤患者首要关切的问题，因为严重的脓毒症是此类患者常见的死亡原因。最常见的感染包括肺炎和尿路感染。肺炎发病率约为 20%，尿路感染发病率为 20%，伤口感染率为 3%[29]。早期活动可以最大限度地减少这些并发症。肺炎与膈肌或胸廓无力引起的呼吸功能不全有关，因此加强呼吸道护理很重要。早期筛查和积极的早期应用抗生素是预防脓毒症的重要措施。

护理方面还要关注皮肤护理，预防皮肤破溃。在脊髓病变处理之前，在脊柱稳定性允许的情况下，应予以轴位翻身和经常变换体位。一旦完成病变的确切治疗，应尽早、多活动。住院早期 7% 的患者会出现压疮[29]。

神经系统

入住 ICU 需要密切神经功能监测，最常见的原因是神经源性休克和呼吸衰竭。在进行神经结构减压手术之前，出现神经功能急性恶化是外科急症之一。在术后即刻和术后搬动期间，神经系统检查对于及时发现术后和创伤后的并发症也至关重要。

早期活动对康复很有帮助，ASIA A 级和 B 级患者需要适度的被动活动训练。在脊髓创伤初期，几乎所有患者都是腱反射减弱。上运动神经元损伤的患者会出现肌肉痉挛。多种药物可供选择使用，如肌松药，苯二氮䓬类药物和巴氯芬（口服，起始剂量 5mg，每日 3 次）。最终，几乎所有神经功能缺损的患者都需要不同程度的治疗，脊髓完全性损伤患者应考虑住院康复治疗[32]。

预防

深静脉血栓（DVT）也是脊髓损伤患者面临的重要问题，发生率高达 60%，而且 5% 会继续进展为肺栓塞（PE）[35]。我们常规在入院的几小时内开始使用充气加压装置，并在受伤或术后 24h 内进行药物预防。但患者有未经治疗的不稳定骨折或者硬脊膜外血肿，则上述措施不予使用。早期活动是预防 DVT 必不可少的措施，我们不常规放置下腔静脉滤器，因为这种干预尚无有益的明确证据，并可能增加 DVT 的发生率[36]。如果发生 DVT 或 PE，在受伤或手术后 48～72h，静脉注射肝素而无须静脉滴注的完全抗凝治疗是安全的。

肾脏

神经源性膀胱的治疗是一个难题，应该由 ICU 团队和泌尿科医生共同努力。神经源性膀胱是脊髓、圆锥或马尾神经损伤引起交感神经和副交感神经兴奋性失去平衡所致。在急性期，需要留置 Foley 导尿管，不需要密切监测后，应改用间歇性导尿方案过渡到长期护理，以避免尿路感染。有关如何恰当治疗这类患者，还没有临床随机对照研究结果供参考，但一些前瞻性的队列研究结果，支持使用间歇性导尿术来减少尿路感染的频率[37]。应避免使用与尿潴留有关的麻醉药品和其他药物。定期排查尿潴留是必不可少的，尿流动力学检查和泌尿科团队的参与对于这些患者的长期护理很重要。

该类患者的长期预后如何？

准确预测脊髓或脊神经损伤后的预后十分困

难。完全性损伤的患者（ASIA A 级），各方面恢复的可能性在 10%～20%，大多数患者丧失行走能力。不完全性损伤就大不相同，ASIA B 患者（完全性运动损伤和不完全性感觉损伤），可以期望部分恢复，并且有 20%～50% 的患者在有或没有辅助装置帮助下行走。其他损伤级别的预后取决于受伤程度，有 20%～75% 的患者能恢复行走能力[38]。

其他特殊的脊髓或神经综合征的预后不尽相同。脊髓中央综合征通常在运动、行走和大 / 小便功能恢复方面预后较好。圆锥综合征的运动功能通常有不同程度的恢复，但会长期大 / 小便失禁。马尾综合征与之相反，通常没有大 / 小便失禁[11]。总而言之，脊髓损伤的康复治疗和功能恢复需要很长的时间，甚至在数月内预后也不明朗。一般来说，损伤 12～18 个月后，功能的恢复就很有限。

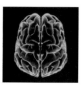

该例患者出院后转到康复机构治疗。3 个月后拆除颈托，伤后 6 个月可辅助行走。

！ 关键注意事项

- 脊髓损伤患者的最初抢救应从 ABC（气道，呼吸和循环）开始，随后再进行神经方面的治疗。但是脊髓损伤确定性治疗之前，一定要采取预防措施。高位颈椎损伤患者，强烈建议气管插管，但插管时需要谨慎避免加重神经损伤。
- 脊髓损伤的预防措施包括佩戴颈托、保持脊柱呈直线。在最初的转运过程中，建议使用硬质颈托和靠背板。
- 神经源性休克是指因交感神经兴奋性下降伴发的低血压和心动过缓。创伤者可能同时存在几种休克，应考虑到失血性休克的可能。抢救后患者还是低血压，可以开始使用升压药。
- 为预防继发性损伤，平均动脉压应保持≥ 85mmHg，并持续 1 周。
- 经过抢救后，应进行相关部位的 CT 检查。MRI 有利于发现软组织损伤，如韧带断裂、椎间盘突出和椎管内血肿。
- 脊髓损伤目前不建议使用类固醇。
- 确定脊柱对稳定性很重要，脊柱骨折的闭合复位必须在监控的情况下进行。
- 在患者入住 ICU 期间，并发症的防治至关重要。常见的感染性并发症有肺炎、尿路感染和伤口感染等。高位颈椎完全性损伤患者，应考虑早期行气管切开术。脊柱稳定后应早期活动、积极做好皮肤护理，预防皮肤破溃或压疮。
- 建议早期营养支持，以预防应激性溃疡或营养不良。
- DVT/PE 是脊髓损伤患者群体常见的并发症，应尽快开始机械性预防。药物预防应在确认安全后尽快开始，我们通常在受伤或手术后 24h 内开始。
- 物理治疗和康复治疗应该从 ICU 开始，这对于患者的护理至关重要。

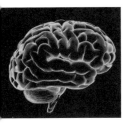

第28章　小儿神经外科
Pediatric Neurosurgery

Stephen L. Katzen　Stephen A. Fletcher　Manish N. Shah　David I. Sandberg　**著**

郜彩斌　**译**

谭林琼　张洪钿　**校**

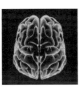

　　一非洲裔美国男婴在孕 23 周 +6d 时经阴道分娩出生，出生 1min、5min 的 APGAR 评分分别为 7 分和 7 分，随即行气管插管。超声心动图提示动脉导管未闭（小）、卵圆孔未闭（小）伴左向右分流。患儿最初的住院过程复杂，因坏死性小肠结肠炎接受了 Penrose 引流和静脉注射哌拉西林/他唑巴坦的治疗。出生的第二天，他的脑部超声显示双侧侧脑室内出血（IVH）（Ⅲ级），脑室无扩张。随后的几天，头围逐日增大，前囟可见扩张增宽的颅缝。超声波随诊显示脑室（早期大小正常）明显增大（图 28-1）。

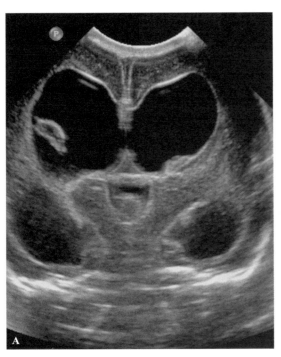

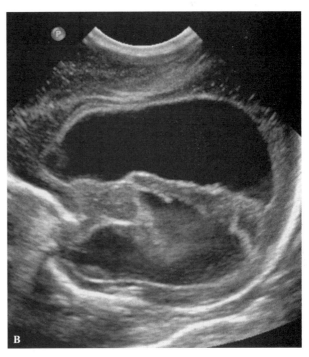

▲ 图 28-1　A. 男婴（2 天龄）第一次的大脑超声检查图；B. 随诊的超声图

早产儿脑室内出血

早产儿 IVH 的发病率？发病原因？

IVH 对治疗早产儿的医生来说是一个挑战性的问题。妊娠不足 30 周的低体重新生儿（≤ 1500g）IVH 发病率约为 45%[1]。多项研究表明，IVH 的发生率随着胎龄和出生体重的增加而降低[2]。

足月婴儿 IVH 的病因包括脉络丛、肿瘤或动静脉畸形的自发性出血。在早产儿中，如上述患者，IVH 的主要原因是未成熟的生发基质出血[3]。生发基质位于侧脑室外角的室管膜下区域。胚胎生发基质在妊娠 23 周时达到最大，32 周时缩小一半，36 周时几乎完全退化，到 39 周时消失。出血的风险与出生的胎龄相对应，在生发基质存续期间，胎龄 23 周的婴儿生发基质出血风险最高，35 周后的风险最低。IVH 发生的时间呈双峰分布，约 50% 的 IVH 发生在出生后 12h 内，95% 发生在出生后第 4 天[4, 5]。早产儿 ICH 的原因涉及产科和新生儿两方面，但 IVH 很有可能是多因素的。可能的产科因素包括阴道分娩、羊膜炎和产妇先兆子痫。潜在的新生儿因素包括呼吸窘迫综合征、缺氧、高碳酸血症和血压波动。

低体重早产儿出生时，预防 IVH 的努力主要集中在应用苯巴比妥、维生素 K、产前类固醇、维生素 E 和吲哚美辛等药物上，研究发现这些药物都有一定疗效[7]。然而，目前的重点已转移到产前和产后应如何预防 IVH 和发生 IVH 后如何有效治疗。产前措施包括尽量预防早产、产前给予糖皮质激素及选择最佳分娩方式。产后措施包括充分复苏、保持稳定的脑血流速度、及时纠正其他血流动力学障碍和凝血机制异常[8]。

IVH 如何分级？ [11]

IVH 分为 IV 级：I 级，只有生发基质出血；II 级，I 级 +IVH <脑室的 50%；III 级，II 级 + 脑室扩张并且出血>脑室的 50%；IV 级，III 级 + 脑内出血。初次 IVH 后发生出血后脑积水的风险：I 级为 5%，II 级为 20%，III 级为 55%，IV 级为 80%[11]。

鉴于严重早产儿发生 IVH 的可能性大，我们建议所有妊娠 34 周之前出生的婴儿进行脑部超声筛查。不管超声检查的结果如何，如果患者的前囟变得更饱满，或者如果头围超过参考值，就应该超声波追踪检查。如果首次筛查发现 III 级或 IV 级 IVH，因为脑积水的可能性很大，无论有无临床表现如何，我们建议每周都要进行超声随诊检查。脑超声检查对侧脑室 IVH 的敏感性和特异性都高，分别为 94%～100%[6]，还能容易识别有无脑室扩大。

在 25 周 +6 天（出生后 14 天），该婴儿的前囟隆起，头围达到 24cm，较出生时显著扩大。超声检查随诊发现脑室进行性扩大。此时婴儿体重为 990g。

这时该怎么做？如何治疗低体重早产婴儿 IVH 并发的脑积水？

体重小于 1500g 的患者不能耐受分流手术，这是因为分流的脑脊液吸收不良和（或）分流通道的皮肤问题。因此，对于需要分流、体重 < 1500g 的住院婴儿，可以考虑暂时性措施控制脑积水，直到体重增加到足以进行永久性脑脊液分流术为止。少数患者（23%）经暂时性措施后脑积水消退，无须永久性脑脊液分流。

已经证明乙酰唑胺和呋塞米等药物对这一人群无效，还可能导致电解质失衡[12]。对患者来说，连续的腰椎穿刺是一个痛苦、不切实际和技术困难的选项。然而，如果神经外科治疗因全身疾病或其他原因而延迟，腰椎穿刺不失为一种合理的暂时性措施。反复脑室穿刺抽液也是一个办法，因为每次脑实质穿刺的通道稍有不同可能导致脑穿通畸形。对于 < 1500g 的早产儿，两种最常见的临时选择是脑室接入装置（储液囊）和脑室 – 帽状腱膜下分流术。两种术式在避免脑室 – 腹腔分流术方面的效果大致相同，并发症发生率相似[13]。

该婴儿放置了一个储液囊，并在接下来的一个月里每天经储液囊抽液。待头围增大停滞、囟门变得较软后就可以停止抽液。连续超声检查脑室大小稳定，体重增到 2.5kg。如果没有脑积水，患者就可以出院了。

此时应该怎么做？

大多数（约 77%）接受放置储液囊或脑室 – 帽

状腱膜下分流术的患者，需要永久性 CSF 分流术[13]。通常，在决定是否需要永久性 CSF 分流术之前，要"停止假期"。在停止抽液期间，观察囟门、头围及脑室大小（超声）的变化。还必须仔细观察，以确保患者没有落日征、心动过缓或偶尔的呼吸暂停等颅内压升高的症状和体征。大多数患者的囟门会逐渐饱满，很明显需要永久性 CSF 分流术。

一旦判定需要永久性 CSF 分流，VP 分流是许多中心最常用的治疗方法。大多数小儿神经外科医生会选择在患者体重至少 1.5kg 且无感染的时机进行分流手术。有些会等到患者体重至少 2.0kg 时才手术。部分小儿神经外科医生会等到 CSF 蛋白 < 1.5g/L 时再做手术[9]，但没有确切的证据支持 CSF 蛋白水平高就需要推迟分流手术。

早产儿的 VP 手术并发症发生率很高。早产儿的分流感染率比足月婴儿高得多，而且整个儿童时期因分流系统故障可能需要多次手术。此外，早产儿人群分流至腹部可能很困难甚至不可行（如本例患有坏死性小肠结肠炎）。由于这些原因，最近一些中心把 ETV/CPC（内镜下第三脑室底造瘘术 / 脉络丛烧灼术）作为分流术的替代方案[10]。一项研究中，近 40% 的患儿 ETV/CPC 手术而避免了 VP 分流术[14]。虽然成功率不高，但总的并发症发生率远低于脑室 - 腹腔分流术。我们中心会在考虑永久 CSF 分流手术时先进行大脑 MR 检查。我们通过阅片了解脑干前方的空间、第三脑室底的解剖结构和两侧室间孔的大小，并评估内镜下三脑室底造瘘术的解剖可行性。如果解剖情况适合内镜手术，我们就把这个手术方案提供给父母选择，并充分说明这个患者群体此手术成功率不高、分流手术相关的风险和好处等情况。

本例患者在大约 3 个月龄时（校正年龄）进行了内镜下第三脑室底造及脉络丛烧灼和透明隔造瘘

术。术后，他的前囟恢复到起初的柔软状态，头围稳定。然而术后 2 周的影像学检查发现脑室增大和头围增大。因此又实施了右侧顶部 VP 分流术，无手术并发症，术后恢复良好。

图 28-2 所示为我们对早产儿 IVH 的整体治疗流程图。

左颞脑膜瘤及癫痫持续状态

经过长时间的讨论手术的风险和好处，患者和他的家人决定接受占位病变切除手术。采用清醒开颅肿瘤切除，术中计划涉及功能区时进行语言功能区定位。术中发现肿块为纤维性，与毗邻的正常脑组织明显不同。不幸的是，患者不能忍受清醒下手术。冰冻切片诊断为脑膜瘤后，决定继续手术，并完全切除肿瘤。术后患者神经功能正常，语言复述和表达能力正常。术后住儿科重症监护室，并继续服用地塞米松（4mg，每 6h 一次）和左乙拉西坦（750mg，每 12h 一次）。

第二天上午，除了语言复述出现间歇性困难外，神经系统无其他异常。整个上午，他的语言功能明显恶化。到中午时接近完全性失语。他保持清醒和警觉，无新发神经系统异常。

失语症最可能的原因是什么？如何治疗？

失语症发生的时间对确定可能的病因非常重要。如果患者术后醒来就有新的神经功能障碍，最可能的病因是手术直接损伤了脑功能区，或者是大脑相关区域的供血动脉引起的缺血性损伤[19]。本例患儿为迟发性的新发功能缺失，必须立即进行影像学检查排除术后出血。然而，最可能的病因是脑水

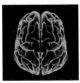

患儿男，14 岁，因头痛 1 个月、偶有词汇读取困难，就诊神经外科诊所。磁共振成像（MRI）扫描显示，一强化病灶位于左侧颞叶毗邻 Wernicke 语言区，周围可见明显水肿（图 28-3）。

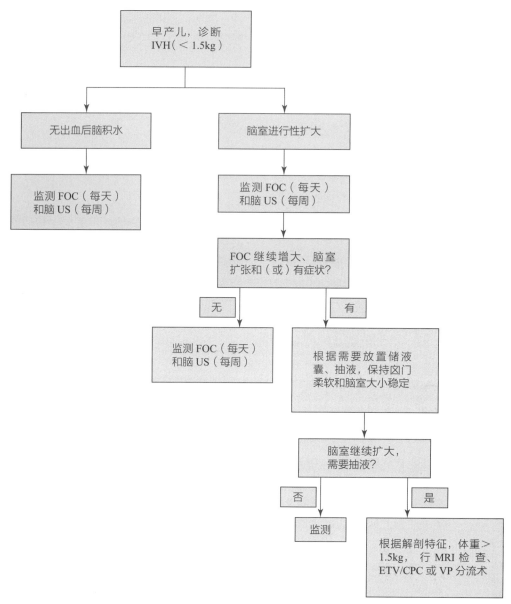

▲ 图 28-2 婴儿 IVH 管理的治疗流程图

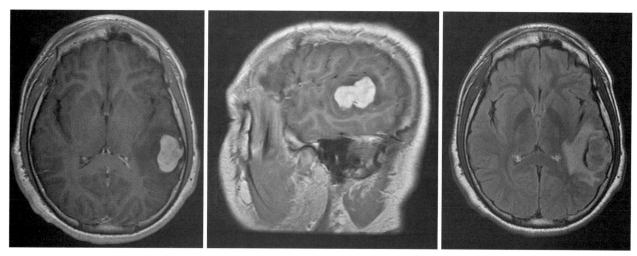

▲ 图 28-3 一名 14 岁男孩第一次 MRI 扫描发现邻近 Wernicke 语言区明显水肿

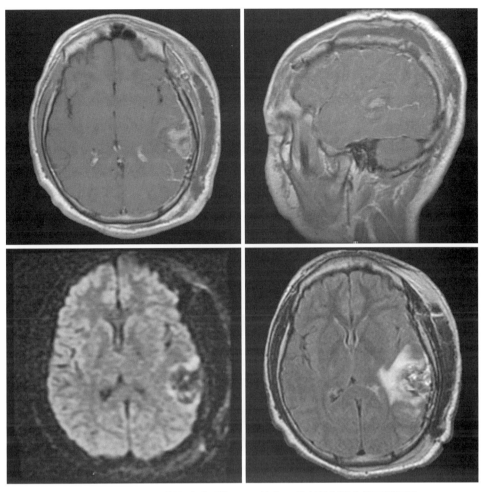

▲ 图 28-4 一 14 岁男孩术后的 MRI 检查，以查明失语症的可能原因

肿。脑膜瘤患者尤其容易发生术后水肿，有时术后水肿消退困难[20]。紧急做了 MRI 检查（图 28-4）。

术后 MRI 显示肿瘤完全切除，无明显出血。弥散加权成像显示无缺血性改变，FLAIR（液体衰减反转恢复）序列显示水肿与术前相似，或略有加重。

此时该如何治疗患者？

根据 MRI 扫描结果和失语症发生的时间，推测失语症的病因是邻近语言功能区皮质——颞上回的脑水肿。因为患者术后仅 24h，术后水肿高峰通常是术后 48～72h[19]，所以我们担心水肿可能会加重。患者继续住重症监护室并仔细观察。加大地塞米松剂量（10mg，每 6 小时 1 次），并监测血清钠。他目前的钠水平是 136mEq/L，因此开始给予高渗盐水（3% 生理盐水）治疗，目标是维持钠＞ 140mEq/L。并开始接受语言治疗。

术后第 3 天，患者的失语症仍然严重。可以遵嘱动作，但他可以清晰说出几个单词，却不能理解。此外，他有两次癫痫发作，每次持续约 1min，包括下颌偏斜和碰撞。请小儿神经内科会诊，按建议加大左乙拉西坦的剂量到 1000mg，每日两次，并安排脑电图检查，提示间歇性癫痫活动。尽管增加了左乙拉西坦的剂量，但患者在随后 24h 间歇性癫痫的发作频繁。术后第 4 天，左乙拉西坦剂量增加到 1500mg，每日两次，并加上磷苯妥英钠。继续使用高渗盐水，并保持血钠水平＞ 140mEq/L。术后第 5 天，癫痫发作加剧，发现他处于癫痫持续状态。

小儿癫痫持续状态应如何管理？

癫痫持续状态被定义：临床或脑电图表现癫痫发作持续≥ 5 分钟；或癫痫反复发作，间歇期未恢复到基线水平[15]。快速诊断和治疗癫痫持续状态非常重要。患者应在重症监护病房持续观察，并尽快采取措施终止癫痫发作（图 28-5）。首先，应该就气道、呼吸和循环等基本情况进行评估和管理。如果患者的气道通畅没有保障，应该进行早期插管。在使用药物阻止癫痫发作的同时，应立即进行实验室检查以排除电解质异常，这可能是癫痫发作的原因。实验室检查应包括血糖、血常规、基本代谢检查、钙、镁和抗惊厥药物浓度。根据临床病史，可能还要医嘱安排毒理学筛查或肝功能检查。患者应进行连续脑电图监测，并立即进行床边头部 CT 扫描[16]。

药物应按阶梯原则进行使用，其首要目标就是尽快终止癫痫的临床和脑电图发作。患者首剂应给予快速起效的抗癫痫药，如劳拉西泮（静脉注射）或地西泮（直肠给药）。同时，如果还没有服用过抗癫痫药物，就应服用磷苯妥英钠或左乙拉西坦。如果癫痫发作仍不停止，则给予三线药物，如苯巴比妥、戊巴比妥或持续输注咪达唑仑或丙泊酚，直至脑电图达到爆发抑制。患者如果需要用三线药物治疗，或者癫痫发作持续超过 30min，这种情况应该气管插管[17]。对于 2 岁以下癫痫持续状态患儿，应与吡哆醇依赖性癫痫（一种常染色体隐性遗传疾病）进行鉴别，可予吡哆醇 100mg 静脉注射治疗[18]。

本例患者癫痫持续状态开始时，注射了几剂劳

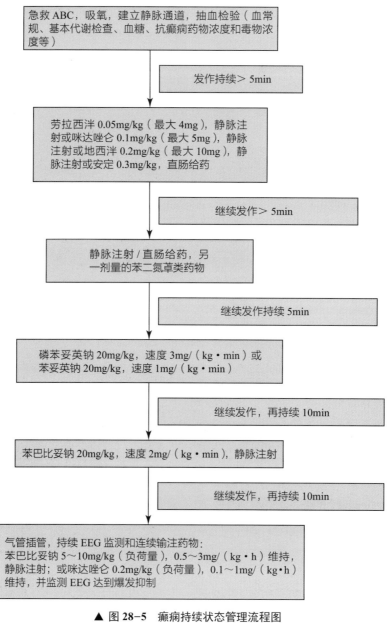

急救 ABC，吸氧，建立静脉通道，抽血检验（血常规、基本代谢检查、血糖、抗癫痫药物浓度和毒物浓度等）

发作持续＞ 5min

劳拉西泮 0.05mg/kg（最大 4mg），静脉注射或咪达唑仑 0.1mg/kg（最大 5mg），静脉注射或地西泮 0.2mg/kg（最大 10mg），静脉注射或安定 0.3mg/kg，直肠给药

继续发作＞ 5min

静脉注射 / 直肠给药，另一剂量的苯二氮䓬类药物

继续发作持续 5min

磷苯妥英钠 20mg/kg，速度 3mg/（kg·min）或苯妥英钠 20mg/kg，速度 1mg/（kg·min）

继续发作，再持续 10min

苯巴比妥钠 20mg/kg，速度 2mg/（kg·min），静脉注射

继续发作，再持续 10min

气管插管，持续 EEG 监测和连续输注药物：
苯巴比妥钠 5～10mg/kg（负荷量），0.5～3mg/（kg·h）维持，静脉注射；或咪达唑仑 0.2mg/kg（负荷量），0.1～1mg/（kg·h）维持，并监测 EEG 达到爆发抑制

▲ 图 28-5　癫痫持续状态管理流程图

拉西泮。因为他已经服用了几种抗癫痫药，所以决定气管插管。加入三线药苯巴比妥，并且持续静脉注射咪达唑仑维持。此时癫痫发作才停止。维持插管状态，直到连续两天没有癫痫发作。随后拔管，但继续服用 3 种抗惊厥药。苯巴比妥很快停用，磷苯妥英钠改为苯妥英钠（200mg，每天 2 次）。在随后的几天里，停用了高渗盐水。逐渐减停了地塞米松（约 2 周）。未再出现癫痫发作，大约两周后，语言功能完全恢复正常。后加的抗癫痫药物（苯妥英钠）也停了，出院后只口服左乙拉西坦。预约了小儿神经外科和小儿神经内科的随诊。

第三脑室肿瘤合并脑积水

此患者接下来该如何治疗？

令人惊讶的是，尽管有严重的脑积水，但患儿完全清醒、无头痛。这意味着脑室扩大长期存在、肿瘤可能是良性的，由于良性肿瘤导致的脑积水进展缓慢，可能相对无症状的原因是他们能适应逐渐升高的 ICP[21]。由于病情可能急剧恶化，即便是无症状的严重脑积水患者，也有必要收住儿童重症监护病房、密切监测神经功能。可以考虑开始注射地塞米松。紧急 EVD 术应该有一个较低的阈值，只要患儿开始呕吐、严重头痛或昏睡就可以进行。就本病例来说，如果孩子病情平稳，在确定合适的治疗方案之前，应该进行 MRI 平扫有（无）增强检查，以收集更多关于肿瘤的解剖细节（图 28-7）。

MRI 显示一占位病变起源于中脑背侧，并在中脑结构间形成一个裂隙，FLAIR 序列显示的最清晰。可见脑积水合并室管膜下的脑脊液重吸收。我们假设中脑组织移位可能是患者双侧上睑下垂的病因，因为上睑提肌是由中脑的动眼神经核复合体支配[22]。钆增强扫描肿瘤无强化，DWI 肿瘤呈低信号，表明肿瘤可能是良性的。肿瘤的前部毗连第三脑室后部。

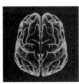

自外院转入一既往健康的 5 岁男童。最初因为低热（38.1℃，100.6 ℉）和咳嗽就医，推测是病毒性上呼吸道感染和扁桃体炎后带回家治疗。第 2 天，因出现尿失禁和步态异常的新症状再次回到急诊科。患者主诉睁眼困难，无头痛及其他症状。经检查，除步态不稳、双睑下垂（无动眼神经麻痹）外，其余神经功能正常。颅脑 CT 检查发现：中脑后方可见均匀的低密度肿块，中脑导水管闭塞，脑室明显扩大（图 28-6）。

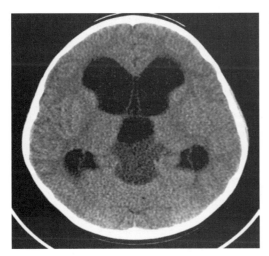 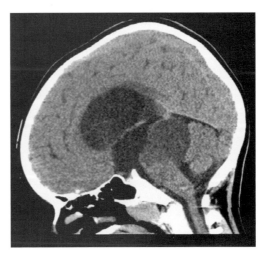

▲ 图 28-6　一个 5 岁男孩的大脑 CT 扫描

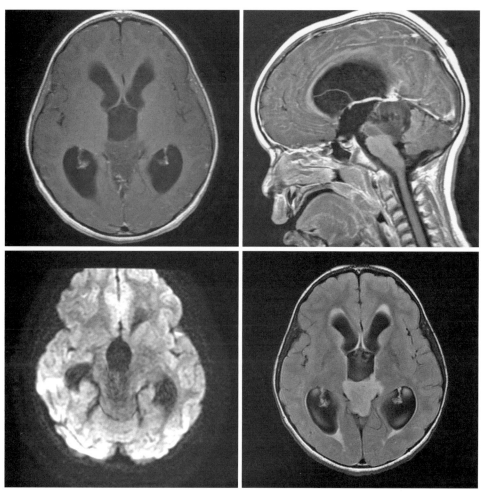

◀ 图 28-7　图 28-6 所示男孩的脑 MRI 图像，获得解剖细节以确定合适的治疗方案

针对这种情况有哪些治疗方案？

　　显然该患者需要恰当的肿瘤切除和病理诊断。还有梗阻性脑积水需要治疗。一种选择是进行开颅肿瘤切除术，并希望肿瘤切除后能减轻脑积水。第二种选择（也是笔者的选择）是内镜下行第三脑室底造瘘术治疗脑积水，并留置 EVD，以监测和治疗 ICP 升高。此外，EVD 引流脑脊液的作用，还有助于肿瘤切除术中脑组织的回缩。在内镜手术过程中，看到了第三脑室后部的脑肿瘤，但肿瘤表面被正常的室管膜所覆盖，所以术中没有进行活检。破坏正常室管膜表面进行靠近脑室的肿瘤活检，与脑室内直视下活检相比，前者神经功能缺损的发生率更高 [23, 24]。

　　内镜下第三脑室底造瘘术在技术上是成功的，术后患者的神经功能稳定。第 2 天，患者接受了开颅枕部纵裂经小脑幕入路肿瘤切除手术。术中见到肿瘤与正常脑组织明显不同，呈凝胶状。冷冻病理

切片诊断为低级别肿瘤（最终的病理诊断：神经上皮肿瘤 WHO Ⅰ级）。残留了与中脑背侧粘连的极少量肿瘤，全部深静脉结构保留。第三脑室的前上方被打开了一个小口。

　　手术后，患者竟然未能清醒。尽管延长观察时间，仍不清醒，他能自主呼吸，但四肢一动也不动。一侧角膜反射敏感，左右瞳孔分别为 3mm 和 4mm，两侧瞳孔光反射消失。

该患者如何治疗？

　　考虑到患者的神经功能状态发生了极大的变化，应立即进行 CT 检查，以排除出血或其他脑损伤。应住在重症监护病房密切监测，并持续监测 ICP。应用大剂量地塞米松。当确定患者的 ICP 正常且生命体征稳定时，应进行 MRI 检查，以协助确定患者神经功能下降的病因（图 28-8）。

　　术后 MRI 显示肿瘤几乎完全切除，无脑出血、

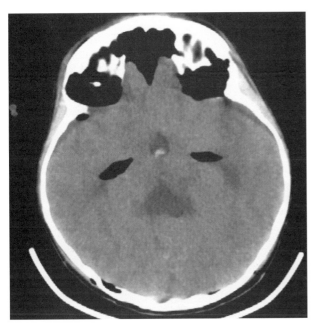

▲ 图 28-8　5 岁男童（图 28-7）术后脑部 CT 未见明显的
与神经功能变化相关的改变

脑干梗死或能明确解释患者神经功能状态的异常
（图 28-9）。颅内积气的量，也不太可能是患者神经
功能差的原因。

　　我们假设患者的神经功能差与手术直接损伤或
中脑炎症有关。为确定患者不是非惊厥性癫痫持续
状态，做了 EEG，脑电图阴性、未见任何癫痫样活
动。还做了体感诱发电位和听觉诱发电位：未见异
常。ICP 保持正常，引流管夹闭几天期间监测 ICP
低，随后拔除了 EVD 引流管。大剂量地塞米松逐
渐减量。他的神经功能缓慢好转，几周后恢复到术
前水平。因为呼吸衰弱所以气管插管拔除推迟，也
许是急性呼吸窘迫综合征所致，之后呼吸逐渐恢复
正常。最终成功拔管出院，转到康复中心接受进一
步的康复。除了先前的双侧上睑下垂，他目前没
有其他症状，神经功能很好，而且可在学校正常
上课。

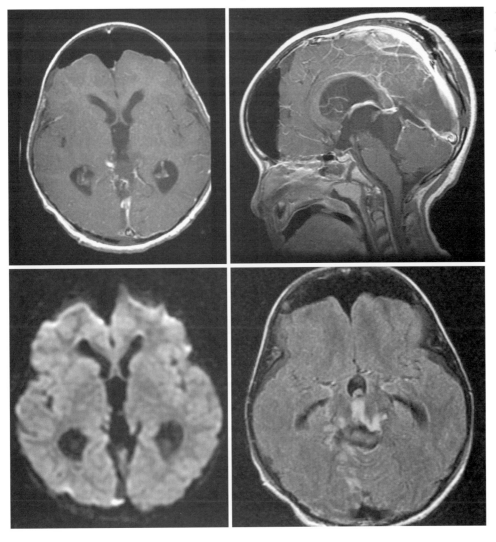

◀ 图 28-9　术后 5 岁男童
（图 28-8）脑部 MRI 显示
肿瘤近全切除

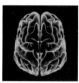

　　一名 15 岁男孩，既往健康，睡醒时出现恶心、呕吐，精神状态变差。立即被送到急诊科就医。检查发现，他清醒但昏昏欲睡。可以定位人物和地点，但时间定位不正确。遵嘱动作、四肢活动自如。脑部 CT 显示 IVH，第三和第四脑室血肿铸型，并导致梗阻性脑积水（图 28-10）。

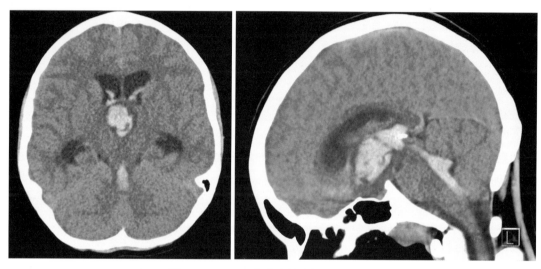

▲ 图 28-10　一 15 岁男孩的脑部 CT 显示 IVH

鞍上占位合并 IVH

儿童 IVH 的病因是什么？

　　IVH 严重时可危及生命。它可由多种病变引起，可分为原发性或继发性。原发性 IVH 是由脑室系统内或接近脑室系统的病变引起，如 AVM、动脉瘤或肿瘤，也可以由创伤引起。继发性 IVH 是由脑出血或 SAH 引起，并向脑室内扩展。IVH 继发于 ICH 的患者，死亡率可高达 80%[25]。严重的 IVH 患者，正如大量的出血和脑积水所证明的，与轻度至中度 IVH 患者相比，预后不良的风险增加 1 倍、死亡的风险增加 2 倍[26]。IVH 的病因因患者年龄而异。与早产相关的生发基质出血是早产儿 IVH 最常见的原因，足月婴儿最常见的原因是自发性脉络丛出血，大龄儿童和青少年最常见的原因是 AVM[33, 34]。

IVH 应如何紧急处理？

　　初期临床表现，出血后急性脑积水对网状激活系统和丘脑的损害可导致昏睡、意识转差，最终可导致昏迷。当 IVH 更广泛且不加治疗时，昏迷的时间会更持久[27]。对于意识水平转差的患者，主管医师为保持气道通畅进行气管插管的指征较宽，插管时需要仔细选择那些不改变 ICP 或 MAP 的镇静药和麻醉药物[28, 29]。成人的血压应控制收缩压 < 150mmHg，儿童（不论年龄和性别）应控制在成人的 95%[35, 38]。脑灌注压必须保持在严格的范围内，CPP=MAP-ICP。如果 MAP 过高，再出血的可能性更大。相反，MAP 过低会导致 CPP 不足，这样可能导致缺血性梗死。脑室系统内的血块可导致急性梗阻性脑积水，需要脑脊液转流。在这种情况下，脑脊液转流，特别是急性脑室引流术，刻不容缓，稍有差池可能很快出现脑疝甚至死亡。有趣的是，一些患者即便是急性梗阻性脑积水，ICP 可以是正常的或低的（< 20cmH_2O）[30]。本例患者在急诊室气管插管，检验凝血指标正常，并在床边放置一套紧急的 EVD 器械，以备应对急性梗阻性脑积水。随后把他收住儿科重症监护病房。

如果患者的 ICP 得到控制，下一步的诊断和治疗是什么？

尽快找出每一例 IVH 的出血原因非常重要，这样才能对患者进行恰当的治疗。如果 IVH 是孤立的动脉瘤或 AVM 伴发的动脉瘤引起的，第一个 24h 再破裂出血的风险很高（4%～6%），接下来的几天内风险逐渐下降[36]。通过开颅手术或介入技术迅速控制动脉瘤极其重要[30]。CTA 或 MRA 可作为初步检查用于评估血管畸形，根据这些检查的结果再决定是否需要正式的血管造影。

如果发现是 AVM，就得根据 AVM 的大小、引流静脉类型和是否邻近功能区的情况，来决定进行手术、立体定向放射、栓塞或这些方式相结合的治疗方案。如果发现肿瘤，通常需要手术来确定病理诊断并尽可能多地切除肿瘤，同时清除出血。如果没有发现明显的病因，就需要进行血液学检查，评估是否为血液系统疾病导致患者容易发生自发性出血。应积极纠正任何的凝血功能障碍，最大限度降低再出血的风险。如果 IVH 是自发的，没有相关的血管畸形或肿瘤，通常不进行手术，只留置脑室引流直到 CSF 清亮，并确定是否需要永久性 CSF 分流。一项研究观测了 IVH 最初 10 天内的溶解速度，发现为每天 10.8%[31]。脑室内溶栓治疗有助于加速 IVH 的溶解和保持 EVD 通畅。溶化血凝块加速清除脑室内出血的研究发现：加速分解率，凝块溶解试验中，通过 EVD 管脑室内注射重组组织纤溶酶原激活药，IVH 与安慰剂每日溶解量分别为 18% 和 8%[37]。溶栓治疗可导致血凝块的纤溶，加速分解，这可能避免分流的需要，并可能改善预后[32]。个别病例，可能在出血很久之后还是需要接受分流手术，即便当时可以顺利拔除脑室引流管而且明显不需要紧急的永久分流手术。因此，随着时间的推移，连续的影像学检查评估脑室大小和密切的临床随访都很重要。

这例患者 MRA 是正常的，但 MRI 显示蝶鞍/鞍上肿块疑为出过血的肿瘤（图 28-11）。

患者接受了双额开颅额底纵裂经胼胝体入路进入第三脑室和鞍上区域。进入右侧脑室后，很快就辨认出肿瘤及 IVH 的混合体，取肿瘤标本送病理检查。然后通过 Monro 孔进入第三脑室，切除大部分灰白色肿瘤和清除脑室内血肿。由于肿瘤壁与下丘脑粘连紧密，残余少量肿瘤未能切除。病理报告显示，毛细胞型星形细胞瘤。大部分脑室内血块负荷清除后，脑脊液循环得以恢复。患者的 EVD 夹闭后拔除，不需要再做脑脊液 CSF 分流手术。在儿科重症监护室观察几天后，顺利拔除了气管插管。除了步态不稳定外，体格检查无其余异常，因此患者转到住院康复中心治疗。由小儿神经肿瘤医生和小儿神经外科医生随诊跟进，连续的 MRI 检查评估肿瘤复发情况。

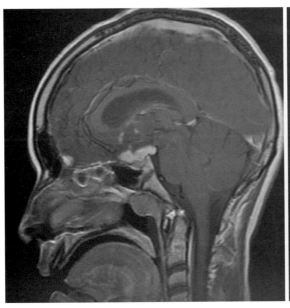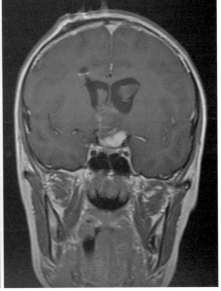

▲ 图 28-11　MRI 显示鞍/鞍上肿块，疑为肿瘤卒中

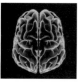

女童 9 岁，既往健康，因突发精神状态差、共轭凝视障碍、颈痛和可能的癫痫发作从外院转入我院。前两天一直呕吐，外院的急诊科未行影像学检查后离院。因为癫痫样发作，她再次回到该急诊科就医。就诊时检查：昏睡但可唤醒，对人、地点和时间定位准确。四肢均可遵嘱自如活动。右眼向下和内偏斜，外展受限。

小脑 AVM 合并 ICH

下一步该做什么？

考虑患者有进行性加重的昏睡和呕吐史，还有可能的癫痫活动和神经系统检查异常，应将患者收住儿童重症监护室，并尽快排除颅内异常。因为她的精神状态改变突然，应选择 CT 检查。

CT 显示左侧小脑半球大量脑出血伴急性脑积水和扁桃体下疝（图 28-12）。此患者下一步的注意事项是什么？

首先，也是最重要的，患者需要紧急 CSF 转流治疗梗阻性脑积水（额角、第三脑室和颞角扩大）。在这种情况下，脑室穿刺引流可以挽救生命。由于患者是颅后窝出血，脑室引流需要特别注意预防过度引流，因为过度引流可能导致上疝进一步压迫已经受损的脑干。我们建议保持引流管高度不低于

20cmH$_2$O、引流量 ≤ 10ml/h，同时严密监测患者的 ICP 和临床状态。任何有关更改既定 CSF 引流计划的决定，必须联合神经外科医生共同决定。

其次，必须确定出血的原因。成人自发性脑实质内出血最可能的原因是高血压。然而儿童最需要鉴别的是 AVM。CTA 是一种快速、无创的 AVM 诊断手段，尤其像该女童这样的紧急情况。颅后窝的膨生性肿块可导致病情快速恶化甚至死亡，因此神经外科医生应放宽颅后窝开颅去骨瓣减压和血肿清除手术的指征。患者目前的病情不稳定，无法进行正式的血管造影，而 CTA 可以提供可能是 AVM 的信息，从而降低紧急清除出血手术的风险。

颅后窝 AVM 有哪些特征使其比幕上的 AVM 更危险、更危及生命？

颅后窝动静脉畸形很少见，成人约占所有动静脉畸形的 10%，儿童约占 17%[39]。由于颅后窝空间小并与重要的结构紧邻，出血或其他占位病变可造

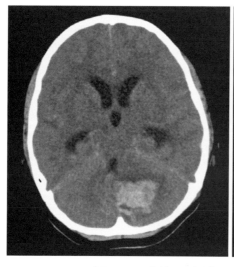
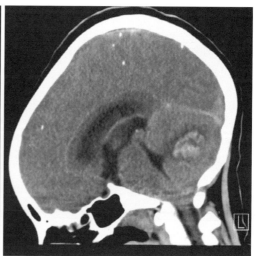

▲ 图 28-12 急诊 CT 扫描显示一个 9 岁女孩左侧小脑半球脑出血

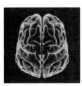

CTA 显示左侧小脑半球内可见一小 AVM，由左小脑上动脉供血，可能还有左小脑后下动脉供血（图 28-13），未发现动脉瘤。

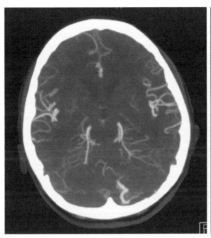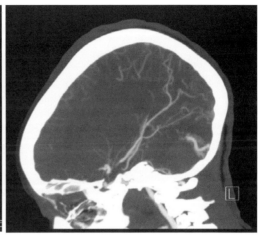

▲ 图 28-13　一名 9 岁女孩的 CT 血管造影显示，左小脑半球内有一个小的动静脉畸形，被认为是脑出血的原因

成毁性的后果[40]。AVM 通常采用 Spetzler–Martin 量表进行评分，其中是否功能区位置、AVM 大小和是否有深静脉引流是评分系统中的三个类别[50]。颅后窝界定为功能区，因为涉及小脑深部的核团、脑干或小脑脚[39]。幕上病变常见的早期表现是癫痫。而幕下 AVM 常见的表现是出血但无癫痫发作[41]。颅后窝 AVM 的一项研究报道表现为有 ICH 的占 79%，有 IVH 的占 53%，有急性脑积水的占 82%[42]。颅后窝 AVM 危险的另一个特征是容易合并动脉瘤，这通常就是出血的原因[43, 44]。因此，如果可能的话，首要目标就是处理动脉瘤，根据解剖特征采取介入手术或开放手术[45]。ICH 的大小也与改良 Rankin 评分差有关[48]。

颅后窝 AVM 的最终治疗方案是什么？

颅后窝 AVM 确实是独特。AVM 的位置和易合并动脉瘤的特征不仅增加了出血的风险，而且出血的发生率也是颅后窝 AVM（4.4%～11.6%）高于幕上 AVM（2%～4%）[46]。血管内栓塞、手术切除、放射治疗及这些方法的组合，都是可供选择的治疗方法，具体方法应根据患者的影像学特征、出血程度和临床状况来决定。一般情况下，较低级别的 AVM（Spetzler–Martin Ⅰ 级和 Ⅱ 级）应尽可能选择手术治疗[47]。

患者被紧急送往手术室进行 EVD 置管、枕下开颅减压、血肿清除和 AVM 切除术。

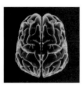

患者术后稳定。检查时，患者气管插管状态，瞳孔反应灵敏，可完全遵嘱动作，四肢活动对称自如。ICP 正常，EVD 引流通畅。

下一步做什么？

术后影像学检查：如 CT 扫描，这是必需的，搞清楚出血清除情况和脑积水的治疗是否彻底。

术后 CT 扫描显示血肿已清除，脑室导管尖端位于 Monro 孔处，脑室较术前缩小（图 28-14）。

现在患者已经稳定，就应该进行脑血管造影以了解是否已切除全部 AVM 病灶。本例患者的血管造影显示 AVM 已全切，无异常供血动脉或引流静脉残留（图 28-15）。患者术后在儿科重症监护室接受治疗。术后住院全程神经功能检查无异常，ICP 正常。最终，EVD 夹管、拔除后无须永久性 CSF 分流术，患者转往康复中心接受进一步治疗。

血管造影显示 AVM 病灶全切。患者治愈了吗？在这方面，成人和儿童 AVM 有何不同？

如果术后血管造影显示无供血动脉或早期引流静脉，在成人一般认为已治愈，而儿童不同于成人，即使术后造影提示切除干净，随后还有可能出现复发性 AVM。由于儿童 AVM 可能复发，这些患者需要在童年时期密切随访。一项研究报道，1 年和 5 年的总体年出血率为 0.3%，复发率为 0.9%[49]。在同一研究中，患者术后每 1～2 年内进行 DSA 检查，脑 MRI 检查术后随访 5 年。

颈椎的初次 CT 扫描（图 28-17）还发现了一些异常。SAH 从基底池扩展至颈蛛网膜下腔（绿色标记）。还包括斜坡桥前间隙硬膜外和 SAH（绿色标记）和寰枕关节左侧较右侧增宽。患儿一直戴着颈托（Miami J）。

创伤性 SAH 伴血管痉挛和颈椎损伤

根据神经系统检查和影像学结果，哪些是迫切需要解决的问题？首先应治疗什么？

如上所述，首次 CT 扫描显示弥漫性 SAH，尤

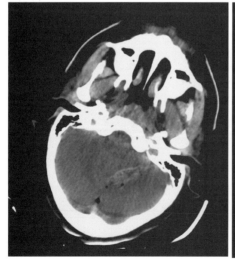
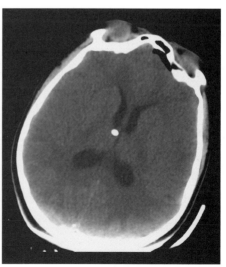

▲ 图 28-14　一名 9 岁女孩 CT 扫描显示 EVD 放置和 ICH 已清除的术后改变

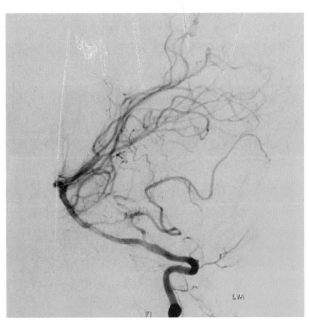

▲ 图 28-15　一名 9 岁女孩的脑血管造影，以确定 AVM 病灶是否全切

其是基底池和几近闭塞的四叠体池（有上疝的迹象），小脑扁桃体疝。仅出血量就足以阻碍脑脊液的流动，导致梗阻性脑积水。斜坡的血肿和脑桥前间隙的血块可能会导致颅后窝内容物的损伤，使小脑向上和向下疝，进一步加重脑积水。

虽然患者到院时 GCS 已升高到 9 分，而且按美国脑外伤基金会指南要求当 GCS ≤ 8 时应进行 ICP 监测[60]。但是迅速为患者实施脑室引流术对预防进一步的神经损伤至关重要。脑室穿刺引流时，开放时测到的压力为 35cmH_2O。

此外，颈椎 CT 检查结果应立即注意颈椎的预防措施。颅颈交界区不稳定应该从一开始就要加以处理，至少要使用硬质颈托，一直用到明确的治疗计划为止[51]。

最后，这种程度的 SAH 和颅颈脊柱损伤的问题，在这个患者的治疗过程中，应该特别考虑早期

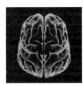一名 7 岁男孩，乘坐（未系安全带）的机动车与灯柱相撞而受伤。紧急医疗服务小组为这名插管患儿进行了初步神经系统功能评估，格拉斯哥昏迷指数评分为 6 分（E1M4V1）。30min 后转至我院，小儿神经外科团队的评估发现情况有所改善，GCS 9 分（E4M5V1）。该检查详细情况是左上肢伸肌疼痛反应，但右上肢可以定位。第一次头部 CT 检查（图 28-16）显示四叠体池闭塞（图 28-16A），轻度脑室增大和弥漫性 SAH（图 28-16B，灰线）。

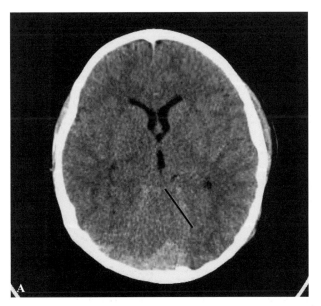

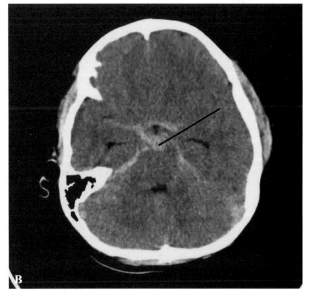

▲ 图 28-16　车祸中受伤的 7 岁男孩大脑 CT 扫描：四叠体池闭塞（A，灰线）。脑室轻度增大，弥漫性 SAH（B，灰线）

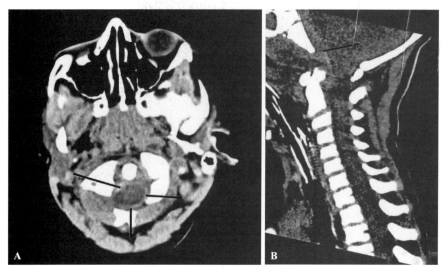

▲ 图 28-17　7 岁男童首次 CT 扫描，颈椎（A）及脑部（B）

血管造影检查。颈内动脉和（或）椎动脉的颅外段损伤应尽早诊断，因为血管损伤会造成相关脑损伤的治疗更加复杂。具体来说，在动脉夹层的情况下使用抗凝血药一方面可以降低栓塞性卒中的风险，另一方面可能增加 TBI 后出血加重的风险。

在 24h 内，通过使用脑脊液引流和高渗盐水，患者的 ICP 得到了很好的控制，血清渗透压保持在 300～320mmol/kg。镇静状态下 GCS 评分 6 分，伴有严重的右侧偏瘫。冷热水刺激耳朵时，双侧眼球不能外展，提示脑干内侧纵束损伤。

一般认为神经功能检查（特别是意识水平）会减弱，尤其是使用镇静药物后，因此更需要查找新发神经功能异常的原因。应该考虑做哪些检查来帮助评估这个新发的偏瘫异常？

由于基底池中蛛网膜下腔大量积血，因此复查了 CTA。先前的颈内动脉和基底动脉轻度动脉狭窄加重，考虑这可能是患者偏瘫的原因（图 28-18）。

虽然在第一次的 CTA 上未见夹层或闭塞，但还是发现了颈动脉和基底动脉系统弥漫性狭窄持续存在的证据。在发现偏瘫的几个小时内，进行了经颅多普勒监测以评估血管痉挛。双侧大脑中动脉早期的血流速度为 159cm/s（正常＜ 120cm/s），随后血流速度升高，左侧 256cm/s，右侧为 204cm/s。脑电图检查未发现癫痫活动的迹象。脑干听觉诱发电

位发现潜伏期延长，这是脑干功能障碍的一个指标 [53-56]。弥漫性 SAH、CTA 早期发现动脉狭窄、经颅多普勒检查血流速度升高、眼球检查的异常定位至内侧纵束，还有脑干听觉诱发电位异常，基于这些临床证据首选考虑症状性血管痉挛，因此安排了进行脑血管造影检查。

在这种情况下，多种床边模式都是有用的。躯体感觉诱发电位、听性脑干反应、脑电图和经颅多普勒等神经生理学检查可提供可靠、可重复的信息，尤其是患者处于镇静或精神状态变差的时段，这些信息尤其有用 [52]。在年龄较小的儿童，经未闭合的前囟门或去骨瓣减压窗进行床旁超声检查，对脑积水的发展、中线移位甚至颅内血肿的出现，做出进一步的评估。然而，重要的是要认识到这些检查的局限性。

本例患者脑血管造影发现右侧大脑前动脉（ACA）和 MCA 存在严重的血管痉挛，左侧 ACA 和 MCA 有轻度至中度痉挛，基底动脉弥漫性痉挛（图 28-19）。

因此进行了血管成形术。经过 CSF 引流、高渗等容状态的维持和镇静治疗，ICPS 仍然控制平稳。继续该治疗计划，但是第 2 天的经颅多普勒检查继续显示血流速度升高（分别为 220cm/s 和 214cm/s）。

患者复查血管造影、再次对受累动脉实施血管成形术。在 3 天内，多普勒检查血流速度改善（分别为 131cm/s 和 171cm/s）。最重要的是患者的神经功能有所改善。双侧上肢可适当屈曲，热水刺激

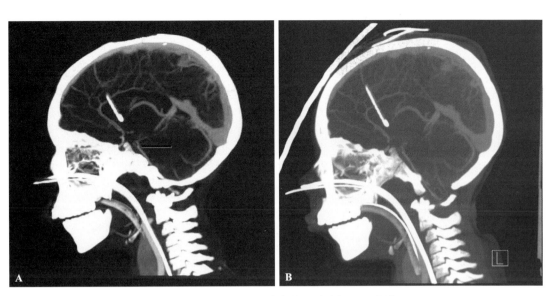

▲ 图 28-18　7 岁男孩车祸伤后的脑部 CTA 图像

A. 为第 1 次 CTA，基底动脉管径下降（黄色标记），颈动脉系统管径普遍下降；B. 随后的 CTA 提示颈动脉和椎 - 基底动脉系统管径相似的 CTA

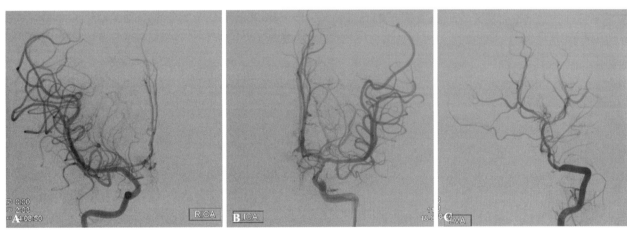
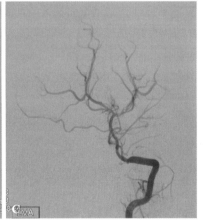

▲ 图 28-19　7 岁男孩车祸伤后的脑血管造影图。分别为左侧、右侧颈内动脉（A 和 B）；基底动脉（C）

鼓膜时眼球运动正常。经颅多普勒检查血流速度正常，复查 CTA 显示颈动脉和基底动脉系统血管痉挛已解决（图 28-20）。创伤性 SAH 血管痉挛是一个公认的难题，应利用现有的诊断工具积极诊断和治疗。就拿本例来说，早期干预可以预防脑梗死。

下一步的注意力要转到脊柱损伤的治疗上。

对于儿童患者疑有脊柱韧带损伤，这种情况的最佳诊断手段是什么？

MRI 仍然是确定脊柱韧带损伤、软组织损伤及

脊髓损伤的首选影像学检查[57]。然而，MRI 检查要求患者保持静止，通常需要一个小时甚至更长的时间。如果患者处于危重状态，就必须权衡 MRI 检查所得信息的获益和患者转运、离开重症监护病房一段时间需要面临的风险。这例患儿，由于其他的重要问题需要优先解决（图 28-21），所以等了几天后才做 MRI 检查。左侧寰枕关节稍增宽，关节间隙水肿。尽管对位对线正常，但是要考虑韧带已受到损伤。受伤伊始患者就用上了硬质颈托，并采取了严格的预防颈椎损伤措施。MRI 检查后，决定使用 Halo 架，让患者的固定更稳定。

儿童颅颈区或上颈部韧带损伤有哪些治疗方法，应该何时开始治疗？

儿童颈椎损伤拆除固定器具通常较难。想要

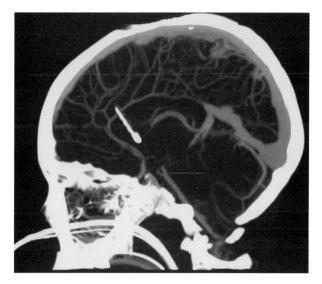

▲ 图 28-20　术后 CTA 显示 7 岁男童的基底动脉及颈动脉系统的管径改善

"摘除颈托"不容易，摘除前需要清晰了解韧带损伤的情况，那只能通过 MRI 检查进行评估或查体的发现获得支持，而严重脑外伤患者的查体通常不可能完成。无影像学异常又高度怀疑脊髓损伤的儿童，在确诊前必须继续固定。与成人一样，儿童的脊柱不稳定可分阶段评估和治疗。采用外部矫正装置进行最初的固定可能是一个长期的治疗方法。应根据患者的年龄选择合适的脊柱矫形装置，包括颈托、延长到胸部的颈托和颅颈矫形器（Halo 背心）。Halo 背心的设计不用颅钉穿透颅骨，所以深受儿科患者欢迎 [61]。更严重的韧带损伤可能需要开放内固定手术治疗 [57-59]。

患者接受了康复治疗，神经功能检查慢慢改善，出现自发睁眼、瞳孔反应灵敏、共轭凝视障碍及四肢可间歇性地遵嘱动作。

经过检查脊柱的屈曲、旋转和伸展证实无疼痛、颈椎 MRI 正常，在伤后 3 个月摘除了 Halo 背心。脑 MRI 随访显示胼胝体弥散受限和扁桃体疝均有改善。

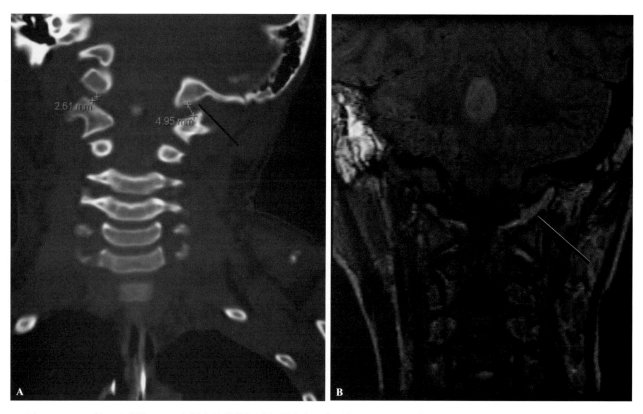

▲ 图 28-21　A. 第一次脊柱 CT，左侧寰枕关节间隙轻微变窄（灰线标记，右侧 2 倍宽）；B. 几天后的 MRI 证实：关节间隙可见水肿（灰线标记）

！ 关键注意事项

早产儿 IVH：

- 掌握这一点：因为 45% 的新生儿（< 30 孕周且出生体重 < 1500g）会出现 IVH。
- 建议每周进行超声波检查，以监测 II 级或更高级别的 IVH 是否出现脑积水。
- 如果前囟变得饱满、颅缝增宽或 FOC 增大超标，可能需要 CSF 分流术。

左颞脑膜瘤与癫痫持续状态：

- 术后早期或延迟出现新的神经功能障碍，必须排除出血、卒中和癫痫等突发性疾病。
- 术后癫痫应积极治疗和及时治疗很重要，以防止癫痫持续状态。

第三脑室肿瘤合并脑积水：

- 当诊断脑积水时，明确其时间性（急性和慢性）对决定干预的时间和类型很重要。
- ETV+ 放置 EVD 监测 ICP 是很好的首选手术方案，松弛脑组织，有利于随后的肿瘤切除手术，也有可能同时进行活检得到诊断。

鞍上肿块合并 IVH：

- 病因诊断对于选择如何治疗很重要：早产儿生发基质出血、足月婴儿自发性脉络丛出血，儿童和青少年的 AVM 出血。
- 脑积水得到治疗后，就要对基础病因进行决定性的治疗。

小脑 AVM 和 ICH：

- 颅后窝大量脑出血引起的梗阻性脑积水，一线治疗是立即脑室穿刺置管外引流；在出血或肿胀的情况下，颅后窝减压手术的指征应放宽。
- 颅后窝 AVM 比幕上 AVM 更危险，这与 AVM 的位置、出血合并的临床表现，以及供血动脉 /AVM 的动脉瘤引起的出血等有关。
- 儿童 AVM 患者需要密切和长期的随访，因为即使脑血管造影提示"治愈"，AVM 也可能复发。

创伤性 SAH 伴血管痉挛及颈椎损伤：

- 考虑到基底池蛛网膜下腔广泛积血，应考虑鉴别血管痉挛，可使用 CTA、TCD 和脑血管造影技术进行有效的诊断、治疗和监测。
- 血管痉挛的可靠治疗方法包括增加 MAP、降低 ICP、经脑血管造影导管动脉内注射血管扩张药和（或）球囊血管成形术。
- 合并严重脑外伤的患者，在进行明确治疗之前，使用外部矫形器固定颈椎是关键。

第四篇 创伤与外科重症监护

Trauma and Surgical Intensive Care

Joseph S. Meltzer Vivek K. Moitra 著

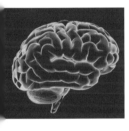

第 29 章 胸外伤与心胸重症监护病房管理

Thoracic Trauma and Cardiothoracic Intensive Care Unit Management

Steven Miller Vivek K. Moitra 著

王 浩 译

张洪兵 张洪钿 校

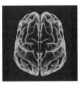

患者女性，38 岁，因爆炸伤入急诊科。主要症状为嗜睡，可主动睁眼执行命令，可回答问题；呼吸急促，伴有左胸呼吸痛。生命体征为心动过速（心率 112/min）；低血压为 92/54mmHg；呼吸急促，频率为 28/min；以 2L/min 流量鼻导管给氧后，血氧饱和度为 98%。体格检查发现右肺野呼吸音低，鼻腔内有含碳物质。

此患者应立即考虑何种胸部损伤？

有些胸外伤可危及患者生命，如气胸、血胸、创伤性空气栓塞、心脏压塞、大气道损伤、主动脉破裂、心脏破裂和连枷胸等（图29-1）[1-7]。

气胸主要见于胸壁或肺损伤。当患者吸气时，气体进入胸膜腔，如若此时出现"单向阀门"情况（即"只进不出"），患者胸膜腔内的压力会随着呼吸次数增加而增大。最终，患侧肺被压缩，并向健侧移位，形成张力性气胸。此时，腔静脉等因受压而发生梗阻，回心血量减少，诱发低血压[8]。血胸也主要见于胸部钝挫伤或贯通伤。其诊断主要依靠放置胸腔引流及引流液（血液）的情况。在这些情况下，应用双腔支气管导管可实现肺隔离术，以预防缺氧情况发生（图29-2）。

连枷胸患者一般存在胸壁反常呼吸运动。肋骨损伤后，未损伤胸壁仍发挥着胸廓支持作用，而损伤的游离段胸壁因失去肋骨支持而塌陷，因而可随着胸膜腔压力变化而移动。此时，胸廓内的肺脏因游离段冲撞胸壁而发生损伤，继而导致患者吸气困难和肺挫伤。

对于出现喘鸣或皮下气肿的患者，应考虑严重的气道损伤[9]。对疑似气道损伤的患者，应放宽气管插管指征。当出现气管移位时，气管插管术的操作难度会大大提高。此外，支气管树损伤患者应警惕合并支气管静脉瘘，此时大量空气进入循环系统，可引发空气栓塞。这一过程亦可延迟出现，直到正压通气时才发生。

几乎全部的主动脉或心脏破裂患者在转到重症监护病房前死亡[3, 10]。

头发烧焦、痰中含碳有何临床意义？

烧伤后呼吸衰竭具有多种原因。烟雾中的毒素造成的呼吸道损伤和炎症是最常见的机制。上气道水肿可引起气道完全梗阻，下气道水肿可引起小气道闭塞及肺部感染。高危患者一般具有喘鸣、喘息、声音嘶哑、面部烧伤及痰中含碳等症状，但也有患者没有这些情况。因而大多数情况下，纤维支气管镜可能是检测气道损伤的必要手段。当怀疑患者存在吸入性损伤时，应立即行气管内插管来保持呼吸道通畅，这是因为水肿的进展情况难以预测，且可能随液体复苏而加重。

此患者需要气管插管吗？

对于外伤患者来说，气管插管术应用的主要指征为患者意识水平下降、气道失去完整性或无法保持气道通畅、气道分泌物过多等。格拉斯哥昏迷评分≤8分的患者可考虑气管插管，以防止继发性低氧血症或高碳酸血症引起脑损伤[11]。外伤后气管插管的其他适应证包括心肺骤停、颅内压升高、急性低氧血症及无法充分监护等。

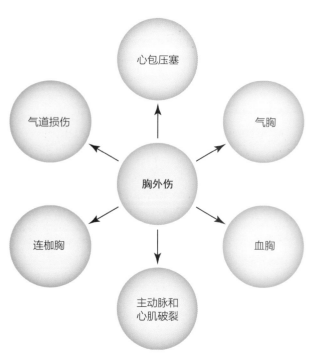

▲ 图 29-1　危及生命的胸部创伤并发症

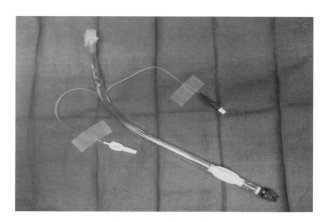

▲ 图 29-2　双腔支气管导管

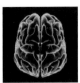

　　胸部 X 线片显示两处肋骨骨折，左侧气胸（图 29-3）。置入胸腔引流管后，患者呼吸急促症状缓解，心率降至 94/min，血压上升至 120/70mmHg。患者诉左侧胸痛，无法进行深呼吸。予以患者硫酸吗啡自控镇痛处理后，仍诉吸气性疼痛。在鼻导管 4L/min 流量氧气吸入状态下，患者血氧饱和度为 95%。

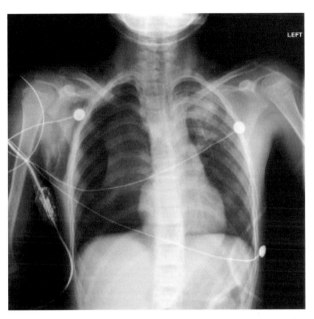

▲ 图 29-3　胸部 X 线片显示两根肋骨骨折和张力性气胸

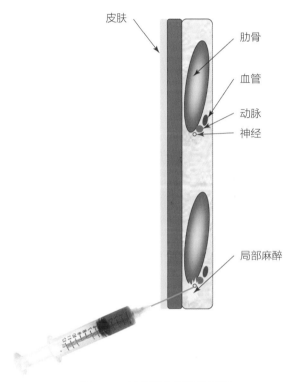

▲ 图 29-4　肋间神经阻滞的图解

如何处理患者疼痛？

　　镇痛不足会导致包扎松脱及呼吸系统损害，严重时需要机械通气支持治疗。对于未行机械通气的患者，需要谨慎使用阿片类镇痛药。应用持续胸段硬膜外局部麻醉进行镇痛，可以有效预防因肋骨骨折疼痛引起的呼吸抑制 [12, 13]。硬膜外导管在凝血障碍或头部损伤患者中禁用，且在放置胸段硬膜外导管前应咨询麻醉师。反复肋间神经阻滞（图 29-4）麻醉胸壁神经也可达到镇痛作用，但镇静效果欠佳。此技术的缺点还包括需要重复注射，以及麻药误入循环系统引起毒性作用。

此患者呼吸衰竭的鉴别诊断是什么？

　　胸外伤后 2d 呼吸衰竭的鉴别诊断包括胸腔积液、肺挫伤、肺炎、胸腔引流管移位后复发性气

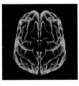

　　患者头部、腹部和骨盆的计算机断层扫描未见其他病理性改变。在重症监护病房第 2 天，患者的血氧饱和度水平降低，呼吸急促，左肺叶可闻及湿啰音，左侧胸壁可闻及羊鸣音。患者心率 112/min，血压 145/73mmHg，呼吸频率 30/min，10L/min 面罩吸氧条件下血氧饱和度为 91%。

胸、呼吸抑制伴肺不张、心包积液伴心脏压塞、心脏挫伤和心肌顿抑和创伤后大量补液引起的充血性心力衰竭。该患者单侧呼吸音降低提示肺挫伤和肺炎。

肺挫伤是什么?

25% 的钝性胸外伤患者被诊断为肺挫伤[14]。肺挫伤一般发生于外伤后 24～48h,随时间进展而恶化,一般在 2 周内消退。最初的胸部 X 线片检查可能不明显,或表现为单侧毛细血管渗漏及水肿浸润(图 29-5)。与胸部 X 线片相比,CT 扫描具有更高的灵敏度(图 29-6)[15]。

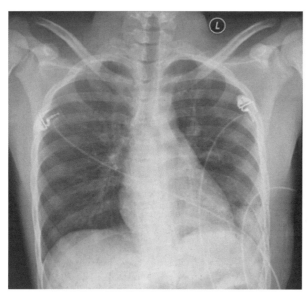

▲ 图 29-5 肺挫伤患者的胸部 X 线片

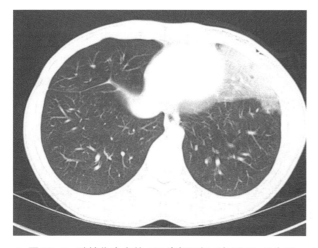

▲ 图 29-6 肺挫伤患者的 CT 胸部平扫(与图 29-5 为同一患者)

肺挫伤的并发症是什么?

肺挫伤的并发症很常见。肺挫伤可发展为实质性肺损伤或非心源性肺水肿(图 29-7)。肺泡毛细血管膜通透性增加导致非心源性肺水肿,造成毛细血管渗漏综合征,水和蛋白质渗出到肺泡腔。最严重时,可表现为急性发作的大量蛋白质液体从气管插管内流出。非心源性肺水肿与心力衰竭性肺水肿的区别在于左心房及肺动脉楔压正常或低,而水肿液中蛋白浓度高(白蛋白浓度比血清白蛋白浓度高 90%)。

肺炎一般发生在气道水肿阻塞气道之后。胸部 X 线片检查可能难以排除先前存在的肺挫伤的干扰。一般不推荐对肺挫伤患者预防性应用抗生素,但建立怀疑诊断后积极治疗肺炎也是必要的,因为肺炎是病情恶化和致死的主要原因。

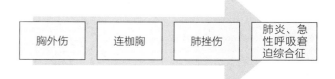

▲ 图 29-7 胸部外伤并发症

这个患者需要进行体外膜肺氧合治疗吗?

ECMO 是一种设备疗法,一般称之为人工肺,也就是说,通过一个氧合装置去除体外循环的血液中的二氧化碳,然后通过静脉或动脉插管将血液送回体内。在中心静脉或外周静脉插管均可(图 29-9)[16]。ECMO 治疗可用于呼吸系统支持(即 ARDS/ 急性肺损伤[17, 18]、肺出血、缺血再灌注损伤或肺移植后的原发性移植物衰竭[19])和血流动力学支持(即严重充血性心力衰竭伴心源性休克、心脏手术期间不能脱离体外循环、急性肺栓塞[20])。在静脉 - 静脉 ECMO(VV-ECMO)中,血液通过静脉导管返回循环,以提供呼吸支持。在静脉 - 动脉 ECMO(VA-ECMO)中,血液通过动脉插管返回循环,以提供呼吸和心脏支持。在 ECMO 治疗过程中,凝血因子的消耗、接触激活和血小板功能障

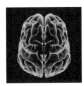

给予患者气管插管，机械通气治疗。在插管后的 24h 内，尽管 PEEP（呼吸末正压）水平较高，在辅助控制 – 容量控制通气条件下患者的氧合及通气功能仍会恶化。胸部 X 线片表现为肺部弥漫性气体充盈，与急性呼吸窘迫综合征表现一致（图 29-8）。该患者动脉血气结果显示氧分压为 45mmHg。

碍会导致凝血障碍和出血。同时，为避免形成微血栓，需要应用低剂量肝素以防止导管和氧合器的凝血[16]。此患者存在单器官衰竭和 ARDS，如果常规机械通气不成功，且患者没有主动出血，则应考虑采用 VV-ECMO 治疗。

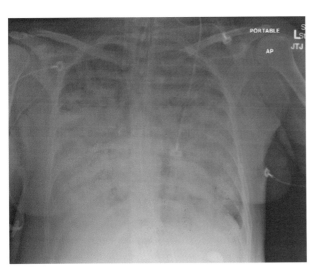

▲ 图 29-8　胸部 X 线片显示弥漫性气体充盈

患者出现白细胞增多和低血压。是否使用抗生素进行抗感染治疗？

在心脏手术中，患者的代谢和内分泌功能可从无临床表现的轻度高血糖到可能导致慢性危重病患者神经内分泌系统变化。由于多种因素影响神经内分泌功能，如心脏手术、心脏搭桥术后的炎症反应和代谢紊乱，术后处理可能面临挑战。心脏手术和体外循环本身可引起急性炎症。通过释放各种细胞因子和应激激素（全身炎症反应综合征）引发一系列应激反应。在所有接受体外循环的患者中，甚至在非搭桥手术患者中，均可能激活不同程度的炎性级联反应[21-23]。此外，白细胞激活时可向血液中释放花生四烯酸、蛋白酶、细胞因子和活性氧的代谢物。体外循环后体内肿瘤坏死因子 α、白介素 6（IL-6）、白介素 8、抗炎介质如 IL-10 也会增加。心脏手术的炎症反应以血管通透性增大、白细胞增多和血管舒张为特征，这会影响手术预后。血浆补体浓度、补体水平升高的程度和体外循环持续时间

◀ 图 29-9　A. 中心静脉 – 静脉体外氧合插管；B. 外周静脉 – 动脉体外氧合插管
经授权引自 Marasco SF, Lukas G, McDonald M, McMillan J, Ihle B. Review of ECMO (extracorporeal membrane oxygenation) support in critically ill adult patients. Heart Lung Circ. 2008; 17 (suppl 4): S41-S47. 版权所有 © Elsevier

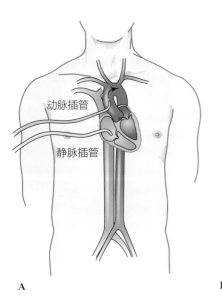

动脉插管

静脉插管

A

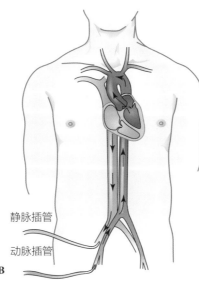

静脉插管

动脉插管

B

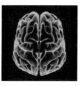

一位 41 岁的妇女确诊为新发二尖瓣反流。此患者在体外循环下行二尖瓣修补术，手术持续 3h。术中，给予患者 6U 的红细胞，6U 的新鲜冰冻血浆和 6U 血小板在重症监护室，给予患者机械通气；去甲肾上腺素 12μg/min，以维持平均动脉血压 90/40mmHg；血氧饱和度 91%，吸入氧气浓度 100%；尿量为 10ml/h；实验室检查示血糖水平为 300mg/dl，白细胞计数 20 000 个，肌酐水平为 2.4mg/dl。

与术后器官功能障碍相关[24]。在一项前瞻性观察研究中，体外循环后血浆中 IL-6 水平的升高可预测感染，通常为肺部感染[25]。体外循环术后的非脉冲血流和接触活化可引起血管收缩激素（肾上腺素、血管紧张素）和炎症细胞因子的释放，从而诱发急性肾损伤[21, 22]。炎症介质，如 C 反应蛋白和细胞因子的增加与术后心房颤动有关。

此患者为何存在缺氧？

体外循环术后患者的肺功能不断改变，从无临床症状的微小肺不张到暴发性 ARDS[13]。围术期氧合和通气的处理很有挑战性，因为多种因素会损害肺功能，包括肺不张、胸膜破裂、肺顺应性受损及对体外循环造成的全身炎症反应。对于肺功能储备有限的患者来说，体外循环是一个特殊的挑战，因为患者术后肺部并发症的风险特别高。缺氧性肺损伤患者体外循环术后应行肺复张及肺保护性通气。

此患者平素血糖控制欠佳，目前患者的血糖水平是 300mg/dl，是因为在手术当日清晨忘记使用胰岛素吗？

高血糖是心脏手术后普遍存在的现象。心脏手术和体外循环后机体的代谢特点是血液儿茶酚胺、生长激素、胰高血糖素和皮质醇水平升高，同时胰岛素水平降低，促进肝糖原分解和糖异生。高血糖和胰岛素抵抗可证实这一代谢特点。骨骼肌对葡萄糖利用受限（继发于胰岛素抵抗增加）和进入肝脏的葡萄糖减少两个方面造成了葡萄糖清除率下降[26, 27]。

术后高血糖的程度可能取决于手术持续时间、术中药物（如类固醇、肾上腺素或含有葡萄糖的静脉液体）、麻醉剂和输液泵原液中的葡萄糖[28-32]。在深度低温循环停搏条件下行体外循环心脏手术的患者常发生高血糖[33]。这是由于体外循环和（或）低温引起的严重炎症和应激反应，降低胰岛素分泌并进一步增强胰岛素抵抗[29]。体外循环后的高血糖也可能反映了肾小管中葡萄糖的再吸收增加[34]。

心脏手术期间常发生显著的胰岛素抵抗，且在术后持续[35]。这种抵抗是由促炎分子、游离脂肪酸和反调节激素介导的[36]。在发生术后感染的患者中，内毒素通过刺激肾上腺素能系统和升高引起胰岛素抵抗的细胞因子水平来升高血糖[37]。

胰岛素强化治疗目前存在争议。此患者是否应该开始胰岛素治疗？

专业组织（美国内分泌学院、加拿大糖尿病协会、美国糖尿病协会和胸外科医师协会）提出了各种不同的建议[38-41]。这些指南一般推荐维持围术期血糖水平 < 180mg/dl 和术后血糖水平在 140～180mg/dl。尽管胸外科医师协会建议在病程复杂的心脏手术患者中保持血糖水平低于 150mg/dl，但是该建议并非基于高级别证据[41]。在大多数情况下，可保持葡萄糖水平 < 180mg/dl。胰岛素最好通过静脉输注给药，葡萄糖应通过监护仪持续监测[42]。

此患者有气胸吗？

心脏手术后，患者立即接受胸腔引流治疗。胸膜腔与胸导管相连，胸导管与负压吸引器相连。有时，这些连接可能会松动或无抽吸作用。此外胸腔

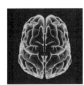

患者到达重症监护室 2h 后，血压开始下降，体温 37.5℃，右肺呼吸音减弱，血氧饱和度降低到 85%。中心静脉压在 10min 内从 8mmHg 升高到 22mmHg。胸前导联可见 ST 段抬高。

内可能形成大的血凝块，阻止血液或空气从胸腔排出。其结果是加重血胸或气胸并导致肺不张和肺内分流，从而导致缺氧。

此患者中心静脉压 22mmHg，其存在高血容量情况吗？

不存在。心脏手术后 CVP 的急性增加主要考虑心脏压塞，除非有其他证据否定。对于不稳定的患者，心脏外科医生应立即给予患者开胸减压。急性 CVP 升高也可发生于右心室梗死或肺动脉高血压危象。超声心动图有助于确定患者血流动力学改变的病因。脑损伤患者 CVP 突然升高会影响静脉回流，造成颅内压升高及脑水肿。

此患者为什么排尿量低？

急性肾损伤（acute kidney injury，AKI）是心脏手术后，疾病恶化和死亡率增加的主要原因。心脏手术后的 AKI 与肾脏替代治疗、胃肠道出血、呼吸道感染及败血症发生率增加有关[43, 44]。在这种情况下，术后 AKI 增加 ICU 和住院时长。预防策略的重点是术前优化肾功能、围术期维持液体平衡，以及应用"肾保护"药物。但是，这些策略似乎作用有限，因为术后肾衰竭的发生率在过去 20 年中

一直保持不变。尽管如此，仍有大量的研究正在开展，目的是在高危围术期保护肾脏，尤其当肾脏因既往损伤、肾毒素、肾缺血和炎症过程而处于危险状态时。

心脏手术后发生肾功能不全的危险因素有：女性、年龄、高血压、糖尿病、心功能不全、左冠状动脉主干病变、慢性阻塞性肺疾病、败血症、肝衰竭、慢性肾病[45]。由于慢性肾病也有不同的定义，术前慢性肾病与术后肾损伤的关系很难准确量化。然而，毫无疑问，两者之间的相关性很强[46-48]。最近，在心脏外科手术中发现脉压升高会导致肾功能恶化[49]。有趣的是，载脂蛋白 E（ApoE）与术后 AKI 之间似乎存在复杂的关系。ApoE 多态性虽然与动脉粥样硬化疾病有关，但可能也具有一定程度的肾脏保护作用[50, 51]。

心脏外科手术中，与肾损伤相关的、有争议的操作相关危险因素，包括体外循环的持续时长、交叉钳夹时长、非体外循环与体外循环的选择、非脉冲血流、溶血和血液稀释[45]。单独或联合出现血流动力学不稳定、操作相关因素、肾毒素及 CPD 相关炎症反应可能导致围术期 AKI 的发生，尤其是预先存在肾功能不全或遗传性疾病的患者。虽然肾髓质接受的肾血流量较少，但肾髓质对尿浓度的过程需要较高的代谢条件。任何肾血流损害都会可能导致局部灌注失衡，使髓质缺血。主动脉阻塞、动

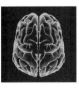

为患者实施开胸减压，其血流动力学状态得到改善。术后第二天早晨，给予患者 100mg 呋塞米以促进排尿。患者 CVP 逐渐增加到 18mmHg。其心脏指数是 1.3L/(min·m²)，混合静脉血氧饱和度为 55%。

脉粥样硬化栓塞、低血压、低血流量状态和低血容量均可能导致肾髓质病变。值得一提的是，围术期心源性 AKI 的病理生理学改变可能是急性肾小管坏死[45]。

心肺转流术（CPB）及血液成分与体外循环的相互作用可以通过释放血管收缩性化合物来减少肾血流量。然而，值得注意的是，心脏手术后 AKI 的发展似乎因手术类型的不同而不同。接受冠状动脉旁路移植术的患者损伤发生率最低，其次是接受瓣膜手术的患者。肾功能不全的发生率最高的是同时行冠状动脉旁路移植术和瓣膜手术的患者[45, 52]。

是否应开始持续性肾脏替代治疗？

该患者的临床表现与低心排血量相符。CVP 升高与右心室心排血量降低有关。连续性肾脏替代治疗主要用于危重、不稳定、不能耐受间歇性血液透析的患者。传统上，肾替代治疗一般针对尿毒症、电解质紊乱、酸中毒和容量负荷大的患者。心脏手术后，连续性肾脏替代治疗可减轻心肌水肿、清除心肌抑制药、并优化自身调节。对于右心室压力超负荷的患者，如果利尿药无效，通过连续性肾脏替代治疗降低血容量可以改善血压和心排血量。

！ 关键注意事项

- 对于精神状态下降、无法维持呼吸道通畅或气道产生大量分泌物的创伤患者，可考虑插管。GCS 评分 ≤ 8 分的患者可考虑插管，以防止因低氧血症或高碳酸血症引起的继发性脑损伤。
- 胸部损伤后 2d 呼吸衰竭的鉴别诊断包括胸腔积液、肺挫伤、肺炎、胸腔造口管移位引起的复发性气胸、肺不张、心包积液伴心脏压塞、心脏挫伤、心肌顿抑和液体复苏引发的充血性心力衰竭。此患者单侧呼吸音降低及湿啰音提示肺挫伤和肺炎。
- ECMO 治疗可用于呼吸系统支持（ARDS/ALI、肺出血、缺血、再灌注损伤或肺移植后原发性移植物衰竭）和血流动力学支持（重度充血性心力衰竭伴心源性休克、心脏手术期间不能脱离 CPB、急性重度肺栓塞）。
- 心脏外科手术后 CVP 急剧增加主要考虑心脏压塞，除非另有阴性证据。心外科医生应立即实施开胸手术，以降低危重患者的心脏外压力。急性 CVP 升高也可发生于右心室梗死或肺动脉高压危象。超声心动图可明确患者血流动力学改变的病因。
- CVP 的突然升高会影响脑损伤患者的静脉回流，引起颅内压升高和脑水肿。

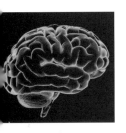

第 30 章　腹部外伤
Abdominal Trauma

Brian Woods　著

侯自明　李秀山　冯　光　译

张洪兵　张洪钿　校

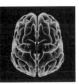

　　紧急医疗服务打电话到你工作的社区医院，提醒工作人员他们正在用救护车把一名 34 岁的男司机送过来，他在一场与汽车的正面相撞中幸免于难。最初的电话细节提示你，他在车中仍有意识。救援人员把他放在颈托和便携式创伤转移板上时，开始了静脉注射。患者目前神志清醒并已知悉急救人员。他的生命体征包括血压 100/70mmHg，脉搏 100/min，呼吸频率 18/min，鼻导管脉搏血氧饱和度 99%。他否认有疼痛，但 EMS 工作人员可闻到酒精味。最初现场体检发现头部伤口有活动性出血，但他四肢活动正常，无严重畸形。

你还想从急救人员那里得到什么信息？你会传达什么指示？

　　现场的初步报告往往很简短，包含提示急救接收设施需要准备的一些基本要素。现场急救人员专注于在准备和实施运送到医院的过程中能控制或暂时控制的主要症状和体征。干预措施，诸如夹板、插管、静脉置管，在某些社区进行药物管理。经常需要接受医师或机构的审查和建议。当前的模式强调"抬起马上转移"或快速运输到有能力处理的抢救场所，而不是在现场进行积极治疗和长期管理[1]。一些人甚至主张在城市地区开始运输之前不要进行静脉点滴治疗，因为放置静脉注射的时间可能相当于运输时间。运输的地点和时间可能会对诊疗水平和结果产生重大影响。在城市中，高级生命支持（ALS）的提供比农村地区更为普遍，这可能与需求相反。然而，有趣的是，尚未显示 ALS 在 EMS 环境中显示出好处，并且对严重创伤采取的积极干预，包括 EMS 的使用导致运输时间的延迟。更令人担忧的是，对于初始格拉斯哥昏迷量表得分＜9 的患者，ALS 措施（尤其是气管插管）可使预后恶化[2, 3]。

　　预计到达时间及有关伤害性质的信息可帮助接收部门恰当的安排人员和物品。进一步信息交流可能包括请接收医师指导治疗。其他方面，急救人员将专注于运输和稳定患者。在院前急救阶段的关键是运输、静脉置管、直接按压头部伤口，以及患者基本生命体征的观察。

你所在的医院是一家有着 50 张床位的乡村医院，有一个外科医生可以通过家庭电话联系，患者正前往你所在的医院。预计到达时间为 15 分钟。你是急诊室唯一的医生。你会做哪些准备？

该患者可能来的时候受轻伤且病情稳定，你可以轻松应对，也可能因显性或阴性原因引起任何程度的失代偿。应该为该患者留出一个房间或单独的区域，并为设备和人员留出空间。包括放射科在内的诊疗和辅助人员应随时待命。应当准备并检查气管插管设备（不同尺寸的喉镜和气管套管、口罩装置、潮气二氧化碳确认装置、口腔或鼻腔气道及最小吸力的吸引器）。此外，需要准备可以加热的静脉输液器。必须使用标准监视器，包括无创血压，脉搏血氧饱和度和连续心电图。应告知血库，并要求其提供非交叉匹配的 O 型血，如有需要随时可用。医务人员必须遵守常规的防范措施，因此，应穿好隔离衣，戴好手套，做好眼睛/面部防护。应该打电话请外科医生过来。此时，也需要为患者转移到更高级别的诊疗机构的可能做准备。

患者到达你所在的医院。急救人员提示患者在运输过程中生命体征稳定。将患者转移到医院的担架上，仍然在颈托和创伤转移板上。患者头上的绷带沾满了鲜血，他正环顾四周且可正确执行指令。下一步你将要怎么做？

你可以在患者到来时开始简单的初步评估。病患有意识吗？他痛苦吗？他有重伤吗？你的团队准备好了吗？EMS 将为你提供比电话里更简短但更完整的病情概况。诸如受伤途径、是否受限、抽身离开现场时间以及运输过程发生事件等详细信息可帮助你了解可能的伤害部位和严重程度。

高级创伤生命支持指南强调简单而系统的方法。团队可以并执行许多步骤。团队负责人的协调及团队成员之间的沟通至关重要。

在治疗异常生命机能后进行快速初步检查。随后进行二次检查，然后进行针对性处理。

ATLS 指南将最初的创伤管理概括为 ABCDE。

1. 维持气道通畅及颈椎保护
2. 呼气和通气

EMS 确认这名受伤驾驶员还有意识，他驾车撞上了路边的树木。现场有许多划痕指向那棵树。他被发现时还有意识，而且从受伤到被发现的时间很短。汽车前部受到了严重的撞击损伤，挡风玻璃已支离破碎，方向盘损坏。该汽车没有安装安全气囊。EMS 在途中静脉注射了 16 个单位的液体。他否认有重大疾病史或过敏史。EMS 压迫了前颅裂伤出血部位。你开始进行初始评估。患者呼吸舒适，胸廓运动正常，看起来很清醒。ED 技术将脉搏血氧仪探头和无创血压监测仪，以及心电图导联放置在患者身上。血压为 90/65mmHg，脉搏为 120/min，血氧饱和度为 99%。除窦性心动过速外，监护仪上 II 和 V_5 导联没有发现明显异常。从头到脚初步调查显示，头顶有 2 处约 8cm 的裂伤，有轻微撕脱。伤口持续不断的出现静脉性暗黑色出血。头部没有发现其他受伤，并且外耳道是干净的。在急诊室中，他的眼睛和头部已经可以跟随周围的物体而移动，做这些动作看上去很自然。实际上，他是在问你："医生，我会好吗？"你可以闻到他呼吸过程中散发出来的酒精味儿。口腔检查没有发现任何出血或者牙齿受伤，他的呼吸道情况属于 Mallampati 3。面部没有受伤。脱下颈托，让助手扶住他的头。没有明显的颈部受伤，并且他的颈动脉搏动良好。立即更换颈托。你的团队已把房间加温，脱下他的衣服，并将患者放在加热的毯子上。你可以通过视诊和触诊检查胸部，腹部，骨盆和下肢。他的下胸部有些瘀伤，与方向盘撞击伤一致。其他方面无特殊。肺是透明的，腹部平坦，上部柔软未扪及包块。你的团队做一个稳定颈部的滚木动作，然后检查背部，未发现异常。会阴部和直肠检查无异常。经过简单的检查，他的四肢的肌力和感觉都很好。

3.控制循环出血

4.残疾：神经系统状态

5.暴露/环境控制：完全脱去患者衣物，但要防止体温过低[4]

此患者还好吗？你接下来的干预措施是什么？

这个患者值得密切观察。他受到高能量冲击而未受限，头部受伤，并有胸部或腹部受压迹象。表30-1概述了基于损伤机制的典型损伤类型。精神状态的改变可以掩盖在缺乏严重的腹痛和阳性体征的情况下，精神状态的改变可以掩盖患者的病情。此外，患者，尤其是年轻人，在病情突然恶化之前，原发性伤害可在一段时间内自我恢复。严重伤害可能仍然相对隐匿，需要继续对患者进行重新评估。无法保证患者血压的相对稳定性。低血压是失代偿的晚期征兆[5]。心动过速是非特异性的，但可能预示着持续的失血或即将发生的血流动力学损害。

快速地完成初步检查之后，现在第二次检查应关注重要的机体和器官功能。此时，需要进行静脉输液治疗。心动过速可能是由于疼痛，焦虑或更可能是持续的失血引起的。在这一点上，液体推注是首选的措施。应当迅速给加热的生理盐水或乳酸林格液1~2L。洗胃的鼻胃管置入（因为没有面部或颅底损伤，所以鼻道是合适的）非常重要。你还应该解决最明显的伤害和失血来源；即头皮裂伤。头皮伤口会导致大量失血。应当轻柔地检查伤口，但不要探测。如果可能，应鉴别颅骨凹陷骨折或异物。透明液体泄漏表明脑脊液漏。皮肤钉合或缝合可迅速阻止失血；由于头皮血管丰富，因此不太可能被感染。

当前实践已将FAST检查（创伤的超声聚焦评估）纳入了全世界的创伤诊疗常规。FAST的基本目标是鉴别心包或腹膜中的液体。在一些中心使用了扩展的FAST检查（EFAST），该方案使用超声在胸腔中寻找病理性液体或气体。

FAST检查包含四个区域（图30-1），EFAST检查增加了胸腔区域[6]。通常首先在患者处于仰卧位时进行检查。如果临床上可行，可以改变患者体

表30-1 损伤机制及可疑损伤类型

损伤机制	可疑损伤类型
正面碰撞 　弯曲的方向盘 　仪表盘上的膝印 　挡风玻璃的靶心破裂	颈椎骨折 前连枷胸 心肌挫伤 气胸 外伤性主动脉破裂 脾脏或肝脏破裂 髋部或膝盖后部骨折/脱位
侧面碰撞	侧颈部扭伤 颈椎骨折 横向连枷胸 气胸 外伤性主动脉破裂 横膈破裂 脾脏/肝脏/肾脏破裂 骨盆或髋臼骨折
尾部碰撞	颈椎损伤 颈部软组织损伤
被汽车甩出	排除了对受伤类型的有意义的预测，但是会增加所有受伤类型的风险
行人被汽车撞倒	头部受伤 外伤性主动脉破裂 腹部内脏损伤 下肢/骨盆骨折

经授权引自 American College of Surgeons, Committee on Trauma. ATLS: Advanced Trauma Life Support for Doctors (Student Course Manual). 9th ed. Chicago: American College of Surgeons; 2012:15.

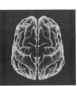

输液后患者的脉搏减少至95/min。他的血压保持不变。你再次进行腹部检查，结果相似。胸部X线片无异常，实验室检查尚在进行中。自他到达急诊室以来已经有25min。胃灌洗液和尿液中没有血液。护士询问你是否要进行FAST检查。什么是FAST检查？如何执行？谁可以执行？

位以改善超声检查视野，如右侧卧位可以显示右上象限中的液体。目前 FAST 未正式确立，还没被广泛接受，但是美国的外科和急诊部门正在推动这项技术的培训。

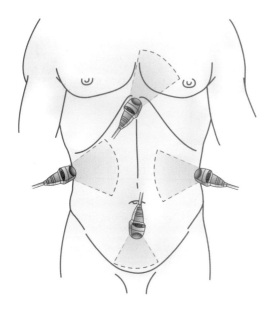

▲ 图 30-1 创伤的超声聚焦评估（FAST）。检查区域从顶部顺时针开始：心包，左上象限，道格拉斯陷凹 / 囊后空间，右上象限

经授权引自 Sisley AC, Rozycki GS, Ballard RB, Namias N, Salomne JP, Feliciano DV. Rapid detection of traumatic effusion using surgeon-performed ultrasonography. J Trauma. 1998; 44: 291–296.

FAST 检查的特点是什么？你还可以使用其他哪些诊断工具来评估该患者的腹部创伤？

有证据支持 FAST 在临床广泛使用。腹部创伤中的超声检查已显示可改善患者预后，减少诊断性腹腔灌洗（diagnostic peritoneal lavage，DPL）和计算机断层扫描的使用，并缩短去手术室的时间 [7]。节省了大量成本，远远超过支付超声机器的费用 [8]。根据腹部液体深度进行评分与剖腹手术的需要有关 [9]。FAST 最少可以检测到腹腔中 250ml 的游离液体，其平均阳性值为 619ml [10]。

DPL 和 CT 扫描是用于腹部创伤的传统诊断工具。DPL 对腹部的血液很敏感但是比较费时，需要操作员的经验，在孕妇、肥胖患者或术后患者中降低了功效或应用，并且是侵入性的。随着 FAST 的出现，DPL 的使用已减少。CT 扫描不仅对游离液体敏感，而且对实体器官损伤和游离空气敏感，现已广泛使用。但是，这既昂贵又费时，并且要求将潜在不稳定的患者从严密监控的环境中转移出去（表 30–2）[11]。

FAST 设备小巧便携。在进行初步检查和复苏时，创伤小组成员可在床边使用 FAST 设备。ATLS 指南建议在第一次扫描 30min 后再次进行 FAST 检查，以证明慢性出血的患者或接近受伤时间的患者是否出现腹腔积血 [4]。

表 30–2 超声聚焦评估在创伤、诊断性腹腔灌洗和腹部创伤 CT 的对比

	FAST	DPL	CT
优势	快速 对腹腔积液检查灵敏度和特异性好 无创 低成本 床边可行	快速 98% 对腹膜内出血敏感	对特定器官损伤和腹膜内血液具有高度特异性和敏感性 可以扩展到包括头、胸、骨盆、四肢 无创
缺点	取决于操作者的经验，受肥胖，皮下空气，先前手术的限制	有创 需要培训 并发肥胖、妊娠、肝硬化、凝血病或已有手术	耗时 / 运输延迟 昂贵 需要合作 患者
禁忌证	缺少操作经验	已存在剖腹手术的指征	血流动力学不稳定 增加剂过敏可能性
注意	应该重复扫描以评估慢性出血 可用于评估心包积液和心功能	首选开放式或 Seldinger 脐带路径 阳性检测通过总体抽吸或 >红细胞 100 000/mm³、白细胞 500/mm³、革兰染色阳性	胃肠道、膈肌和胰腺损伤可能会遗漏 在运输和扫描过程中必须对患者进行监控

CT. 计算机断层扫描；DPL. 诊断性腹腔灌洗；FAST. 创伤超声聚焦评估（经授权引自 Fildes J, Brasel K, Burris DG, et al. Advanced Trauma Life Support Student Course Manual. 8th ed. Chicago: American College of Surgeons; 2008:117–118.）

你将如何执行 DPL？

DPL 对腹膜内出血敏感度为 98%，但不能检测心包病变。最好由经验丰富的操作员执行。可以使用脐下开放式或封闭式方法。NG 管和导尿管放置后，下腹部表面是无菌的。在开放式操作中，如果有指示，则将脐下区域局部麻醉，进行垂直切口，然后在中线处将软组织剖开至腹膜。穿刺腹膜并将腹膜透析导管或其他合适的管子送入腹膜腔。封闭式技术采用的是一根穿过针头的导管，而该针头则通过一根导线插入腹膜中，这实际上是一种 Seldinger 技术。如果第一次抽取抽血、胃肠道内容物或其他异物阴性，则灌输 1L 的温热晶体。通过对患者的轻柔操作，液体分布在整个腹部。如果条件允许，液体可保持几分钟。然后排出流体。超过 30% 的回返就足够了。将液体送去进行革兰染色和红细胞（RBC）及白细胞（WBC）计数。红细胞超过 10 万个 /mm³，白细胞超过 500 个 /mm³，或者细菌或食物纤维的革兰阳性，表明需要进行剖腹手术。请注意，DPL 无法检测到腹膜后损伤或横膈膜撕裂。怀孕或有手术史的患者可能需要脐上路径。DPL 的潜在并发症包括出血、肠穿孔引起的腹膜炎、膀胱损伤、实体器官损伤和伤口感染[4]。

哪些因素会使你采用一项诊断测试而不是另一项？

FAST、DPL 和 CT 不是相互排斥的测试，反而可以相互补充从而加强治疗和管理。在这些测试中进行选择时，没有绝对的诊疗标准，但显然必须考虑其可用性和时机。在许多中心，对每位创伤患者进行初始 FAST 检查都是常规。

在 FAST 检查中描述基本解剖结构评估

右上象限视图可看到 Morrison 囊袋，从而可观察肝和右肾之间右结肠旁沟中的液体。左上象限视图可检查脾脏和左肾之间的空间；即左结肠沟。值得注意的是，在病理状态下，右侧结肠沟长于左侧，一般有更多液体，因为左侧的膈结肠韧带将液体向右分流。男性的直肠膀胱袋或女性的道格拉斯

袋为卧床患者提供了最重要的骨盆腔检查空间，因此是 FAST 骨盆视图的检查目标。在第四个视图上可以看到心包，通常通过剑突下或肋下视图。在 EFAST 中对双侧膈肌和胸膜间隙进行评估[11]。图 30-2 是左上象限 FAST 视图的示例。

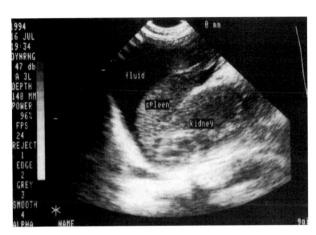

▲ 图 30-2　左上象限 FAST 检查视图

经授权引自 Rozycki GS, Ochsner MG, Schmidt JA, et al. A prospective study of surgeon-performed ultrasound as the primary adjuvantmodality for injured patient assessment. J Trauma. 1995;39: 492-498.

重复进行 FAST 检查时，您在右上象限视图中发现了游离液体，但其他视图是正常的。患者的脉搏再次增加到 120/min，平均动脉压没有变化。他仍然腹痛。除了血液胆胺水平高外，化验检查无异常。您如何看待这些发现？

游离液体消退后复发性心动过速及发展中的 FAST 结果提示腹膜内出血。体格检查没有变化，也没有急性贫血，这些都不能使你放心。循环血红蛋白浓度不会随着快速出血而急剧变化。

值班的外科医生到了，回顾您所做的体格检查、记录和实验室检查并建议剖腹探查手术。但是，手术室员工仍在途中，并且在一段时间内手术室不能准备好。在此期间你会做什么？

ATLS 指南建议将创伤患者转移到更高级别的诊疗中心时应设置较低的阈值。目前该患者已经稳定下来并开始复苏；进一步的处理需要手术。在此

刻，必须决定是否转移到另一个更高级别的诊疗机构还是等待你的手术室员工到达。必须根据你对手头上的资源和运送到下一个机构的时间及对患者的稳定性的认识来做出选择。你已经开始安排与距离 40min 车程的创伤中心团队联络，该中心具有 24h 手术室。您和外科医生决定转运最适合此患者（表 30-3）。

创伤中心的接诊医生确认转移，该医生在转移之前要求对头部，胸部，腹部和骨盆进行 CT 检查，以发现其他潜在的损伤并确定腹部受伤过程。你会说什么？

进一步的检查将延迟该患者的转移和诊疗。尽管扫描可能揭示出其他的病理问题，但您已经确定了他最具有威胁性的问题是腹腔出血及其治疗是开腹手术。进行进一步的检查不可能解决其最主要和最具有威胁性的问题，同时还会使他的病情恶化。即使是完全稳定的患者，转运也不应该延迟。然而，对于这个患者来说，他的情况不稳定，需要尽快进行剖腹探查手术（表 30-4）。

对该患者治疗的预期目标是什么？

ABCDE（见上文），纠正异常的生命体征及对受伤患者的反复评估。

接下来该怎么办？

该患者需要戴上颈托，因为并不知道她是否还遭受了其他伤害，而且可能由于插管时使用了麻醉药物（如果不是由于受伤）患者对外界刺激没有反应。她需要一个完整的初步检查，包括检查背部，会阴和直肠。气管内插管的位置应通过呼吸音和潮气末二氧化碳浓度来确认。把她翻转后可以进行 FAST 检查。房间应该升温，液体也要加热。应有血液供应，并做化验。应当放置用于洗胃的经口胃管和导尿管。

你在右下背部找到另一个刺伤。它正在缓慢流血。其他伤口没有出血，胸部伤口没有吸吮声。你对所有这些伤口使用加压敷料。胃和膀胱的引流很

表 30-3 转移至更高诊疗中心的适应证

系统	适应证
中枢神经系统	头部受伤： 穿透伤或颅骨凹陷骨折 开放性损伤伴或不伴脑脊液漏 格拉斯哥昏迷量表评分＜ 15 或神经系统异常标志的横向化 脊髓损伤或大椎骨损伤
胸腔	纵隔增宽或提示严重血管损伤的迹象 严重胸壁损伤或肺挫伤 心脏损伤 可能需要长时间插管的患者
盆腔 / 腹腔	不稳定的骨盆环破裂 骨盆环破裂伴休克和持续性出血 骨盆开放性损伤 实体器官损伤
肢体	严重的开放性骨折 有可能再植的创伤性截肢 复杂的关节骨折 严重挤压伤 缺血
多系统损伤	头部、面部、胸部、腹部或骨盆受伤 损伤两个以上的器官 严重灼伤或伴有伤害的灼伤 多发性近端长骨骨折
共存因素	年龄＞ 55 岁 年龄＜ 5 岁 心脏或呼吸系统疾病 胰岛素依赖型糖尿病 病态肥胖 怀孕 免疫抑制
继发恶化	机械通风 败血症 单器官或多器官衰竭 主要组织坏死

经授权引自 American College of Surgeons, Committee on Trauma. ATLS: Advanced Trauma Life Support for Doctors (Student Course Manual). 9th ed. Chicago: American College of Surgeons; 2012:301; and data from ACS Committee on Trauma. Resources for Optimal Care of the Injured Patient 2006. Chicago: American College of Surgeons; 2006.

明显。她的腹部坚硬，你无法评估它是否柔软，但是她开始移动四肢和头部。FAST 检查显示腹部或心包无积液。她的脉搏上升到 130/min，而收缩压下降到 70mmHg。当胸部 X 线片完成时，患者的化验结果也回来了，血红蛋白为 8g/dl。

表 30-4 将患者转移到更高诊疗中心的目标

目 标	注意事项
时间轴	受伤至适当诊疗之间的时间直接影响患者的预后 应权衡转移之前的干预与及时接受更高级别诊疗的需求
患者和医疗设施因素	当前医疗中心无法解决的生理状况不稳定表明需要转移 疼痛控制和镇静使患者的状况恶化，但对于安全转移可能是必要的 必须配备接收医疗设备
运输方式	取决于位置，可用性和运输速度 运输本身会影响对患者的诊疗水平，应迅速做出计划并快速完成
交流	转诊医师必须启动转运、运输方式，并且必须咨询接诊医师；适当的信息记录应随患者或在患者之前寄出；患者应在接诊中心保持稳定 接诊医生确保接诊设施适合患者，并便于运输

经授权引自 Fildes J, Brasel K, Burris DG, et al. Advanced Trauma Life Support Student Course Manual. 8th ed. Chicago: American College of Surgeons; 2008:270–273.

现在要采取什么干预措施？

患者的某个地方正在失血，需要液体和血液（可能的情况下）进行复苏。如果有交叉匹配的血液可用，则在预期持续失血的情况下给予多个单位；否则，必须使用非交叉匹配但已知道配型的血液，或者使用 O 型血液（如果你不知道其血液类型）。因为她是女人，所以她可能在怀孕期间接触过 Rh 抗原，因此，如果可能的话，不要使用 O 型 Rh^+ 血液。还应使用新鲜冷冻血浆；近期的创伤文献支持将新鲜冷冻血浆以 1：1 的比例用于血液，尽管这不是通用标准[12]。使用另一个大口径静脉注射通路将被证明是有用的。

医生重复进行 FAST 检查，实施 DPL 还是 CT？

如果患者对补液和输血没有反应，那患者需要直接被送到手术室进行剖腹探查手术。实际上，一些有丰富经验的医生会立即将任何腹部有贯通伤及血流动力学不稳定的患者带到手术室。应该重复进行二次查体。重点看胸部，寻找是否有气胸、血气胸或心包积液，所有这些都会导致心动过速、低血压和急性贫血。左前胸部伤口（由于位于乳头下方）可能会引起腹内损伤。如果她对补液和输血有良好反应，则可以行保守治疗、期待疗法（观察和研究）而不是立即行剖腹探查手术。

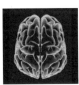

你正在三级诊疗中心的创伤治疗部。EMS 说他们要接收一名遭到殴打和抢劫的 66 岁妇女。遭受到袭击后，她能够拨打 911。EMS 发现患者意识模糊，心动过速达到 130/min，收缩压为 80mmHg。她的衣服撕裂，和刺伤的伤口一致，地面上有血迹。预计到达时间为 20min。

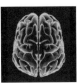

患者到达急诊科。由于意识状况恶化，EMS 必须在途中给她插管以保持呼吸道通畅。维库溴铵用于加强气道管理。她有 14 个剂量单位的生理盐水静脉注入；现在正在输第二升液体。她脸色苍白，看上去与年龄相符，无自主活动。在去除衣物之前，她的衣服被腹部血液所淹没。进行初步检查发现两处刺伤，一处位于左乳房下方，另一处恰好位于脐部右侧。生命体征显示血压为 96/66mmHg，脉搏为 110/min。

如果该患者受的伤是枪伤而不是刺伤，治疗方法将有哪些变化？

枪伤是高能量的，刺伤是低能量的。腹部的枪伤通常需要进行剖腹探查，因为腹膜内严重损伤将达到近90%。枪弹还会击碎或弹飞骨性组织，加剧损害。小肠、结肠、肝脏和血管结构是最常见的受伤器官。腹部刺伤需要剖腹探查的可能性较小，如果患者稳定，则可以在床边进行探查。被刺伤后受损的器官通常是肝脏、小肠、膈肌和结肠[4]。腹部创伤剖腹探查的适应证列于框30-1。枪伤可能会因进入部位、子弹类型和受害者位置而异。出入口并不总是可识别的。体内的射弹路径不一定是线性的，因为子弹可能会在停下之前翻滚，并随后移动。CT扫描虽然对稳定的腹部穿透伤患者很有用，但并不能排除密切观察或剖腹探查的可能性[13]。

患者被直接推到手术室进行剖腹探查。由于脾脏撕裂严重，外科医生进行了脾切除术。发现并进行了两个肠切开修补术（小肠损伤）。还发现并修复了左结肠穿孔。切开时发现粪便溢出到腹膜中。在手术室中探查背部伤口，因为伤口穿透的深度没有超过肌肉，从外部进行冲洗并缝合就达到目的。患者在手术室正在接受几升的晶体和胶体及一些单位的RBC和FFP静脉输注，她的血流动力学相当稳定。手术团队进行了中心静脉置管。患者携带气管插管返回ICU病房。经过一天，她的心动过速和血压降低加重了，需要升压药的和持续的液体复苏。这些干预措施似乎都无济于事。尽管中心静脉压升高，但护士打电话向你报告尿量在减少。

框30-1　腹部创伤性剖腹探查手术的一些适应证

腹部钝器伤，FAST阳性或其他腹膜内出血证据
低血压并有穿透性腹部伤口
枪伤遍及腹膜腔、内脏、血管结构或腹膜后
取出内脏
穿透性创伤导致胃，直肠或泌尿生殖道出血
腹膜炎
钝性创伤后游离气体、腹膜后空气或偏侧膈肌破裂
计算机断层扫描显示胃肠道破裂，腹膜内膀胱损伤，肾蒂损伤或严重内脏实质损伤

经授权引自 Fildes J, Brasel K, Burris DG, et al. Advanced Trauma Life Support Student Course Manual. 8th ed. Chicago: American College of Surgeons; 2008:120.

目前诊断是什么，以及将会做何处理？

该患者可能正在发展为腹腔内高压（intraabdominal hypertension，IAH），在粪便性腹膜炎、肠损伤和大量液体复苏的情况下出现腹腔间隔室综合征。你应该检查膀胱压，在获得膀胱压时，致电外科医生，他可能会选择打开腹部（有关IAH评估和管理的更多详细信息，请参见第32章，腹部紧急情况）。CVP升高是因为腹腔内压力升高传递至下腔静脉（inferior vena cava，IVC）。类似的，导管测量的心脏充盈压将升高，而心排血量和每搏量较低。该患者需要液体复苏；肠水肿是其疾病过程自然史的一部分，必须予以保守处理直至解决。

从什么时候开始用抗生素治疗该患者？选择哪种抗生素？

没有证据支持在穿透性腹部外伤患者中使用抗生素[14]。但是，进行剖腹探查的患者应在切口前接受一剂光谱抗生素。明显空腔脏器损伤的患者应接受至少1天的此类抗生素治疗。该患者的病情是粪便性腹膜炎，情况更为复杂，由于革兰阳性菌感染的患者病情严重，因此需要针对革兰阳性菌和革兰阴性菌、厌氧菌及可能的真菌病原体进行几天的抗生素治疗。美国传染病学会/外科感染学会指南建议对复杂的腹腔内感染进行4～7d的治疗，对于简单的肠穿孔病例，需要少于24h的抗生素治疗。这些指南还详细介绍了抗生素使用的方案细节[15]。

应该对ICU的腹部外伤患者采取其他哪些干预措施？

应该进行第三次查体。这实际上是从创伤室开始评估的最后阶段。应该从头到脚检查患者受伤的情况和状态。如有可能，应再次进行体格检查并询问病史。化验室和放射科检查应再次审视。以此方式，可识别出遗漏的伤害或创伤后遗症。三级检查通常在入院后24h进行，一些中心在出院前重复三级检查[16, 17]。

肝损伤患者有哪些治疗选择？

肝损伤表现为低血容量性休克。出血可能非常快，以至于在最初的化验检查中不会发现贫血。CT对肝损伤敏感，可以为损伤分类提供依据，但尚未发现这些图像与术中发现有很好的相关性。FAST通常不适用于定义肝实质损伤。手术管理可包括直接结扎血管，清创术或部分切除（如果有提示）。进行包扎是为了控制出血。由于肝脏具有三种血液来源，即肝动脉、门静脉和肝静脉回血，因此识别和控制出血可能具有挑战性。肝静脉或肝下腔静脉的损伤尤其难以处理[18]。表 30-5 给出了常见的肝损伤分级系统。即使不进行密切观察也可以保守治疗创伤性肝损伤，即使患者有肝脏高度撕裂伤，也可以进行交叉配血，并以低中心静脉压限制体液，以减少静脉出血。

血清淀粉酶增高怀疑是什么原因？

胰腺损伤。该患者上腹部受到钝性损伤，损伤力量很大足以导致胸椎骨折。最初就诊时不存在高淀粉血症，但不能排除创伤性胰腺炎。相反，并非所有创伤患者的淀粉酶升高都是由胰腺炎引起的，这一发现尚不清楚，但可能是由于血清淀粉酶转运到血液中[19]。无论如何，如有必要，必须通过连续的 CT 评估创伤性胰腺炎。治疗策略可从观察到清创，具体取决于 CT 表现和患者状况。

目前要求护士做什么？

输血，患者可能会持续失血。

表 30-5　肝脏损伤分型 [a]

I	被膜下血肿 包膜撕裂	被膜下，＜ 10% 表面积 囊状撕裂，肝实质深度＜ 1cm
II	被膜下血肿 包膜撕裂	被膜下，未膨胀，表面积为 10%～50%；实质内，直径＜ 10cm 实质深度 1～3cm，长＜ 10cm
III	被膜下血肿 包膜撕裂	子囊，表面积＞ 50% 或正在膨胀；被膜下破裂或实质性血肿；实质内血肿＞ 10cm 或扩大 ＞ 3cm 实质深度
IV	包膜撕裂	实质破坏涉及单个叶内 25%～75% 的肝叶或 1～3 个节段
V	被膜下血肿 血管	实质破坏涉及＞ 75% 的肝叶或单个叶内的＞ 3 个节段 肝脏毗邻静脉损伤
VI	血管	肝脏撕裂

a. 多发伤提高一级，最高到 III 级
经授权引自 Moore EE, Cogbill TH, Jurkovich GJ, Shackford SR, Malangoni MA, Champion HR. Organ injury scaling: Spleen and liver (1994 revision). J Trauma. 1995;38:Table 2.

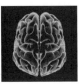
你的重症监护病房接收了因摔倒导致多发伤的患者。他是一位 45 岁的建筑工人，脸朝下从 30ft（9.144m）高掉到地面，撞在水泥袋上。他因 GCS 评分下降而进行了气管插管，已戴上颈托，并患有多发的肢体损伤。CT 扫描结果与颅脑损伤、下胸椎损伤及多肢骨折相吻合。他的血流动力学稳定，初步计划先稳定脊柱骨折。然而一天后，血清淀粉酶水平升高。

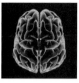

在交通事故中侧面受到撞击的幸存者被送入 ICU 治疗。他是位受过再次培训的驾驶员，驾驶员所在一侧被另一辆车撞。车门被挤进乘客车厢，延长了抢救时间。其他的检查结果，包括创伤区 X 线片扫描在内的初步检查显示：骨盆严重骨折。FAST 系列检查为阴性。在转移到 ICU 之前，他在创伤室接受了补液和输血。ICU 护士向你汇报：患者的心率现为 120/min，并且自入院以来其收缩压在逐渐降低。

对患者进行查体，发现腹部有质地偏硬、膨大的血肿。考虑到已有的病史和 X 线片，你刻意避免移动骨盆来评估不稳定性。你的诊断是什么？

骨盆骨折后以腹膜后出血为主。这些可能很难控制，但是有几种干预措施可以稳定活动性出血。首先，不要加重损害。不要通过摇摆骨盆来确定稳定性，这会使骨折恶化，加剧出血。相反，如果怀疑是由于骨盆骨折引起的腹膜后出血，则应使用商用专用装置或用床单裹住患者臀部来稳定盆骨。治疗措施是可预见的，或者可采用介入的方法进行血管栓塞。后者可能导致更严重的失血，因为可能很难在手术室中识别和控制出血源。在这种情况下，可先稳定和确保骨折处不移动，然后进行栓塞[20]。钝性和穿透性腹部损伤，无论有无骨累及均可发生腹膜后出血。其他鉴别点是肺栓塞（脂肪、空气或血栓形成）、心脏压塞、气胸或大血管损伤。鉴于心动过速，较高的脊柱损伤导致神经源性休克的可能性较小，需要对生命体征、影像或手术探查的必要性进行持续评估。

> **!　关键注意事项**
>
> - ATLS 指南为腹部创伤的初始和持续治疗提供了良好的基础。
> - 了解伤害的机理和可能的伤害方式对于有效治疗很重要。
> - 必须通过检查和研究对患者进行反复检查，并保持对隐匿性损伤的高度怀疑。
> - 必须考虑对腹部以外尤其是胸部相关损伤的调查。
> - 尽早转移到急救中心是创伤管理的基石。准备和团队合作至关重要。
> - 了解 FAST，DPL 和 CT 扫描的相对优缺点可以改善诊疗。
> - 应在院前，创伤室和手术室期间连续观察腹部外伤患者的 ICU 管理。
> - 创伤在治疗的初始阶段可能并不明显但可能会在 ICU 诊疗过程中表现出来尤其是初始阶段诊疗时间的减少。

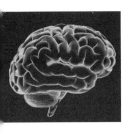

第31章　创伤性血管损伤
Traumatic Vascular Injuries

John Rollo　Joseph S. Meltzer　著

刘东远　译

张洪兵　张洪钿　校

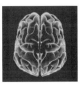

一名 48 岁女性汽车驾驶员卷入了一场机动车交通事故。她的汽车配备有安全气囊，在以 50mile/h（1mile ≈ 1.6km）的速度行驶时从马路上滑落撞到树上。她没有失去意识。经过短暂的处理后，她被带到急诊室。尽管有些迷糊，但患者仍处于清醒并保持警觉。她的生命体征如下：血压 80/40mmHg；心律 120/min；通过呼吸面罩的吸入氧浓度为 100% 的纯氧，氧气饱和度为 94%。

该患者的即刻治疗目标是什么？

在急诊室，许多事情需要立即进行协调。眼前应优先考虑根据高级创伤生命支持算法对气道、呼吸和循环进行初步检查 [1]。建立足够的静脉通路，收集化验资料并识别威胁生命的创伤是至关重要的。

该患者在手术室中的治疗目标是什么？

目前患者治疗目标已从对所有伤害的完全手术矫正转变为对直接威胁生命损伤的"伤害控制" [2-4]。围术期的目标是快速控制出血并预防凝血病、体温过低和酸中毒。这是通过限制手术时间并尽可能快地运送到 ICU 进行进一步优化来实现的。伤害控制术是急性

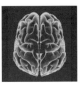

初步检查显示呼吸道通畅，但右半胸的呼吸音极为微弱，右胸壁有瘀斑和捻发音。在骨盆触诊时腹部很紧。右胫骨有开放性骨折。胸部 X 线片显示右胸腔积液。右胸进行胸腔穿刺术，有空气回流和 800ml 的血性液体，血流动力学没有明显改善。骨盆片显示骨盆环骨折和右髋臼骨折。用床单暂时固定骨盆。FAST 检查显示腹部有游离液体，患者被送至手术室进行剖腹探查、脾切除术、肝脏清创术、外科手术包扎及胫骨骨折的外固定。腹部保持开放状态。术后，患者被带到介入放射科，并用血流动力学稳定装置栓塞了两个损伤的盆腔动脉。将患者带至重症监护病房进行镇静、气管插管和机械通气。

外科创伤管理的主要手段 [5,6]。多发创伤患者通常需要进行多次手术来应对最初创伤所引起的问题。

在 45 岁以下的人群中，创伤性伤害是全国范围内主要的死亡原因，并且是第五大常见死亡原因 [7]。在多发性创伤患者中，死亡的主要原因是严重脑损伤。出血是第二大最常见的死亡原因 [8]。多发伤患者经常同时发生严重的血管损伤和神经系统损伤。

血管和实体器官损伤的机制是什么？

钝性或穿透性创伤会直接或间接伤害血管树和内脏。横切力、破坏或挫伤可能会损伤血管。必须迅速识别并积极处理这些伤害。其他血管损伤，例如夹层，真、假性动脉瘤形成及血栓可能会立即或延迟发展。

钝挫伤

钝性损伤后胸主动脉损伤的机制通常表现为一种与穿透性损伤不同的损伤模式，后者是由物理力和主动脉固有薄弱点造成的。胸主动脉相对固定在三处：主动脉瓣、动脉韧带和横膈膜。相对而言，降主动脉与相对活动的升主动脉和主动脉弓束缚在一起 [9]。在典型的钝性加速－减速损伤中，拉伸力、剪切力，扭转力和对外周血管造成压迫及高位的水锤效应、急性主动脉阻塞时不可压缩血液的高压反射都可能导致损伤，表现为从内膜下出血到总主动脉破裂 [9]。腹部钝性损伤的机制可分为压力和减速力。对固定物体的直接打击或外部挤压可能会产生压力或冲击力，如安全带或脊柱。最常见的后遗症是实体脏器撕裂或包膜下形成血肿。这些力还可能使空腔器官（如小肠）变形，并短暂增加腔内压力，从而导致破裂。

减速力会在相对固定的物体和非固定物体之间引起拉伸和线性剪切。这些纵向剪切力趋向于破坏自由段和固定段交界处的支撑结构。典型的减速损伤包括沿圆韧带的肝脏撕裂伤和肾动脉内膜损伤。此外，由于肠袢从肠系膜附件移出，可能导致血栓形成和肠系膜撕裂到内脏血管。

穿透伤

穿透性创伤造成的损害与弹丸或穿透性物体提供的动能直接相关。低速受伤（如刺伤）通常会导致直接接触的结构和组织受损。相比之下，高速弹道伤害具有附加的压力波成分，会进一步造成组织损伤 [10]。因此，最初无法通过识别伤口的入口和出口来完全看出受伤的程度。值得注意的是，有大量文献支持在低血压穿透性损伤中将积极的液体复苏延迟到手术干预之前 [11]。初步复苏的目标应是维持脑灌注压力和手术止血，然后以血液制品形式补充血容量。

腹部钝性损伤常涉及哪些脏器？

脾损伤

在腹部钝性损伤中，脾脏是最常受影响的器官，占实质脏器损伤的 40%。与所有疑似腹部创伤病例一样，患者的血流动力学稳定性可指导初始治疗。ATLS 流程管理下的诊疗措施，以及及时的临床和（或）影像学研究 [超声/FAST 和（或）CT 扫描] 将指导患者分流至手术室，ICU 或非急性治疗场所。脾损伤，甚至破裂，可表现为从无症状到弥漫性腹部压痛，伴或不伴有血流动力学不稳定。脾外伤手术的决定在很大程度上取决于患者血流动力学的稳定性。脾损伤的分级从 I 级到 V 级，取决于是否存在包膜下血肿、实质内撕裂伤、节段或脾门部血管撕裂伤或完全性撕脱伤的程度 [12]。这些患者的重症监护问题主要是持续出血，如果采用非手术治疗，那么密切的血流动力学监测和频繁的抽血化验评估是必需的。脾动脉瘤也可能在外伤后形成，是活动性出血的潜在来源。

肝脏损伤

肝脏损伤可单独发生或与其他损伤一起发生。非手术治疗在血流动力学稳定的患者中广泛使用，但在血流动力学不稳定的患者中也越来越多地使用 [13]。肝损伤的分级遵循与脾脏相似的模式，I ～ VI 级范围从小包膜下血肿乃至肝血管撕脱。还可看到肾脏、胰腺、小肠和大肠的损伤。

介入放射学在创伤性血管损伤管理中的作用是什么？

涉及栓塞或支架置入术的血管内稳态技术在没

有相关手术压力的情况下直观地带来了好处。关于血流动力学控制的临床方案时通过开放手术还是微创治疗可带来更好的疗效的问题仍然存在争议，目前尚缺乏可靠的支持证据。有证据表明，在肝、脾损伤的介入治疗方面，治疗效果均等[13, 14]。在剖腹手术中，直接探查骨盆和腹膜后损伤是困难的，这些解剖区域的手术探查和出血控制在技术上具有挑战性[15]。因此，目前尽管血流动力学不稳定患者的盆腔出血介入放射治疗已获得认可，但其他器官损伤的标准治疗方法仍为开放手术[1, 16]。

在术后的第一天，出现右侧颈动脉杂音。患者有什么问题，应该如何处理？

这里要关注的是颈动脉夹层。在机动车事故中，由于快速减速性损伤导致颈内动脉在颈椎侧块上伸展，或颈部过度弯曲，导致下颌骨和颈椎之间的动脉受压，导致头部和颈部血管受到外伤性钝性血管损伤。过度旋转、牵张或屈伸损伤可能导致椎动脉的夹层，并且常伴有骨折延伸至横突孔或小关节脱位。

临床症状决定了脑血管损伤的侧向性，并将其隔离到相应的颅外动脉供应中。颈动脉损伤通常表现为对侧感觉或运动缺陷，而椎骨损伤表现为共济失调、眩晕、呕吐和可能的视野缺陷。动脉内血管造影术传统上是诊断成像的主要手段，但作为初始诊断和随访，已逐渐被其他方式，如超声，CT血管造影术，磁共振成像/磁共振血管造影术所替代[17, 18]。病理性肺炎血管造影发现的夹层或动脉瘤形成包括火焰状或锥形收缩的"线样征"。MRI和MRA可以显示动脉内管腔异常。

多段CTA可提供动脉壁和血管腔的高分辨率图像，并且在发生创伤的情况下，还可以展现动脉损伤与颈椎和颅底的骨结构之间的关系。

钝性外伤导致颈部血管损伤的自然病史通常最初是隐匿的，即使在这个"沉默期"之后，破坏性的神经系统症状也可能会延迟数小时甚至数天。直到最近才清楚，这些损伤比以前意识到的更为普遍，并且脑血管缺血引起的残疾可以通过早期干预加以预防。确实，据报道，钝性颈动脉损伤和椎骨损伤的总发生率占所有钝性损伤入院率的不到1%，但这一小群患者的脑卒中率为25%～58%，死亡率

为31%～59%[19, 20]。这类伤害的可疑指数应该很高，而指定影像的低阈值可能会导致早期诊断。创伤中心存在激进的检查方案。颈椎损伤，弥漫性轴索损伤，颅底骨折，Le Forte面部骨折，严重的胸部损伤或任何不能用入院CT扫描来解释的神经系统缺陷都应该接受额外的影像学检查。

干预措施包括抗凝和（或）抗血小板治疗，开放式修复或支架置入及血流动力学管理。根据病变的血管造影表现，有一个分级系统可对钝性颈动脉损伤提示预后和治疗方案。一级损伤定义为血管壁不规则或夹层狭窄＜25%。Ⅱ级损伤包括管腔内血栓或内膜瓣抬高，或夹层合并壁内血肿造成狭窄＞25%。夹层动脉瘤为Ⅲ级，完全闭塞为Ⅳ级损伤。Ⅴ级损伤是指与血管完全横断有关的损伤，以及有证据表明对比剂外渗。

重型颅脑损伤在损伤等级之间平均分布。但是，随着损伤等级的升高，迟发性卒中的发生率从Ⅰ级的3%上升到Ⅳ级的44%，因此，干预措施的选择通常根据等级进行分层[21]。抗凝血药和（或）抗血小板药物（严重受伤的患者通常有禁忌证）是药物治疗的主要手段，在降低卒中率方面取得了极好的效果。但是，在创伤人群中，与抗凝相关的并发症范围为25%～54%[20]。最令人担忧的是颅内出血。但是，更常见的是胃肠道出血，腹膜后出血、实质器官钝性损伤出血或手术伤口再出血。对于有抗凝禁忌证或因严重狭窄或闭塞而导致血流动力学不足的患者，迫切需要增加脑血流量。可以对诱发的高血压和高血容量进行药物治疗。如果已进行了最大限度的药物治疗，症状仍然存在，应考虑采取旨在恢复血管正常直径以改善脑灌注的干预措施。

尽管正式的开放式修复在很大程度上已经让位于血管内支架和覆膜支架，但用原位静脉移植或颅内外血运重建术在技术上是可行的。支架置入与早期或晚期血栓栓塞并发症或闭塞的风险有关，需要进行围术期抗凝治疗，并在接下来的几周内继续进行单抗或联合抗血小板治疗。

可能的诊断和治疗管理是什么？

这些改变表示肢体的急性筋膜间综合征（acute compartment syndrome，ACS）的可能。病理生理学

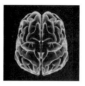

术后第3天，患者右侧胫骨仍有外固定装置、右侧下肢肿胀、紧绷、脉搏苍白、减弱。

涉及对室间隔稳态的侵犯，导致组织压力增加，毛细血管血流量减少，局部组织缺氧和随后的坏死。据推测，由于存在慢性周围动脉疾病，筋膜较弱和低氧预处理可导致老年人患此病风险降低。四肢外伤性ACS的绝大多数原因是软组织损伤，局部缺血、骨折（开放或闭合）或这些损伤的组合。众所周知，此类诊断是困难的，尤其是在镇静、插管患者中，因为最早的临床症状是疼痛。紧张、感觉异常、轻瘫、面色苍白和无搏动也可能与筋膜室综合征相关。感觉异常是一个值得关注的信号，它首先发生在第一和第二脚趾之间的空隙内发生，这是由于筋膜间腓总神经血管滋养层缺血引起的。运动功能障碍是严重筋膜室综合征的晚期症状，无法扪及脉搏搏动是不祥的发现，可能会导致筋膜室综合征释放时严重的再灌注损伤。为了确认临床诊断，特别是在困难的临床情况下，测量筋膜室内压可能是有用的。正常的筋膜室内压力为0～8mmHg。当筋膜室内压升高到高于毛细管血压时，筋膜室内血液循环就会停止。缺血的最初临床症状出现在20～30mmHg的筋膜室内压力下。专家共识意见提倡对30～45mmHg的绝对室压行筋膜切开术[22]。一旦确定ACS的诊断，就应对受影响的骨筋膜腔进行紧急外科减压，以减轻增长的压力。应当注意的是，骨筋膜室综合征主要是临床诊断，不应仅根据筋膜室内压力进行排除。如有疑问，应进行四室筋膜切开术，因为漏诊诊断的后果很严重，筋膜切开术的并发症率很低。这可以在手术室或床边进行。筋膜室综合征是外科急症。

动脉瘤和夹层形成的机制是什么？

动脉瘤可分为真性或假性动脉瘤。真性动脉瘤，由连续的动脉壁肌层不断发展缺陷导致的，可由于动脉壁老化、吸烟、高血压、动脉粥样硬化及偶发的感染，血管炎、钝器受伤、遗传状况所致血管壁随时间发展逐渐弱化。真正的动脉瘤大多数见于主动脉，其中95%位于肾下动脉，也见于脑循环。假性动脉瘤或假性动脉瘤的形成是动脉损伤的常见并发症。假性动脉瘤是一层或多层动脉壁破裂，导致与动脉腔连通，形成渗漏和外部血肿。大约0.6%的经股动脉导管置入术会形成假性动脉瘤[23]。当循环产生的壁应力超过血管壁的抗张强度时，就会发生破裂。根据拉普拉斯定律，壁应力与血管直径和血压成正比，因此，随着动脉瘤大小的增加，破裂或形成夹层的风险也会增加。例如，腹主动脉瘤＜3cm的年破裂率是0.3%，而腹主动脉瘤＞7cm的年破裂率是31%[24]。出现假性动脉瘤可包括先前存在真性动脉瘤，其中血流动力学控制将是治疗的主要手段。识别损伤后假性动脉瘤的形成是至关重要的，并应采用连续CTA或其他影像学检查方法。

动脉夹层的病理生理学涉及内膜血管内层的撕裂，血液在此间断进入血管中层。收缩压将使内膜

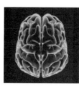

一位72岁的男子，有5.2cm的降主动脉瘤病史，向急诊室医生说明了1h的严重背部放射痛病史。他的生命体征稳定。3D CTA证实了他的主动脉瘤囊破裂，并伴有主动脉夹层，与肾动脉水平平齐。

瓣顺行和（或）逆行，并形成假腔。对于创伤，诱发性损伤通常是血管壁血肿，而不是胶原蛋白或弹性蛋白的缺陷。医疗管理将包括药物治疗，在等待确定的介入或手术治疗时，可以通过控制患者的心率和血压及终末器官灌注来避免夹层的扩展。脉冲血流的加速度（ΔP/Δt）和内膜撕裂深度是决定内膜瓣伸展的因素；因此，医疗管理必须包括快速而严格的控制心率和血压。伴随夹层形成的大动脉炎症反应通常会导致严重的高血压，需要多种降压药。年龄，高血压，结缔组织疾病和外伤仍然是造成动脉夹层的主要危险因素[25]。急性主动脉夹层仍然是一种病态疾病。

相比之下，慢性主动脉夹层是复杂的病变，其自然历史大部分可预测，具体取决于以下因素，即基线主动脉直径、假性管腔血栓形成程度、持续存在的真假性管腔沟通情况、潜在的结缔组织疾病和高血压控制。在过去 10 年中，慢性主动脉夹层的治疗发生了巨大的变化。随着对急性和亚急性夹层的安全、有效的血管内治疗的发展，前瞻性随机试验的后期随访有利于在 2 周至 90 天时尽早介入主动脉夹层的治疗[26]。包括 β₂ 受体拮抗药在内的降压药物治疗是良好解剖学特征稳定且＞ 90 天的慢性主动脉夹层的治疗选择。发生并发症时应进行修复，如主动脉破裂、灌注不足综合征、无症状的夹层变成明显的动脉瘤或显示出快速生长等。在这方面，主动脉的连续成像分析对于检测需要手术或血管内干预的不稳定病变至关重要。

急性主动脉综合征的外科治疗是什么？

通常，血管损伤的管理可分为外科或药物治疗。可以通过开放或血管内的方式进行手术。药物管理主要是支持治疗、抗凝和血流动力学控制。

术前可进行经食管超声心动图检查，以评估损伤的程度和类型，并应采用短效 β 受体拮抗药进行抗脉冲治疗，并应开始使用血管扩张药。已显示抗脉冲疗法可减少院内主动脉破裂率，而不会影响其他损伤的治疗。我们的患者有多种同时发生的严重主动脉病变，包括动脉瘤、夹层和内部破裂。

症状性主动脉瘤

症状性主动脉瘤是一种外科急症，需要快速的诊断评估、医学优化及开放或血管内修复。动脉瘤疾病的症状包括疼痛（胸部、腹部、背部腰痛）和邻近结构受压（大肠、交感神经链、腹腔神经丛）。腹膜后炎症与症状性病因有关。相反，主动脉瘤破裂（有或没有）是外科急症，必须尽快修复。围术期医学管理包括优化肾、心血管和肺功能，同时启动脉冲控制和允许性低血压。在修复完成之前，应避免进行激进的液体复苏。如果患者清醒，则应使平均动脉压降至 40mmHg 或 50mmHg。除非绝对必要，否则应避免在麻醉下进行插管。有症状的主动脉瘤的血管内修复完全可以在局部麻醉下进行。

开放式或血管内治疗方式的选择取决于许多因素，包括当地的专业知识、设备、人员、影像设施及患者的解剖和情况。通常，在具有适当专业知识的医疗中心，"血管内治疗优先"方法已经取代了传统的"夹闭 – 缝合"技术，尤其是在胸主动脉中。通过适当的解剖位置，很少有胸主动脉血管病变无法通过胸腔内血管移植修复术（TEVAR）来处理的。即使在肾下动脉，世界上治疗破裂性腹主动脉瘤的专业知识表明采用"血管内治疗优先"的方法改善了预后[27-29]。

无论是采用开放式手术，TEVAR 还是复杂的EVAR，围术期护理都具有重要意义。脊髓的血液供应是通过脊髓前动脉和后动脉。脊髓的前 2/3 由前脊髓动脉提供，该动脉来自主动脉弓后肋间动脉的根状和髓状分支。脊髓前动脉在上胸腔中发育良好，并从左椎动脉和胸廓内动脉通过肋间接受侧支血流，而在下胸和腹部，它更依赖于从肋间动脉和腰部动脉获得的侧支流。Adamkiewicz 动脉大约在第一腰椎水平处离开主动脉（在 T₈～L₄ 变化很大），并且对至少 25% 的患者向脊髓的血供至关重要。

术后截瘫的危险因素包括夹闭 – 缝合时间增加、主动脉切除的长度、远端灌注压低、全身性低血压、结扎肋间动脉的数量、体温升高和脑脊液压力升高。除了下半身灌注外，在胸主动脉手术的处理过程中还可以使用多种辅助措施来降低脊髓缺血的风险，例如运动或体感诱发电位，腰椎脑脊液引流和亚低温治疗。在这些患者的围术期治疗中应该考虑这些措施。除脊髓外，夹闭 – 缝合远端的器官血管床也受到影响，最明显的是肠系膜、肾脏和下肢。术后护理计划应考虑监测肾功能、酸碱、肝酶、肌酸激酶、动脉血乳酸，以及腹部和下肢的系列检查及对腹腔间隔室综合征的低怀疑度指数[30]。由于大动脉鞘的放置，特别是手术时间较长的情况下，接受复杂的 TEVAR 或 EVAR 的患者极易发生再灌注损伤。这可能表现为高钾血症和心脏不稳，应考虑进行紧急透析此外应立即进行下肢筋膜室减压手术。

急性主动脉夹层

在过去 10 年中，没有其他的主动脉病变治疗发生过像急性主动脉夹层一样的巨大变化。A 型升主动脉夹层的治疗仍需通过心胸外科咨询和体外循环进行开放手术管理。在现代血管内技术发展之前，B 型降主动脉夹层的开放式手术方法充满了危险及不可接受的发病率和死亡率。手术治疗管理仅限于患有动脉瘤变性和终末器官灌注异常的患者，包括危及生命或肢体的肾、肝、肠系膜或髂动脉灌注不良。

急性 B 型夹层的初始治疗保持不变。严格控制收缩压＜ 120mmHg 和 β 拮抗药控制脉搏的目标对于防止扩大夹层至关重要。在非复杂的 B 型夹层的情况下（即，无末端器官灌注不良和疼痛得到控制的证据），长期医疗管理已成为金标准。但是，近期随机对照临床试验的长期结果表明，接受 TEVAR 治疗的急性 B 型主动脉夹层的患者具有明显的生存获益，理想的治疗时间窗为 2 周至 90 天[31]。

如上所述，TEVAR 的并发症包括脊髓缺血、下肢再灌注损伤和通路并发症，包括血肿和下肢灌注不良。在紧急 TEVAR 治疗期间接受锁骨下动脉覆盖的患者后循环脑卒中和脊髓缺血的风险增加。另外，在这些患者的围术期护理中，需要较低的终末器官灌注怀疑指数。肾功能恶化，严重的背部或腹部疼痛、肝酶升高、乳酸和肌酸激酶升高可能表明植入物血栓形成或夹层近端 A 型转化。这些都是手术紧急情况。应当进行频繁的化验监测、动脉压监测及

重复 CT 血管造影。即使有最佳的手术和围术期护理，B 型主动脉夹层仍然是一个高度病态的疾病过程。

需要关注什么，应该如何检查？

主要关注的是散发血栓栓塞或持续性低血流状态引起的肠系膜缺血。临床检查，基于血流的成像及专门针对酸碱和乳酸水平的系列化验检查可能显示出趋势。应经常评估肠切除的必要性。如果上消化道或下消化道大量出血，应立即放置大口径静脉插管。失血性休克时应及时输血。如果患者的监护条件很差，则应考虑使用侵入式监护仪，并应安排转移至 ICU。

何种管理较为适当？

确保气道、输液和血管加压疗法的安全，并迅速评估和治疗假设有心脏和（或）大血管创伤引起的严重出血性低血容量性休克，以存活为目标。

穿透性心脏钝性外伤

穿透心脏创伤的治疗目标是立即进行手术干预。在到达医院时，在穿透性心脏刺伤的患者中，1/3 患有右心室损伤，1/4 患有左心室损伤。冠状动脉撕裂也很常见。处理包括液体复苏并立即转移至手术室或进行开胸手术。大部分钝性心脏外伤都与机动车事故有关。在钝性主动脉损伤中起作用的压缩和减速力与导致心脏创伤的力类似。心脏内部和周围压力的突然变化会导致心脏相对静态和固定的部分受到破坏。即，心脏游离壁，也可发生右前心室挫伤。

胸部 X 线片、血清肌钙蛋白水平和心电图监测可用于检查创伤患者的心脏挫伤。如果这些测试是可靠的，则基本上可以排除年轻患者的严重心脏损

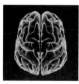

接受近端降主动脉的血管内移植修复术后 3d，患者表现良好。已拔管，腰椎间盘引流已被清除。在接下来的 12h 内，他发展为代谢性酸中毒及低血压，需要进行升压治疗和液体复苏。护士告诉你该患者已经有三次黑便。

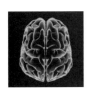

一名 23 岁的男子被带入急诊室，前纵隔有两处刺伤。他因意识不清而被插管。他的生命体征是血压（50/10mmHg）和心率（155/min）。氧饱和度无法测出。

伤。如果存在疑虑，则可以使用 ECG（经胸或经食管）评估局部心肌功能。根据结构性损伤和血流动力学损害的存在对心脏损伤进行分级。这种损伤的处理范围涵盖了从保守药物治疗到支撑心肌收缩，从经皮介入到手术介入。

非主动脉大血管损伤

对大静脉结构和肺动脉的钝性损伤很少见，大概是由于它们的可扩张性和低血压，这些血管的大部分损伤是穿透性损伤。即使有穿透性创伤，大血管损伤的发生率也约为 5%。最常见的是，从肺血管出血到胸腔或心脏压塞，需要适当处理。与其他穿透性损伤一样，在获得明确的手术控制之前，允许范围内的低血压已被证明可以改善预后。

穿透性和钝性主动脉损伤

毫无疑问，穿透性主动脉损伤几乎总是致命的。在发生钝性主动脉损伤（blunt aortic injury，

BAI）的情况下，发生了范式转换。从以往看，所有主动脉外伤均被视为外科急症并应立即治疗。

有许多与 BAI 相关的疾病。在存在复合损伤的情况下，应减缓干预措施。已发现延迟主动脉修复是安全的，并且 24h 治疗后患者死亡率提高。在一项大样本的研究中，BAI 的平均治疗时间为 50h[32]。治疗的损害可降低到最低限度，并通过适当的医疗手段可使 BAI 治愈。另外，至少在短期内，对血管内主动脉支架置入技术的使用和熟悉程度的提高简化了 BAI 的修复，并减轻了以前在开放式修复中所带来的器官功能障碍的负担。无论是血管内技术还是开放式手术，关于创伤人群的长期预后数据都非常少。

从广义上讲，有 75% 的 BAI 受害者在现场死亡，另有 5% 的人不稳定，其死亡率仍然是 100%。最后出现的 20% 的 BAI 患者很少或没有血流动力学紊乱。该组的死亡率更可接受，为 25%[33]。正是在这一组中，干预的时机和方法保证了其他伤害的平衡，尽管最佳时机尚不清楚，但延迟干预可能会起作用。

! 关键注意事项

- 多发伤的周围常伴有血管损伤。应立即优先进行气道，呼吸和循环系统的快速评估，诊断和治疗。
- 在重症监护病房中实施保命和保肢体的损伤控制手术已成为创伤性血管损伤的主流。
- 创伤患者必须避免并积极纠正凝血病、酸中毒和体温过低。
- 通过不同的机械作用造成的钝性和穿透性创伤导致不同的临床损伤范围。
- 创伤后的腹部损伤最常见于脾脏、肝脏、肠和胰腺。
- 血管损伤的治疗可能包括正式的开放式外科手术修复，血管内介入放射学、保守治疗及适当的监测，具体取决于解剖部位和严重程度。
- 许多成像方式可用于评估损伤，包括 CT，血管造影和超声心动图。
- 在整个临床过程中，对血管损害的终末器官表现（肠系膜，局部缺血，四肢筋膜室综合征，神经功能缺损）应保持轻度的怀疑。
- 严格控制收缩压＜ 120 和 β 阻断脉冲控制对于防止扩大夹层至关重要。
- 不复杂的 B 型夹层病例可采用保守药物治疗。
- 最近的一项临床试验表明，TEVAR 治疗急性 B 型主动脉夹层的患者具有明显的生存获益，理想的治疗窗口为 2 周至 90 天。
- 适当管理血管外伤需要外科专科（血管、心脏、外伤、普通、骨科）、放射学（诊断和介入）及 ICU 的协作。

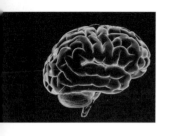

第32章 腹部急症

Abdominal Emergencies

Carlee Clark **著**

杨 俊 **译**

张洪兵 张洪钿 **校**

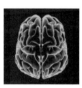

　　一名 72 岁的老年男性新发左侧大脑中脑动脉脑卒中，需要机械通气辅助呼吸。病情已发展为进行性低血压和心动过速。在 24h 内，他的血红蛋白水平从 10mg/dl 降至 7.5mg/dl。经过几次药物注射后，患者的血压为 80/65mmHg，心率为 120/min。护士报告患者的粪便是黑色的。

护理该患者的第一步应该是什么？

　　该患者发生消化道出血（gastrointestinal bleeding，GIB）。必须使用建立两个大口径的静脉通路（≥ 16 号）来进行晶体和胶体液或血液制品的复苏。当无法获得周围静脉通路时，应插入中心静脉导管，如 Cordis 导管（Cordis Corp，Bridgewater，NJ），同时应插入动脉导管以监测体循环血压。进行配型和交叉配血，准备输注 4 单位浓缩红细胞和 4 单位新鲜冷冻血浆。床旁评估终末器官灌注和系列实验室检验（基本代谢功能，血红蛋白水平，凝血功能）可指导液体治疗并防止延迟复苏和灌注不足。在进行液体复苏时要给予血管活性药，以维持足够的灌注压力。

　　该患者的气道通路受到良好保护，但对有大量咯血、休克或迟钝的患者应考虑进行气管插管。应放置鼻胃管（nasogastric tube，NGT）以评估出血部位和出血率。如果患者有腹胀或腹痛，则应进行 KUB（肾脏，输尿管和膀胱）检查并进行评估。

　　建立两个大口径静脉通路，一条动脉入路和一个 NGT。洗胃，观察到 300ml 带有咖啡渣的鲜红色血液。患者的血压已降至 70/55mmHg，他的心率为 137/min。已经咨询了胃肠科医生的意见。

对该患者 GIB 的鉴别诊断是什么？

　　重症患者中 GIB 的鉴别诊断众多（表 32-1）。在 NGT 灌洗液中观察到咖啡渣样鲜红色的血液，表明上消化道（upper gastrointestinal，UGI）来源（起源于 Treitz 韧带的近端）的出血。UGI 出血约占消化道出血的 75%，住院患者的死亡率为 20%～30%[1]。重症监护病房的患者有以下情况提示具有应激相关黏膜损伤风险，包括肺部机械通气＞ 48h 且有凝血障碍，有消化道出血病史或最近 12 个月内出血或包含下述风险因素中的任意两个（即败血症、ICU 入院＞ 7d、隐匿性出血≥ 6d、每天使用 250mg 氢化可的松或同等药物剂量的人）[2]。静脉曲张出血患者常有酗酒、肝硬化或门静脉高压病史。尽管黑便在 UGI 出血患者中更为常见，但在

表 32-1 鉴别诊断消化道出血

上消化道出血	下消化道出血
静脉曲张出血 食管静脉曲张 胃静脉曲张	肠梗阻 肠套叠 肠扭转 疝气嵌顿
黏膜出血 消化性溃疡 胃十二指肠糜烂 应激相关的黏膜损伤 Mallory-Weiss 型撕裂 食管炎 Dieulafoy 病变	无痛出血 憩室出血 息肉 血管畸形 炎症性肠病 Meckel 憩室 结节性淋巴样增生
血管病变 动静脉畸形	血性腹泻 传染性结肠炎 缺血性结肠炎

GI. 消化道

GIB 较低的患者中也观察到黑便。

是否应该使用质子泵抑制药?

肺部机械通气的患者有黏膜损伤的风险，应接受药物治疗以预防应激性胃炎。糜烂性胃炎的预防药物包括质子泵抑制药、硫糖铝、抗酸药和组胺 H_2 受体拮抗药。对于患有 GIB 的患者，应开始输注质子泵抑制药。胃蛋白酶是被灭活的，在 pH > 6 的情况下不能有效地溶解血凝块。在内镜下使用质子泵抑制药进行止血可降低再出血、手术需要及死亡率的风险[3, 4]。静脉内注射 80mg 的奥美拉唑或泮托拉唑可快速抑制胃酸。以 8mg/h 的速度开始输液，持续 72h[5]。

患者应该接受食管胃十二指肠镜检查吗?

在支持治疗下 75%~80% 的 UGI 出血会停止，但是再次出血或死亡高风险的患者需要进行内镜评估和治疗[6-9]。GBS 评分有助于预测哪些患者高危。GBS 是一种评估工具，旨在预测患者对 UGI 出血进行进一步医疗或内镜治疗的需求（表 32-2）。GBS 对多种临床和实验室参数进行评分，评分 > 6 的患者中有 50% 需要内镜干预[10-12]。即使没有最

表 32-2 GBS 量表

入院风险标志物	分 数
血尿素氮（BUN）	
≥ 6.5, < 8.0	2
≥ 8, < 10	3
≥ 10, < 25	4
≥ 25	6
男性血红蛋白（g/L）	
≥ 12, < 13	1
≥ 10, < 12	3
< 10	6
女性血红蛋白（g/L）	
≥ 10, < 12	1
< 10	6
收缩压（mmHg）	
100~109	1
90~99	2
< 90	3
其他标志物	
脉搏 > 100/min	1
黑便	1
晕厥	2
肝病	2
心脏病	2

近的血液尿素氮检测，患者的 GBS 评分为 11，也应获得食管胃十二指肠镜检查进行进一步评估和治疗。食管胃十二指肠镜检查可在 90% 的病例中识别出血的部位和类型，并降低出血的死亡率[13]。

食管胃十二指肠镜检查还有助于 UGI 出血患者的预后。多项研究纳入了临床因素和内镜检查的结果，以确定再出血和死亡的风险（表 32-3）[14-16]。随着风险因素增多，再出血和死亡的风险增加。

食管胃十二指肠镜检查可见消化性溃疡出血。通过对病灶实施注射，硬化和包扎，但溃疡仍然继续出血。该患者在 2h 内接受了 6U 的 PRBC。开始通过中心静脉入路输注去甲肾上腺素以降低血压。

表 32-3　上消化道出血的临床和内镜预后指标

临床指标	内镜指标
年龄＞ 60 岁	主要红斑
严重并发症	活动性出血
住院期间出血的发作	可见血管
急诊手术	凝块
临床休克	溃疡位置
呕吐带血或鼻胃管抽吸	十二指肠后球
需要＞ 5U 的 PRBC	胃小弯弯曲度较高
	溃疡直径＞ 2cm
	高危病灶
	静脉曲张
	主动脉瘘
	恶性肿瘤

应该咨询哪些医疗服务？

有经验的内镜医师可在 90% 的 UGI 出血患者中实现止血[17-19]。持续出血的患者可能需要介入放射科医生进行动脉栓塞或开腹手术来干预。急性 GIB 手术的死亡率为 20%～35%。因此，对于不稳定患者，在外科手术之前通常首选无创干预[20, 21]。

应咨询介入放射医生以获取该患者的血管造影和可能的栓塞方案。经导管动脉造影在 75% 的病例中成功定位了出血血管[22]。止血疗法的长期成功率高达 65%，并发症的发生率很低[23]。很少有研究直接比较经导管介入治疗与外科手术治疗的疗效、发病率、死亡率，但是经导管治疗 UGI 出血不会增加死亡率[24, 25]。

介入放射科医生对患者进行评估并栓塞左胃动脉而无并发症。患者继续需要血管升压素治疗，并返回到神经 ICU。在过去的 24h 内，已经给患者输注了 12U 的 PRBC。

在 ICU 中应如何管理患者？

质子泵抑制药输注应持续 72h，以防止上消化道再出血。应当每 24h 评估 4 次血细胞比容水平。应该评估患者的凝血因子。患者可在给予 PRBC 而不给予血浆的情况下继发稀释性凝血病。在长期贫血和血流动力学不稳定的情况下，通过肌钙蛋白水平来评估心肌损伤。密切跟踪尿量和血清肌酐的变化。低血压使该患者有发生急性肾损伤的风险（图 32-1）。

腹腔间隔室综合征

15mmHg 的膀胱压力有什么意义？

15mmHg 的膀胱压力提示腹腔内高压（intra-abdominal hypertension，IAH）（框 32-1）。IAH 是腹腔内压力（intra-abdominal pressure，IAP）升高。正常的 IAP 为 0～5mmHg，但会随身体体质和疾病状态的不同而变化（表 32-4）。IAH 的危险因素很多（框 32-2），包括败血症，大容量复苏，腹部包块，胰腺炎和腹部手术。毛细血管渗漏综合征患者进行积极的容量复苏后，会发生腹壁和肠壁水肿，从而增加腹部压力。IAH 会增加患者的发病率和死亡率[26-29]。

如何测量 IAP？

有多种测量 IAP 的方法。尚无单独的体格检查法对检测 IAH 敏感[30, 31]。可以直接测量 IAP，但需要将针头、导管或其他压力监测设备直接置于腹腔中。

直接测量是复杂且有创的。测量胃或直肠压力可以间接估计 IAP，但当前的护理标准是通过膀胱压力测量。研究表明，膀胱压力测量是一种经济、安

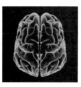

一名患有高血压、胰腺炎和有吸烟史的 65 岁女性，在行开颅手术切除肿瘤 5 天后出现脓毒血症，通过机械通气辅助呼吸。在过去 2 天里，患者因低血压接受了 10L 晶体液。患者的腹部在逐渐胀大，尿量正在减少，气道压力峰值正在增加。目前患者的膀胱压力为 15mmHg。

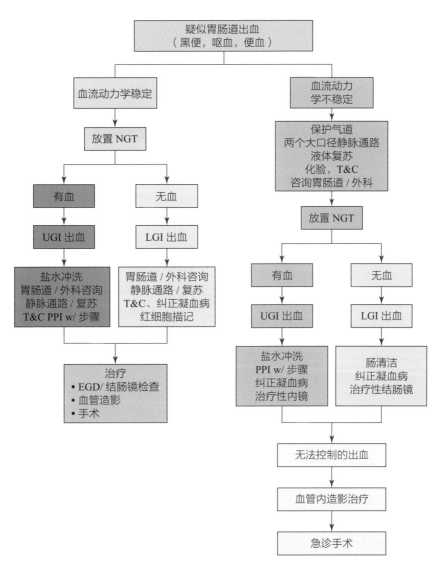

▲ 图 32-1 消化道出血处理办法

EGD. 食管十二指肠镜；LGI. 下消化道；NGT. 鼻胃管；PPI. 质子泵抑制药；T&C. 类型和交叉；UGI. 上消化道

框 32-1 世界腹腔综合征学会定义 [29]

> 腹腔内压力（IAP）：腹腔内的稳态压力
> 腹内高压（IAH）：持续的 IAP > 12mmHg（通常引起隐性缺血），而没有明显的器官衰竭
> 腹腔综合征（ACS）：IAH > 20mmHg，至少有一个器官功能障碍或衰竭
> 原发性 ACS：与腹部盆腔区域的损伤或疾病相关的疾病；即肿瘤、出血、胰腺炎、腹水、阻塞或局部缺血
> 继发性 ACS：并非原发于腹部骨盆区域的疾病，即败血症、烧伤、大量复苏

经授权引自 Malbrain ML, Cheatham M, Kirkpatrick A, et al. Results from the conference of experts on intraabdominal hypertension and abdominal compartment syndrome. I. Definitions. Intensive Care Med. 2006;32:1722–1732.

表 32-4 与各种疾病状态相关的腹内压（mmHg）

状 态	腹内压
正常成人	0～5
典型的重症监护病房患者	5～7
剖腹手术患者	10～15
败血性休克患者	15～25
急腹症患者	24～45

框 32-2 腹内高血压/腹腔间隔室综合征的危险因素

- 酸中毒（pH < 7.2）
- 体温过低（核心温度 < 33℃）
- 多次输血（> 10U PRBC/d）
- 凝血病
- 败血症
- 菌血症
- 腹腔内感染/脓肿
- 腹膜炎
- 肝功能不全/肝硬化腹水
- 机械通气
- 呼气末正压（PEEP）或自动 PEEP
- 肺炎
- 腹部手术
- 大量液体复苏（> 5L 胶体溶液或晶体溶液 /d）
- 胃轻瘫/胃扩张/肠梗阻
- 肠扭转
- 腹膜/气腹
- 严重烧伤
- 重大创伤
- 高体重指数（> 30）
- 腹内或腹膜后肿瘤
- 俯卧位
- 切开疝修补术
- 急性胰腺炎
- 腹胀
- 损伤控制剖腹术
- 腹腔镜检查，充气压力过大
- 腹膜透析

经授权引自 Cheatham ML, Malbrain ML, Kirkpatrick A, et al. Results from the international conference of experts on intra-abdominal hypertension and abdominal compartment syndrome. I. Definitions. Intensive Care Med. 2006;32:1722–1732. 版权所有 © 2006, Springer-Verlag

全、准确的工具，可用于 IAH 鉴别和指导治疗[32-36]。通过在 Foley 导管的注射端口上安装压力监测系统来进行测量（框 32-3）。世界腹腔间隔室综合征学会目前建议膀胱内容积为 25ml[37]。推荐使用 50～100ml 生理盐水，但研究表明，注射量的进一步增加会导致 IAP 的虚假升高[38-40]。膀胱压力应定期测量 IAH 患者或有 IAH 风险的患者，以帮助诊断和治疗。膀胱压力监测的最佳频率尚未确定，但在患者重病时每 4～6h 检测一次已足够。

IAH 的病理生理机制是什么？

IAH 的病理生理很复杂（图 32-2）。IAP 增加会限制静脉回流，并降低左心室前负荷。腹部压力

框 32-3 如何测量膀胱压

1. 呼气时测量
2. 患者必须仰卧
3. 系统需要在腋中线处归零
4. 注射 25ml 生理盐水（20kg 以下儿童为 1ml/kg）
5. 30～60s 后进行测量以使膀胱松弛
6. 仅在腹肌没有积极收缩时进行测量

会增加全身血管阻力，导致后负荷增加。前负荷的减少和后负荷的增加导致心排血量减少。心血管系统最初以代偿性心率升高以维持心排血量。腹部压力会传递到胸腔，从而压缩肺部并增加气道压力。这些生理变化会导致低血压，从而导致肠系膜缺血，AKI 和低氧血症。不幸的是，积极的治疗通常会导致 IAH 恶化和持续的临床恶化（图 32-3）。

15mmHg 的 IAP 是否会影响颅内压或脑灌注压？

15mmHg 的 IAP 会影响 ICP，脑灌注压（cerebral perfusion pressure，CPP）和脑血流量。胸腔内压力升高会升高中心静脉压，并减少脑血管的静脉引流。脑静脉充血会导致 ICP 升高，导致颅内高压（ICP > 20mmHg）。颅骨内部的压力与其内容物（血液、脑脊液和大脑）的体积成正比。没有足够的静脉引流，颅骨内部的容积会增加。为了代偿，脑脊液转移到脊柱内，但这只是暂时的解决方法。最终，除非经过处理，否则 ICP 会升高并保持高位。考虑到她最近的开颅手术和肿瘤切除术，需要对该患者的 ICP 进行评估。

在非创伤性脑损伤患者中，即使在较低的腹腔压力下，IAP 升高也与 ICP 升高和 CPP 降低相关[41]。对神经创伤患者的研究表明，通过将 IAP 人为升高至平均 15.5mmHg，ICP 升高[42]。对颅内高压患者人群中的关注来自于 ICP 和 CPP 之间的关系。CPP 是平均动脉压（MAP）与 ICP 之间的差（CPP = MAP−ICP）。ICP 升高而 MAP 不升高将导致 CPP 降低，向大脑的氧输送降低、进行性脑病和细胞损伤。IAH 及 ICP 升高的患者应开始颅内高压的医学治疗。脑损伤或 IAH 继发的颅内高压可能是药物治疗难点。剖腹减压术已被证明可以降低伴发难治性颅内高压脑外伤患者的 ICP[43, 44]。

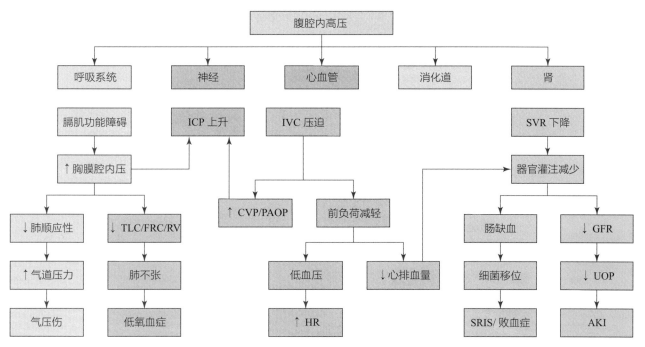

▲ 图 32-2　腹腔综合征的病理生理学

AKI. 急性肾损伤；CVP. 中心静脉压；FRC. 功能剩余容量；GFR. 肾小球滤过率；HR. 心率；ICP. 颅内压；IVC. 下腔静脉；PAOP. 肺动脉阻塞压力；RV. 残留量；SIRS. 全身性炎症反应综合征；SVR. 全身血管阻力；TLC. 总肺容量；UOP. 尿量

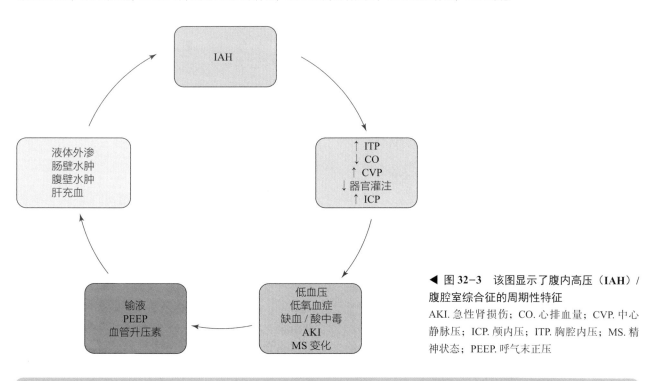

◀ 图 32-3　该图显示了腹内高压（IAH）/腹腔室综合征的周期性特征

AKI. 急性肾损伤；CO. 心排血量；CVP. 中心静脉压；ICP. 颅内压；ITP. 胸腔内压；MS. 精神状态；PEEP. 呼气末正压

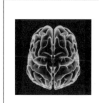
3h 后，膀胱压力增加到 20mmHg。患者峰值气道压力升高时仍处于低血压和少尿状态。

将膀胱压力从 15mmHg 增加到 20mmHg 有什么意义？

对 IAP 进行分层可指导管理，以防止终末器官损害和临床病情恶化[37]。腹腔内压力为 15mmHg 与 I 级 IAH 一致，推荐的治疗方法是药物治疗（表32-5）。IAP 增加到 20mmHg 表示病情恶化。该患者目前 IAH 分级为 II 级。如果存在终末器官功能障碍，建议的治疗方法是腹部减压。低血压、气道压力升高和尿少表明内脏功能障碍。应咨询外科医生以评估该患者。

表 32-5 腹内高血压的分级和管理

分 级	膀胱压（mmHg）	建 议
I	12~15	连续 IAP 监控和医疗管理以减少 IAP
II	16~20	连续 IAP 监控和医疗管理以减少 IAP
III	21~25	如果在减压后对 IAP 进行监测，则出现终末器官功能障碍时进行减压
IV	> 22	如果在减压后对 IAP 进行监测，则出现终末器官功能障碍时进行减压

IAP. 腹内压

如果没有外科医生，如何管理 IAH？

在手术团队可以评估患者并可能对患者进行手术之前，必须启动 IAH 的医疗管理（图 32-4）。医疗管理依靠非手术干预来帮助降低 IAP。有几种医疗方法可改善腹壁顺应性，首先是深度的镇静和镇痛。大多数昏迷患者腹部肌肉松弛，从而减少了呼吸机不同步。如果重度镇静不能改善呼吸道峰值压力或通气量，则考虑使用神经肌肉阻滞药。如果腹肌张力使 IAH 复杂化，麻痹会降低 IAP[45-47]。需权衡长时间 IAP 降低带来的好处与长期神经肌肉阻滞（即肌病）的风险。如果没有禁忌证，NGT、栓剂和灌肠可以使胃肠道减压。利尿药可减少第三间隔和腹壁水肿，但可能会危及低血压患者的血流动力学。如果持续少尿或无尿，可能需要开始进行连续静脉血液透析以帮助清除液体或纠正酸血症。当患者有腹水，血肿或脓肿等积液时，经皮腹部减压可降低 IAH 或逆转腹腔间隔室综合征（ACS）[48-52]。

如果没有当前的腹部影像学检查，腹腔引流会导致令人无法接受的高风险内脏穿孔或出血；因此，腹部超声或腹部 CT 扫描可能会有所帮助。这将有助于确定患者是否患有原发性或继发性 ACS。

如果患者的 IAP 为 20mmHg，MAP 为 65mmHg，中心静脉压为 8mmHg，那么确保器官灌注的血流动力学目标是什么？

膀胱压力升高的患者应计算腹部灌注压（abdominal perfusion pressure，APP）。根据 MAP 和 IAP 之间的差异（APP = MAP-IAP）计算 APP。血流动力学治疗的目标是 APP 为 60mmHg。IAP 为 20mmHg 的患者，MAP 为 80mmHg 可能会维持对腹部器官（包括肾脏、肝脏和肠道）有足够灌注压力[37, 53-55]。尽管没有已经完成的前瞻性随机对照试验，维持适当的 APP 可能会改善生存。维持 APP 的策略包括输液和升压治疗。维持足够的血容量是 IAH 患者的重要概念。低血容量将进一步加重前负荷的降低。使用中心静脉压或肺动脉导管的测量值来指导治疗是有争议的。胸腔内压力的增加可能会错误地升高中心静脉压和肺动脉压，从而使这些指标难以用于指导输液治疗。

诊断是什么？

由于没有证据表明积液、游离气体或小肠扩张，因此不太可能诊断为腹部脓肿、血肿、内脏穿孔或肠梗阻。基于胰周的炎症和水肿反应，放射科医生确认了胰腺炎的诊断。最近的几项研究表明，胰腺炎患者经常会发展出 IAH，并伴有器官功能障碍的恶化[56, 57]。胰腺周围和腹膜后炎症的液体复苏增加内脏水肿时会发展为 ACS，胰腺积液会增加腹压，并发展为麻痹性肠梗阻[58]。当感染性坏死或脓肿、假性囊肿需要引流时，胰腺炎患者应接受清创术。

应该给这个患者喂食吗？

在过去，胰腺炎患者被要求空腹，但是这种情况正在迅速改变。研究表明，早期肠内营养可能会降低胰腺炎的炎症反应[59]。肠内营养还可以减少 /

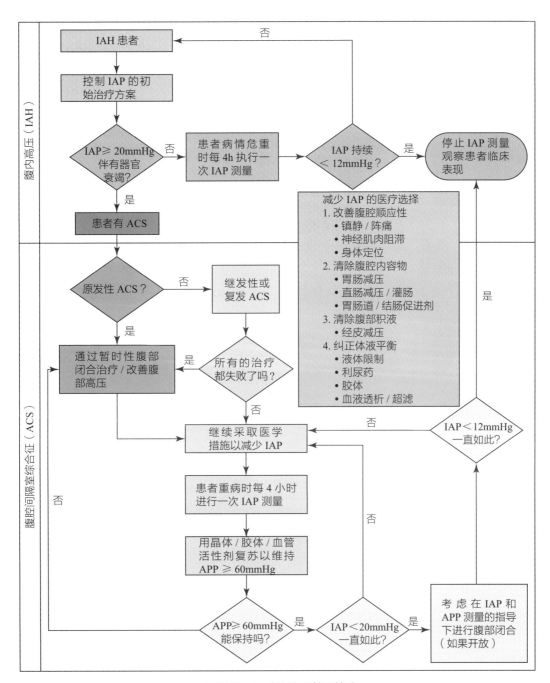

▲ 图 32-4　腹内高压管理算法

APP. 腹部灌注压；IAP. 腹腔内压力（经授权引自 Cheatham ML, Malbrain ML, Kirkpatrick A, et al. Results from the international conference of experts on intra-abdominal hypertension and abdominal compartment syndrome. II. Recommendations. Intensive Care Med. 2007;33:951-962. 版权所有 © 2007, Springer-Verlag）

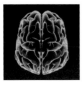

放置 NGT 后，排出 250ml 胆汁。逐步增加镇静药和镇痛药的剂量。患者血压低，尿少。IAP 为 22mmHg。腹部 CT 扫描显示胰周炎症和水肿反应。淀粉酶水平为 200μ/L，脂肪酶水平为 210μ/L。

预防肠道黏膜防御系统的破坏，从而有助于预防胰腺炎患者的败血症[60]。数据表明，肠内营养降低了感染率、手术干预的需要并缩短了住院时间。尚未证明对死亡率有影响。胰腺肠梗阻很常见，目前尚无对空肠与胃喂养的建议。对于中重度胰腺炎指导肠内营养，尚无明确的具体建议[61]。该患者有急腹症，需要保持仰卧并且可能需要手术治疗。此时开始进行肠内营养会增加患者的误吸风险。

将床头抬高 > 30° 的缺点是什么？

床头抬高 > 30° 是预防插管和机械通气患者发生吸入性肺炎的标准护理措施[61, 62]。然而，IAP 风险随着床头的抬高而增加。床头抬高 20° 会导致 IAP 临床显著升高 ≥ 2mmHg[37]。膀胱压力测量是在仰卧位进行的。如果在两次测量之间抬高床头，则 IAP 的仰卧测量值将小于"真正的"IAP。俯卧位也显示会增加 IAP，因此不应在 IAH 患者中使用[63-65]。需要进一步研究才能真正了解体位对 IAP 的影响。在此之前，请考虑轻度至中度 IAH 患者体位的潜在风险。

是否应该叫外科医生来床旁会诊？

该患者患有 ACS。乳酸升高提示腹部器官灌注不足。酸中毒由无氧血症、高乳酸血症和因每分通气量的减少高碳酸血症引起。该患者的病情正在向多系统器官衰竭的方向发展。患者的 AKI 已发展为急性肾衰竭。他可能需要透析以控制体液平衡。手术减压是 ACS 治疗的金标准。此时，手术减压延迟会增加患者的死亡率[53]。

患者是否有复发 ACS 的风险？

剖腹减压手术后，放置一个临时的腹部闭合装置以保护腹部内脏并容许继续扩张。如果设备的大小不足以容纳扩大的内脏，则所有患者都有 ACS 复发的风险。应继续监测膀胱压力每 4~6h 一次，直到患者临床表现稳定为止。监测肾脏灌注压力并评估患者的肾脏替代治疗的急性适应证很重要。

肠梗阻

鉴别诊断中残留量增加的意义是什么？

残留量的增加是由于管放置不当、饲管向近端胃或食管的迁移、胃轻瘫和肠梗阻。服用阿片类药物、腹部感染和肠水肿后会发生肠梗阻。胆汁性呕吐和腹胀应引起比饲管移位、肠梗阻或胃轻瘫更多的关注（框 32-4）。腹泻、无排气或排便的病史提示肠梗阻。间歇性疼痛和胆汁性呕吐提示上消化道

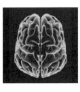

患者变为无尿，其氧饱和度降低至 92%，IAP 升高至 25mmHg。他服用了镇静药，已瘫痪。他的乳酸水平是 4，最近的动脉血气参数为 7.20/59/68/−6/94%。他的 BUN 为 22，肌酐水平是 3.4。

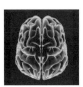

患者被带到手术室，在那里进行剖腹减压手术。胰腺未清创。开腹手术后，患者的血流动力学改善，但仍无尿。

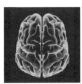
一名 45 岁的妇女在接受开颅肿瘤切除手术后第 5 天。呼吸衰竭使她的病程复杂化。患者出现腹胀和间歇性腹痛。该患者曾多次接受腹部手术治疗复发性腹疝。患者通过鼻十二指肠饲养管进食。在过去的 24h 内，她的胃残留量一直在增加。腹部检查鼓音显著。患者呕吐 200ml 胆汁。护士报告说，该患者昨天腹泻，但 24h 内没有排气或排便。

框 32-4 残留量增加鉴别诊断

- 大肠梗阻
- 小肠梗阻
- 内脏穿孔
- 便秘
- 急性阑尾炎
- 胆管炎
- 胆囊炎和胆绞痛
- 胆石症
- 憩室病
- 肠胃炎
- 食管穿孔、破裂和撕裂

梗阻而非结肠梗阻，但没有影像检查尚不清楚。当残留量 > 200ml 时应控制肠内喂养。评估肠蠕动和胃肠功能。腹部（竖直和仰卧）X 线片用于评估胃和肠的扩张。可以插入 18F 鼻胃管，以通过连续的低壁吸引来减压近端胃肠道。对患者进行肠缺血证据评估。

已获得腹部影像（图 32-5）。该患者应该接受急诊手术吗？

腹部 X 线片显示小肠有多个扩张环，提示小肠梗阻。手术要考虑小肠的临床影像和分类（表 32-6）。早期治疗绞窄小肠梗阻（< 36h）可提高生存率[66, 67]。

部分或完全梗阻基于腹部影像学证据，并且 65%～80% 的部分梗阻无须手术即可解决[68]。从 X 线片和临床评估中难以确定梗阻的程度或病因（表 32-7）。持续性腹痛是绞窄性肠梗阻患者的常见临床特征，但并非唯一特征。

有许多放射学研究和治疗方法可以帮助评估可能存在小肠梗阻（small-bowel obstruction，SBO）的患者。可在床旁行小肠灌肠，这是一种使用口服

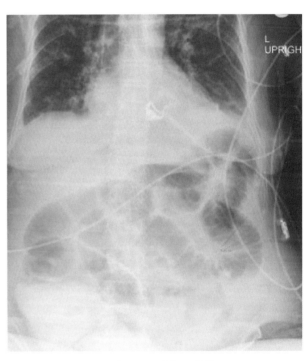

▲ 图 32-5 腹部 X 线片

表 32-6 小肠梗阻术语

梗阻类型	临床影像
部分	小肠扩张，结肠内充满气体
完全	小肠扩张，结肠无气体
简单性	梗阻，血管通畅
绞窄性	梗阻，血管供应受限，缺血

对比剂实时的影像学检查。当存在缺血或穿孔的情况下不能使用钡剂，因为钡剂进入腹腔会引起腹膜炎[69-71]。对比增强 CT 成为 SBO 评估的首选。CT扫描的敏感性和特异性为 82%～100%，可检测梗阻病因、梗阻位置、肠壁水肿、局部缺血的征象和腔外病理[71-73]。

术后粘连和疝引起 70% 的患者发生 SBO，该

表 32-7　小肠梗阻病因学

梗阻程度	病　因
管腔内	异物 胃肠结石 胆石 粪便撞击
管壁	腺瘤 平滑肌瘤 肠套叠 肠壁增厚 血肿 原发性腺癌 转移性疾病 淋巴瘤
管壁外	粘连 疝 相邻团块或集合 肠扭转

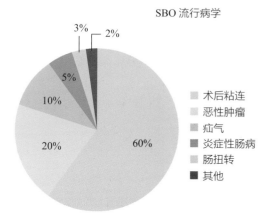

SBO 流行病学

3%　2%

术后粘连
恶性肿瘤
疝气
炎症性肠病
肠扭转
其他

5%
10%
20%
60%

▲ 图 32-6　小肠梗阻的病因和流行病学

患者已进行多次手术修复腹疝（图 32-6）。95% 的成年患者在腹部手术后会出现术后粘连 [74]。非绞窄性粘连 SBO 的常见做法是服用泛影葡胺。泛影葡胺是一种水溶性，不透射线的高渗液体口服对比剂，用于诊断和治疗黏附性 SBO。它将液体从肠壁吸入内腔，减少水肿并促进蠕动。对于可能具有黏性 SBO 的患者，通过 NGT 给予 100ml 泛影葡胺。夹紧 NGT 2h。4~12h 后再拍一次腹膜影像。如果泛影葡胺进入结肠，则 SBO 是部分梗阻。如果 6h 后泛影葡胺不在结肠，则为完全梗阻 [75]。泛影葡胺进入结肠可强烈分辨出 SBO。泛影葡胺的使用已被证明可以减少粘连性 SBO 的持续时间并减少平均住院时间 [76-80]。

肠绞窄的临床和化验特征包括腹痛强度和持续时间的增加、动脉血乳酸水平升高、血便、酸血症和血流动力学不稳定。担心为肠绞窄时，需要立即向外科医师咨询。

SBO 的并发症是什么？

诸如脱水、感染、局部缺血和穿孔等并发症可发生在 SBO 之后。管腔内部的静水压增加会压缩黏膜淋巴管，并引起肠壁淋巴水肿。

蛋白质和电解质会渗透毛细管壁。血管内容量减少引起的静脉回流减少会降低心排血量。终末器官衰竭可能随之而来。天然肠道细菌在梗阻近端增殖。菌血症和脓肿的形成是由于细菌通过微循环转移到腹腔和肠系膜淋巴结而发生的。SBO 患者的肠道可能受到损害，将接受手术治疗，应开始应用覆盖革兰阴性菌和厌氧菌的抗生素进行治疗。没有数据支持对保守治疗的 SBO 患者预防性使用抗生素治疗。

如何治疗该患者？

影像学证据表明该患者患有部分肠梗阻。可以通过保守治疗成功治愈 73%~90% 的部分肠梗阻患者（框 32-5）[68, 81]。保守治疗的持续时间各不相同，但可以持续最多 5 天。如果症状持续，则可能需要进一步的检查或手术干预（图 32-7）。

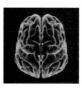

放置 NGT 后，腹部仍然扩张，患者诉疼痛。疝气不能通过体格检查来定位。给予患者泛影葡胺。

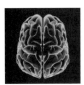

6h 后，腹部 X 线片显示结肠中的泛影葡胺。患者继续因腹胀而出现腹痛，但临床上比较稳定。

框 32-5　小肠梗阻的保守治疗

- 用 18 F 鼻胃管连续进行胃减压
- 乳酸林格液进行液体复苏
- 电解液更换
- 疼痛管理
- 经常临床重新评估肠绞窄征象
- 连续尿量监测
- 胃泌素管理

第二天早上，患者的体温为 38.5℃，心率增加到 115/min，血压下降到 95/30mmHg。值得注意的是，患者白细胞计数增加到 17000 个。

哪些情况可以解释患者临床状况的恶化?

白细胞增多，心动过速，低血压和发烧与全

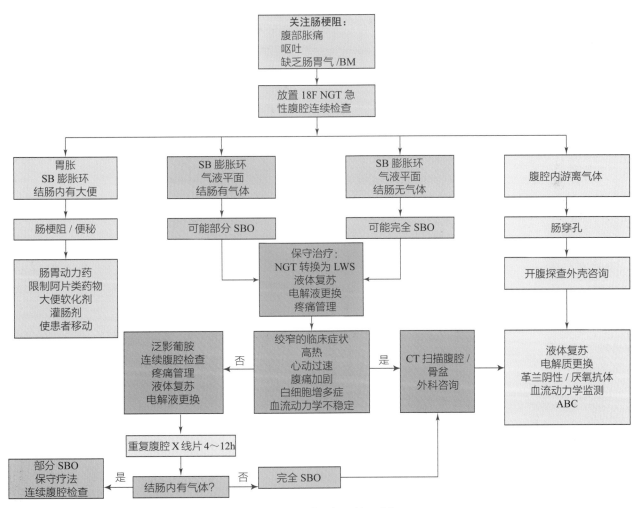

▲ 图 32-7　小肠梗阻管理路径

ABC. 气道，呼吸和循环；BM. 排便；LWS. 低壁吸力；NGT. 鼻胃管；SB. 小肠；SBO. 小肠梗阻

身炎症反应一致。应考虑诊断为绞窄性小肠、肠穿孔、腹膜炎和脓肿形成。应进行血液培养，抗生素疗法应覆盖革兰阴性杆菌和厌氧菌。应对液体疗法敏感的患者补液。应考虑中央静脉通路和通过动脉通路的直接血压监测。应当对血管加压药进行滴定，以使平均动脉血压＞65mmHg。应测量膀胱压力，因为患者有发展为 IAH 的危险。应通过腹部和骨盆的 CT 扫描进行进一步评估。

为什么该患者没有典型的阑尾炎迹象？

你该为患者手术做何准备？

对于肺部机械通气的患者，要获取病史并进行腹部检查无疑是很困难的，因为患者经常被镇静并接受镇痛药。患者在其手术过程中操作肠道时有临床恶化的风险。患者目前是贫血状态，应开放一条动脉通路。应当进行配型和交叉配血，准备 2U PRBC，因为解剖先前的粘连可能导致术中出血。

为什么怀疑是小肠梗阻？

阑尾穿孔可导致麻痹性肠梗阻。肠胃道在给予泛影葡胺时表现为部分 SBO，但不能通过保守疗法解决。阑尾破裂和腹膜炎的患者的表现可能与绞窄性肠缺血的患者相似。患有复杂的腹部病史、部分 SBO 和腹膜炎，患者应继续使用抗生素 3～5d。

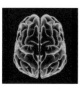

经过几轮补液治疗后，患者的血压上升到 107/64mmHg，心率下降到 96/min。口服和静脉造影的 CT 扫描显示急性阑尾炎。安排患者进行紧急剖腹探查术和阑尾切除术。

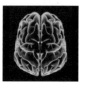

患者的手术过程不复杂。阑尾破裂，小肠和近端结肠扩张。未见肠梗阻。

！ 关键注意事项

- 胃肠道出血引起的贫血继发的血流动力学不稳定需要积极治疗，要进行体液和血液制品复苏，建立大口径静脉通路及适当的血流动力学监测。在复苏过程中可能需要使用血管加压药来维持足够的 MAP。
- 确定出血源对治疗势在必行。除了放置 NGT 外，还需要彻底的病史和体格检查。
- 肺部机械通气＞48h 的 ICU 患者，最近 12 个月内有凝血病、胃肠道溃疡病史或出血史，或有以下风险因素中的两个风险因素（即败血症、ICU 入院＞7d、隐匿性出血≥6d 或每天使用 250mg 氢化可的松或同等剂量的人具有与压力相关的黏膜损害的风险）。
- 对于上消化道出血，建议开始使用质子泵抑制药治疗。内镜止血联合 72h 使用质子泵抑制药可降低再次出血的风险，手术的需要和死亡率 [3,4]。

- EGD 可在 90% 的病例中确定出血的部位和类型，并降低出血的死亡率 [13]。
- IAH：持续的 IAP > 12mmHg（通常引起隐性缺血），而没有明显的器官衰竭。正常的 IAP 为 0～5mmHg，但随身体习性和疾病状态的不同而变化。
- IAH 的危险因素很多，包括败血症、大量复苏、腹部包块、胰腺炎、腹膜炎、体温过低和腹部手术。IAH 会增加患者的发病率和死亡率 [26-28]。
- ACS：IAH > 20mmHg，至少有一种器官功能障碍或衰竭。
- 膀胱压力测量是一种识别 IAH 和指导治疗经济，安全和准确的仪器 [32-36]。通过在 Foley 导管的注射端口上安装压力监测系统来进行测量，并且应每 4～6h 测量一次。
- ACS 的生理变化（前负荷降低，后负荷增加，胸腔内压力增加）可导致低血压，这可导致肠系膜缺血，AKI 和低氧血症。不幸的是，积极治疗通常会导致 IAH 和持续的临床恶化。
- 15mmHg 的 IAP 可能会影响 ICP，CPP 和脑血流量。胸腔内压力升高会升高中心静脉压，并减少脑血管的静脉引流。脑静脉充血会导致 ICP 升高，导致颅内高压（ICP > 20mmHg）。
- IAH 和 ICP 升高的患者应开始颅内高压的医学管理。脑损伤或 IAH 继发的颅内高压可能对药物治疗无效。剖腹减压术已显示可用于降低难治性颅内高压的颅脑损伤患者的 ICP。
- 膀胱压力升高的患者应计算 APP。根据 MAP 和 IAP 之间的差异（APP=MAP–IAP）计算 APP。血流动力学治疗的目标是 60mmHg 的 APP。IAP 为 20 mmHg 的患者，MAP 为 80mmHg 可能会维持对腹部器官（包括肾脏，肝脏和肠道）的足够灌注压力 [37, 53–55]。
- 部分梗阻与完全梗阻的术语基于腹部影像学证据，无须手术即可解决 65%～80% 的部分梗阻。绞痛性肠病的患者常有持续性腹痛的临床特征，但有不确定性。
- 增强对比度的 CT 成为 SBO 评估的首选研究。
- 术后粘连和疝气引起 70% 的 SBO。
- 非绞窄型黏合剂 SBO 的常规做法涉及胃泌素的给药。泛影葡胺是一种水溶性，不透射线的高渗液体口服对比剂，用于诊断和治疗黏附性 SBO。它从肠壁将液体吸入内腔，减少水肿并促进蠕动。
- 诸如脱水，感染，局部缺血和穿孔等并发症可继发于小肠梗阻。
- 对于肺部机械通气的患者，由于他们经常服用镇静药和镇痛药，因此很难获得病史和进行腹部检查。
- 阑尾破裂和腹膜炎的患者可能表现为肠绞窄和局部缺血。患有复杂的腹部病史、部分 SBO 和腹膜炎，患者应继续使用抗生素 3～5d。

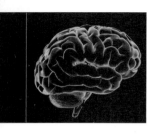

第33章 泌尿生殖系统急症
Genitourinary Emergencies

Francis Macchio **著**

张洪兵 **译**

张洪钿 **校**

大多数严重泌尿生殖系统损伤的患者需要及时的泌尿科会诊。这些患者中的大多数同时存在胸、腹部或骨盆损伤，这也需要立即进行手术评估。单纯的泌尿生殖道损伤极其罕见。因此，泌尿生殖系统创伤的初步治疗也不应是孤立的。如本书其他章节所述，一般创伤处理应在现场实施，以便识别和治疗所有危及生命的损伤。

在重症监护室，诸如外伤性肾破裂或膀胱破裂引起的尿毒症之类危及生命的损伤比单纯的外生殖器损伤更常见。尽管在急诊科中，拉链损伤或阴茎异常勃起等情况可能被视为泌尿生殖系统急症，但此类患者极少需要ICU治疗。在ICU治疗中，必须监测整个泌尿生殖系统的情况，如在ICU中，外生殖器损伤并伴有骨盆骨折的患者更为常见。及时认识和妥善处理泌尿生殖系统急症对减少并发症（包括肾功能不全、败血症、尿失禁、性功能减退、勃起功能障碍和不孕）发生率至关重要。此外，泌尿

生殖系统损伤虽不常见，但十分重要，因为它们在某些方面具有其特殊性，如哪种患者禁止应用导尿管，或者何时给予骨盆损伤患者外生殖器治疗处理。

最后，重要的是，即使人体和医学被分解成不同系统，比如泌尿生殖系统，它们之间也有相当多的重叠。许多与泌尿生殖系统相关的话题在本书的其他章节也有涉及，如肾衰竭和败血症的处理。

泌尿生殖系统的基本解剖组成

上泌尿道由肾脏和输尿管组成。由于肝脏的位置，右肾比左肾低。肾脏所处的位置较深，被下肋骨、背部肌肉组织和会阴脂肪所保护，因此肾脏损伤往往需要较强的外力。输尿管从腰肌前部的肾盂进入膀胱后部的三角区，肾脏和输尿管均属于腹膜后位器官。

下泌尿道由膀胱、尿道和外生殖器组成。膀胱是一个中空的器官，当其空虚时，膀胱在骨盆下

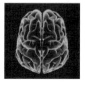

患者男，45岁，车祸外伤。既往有高血压病史，其受伤时未系安全带，但安全气囊有效打开。标准的高级创伤生命支持已经启动。患者醉酒态，神志不清，给予气管插管以保持呼吸道通畅。最初的生命体征为心率102/min、血压115/75mmHg。体格检查未见明显外伤或腹胀。患者左侧和背部有明显的瘀伤，导尿管置入顺利，最初的尿液收集显示没有血尿。插管后胸部X线片显示左侧第11、12肋骨骨折，左侧轻度肺挫伤。值得注意的是，尽管进行了积极的液体复苏，患者的心率仍为112/min，血压100/60mmHg。行胸部、腹部和骨盆计算机断层增强扫描，结束时，患者心率125/min，血压75/48mmHg。CT扫描结果显示左侧Ⅳ级肾裂伤。

部，相对来说受到较强保护。然而，当尿液充盈时，膀胱可能膨胀到脐的水平，容易受外力损伤。男性尿道穿过前列腺，分为前尿道和后尿道，女性尿道比男性尿道更短，更直。男性外生殖器由阴茎、睾丸、阴囊和射精系统组成。女性外生殖器由阴道、外阴、大阴唇、小阴唇和阴蒂组成[1]。

肾损伤的原因是什么？

肾脏是泌尿生殖系统中最常见的损伤器官。肾损伤约占所有创伤的1%～5%[2]。如上所述，伤害肾脏需要较强的外力。因此，一般可伴发其他腹腔内损伤。90%～95%的肾损伤是钝性损伤，如机动车事故、跌倒、直接殴打、下肋骨骨折和自行车事故。最严重的是涉及减速力量的损伤，这可能导致肾蒂撕脱或肾动脉剥离[1]。其余的肾损伤见于穿透性损伤，此类损伤往往更为严重，常伴其他器官损伤，通常也导致较高的肾切除率[3]。需要特别注意的是，预先存在肾脏疾病会增加创伤后肾损伤发生率[4]。美国创伤外科协会器官损伤分级委员会提出了一套肾损伤严重程度分级量表（表33-1）[5]。

肾损伤的初步评估

位于腹膜后位的器官（如肾脏）损伤可能很

表33-1 美国创伤外科学会肾损伤严重程度分级量表

等 级	类 型	描 述
I	肾挫伤 血肿	镜下或肉眼血尿，尿道检查正常 肾被膜下血肿，无扩大趋势，无实质撕裂伤
II	血肿 肾裂伤	肾周血肿，无扩大趋势，局限于肾后腹膜 肾皮质撕裂深度＜1cm，无尿外渗
III	肾裂伤	肾皮质撕裂伤＞1cm，未见集合系统损伤或尿外渗
IV	肾裂伤 血管损伤	实质撕裂伤延伸至肾皮质、髓质和集合系统 肾动脉或静脉损伤伴出血
V	肾裂伤 血管损伤	肾全层裂伤 肾门撕脱，肾脏血液断流

经授权引自 Santucci RA, McAninch JW, Safir M, et al. Validation of the American Association for the Surgery of Trauma organ injury severity scale for the kidney. J Trauma. 2001;50(2):195–200.

难识别，因为传统体检难以触及该区域，且这些损伤可能不会出现典型腹膜炎的症状和体征。潜在肾损伤的临床症状是非特异性的，可能包括疼痛、瘀伤、腹部或侧翼压痛、后肋骨或脊柱骨折、血尿、其他器官损伤或休克。值得注意的是，血尿程度可能与损伤程度无关[6]。例如，输尿管肾盂连接处破裂、肾蒂损伤或节段性动脉血栓形成等损伤可在无血尿的情况下发生[7]。另外，既往有肾脏疾病的患者肉眼血尿程度较高，其他腹部器官的相关损伤发生率较低，肾脏更容易受到低速撞击伤[8]。

在血流动力学稳定的钝性和穿透性肾损伤患者中，CT扫描加静脉造影是鉴别和分期的首选方法。其提供了整个肾脏周围区域的图像，特别是腹膜后和其他邻近器官，可以识别任何先前存在的病变[9]。一般而言，CT扫描已取代静脉肾盂造影，可确诊未累及输尿管的可疑肾损伤。X线片可识别肋骨、脊柱或骨盆骨折等损伤，如前所述，这些损伤可能与肾损伤有关。

手术适应证是什么？

除肾破裂，严重肾血管撕裂或是严重肾功能损害，泌尿生殖系统创伤很少危及生命。正如本书其他章节所述，与所有的创伤情况一样，对患者的初步筛查的重点是识别和处理任何潜在的危及生命的损伤。休克、血压不稳定或持续出血是紧急手术探查的指征[10]。此时，延迟手术以获得患者的影像检查结果对患者不利。此外，应特别注意穿透性肾损伤，特别是刺伤和枪伤。此类患者中，如果临床怀疑肾损伤或有血尿，应强烈推荐手术治疗[11]。在肾血管损伤中，肾切除术是首选治疗方法，除非患者仅有一侧肾或存在双侧损伤[12]。大多数IV级或V级肾损伤患者存在严重的并发损伤，因而肾探查率较高[13]。对于血流动力学稳定的患者，可采用介入放射学动脉造影结合选择性肾栓塞来控制出血[14]。

术后需要注意的问题和并发症有哪些？

早期并发症包括出血、感染、脓肿、败血症、尿瘘、高血压、尿外渗和尿性囊肿。晚期并发症一般发生于4周左右，包括出血、肾积水、肾结石、肾盂肾炎、高血压、动静脉瘘和假性动脉瘤。如果危及生命的并发症，如出血或败血症，应立即按照其他章节中的说明进行处理。稳定出血和假性动脉瘤可经介入手术选择性栓塞治疗[15]。肾周脓肿可经皮引流。任何并发症都可能需要二次手术。此外，急性肾衰竭也可能发生，最常见于血流动力学不稳定的患者。

肾损伤患者非手术治疗方法

对于血流动力学稳定的患者，卧床休息和补液支持治疗是首选的非手术方式，可以降低肾切除率且不增加风险[16]。一般而言，Ⅰ级和Ⅱ级肾损伤可以通过这种方式来处理。一些研究也提倡对Ⅲ级损伤患者采取此种治疗方法[17]。

输尿管损伤的原因是什么？

输尿管体积小，可活动，位置相对受保护，因而损伤较少。大多数输尿管损伤（75%）是医源性的，一般发生在泌尿外科、普通外科或妇科手术中。其次是钝性损伤（18%）：最常见的是由 MVA 或跌倒引起的减速力性肾盂输尿管连接处撕裂。其余输尿管损伤见于穿透性损伤（7%）[1]。AAST 提出了一套输尿管损伤严重程度分级系统（表 33-2）[18]。

输尿管损伤的初步评估

所有穿透性腹部损伤和钝性损伤均应考虑输尿

表 33-2 美国创伤外科学会输尿管器官损伤严重程度量表

等　级	描　述
Ⅰ	仅有血肿
Ⅱ	撕裂程度＜ 50% 输尿管周长
Ⅲ	撕裂程度＞ 50% 输尿管周长
Ⅳ	完全撕裂，断流＜ 2cm
Ⅴ	完全撕裂，断流＞ 2cm

经授权引自 Moore EE, Cogbill TH, Jurkovich MD, et al. Organ injury scaling Ⅲ :chest wall, abdominal vascular, ureter, bladder and urethra. J Trauma. 1992;33(3):337–339.

管损伤。严重的腹部损伤也常导致输尿管损伤。值得注意的是，与肾损伤一样，血尿程度在输尿管损伤患者中并不一致。约 25% 的患者尿常规检查结果是正常的[19]。同样，类似于肾损伤，输尿管损伤的症状和体征也可能模糊不清。医生往往在患者出现发热、侧腹疼痛和可触及的侧腹肿块出现后，才能发现输尿管损伤。

输尿管损伤的初步诊断可能很困难。当 CT 扫描用于鉴别肾损伤时，也可用于鉴别输尿管损伤。需要注意的是，必须留出足够的时间使肾脏排出静脉对比剂。当延迟图像不能明确输尿管损伤时，可以使用静脉肾盂造影术，尽管其灵敏度范围有很大差异。术中一般可以直接检查输尿管。当诊断不明确时，逆行肾盂造影也可提供帮助[19]。

如何处理输尿管损伤？

部分撕裂可以通过输尿管支架置入或输尿管造瘘来处理。Ⅲ级以上的损伤可以通过手术进行清创、支架置入和重建来修复。具体的重建修复取决于损伤的性质和部位[20]。

膀胱损伤的原因是什么？

膀胱损伤可由钝性损伤（67%～86%）或穿透性损伤（14%～33%）引起[21]。膀胱破裂最常见于多发性钝性损伤的患者，尤其是 MVA 之后。大多数患者因钝性损伤致膀胱破裂都与骨盆骨折有关[22]。膀胱损伤的程度与撞击时的膀胱充盈程度有关[23]。当膀胱空虚时，其相对受保护程度较高，除骨盆骨折外，很少损伤。当尿液充盈时，膀胱可能延伸至脐平面，容易受到钝性创伤。不幸的是，酒驾时，患者极易发生钝性损伤，膀胱也往往充盈[24]。AAST 提出了膀胱损伤严重程度分级量表（表 33-3）[18]。

膀胱损伤的初步评估

膀胱损伤的症状和体征包括下腹痛，血尿，排尿障碍，耻骨上瘀伤，阴囊、会阴、腹壁或大腿肿胀。钝性损伤致骨盆骨折合并血尿的患者需要立即

表33-3 美国创伤外科学会膀胱损伤严重程度量表

等 级	类 型	描 述
I	血肿	挫伤，壁内血肿
I	裂伤	非全层裂伤
II	裂伤	腹膜外膀胱壁裂伤＜2cm
III	裂伤	腹膜外（＜2cm）或腹膜内（＜2cm）膀胱壁裂伤
IV	裂伤	腹膜内膀胱壁裂伤＞2cm
V	裂伤	腹膜内或腹膜外膀胱壁裂伤，延伸至膀胱颈或输尿管口

经授权引自Moore EE, Cogbill TH, Jurkovich MD, et al. Organ injury scaling III: chest wall, abdominal vascular,ureter, bladder and urethra. J Trauma. 1992;33(3):337-339.

表33-4 美国创伤外科学会尿道损伤严重程度分级量表

类 型	描 述	表 现
I	挫伤	尿道口滴血，尿道造影正常
II	牵拉伤	尿道造影显示尿道延长，无外渗
III	部分中断	损伤部位对比剂外溢，膀胱可见对比剂
IV	完全中断	损伤部位对比剂外溢，膀胱未见；＜2cm尿道分离
V	完全中断	完全横断，尿道分离＞2cm，或累及前列腺或阴道

经授权引自Moore EE, Cogbill TH, Jurkovich MD, et al. Organ injury scaling III : chest wall, abdominal vascular,ureter, bladder and urethra. J Trauma. 1992;33(3):337-339.

进行膀胱造影[25]。逆行膀胱造影一般为膀胱损伤评估的首选方法[26]。膀胱必须充分充盈，以确保可观察到对比剂外渗。逆行CT膀胱造影也可以使用，但有其局限性[27]。静脉肾盂造影、血管造影、超声和CT平扫一般不足以评估外伤后膀胱损伤[28]。

如何处理膀胱损伤？

膀胱损伤治疗的主要目标是使膀胱完全减压。这样做有助于减小膀胱壁张力以促进愈合。放置导尿管前必须排除尿道损伤。即使患者存在广泛的外渗，也只能通过引流进行处理。穿透性损伤、骨卡压或膀胱颈损伤均需手术治疗[29]。在诊断膀胱损伤时，还应考虑是否有其他腹部脏器损伤。

尿道损伤的原因是什么？

尿道损伤很少见，占所有泌尿生殖系统损伤的比例不到1%。男性前尿道损伤可由直接击打、骑跨损伤、器械伤或阴茎骨折引起。后尿道损伤往往见于骨盆骨折患者，通常由MVA引起。后尿道最薄弱的部位是球膜连接处，大部分后尿道破裂发生于此。从解剖学角度来看，女性尿道损伤并不常见。总的来说，约6%的女性患者在骨盆骨折时伴有尿道损伤，男性患者高达25%。骨盆骨折程度对尿道损伤的发生率也有影响[30]。AAST提出了一个

尿道损伤严重程度分级量表（表33-4）[18]。

尿道损伤的初步评估

排尿疼痛或不能排尿一般提示尿道损伤。如果尿道口或血肿处没有血液的患者不太可能发生尿道损伤，此种情况下可以通过膀胱导尿排除。但是，如果在尿道口有滴血，则必须行尿道造影，不能尝试导尿。对于生命体征不稳定的患者，可以谨慎尝试，但如果遇到任何困难，则应立刻中止[31]。如果在放置完导管后怀疑有尿道损伤，则导管应保持原位。尿道损伤患者血尿程度不具有特异性，甚至在全横断的患者中也可能没有血尿[32]。前列腺未触及、畸形或肿大松软可能与后尿道断裂有关。在这种情况下，前列腺会从盆腔离断并向上移动，血液充满原前列腺的解剖位置。尿道损伤患者必须行直肠和阴道检查，以免遗漏相关的损伤或机制。逆行尿道造影是评估尿道的首选检查方法，在插入导尿管之前怀疑有尿道损伤时更应谨慎。

尿道损伤如何处理？

I型尿道损伤不需要治疗。II型和III型损伤可以通过耻骨上膀胱造口术或导尿来处理。对于IV型和V型损伤和穿透性损伤，考虑进行内镜重新定位或手术探查[1]。

外生殖器损伤的原因是什么？

在重症监护病房，外生殖器的单独损伤是极为罕见的。这种类型的损伤大多是由钝性机制造成，如直接打击、高处坠落、运动事故、骑跨损伤、MVA或性交时损伤。阴茎断裂通常发生在勃起的阴茎突然过度弯曲时，通常见于性交或直接打击。阴囊钝性损伤可引起阴囊血肿、睾丸破裂或外伤性移位[33]。外生殖器的穿透性创伤常常与其他器官的复杂损伤相关，如骨盆骨折，此类患者往往需要ICU治疗。

外生殖器损伤的初步评估

女性外生殖器受伤，需考虑到人身攻击的可能。需要进行彻底的阴道和涂片检查[34]。与尿道损伤一样，血尿往往提示需要逆行尿道造影。外生殖器损伤时，局部疼痛和肿胀一般比较明显[35]。对于男性患者来说，超声在睾丸外伤中的诊断结果可能并不理想，如果诊断不明确，建议手术治疗[36]。

如何处理外生殖器损伤？

局部血肿和外生殖器肿胀可用冰袋和布洛芬等非甾体镇痛药治疗，每6～8小时口服400～800mg，24h不超过3.2g。对于阴茎断裂、积血、睾丸破裂、睾丸移位或外生殖器穿透性损伤患者，应实施手术治疗。

为什么这些损伤在重症监护室很重要？

粗略地看，生活中每10个入院接受创伤治疗的外伤患者中就有1人会遭受泌尿生殖系统损伤。这些损伤绝大多数是钝性损伤。除罕见的肾破裂或肾大血管破裂严重出血外，泌尿生殖系统损伤很少对生命构成威胁。然而，及时发现和处理泌尿生殖系统损伤可将并发生发病率降到最低，包括尿失禁、勃起功能障碍、败血症和肾衰竭等轻重不同的疾病。在所有的泌尿生殖系统损伤中，除了那些危及生命的损伤外，对患者预后影响最大的一般是后尿道的损伤。这些损伤可能导致终生并发症，不仅

危及排尿和尿控能力，而且可能影响生殖能力[37]。

表33-5概述了针对每种泌尿生殖器官损伤的不同诊断方法[1]。如上所述，这些诊断方法必须在血流动力学稳定的条件下进行。如果临床医生怀疑患者有生命危险，进行这些诊断检查的同时不应延误对损伤的紧急外科治疗。

表33-5　泌尿生殖系统创伤诊断方法概述

损伤部位	首要检查方法	次要检查方法
肾损伤	CT增强扫描	静脉肾盂摄影 血管造影术 磁共振成像
输尿管损伤	CT增强扫描和延迟造影	静脉肾盂摄影 逆行性肾盂摄影
膀胱损伤	逆行膀胱造影	计算层析膀胱造影术
尿道损伤	逆行尿道造影	磁共振成像 尿道镜检查 经耻骨弓上内镜检查
外生殖器损伤	体检	超声检查 逆行尿道造影

经授权引自 Lynch TH, Martinez–Pineiro L, Plas E, et al. EAU guidelines on urological trauma. Eur Urol. 2005;47:1–15.

急性尿潴留的原因是什么？

急性尿潴留是泌尿外科最常见的急症。它常常继发于梗阻。在60岁以上的男性中，梗阻通常是由良性前列腺增生引起的[38]。框33-1列出了急性尿潴留的原因，在某些情况下，尿潴留是多种病因的结果[39, 40]。

哪些药物会导致急性尿潴留？

在ICU广泛使用的抗胆碱能和交感神经药物是与急性尿潴留有关的两种主要药物[41]。此外，阿片类药物也可以通过减少逼尿肌收缩和膀胱感觉导致尿潴留[42]。甲基纳曲酮是一种作用于外周的阿片类受体拮抗药，常用于治疗阿片类药物引起的便秘，目前正在研究其对阿片类药物引起的尿潴留的治疗作用[43]。框33-1列出了与急性尿潴留相关的药物类别[40]。

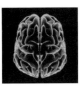

患者男，72岁，经过选择性开颅手术切除脑膜瘤术后入神经重症监护病房。既往病史有高血压，非胰岛素依赖型糖尿病并应用二甲双胍和格列吡嗪治疗，前列腺增生且经尿道前列腺电切术后2年。该患者术后第1天拔管困难。拔管后，心率为65/min，血压115/75mmHg，中心静脉压12mmHg。除常规用药外，给予患者静脉注射氢吗啡酮自控镇痛以行疼痛控制。该患者每小时至少使用3次。当天晚些时候，主管医生予以拔出尿管处理，并计划第2天将其送到神经外科手术室。在术后第二天早上，转交接患者时，护士提示，自从14h前拔除尿管后，患者多次尝试小便未能排尿。患者产生焦虑情况，夜间医生予以2mg咪达唑仑处理。目前患者血肌酐1mg/L，与手术前的相同，心率72/min，血压130/90mmHg，中心静脉压12mmHg。

框33–1 急性尿潴留的病因

良性前列腺增生
外伤
便秘
前列腺癌
手术
尿道狭窄
神经功能障碍
药物 抗胆碱能药、交感神经药、阿片类药物、抗抑郁药、抗心律失常药、抗帕金森药、激素、抗精神病药、抗组胺药、肌肉松弛药
感染
尿石病
心理问题
恶性肿瘤
脊髓受压
包皮过长
盆腔肿瘤
尿导管错位或阻塞
糖尿病性神经疾病
脑血管意外

经授权引自 Murray K, Massey A, Feneley RC. Acute urinary retention–a urodynamic assessment. Br J Urol.1984;56:468–473; and Curtis LA, Dolan TS, Cespedes RD. Acute urinary retention and urinaryincontinence. Emerg Med Clin North Am. 2001;19:591–619.

如何评估急性尿潴留？

顾名思义，急性尿潴留表现为突发排尿困难，常伴有腹部或耻骨上不适，并伴有整体的压迫感[44]。患者血清肌酐往往没有变化，因为此疾病通常在几个小时内迅速发展。需要考虑的重要病史包括血尿、排尿困难、既往病史、肿块、手术放疗和药物治疗。体格检查时，膀胱过度充盈且有触痛。急、慢性尿潴留的一个主要区别是，慢性尿潴留通常是无痛的。此外，应常规进行直肠指诊。女性还应进行阴道检查。如果怀疑有神经损伤，应完成神经系统检查来评估下肢功能，包括反射、力量和感觉。进一步的检查应建立在病史和体检的基础上，如超声或CT扫描可识别可疑肿块、行血常规以筛查潜在感染。有趣的是，因为在急性尿潴留的情况下，前列腺特异性抗原常常升高，但是其诊断价值较小[45]。

如何处理急性尿潴留？

治疗的目的是经尿道导尿以尽快膀胱减压，同时治疗潜在的原发病。尿脓毒症和肾衰竭是最令人担心的并发症，尤其是在重症监护病房。通常使用14～18号导尿管。在处理良性前列腺增生（急性尿潴留的最常见原因）时，可能需要更大更硬的导尿管。如果患者的尿道有既往损伤，并且可能有瘢痕组织，那么在处理这些患者时，可能需要更小、更灵活的导尿管[40]。与尿道损伤一样，此类患者往往不必行手术治疗，但需要泌尿科的专业知识来判断。如果患者经尿道置入导尿管不顺利，可能需要泌尿科医生放置耻骨上导管[46]。在紧急情况下，也可能需要耻骨上膀胱穿刺。尿道导管和耻骨上导管各有优缺点（表33-6）[46, 47]。无论采用何种方法，对大多数患者来说，快速、彻底的膀胱减压是安全、有效的治疗方式。治疗后患者虽然可能发生血尿、低血压等情况，但在基础条件较好的患者中极为少见。然而，对于低血容量和危重病患者来说，应提前预防这些情况的发生[45]。未有指南提出需要预防性应用抗生素。泌尿科医师在留置导尿管的时间上存在差异，从立即拔出到2周不等[48]。α受体拮抗药通过放松膀胱颈平滑肌，起到缓解良性前列腺增生引起的机械性梗阻。男性急性尿潴留置管后，如果用坦索洛辛治疗，可以使患者得到更好的治疗，而且降低重复导尿情况[49]。

进一步的治疗，包括对反复发作患者的内科和外科治疗，一般由泌尿科负责，可能会在重症监护病房之外进行。大多数发生急性尿潴留的男性患者会有反复发作。治疗的关键是纠正潜在的病因。对于有中度前列腺增生症状的男性，经尿道前列腺切除术治疗成功率较高，且在改善泌尿生殖系统症状方面比其他治疗方法更为有效[50]。前列腺切除术很少用于治疗因前列腺问题而引起的急性尿潴留，而且急症手术后患者发生并发症的风险往往较高。建议在急性尿潴留发作后至少等待一个月[51]。

急性阴囊疼痛的原因是什么？

急性阴囊疼痛可能由睾丸扭转、阑尾扭转、附睾炎、腹股沟疝、直接外伤、腮腺炎和特发性水肿引起。其中，睾丸扭转最为严重。如果睾丸的下极固定不充分或缺失，睾丸可能会在睾丸索上扭曲，而精索是睾丸血管的所在。因此，此情况下，睾丸可能因动脉血流量减少和静脉流出道阻塞而产生缺血。疼痛通常在体育活动中突然出现，常伴有恶心和呕吐。急性阴囊疼痛常见于新生儿和青春期后男性患者[52]。

急性阴囊疼痛的评估是什么？

临床诊断最为重要，因为治疗时间对预后影响巨大。一般来说，由于精索的旋转和缩短，受累的睾丸会肿胀、升高。睾丸扭转通常是横向扭转而非纵向。受影响的一侧睾提肌反射消失。正常情况下，睾丸会在体格检查触及同侧大腿上部时上升。在扭转时，精索由于旋转已经缩短，无法进一步上升。值得注意的是，此反射在阑尾睾丸扭转和附睾炎时可能是正常的[53]。彩色多普勒超声可以明确睾丸扭转诊断，并排除阑尾扭转或附睾炎[54]。

如何处理睾丸扭转？

发生睾丸扭转时应立即手术探查。睾丸通常在

表 33-6　比较经尿道导尿与经耻骨上导尿治疗急性尿潴留的优点[46, 47]

经尿道	经耻骨上
操作简单	更舒适
没有肠穿孔的风险	尿路感染风险小
较常用	括约肌功能障碍风险小
	无尿道狭窄危险
	患者仍然能够排泄

经授权引自 Ichsan J, Hunt DR. Suprapubic catheters: A comparison of suprapubic versus urethral catheters in the treatment of acute urinary retention. Aust NZ J Surg. 1987; 57: 33–36; and Horgan AF, Prasad B,Waldron DJ, et al. Acute urinary retention. Comparison of suprapubic and urethral catheterization. Br J Urol. 1992; 70: 149–151.

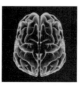

患者男，21岁，大学生运动员，突发阴囊剧痛。自诉始于团队操练。否认既往相关疾病。初始生命体征：心率96/min、血压135/85mmHg。体格检查：患者阴囊肿大，极其柔软。可见左侧睾丸高于右侧睾丸。

12h 后发生不可逆损伤。处理间隔时间较长可能会导致睾丸梗死，并因此被迫实施睾丸切除术[55]。手法睾丸复位是另一种选择，尤其是在不能实施手术的时候。一般而言，睾丸向内侧旋转，因此，可通过向大腿外侧旋转来解除睾丸扭转。此法可减轻疼痛，恢复纵向定位，但需通过多普勒检查明确睾丸是否恢复正常动脉供血。此外，为了固定睾丸和排除任何残余的扭转情况，一般仍然需要手术治疗[56]。

！ 关键注意事项

- 当患者遭受外伤时，泌尿生殖系统很少单独损伤，一般伴发于相关的腹部和盆腔损伤，且这些损伤可能更加严重，需要立即进行外科评估。
- 在对危及生命的损伤进行评估和处理之后，及时发现和适当治疗泌尿生殖系统损伤对减少相关的泌尿生殖系统并发症发病率至关重要。大多数有严重泌尿生殖系统损伤的患者需要紧急的泌尿外科会诊。
- 血尿是泌尿生殖系统潜在损伤的重要标志。然而，血尿的程度与损伤的严重程度无关，在某些情况下即使严重受伤，也可能不会出现血尿。
- 外科手术是治疗所有泌尿生殖系统创伤的金标准，尤其是对血流动力学不稳定的患者（如穿透性创伤患者）。在血流动力学稳定的患者中，正确的影像学检查是进一步治疗的关键。
- 肾脏是泌尿生殖系统中最常受损的器官，有既往肾脏疾病的患者更易受影响。输尿管损伤通常是医源性的。膀胱和尿道损伤与骨盆骨折高度相关。在处理外生殖器创伤时，必须始终考虑人身攻击的可能性。
- 急性尿潴留是最常见的泌尿外科急症。尿毒症和肾衰竭是主要并发症。良性前列腺增生和先前尿道内固定术后的患者发病风险最高。ICU 常用药物也可导致急性尿潴留。
- 经尿道导尿以行膀胱减压是处理急性尿潴留的有效方法。当经尿道导尿难以实施或有风险时，可能需要耻骨上导管置入。导尿术后，患者可能出现血尿、低血压和梗阻后利尿，在低血容量或危重患者中必须提前预防。
- 睾丸扭转是急性阴囊疼痛和肿胀的最严重原因。必须尽快进行临床或超声诊断。受影响的睾丸在 12h 后将发生不可逆转的损伤。虽然手动复位可以暂时纠正这个问题，手术仍是最终的治疗方法。

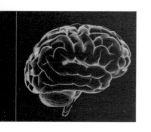

第34章　急诊超声
Critical Care Ultrasound

Oliver Panzer　Wolf Benjamin Kratzert　著

黄　庆　译

张洪钿　校

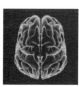

患者男，64 岁，因腹痛及间歇性发热两天入院，予以腹腔镜胆囊切除术。术后第一天，患者出现低血压，少尿。其血压、心率和尿量在输注 3L 乳酸林格液后未见增加。其心电图显示窦性心律 120/min，血压 89/45mmHg，中心静脉压 12mmHg。予以气管插管，机械通气处理。假设你在术后麻醉恢复病房，住院医生请你指导进一步治疗。

容量反应性

超声检查应如何评估容量反应性？

重症监护医师需评估患者的容量反应性，以确定液体复苏是否会增加患者的每搏量和心排血量。一般而言，通常采用心脏充盈时的静态参数，如中心静脉压或肺动脉阻塞压，作为评估患者容量状态的替代指标。临床医生也可通过超声心动图参数（如左心室舒张末期容积或估算的充盈压力）来评估容积状态。然而，这些传统参数大多数对容积反应性的预测很差，因为 Frank-Starling 力、心肺相互作用，以及收缩压、舒张压、腹内压和胸腔内压的变化均会影响患者对前负荷的反应[1-4]。

如果患者位于 Frank-Starling 曲线的陡峭阶段，增加前负荷将增加每搏量（容量反应性）。另外，如果患者处于 Frank-Starling 曲线的平缓阶段，则前负荷的增加不仅不会增加每搏量，甚至可能会减少每搏量（无容量反应性）。

与静态测量相比，动态参数辅助的容量评估可

识别正压通气患者胸腔内压力变化，尤其是呼吸性变化（图 34-1 和图 34-2）。这些变化在低血容量患者中尤其重要，可通过动脉压波形识别。在机械通气正压呼吸过程中，右心室（RV）每搏量下降有两个主要原因。首先，由于胸腔内压增加导致静脉回流减少，RV 的前负荷降低。其次，由于肺毛细血管受气压压迫，RV 的后负荷随之增加。同时，机械通气时，随着肺毛细血管受压和血液由右向左推挤，左心室（LV）静脉回流增加。因此，在机械吸气过程中，左心室每搏量增加。在 2～3 个心动周期（呼吸周期）后，由于上述原因，右心室每搏量和心排血量的减少，左心室每搏量下降。机械通气的呼气期则相反。当患者血容量越来越低时，这种关系会被进一步增强，表现为从吸气到呼气的动脉线波形变化。

动态参数，如动脉压变化，收缩压变化和脉搏波形分析，可以通过动脉血压描记评估。可以用超声心动图或经食管多普勒超声来评估每搏量（SV）的变化。

为了用超声心动图评估呼吸周期的每搏量变

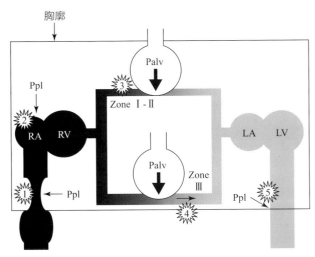

▲ 图 34-1 低血容量患者机械通气时的心肺相互作用

RV 前负荷降低是因为胸腔内压升高（1）压迫 SVC 和（2）RA，而（3）RV 后负荷在上肺区（Ⅰ区和Ⅱ区）增加。（4）在肺特定区域（Ⅲ区），肺静脉受到挤压，血液被推挤入 LA。（5）胸膜压升高最终降低 LV 后负荷。LA. 左心房；LV. 左心室；Palv. 肺泡压；Ppl. 胸膜压；RA. 右心房；RV. 右心室；SVC. 上腔静脉

经授权引自 Michard F. Changes in arterial pressure during mechanical ventilation. Anesthesiology. 2005;103(2):419–428.

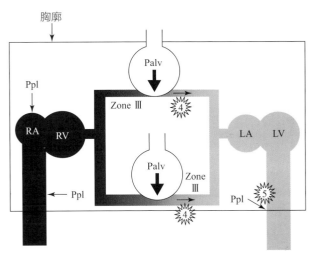

▲ 图 34-2 机械通气时高血容量患者的心肺相互作用

腔静脉和 RA 充盈良好，此时顺应性和可压缩性较差。因此，胸膜压的变化对其影响较小。肺毛细血管床主要与Ⅲ区一致，故左前负荷随着吸气的增加（4），LV 后负荷随着胸膜压的增加而降低。LA. 左心房；LV. 左心室；Palv. 肺泡压；Ppl. 胸膜压；RA. 右心房；RV. 右心室

经授权引自 Michard F. Changes in arterial pressure during mechanical ventilation. Anesthesiology.2005;103(2):419–428.

化，可在心尖五室图中使用频谱多普勒函数。一旦获得多普勒信号，就可以测量 SV 在吸气末和呼出末的 VTI 或 Vmax。VTI 百分比变化使用以下公式计算：

$$\Delta VTI = VTI_{max} - VTI_{min} / (VTI_{max} + VTI_{min}/2)$$

$$V_{max} = V_{max} - V_{max} / (V_{max} + V_{max}/2)$$

在脓毒性休克患者中，$\geq$ 12% 的 ΔV_{max} 可以预测容积反应性 [5]。

测量 IVC 变化是另一种无创且易于实施的动态测量方法 [6-8]。

IVC 将 80% 的静脉血回流到右心房（RA）。IVC 的一小段穿过胸腔，连接在右心房的下侧。腔静脉是扩张性较强，因此其直径取决于内部膨胀压力和外部压缩压力。胸腔静脉的直径由右心房压减去胸膜压决定。在机械通气过程中，胸膜压越大，腔静脉塌陷的可能性越大。随着右心房压的升高，塌陷的可能性变得更小。这种关系可以通过评估内径和呼吸相位变化来评估。IVC 直径变化程度越大，患者对液体负荷的反应越有可能与 SV 和 CO 的增加有关。区分应答者和无应答者的截止值取决于使用的方法：12% [使用（IVC 最大直径 -IVC 最小直

径）/ 平均直径][7] 或 18% [使用（IVC 最大直径 -IVC 最小直径）/IVC 最小直径][8] 机械通气时 IVC 呼吸变异性。

上腔静脉（SVC）的呼吸变异性也可预测容量反应性。在一项对 66 例应用机械通气的脓毒症患者研究中，SVC 变异性大于 36% 时可预测容量反应性相关的血流动力学变化，敏感性和特异性分别为 100% 和 90%[9]。然而，该成像仅可通过经食管超声心动图获得，因此可能应用受限。IVC 成像的优点是即使未经超声心动图培训，医生也能轻松完成该成像 [10]。

如何获得所需的超声图像？在哪里测量？

患者应该取合适的体位。评估下腔静脉时，患者应取仰卧或半卧位。双腿弯曲以减少腹壁张力。为了得到良好的超声波图像，在皮肤表面和超声探头之间必须有足够的超声凝胶。这是因为空气会限制超声波的传播，使图像质量降低。

正确定位探头亦很重要。每个超声探头的一侧均有一个索引标记，该标记在任何时候都对应于超

声机上屏幕标记的一侧（图 34-3 和图 34-4）。建议使用统一的方向。

ICU 常用两种探头。线阵探头（图 34-5A）分辨率高，但是穿透力有限（最多 9cm）。相控阵探头（图 34-5B）接触面积较小，但可以产生较高帧频的超声波来分析活动性较强的器官，如心脏，此外，相控阵探头还可探查深部组织。

由于下腔静脉位于腹腔深处，因此需使用相控阵探头（图 34-5A）。涂抹超声凝胶后，将探头沿纵向平面放置于患者腹壁正中偏左，并稍倾斜。此时可获得一个人体切面图。从上到下，肝左叶具有均匀的纹理，呈低回声（灰色），在肝实质的正下方，可看 IVC 的纵向剖面，呈无回声（黑色）。通

肝静脉从肝实质汇入膈下 IVC 是识别 IVC 的一个解剖标志。下腔静脉穿过膈肌进入右心房。膈肌图像是一条新月形的高回声（非常白）线，随呼吸移动。膈肌是分隔腹腔和胸腔的标志。如果 IVC 未在屏幕显示，将探头向左或向右倾斜，可调整图像进入视野。下腔静脉与腹主动脉距离较近，需要互相鉴别。主动脉通常较深，位于患者的左侧。此外，主动脉通常有清晰的高回声结缔组织层，可以此区分肝脏后壁和主动脉前壁，IVC 往往直接毗邻肝实质（图 34-6）。下腔静脉壁比主动脉壁薄，但两者均可见搏动。

另一种方法是将超声探头置于患者右腋前线，从更外侧的位置观察下腔静脉。将超声波束指向患

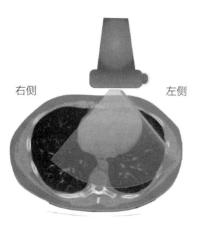

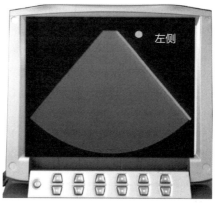

◀ 图 34-3　探头标记与屏幕标记在横断面上的相关性。患者的左侧与屏幕的右侧相对应

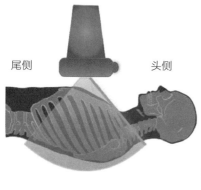

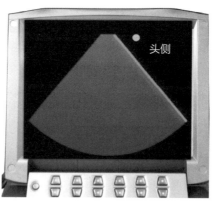

◀ 图 34-4　探头标记与屏幕标记在纵向平面上相关性。患者的头部与屏幕右侧相对应

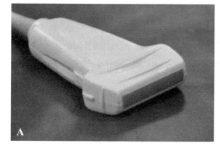

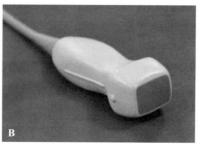

◀ 图 34-5　A. 线阵探头，5～10MHz；B. 相控阵探头，3～5MHz

者脊柱的内侧（探头标记指向纵轴头侧）（图34-7）。超声波束将穿过右肝叶，使邻近肝实质的下腔静脉成像。

一旦识别出IVC，可以通过时间-运动模式或M-模式评估呼吸周期IVC变化。该模式将实时图像作为时间函数进行分析，沿一条直线（M模式光标）进行分析，使动态变化显示在静态图像上。通常，图片由水平的黑色（无回声）或白色（高回声）波段组成。一旦光标出现在屏幕上，将其放置在血管壁距离膈肌2～3cm处（图34-8）。此外，在呼吸过程中，肝M型光标不能越过静脉下腔静脉交界处，因为这可能会导致假阳性检测结果。IVC将显示为一个连续的消声带，其大小取决于呼吸周期中扩张和塌陷程度（图34-9）。患者吸气和呼气状态需通过观察呼吸机或患者胸部起伏来确定，使用卡尺功能测量下腔静脉直径的最宽点和最窄点后，可按照上述方法计算塌陷指数。

评估SV的变化所需的超声心动图图像和测量数据的获取，将在本章的超声心动图部分中描述。

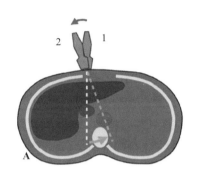
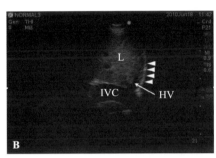

◀ 图34-6 A. 在纵向/矢状面观察IVC，探头需向前放置在上腹壁空间（1），通过倾斜探头（2）以观察主动脉情况；B. 图像为探头放置在1号位置时所得

图像标记：1：上，腹壁/上腹区域；下，后腹/背部。右（屏幕标记），头侧；左，尾侧。L.肝脏；IVC.下腔静脉；HV.肝静脉；箭.膈肌

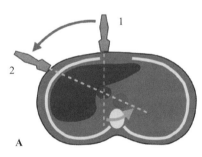
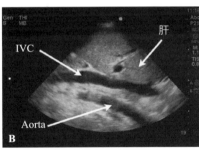

◀ 图34-7 A. 下腔静脉与主动脉同时显影，需将探头从前面（1）移动到侧面（2）。在此平面上，下腔静脉（IVC）和主动脉相邻

图像定位：上，右胸；下，患者中线。右（屏幕标记），头侧；左，尾侧

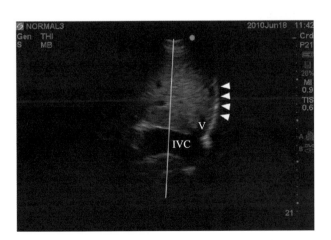

▲ 图34-8 测量下腔静脉（IVC）变异性：M型光标距离横膈肌（箭头）和肝静脉（V）远端2～3cm。伴随着呼吸运动，如果肝静脉与腔静脉交界处位于光标线下方，它将在M模式图像上表现为IVC的假性加宽

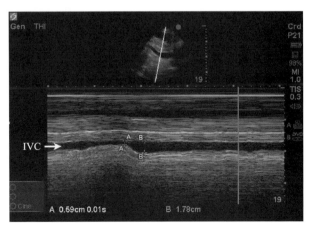

▲ 图34-9 下腔静脉（IVC）塌陷指数的计算：A. 为呼气相B. 为机械通气吸气相

在本例中，患者具有容量反应性，IVC塌陷指数为60%[（最大直径－最小直径）/平均直径，（1.78cm－0.59cm）/1.19cm，＞60%]

IVC 变异程度应用的局限性是什么?

当患者处于置管状态并予以机械通气辅助呼吸时，IVC 变化的评估是最可靠的。如果潮气量小于 8ml/kg 或患者完全以呼吸机维持呼吸，则测试结果将变得不准确[11]，此时预测容量反应性的特异性和敏感性不如有自助呼吸的患者强[12]。患者还必须有窦性心律。在心房颤动患者中，IVC 变化可能与舒张充盈时间变化有关，而与胸膜腔内压的变化无关。此外，目前关于 IVC 变异性的研究数据，仅来源于腹内压正常的患者。我们可以有把握地假设，如果患者有腹内高压甚至筋膜室综合征时，IVC 的变化程度将非常有限，因而对其直径变化的分析结果可能并不准确。这些局限性大多也适用于其他使用 SV 呼吸变异预测容量反应性方法。

在肥胖患者中，IVC 成像可能不佳。空气也会限制超声波的穿透性，所以皮下气肿、充气肠袢和近期剖腹手术都会影响图像质量。通气良好的肺组织也可能延伸到肋膈角，此时超声探头和肝脏之间将气体阻隔，因而可能造成图像模糊。

当患者有自主呼吸时应如何处理?

在自然通气过程中，IVC 直径的变化更依赖于胸膜腔内压的变化，而非前负荷变化[13]。由于吸气和压力降低程度随呼吸的变化而变化，IVC 变异程度与血容量变化可能只有很低的相关性[12]。无机械通气辅助的自主呼吸患者及完全依赖呼吸机的插管患者（如辅助控制模式）均有此特点[14]。

评估自主呼吸患者的液体反应性，需应用最小的液体入量来使心脏处于可逆性负荷状态。被动抬腿试验是一种有效方法，该方式已得到反复验证。这项试验是将患者双腿从半卧位被动地抬起，并在抬腿前后测量动态参数[15]。使用此方法时，患者心脏前负荷增加，其优点是可通过放下双腿达到完全可逆。另一种方法是，通过快速注入 50ml 晶体液或 100ml 胶体液来达到最小液体入量[16, 17]。此方法带来的心脏负荷虽然不可逆，但一般认为，此方式应用剂量较小，不会造成不良影响。研究者可应用经食管多普勒技术[18]测量脉压变化、主动脉血流变化（V_{max}），应用经心尖五腔切面图[19]评估左心

室流出道变化、VTI（速度 – 时间积分）变化，并以此评估 SV（即流体反应性）变化。基于超声检查的 SV 变异程度测量方法比基于脉压变化的测量方法更为准确[20]。使用平均动脉压变化测量 SV 变异程度在不同研究中得出了相互矛盾的结果，目前不推荐使用。

超声心动图

充分的液体复苏后，患者血压仍低，四肢冰冷及乳酸升高提示患者仍处于缺氧状态。

如何通过超声心动图评估左、右心室功能?

经胸超声心动图评估双心室收缩功能，最常用的四种视图有胸骨旁长轴（PS LAX）、胸骨旁短轴（PSSAX）、心尖四腔（A4CH）和肋下四腔（SC4CH）（图 34–10）[21]。

胸骨旁长轴图

PSLAX 视图通过将探头定位在左侧第 3 或第 4 肋间隙，沿着锁骨中线，将探头标记指向右肩而获得。此视图主要用于评估左心室和右心室的大小和收缩功能，并通过 M 模式定量测量心室大小和室壁厚度。

胸骨旁短轴图

PS SAX 视图是在与 PS LAX 相同的探头位置获得的，探头顺时针旋转 90°，标记指向左肩。在这个视图中，左心室的不同层面可以通过调整探头的倾斜度——成像。当探头从上到下倾斜时，图像显示从左心室的基底部和中部至左心室的顶部。此视图最适合用于评价左心室大小和收缩功能。也是观察局部室壁运动异常的最佳方法，因为冠状动脉灌注的所有区域都可以在此同时显示。

心尖四腔图

探头位于心尖，通常位于腋前线的第 6 或第 7 肋间隙，探针标记朝向右腋窝。4CH 视图可用于评估双心室大小、收缩功能，以及局部室壁运动异常。

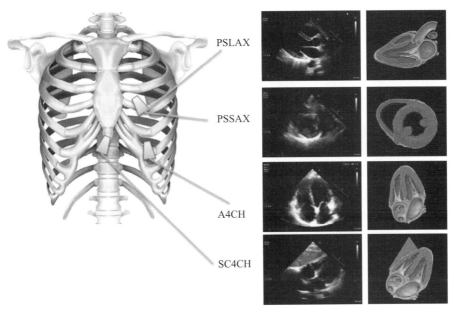

PSLAX

PSSAX

A4CH

SC4CH

▲ 图 34-10　评价双心室收缩功能的 TTE 窗
PSLAX. 胸骨旁长轴；PSSAX. 胸骨旁短轴；A4CH. 心尖四腔；SC4H. 肋下四腔

肋下四腔图

SC 4CH 视图需将探头定位在剑突下，同时保持标记朝向患者的左侧。将探头对准左肩并将其置于腹部时，心脏切割平面会显示全部四个心腔，特别是 RV 游离壁。此视图可以迅速提供心包病变的信息，如心包积液和心脏压塞。

左心室心肌功能不全的常见超声心动图表现是什么？

超声心动图有多种方法可用于评价左心室心肌功能（表 34-1）。在急性期，最快、最简单的心肌功能和射血分数评估方式是通过定性或半定量的方法评价。在定性评估中，LV SAX 视图中心肌增厚和心内膜向内运动程度可用于评估心肌收缩功能。当 LV 很小或存在明显的左心室肥厚时必须慎重，因为此时左心室功能可因腔内体积的不同而不同。一些学者表明，危重症监护中常将左心室功能简化分类为高负荷、正常、重度障碍和重度障碍四类足已，且此评估方式只需要简单培训即可掌握[22, 23]。经验丰富的超声心动图医师常采用定量测量估计 LVEF[24, 25]。利用左心室 SAX 视图计算左心室短轴缩短率或面积变化，可快速获得相关的半定量

表 34-1　LV 和 RV 的评估方法

LV 评估 [a]	正常值	
LV 大小评估	男性	女性
*LV 大小（中乳头直径）	EDD：40～60mm	EDD：35～55mm
	ESD：2～40mm	ESD：20～35mm
左心室收缩功能评估		
定性		
半定量		
*FS	25%～45%	
*FAC	35%～65%	
定量		
2D 体积 EF	＞ 55%	
* LV 壁厚	＜ 10mm	
RV 评估	正常值	
RV 大小评估	＞ 4.2cm	
*RV 大小（基于 RV 的 EDD）	＞ 0.8	
*RV 与 LV 之比		
RV 收缩功能评估		
* 定性	35%～65%	
*FAC	＞ 20mm	
*TAPSE	＜ 5mm	
*RV 壁厚		
TR 的评估		
*TR 扩展		
*RVSP		

EDD. 舒张末期直径；EF. 射血分数；ESD. 收缩末期直径；FAC. 面积变化；FS. 左心室短轴缩短率；LV. 左心室；RV. 右心室；RVSP. 右心室收缩压；TAPSE. 三尖瓣环平面偏移
a. 重症监护病房最常用的方法用星号标记

测量（图 34-11）。重要的是，此视图只能显示心肌的一个平面，并且应该对整个左心室进行额外的定性评估，以避免由于同时存在的区域性室壁运动异常而产生的误差。在时间允许的情况下，可以通过容积测量来更准确地评估左心室收缩功能。与上述方法相比，面积长度公式和 Simpson 法均能可靠地估计 LVEF[26]。其他评估左心室收缩功能的评估也有一定作用，尤其是在成像困难的情况下[27]。二尖瓣环平面收缩期偏移、二尖瓣环速度或左心室压升高率（dP/dt）可在经典方式测量失败时提供帮助，但由于此类方法比较耗时，需要现代软件支持，且缺乏大规模实验数据的验证，因此在危重症监护中的使用频率并不高。

哪些指标异常提示右心室功能障碍？

RV 功能的准确判断更为复杂，因为心室顺应性、壁厚、收缩功能和三尖瓣功能的关系更为密切[28, 29]。显著的收缩期功能障碍常伴有右心室扩张和三尖瓣反流。同时，如果心室有足够的时间适应由壁厚引起的慢性后负荷增加，右心室功能可正常。此外，RV 具有复杂的几何结构，使得体积测量和成像变得更加困难。因此，目前对右心室功能的评估采用定性和半定量相结合的方法（表 34-1）。必须注意

的是，半定量测量只反映心室的某些区域，不要推此及彼。由于传统的 2D 测量方法假设心室结构是对称的，因此 FAC 半定量计算目前只被推荐用于 RVEF 测量[22, 23]，3D 测量方法尚不成熟。三尖瓣环平面收缩期偏移是一种简便易行的超声心动图检查方法，常与其他方法联合应用。如图 34-12 所示，右心室收缩压可以反映 RV 收缩能力，并间接提供关于 RV 功能的信息。在做出临床判断之前，最重要的是将测量结果与影响右心室前负荷、肺血管阻力和瓣膜病变的病理基础联系起来。常见的 ICU 疾病，如成人呼吸窘迫综合征、肺水肿、容量过载和心律失常等，对右心室收缩压的测定均有显著影响，并且常常与心室本身病变无关。

心包积液和心脏压塞的超声心动图表现是什么？

心包积液和心脏压塞可导致心排血量降低。此类疾病与循环血容量、胸膜腔内压和患者体位的变化密切相关。尽管超声心动图不能明确积液的病因，但某些征象，如血栓形成或绞窄，可能提示出血性或脓性积液，而排除浆液性渗出（图 34-13）。尽管胸骨旁视图可以用来鉴别心包积液，并且可以区分心包积液和胸腔积液，但最简单和最快的视图

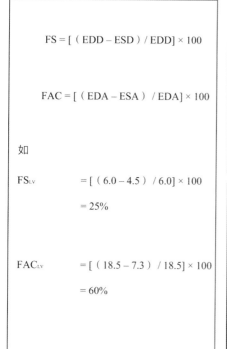

$$FS = [(EDD - ESD) / EDD] \times 100$$

$$FAC = [(EDA - ESA) / EDA] \times 100$$

如

$$FS_{LV} = [(6.0 - 4.5) / 6.0] \times 100 = 25\%$$

$$FAC_{LV} = [(18.5 - 7.3) / 18.5] \times 100 = 60\%$$

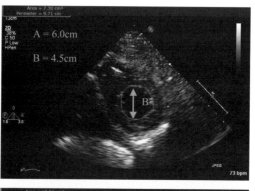

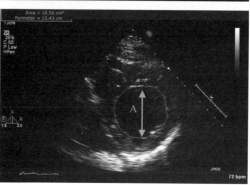

◀ **图 34-11　心室大小及左室功能半定量计算**

测量左心室短轴缩短率的方法需用 PSLAX 或 PSSAX 中左心室舒张末期和收缩期末期直径计算百分比值。正常 FS 值为 25%～45%，与正常 EF 相关，面积变化值也与 EF 直接相关。面积的测量依赖于 PSSAX 视图的中乳头平面。FS. 分数缩短；FAC. 面积改变；EDD. 舒张末期直径；ESD. 收缩末期直径；EDA. 舒张末期面积；ESA. 收缩末期面积；PSLAX. 胸骨旁长轴；PSSAX. 胸骨旁短轴

$$RVSP=（TR_{PEAK}）_2+RAP$$

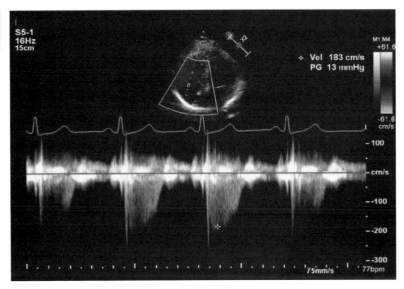

▲ 图 34-12　应用 TR 射流测量 RVSP（彩插见书末）

在 A4CH 视图中，多普勒波束与 TR 射流呈最佳角度时，可以通过将 TR 峰值速度（m/s）的平方与 RAP 相加来计算 RVSP。本例 RAP 估算值为 10mmHg 时，RVSP 为 23mmHg。RVSP. 右心室收缩压；TR. 三尖瓣反流；TR_{PEAK}.TR 射流峰速度；RAP. 右心房压

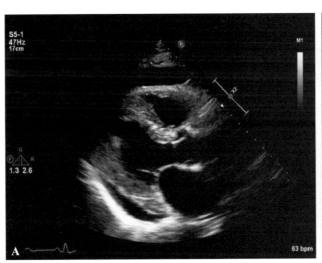
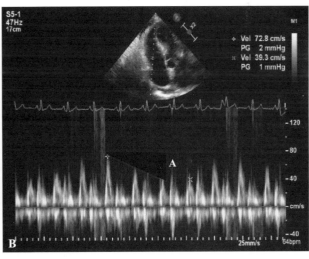

▲ 图 34-13　血流动力学不稳定的心包积液 / 心脏压塞

血流量随呼吸变化程度＞ 25% 时提示血流动力学不稳定的心包积液和心脏压塞。区分心包积液和胸腔积液十分重要。箭头表示降主动脉。心包积液向上延伸程度（A）不会超过降主动脉，而胸腔积液则向主动脉远端突出，并穿过血管延伸至图像左侧。环周积液、RA 或 RV 舒张性扩张不良、IVC 过度扩张是提示心脏压塞的额外征象

仍是 SC4CH。此外，此视图可发现因 RA 和 RV 机械性压缩而造成的前负荷下降，以提供有意义的心包积液血流动力学的信息。当评估心脏压塞时，超声心动图虽可显示心包积液或血栓血流动力学损害的迹象，但其确诊仍需谨慎的临床判断[1, 3]（框 34-1）。心脏压塞常见 RV 舒张末期扩张困难。此外，在血流动力学变化显著的心包积液患者中，A4CH 视图中二尖瓣或三尖瓣流入速度随呼吸变化程度往往大于 25%。重要的是，心脏压塞时并不一定出现典型的环周积液，超声心动图成像必须包括对不常见部位（如 IVC-RA 交界处或左心室后段）局部血栓或积液的评估。

超声心动图能帮助我诊断肺栓塞吗？

肺栓塞可导致从心脏右侧到左侧的血流受阻。除非在肺动脉主干或右、左肺动脉交界处（鞍状栓塞）出现血栓，否则超声心动图只能显示血流动力

学变化征象显著的肺栓塞。通常表现为右侧压力过载（图34-14）和右心室衰竭（可见低血容量和高动力型左心室）（框34-2）[6]。伴有RV游离壁运动异常和RV心尖功能正常的McConnell征为特异性病理征象，但在超声中并不常见[2,4,24]。偶尔可在肺血管近端看到阻塞性栓塞，如鞍状栓塞。此外，对此类患者进行心内分流的评估也很有必要，因为这增加了反常栓塞和缺氧的风险，并且短期预后较差[7,8,25,26]。

框34-1　心脏压塞的超声心动图征象[a]

心脏压塞
• 超声心动图显示积液/血凝块
• RA±RV 的射血功能丧失
• IVC 过度充盈
• 随着呼吸作用，三尖瓣和二尖瓣的经瓣血流量变化 > 25%
• 随着呼吸作用，室间隔依赖性增加

IVC. 下腔静脉；RA. 右心房；RV. 右心室
a. 在二尖瓣或三尖瓣血流量变化 > 25% 时，可观察到呼吸诱导的逆脉征象

框34-2　肺栓塞的超声心动图征象[a]

肺栓塞
• 肺血管近端血栓
• RV 收缩功能下降 ± 低血容量和左心室高动力状态
• 室间隔移位与 RV 压力超负荷一致
• McConnell 征
• TR
• IVC 过度扩张
• 心房内分流

IVC. 下腔静脉；LV. 左心室；RV. 右心室；TR. 三尖瓣
a. RV 损害程度一般较重，LV 仅表现为低血容量征象。RV 压力超载的典型征象为收缩期室间隔移位。PE 患者可出现右侧压力显著升高，需评估是否存在动脉内的沟通与右到左分流

胸部超声检查

患者出现急性呼吸窘迫。胸部 X 线片示非特异性肺纹理增粗紊乱，与过去几天相比相对没有变化。

对患者行胸部超声检查有作用吗？

有作用，自从1995年利希滕斯坦博士发表了第一篇关于利用胸部超声排除气胸的论文以来[7,27]，其受欢迎程度一直在稳步上升，且已经确定超声检查可以作为 CT 的替代品。胸部超声检查可以在床边快速进行，提供实时结果，同时避免时间延迟、电离辐射和潜在的患者运输风险。其可以明确的诊断有肺水肿、肺实变、大量胸腔积液和气胸。此外，也有学者最近提出了一种基于特殊算法，使用胸部超声检查，系统地评估患者急性呼吸窘迫或呼吸衰竭情况[8,28]。

如何扫描患者的胸部？

患者应取仰卧或半卧位。可使用相控阵探头或线阵探头两种不同的探头。相控阵探头的接触面积很小，可直接应用于肋骨间成像。此探头可以识别出胸部深层结构，有助于确定胸腔积液或肺实变的程度（图34-15B）。也有学者认为应使用线阵探头。它能更清晰地显示近端结构，如胸膜、肋间动脉和肺周围组织（图34-15A）。对于辅助穿刺有很大的实用价值。

笔者建议最好从相控阵探头开始，因为第一时间就可以看到更多的结构。首先，应确定膈肌，以明确胸腔内空间的范围。其次，垂直于胸壁纵向（从头到尾）依次扫描胸部和肺部。每侧胸部及肺部分为6个扫描区（图34-16）。总体分为胸骨外侧缘至腋前线、腋前线至腋后线、腋后线至后正中线三大部分，每部分又分为上下两区。这就构成6个扫描区域。超声检查应始于前胸壁，以确定有无气胸或肺水肿征象，然后检查侧胸壁来明确是否有胸腔积液。疾病的超声检查症状往往在特定区域出现[9,29]。扫描背部区域时可嘱患者轻微侧身并调整探头位置。其他方法前文已述。总之，所有的方法都应按胸壁剖面图来定位[10,30]。

正常的肺超声检查结果是什么样的？

扫描肺部或腹部时，首先应确定膈肌，以便区分胸腔和腹部。其次，确定肋骨。肋骨位置较浅，表现为纯粹的黑色声影。肋骨之间可以看到一条与呼吸同步移动的高回声"滑动线"，比肋骨深侧表面深约0.5cm（图34-17）。这条线被称为"胸膜线"，在呼吸过程中，胸膜线因胸膜壁层和脏层相互滑动而移动。使用时间－运动模式（M模式），可以观

压力超负荷
收缩期

容积超负荷
舒张期

正常

不正常

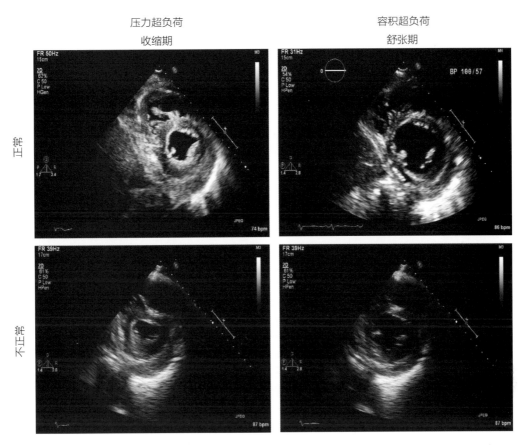

▲ 图 34-14 反常的室间隔移位（彩插见书末）

引起 RV 压力超负荷的病理学改变，如肺栓塞，将导致收缩期室间隔变平。RV 容积超负荷时，舒张期发生室间隔移位。在急性 RV 衰竭中，通常可以同时看到这两种病理学表现。RV. 右心室

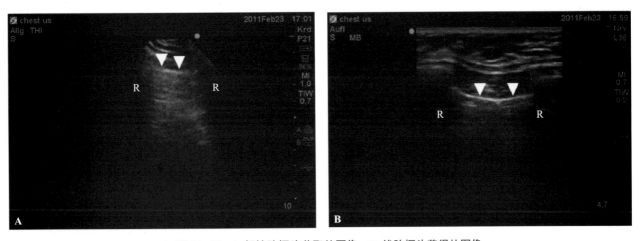

▲ 图 34-15 A. 相控阵探头获取的图像；B. 线阵探头获得的图像
R. 肋骨；箭头. 胸膜线

察到"沙滩征"（图 34-18）[11, 27]。在胸膜线下，有一条静止的水平高回声线（称为 A 线）以固定间隔反复出现。A 线由胸膜下空气产生（图 34-17），是胸膜软组织 - 空气界面产生的混杂伪影，为正常生理表现。正常的胸部超声具有胸膜线和 A 线，称为 A 型。

偶尔会看到垂直方向的"B 线"。它们往往出现在肺叶区域，通常为非病理性的。B 线（也被称为"彗星尾"或"肺火箭"）是由胸膜下增厚的小叶间隔内超声束反射引起的超声伪影，表现为胸膜线上

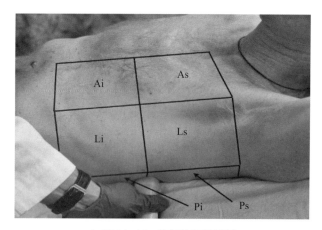

▲ 图 34-16　胸部的扫描区域

每侧胸壁分为三个部分，即前胸（A）、侧胸（L）和背侧（P）。每个部分分为上（如 As）和下（如 Ai）两个区域

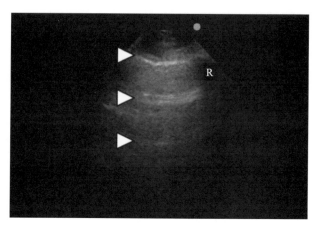

▲ 图 34-17　有 A 线（箭头）的正常肺型，第一个箭头表示胸膜线

R. 肋骨

出现的高回声垂直线 [12, 31]。这些线跨越整个超声图像而不褪色，轮廓清晰，影响 A 线成像并随脏胸膜移动。它们可能是正常肺图像的一部分，但如果 B 线仅在超声检查偶尔出现，可能提示肺裂伤。它们的重要性也随着数量的增加而改变，B 线通常一个窗口内超过 3 个，或者出现在独立肺区（图 34-19）。

何种表现应考虑病理改变？

胸腔超声检查很容易发现胸腔积液和肺泡实变（图 34-20）。间质性肺水肿、气胸和肺栓塞也可以应用超声成像，但需要更多的专业知识。

高达 60% 的 ICU 患者存在胸腔积液，其中 40% 在入院时即患有胸腔积液 [14, 32]。胸腔积液表

现为一层无回声的液体，分隔两层胸膜。往往以膈肌为边界。超声成像一般可以区分漏出性或渗出性积液。漏出液完全无回声，边界清晰，而渗出液、炎性积液或脓胸往往表现为低回声的，且互相鉴别困难。

当肺实变时，会产生一种与肝组织非常相似的回声结构。这种模式被称为"肝化"。因为肺泡充满液体而非空气，所以不会产生 A 线 [15, 28]。大多数肺实变组织的周围会有一定程度的胸腔积液。在患者吸气时通常可以看到小的高回声点，这些斑点是空气支气管影（图 34-21） [16, 17, 29]。

一旦发生肺损伤并扩展到周围肺野时，超声图像中的 B 线数目就会增加。当 B 线相隔 7mm 时，它们与小叶间隔增厚相关，当相隔 3mm 或几乎汇合时，往往提示肺泡液体充盈或磨玻璃样混浊（图

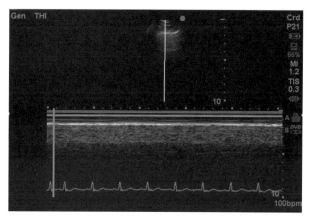

▲ 图 34-18　沙滩征的 M 型超声图像，与肺与胸壁之间的滑动相一致

胸膜上方（亮白色水平线）的连续条带表明随着时间的推移组织没有移动（胸壁），而胸膜下方的颗粒图案则由呼吸时不断移动的肺组织产生

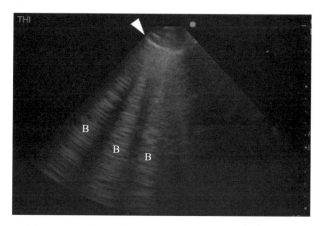

▲ 图 34-19　B 线是表现为高回声，起始于胸模线（箭头），干扰 A 线成像，贯穿整个超声波图像，并随着呼吸而移动

B. B 线

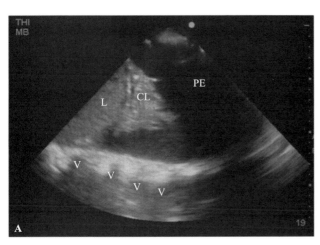 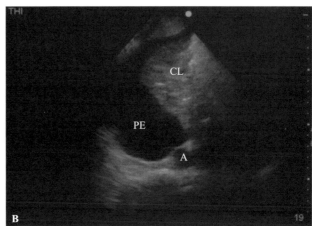

▲ 图 34-20　A. 单纯性胸腔积液（PE）合并肺实变（CL）表现，邻近膈肌及肝脏（L）；B. 单纯 PE 合并肺实变的横切面，类似于 CT 扫描
因为液体的超声波传导性较好，所以也可以看到降主动脉

34-22）[18, 33]。根据病理改变的不同类型和程度，B线可能局限或播散。

超声诊断气胸较为困难。此时，胸部超声的真正价值在于其阴性诊断意义，可以排除气胸[27]。许多因素，如 ARDS、肺不张、胸膜粘连、膈神经麻痹、全长或中段食管插管，均可造成单纯肺滑移消失，因而其诊断气胸的价值不大。

超声检查确认并量化气胸的唯一标志是"肺点"[34]。其特征是在同一声窗内，一个呼吸循环中，正常的肺超声表现（A 线与肺滑移同时存在）与 A 型（A 线存在，肺滑移消失）交替出现。M 模式有助于肺点的检测。图像显示了"平流征象"间歇性代替了常规"海岸征象"，即贯穿整个 M 模式图像的连续直线（图 34-23）。此时通过在患者胸壁所有肋间间隙标记肺点，可以评估部分气胸的程度。

胸膜伪影（存在或不存在）、肺滑移、肺泡实变或胸腔积液可以结合在一起，形成显示不同的病理状态的不同图像。A 型图像以肺滑移及 A 线为特征；A' 型图像相似，但没有肺滑移。B 型图像的特征是 B 型线（两根肋骨之间的 > 3 条）和肺滑移，B' 型图像无肺滑移。A/B 型图像的主要特点是一侧胸部显示 A 线，另一半主要显示 B 线。C 型图像表现为肺实变[28]。

在何种临床情况下，胸部超声检查具有其独特优势？

肺超声可以为受到人为因素影响而不能明确诊

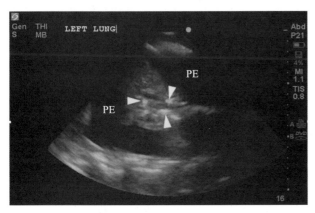

▲ 图 34-21　肺泡实变伴大胸腔积液，可见支气管充气征
箭头 . 空气支气管影；PE. 胸腔积液。影像定位：上 . 左胸壁；下 . 胸椎；右侧（屏幕标记）. 头侧；左侧 . 膈肌 / 尾侧

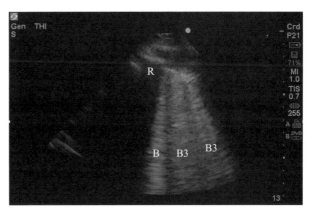

▲ 图 34-22　肺泡实变可见多条 B 线和融合的 B 线（B3）
R. 肋骨；B. 单条 B 线；B3. 融合 B 线，类似于 CT 扫描中的磨玻璃影

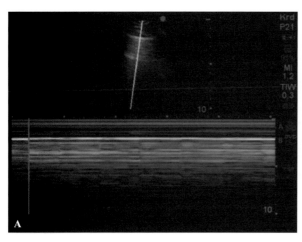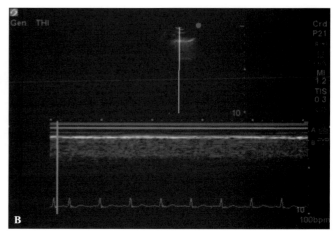

▲ 图 34-23　A. 气胸可疑的平流层或条形码征象。与正常人肺图像相比，气胸的 M 型图像在整个图像中只有连续的条带，提示无组织运动（即肺滑移）；B. 对比正常图像，肺滑移时的沙滩征

断的胸部 X 线片提供进一步的信息，如可调整体位动态观察和明确积液性质。此外，胸部超声检查可减少对危重患者进行的胸部 X 线片和 CT 扫描次数，从而较少辐射照射的次数[35]。

在患者发生急性呼吸困难时，床边肺超声急诊（BLUE 诊断流程）可以用于快速判断病因[28]。此流程实施快速，可在床边执行。

首先检查前胸是否有肺滑移。肺滑移的存在时可排除气胸，特异性为 100%。其次评估 B 线。B 线图像（图 34-23）提示肺水肿，在大多数情况下为心源性水肿（95% 特异性）。如果表现为 A/B、C 或 B' 型，则更有可能是肺炎。然而，肺炎诊断的敏感性在所有特征同时存在时才仅仅达到 89%，何况这些特征往往不可能同时存在。因此肺炎很难用超声诊断。如果没有证据显示深静脉血栓形成，且超声心动检查结果正常，则应评估是否存在背部肺组织实变，伴或不伴胸腔积液 [后外侧肺泡 / 胸膜综合征（PLAPS）]。在有 PLAPS 的病例中，肺炎可能是急性呼吸窘迫的原因。如果没有 PLAPS，则应考虑 COPD 或哮喘（图 34-24）。

肺超声可以评估 ARDS/ALI 患者的局灶性或弥漫性疾病，因此有助于建立合理的 PEEP 决策，以避免正常肺实质或婴儿肺过度膨胀[36]。超声发现，在对呼吸机相关性肺炎实施胸腔引流或抗菌治疗等干预措施后，胸部 CT 扫描的变化可提示肺通气水

平的变化[37]。

疾病诊断应结合患者的临床表现和超声检查结果。在超声扫描前进行初步的鉴别诊断，可以避免不必要的治疗。例如，大多数健康人超声检查时可表现出容量反应性，但一般患者处于完美的稳态，不需要治疗或干预。然而，在少数患者或低血压患者，这些迹象表明需要容量负荷。在本文所诉患者身上，我们发现其胸部各段都有散在的 B 线。其 TTE 显示心脏搏动亢进，无液体反应征象。随后的胸部 CT 扫描显示，早期 ARDS/ALI 可能继发于腹腔内感染引起的脓毒症。

胸部超声检查有什么局限性？

医生在应用胸部超声检查前，需要经过系统训练并掌握特定技巧，这样检查结果才相对可靠。研究表明，胸部超声学习周期较短（6 周以下），医生可以快速掌握胸腔积液、肺实变和肺间质病变等简单病理改变[38]。掌握气胸的诊断可能需要较长的时间。

由于超声波束对空气穿透能力有限，因此肺部超声检查往往受到实际操作条件的限制，即难以诊断正常通气肺组织的周围病变。且对于肥胖、胸壁较厚、皮下气肿和胸部外伤或手术的患者，胸部超声检查结果可能并不理想。

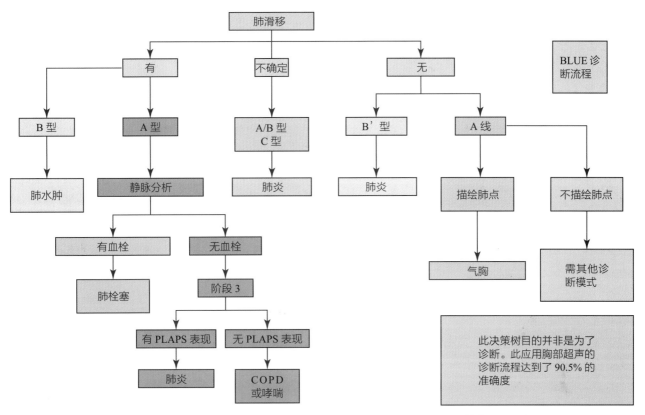

▲ 图 34-24　应用肺超声诊断急性重度呼吸困难的决策树。首先（第一阶段），检查并评估前胸壁是否存在肺滑移和 **B** 线。其次（第二阶段），侧胸壁扫描

BLUE. 急诊床旁肺超声检查；PLAPS. 后外侧肺泡 / 胸膜综合征；COPD. 慢性阻塞性肺疾病（经授权引自 Lichtenstein DA, Meziere GA. Relevance oflung ultrasound in the diagnosis of acute respiratory failure: the BLUE protocol. Chest. 2008;134: 117–125. 版权所有 © The American College of Chest Physicians. Published by Elsevier Inc）

！关键注意事项

- 呼吸运动引起的胸膜腔内压改变可导致每搏量的变化，在低血容量患者中尤其明显，这是预测容积反应性的生理基础。
- 可使用动态参数（如 IVC 变化）作为容量反应性的预测指标，但仅能应用于无自主呼吸的机械通气患者。
- IVC 超声检查可以在胸前壁或胸侧壁进行，其直径变化的测量应在膈肌远端 2~3cm 处。
- 左、右心室的超声心动检查可评估双侧心室的大小和收缩功能。
- 心室功能的定性和半定量测量结果足以用来判断血流动力学不稳定患者的心源性病因。
- 心脏压塞是一种临床诊断，超声心动图可表现为心包积液、右心室舒张功能衰竭和经二尖瓣或三尖瓣血流量显著变异。
- 对于血流动力学改变明显的肺栓塞患者，其超声心动图往往表现为右心室衰竭和右心室压力超负荷。
- 进行胸部超声检查时，应首先确定膈肌位置，以区分胸腔和腹腔。
- 胸部超声应沿纵向平面对不同的胸部区域进行扫描，以便系统地描述检查结果。
- 在胸部超声检查中，正常的肺部表现是肺滑移和 A 线。
- 胸部超声检查对胸腔积液和肺实变诊断特异性较高。此外，间质性肺水肿、气胸和肺栓塞也可以应用胸部超声诊断，但需要操作者掌握更多的专业知识。
- 在 ARDS/ALI 患者中，基于不同胸部区域的超声检查结果可辅助调整呼吸机设置。
- 在急性呼吸困难患者中，BLUE 诊断流程是一种有效的床旁评估手段，有助于快速确定或排除常见病因，并指导临床治疗。
- 危重症超声检查的结果应与特定的临床情况相结合，以帮助明确诊断。

第五篇 心血管部分
Cardiovascular Section

Umesh K. Gidwani 著

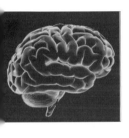

第35章 急性冠脉综合征
Acute Coronary Syndrome

Umesh K. Gidwani 著

刘关政 刘健刚 译

张长远 张洪钿 校

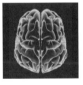

患者是一名48岁男性，既往有高血压，血脂异常和糖尿病病史，2周前曾因严重的神经根症状行 $L_3 \sim L_4$ 椎板切除和脊柱融合手术。术后第15天，他突然出现胸痛，凌晨从睡眠中痛醒。疼痛部位在胸部中线，呈压榨感，无放射痛，胸痛的同时伴有中度呼吸困难和心悸，几小时后症状无减轻，到急诊室就诊。在进一步询问时，他诉说在过去几个月做园艺劳动时感到几次轻微的胸部不适，但是其轻微而短暂。术前评估时，他并没有主动向初诊医生报告。他最近症状很轻，但由于背部疼痛，致体力活动明显减少。他口服氨氯地平控制血压，服用低剂量辛伐他汀治疗高胆固醇，通过饮食控制糖尿病。他唯一其他的药物是布洛芬，用于治疗慢性背部疼痛。他曾是一名重度吸烟者，但在椎板切除术前1个月成功戒烟。他不喝酒或使用违禁药物。家族史中，其父亲65岁时因脑卒中死亡。到达急诊室时，他仍然有轻度至中度的胸部不适。他的生命体征是体温37℃、心率105/min、血压155/90mmHg、呼吸频率20/min、2L鼻导管吸氧时氧饱和度98%。他显得焦虑不安但不是情绪低落。心电图显示正常的窦性心律，下方和侧方导联的ST段下降（图35-1）。他的术前心电图及胸部X线片正常。

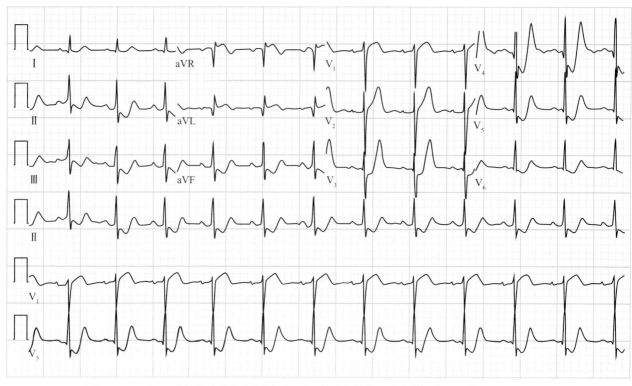

▲ 图 35-1　一名 48 岁男性患者的心电图，因胸痛就诊急诊室，注意其侧方和下方导联的 ST 段下降

急性冠脉综合征（ACS）有哪些不同的临床表现？

急性冠脉综合征（acute coronarysyndrome，ACS）包括以下几种情况：不稳定型心绞痛（unstable angina，UA），非 ST 段抬高心肌梗死（non–STsegment elevation myocardial infarction，NSTEMI），ST 段抬高心肌梗死（STsegment elevation myocardial infarction，STEMI）和心肌梗死引起的心源性猝死。心区胸痛或心绞痛是典型的症状。在 ACS 中，胸痛通常是新出现或与先前的胸痛相比进行性加重，可能在频率、严重程度或持续时间上加重，或者在休息时发作。可预见的心绞痛，劳累时发作，休息或用硝酸甘油后好转的，称为稳定型心绞痛。稳定型心绞痛不是 ACS。上述患者表现有稳定型心绞痛史，但现在出现不稳定型心绞痛。

许多人经历过 ACS 而没有明显的胸部不适，老年人、女性和糖尿病患者尤为常见。他们都经常出现非典型症状，包括呼吸困难、晕厥、疲劳、不适或恶心、呕吐。所谓的下壁膈面心肌梗死死常常出现症状，乍一看似乎是消化道症状。当 ACS 的危险因素很高时，这种非典型症状应被视为心绞痛，除非确诊为其他疾病：稳定型心绞痛是劳累性胸痛，随着休息而缓解；不稳定型心绞痛或心肌梗死经常表现为新发的胸痛，静息时胸痛或稳定型心绞痛突然恶化。ACS 的症状和症状经常是非典型的。

UA、NSTEMI 和 STEMI 之间的主要区别是什么？

急性冠状动脉综合征是由心肌血流急剧减少引起的。虽然这可能是由许多情况引起的，但主要是由于动脉粥样硬化斑块破裂并发急性冠状动脉血栓形成，这一过程通常被称为动脉粥样硬化血栓形成。

一般而言，UA、NSTEMI 和 STEMI 在血管闭塞和心肌缺血的程度上是不同的。UA 和 NSTEMI 通常都是由部分血栓堵塞形成引起的短暂性缺血。当缺血达到一定程度导致心肌细胞坏死时发生 NSTEMI。STEMI 由 100% 闭塞性血栓引起，导致长期缺血和透壁梗死。图 35-2 以图形方式表示，不稳定型心绞痛和 NSTEMI 由动脉粥样硬化血栓形

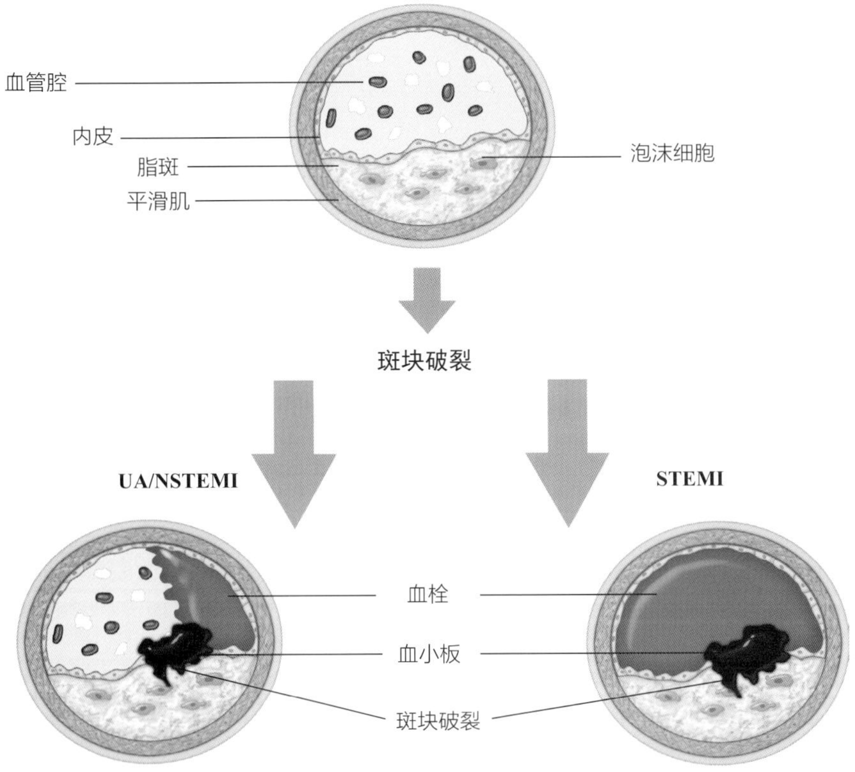

▲ 图 35-2　NSTEMI（部分闭塞）和 STEMI（完全闭塞）时冠状血管的横截面

成引起部分闭塞性，STEMI 通常意味着血栓性冠状动脉 100% 闭塞。

ECG 如何帮助我们预测 NSTEMI?

心电图是疑似 ACS 患者早期危险分级的重要依据，应立即进行。心电图最重要的价值是能够立即区分 STEMI 和 UA/NSTEMI。然而，心电图不仅有 ST 升高，还有更多的诊断信息，不稳定型心绞痛或 NSTEMI 可能在心电图上表现为 ST 段压低，T 波低平或 T 波倒置，甚至是正常心电图。

与未发生 ST 改变的患者相比，ST 段压低及其程度已被证实为 ACS 患者风险升高的标志。例如，在 PARAGON 研究中，ST 段压低＞ 2 mm 的患者 1 年死亡率比无 ST 段压低的患者高 5.7 倍 [1]。ST 段压低超过 1 mm 的也是如此。无论治疗策略如何，都被确定为 ACS 住院和 5 年死亡率的独立预测因素，可能是因为它们经常出现在患有弥漫性冠状动脉疾病的老年患者身上 [2]，UA/STEMI 可以在心电图上有多种表现形式：较深的 ST 段压低与 ACS 的较差预后相关。

生物学标志物在 ACS 评估中的作用是什么？

心脏坏死的血清标志物既可用于确定急性心肌梗死（myocardial infarction，MI）的诊断，也可用于识别高危患者。目前的测定，肌钙蛋白水平通常在心肌细胞坏死发作后约 6h 可检测到，当存在显著症状和（或）ECG 变化时，应将患者视为有不稳定型心绞痛，等待阳性生物标志物结果可能导致治疗延迟而付出不必要且高昂的代价。

前瞻性试验始终显示定量肌钙蛋白水平与短期风险之间的相关性。当临床表现与 ACS 一致时，即使稍微升高（＞ 0.1ng/ml）也应被视为风险增加的标志，提示早期介入治疗可获益 [3]。无疑，UA/NSTEMI 中肌钙蛋白升高和 ST 段压低同时出现是一个特别高风险的亚组 [1]，心脏生物标志物的血清水平升高程度与 ACS 的预后不良程度一致。

“需求缺血”这个术语是什么意思？

上述病例是急性冠状动脉综合征的一种相当典

型的表现，与需求缺血不一样。需求缺血通常用于代替更正式的术语"Ⅱ型心肌梗死"的口语用法。根据心肌梗死的普遍定义，Ⅱ型心肌梗死通常不是由原发性动脉粥样硬化血栓引起的[4]。在这种情况下，心肌缺血归因于氧消耗和氧供应之间不匹配，通常没有急性冠状动脉综合征的症状。常见于脓毒血症、低血压、高血压、贫血、心律失常、术后状态或冠状动脉痉挛导致的血流动力学不足时。

有趣的是，与Ⅰ型心肌梗死患者相比，Ⅱ型心肌梗死患者往往年龄较大，患有心血管疾病或肾脏疾病，并且随访30天和1年死亡率明显较高，这可能部分是没有得到最佳指南指导的药物治疗[5]。

体格检查在急性冠状动脉综合征中的作用是什么？

在ACS中，提示心力衰竭的体检发现表明风险升高。体格检查应侧重于颈静脉压升高、心动过速、S3存在，啰音、胸腔积液、四肢冰凉和下肢水肿等临床表现。

Killip评分是一个易于使用的系统，可根据收缩压和体格检查结果对ACS患者进行分类，已经证明它可以预测STEMI和NSTEMI的短期和长期死亡率。事实上，在一项针对NSTEMI患者的大型研究中，Ⅲ/Ⅳ级的Killip评分被证明是最有效的死亡率预测因子[6]，Killip评分肯定了在广泛使用仪器技术手段检查的时代简单的、床边体检的重要性（表35-1）。心力衰竭的体格检查结果与ACS的预后不良结果一致。

我们怎样才能对这名患者进行定量风险分级？

风险分级的目标是识别具有高并发症风险的患者，从而更有可能从介入治疗和更强大的药物治疗中获益，有几种预后评分系统整合了病史、体格检查、心电图和生物标志物，可用于评估患者因ACS引起严重并发症的风险。

最有效的风险预测因素之一是心肌梗死血栓形成（thrombosis in myocardial infarction，TIMI）风险评分。可以使用七个变量在床边轻松计算，并可

表 35-1　Killip 评分标准

Killip 分级	主要结果
Ⅰ	没有心脏衰竭的迹象
Ⅱ	啰音＜1/3的后肺野 收缩压＞90mmHg
Ⅲ	啰音＞1/3的后肺野 收缩压＞90mmHg
Ⅳ	心源性休克 收缩压＜90mmHg

预测死亡风险心肌梗死或第14天时急诊血运重建的必要性，这对于预测谁将从早期介入治疗中获益最大也很有用[7]。表35-2显示了评分项目。图35-3说明了分数越高不良事件的风险越高。

在整个住院期间，风险分层应该是一个持续的过程。"动态TIMI评分"还可用于将入院时的TIMI风险评分与患者住院期间的临床变量相结合。它包括其他因素，如再梗死、心律失常、出血、充血性心力衰竭、脑卒中和肾功能不全。它已被前瞻性验证并显示可预测1年死亡率。在入院后或出院前计算出更高的动态TIMI风险评分，有助于识别可能需要更密切监测或额外干预的高风险人群[8]。

TIMI风险评分量化风险分级，有助于识别那些将从更积极的治疗中受益的人，在整个住院期间，风险评估应该是一个持续的过程。

表 35-2　TIMI 评分的风险因素 ª

年龄≥65岁
3个或更多CAD风险因素
已知CAD（＞50%狭窄）
ST段偏移
24h内发生2次或2次以上心绞痛
最近7天内服用阿司匹林
血清生物标志物升高

CAD. 冠状动脉疾病；TIMI. 心肌梗死的血栓形成

a. 各1分

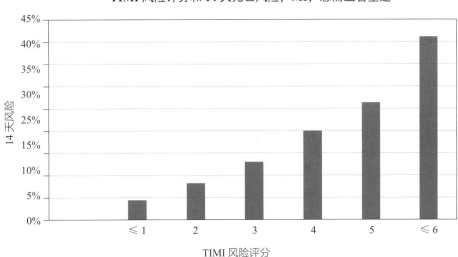

TIMI 风险评分和 14 天死亡风险，MI，急需血管重建

▲ 图 35-3 心肌梗死的血栓形成（TIMI）评分和不良事件的风险

TIMI. 心肌梗死的血栓形成；MI. 急性心肌梗死

在 UA/NSTEMI 中，哪些患者需要紧急血管造影？

恰当的处置，决定多快进行血管造影以进行血运重建，取决于风险分层：血流动力学或脑电学不稳定的 UA/NSTEMI 患者应进行紧急血管造影，高危 UA/NSTEMI 患者（TIMI 风险评分≥ 3）将受益于"早期介入"进行血管造影和血运重建的，同时进行双抗血小板和抗凝的治疗策略。TIMI 评分≥ 3 已确定是 UA/NSTEMI 死亡率和发病率曲线的明显拐点。在这种情况下，24h 内的血管造影和血运重建似乎优于延迟至 36h 或更长时间[9]，单独使用双重抗血小板治疗（或简单地使用阿司匹林和肝素）可以观察到风险较低的 UA/NSTEMI，直到进一步的风险分级结果出来。

如何选择最佳的抗血小板治疗药物？

高危 ACS 患者的护理标准是双重抗血小板治疗：阿司匹林加血小板腺苷 P2Y-12 受体拮抗药。新一代的 P2Y-12 阻断药，例如替卡格雷或普拉格雷，已被证明更有效，并且优于氯吡格雷，没有禁忌证并且患者要做介入治疗优先考虑应用。

阿司匹林具有长期疗效，在 ACS 患者中的应用。目前的推荐是在疑似 ACS 的情况下，负荷剂量为 162～325mg（咀嚼可快速吸收），此后的日剂量应为 81mg（优选肠溶片），每天高于 81mg 的维持剂量与出血增加有关，而不能改善预防缺血。

P2Y-12 抑制药有三种选择，即氯吡格雷、普拉格雷或替格瑞洛，每种药物都有其独特的药代动力学和风险 / 效益特征（表 35-3）。

氯吡格雷具有强大的基础证据，但其主要缺点是患者间的差异很大。氯吡格雷是一种噻吩并吡啶前药，经历两步肝转化 [主要通过细胞色素 P（CYP）酶] 产生活性代谢物，多达 20% 的患者可能不能通过氯吡格雷的标准剂量抑制血小板。通过给予 600mg 的负荷剂量可在某种程度上减少该类患者数量，但可能导致不可预测的血小板抑制。对于需药物治疗的患者，氯吡格雷是首选药物，因为它已被证明在该组中效果优于普拉格雷[10]。

普拉格雷是一种较新的噻吩并吡啶和 ADP P2Y-12 受体的不可逆抑制药。它主要通过肠道酯酶仅需要一步转化为其活性代谢物，避免肝脏代谢。它比氯吡格雷具有更少的患者间差异性。TRITON-TIMI 38 研究将接受 PCI 治疗的患者随机分为普拉格雷组与氯吡格雷组。普拉格雷组心血管死亡、MI 或缺血性卒中的发生率较低，但这是以增加大出血风险为代价的。尤其女性、75 岁或以上的患者、有卒中 / TIA 病史的患者和低 BMI 患者的出血风险较高[11]。这导致 FDA 确定上述条件作为

表 35-3 抗血小板药物的特征

	阿司匹林	氯吡格雷	普拉格雷	替卡格雷
途径	口服	口服	口服	口服
负荷剂量	325mg	600mg	60mg	180mg
每日剂量	81mg	75mg	10mg	90mg BID
前药?	否	是	是	否
新陈代谢	胃肠酯酶	肝 CYP2C19	胃肠酯酶	肝
峰值时间效应	1~2h	2~4h	30min	1.5h
有效期	7~10d	3~10d	5~10d	3~4d
特殊影响	尚无报道	效力存在变异	大出血	呼吸困难，出血

普拉格雷使用的禁忌"警告"。普拉格雷是一种非常有效的抗血小板药物，但必须在精心挑选的人群中使用，以尽量减少严重的出血发生。

替卡格雷是口服 P2Y12 受体拮抗药，处于其活性形式。与氯吡格雷和普拉格雷相比，它能更快地起效，有更短的半衰期，并且完全不依靠肝脏代谢。它还具有阻断局部 5- 羟色胺再摄取的独特作用，所以除了具有简单、可逆的血小板抑制作用，还具有多效性。

在 PLATO 试验中，替卡格雷在改善缺血性方面优于氯吡格雷，但这需要付出代价：替卡格雷组的非 CABG 相关大出血率明显较高[12]，主要不良反应是呼吸困难，能达到 10%，加上每日两次给药的负担，使得替卡格雷有较高的不依从性风险。至关重要的是，只有对于出血风险低且能坚持每日两次给药的患者，才优先选择替卡格雷来代替氯吡格雷。

双重抗血小板治疗，即阿司匹林加 P2Y-12 抑制药是 ACS 的标准治疗方法。氯吡格雷是医生处理患者的首选药物，但是患者间的变异性很大。普拉格雷和替卡格雷以出血量增加为代价来改善缺血症状。

哪些患者应该接受 ACS 的肠外抗凝治疗？

在 ACS 患者中进行肠外抗凝治疗的临床实践在低至中度风险的患者中差异很大（可能是因为普通肝素证据基础不稳定）。然而，抗凝与双重抗血小板治疗相结合，是 ACS 患者的标准治疗方法。通常用普通肝素，这是 ACS 多年来的主要治疗方法，它诱导抗凝血酶Ⅲ的构象变化，导致凝血酶和因子Ⅺa 和Ⅹa 的快速失活。20 世纪 90 年代的大型试验证明了结果差异很大，对死亡率的影响并不明确。然而，研究确实表明普通肝素减少再梗死并且通常仅引起轻微出血[13]。此外，一项大型 Meta 分析表明，应用阿司匹林联合肝素可减少不稳定性心绞痛的缺血发生[14]。

普通肝素受到许多临床医生的青睐，因为它具有长期安全使用、半衰期短、应用鱼精蛋白易于逆转的特点。其使用导致相关的血小板减少症是最大的问题。它在 PCI 期间被广泛使用，可以通过密切检测凝血激活时间，然而，自双重抗血小板治疗出现以来，普通肝素的疗效和作用尚未经过严格测试。

保守治疗时抗凝治疗的最佳持续时间是多少？如果血运重建，又有何不同？

在内科治疗的患者中，指南建议在治疗 48~72h 后通常可以停止抗凝治疗。没有确定的理想的停止抗凝时间。但是，如果担心持续性或复发性缺血，就应继续治疗。

血管造影和血运重建患者的抗凝治疗方法不同，PCI 后，ACS 继续抗凝没有作用，事实上，它可能是有害的，因为患者经常接受一些围术期间的抗凝血剂。因此，标准做法是在血运重建术之前停止抗凝。

一名 42 岁的高血压病患者最近被诊断出患有

CPA 肿瘤，导致持续性眩晕。没有其他既往病史，也不吸烟，他唯一的药物是氢氯噻嗪，每日 25mg。他以前从未做过手术，他的父亲在 50 岁时突然死于心肌梗死，他的哥哥在 45 岁时患有 MI。在术前评估时，他的心电图正常，口服氢氯噻嗪控制血压。在他预定的 CPA 肿瘤切除术前三天，他出现了 45min 严重的胸部挤压性疼痛，出现气短伴发汗，生命体征：体温 37.6℃；心率每分钟 105 次；血压 166/90mmHg；2L 鼻导管的氧饱和度 98%。心电图显示下导联的 2mm ST 段抬高，前外侧导联中有 ST 段下降（图 35-4），他被迅速送往导管室，在那里他发现右冠状动脉有 100% 的血栓性闭塞。病灶成功开通，放置两个药物洗脱支架。他被转移到 ICU，情况稳定，患者看起来很舒服。除了双重抗血小板治疗外，您还希望优化他的医疗方案，心率目前为 100/min，血压为 128/70mmHg。

ACS 患者何时应用 β 受体拮抗药最安全？

长期以来一直认为，在没有诸如休克或肺水肿等禁忌证的情况下，早期服用 β 受体拮抗药对 ACS 的治疗有益。传统上提出的机制是降低心率和血压，导致心脏氧需求减少，从而优化氧平衡并可能减少梗死面积。最近的成像研究表明 β 受体拮抗药

也可能有助于减轻急性心肌梗死的局部炎症反应。虽然 β 受体拮抗药的总体证据不一，一项大型 Meta 分析发现，对 ACS 早期应用静脉注射 β 受体拮抗药，院内死亡率、再梗死和室性心律失常显著降低[15]，早期（6h 内）STEMI 患者中的静脉注射美托洛尔已被证明可以减少梗死面积及死亡、休克和心律失常的发生率[16]。

在 ACS 早期 β 受体阻断的 COMMIT 试验中，缺血性结局和预防室性心律失常的轻微益处与心源性休克的增加相抵消[17]，不足为奇，那些表现出急性心力衰竭迹象的患者发生休克的风险最高。Killip 评分可用于帮助决定何时启动 β 阻滞。一般来说，Killip 评分为 1 或 2 的患者应考虑使用 β 受体拮抗药，但对于评分为 3 或 4 的患者应予以避免。因此，ACS 患者并无急性心力衰竭迹象，早期 β 受体拮抗药可能是有益的，应优先静脉内给药。如果不能早期给药，应该不断重新评估患者，并且 β 受体拮抗药在安全时间最早开始。因为它们在 ACS 后期具有实质性益处。β 受体拮抗药在 MI 后具有实质性益处，但对于有心力衰竭迹象的患者应该避免使用。

何时、如何在 ACS 中使用他汀类药物？

他汀类药物，特别是高剂量，似乎有助于急性

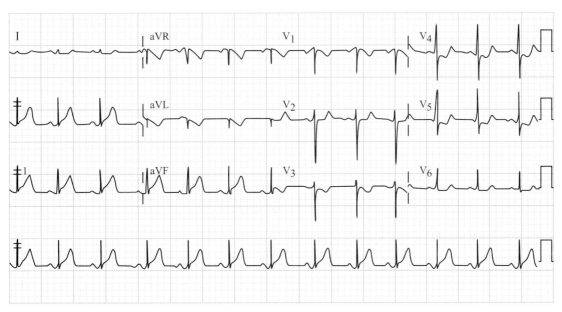

▲ 图 35-4 一名患有高血压史的 42 岁男性的心电图，他最近被诊断出患有桥小脑角肿瘤。注意下导联 ST 升高，$V_2 \sim V_5$ 导联 ST 相应下降

冠状动脉综合征的治疗。无论他汀类药物是初次开始应用还是继续原有的治疗，患者似乎都能从中获益。相反，在 ACS 环境中突然停止他汀类药物治疗与更高的死亡率相关[18]，此外，在预防复发事件发生方面强化他汀类药物治疗已被证明优于适度治疗[19]，他汀类药物除了降低血脂外还具有多效性，并且它们被认为通过减少巨噬细胞浸润和通过增加平滑肌和胶原沉积来增厚纤维帽进而稳定"粥样"斑块。尽管可能存在肌炎或转氨酶升高等不良反应，但对于经历 ACS 的患者，建议早期和高剂量服用他汀类药物。ACS 后，大剂量他汀类药物是有益的，通常非常安全。

血糖值应该严格控制在多少范围？

ACS 患者的血糖控制是一个受到相互矛盾的数据所困扰的问题，但血糖和心血管发病率 / 死亡率之间似乎存在 U 形关系，高血糖和低血糖都会增加风险。尽管极端的血糖似乎是有害的，但是对血糖严格的控制也是如此。血糖控制所带来的好处可能会被低血糖的风险和肾上腺素性紧张度的相应激增所抵消，对心脏有潜在的危险影响[20]。

NICE-SUGAR 试验在内科和外科 ICU 患者中得到证实。与适度的血糖控制（< 180mg/dl）相比，严格的血糖控制（目标为 89～108mg/dl）导致低血糖和心血管死亡率更高[21]。将这些数据外推给患有急性冠状动脉综合征的患者，这无疑是一个巨大的飞跃，似乎对大约 180mg/dl 的血糖控制是一个合理的目标。胰岛素治疗在使用时必须谨慎使用以避免低血糖。应避免极端的血糖控制。危重患者低血糖与重症患者心脏病死亡风险增加有关。

该患者有哪些心律失常的风险？

该类患者存在室性心律失常，室上性心律失常和心动过缓的高风险。缺血性和瘢痕性心肌是危及生命的室性心律失常的电传导的重要基础。心室颤动（VF）和多形性室性心动过速（VT）常在 MI 后立即发生。大约 5%～10% 的患者会出现持续的 VT/VF，这与 90d 的死亡率显著相关[20]。发生 MI 后心力衰竭、低血压和心动过速及不理想的血运重建是 VT/VF 的最高风险因素。

除了确保足够的血运重建外，一些措施可以帮助减少室性心律失常的风险。首先，确保患者接受适当剂量的 β 受体拮抗药是必不可少的，因为这有助于抑制 VT/VF；其次，纠正低钾血症、低镁血症、低钙血症和酸中毒是必需的，应尽快停用任何致心律失常的正性肌力药物，如儿茶酚胺、多巴酚丁胺和米力农。

室上性心动过速虽然不如室性心律失常危险，但更为常见。最常见的是心房颤动，MI 后发病率高达 20%。高龄、高血压和收缩功能障碍都被认为是危险因素。对电解质和酸 / 碱异常的管理也将有助于预防或降低房性心律失常。下文讨论了 MI 后慢性心房颤动的抗凝治疗。

心动过缓和传导阻滞在 MI 后期也很常见。窦性心动过缓和房室传导阻滞最常见于下部和后部区域的梗死死。它们通常是短暂的，由迷走神经兴奋性增强导致的，并且通常可以预防。症状性窦性心动过缓通常会对阿托品有反应，如果心动过缓持续存在且伴有低血压，多巴胺可能是一种有效的短期治疗方法。

当在前壁或外侧壁梗死死观察到房室传导阻滞或束支传导阻滞（尤其是左束支或双束阻滞）时，这表明大面积缺血并且可预示预后更差。在这种情况下，缓慢性心律失常不太可能是短暂的，这可能需要使用临时起搏器。如果持续存在，应用永久起搏器[20]。

MI 后患者存在各种心律失常的高风险。室性心律失常可以通过使用 β 受体拮抗药、纠正电解质和酸 / 碱异常及去除正性肌力药物来预防。室上性和缓慢性心律失常是常见的并且通常是 MI 后短暂出现的。

梗死后，患者射血分数为 30%，并且经常出现无症状、非持续性室性心动过速。该患者是否应植入除颤器？抗心律失常药物的作用是什么？

该患者表现为 MI 后室性心动过速（VT）。幸运的是，它目前尚未处于持续状态。如上所述，必须评估复发性局部缺血，纠正任何电解质异常（尤其是低钾血症和低镁血症），纠正代谢性酸中毒，并去除不必要的正性肌力药或升压药。

相反，如果这是持续性 VT，则应该评估基本 ACLS，如无脉搏 VT 的除颤，静脉注射抗心律失常药如 β 受体拮抗药、胺碘酮和（或）利多卡因，必要时可通过疼痛控制和镇静减少自主神经兴奋。

长期 MI 后数周至数月，持续性左心室功能不全的患者仍然存在持续性 VT、VF 和心源性猝死的高风险。鉴于以下条件，目前的指南 I 类推荐患者在 MI 后期放置植入式心律转复除颤器，前提是射血分数小于 35% 和纽约心脏协会（NYHA）Ⅱ～Ⅲ级功能状态时心源性猝死的一级预防、射血分数低于 30% 的和 NYHA Ⅰ 级功能状态患者心肌梗死后心脏性猝死的一级预防、射血分数小于 40% 的心肌梗死后 VT/VF 的二级预防。

这些建议的前提是合适的预期寿命（通常超过 1 年）及尽管在 MI 后至少 40d 最佳药物治疗[22]仍然存在持续的左心室功能障碍。

早期植入式心律转复除颤器放置（心肌梗死后 < 40d）尚未被证明优于标准药物治疗[23]。尽管心律失常死亡率降低，但非心律失常死亡增加似乎超过了其益处[24]。这成为一个具有挑战性的情况，因为患者仍然有致命性心律失常的高风险，但植入式心律转复除颤器植入在早期是无益的。

除了最大剂量 β 受体拮抗药外，可穿戴式心律转复除颤器可能是一种安全有效的选择。两项回顾性试验表明，可穿戴式心律转复除颤器可有效治疗 MI 后早期患者的室性心律失常。一项大型注册研究表明，大多数电击发生在 MI 后的前 30d 内，1.6% 的患者接受了适当的电击，1.1% 的患者接受了不适当的电击[22]。在另一项针对心肌梗死后急性期血运重建患者的回顾性研究中，1.3% 的患者接受了适当的电击，与对照组比较，使用可穿戴式心律转复除颤器与死亡率降低相关[25]。目前正在进行一项大型前瞻性试验，但似乎一小部分（1%～2%）患者在心肌梗死后接受可穿戴式心律转复除颤器的挽救生命治疗。在 MI 后早期植入植入式心律转复除颤器是不利的，外部可穿戴式心律转复除颤器可能是 MI 后早期高风险患者的有效选择。

患者急性低血压，你如何进行诊断？

MI 后的低血压可能是一个不祥的征兆，必须迅速排除一些威胁生命的疾病。对于报告者来说，重要的是要考虑该患者是否可能患有 MI 器质性并发症。表 35-4 中列出了一些常见类型。

急性二尖瓣关闭不全可在急性心肌梗死中发生，其特征为肺水肿和低血压。可能出现或不出现显著收缩期杂音。经胸回声会显示瓣膜功能障碍。初步治疗在很大程度上支持利用利尿和谨慎减少后负荷（根据血压耐受情况）。正性肌力药物可用于那些射血分数低的人。通常需要快速血运重建和紧急手术，因为仅靠内科治疗无法纠正基础的器质性疾病。

右心室梗死经常见于右冠状动脉区域的梗死。心电图通常显示下导联的损伤，或偶尔显示后方分布。临床上，右心室梗死主要表现为低血压，但它们也可能与心动过缓和非特异性胃肠道症状如恶心和呕吐有关。可以通过超声心动图显示新的右心室功能障碍或右侧心电图进行诊断。在右侧心电图中，肢体导联未改变，但心前区导联放置要横贯右胸，右心室梗死将显示这些右心前区导联的显著 ST 变化。管理患者的重点是静脉输液增加预负荷，必要时用升压药及正性肌力药。

急性室间隔缺损（VSD）最常发生在 MI 后的最初 24h 内，但也可能在几天后发生，特别是在血运重建不全或拖后的患者中。它的特点是粗糙的收缩期杂音（有时伴有震颤）和休克。它可以在经听诊快速诊断。死亡率很高，甚至血液动力稳定的患者也需要进行紧急手术评估，因为 VSD 具有快速进展的趋势[20]。在经验丰富的中心，急性 VSD 可以用封闭装置经皮堵塞。

心室游离壁破裂是一种灾难性并发症，突然出现血流动力学崩溃和心脏压塞。如果形成假性动脉瘤，则可能瘤内包含部分填塞物。即使是那些病情迅速被诊断出来的人，死亡率也相当高[20]。

心脏压塞是一种诊断，应该在冠状动脉造影和 PCI 术后的任何患者中进行。因为未被发现的穿孔可能表现为手术后急性低血压可以出现也可以不出现奇脉、心音遥远、心电图低电压或交替波。快速床边超声心动图对于心脏压塞做出诊断至关重要。用于增加预负荷的静脉输液可能是一种临时措施，但心脏压塞的唯一确定性治疗方法是心包穿刺术。

由于严重左心室功能不全引起的心源性休克

表 35-4 MI 后低血压的常见原因

原 因	诊 断	急性治疗
LV 严重衰竭	回声，临床	正性肌力药
急性 MR	回声，临床	利尿，血管扩张药
RV 梗死	右侧 ECG	液体，变性
急性 VSD	回声，临床	外科闭合术
LV 游离壁破裂	回声，临床	急诊外科修复
心脏压塞	回声，临床	心包穿刺术
腹膜后出血	非增强 CT	复苏，股动脉压迫 / 必要时修复

CT. 计算机断层扫描；ECG. 心电图；LV. 左心室；MI. 心肌梗死；MR. 二尖瓣关闭不全；RV. 右心室；VSD. 室间隔缺损

在大面积心肌梗死后并不罕见，特别是那些累及前壁的心肌梗死。临床症状包括颈静脉压升高、肺水肿、四肢冰凉、精神状态改变、心动过速和低血压。床边超声心动图将显示局灶性心肌壁运动异常。在这种情况下，应排除新的缺血，必须考虑使用正性肌力药物或机械循环支持，如主动脉内球囊反搏作为临时措施。在这种情况下，肺动脉导管可用于监测心排血量和肺动脉氧合，并且其他侵入性血流动力学可用于监测对治疗的反应。

PCI 术后急性腹膜后血肿是股动脉插管的一种罕见并发症，一般发生在大型 PCI 中心＜ 1% 的患者中。然而，这是一种可能危及生命的情况。如果这种情况未得到诊断，患者出血到后腹部，可能仅出现轻度背痛，称为邻近部位疼痛。并发血管迷走神经反应可能加剧低血压。血管迷走神经反应是邻近部位疼痛和动脉长时间压迫的常见反应。并发心动过缓和低血压并且可对阿托品和（或）多巴胺有反应的情况下应该怀疑这种情况。评估腹股沟血肿的床边检查至关重要，全血细胞计数的连续监测也是必不可少的，可以考虑使用 CT 扫描进行诊断确认。护理首先是支持性的，需要长时间手动压迫股动脉并用输血或静脉输液进行复苏。

通过敏感的床边检查和聚焦超声心动图，通常可以快速排除上述情况。如果这些都不存在，则考虑患者是否对应用相对过量的新药物的反应（β受体拮抗药、肾素 – 血管紧张素系统阻滞药、利尿药）或患者是否容量减少。如果有疑问，继续重新评估和排除危及生命的疾病。

心肌梗死后，低血压可能是由许多危及生命的疾病引起的，临床检查和超声心动图对于快速识别或排除器质性并发症至关重要。

住院第 2 天患者出现发热性白细胞增多症。心肌梗死后全身炎症反应综合征（SIRS）的意义何在？

SIRS 定义为存在多于 2 个以下条件：体温＞ 38℃或＜ 36℃，心率＞ 90/min，呼吸频率＞ 20/min，或 PCO_2 ＜ 32mmHg，以及白细胞计数（WBC）＞ 12 000/mm³，＜ 4000/mm³ 或＞ 10% 的波动。

在 ACS 环境中存在 SIRS 是一个不祥的征兆，可能反映了大量缺血或心源性休克时的炎症反应。这很可能是由于血清炎症介质如肿瘤坏死因子α（TNF-α）和白介素 6（IL-6）的增加所致[26]。虽然尚不清楚这种促炎性因子多大程度上是致病的（而不仅仅是疾病严重的标志），SIRS 似乎预示着 ACS 的预后情况会更糟。

例如，在一项回顾性研究中，MI 后出现 SIRS 的患者更可能具有更高的肌钙蛋白水平、更低的射血分数、更长的住院时间和更高的死亡率[27]。

MI 后 SIRS 的存在应该考虑，虽然应该进行基本的感染性检查，发烧和白细胞增多症必须考虑是否可能梗死本身的原发性 SIRS，而不是急性感染过程。除非有强烈怀疑伴随感染，否则应避免使用经验性抗生素。SIRS 可以被解释为该患者遭受大量缺血性损伤所致的，应该非常密切地监测失代偿的迹象。MI 后的 SIRS 通常是大面积梗死的征兆，而不是感染，并且可能与预后较差有关。

计划对该患者进行桥小脑角肿瘤切除手术，该患者需要多长时间进行双重抗血小板治疗？什么时候停止应用？

双重抗血小板治疗的最佳持续时间取决于临床症状和植入的支架类型。在稳定的冠状动脉疾病的情况下，支架的类型决定了治疗的持续时间，裸金属支架需要至少 1 个月的双重抗血小板治疗，药物洗脱支架通常需要至少 6~12 个月的双重抗血小板治疗，尽管这仍然是一个正在进行的研究和争论的问题[28]，在这种情况下，双重抗血小板治疗持续时间可能会根据缺血和出血风险而有所差异化。

相比之下，在 ACS 之后，指南推荐双重抗血小板治疗至少 1 年，无论患者是否有侵入性治疗且不依赖于支架类型。双重抗血小板治疗的持续时间越长，缺血性结果的改善越好，但出血风险越高，这一点就需平衡[29]。

第一年双重抗血小板治疗停止只能在与患者的心脏病专家密切协商的情况下才可以，只有在不能推迟或危及生命的出血或手术的情况下才应考虑，因为再梗死或支架内血栓形成可能造成灾难性的结果。ACS 后，标准为双重抗血小板治疗 1 年（无论支架状态如何），对于稳定的冠状动脉疾病，双重抗血小板治疗的持续时间取决于支架类型。

患者心房颤动需要长期接受抗凝治疗，这对我们抗血小板药物的使用有何影响？

该患者有 ACS，指南建议使用双重抗血小板治疗 1 年，终身服用阿司匹林，伴随的心房颤动也需要使用口服抗凝治疗预防卒中，然而，抗血栓形成"三联疗法"，抗血小板治疗加口服抗凝治疗的使用与每年大出血的风险密切相关[30]。

WOEST 试验比较了心房颤动 PCI 患者三联疗法和单独使用氯吡格雷或华法林（这些患者中只有约 25% 患有 ACS），1 年后，双重治疗组出血率明显降低，并且在复合缺血性方面略有好处[31]。图 35-5 以图形方式显示了这些结果。

这些数据表明，只需使用氯吡格雷和华法林，无须阿司匹林治疗的患者可以安全地治疗需要双重抗血小板治疗和抗凝治疗的患者，在临床经验中，一些医生倾向于仅使用三联疗法 1 个月（以最小化支架血栓形成的风险），随后用华法林和氯吡格雷。

关于较新的 P2Y12 抑制药和（或）非维生素 K 拮抗药、口服抗凝血药，几乎没有数据指导决策。临床上，有限的数据通常是大量推荐的（如氯吡格雷和利伐沙班的双重治疗）。尽管这些新药的缺乏可靠数据，目前正在进行大型临床试验，测试各种治疗方法在这种情况下的安全性和有效性，这可能是一段时间以来正在进行研究的主题。对于有双重抗血小板治疗和全身抗凝指征的患者，氯吡格雷加华法林似乎是"三联疗法"的安全替代品。

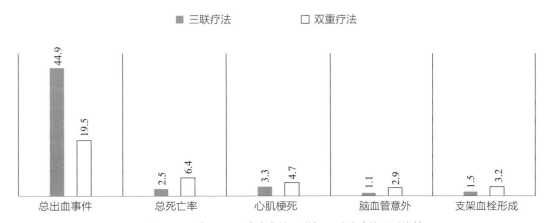

■ 三联疗法　□ 双重疗法

▲ 图 35-5　在 Woest 试验中的三联与双重治疗的预后比较

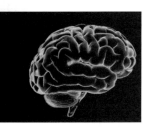

第36章 危重症患者心律失常
Rhythm Disturbances in Critically Ill Patients

Anurag Singh　Umesh K. Gidwani　Vivek Reddy　**著**

戚举星　**译**

张长远　张洪钿　**校**

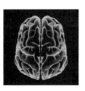

　　一位 68 岁的女性，因跌倒导致硬膜下血肿入住神经科重症监护室。既往史有甲状腺功能减退、高血压和高脂血症病史。入院前用药包括左甲状腺素，每日 75μg；卡维地洛，6.25mg，每日 2 次；阿司匹林，81mg/d。入院时生命体征包括心率为 30/min，血压为 68/30mmHg，体温为 36.7，呼吸频率为 18/min，呼吸室内空气时指脉血氧饱和度为 96%。体格检查显示，老年妇女，身材中等，有轻微的呼吸困难，对问题反应稍迟钝。心脏检查提示 S1 和 S2 心动过缓，无任何杂音。肺部检查显示呼吸音正常，无干湿啰音。四肢皮温低，神经系统检查无局灶性神经功能缺损。

这是什么节律？

　　心电图显示窦性心动过缓（图 36-1）。正常人的心率通常在 60～100/min。心动过缓的定义是心率小于 60/min。窦房结通常是电脉冲的起源，然后通过特殊的传导组织 [包括房室结、希氏束、束支（左右束）和浦肯野纤维] 传导到心脏的其他部位（图 36-2）。

　　正常情况下心脏的主要起搏点为窦房结，上述组织亦能独立产生电脉冲，但被窦房结更高的放电

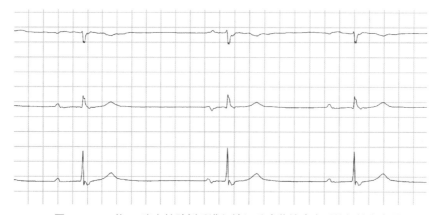

▲ 图 36-1　一位 68 岁女性跌倒后进入神经重症监护病房后的初始心电图

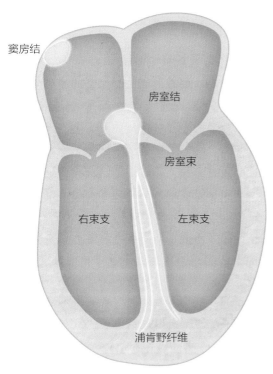

窦房结

房室结

房室束

右束支 左束支

浦肯野纤维

▲ 图 36-2 心脏传导系统

率所抑制。窦房结的功能障碍或传导系统任何部位的阻滞都可能导致心动过缓。

窦性心动过缓的非心源性原因是什么？

心动过缓的原因可能是心源性或者非心源性的。区分两者对正确管理至关重要。无症状性心动过缓一般不需要治疗。训练有素的运动员心率常在30多次。睡眠时心率可以降至30多次，但在清醒状态下搏动暂停超过3s或心率仅为30多次是病理性的。类似的，像β受体拮抗药和钙通道阻滞药这样的药物也会导致明显的心动过缓，需要停用这些药物。在神经ICU内任何导致颅内压升高的情况均可导致库欣反应，包括心动过缓、血压升高及呼吸不规律。众所周知，甲状腺功能减退、缺氧、低温、代谢性酸中毒和高钾血症是引起心动过缓的非心源性因素。疼痛、呕吐或脊髓损伤也可引起迷走神经兴奋，导致心动过缓。

什么引起窦房结功能障碍？

窦房结内的脉冲形成或传递障碍称为窦房结功

能障碍。当P-P间期正好是P-P间期的确切倍数时，可表现为窦性停搏或暂停，心电图表现为随机P-P间期或窦房结出口阻滞。"快速-缓慢"综合征是窦房结功能障碍的一个特殊亚型，也称为病态窦房结综合征。其特点是心房率高，尤其是在心房颤动或心房扑动发作期间，随后出现间歇性停搏（＞3s）和（或）明显的心动过缓。这种暂停通常发生在从心房颤动到窦性心律的转换期间，即所谓的"转换暂停"，可能导致头晕、眩晕，偶尔还会发生晕厥。通常需要添加控制心率的药物（如β受体拮抗药）和植入永久性起搏器来对抗心动过速。

什么引起房室传导阻滞？

房室结在心房和心室之间提供电联结。迷走神经兴奋、缺血（尤其是右冠状动脉）、药物（如β受体拮抗药、钙通道阻滞药、1类和3类抗心律失常药物，表36-1），以及主动脉瓣、二尖瓣或三尖瓣（靠近房室结）区域心脏手术造成的创伤，导致房室结功能不全从而引起房室传导阻滞。房室传导阻滞的神经学原因是神经肌肉疾病，如Duchenne和Becker肌营养不良、腓骨肌营养不良、Kearns-Sayre综合征、Erb肌营养不良和经常需要起搏器的强直性肌营养不良。继发于结节病、血色素沉着和淀粉样变的浸润过程也可导致房室传导阻滞。

表 36-1 Singh, Vaughan Williams 抗心律失常药物分类

分 类	作用机制	药 物
I *Ia* *Ib* *Ic*	钠通道阻滞药 适中 弱 强	奎尼丁、普鲁卡因胺、丙吡胺 利多卡因、美西律、苯妥英钠 氟卡尼、普罗帕酮
II	β受体拮抗药	普萘洛尔、卡维地洛、美托洛尔等
III	钾通道阻滞药	胺碘酮、决奈达龙、多他洛尔、多非利特、伊布利特
IV	钙通道阻滞药	维拉帕米、地尔硫䓬
V	其他	地高辛、腺苷

经授权引自 Singh BN, Vaughan Williams EM. Classification of antiarrhythmicdrugs. In:sandoe E, Flensted-Jensen E, Olesen KH, eds.symposium on Cardiac Arrythmias.södertaljge,sweden: AB Astra; 1970.[1]

房室传导阻滞分型

一级房室传导阻滞（图 36-3）当 P-R 间期大于 200ms 时，可表现为传导时间延长而非阻滞，这是因为心率没有下降。二级房室传导阻滞可为 Mobitz 1 型阻滞（图 36-4）或 Mobitz 2 型阻滞（图 36-5）。在 Mobitz 1 型阻滞中，PR 间期逐渐延长，随后错过一个室性搏动。尽管先前存在的束支传导阻滞可导致 QRS 延长，但 Mobitz 1 型阻滞中 R-R 间期通常在错过搏动前缩短，QRS 持续时间通常小于 120ms。这通常是良性的，因为阻滞发生在房室结内，不需要进一步治疗。Mobitz 2 型阻滞中 P-P 间期和 PR 间期保持不变，但房室传导的间歇性故障导致错过一个室性搏动。这导致 P/R 之间的比例固定为 2∶1、3∶1、4∶1，依此类推。三度房室传导阻滞或完全房室传导阻滞（图 36-6）的特征是心房和心室完全分离，心房和心室以各自的固有频率激发，心房频率通常快于心室频率。如果传导阻滞在 HIS 束以下水平，QRS 波群时间大于 120ms。Mobitz 2 型和完全性心脏传导阻滞通常需要植入永久性起搏器。

如何治疗该患者？

该患者表现出低灌注的症状和体征，如她对问题反应迟钝、呼吸困难、肢冷和低血压。迫切需要阿托品（0.5mg 静脉注射，每 3～5min 一次，最多 3mg）或经皮起搏以增加她的心率。由于经皮起搏是痛苦的，通常需要镇静。使用卡维地洛并检查其甲状腺激素水平，同时检查肌钙蛋白水平以排除急性冠状动脉综合征。此时应考虑植入永久性起搏器。表 36-2 至表 36-4 分别提供了窦房结功能不全、房室结功能不全和心肌梗死后伴有心动过缓的起搏适应证。心动过缓是指心率低于每分钟 60 次。对于症状性心动过缓，一旦排除可逆原因，就表明可植入起搏器。起搏器植入是一种相对低风险的手术（出血和感染的风险＜ 1%）。

这是什么节律？

心电图显示有心率达 183/min 的窄 QRS 波心动过速。

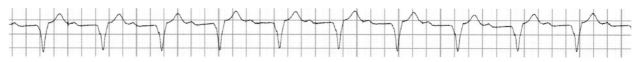

▲ 图 36-3　1 级房室传导阻滞，P-R 间期＞ 200ms 不伴有心率下降

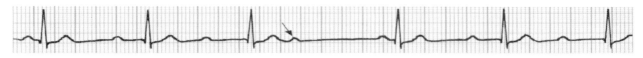

▲ 图 36-4　Mobitz 1 型阻滞，P-R 间期明显延长伴有 QRS 波下降

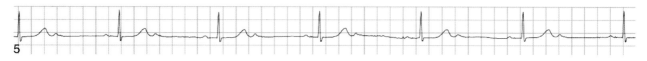

▲ 图 36-5　Mobitz 2 型阻滞，2∶1 的阻滞和 P-R 间期保持固定

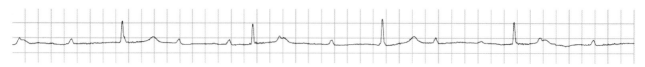

▲ 图 36-6　三度或完全性心脏传导阻滞，P-P 间期和 R-R 间期保持固定

表 36-2　永久起搏器植入治疗窦房结功能不全

类型 1

1. 永久性起搏器植入适用于有症状性心动过缓发病史的窦房结功能障碍，包括出现症状的频发窦性停搏。（证据等级，C）
2. 永久性起搏器植入适用于有症状的慢性心功能不全。（证据等级，C）
3. 永久性起搏器植入适用于因治疗疾病服用药物引得的症状性窦性心动过缓。（证据等级，C）

类型 2a

1. 当不能明确证实与心动过缓一致的显著症状和实际存在的心动过缓之间存在明确联系时，对于心率低于 40/min 的 SND，植入永久性起搏器是合理的。（证据等级，C）
2. 当在电生理研究中发现或存在具有临床意义的窦房结功能异常时，对于不明原因的晕厥可考虑植入永久性起搏器。（证据等级，C）

类型 2b

1. 对于清醒时长期心率低于 40/min 的症状轻微的患者，可考虑永久性起搏器植入。（证据等级，C）

类型 3

1. 对于无症状的窦房结功能障碍患者，永久性起搏器植入并不适用。（证据等级，C）
2. 对于被证实不存在心动过缓但出现心动过缓症状的窦房结功能障碍患者，不适合植入永久性起搏器。（证据等级，C）
3. 对于服用非必要治疗药物引起的症状性窦性心动过缓的 SND，并不适合植入永久性起搏器。（证据等级，C）

经授权引自 ACC/AHA/HRS 2012 focused update ACCF/AHA/HRS focused update incorporated into the ACCF/AHA/HRS 2008 guidelines for device-based therapy of cardiac rhythm abnormalities: a report of the American College of Cardiology Foundation/American Heart Association Task Force on Practice Guidelines and the Heart Rhythm Society. J Am Coll Cardiol. 2013; 61(3):e6-e75.[2]

表 36-3　房室传导阻滞植入永久起搏器的适应证

类型 1

1. 任何解剖水平的三级和严重的二级房室传导阻滞，出现房室传导障碍所致的有症状的心动过缓（包括心力衰竭）或室性心律失常时，应植入永久起搏器。（证据等级，C）
2. 任何解剖水平的三级和严重的二级房室传导阻滞，出现与之相关的症状性心动过缓或因其他情况必须使用减慢心率药物时，应植入永久起搏器。（证据等级，C）
3. 任何解剖水平的三级和严重的二级房室传导阻滞的清醒、无症状的窦性心律患者出现心脏停搏时间大于或等于 3s 或任何逃逸率小于 40/min，或逃逸心律低于房室结节段，应植入永久起搏器。（证据等级，C）
4. 任何解剖水平上的三级和严重的二级房室传导阻滞的清醒、无症状的心房颤动和心动过缓患者，出现 1 次或 1 次以上 5s 或更长时间的暂停的情况，应植入永久起搏器。（证据等级，C）
5. 经导管消融房室结后，任何解剖水平上的三度和严重二度房室传导阻滞，均应植入永久起搏器。（证据等级，C）
6. 心脏手术后非预期地出现在任何解剖层面上的三级和严重的二级房室传导阻滞，应植入永久起搏器。（证据等级，C）
7. 与房室传导阻滞相关的神经肌肉疾病，如强直性肌营养不良、Kearns-Sayre 综合征、ERB 营养不良（肢带肌营养不良）和腓骨骼肌萎缩，不管有无症状，出现任何解剖水平的三级和严重的二级房室传导阻滞，应植入永久性起搏器。（证据等级，B）
8. 二级房室传导阻滞伴症状性心动过缓，不论阻滞类型或部位，应植入永久性起搏器。（证据等级，B）
9. 任何解剖部位无症状的持续性三度房室传导阻滞，清醒时平均心室率为 40/min 或更快，如果存在心脏肥大或左心室功能障碍，或如果传导阻滞部位低于房室结，应考虑植入永久起搏器。（证据等级，B）
10. 永久性起搏器植入适用于运动中、没有心肌缺血时，发生二级或三级房室传导阻滞。（证据等级，C）

类型 2a

1. 永久性起搏器植入是治疗逃逸率大于 40 bpm 的无症状成人心脏病患者的出现持续性三度房室传导阻滞的有效方法。（证据等级，C）
2. 在电生理研究中发现，对于发生于房室内外水平的无症状的二级房室传导阻滞，植入永久性起搏器是合理的。（证据等级，B）
3. 对于具有类似于起搏器综合征或血流动力学损害的症状的一级或二级房室传导阻滞，植入永久性起搏器是合理的。（证据等级，B）
4. 无症状 Ⅱ 型二级房室传导阻滞合并 QRS 狭窄行永久性起搏器植入是合理的。当 Ⅱ 型二度房室传导阻滞伴宽 QRS 时，包括孤立的右束支传导阻滞，起搏成为一级推荐。（证据等级，B）

类型 2b

1. 永久性起搏器植入可考虑用于神经肌肉疾病，如强直性肌营养不良、肢带肌营养不良、腓骨肌萎缩症伴任何程度的房室传导阻滞（包括一级房室传导阻滞），不管有无症状，因为这类疾病可能使房室传导疾病进一步加重。（证据等级，B）
2. 因使用药物和（或）药物毒性导致的房室传导阻滞，在即使停用药物后预计仍会复发时，可考虑永久性起搏器植入。（证据等级，B）

（续表）

类型 3

1. 永久性起搏器植入不适用于无症状的一级房室传导阻滞。（证据等级，B）
2. 永久性起搏器植入不适用于发生在房室界区上的无症状的 I 型二级房室传导阻滞，也不适用于未知发生部位的房室传导阻滞。（证据等级，C）
3. 永久性起搏器植入不适用于预期会解决且不太可能复发的房室传导阻滞（如药物毒性、莱姆病、短暂性迷走神经张力增加或在无症状的睡眠呼吸暂停综合征缺氧期间）。（证据等级，B）

经授权引自 *ACC/AHA/HRS 2012 focused update ACCF/AHA/HRS focused update incorporated into the ACCF/AHA/HRS 2008 guidelines for device-based therapy of cardiac rhythm abnormalities: a report of the American College of Cardiology Foundation/American Heart Association Task Force on Practice Guidelines and the Heart Rhythm Society. J Am Coll Cardiol. 2013; 61(3):e6-e75.* [2]

表 36-4　心肌梗死急性期永久性起搏器植入

类型 1

1. 永久性心室起搏适用于 ST 段抬高心肌梗死后 His-Purkinje 系统内持续性二级房室传导阻滞伴交替束支传导阻滞或 His-Purkinje 系统下或后方持续性三级房室传导阻滞。（证据等级，B）
2. 永久性心室起搏适用于一过性重度二度或三度结下房室传导阻滞及相关的束支传导阻滞。如果阻滞部位不确定，可能需要进行电生理检查。（证据等级，B）
3. 永久性心室起搏适用于持续性和有症状的二级或三级房室传导阻滞。（证据等级，C）

类型 2b

永久性心室起搏可考虑用于房室结水平的持续性二级或三级房室传导阻滞，即使没有症状。（证据等级，B）

类型 3

1. 永久性心室起搏不适用于没有心室内传导缺陷的出现的短暂性房室传导阻滞。（证据等级，B）
2. 永久性心室起搏不适用于存在孤立性左前分支阻滞的短暂性房室传导阻滞。（证据等级，B）
3. 在没有房室传导阻滞的情况下，永久性心室起搏不适用于新的束支传导阻滞或分支传导阻滞。（证据等级，B）
4. 永久性心室起搏不适用于存在分支或束支传导阻滞的持续性的无症状一级房室传导阻滞。（证据等级，B）

经授权引自 ACC/AHA/HRS 2012 focused update ACCF/AHA/HRS focused update incorporated into the ACCF/AHA/HRS 2008 guidelines for device-based therapy of cardiac rhythm abnormalities: a report of the American College of Cardiology Foundation/American Heart Association Task Force on Practice Guidelines and the Heart Rhythmsociety. J Am Coll Cardiol.2013; 61(3):e6-e75. [2]

　　一位 28 岁的产后妇女被送入神经重症监护病房，诊断为 PRES（后部可逆性脑病综合征）。初测心率很快，为 180/min，并进行了心电图检查（图 36-7）。

窄波心动过速的鉴别诊断是什么？

　　窄 QRS 波心动过速是指在监护仪上出现规则的快速心律（> 100/min）和狭窄的 QRS 波（< 120 ms）。此类心律的鉴别诊断包括窦性心动过速、房性心动过速（AT）、心房扑动（AFL）、房室结折返性心动过速（AVNRT）、房室折返性心动过速（AVRT）和交界性心动过速（JT）。

如何区分各种窄 QRS 波心动过速？

　　根据 P 波与 R 波的关系可以区分不同的节律。如图 36-8 中所示，这些被称为短 RP 心动过速（R-P 间期短于 P-R 间期）或长 R-P 心动过速（R-P 间期长于 P-R 间期）。

　　窦性心动过速（长 RP 心动过速）是对应激（生理或情绪）、低血容量、缺氧、败血症、贫血、甲

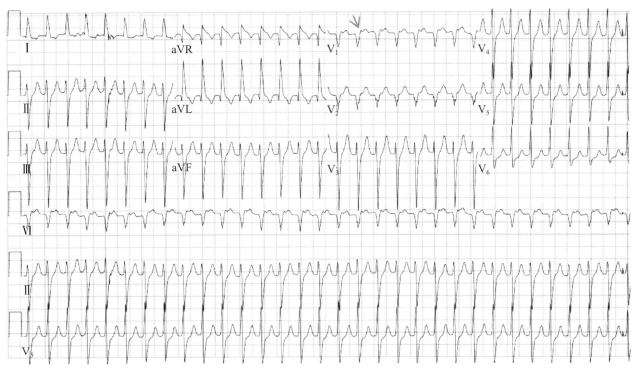

▲ 图 36-7　一位 28 岁女性患者的心电图诊断为后部可逆性脑病综合征。箭为伪 R 波

亢和多巴胺 / 多巴酚丁胺等正性肌力药物的生理反应。心律起源于窦房结，特征性表现为心动过速在每个 QRS 复合波前与 P 波一起逐渐开始和消失（形态与窦性心动过速相似）。心律起源于窦房结，特征性表现为心动过速即每个 QRS 复合波前 P 波（形态与窦性心动过速相似）逐渐形成和消失。一个简单而有用的规则是，记住窦性心动过速的速度永远不能超过（220—患者的年龄）（Haskell 和 Fox 公式）。P 波在导联 Ⅱ、Ⅲ 和 aVf 中通常是直立的。

房性心动过速（长 RP 心动过速）起源于心房的一个病灶而不是窦房结，尽管在其最初的 3～4 次心搏中可以观察到一个兴奋趋势，但往往快速的发作和抵消。P 波形态与窦性心律不同，可为诊断提供线索。如果心房病灶是起源于高嵴终末的窦房结附近，根据 P 波形态很难区分房性心动过速和窦性心动过速。多灶性房性心动过速起源于典型的肺部疾病患者心房内的多个病灶，心电图显示三个或更多的 P 波形态和不同的 P-R 和 R-R 间期。多灶性房性心动过速与心房颤动的鉴别是相当重要的，因为多灶性房性心动过速的治疗必须解决潜在的肺部疾病。ICU 房性心动过速的一个常见原因是中心静脉管放置后，其尖端刺激右心房。通常只需要检查胸部 X 线片和将导管撤至上腔静脉。

心房扑动（图 36-9）是心电图上容易识别的心律，出现 P 波锯齿状（导联 Ⅱ、Ⅲ 和 AVF）并伴有突然发作和消失。心房率通常为 300（250～350）/min，房室结处传导至心室的比例通常为 2：1，因此心电图上经常观察到的心室率约为 150（140～160）/min。3：1 和 4：1 的比例并不罕见，可导致不规则心动过速和各种房室传导阻滞。

虽然 1：1 传导的房扑很少见，但时有发生（图 36-10），其主要是由于 1A、1C 或 3 类抗心律失常药物（Singh、Vaughan-Williams 分类）引起，这些药物可以减慢心房扑动的速度，使 1：1 房室传导发生，产生危险的快速心率。因此，这些药物应始终与 β 受体拮抗药或钙通道阻滞药一起使用，以部分阻断房室结并防止 1：1 传导。

房室结折返性心动过速（AVNRT）是发生在房室结内的一种微折返性心动过速，心率为 150～250/min。心动过速的发生和消失是迅速的，通常迷走神经调控或使用腺苷可终止心动过速。由于折返电路位于房室结内，心房和心室通常同时激活。房性或室性早搏（PAC，PVC）触发 AVNRT 发作。心电图上的一个常见发现是 V₁ 导联中的伪 R 波（图 36-8，并与图 36-10 中同一患者的基线心电图进行比较）和下导联中表示逆行 P 波的伪 S 波（图 36-11）。

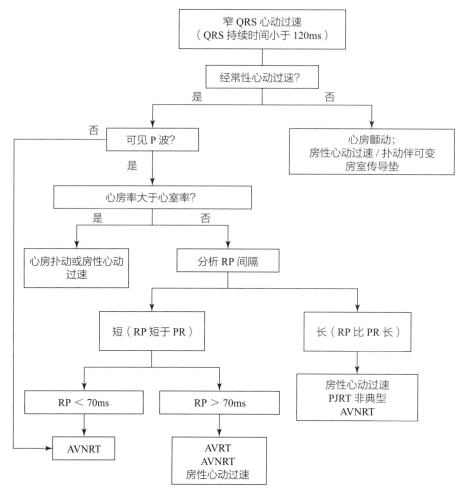

▲ 图 36-8　根据 P 波和 R 波的关系确定窄 QRS 波心动过速病因的步骤

AVNRT. 房室结往复式心动过速；AVRT. 房室往复式心动过速；ms. 毫秒；P. 心房活动；PJRT. 永久性交界性往复式心动过速；心电图上的 QRS 或 R：心室活动 [经授权引自 ACC/AHA/ESC guidelines for the management of patients with supraventricular arrhythmias—executivesummary.Circulation. 2003; 108(15):1871–1909. 版权所有 © 2003 American Heart Association, Inc][3]

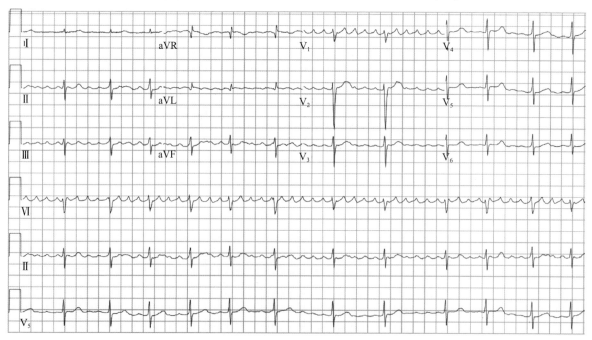

▲ 图 36-9　心电图显示心房扑动伴锯齿状 P 波

房室折返性心动过速（AVRT）是一种大的折返性心动过速，其电路利用正常的心脏传导系统和连接心房和心室的辅助通路。当从心房到心室的脉冲沿着旁路传播时，在心电图上表现为δ波（图36-12），称为预激综合征。在许多情况下，由于窦性心律中没有三角波出现，旁路只能逆行传导，因此被称为"隐匿性"通路。与AVNRT一样，PAC或PVC可触发心动过速，其频率范围为180～

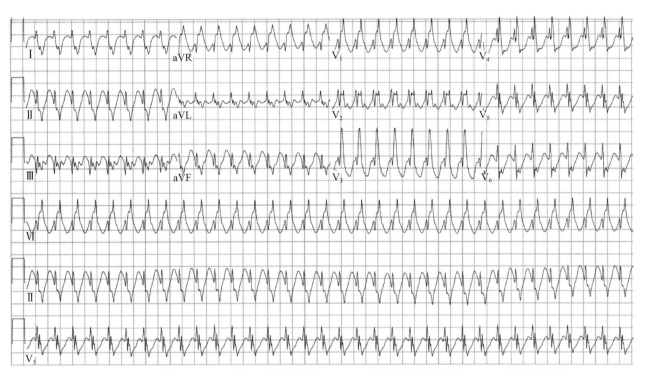

▲ 图 36-10 心电图显示患者合并右束支传导阻滞（RBBB）使用氟卡尼时出现按 1∶1 传导的心房扑动

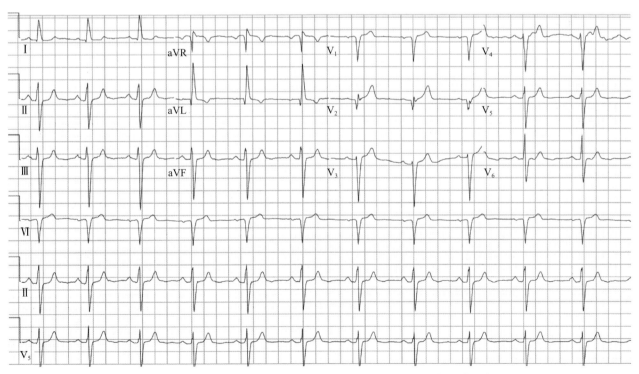

▲ 图 36-11 窦性心律患者的心电图（28 岁妇女，图 36-4）。注意 V₁ 中没有伪 R 波

250/min，突然发作、消失，并可通过迷走神经或腺苷调控使其终止。

交界性心动过速是由房室束附近的自动性增强引起，其频率为 70～120/min，并且是逐渐的发生和消除。由于心律起源于房室结下，心房的激活是逆行的，导致下导联（Ⅱ、Ⅲ和 AVF）出现 P 波倒置，常见于心脏手术后和地高辛中毒的病例中，尤其是低钾血症。

如何处理窄 QRS 波心动过速？

腺苷或颈动脉窦按摩可减慢并且常可短暂阻断房室结的传导。如图 36-13 中的方法所示，在注射腺苷或在颈动脉窦按摩的同时行 12 导联心电图检查有助于进一步区分室上性心动过速的类型。利用房室结传递脉冲的心动过速如房室结折返性心动过速（AVNRT）和房室折返性心动过速（AVRT）等被终止，而不需要房室结或心室传递的房性心动过速（AT）和心房扑动（AFI）则继续不受干扰，因此可在心电图上更好地被区分。

当室上性心动过速导致血流动力学不稳定时，可能需要低能量（50～100J）的同步直流电进行复律。可考虑静脉注射伊布利特转复心房扑动，但应

注意伊布利特可导致 Q-T 间期延长，引起致尖端扭转型室速。与心房颤动一样，心房扑动也有很高的脑卒中风险，在复律前后应考虑进行抗凝。心房扑动的抗凝建议与心房颤动相似（见下文，心房颤动）。

如果第一次剂量不能成功终止心动过速，腺苷 6mg 静脉注射，然后 12mg 再次静脉注射。腺苷可缩短心房不应期，诱发心房颤动。在不具备房室结传导衰减特性的旁路束存在下，这会导致心房脉冲快速传导至心室，导致心室颤动，需要直流电复律来转换回窦性心律。因此，应在重症监护室的监护下，进行腺苷的给药。如果患者没有心力衰竭，且腺苷不能转复心律，此时只有当患者的射血分数正常时，方可考虑维拉帕米（每 10～15min 静脉注射 5mg，共 15mg）；否则可能导致充血性心力衰竭加重。

地高辛中毒引起的房性心动过速或交界性心动过速，通常停药后会好转。心动过速时，血钾水平大于 5mg/dl 提示应使用地高辛受体拮抗剂（地高辛免疫抗原结合片段），这有助于从体内清除地高辛。

消融治疗对室上性心动过速患者的预后和长期治疗是很好的，该类患者应始终考虑转诊电生理医师。抗心律失常药物可用于拒绝消融治疗的患者[4]。

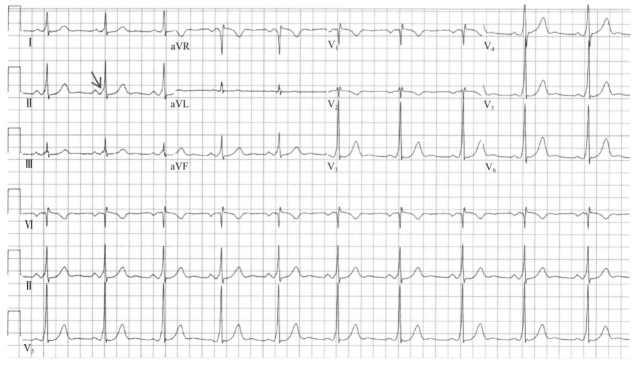

▲ 图 36-12　箭头所示为一个 28 岁老年女性心电图上的 delta 波

心房颤动是最常见的心律失常

心房颤动仍然是最常见的心律失常，尤其是好发于重症监护病房的老年患者（图 36-14）。约 1/5 的患者在接受心脏手术后会发生心房颤动。应及时纠正重症监护室内发生的缺氧和电解质紊乱。心房颤动的其他主要原因见表 36-5。

心房颤动的分型

心房颤动可分为阵发性、持续性、长期持续性或永久性（表 36-6）。

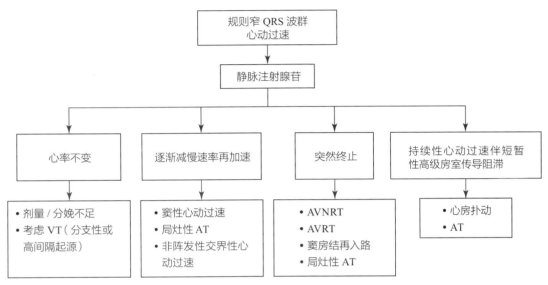

▲ 图 36-13　窄 QRS 波心动过速对腺苷的反应

AT. 房性心动过速；AVNRT. 房室结往复式心动过速；AVRT. 房室往复式心动过速；QRS. 心电图上心室激活波；VT. 室性心动过速

经授权引自 ACC/AHA/ESC guidelines for the management of patients withsupraventricular arrhythmiasexecutive summary. Circulation. 2003;108(15):1871–1909. 版权所有 © 2003 American Heart Association, Inc [3]

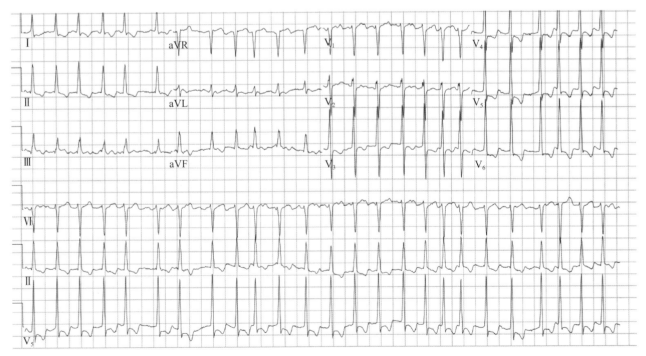

▲ 图 36-14　以无 P 波和 R-R 间期不规则为特征 28 岁女性患者心房颤动的心电图

表 36-5　心房颤动病因

1. 充血性心力衰竭
2. 瓣膜性心脏病特别是二尖瓣狭窄和反流
3. 高血压
4. 老年人（年龄＞65岁）
5. 糖尿病
6. 冠状动脉疾病
7. 肥厚性心肌病
8. 肺栓塞
9. 甲状腺功能亢进
10. 酒精
11. 咖啡因和茶碱等兴奋剂
12. 阻塞性睡眠呼吸暂停
13. 肺部疾病
14. 吸烟
15. 欧洲血统
16. 家族史
17. 电解质紊乱
18. 缺氧

心房颤动的治疗

心房颤动患者的治疗策略主要集中在对节律、心率控制及抗凝治疗。关于控制节律与速率的研究表明，与控制速率治疗相比，控制节律对于生存没有优势，并且控制速率具有潜在的优势，如控制速率降低了药物产生不良反应的风险（AFFIRM试验）[6]。关于心率控制，研究（RACE 2试验）表明，在心血管发病率和死亡率方面，宽松的心率控制（静息心率＜110/min）与严格的心率控制（静息心率＜80/min）同样有效，而且更容易实现[7]。

用于控制心率的各种药物见表 36-7。钙通道阻滞药和β受体拮抗药是控制心率的一线药物。心力衰竭患者应避免使用钙通道阻滞药，哮喘等肺部疾病患者应避免使用β受体拮抗药。地高辛不能单独用于心率控制，因为它是通过增强房室结上的副交感神经系统兴奋以控制心率的。因此，一旦患者开始进行任何活动，由于交感神经活动的增加，它在控制心率方面的作用就丧失了。同时要注意地高辛是由肾脏排出的，在出现肾功能不全的情况下，应停止使用。只有在所有其他药物都失效的情况下，才可尝试使用胺碘酮控制心率。

对于有血流动力学危害的患者，如缺血、低血压、肺水肿或预激综合征的快速心室应答，应当以100～360J的能量进行同步直流电复律。如果不成功，使用伊布利特单次剂量1mg（0.01mg/kg，体重＜60kg）静脉推注，10min内再次静推1mg，并应进行重复直流电复律。如前所述，伊布利特可引起低血压和尖端扭转型心动过速。

由于心房颤动存在栓塞性卒中的高风险，因此抗凝治疗在心房颤动的治疗中至关重要。CHADS-VASC评分是评估患者卒中风险的临床预测评分（表 36-8）。

除CHADS-VASC评分表中危险因素外，在计算危险评分时还应考虑二尖瓣狭窄、肥厚性心肌病、恶性肿瘤（高血栓形成状态）和终末期肾病等危险因素。评分2分或2分以上表示血栓栓塞风险高（每年＞2%），这些患者要考虑抗凝治疗（表 36-9）。

表 36-6　心房颤动的分类

分　类	定　义
阵发性心房颤动	心房颤动在发病后7d内自发或通过干预终止。复发时可能会改变频率
持续性心房颤动	心房颤动发作持续时间＞7d
长期发作	持续心房颤动＞12个月
永久性心房颤动	当患者和临床医生共同决定停止进一步尝试恢复和（或）维持窦性心律时，称之为永久性心房颤动。接受心房颤动是患者和临床医生的一种治疗态度，而不是心房颤动固有的病理生理特性。随着症状、治疗干预的有效性，以及患者和临床医生偏好的变化，对心房颤动的接受度可能会改变
非瓣膜性心房颤动	非风湿性二尖瓣狭窄、机械或生物瓣膜或二尖瓣修复引起的心房颤动。

表 36-7 控制心房颤动发生率的药物

药物	静脉注射剂量	维持剂量
酒石酸美托洛尔	2.5～5mg 静脉推注至少 2min，最多 3 次	25～100mg 口服，每日 2 次
琥珀酸美托洛尔	不适用	50～400mg 口服，每日 1 次
艾司洛尔	500mg/kg 静脉推注至少 1min，然后 60～200mg/（kg·min）静脉注射	不适用
卡维地络	不适用	3.125～25mg 口服，每日 2 次
维拉帕米	0.075～0.15mg/kg 静脉推注至少 2min，如果 30min 后无反应可再静脉推注 10.0mg，然后 0.005mg/（kg·min）静脉维持	120～360mg 口服，每日分剂量服用
地尔硫䓬	0.25mg/kg 静脉注射超过 2min	120～360mg 口服，每日分剂量服用
地高辛	0.25mg 静脉注射，24h 内重复给药最大量为 1.5mg	0.125～0.25mg 每日 1 次
胺碘酮	300mg 静脉注射超过 1h，然后 10～50mg/h 维持至少 24h	100～200mg 每日 1 次

表 36-8 CHADS-VASC 评分

CHA2DS2-VASC 首字母缩写	评分
充血性心力衰竭	1
高血压	1
年龄≥ 75 岁 （年龄 65—74 岁）	2 （1）
糖尿病	1
脑卒中或短暂性脑缺血发作或血栓栓塞	2
血管疾病（既往心肌梗死、外周动脉疾病、主动脉斑块）	1
年龄（65—75 岁）	1
性别（女性）	1
总分	9

对于新诊断的患者，评估心房颤动 / 扑动的持续时间至关重要。如果持续时间未知或超过 48h，则应在复律前进行食管超声心动图（TEE）检查以排除左心耳血栓。如果由于某种原因不能进行 TEE 检查，患者应在行心脏复律前抗凝治疗 3 周，心脏复律后应继续抗凝 4 周以降低脑卒中风险。如果 TEE 显示有血栓或患者为经过抗凝治疗，则不应进行心脏复律。此时，对于有症状的该类心房颤动患者，应待病情稳定时行消融治疗。

室上性心动过速时血流动力学可能是不稳定的。区分不同类型的室上性心动过速是正确处理的关键。SVT 的治疗包括急性期的药物治疗 / 复律，以及在患者病情稳定时进行消融治疗。

这是什么节律?

图 36-15 显示宽 QRS 波心动过速。

宽 QRS 波心动过速的鉴别诊断

宽 QRS 波心动过速的鉴别诊断包括室性心动过速、室上性心动过速伴异常和预激性心动过速。1A、1C 类抗心律失常药物、起搏和高钾血症也可引起广泛的复杂心律。

表36-9　预防血栓栓塞的建议

类型 1

1. 对于持续48h或更长时间的心房颤动或心房扑动患者，或当心房颤动持续时间未知时，无论CHA2DS2-VASc评分高低及使用何种方法恢复窦性心律(电复律或药物复律)，都建议至少在复律前3周和复律后4周应用华法林抗凝(国际标准化比值2.0～3.0)。(证据等级，B)

2. 对于心房颤动或心房扑动超过48h或持续时间未知且血流动力学不稳定需要立即复律的患者，应尽快开始抗凝，除非存在禁忌证否则应在复律后持续抗凝至少4周。(证据等级，C)

3. 对于心房颤动或心房扑动持续时间少于48h且有脑卒中高风险的患者，建议在复律前或复律后尽早静脉注射肝素或低分子肝素，或使用因子Xa或直接凝血酶抑制药，然后进行长期抗凝治疗。(证据等级，C)

4. 任何持续时间的心房颤动复律后，长期抗凝治疗方案的制定应该基于血栓栓塞危险性分析。(证据等级，C)

类型 2a

1. 对于持续48h或更长时间的心房颤动或心房扑动患者，或在过去三周内未抗凝的患者，应在复律前进行TEE检查，如果在左心房及左心耳没有发现血栓，则继续复律。前提是在TEE前进行抗凝治疗，并在复律后维持至少4周。(证据等级，B)

2. 对于持续48h或更长时间的心房颤动或心房扑动患者，或心房颤动持续时间未知时，至少在复律前3周和复律后4周，使用达比加群、利伐沙班或阿哌沙班进行抗凝治疗。(证据等级，C)

类型 2b

对于持续时间少于48h且血栓栓塞风险较低的心房颤动或心房扑动患者，可以考虑在心脏复律时进行抗凝(静脉注射肝素、低分子肝素或新的口服抗凝血药)或不进行抗凝治疗，且无须在复律后口服抗凝血药。(证据等级，C)

经授权引自 2014 AHA/ACC/HRS guideline for the management of patients with atrial fibrillation: executivesummary: a report of the American College of Cardiology/American Heart Association Task Force on Practice Guidelines and the Heart Rhythmsociety.Circulation.2014; 120 (33): 2071–2104.[5]

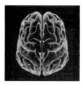

　　一位65岁男性，有高血压和冠状动脉疾病病史，并有冠状动脉支架，因后交通动脉瘤导致蛛网膜下腔出血，经弹簧圈栓塞治疗成功后被送入神经重症监护病房。术后患者开始诉心悸和胸痛，并有宽QRS波心动过速，检查提示心动过速S1和S2最为显著。肺野听诊呼吸音清。

什么是室性心动过速?

　　室性心动过速起源于心室的心律失常。室性心动过速的主要症状是心悸、胸痛、呼吸短促、晕厥，在极端情况下还可引起心源性猝死。它是根据形态学、持续时间和机制进行分类的，形态上可以是单形、多形或多态形。

　　单形性VT具有一个单一的形态，无论是右束支传导阻滞模式还是左束支传导阻滞模式。典型表现是宽QRS波(QRS > 0.12s)，节律规则。多形性室性心动过速在同一发作期有一个以上形态不同的QRS波群，但QRS波形态并没有持续变化。多态性室性心动过速具有不断变化的QRS形态。基础QT期延长(QTc > 440ms)可称为尖端扭转性心动过速，QRS复合波在基线附近出现扭转。

　　根据心动过速的持续时间将其分为非持续性(< 30s)和持续性(> 30s)，其机制包括自动性增强、触发活动和再进入。

　　在自动化程度增加的情况下，心室内的单个或多个病灶开始迅速激活，主要是对儿茶酚胺能状态、缺血或电解质紊乱(如低钾血症)的应激反应。另外，触发的活性依赖于后去极化，这涉及动作电位的第3和第4阶段，这两个阶段是由于细胞内钙超载引起的。典型的心肌损伤导致心脏病发作时出现的再进入现象，依赖于心肌中存在两条通路和一个可兴奋间隙，从而去极化波在周围不断循环，类似于狗追逐尾巴，常会引起单形性室速(表36-10)。

　　心室颤动是由心室产生的不规则、混乱的电活

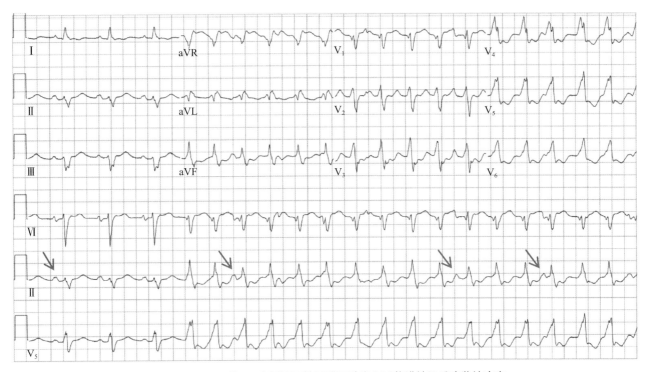

▲ 图 36-15 一位 65 岁男性因蛛网膜下腔出血而住进神经重症监护病房

Ⅰ、Ⅱ和Ⅲ为窦性搏动；Ⅳ为室性心动过速，提示房室分离。箭显示 VT 期间 P 波和 QRS 波融合

表 36-10 室性心动过速病因

1. 冠状动脉疾病 / 心肌梗死后
2. 扩张型心肌病
3. 长 QT 综合征（先天性和药物性）
4. 肥厚型心肌病
5. 致心律失常性右心室心肌病
6. 先天性心脏病术后
7. Brugada 综合征
8. 儿茶酚胺能多态性室性心动过速
9. 缺氧
10. 酸碱平衡紊乱
11. 特发性室性心动过速

动导致循环停止，如果不及时治疗，将导致不可逆的心脑损伤。如果发生在结构正常的心脏，则被归类为原发性；如果发生在缺血性或非缺血性心肌病的情况下，则被归类为继发性。

为什么宽 QRS 波心动过速的诊断很重要？

人们普遍认为室性心动过速时血流动力学是不稳定的，尽管在某种程度上是正确的，但发生室性心动过速时血流动力学也可能是稳定的，可以持续数小时至数天而无血流动力学改变。另外，如果室性心动过速被误认为是变异性室上性心动过速，而使用钙通道阻滞药、β 受体拮抗药或腺苷等房室结阻滞药治疗可导致血流动力学损害和衰竭。因此，除非另有证据，否则必须假定宽 QRS 波心动过速为室性心动过速。

心电图鉴别诊断室性心动过速（VT）与变异性室上性心动过速（SVT），以及预激性心动过速

存在各种标准来区分 VT 和 SVT。最有助于区分室性心动过速与其他心律失常的心电图特征包括心前一致性（导联 $V_1 \sim V_6$ 的 QRS 全阳性或全阴性）、房室分离及捕捉或融合节拍。房室分离的发生是因为心房和心室在不同的部位以不同的频率放电，心室通常比心房快。心房或窦性搏动有时传导至心室，导致一个狭窄的 QRS 波群，称为捕捉搏动。如果来自心房的搏动通过房室结，同时心室搏动也触发，形态上会导致在窦性搏动和室性搏动之间形成混合的搏动，合称为融合搏动（图 36-15）。此外，在 12 导联心电图 QRS 轴上可发现与先前心电

图窦性上心律点存在明显不同的室性心动过速，并以此作为诊断依据。谨记，有冠心病和心脏病发作的病史的患者，95% 心动过速是室性的。Brugada[8] 等和 Vareckei[9, 10] 等提出的快速诊断 VT 的诊断是有帮助的。图 36-16 显示了区分室上性心动过速和室上性心动过速的 Brugada 法[8]。图 36-17 显示了区分室上性心动过速和预激型室上性心动过速的 Brugada 法[11]。

重症监护室的室性心律失常发生因素分析

重症监护室的室性心律失常发生率特别高。这不仅是因为患者人数多，更多是由重症监护室使用的药物引起。经常使用的利尿药会导致电解质紊乱，如低钾血症和低镁血症。正性肌力药引起缺血，并可诱发室性心律失常。中心静脉和肺动脉导管的错位也会导致异位和心动过速。此外，由于重症监护室中使用的药物数量众多，某些药物和电解质失衡可延长 Q-T 间期，从而导致多态型室性心动过速，也称为"尖端扭转性心动过速"，法语称为"点扭转"（表 36-11）。

急性室性心动过速的处理

室性心动过速会导致体内循环受损。首要的处理是确保机体重要器官的充分灌注。排除诸如缺氧、酸碱紊乱和电解质异常等快速可逆原因并酌情治疗这些病因后，需要在使用或不使用静脉抗心律失常药物的同时进行同步直流电复律。通常使用 200～360J 的能量将心脏复律至窦性心律。用于治疗的抗心律失常药物为胺碘酮（150mg/min 静脉注射 10min，然后 1mg/min 静脉注射 6h，最后 0.5mg/min 静脉维持 18h，它可以引起低血压和缓慢型心律失常）和普鲁卡因胺（15～17mg/kg 体重静脉推注，然后 1～6mg/min 静脉推注，直至心律失常得到抑制，QRS 增宽超过基线的 50%，或出现低血压，最大剂量为 1.5g 静脉推注和 9g/d 维持剂量）。

所有出现 VT 患者都应进行超声心动图检查，以评估射血分数。射血分数低于 35% 的可能是植入式心脏除颤器的适应证。对于单形室性心动过速的

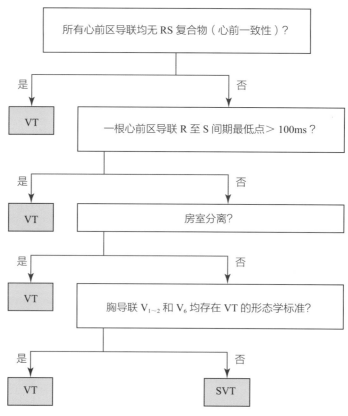

▲ **图 36-16　区分 VT 和 SVT 的 Brugada 法**[8]

VT. 室性心动过速；SVT. 变异性室上性心动过速 [经授权引自 Brugada P,Brugada J, Mont L, et al. A new approach to thedifferentialdiagnosis of a regular tachycardia with a wide QRS complex. Circulation. 1991; 83(5):1649-59.]

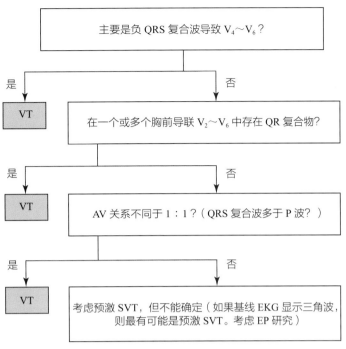

▲ 图 36-17 鉴别 VT 和预激 SVT 的 Brugada 法 [11]

VT. 室性心动过速；SVT. 变异性室上性心动过速

表 36-11　引起 Q-T 间期延长扭转性心动过速的原因

1. 电解质失衡（低钾 / 低镁）
2. 蛛网膜下腔出血
3. 心力衰竭
4. 左心室肥厚
5. 心动过缓
6. 低体温
7. 甲状腺功能减退
8. 抗抑郁药、美沙酮和喹诺酮类药物

患者，可以考虑消融治疗，这是可以治愈的 [12]。

宽 QRS 波心动过速应视为室性心动过速，除非另有证据。室性心动过速时血流动力学可能是稳定的。对于单形室性心动过速，应考虑消融。如果超声心动图显示射血分数小于 35%，应考虑植入心脏内除颤器。

完整的列表可在网站 www.torsades.org 上找到。

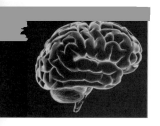

第37章 急性失代偿性心力衰竭
Acute Decompensated Heart Failure

Ruwanthi Titano　Raymond Bietry　Sean Pinney　**著**

宋同均　**译**

张长远　张洪钿　**校**

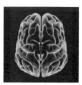

一名70岁男性患者，既往有冠状动脉疾病，以及经皮冠状动脉介入治疗、收缩期心力衰竭（射血分数40%）、控制不理想的Ⅱ型糖尿病、高血压和高脂血症病史，在脑膜瘤切除后被送入神经外科重症监护病房。术后一直很好，直到夜里，他突然出现呼吸急促。

患者被发现时呈嗜睡、呼吸急促、心动过速、低血压、呼吸功增加。心脏检查显示窦性心动过速，S3奔马律，颈静脉搏动抬高至下颌角。肺听诊时可闻及双肺底捻发音。他的下肢又冷又湿，有轻微的凹陷性水肿。

心电图显示窦性心动过速，下肢导联有陈旧性Q波，V4～V6导联有新的ST段下降。胸部X线片显示明显的双侧肺血管充血伴向头侧集中。

本例患者为慢性收缩期心力衰竭急性加重，称为急性失代偿性心力衰竭（acutedecompensatedheart failure，ADHF）。

ADHF 是什么?

ADHF 是一种临床综合征，其定义是由于心脏充血引起的心力衰竭症状的急性发作，伴有或不伴有心排血量减少[1]。ADHF 可以是心力衰竭的初期表现，但更常见于慢性心力衰竭急性加重表现。虽然总体射血分数可以保留，但它反映了心肌功能障碍。在美国 ADHF 是心脏病住院的主要原因[2]。此外，ADHF 后出院患者有较高的非计划就诊和急诊就诊率，以及30天再入院率[3]。因此，ADHF 是一个显著的经济负担，它占用了越来越多的医疗资源。针对 ADHF 处理正在强调综合治疗策略。

在对 ADHF 患者进行初步评估时需要考虑哪些基本因素?ADHF 是如何分类的?

对 ADHF 的初步评价应侧重于评估患者的血流动力学状态，以及辨别任何加重病情的可逆原因。一种常用的策略是快速床边评估患者容量和灌注状态，史蒂文森首先描述了这一策略[4]。容量状态评价提供了心脏充盈压力评估，将患者分为"湿"或"干"；灌注充分性评价提供了终末器官灌注评估，将患者分为"暖"或"冷"。基于这一评价，患者可分为以下四种类型：暖干型（A 型）、暖湿型（B型）、冷干型（L 型）、冷湿型（C 型）[4]（图37-1）。这一分类具有预后意义，且也提供针对每组的

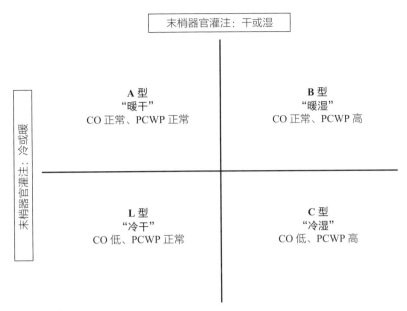

末梢器官灌注：干或湿

A 型
"暖干"
CO 正常、PCWP 正常

B 型
"暖湿"
CO 正常、PCWP 高

末梢器官灌注：冷或暖

L 型
"冷干"
CO 低、PCWP 正常

C 型
"冷湿"
CO 低、PCWP 高

▲ 图 37-1 血流动力学类型。心脏衰竭患者的四个血流动力学特征。按终末器官灌注紊乱和容量超负荷进行分类
CO. 心排血量；PCWP. 肺动脉楔压

目标治疗。

初步评估应包括全面仔细的病史和体格检查，并进行一些辅助检查，重点应放在与容量超负荷和终末器官灌注不足有关的体征和症状上（表 37-1）。

容量状态评估

容量超负荷可表现为体重增加、呼吸困难、端坐呼吸、屈曲呼吸、颈静脉搏动升高、啰音、足部水肿、腹水或 S_3 心音。当单独考虑时，大多数体征的敏感性和特异性具有局限性。例如，在进展性心源性恶病质情况下，有体液潴留的患者可能不会出现净体重增加。在所有提到的体征中，颈静脉搏动升高是最准确的与左侧充盈压力升高密切相关的床边体征[5, 6]。然而，这种方法受到观察者之间差异性的限制，这取决于临床医生的培训水平和经验。检查也可能受到身体体型或解剖结构的限制，在一些情况下，颈静脉搏动实际上并不反映左心充盈压力升高，如急性心肌梗死、肺栓塞、原发性肺疾病和单独右心室衰竭[7]。

水肿是体检中最明显的体征，标志容量超负荷，但对 ADHF 无特异性，而且通常对静脉和淋巴回流良好的年轻患者不敏感。外周水肿有许多医源性原因，这可能使临床医生在评估心力衰竭时感到困惑。例如，在没有心肌功能障碍的情况下，丙戊酸盐可导致周围水肿，往往在停药后常缓解[8]。体检中出现啰音也被作为容量超负荷的标志，但实际上，超过 80% 的慢性充盈压力升高的患者没有啰音[4]。因此，啰音的缺乏不足以排除 ADHF，特别是在基线充盈压力升高的慢性心力衰竭患者中。

灌注是否充足的评估

血流减少可使特殊器官表现为低灌注的症状和体征，如脑灌注不足导致思维混乱和嗜睡，肾灌注

表 37-1 充血性心力衰竭的常见临床特征

充血特性	低灌注特性
体重增加	模糊和嗜睡
端坐呼吸	低血压
屈曲呼吸	心动过速
外周水肿、腹水	四肢冰冷
JVP 升高	少尿
啰音	
S_3 奔马律	
肝充血	
CXR 伴有肺充血	
超声示 IVC 扩张	
BNP 升高	

JVP. 颈静脉搏动；CXR. 胸部 X 线片；BNP. 脑钠尿肽；IVC. 下腔静脉

不足导致少尿，肝灌注不足因转氨酶升高导致休克性肝。还可以观察到低血压、窦性心动过速和四肢冰凉等全身低灌注的表现。低血压在失代偿性心力衰竭初期较少见，因为大多数患者入院时为高血压或血压正常[9]。然而，低血压的存在是 ADHF 患者发病率和死亡率增加的重要标志。

ADHF 诊断和治疗中的辅助检查

病史和体格检查结果可通过辅助实验室检查和影像进一步得到证实。脑钠尿肽（BNP）等血清生物标志物可用于病因不明的呼吸困难的诊断，以排除 ADHF。心肌细胞来源的 BNP 是因任何引起心肌紧张疾病过程释放的，如心室功能障碍、急性冠状动脉综合征、瓣膜性心脏病和快速心律失常。非心脏原因的 BNP 释放包括高龄、贫血、肾衰竭、阻塞性睡眠呼吸暂停、肺动脉高压、败血症、危重疾病和严重烧伤。一些研究表明，BNP 水平随着潜在病因的治疗而改善，这促使医生采用 BNP 指导心力衰竭治疗的策略[10, 11]。然而，最近的研究并没有明确确定这一策略的益处[11-14]。目前，BNP 水平最适合作为排除指标：如果水平很低，则排除 ADHF 导致心力衰竭患者呼吸困难的原因。临界值因实验室而异，常用水平为 BNP < 100pg/ml 或 NT pro-BNP < 300pg/ml[15]。

肌钙蛋白水平是另一项有助于 ADHF 诊断和治疗的实验室检查。肌钙蛋白水平升高提示肌细胞坏死，预示预后较差。在慢性 CHF 中，肌钙蛋白释放与血流动力学紊乱、进行性心室功能障碍和持续性心肌损伤有关，这些通常发生在没有明显缺血或潜在 CAD 的情况下[1]。在 ADHF 患者中，肌钙蛋白水平升高与较差临床预后及发病率、死亡率增加有关[16, 17]。同样，与持续肌钙蛋白升高相比，随着时间的推移，肌钙蛋白水平下降与良好预后有关[18, 19]。

胸部 X 线片是评估疑似失代偿性心力衰竭患者的重要工具。常见的表现包括胸腔积液、心脏扩大、肺充血、肺动脉扩张和肺上静脉充血（图 37-2）。然而，胸部 X 线片对慢性充血体征的检测敏感性较差[20]，胸部 X 线片正常不应将 ADHF 排除在鉴别之外。胸部 X 线片对于鉴别呼吸困难患者如肺炎、气胸或胸腔积液等其他肺部病因是有用的[15]。

下腔静脉直径测量作为一种快速、无创的评估充盈压力的方法，在观察者之间的变异较小，最近得到了广泛的应用。这项技术的基本原理是，右心充盈压力升高会导致静脉曲张，就像在体检中常见的颈内静脉扩张一样。床旁超声可快速测定下腔静脉直径和塌陷指数。几项研究证实了这项技术的有效性，以及它与心力衰竭和预后的关系。较大的下腔静脉直径与充血症状体征的严重程度及 1 年内不良事件风险的增加有关[7, 21]。

在初步评估 ADHF 时，超声心动图是另一个不可替代的工具，因为它提供了心脏衰竭严重程度、潜在病因的典型信息，在心内充盈压力上也可以提供有用的数据。首先，应该使用超声心动图来确定心室功能是否保存或减弱，因为区分收缩期和舒张期心力衰竭方面临床评估的能力有限[22]。进一步，慢性心力衰竭可以通过心室扩张的严重程度来推断。非扩张心室可能有没时间重塑的急性病因（如心肌炎）。节段性室壁运动异常可能提示潜在的 CAD。应该对严重瓣膜病体征进行评价，以确定其在急性失代偿中的作用。最后，超声心动图也可以估计充盈压力（如左心房充盈压力和肺动脉压力）[23, 24]。

ADHF 的诱因

在对 ADHF 患者进行初步评估时，有几个主要

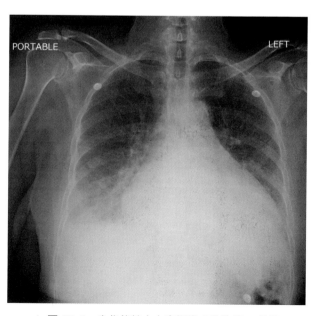

▲ 图 37-2　失代偿性心力衰竭患者的胸部 X 线片
注意胸膜积液、肺血管充血、心脏轮廓扩大

的心脏和非心脏原因需要考虑。特别重要的是确定潜在的可逆原因，以便进行有针对性的干预。急性心肌梗死是 ADHF 最常见的病因之一。一系列心电图改变、肌钙蛋白升高和缺血症状提示心肌梗死。然而，这些单独症状对于急性斑块破裂都是非特异性的。肌钙蛋白升高可能存在于任何导致心肌细胞死亡的原因中，而胸痛经常发生在心力衰竭中，由于心内膜下缺血导致室壁压力增加，因此应谨慎。其他导致 ADHF 的原因包括高血压、心律失常、瓣膜病和心肌炎。不遵守或改变药物治疗方案或饮食不当，限制钠和液体也可突发 ADHF。这些改变包括直接导致增加心肌损伤的药物（如多柔比星）、增加盐潴留药物（如类固醇、非甾体抗炎药）或引起负性肌力作用药物（如钙通道阻滞药）。另一个具有抑制心肌作用的药物例子是丙泊酚，通常用作一般的镇静药或癫痫持续状态，它可引起心排血量减少，导致低血压[25]。快速注射苯妥英钠时也可引起低血压和心律失常[25, 26]。其他导致 ADHF 的原因包括因肺疾病如肺动脉高压、肺病或肺栓塞、内分泌紊乱如甲状腺功能亢进和减退、感染、败血症和药物滥用（酒精或非法药物使用）引起的右心室衰竭。

神经源性肺水肿是一种急性起病肺水肿性的临床综合征，发生在中枢神经系统受到显著损伤或应激而导致颅内压升高如脑出血、创伤性脑损伤、癫痫持续状态和脑膜炎的情况下。虽然被认为是引起肺水肿的非心脏原因，但也有可能是由交感神经异常反应介导的与心脏直接损伤相关的情况[27]。因此，这种情况诊断需要心脏功能与超声心动图评估，以及可能放置肺动脉导管排除肺水肿的心脏原因。在没有心功能障碍情况下的心脏治疗包括降低颅内压和辅助 ARDS 呼吸机治疗。

Takotsubo 心肌病（应激性心肌病）是一种没有冠状动脉疾病，突发性心室功能障碍的临床症候群，通常是由情绪或身体压力引起的。虽然典型的诱发因素是诸如葬礼之类的情感压力源，但也有人描述包括急性脑卒中和癫痫发作在内的物理诱发因素引起[28, 29]。超声心动图或心室造影将显示非冠状动脉分布的局部室壁运动异常。虽然其他模式已描述，但典型患者心尖运动机能减退和气球样变。治疗在很大程度上是支持性的，因为预计左心室功能的恢复与早期治疗无关[30]。然而，早期并发症包括

心源性休克、心室血栓且心律失常也可能发生。

ADHERE 和 OPTIMIZE-HF 登记研究评估了一系列变量，以辨别 HF 失代偿的原因及其对死亡率的影响。根据这些记录，导致 ADHF 住院的前三个突发因素是肺炎、缺血引起的呼吸疾病及难控制的心律失常[9]。对失代偿的个体突发因素也影响其预后。例如，缺血与较高随访死亡率和再住院风险相关，而难控制的高血压与较低随访死亡率和再住院风险相关[31]。研究还发现入院时血清肌酐、入院时收缩压和患者年龄对住院死亡率有很强的预测作用。随着血清肌酐增加到 3.5mg/dl，住院死亡率也相应增加[32]。在血压方面，入院时收缩压升高至 160mmHg 可降低住院死亡率，收缩压在 100mmHg 以上每升高 10mmHg，死亡率就会降低 17%[31, 32]。在这些病例，收缩压升高可能是心肌储备增加的一个标志，从而表明短期死亡风险较低。最后，高龄与死亡率增加有关，年龄每增加 10 岁死亡率增加 34%[31, 33]。

通过对急性心肌缺血的血流动力学评估和诱发原因的评价，上面提到的本例患者在急性心肌缺血背景下表现出容量超负荷和低灌注的征象。根据患者的血流动力学和病因，应如何指导治疗？

治疗的目的是减轻症状，优化心脏充盈压力，并处理引起失代偿的任何可逆病因。可依据上述血流动力学类型指导治疗。

急性失代偿性心力衰竭的症状处理一般包括呼吸困难的处理。给氧可以改善呼吸困难引起的缺氧，并扩张肺血管。无创正压通气也可采用双水平正压通气的形式。双水平正压通气可通过增加胸膜腔内压和降低预负荷，减轻急性肺水肿患者的呼吸困难，改善氧饱和度。尽管有这些优点，与标准的血管扩张药治疗相比，无创正压通气并没有显示出降低死亡率或插管率[34]。使用双水平正压通气的禁忌证包括低血压、呕吐、气胸和意识水平下降。插管和机械通气提供了完整的呼吸支持，可以纠正氧合，减低高碳酸血症，减少呼吸功，从而显著降低心肌需求。

随着患者呼吸状态的稳定，可以通过临床评估

患者容量状态和灌注是否充分来指导治疗。过去，ADHF 患者常规采用右心导管和肺动脉导管（PAC）置入的侵入性血流动力学监测。其使用背后的想法是，通过 PAC 的血流动力学评估比单独临床评估来指导治疗更准确。然而，具有里程碑意义的 ESCAPE 试验显示，在入院后 PAC 指导治疗与临床驱动治疗相比，6 个月内，出院存活天数无显著差异，且提前终止研究 [35]。因此，在最初 ADHF 处理中，PAC 的常规放置没有作用。当患者最初药物治疗没有改善，或者如果临床医生经无创性评估不确定血流动力学时，有创性血流动力学评估是有用的，并且它是心源性休克的监护标准。

A 型："暖干"的处理

"暖干"型（A 型）患者，没有灌注不足或充盈压力升高的证据。它们的血流动力学是在目标范围，进一步治疗应该以维持这种稳定的血流动力学状态和预防疾病的进展为目标。心力衰竭伴射血分数降低的患者应使用神经激素拮抗药治疗。如果这些患者有失代偿的迹象，应该对其他类似 ADHF 的呼吸困难病因进行评估 [4]。

B 型："暖湿"的处理

"暖湿"型（B 型）患者充盈压力升高，但无灌注不足证据。这些患者的治疗目标是减少他们的血管容量。利尿药在减轻充盈压力升高和改善容量超负荷患者的呼吸困难方面具有良好的作用，尽管它们不能提高生存率。通常，这将涉及大剂量的静脉注射利尿药。利尿药剂量可以根据每日体重、输入和输出监测及颈静脉搏动评估来滴注。如果反应不够，可以使用其他策略，如添加协同利尿药美托拉酮或噻嗪类药物、改用替代襻利尿药、利尿药连续输注或用超滤作用机械清除液体。利尿药使用与多种不良反应有关，包括电解质紊乱、利尿药耐药、神经激素激活药增加和肾功能恶化。

此外，在没有低血压的患者，可在利尿药治疗中加用静脉血管扩张药。血管扩张药如静脉硝酸甘油、硝普钠或奈西立肽可改善心脏负荷状况，迅速缓解呼吸困难，增加利尿。硝酸甘油是一种基础的血管扩张药，它能降低前负荷，减少肺充血。该药物理想的治疗对象是心力衰竭、高血压、冠状动脉

缺血或明显二尖瓣反流患者 [15]。不良反应包括心动过速、头痛和低血压。硝普钠是一种减轻前负荷的静脉扩张药和减轻后负荷的动脉扩张药，它也适用于心力衰竭、高血压或明显二尖瓣反流的患者。不良反应包括明显的低血压和长时间注射导致硫氰酸盐中毒 [1]。低血压的风险往往使硝普钠输注期间行动脉有创血压监测成为必要。奈西立肽是人 BNP 重组形式，具有降低左心室充盈压力，促进利尿的作用。它比单独使用利尿药可更快地减轻严重呼吸困难。它对呼吸困难作用小，但在统计学上有显著影响。与其他血管扩张药相比，它对死亡率的增加没有影响，但由于半衰期较长而增加低血压风险 [36]。因此，奈西立肽不推荐常规使用。

多巴胺输注可能对容量超负荷的患者有用。从理论上讲，低剂量输注会增加肾灌注，导致滤过增加和显著性利尿，从而导致更多的利尿。研究比较低剂量多巴胺加低剂量利尿药和高剂量利尿药发现，在 60 天和 1 年，尿量或住院或出院后的预后没有差异 [37, 38]。基于这些发现，很少有证据表明常规添加多巴胺促进利尿。

C 型："冷湿"的处理

"冷湿"患者符合 C 型，并有低灌注和充盈压力升高的证据。这些患者除减少容量外，通常需要增加他们的心排血量 [4]。争论的焦点在于增加这些患者灌注的方法，特别是关于血管扩张药或正性肌力药物的使用。静脉血管扩张药可以通过减少二尖瓣反流、心内膜下缺血和阻断神经激素激活等心脏负荷情况来改善心排血量。

如果血压不能耐受血管扩张药的使用，强心也可以作为临时治疗来恢复正常的心排血量。强心增加心脏收缩力、心排血量和灌注。尽管它们能改善血流动力学状态，但无论何种机制，它们都没有被证明能改善预后 [15]。此外，它们有明显的不良反应，包括快速心律失常、低血压、缺血、慢性患者使用不利心室重构。对于其他治疗无效的小部分 ADHF 患者，表现低心排血量如少尿、休克性肝和色素沉着等继发终末器官低灌注，应考虑给予持续的 IV 型强心支持。这些药物应以最低剂量使用，直到有确定的治疗。

有几种可用于增加收缩力的药物，每种药物

对周围血管系统的影响各不相同（表37-2）。通常，除了严重低血压的情况外，多巴胺、多巴酚丁胺或米力农酮用于初始收缩力支持。多巴胺剂量＞5μg/（kg·min）作用于多巴胺受体收缩力和血管收缩药两种活动，而剂量＜3μg/（kg·min）时选择性作用于肾小动脉的血管舒张。多巴酚丁胺作用于$β_1$和$β_2$肾上腺素能受体并是强效收缩力伴弱血管扩张特性。其不良反应是继发强β受体活性，这常常导致快速性心律失常和诱发心肌缺血[15]。米力农是磷酸二酯酶抑制药，允许 CAMP 水平的提高和增加β肾上腺素能受体下游作用。米力农是该组中最强的血管扩张药，已证明可导致低血压、房性心律失常较高发生率，尤其在缺血性心力衰竭患者中增加死亡率[39]。在重度低血压患者中，可以使用强效的血管升压药，如去甲肾上腺素和肾上腺素。在心源性休克中，特殊强心药没有明显益处。决策基于低血压的严重程度和药物的不良反应。

L 型："冷干"的处理

L 型或"冷干"型由灌注不足而无充盈压力升高的患者组成。该型在 ADHF 患者中是最不常见的。如果患者处于低血容量状态，通常需要强心支持或液体复苏。如果没有可逆的失代偿原因，应考虑采用先进的治疗方法（机械支持或移植）。应查明由于过度利尿、败血症引起低血容量情况或低血压的其他原因。

ACS 和心律失常的处理

除了根据血流动力学特征提供治疗外，还应努力解决可逆的失代偿原因。尤其包括在 ACS 情况下血运重建和新发或难控制的心律失常的处理。I 型 MI（心肌梗死）是由心外膜冠状动脉斑块破裂或溃疡引起的急性冠状动脉综合征[40]。这些患者将出现肌钙蛋白升高，急性心电图变化和心肌缺血的症状。超声心动图上出现新的节段性室壁运动异常，尤其是发生在冠状动脉分布区时，可进一步怀疑 ACS。如临床怀疑为 I 型 MI，应立即进行介入冠状动脉评估和血运重建评价。研究表明，急诊血运重建可改善急性 MI 合并心源性休克患者的 1 年生存率[41]。

另外，Ⅱ 型 MI 涉及心肌血供和氧需求之间的不平衡，这可能导致缺血。这些患者在血管造影时很少有斑块破裂，也不会从紧急的血管重建中获益。Ⅱ 型 MI 的常见原因包括继发于贫血、休克、

表 37-2 在急性心力衰竭治疗中常用血管活性药

药 物	开始剂量 最大剂量	强 心	SVR	PVR
硝酸甘油	20μg/min 40～400μg/min	NA	---	---
硝普钠	10μg/min 30～350μg/min	NA	---	---
多巴胺	2mg/（kg·min） 5～15μg/（kg·min）	+++	+/-	+/-
多巴酚丁胺	1～2μg/（kg·min） 2～10μg/（kg·min）	+++	-	-
米力农	0～125μg/（kg·min） 0～75μg/（kg·min）	+	---	--
肾上腺素	1μg/min 2～10μg/min	+++	+++	
去甲肾上腺素	1μg/min 2～12μg/min	++	+++	+
血管升压素		NA	+++	-

败血症、慢速心律失常或快速心律失常的心肌供氧减少。另一个值得注意的原因是由心力衰竭和容量超负荷引起的室壁张力增加导致心内膜下缺血。治疗 II 型 MI 的基础是纠正潜在的病因[40]。

大约 6% 的 ADHF 患者被发现有新发心律失常。其中只有 3% 为室性心动过速，其余为包括心房颤动和心房扑动在内的房性心动过速[42]。ADHF 患者新发心律失常与不良预后相关，无论其起源于心房或心室。新发心律失常患者在住院期间死亡的概率更高，60 天内死亡或再住院的风险也更高[42]。他们更有可能发生心源性休克并持续低血压，或在住院期间有新发 MI。强心药使用，特别是米力农，与去再发心律失常密切相关，因此限制在难控制心律失常的患者中使用。总的来说，ADHF 患者中存在较高的心房颤动发生率，目前有 20%～35% 的 ADHF 住院患者存在心房颤动[43]。

心房颤动治疗的处理决策主要包括心率控制和节律控制策略。只有有限的数据支持一种策略而不是另一种策略，一般情况下，试图控制心率作为一线治疗，除非心房颤动明确与心肌病原因有关。最初的治疗包括低剂量 β 受体拮抗药来实现心率控制。地高辛也可作为一种有效的辅助 β 受体拮抗药。钙通道阻滞药由于其负性肌力作用一般被避免。不耐受 β 受体拮抗药患者（继发低血压、严重左心室功能障碍或终末器官灌注差），胺碘酮可以作为替代药[43,44]。使用胺碘酮有发生化学心脏复律的风险，这可能突发栓塞事件，因此，如果患者没有进行全身抗凝治疗，应谨慎观察。如果药物治疗无效，或者担心心肌病突发心房颤动，可以进行经食管 ECG 指引心脏复律联合全身抗凝治疗。在难治性病例，罕见心率控制需要房室结消融和放置双心室起搏器。

稳定后，ADHF 住院患者应在出院前开始慢性心力衰竭治疗。众所周知，全面的神经激素阻断可减少残疾、住院和慢性心力衰竭死亡。心排血量减少刺激神经激素级联反应，并激活交感神经系统和肾素 – 血管紧张醛固酮系统。儿茶酚胺、血管紧张素 II、血管升压素、脑钠肽和内皮素的增加导致心力衰竭患者的长期损害，继发体液潴留、心室重构和随之心排血量的恶化[3]。β 受体拮抗药、血管紧张素转化酶抑制药和醛固酮拮抗药在不同阶段用来抑制这种级联反应。尽管 β 受体拮抗药对稳定患者提供了保护，但对严重失代偿患者，暂时停药对短期血流动力学改善是必要的。如果没有心源性休克，目标应该是在某种程度上维持 β 受体拮抗药剂量。维持 β 受体拮抗药治疗的益处在于，避免与停药突然有关的高血压反弹、室性心律失常和随之缺血或 MI 风险，因此，大多数没有低血压的轻度失代偿病例（B 型）应该继续给予在家治疗的 β 受体拮抗药剂量。所有患者，应在出院前开始低剂量治疗，并在随访时逐渐提高剂量[45]。

血管紧张素转化酶抑制药（ACEI）抑制血管紧张素 II 的合成，从而防止其下游作用引起的有害的心脏重构。几项研究表明，ACE-I 对难治性心力衰竭和 MI 后左心室射血分数降低患者的死亡率有益。低剂量 ACE-I 应在出院前开始使用，但在初始阶段启动可能会延迟，因为它可能限制利尿，伴血清肌酐略有上升。醛固酮拮抗药与 ACE-I 或血管紧张素受体拮抗药联合使用也可提高生存率，因为它们可防止通过逃逸途径产生醛固酮活性。研究表明，在严重心力衰竭和 MI 后伴射血分数降低的患者，使用醛固酮拮抗药可降低死亡率、心脏猝死和住院[3,46]。给予醛固酮拮抗药主要考虑当与 ACE-I 联合使用时高钾血症和肾衰竭的风险。给药需要持续的门诊随访和监测，对于出院后随访不可靠或有晚期肾病的患者应谨慎使用。如果患者入院时处于肾素 – 血管紧张醛固酮系统阻断状态，应继续治疗，除非出现严重低血压或急性肾损伤。

患者开始服用多巴酚丁胺。尽管不断增加强心和利尿药的剂量，他仍然低血压和少尿与静脉乳酸水平上升。有哪些可供进一步处理的选择？

患者有心源性休克。心源性休克是由心力衰竭引起的终末器官低灌注和低血压的一种状态。患者将出现持续性低血压（SBP < 80mmHg 或 MAP 低于基线 30mmHg），心排血量、心脏指数下降及充盈压力足够或升高[47]。低灌注临床表现为四肢冰凉，尿量减少，精神状态改变。休克是由循环系统的暂时或永久性紊乱引起的。这通常是由于左心室收缩功能障碍，但也可能发生在单独右心室衰竭情况下。

心源性休克可引发恶性循环，导致临床进行性恶化（图37-3）。初始心肌损伤可导致收缩和舒张性心肌功能障碍。通过增加充盈压力、代偿性血管收缩、减少冠状动脉灌注、增加室壁应力，以及二尖瓣反流恶化导致心脏功能进一步下降。除非采取特殊的干预措施来打破这一循环，否则这种进行性心肌功能障碍将发展为多器官衰竭和死亡。在发展为不可逆终末器官损伤之前，给予血流动力学支持和可逆原因治疗早期阻断恶化是至关重要的。保守治疗失败定义为尽管增加强心支持，但终末器官低灌注的标志存在，包括少尿、乳酸酸中毒和低血压。

对于正在接受强心治疗的患者，也应考虑迅速评估机械循环支持。机械循环支持有几种可用形式，设备的选择取决于患者的总体稳定性、医疗机构经验、预期支持持续时间，以及康复的可能性。机械支持形式的例子见图37-4。

将主动脉内球囊泵（intra-aortic balloon pump，IABP）插入降主动脉，舒张期通过充气增加冠状动脉灌注，收缩期前通过放气减少后负荷。总的来说，它在所有机械循环支持系统中提供最低限度的心脏支持，使心排血量增加0.5~1L/min[48]。它在大多数医疗机构都能快速使用，相对容易放置在心导

管室或床边。尽管在临床实践中使用了几十年，但最近一项临床试验未能证明它的使用对死亡率有益，后人们正在重新考虑它的疗效[49]。

Impella 2.5®、Impella CP® 和 Impella 5.0® 是FDA 批准用于心源性休克患者治疗心脏病发作的经皮心室辅助装置。Impella 2.5 和 Impella CP 设备也被批准用于治疗某些晚期心力衰竭患者，这些患者正在接受选择性和紧急经皮冠状动脉介入治疗，如支架植入或球囊血管成形术，以重新打开阻塞的冠状动脉。通过股动脉插入升主动脉，经瓣膜并进入左心室，左侧心泵 Impella 管将血液从左心室经心尖附近入口抽出并排到升主动脉，有效地减轻心脏负荷，让心脏休息。Abiomed 右心泵，Impella RP® 装置被批准用于治疗某些右心力衰竭患者。

简单地说，体外膜氧合可以提供呼吸和循环支持。它包括一个离心血泵，从中央静脉抽走血液，绕过心脏，将血液注入主动脉。这种方法提供了完整的双心室支持，氧合器处理缺氧，并允许快速经皮插入。详见第29章，胸外伤与心胸重症监护病房管理。

TandemHeart pVAD（经皮心室辅助装置；心脏辅助公司，Pittsburgh，PA）是一种带经皮导管的体外离心泵。流入的导管经间隔穿刺放置于左心房，

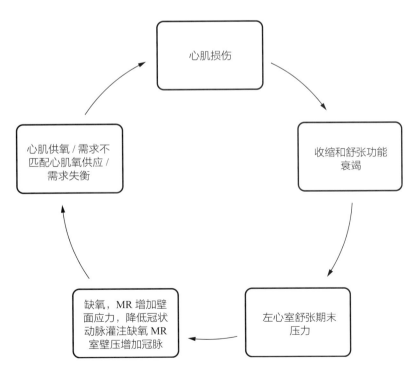

▲ 图 37-3 提出心源性休克临床渐进性下降的机制。早期心肌损伤合并进行性心功能障碍

经授权引自 Reynolds HR, Hochman JS. Cardiogenicshock: current concepts and improving outcomes. Circulation. 2008; 117(5):686–697.

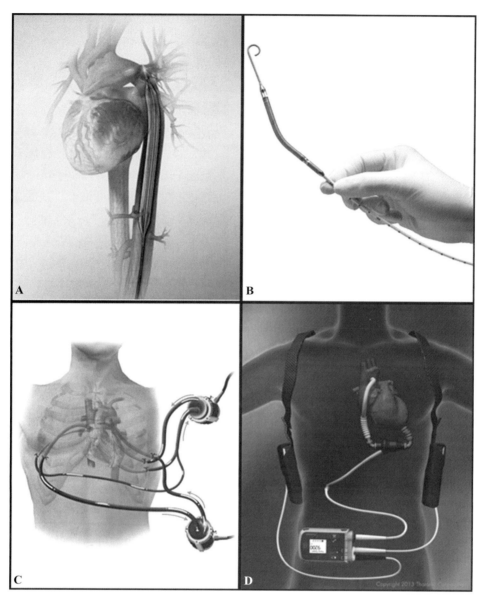

▲ 图 37-4　机械循环支持例子

A. 主动脉内球囊泵（经授权引自 Maquet Cardiovascular, LLC. Wayn, N）。B. Impella CP®（经授权引自 Abiomed, Inc, Danvers, MA）。C. 体外膜氧合。D. HeartMate II® 外部设备口袋控制器（图片由圣犹达医疗有限公司提供）

流出导管经股动脉导管返回体内。该装置的好处包括增加心排血量高达 3~4L/min。它可以通过放置右心房流入套管和肺主动脉流出套管来支持右心室。缺点包括肢体缺血和通路位置并发症，由于套管的尺寸较大，放置时间较长。于左心房置管也会增加血栓的风险。无论 TandemHeart 还是 IABP 都不能在死亡率方面获益，优越性研究结果也不尽相同[48]。

心室辅助装置手术植入有几种选择。手术放置体外支持装置，如 Centrica（Thoratec，Pleasanton，CA），通过心脏和肺动脉近端或主动脉的手术插管提供单心室或双心室支持。该装置提供血流动力学

支持，而长期选择正在考虑。

耐用的左心室辅助装置是可植入装置，提供长期的心室支持。通常，这些设备用于等待心脏移植的心室支持。然而，它们越来越多地用于不适合移植的个体作为目标治疗。考虑到植入手术的复杂性和持续时间，这些设备很少用于衰竭患者的快速稳定，而且与多数稳定患者使用相比，它们的预后更差。

虽然对难治性心源性休克患者有多种机械支持选择，但有必要认识到，早期识别和干预提供了预防多器官衰竭和死亡的最佳可能性。

考虑到这个患者有充血性心力衰竭病史，患者监护应该如何处理？

血管痉挛是蛛网膜下腔出血后发病率和死亡率的主要原因，可出现迟发性缺血相关的神经功能缺损，可能是暂时的，也可能是永久性的。出血后5～14d为发病高峰。治疗脑血管痉挛的三联疗法被称为"三H"疗法（诱导高血压、高血容量和血液稀释）。它代表了脑血管痉挛预防和治疗的三个长期原则。这种方法的基本原理是，当动脉狭窄随着血管痉挛而增加时，必须通过扩容、血压升高或血液黏度来改变血压，以保持足够的脑血流量[50]。关于高血压，目标收缩压应 > 160mmHg 和 MAP > 120mmHg，并应该努力防止收缩压低于 140mmHg。保持这样的血压，根据临床情况和患者心脏病情，可以使用升压药如去氧肾上腺素、去甲肾上腺素、多巴胺。高血容量是通过静脉输液，如生理盐水或乳酸林格液来维持的，根据患者的体重来调整输液速度。如果患者没有限制性心肺共患病，可以每天3次推注 5% 的白蛋白 250ml 以维持血容量[50]。然而，这些策略可能对心力衰竭患者产生有害影响，加重充血，并可能减少心排血量，增加后负荷。

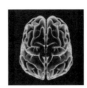

一名68岁男性，有充血性心力衰竭病史，射血分数为25%，使用香豆素治疗心房颤动，跌倒后出现蛛网膜下腔出血。脑血管造影显示严重的脑血管收缩。

与任何复杂的药物治疗类似，三H疗法的好处必须与潜在心脏病加重的风险相平衡。在心力衰竭患者中，如本例患者，有创血流动力学监测可用于脑血管痉挛处理中逐渐增加治疗剂量并监测早期心功能减退。大多数慢性收缩期心力衰竭患者能耐受给予液体推注维持目标肺动脉楔压或中心静脉压为12～16mmHg[50]。高血压可能不能很好地耐受，但使用具有强心作用的药物，如多巴胺或去甲肾上腺素，将优于单纯血管收缩药，如去氧肾上腺素，同时密切观察心排血量参数和终末器官功能。这些参数可以根据心脏症状的进展或神经症状的减退进一步调整。为增加脑血流量同时提供心脏支持，也有记录主动脉内球囊泵的放置[51]。

！　关键注意事项

- 急性失代偿性心力衰竭是一种临床综合征，其定义是由于充血引起的心力衰竭症状的急性发作，伴有或不伴有心排血量减少。
- ADHF 的初始评价应侧重于评估患者的血流动力学状态，以及识别任何可逆的加重病情的原因。
- 应记录患者的容量和灌注情况。患者可分为以下四种情况，即暖干型 A 型）、暖湿型 B 型）、冷干型 L 型）、冷湿型 C 型），以指导治疗。
- 辅助实验室检查，如 BNP 和肌钙蛋白；影像学检查，如胸部 X 线片和心电图，可以帮助确认病史和体检结果。
- 急性心肌梗死是 ADHF 最常见的原因之一。其他导致 ADHF 的原因包括高血压、心律失常、瓣膜病和心肌炎。
- 治疗的目的是缓解症状，优化心脏充盈压力，并治疗任何导致失代偿的可逆病因。
- 利尿药尽管它们不能提高生存率，但在降低充盈压力升高和改善容量超负荷患者的呼吸困难方面有着良好的作用。
- 静脉性硝酸甘油、硝普钠、奈西立肽等血管扩张药可改善心脏负荷状况，迅速缓解呼吸困难，增加利尿。如果血压不能耐受血管扩张药的使用，强心也可作为临时治疗来恢复正常的心排血量。
- ACS 和心律失常是引起失代偿的常见可逆原因，应积极治疗。
- 稳定后，ADHF 住院患者在出院前应该开始慢性心力衰竭治疗，包括添加 β 受体拮抗药、ACE-I 和醛固酮拮抗药。
- 心源性休克是由心力衰竭引起的终末器官低灌注和低血压的一种状态。对于接受强心治疗减退的 CS 患者，应考虑及时评估机械循环支持。
- 血管痉挛是蛛网膜下腔出血后发病率和死亡率的主要原因。
- 治疗脑血管痉挛的三联疗法被称为"三H"疗法，包括诱发高血压、高血容量和血液稀释。
- 三H疗法的益处必须与潜在心脏疾病恶化的风险相平衡。

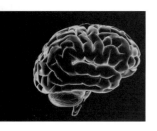

第38章 心源性休克和主动脉内球囊泵
Cardiogenic Shock and Intraaortic Balloon Pump

Samit K.Shah Radha Gopalan Umesh K. Gidwani **著**

闫惊涛 **译**

张长远 张洪钿 **校**

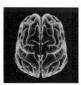一名56岁的男性来到急诊，既往有高血压、高血脂病史，表现为急性胸骨后疼痛和呼吸急促1h，到达急诊后，患者嗜睡，呼吸窘迫，给予紧急气管插管。生命体征：体温37.8℃，心率110/min，血压80/50mmHg，呼吸12/min，氧饱和度96%（呼吸机辅助通气）。体格检查：患者颈静脉怒张，两侧呼吸音减弱，心动过速，听不到杂音，四肢冰冷。心电图示 $V_1 \sim V_4$ 导联 ST 段抬高，Ⅱ、Ⅲ及 aVF 导联 ST 段压低（图38-1）。肌钙蛋白水平升高到6ng/ml（正常值＜0.01ng/ml），给他服用325mg阿司匹林，并开始滴注肝素。

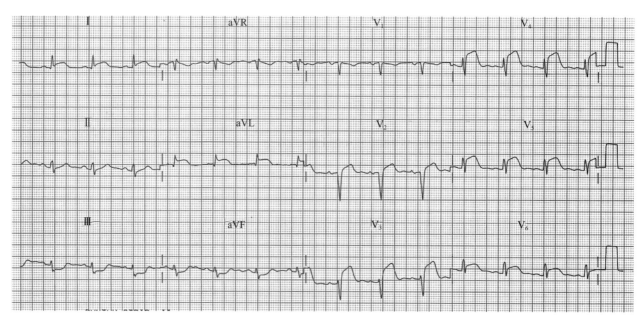

▲ 图 38-1 前外侧心肌梗死的心电图

注意前外侧导联的 ST 段抬高（ $V_2 \sim V_6$ 、Ⅰ、aVL）使得下肢导联（Ⅱ、Ⅲ、aVF）相互抑制

对于这名患者，首先应该进行什么护理措施？

本例患者的表现与 ST 段抬高的心肌梗死表现一致，同时合并心源性休克。心源性休克是指因心力衰竭导致的器官低灌注。血流动力学表现为持续性低血压（收缩压＜ 90mmHg），心脏指数骤降 [＜ 1.8L/（min·m²）]，肺毛细血管充盈压升高（即肺毛细血管楔压＞ 18mmHg）。通过这一系列的临床征象可以诊断低灌注 [尿量减少、感觉改变和（或）乳酸中毒]、心排血量不足（CO、心动过速、四肢冰凉）、充血 [颈静脉怒张、肺水肿和（或）周围水肿][1]。

心源性休克应首先给予液体复苏治疗，除非有肺水肿。氧合和气道的保护非常重要，显然这种情况下给予插管和机械通气是必要的。获得 12 导联心电图和心肌酶谱的结果可以迅速准确地鉴别胸痛、低血压的原因，从而为合并心源性休克（cardiogenicshock，CS）的复杂的 STEMI 启动最恰当的治疗。患者应被紧急送往心脏导管室，并进行阿司匹林抗血栓治疗、肝素抗凝治疗，直到冠脉造影结束后给予氯吡格雷 [2]，因为这些患者的血管造影结果报告后可能进行冠状动脉旁路搭桥术。动脉内应放置导管持续监测血压。此外，应放置中心静脉导管监测中心静脉压、应用正性肌力药（多巴酚丁胺或米力农）和（或）升压治疗。尽快获得心电图结果评估心室功能障碍的病因并可早期发现心肌梗死早期的器质性并发症。最后，鉴于 CS 的高发病率及死亡率，将患者放置在 CCU 是非常关键的 [1]。

CS 的主要原因是急性前壁心肌梗死合并左心室功能障碍，然而，也有可能发生在继发心肌梗死的器质性病变（室间隔破裂、游离壁破裂、乳头肌破裂），同时还可继发于非急性前壁心肌梗死的患者。导致 CS 的其他原因还有急性心包炎、应激性心肌病、肺栓塞、大面积右心室梗死、急性瓣膜功能障碍 [2]。和急性神经系统事件相关的患者诸如脑血管意外，可启动交感神经兴奋性增加，从而导致儿茶酚胺骤增，最后导致应激性心肌病的心源性休克 [3]。尽管合并心肌梗死的 CS 的发生率随着血管重建的增加而逐渐下降，但它在急性心肌梗死患者中仍有 3%～8% 的发生率。此外，在这些病例中，死亡率高达（40%～60%）[2, 4]。

从病理生理角度，心肌损伤及缺血导致的一连串事件（图 38-2），除了心肌功能障碍，由于白介素 –6、肿瘤坏死因子 –α 和其他细胞因子的释放，

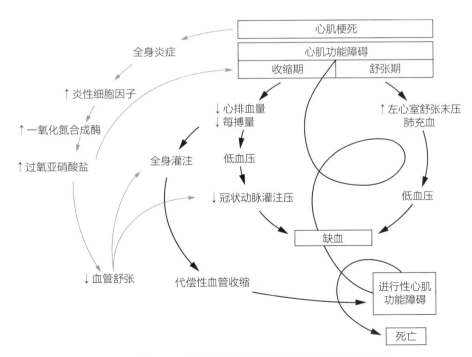

▲ 图 38-2 急性心肌梗死导致 CS 的病理生理学研究

经授权引自 Hochman JS. Cardiogenicshock complicating acute myocardial infarction: expanding the paradigm. Circulation. 2003; 107:2998-3002.

心肌梗死常常出现全身炎症反应综合征。此外，心肌梗死造成过多一氧化氮合成导致血管舒张，造成低血压。这些炎症介质具有负性肌力作用，导致严重的心力衰竭，心肌收缩力下降及儿茶酚胺分泌增加导致血管反射性收缩，使得全身血管阻力增加[2]。为了维持灌注，肾素-血管紧张素系统也被激活，促进水钠潴留，从而增加了肺水肿的发生，这样增加了心脏的负荷、增加了心肌的耗氧量。持续的心肌缺血导致恶性循环，由于系统的低灌注和微循环功能障碍，最终导致多器官功能衰竭。及时的心脏血运重建可以缓解心肌缺血，及时阻止以上一系列的情况发生。然而，如果血管重建延迟及多器官功能衰竭持续进展，即便血流动力学有所改善，预后也很差[2]。

当心肌梗死引起 CS 时，心肌再灌注时间是心肌损伤程度、左心室功能最大限度恢复和存活的一个重要因素。我们经常说"时间就是心肌"。因为血管阻塞时间越长，心肌组织就越危险，从而造成

不可逆的损害[5]。恢复相关梗死冠状动脉的血流可以终止梗死并促进心肌修复，然而，从症状出现的前 2h 内获益最大。无论采用溶栓或 PCI，这种获益是显而易见的。然而，PCI 可极大的降低死亡率，因此，强烈建议作为最初的治疗策略[5、6]。在可能的情况下，要达到"进门-球囊扩张"90min 或"进门-穿刺"30min（如果到达介入导管室超过 120min）[4]。

Hochman 等进行了里程碑式的试验研究，探讨了 302 例患者因左心室功能不全导致的心源性休克早期进行血管重建（经皮冠状动脉介入或旁路手术）和进行药物治疗（IABP 和溶栓治疗）进行对比急性心肌梗死 30d 后死亡率的影响[7]。在这项随机对照试验中，早期血运重建或药物治疗（P=0.11）并没有显著降低 30d 的总死亡率，提示 CS 预后不良。然而，早期血运重建的患者在 6 个月随访[7]、3～6 年的随访显示出明显的生存获益（绝对风险降低 13%）[8、9]。因此，无论时间延迟与否，建议在 CS 患者中进行早期血运重建。

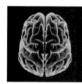

该患者被紧急送往导管室，发现其左前降支近端有 100% 血栓形成（图 38-3），血栓被取出，成功植入药物支架。左心室造影显示射血分数为 20%，左心室舒张末压升高至 22mmHg，置入肺动脉导管显示，CO 降低到 2.8L/min，肺毛细血管楔压升高（22mmHg），全身血管阻力升高 1430dyne/（s·cm⁵），平均动脉压为 72mmHg。混合静脉血氧饱和度为 45%，而动脉血氧饱和度为 100%，血红蛋白 13mg/dl，放置主动脉球 V 囊泵，患者被转移到 CCU。

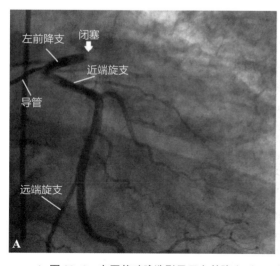
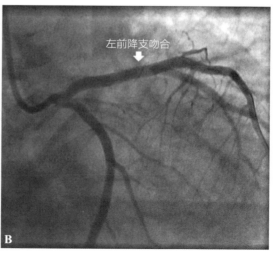

▲ 图 38-3 左冠状动脉造影显示左前降支（LAP）近端闭塞（A），PCI 后显示 LAP 血运重建（B）

在临床方案制定中PAC起着什么作用？

CS 的诊断和治疗传统上需要 PAC 辅助（图 38-4），PAC 首先由 H.J.C.Swan 博士于 1969 年开发，也被称为 Swan-Ganz，逐渐发展成为测量血流动力学和指导治疗的工具[10]。CS 典型的血流动力学表现为低心排血量 $[CO < 2.2L/(min \cdot m^2)]$、肺动脉高压、毛细血管楔压（> 18mmHg）、低血压、SVR 升高 $[> 1200dyne/(s \cdot cm^5)]$，心排血量可以通过 Fick 公式计算（图 38-5），或使用 PAC 稀释法计算。Fick 方程和热稀释法的基本假设是通过肺循环的血量基本等于左心室的输出量，去掉心内分流及严重的瓣膜分流就是准确的肺循环血量[10]。

Fick 公式指出心排血量等于心肌耗氧量与动静脉含氧量之差的比值。根据生理学试验，假设安静状态下耗氧量为 250ml/min，血液中的氧含量主要由血红蛋白决定，因为它是氧气的主要来源。每克血红蛋白可携带 1.36ml 氧气。在生理状态下，动脉血氧饱和度接近 100%，混合静脉血氧饱和度（抽出 PA 端口测定）约为 75%。考虑到这一点，使用 Fick 公式，这个患者的心排血量计算为 2.57L/min，心脏指数（根据体表情况进行调整面积）为 1.29 L/$(min \cdot m^2)$，偏低[10]。

热稀释法通过冷注射已知量的生理盐水（室温下 10ml 生理盐水）进入右心房循环时的温度变化来检测心排血量（由导管尖端的热敏电阻测量）。温度随时间的变化用图表表示，心排血量与热稀释曲线下的面积成反比，曲线下的较小面积表示较高的心排血量（图 38-6）。热稀释检测心排血量计算出现差错源于严重三尖瓣反流或肺动脉反流，反流造成稀释液再循环从而夸大低心排血量曲线。类似情况下，心内分流刚好相反，CO 指数会变高[10]。

尽管 PA 导管被许多人认为是连续血流动力学监测的金标准，但随着其在 20 世纪 90 年代在重症监护室的广泛应用，它受到了广泛的关注。Connors 等对危重病患者使用 PA 导管进行的一项观察试验发现，PA 导管的使用与资源利用率的增加、死亡率和缺乏效益有关，然而，在心力衰竭患者中未发现此风险[11]。一项随机对照研究，即充血性心力衰竭和肺动脉插管有效性试验的评价研究[12]，研究在严重症状性心力衰竭住院患者中使用 PA 导管是否安全并改善临床结果。患者被随机分为两组，一组仅接受临床评估，另一组接受 PA 导管加临床评估，主要的研究点是前 6 个月出院后的存活天数。由于 PA 导管组的存活天数和不良事件的早期风险之间没有显著差异，研究被提前终止[12]。值得注意的是，

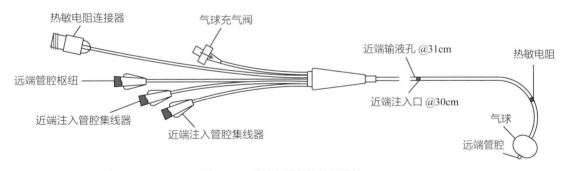

▲ 图 38-4 携带主要部件的标准的 PAC

经授权引自 Gidwani UK, Mohanty B, Chatterjee K. The pulmonary artery catheter: a critical reappraisal. Cardiol Clin. 2013；31:545–565；with permission.

$$CO = \frac{耗氧量 (ml\ O_2/min)}{动脉血氧浓度 - 混合静脉血氧浓度}$$

动脉血氧饱和度 = Hb (gm/dl) × 1.36ml O_2/gm Hb × 动脉血氧饱和度

混合静脉血氧饱和度 = Hb (gm/dl) × 1.36ml O_2/gm Hb × 混合静脉血氧饱和度

▲ 图 38-5 Fick 改善计算心排血量

CO. 心排血量；Hb. 血红蛋白

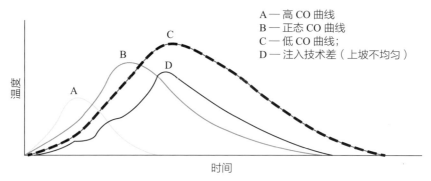

A—高 CO 曲线
B—正态 CO 曲线
C—低 CO 曲线；
D—注入技术差（上坡不均匀）

纵轴：温度
横轴：时间

▲ 图 38-6　低、正常和高心排血量的热稀释曲线

该试验仅包括不需要紧急使用 PA 导管的稳定患者，而且不鼓励使用正性肌力药物；因此，当严重 CS 患者可能被排除在外时，存在选择偏差。两个大型多中心国际随机对照临床试验（GUSTO-ⅡB 和 GUSTO-Ⅲ）对 ACS 患者的回顾性分析中，PA 导管的使用也与死亡率增加有关，但 CS 患者除外[13]。在一项利用全球急性冠状动脉事件注册机构数据进行的研究中，进一步证实了在 CS 患者中使用 PA 导管不增加死亡率的风险[14]。虽然没有随机对照试验证实 PA 导管的益处，但遇见适当的临床患者仍推荐使用，当一个临床医生能够有效地利用这些研究数据来明智的做决定，使用 PA 导管对诊断 CS 确实是一个有价值的诊断和治疗工具[15]。事实上，PAC 本质上是一种诊断工具，已经通过临床结果确定其治疗的有效性。的确，很少有其他的诊断工具也受到了如此严格的临床审查，也许是错误的审查[10]。

无创或者微创的方法，如经胸部的超声心动图、经肺部的超声心动图、热稀释、脉冲分析、经胸部的电阻抗等已经越来越多用于测定左心室功能和充盈压，然而，但准确度还有待进一步提高[16]，最近，使用超声心动图和使用 PAC 测量的回顾性对比研究，得出了 CS 的无创标准。前瞻性使用这些标准，当以 PAC 为标准和这些标准进行比较时，Cooper 等证明了这些标准可以用于准确诊断 CS[17]。随着无创血流动力学检测方法的发展及 PA 导管缺乏效益，PA 导管的使用最近下降了[14, 16]。

心源性休克临床怎样内科治疗？

虽然在大多数类型的休克中，液体复苏是维持 MAP 的最初目标，但液体复苏应避免在 CS 中使用，因为这些患者通常有足够或较高的充盈压力。药物治疗包括增强肌力及升压以保持足够的动脉血压和心排血量以保证给组织供氧。增强肌力药物通常对于增加心排血量是非常必要的，因为发生 CS 后最初的损伤会使得心肌受到抑制[2]。同样，在低血压情况下使用加压素保持灌注是非常必要的。低心排血量及血管扩张会导致低血压，心肌梗死也会导致低血压。CS 常用的正性肌力药物及升压药物列表见表 38-1，血管升压素有时优于去甲肾上腺素，因为它可以有效地增加 MAP 而不导致 PCWP 或恶性心律失常的增加，而使用去甲肾上腺素可以短暂的出现以上症状[18, 19]。一般来说，尽可能使用低剂量，因为这些药物会增加心肌耗氧量，可以导致室性心律失常与梗死面积扩大[19]。目前，没有偏好使用正性肌力药物，常常是临床医生的经验决定最初的治疗措施。然而，去甲肾上腺素可能比多巴胺更适合用于治疗心源性休克，在一项随机试验中比较去甲肾上腺素与多巴胺治疗休克的患者，多巴胺可观察到更多的心律失常事件。在心源性休克患者中，可以看到使用多巴胺 28 天死亡率是增加的[20]。虽然去甲肾上腺素和多巴胺有一些正性肌力作用，但多巴酚丁胺和米力农往往是必需的，因为它们是更有效的正性肌力药物。此外，由于 CS 常与 SVR 升高有关，多巴酚丁胺和米力农可通过促进血管舒张来对抗这种情况，从而增强灌注。

应尽早避免使用具有负性肌力特性的药物（如 β 受体拮抗药），因为这些药物可能会导致 CS。正如试验中所证明的，随机接受早期 β 受体拮抗药治疗的急性心肌梗死患者发生 CS 的风险高出 30%[21]。同样，血管紧张素转化酶抑制药、血管紧张素受体拮抗药和醛固酮拮抗药（如螺内酯）也直到患者病情稳定再使用。

药物治疗有其局限性，如可导致心律失常和心

表 38-1 用于治疗心源性休克的血管活性药物

药 物	剂 量	作用机制	首要作用
多巴胺	$3\sim10\mu g/(kg\cdot min)$	多巴胺受体激动药、β_1 受体激动药	升压和增加 CO
多巴胺	$>10\mu g/(kg\cdot min)$	α 受体激动药	升压
去甲肾上腺素	$2\sim300\mu g/min$	α 受体激动药、限制性 β_1 受体激动药	升压和增加 CO
肾上腺素	$0.05\sim1\mu g/(kg\cdot min)$	α、β_1、β_2 受体激动药	增加收缩力、心率、血压
去氧肾上腺素	$0.5\sim15\mu g/(kg\cdot min)$	α 受体激动药	升压
多巴酚丁胺	$2.5\sim25\mu g/(kg\cdot min)$	β_1 受体激动药	增加 CO
米力农	$0.375\sim0.75\mu g/(kg\cdot min)$	磷酸二酯酶 -3 抑制药	增加 CO

CO. 心排血量

肌耗氧量增加，单独使用可能不足以满足机体的代谢需求。当需要额外的支持时，机械支持设备，如主动脉内球囊泵和经皮左心室辅助设备（如 Impella 和 Tandemheart）可用于帮助增加心排血量。

治疗 CS 的辅助设备有哪些?

IABP 和经皮左心室辅助装置常用于 CS 患者的机械支持，IABP（图 38-7A）是一种充氦球囊，在心脏周期的特定时期充气和放气，它是一种常用的辅助装置，特别是在急性心肌梗死继发的 CS 中；然而，它也可用于其他病因继发的 CS（如严重二尖瓣反流和室间隔破裂）。禁止用于主动脉夹层、严重主动脉瓣关闭不全和腹主动脉瘤[22]。IABP 经皮放置，传统上通过股动脉途径，通过导丝，从降主动脉远端到达左侧锁骨下动脉的起始处和肾动脉起始处的近端，这些区域的血流量一般不受影响。气囊和一个控制台连接，可吹起可放气，每天行胸部 X 线片检查确定 IABP 没有移位。图 38-8 显示了显示 IABP 最佳位置的 X 线片，IABP 的头端标记应该高于隆突 2cm 和（或）位于第 2～3 肋间前间隙，气泵通过在心脏舒张期（主动脉瓣关闭）充气来促进心脏舒张从而改善血流动力学，并且在心脏收缩期（主动脉瓣打开）放气来减少心脏后负荷，从而改善左心室功能。典型的压力波形如图 38-9 所示。IABP 可以通过心电图上的 R 波来测定、压力波设

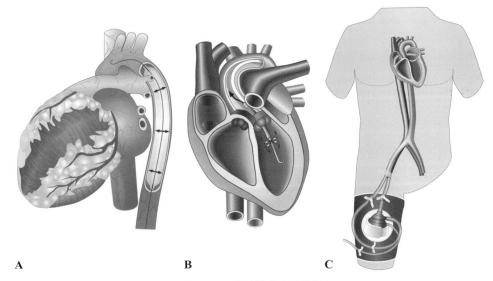

A B C

▲ 图 38-7 心脏辅助装置的图示

A. 主动脉内球囊反搏；B. 叶轮装置；C. TandemHeart 装置

经授权引自 Desai NR, Bhatt DL. Evaluating percutaneou ssupport for cardiogenic shock: data shock and sticker shock. Eur Heart J 2009; 30:2073-5; with permission of Oxford University Press.

置、内部程序设计。适当触发 IABP 的净效应是休克容量增加、心排血量增加（大约 1L/min）、平均动脉压增加、PCWP 降低、LVEDP 降低、心肌耗氧量减少、冠状动脉灌注增加（因为冠状动脉在心脏舒张期灌注）[22]。

　　根据需要的辅助程度，可以设置 IABP 来辅助心脏的每一次跳动。每 1 次（1∶1）、每 2 次（1∶2）或每 3 次（1∶3）。当 IABP 处于较低的辅助设置（1∶2 或 1∶3）时，理论上可能发生的并发症 IABP 故障导致的血栓形成或肢体缺血；因此如果使用这些设置超过 24h，通常建议静脉抗凝。使用抗凝血药的一个实际影响是相关部位和非相关部位出血的风险增加（尤其是在心肌梗死后已经接受抗血小板治疗的患者中）。库珀等表明，与选择性肝素治疗相比，接受 1∶1 支持治疗的患者普遍使用肝素治疗会导致更多出血并发症，尤其是胃肠道出血（仅在存在另一种抗凝指征的情况下使用）。值得注意的是，两组间的主要 IABP 并发症如肢体缺血没有显著差异[23]。因此，抗凝的风险效益应根据具体情况进行评估，建议通过动脉导管监测全身血压来评估 IABP 的血流动力学效应。当停止使用 IABP 时，IABP 的作用会在几个小时内迅速下降，需重新评估血流动力学，以确保不再需要 IABP。如果允许 1∶3 周期，则可以安全地移除 IABP。1∶3 的设置几乎不应该使用，因为它提供了很少的血流动力学改变，如果患者血流动力学治疗需求少于 1∶2，那么 IABP 没必要继续使用。

　　IABP 治疗心肌梗死继发 CS 的临床疗效在两个主要的随机对照试验中进行了研究：IABP 休克和 IABP 休克 Ⅱ[24, 25]。IABP 休克组随机选择 45 例心肌梗死合并 CS 进行冠状动脉介入治疗的患者，进行 IABP 治疗或不进行 IABP 治疗，主要结果是急性生理学和慢性心脏评估（APACHE Ⅱ 评分）；这是一个多器官功能障碍全球应用的评估工具。在 4d 的时间里，两组之间的 APACHE Ⅱ 评分没有统计学上的显著差异，这表明 IABP 可能对心肌梗死合并 CS 的患者没有益处[24]。IABP 休克 Ⅱ 是一个更大的随机对照试验，比较 600 例心肌梗死合并 CS 患者，这些患者进行血运重建，并被随机分为有 IABP 治疗组和无 IABP 治疗组[25]。两组之间 30d 死亡率没有统计学上的显著差异[25]，在 12 个月的长期随访试验中证实使用 IABP 对生存没有益处[26]。根据这些研究和其他 Meta 分析[27, 28]，美国心脏病学会 / 美国心脏协会 STEMI 指南将 IABP 列为 CS 患者的 Ⅱ A 类适应证[4]。虽然 IABP 在心肌梗死合并 CS 患者中的生存效益存在一些问题，但这些试验中并发症较少仍应考虑其应用，特别是在其他病因的 CS 患者中，因为这些病因尚未得到彻底研究。

下一步患者应该如何治疗？

　　在这种情况下，患者处于心源性休克中，对使用 IABP 和正性肌力 / 血管升压药治疗无效，这就需要考虑其他先进的循环辅助系统。2006 年，美

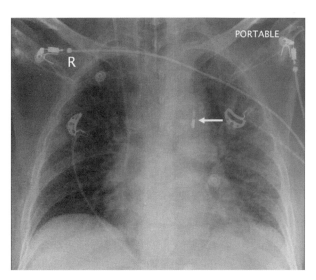

▲ 图 38-8　胸部 X 线片显示主动脉内球囊反搏的最佳位置，不透射线的 MARKER 在隆突上方 2cm 可见

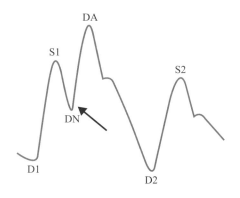

▲ 图 38-9　IABP 的适当时机，在降中峡（DN）充气可以使得舒张适度增加（DA），无辅助舒张末压（D1）低于辅助舒张末压（D2）

经授权引自 Santa-Cruz RA, Gohen MG, and Ohman MG. Aortic counterpulsation: A review of the hemodynamic effects and indications for use. Catheter Cardiovasc Interv 2006; 67:68-77.

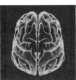

一位 62 岁男性，有高血压、糖尿病及血脂异常病史，主诉有气短、胸痛、右臂无力及下肢水肿。发现他有动态心电图改变，肌钙蛋白升高，并被诊断为非 ST 段抬高性心肌梗死。给他服用阿司匹林，开始静脉滴注肝素，心电图显示 20% 的射血分数，血管造影显示 3 支血管病变，需要行冠状动脉搭桥。他接受单血管冠状动脉搭桥术。然而，术后出现心源性休克，需要 IABP、正性肌力和血管升压素治疗。尽管有最大的机械辅助和药物支持，但他仍因低氧性呼吸衰竭恶化而插管，放置 PA 导管显示 PCWP 升高 30mmHg，CI 为 1.4 L/（min·m²）。

国国立卫生院创建了机械辅助循环支持机构间登记处（INTERMACS），该登记处汇编了机械辅助装置放置时疾病严重程度的信息。根据该登记，建立了 7 类资料（表 38-2），对晚期心力衰竭的临床严重程度进行分类，以便于评估患者是否可以使用机械辅助设备[29]。第一类，也称为"车祸和烧伤"，预示着更加糟糕的预后，需考虑紧急机械支持。循环辅助系统可按放置方法分为经皮或外科放置，也可按照循环支持类型按照分为左心室、右心室或双心室[30]。虽然在手术室外科置入辅助装置是这个患者的一个选择，但是经皮穿刺是一种更合理的选择，因为它创伤小，更容易进行。经皮循环辅助装置根据临床实际也可以作为康复或手术的过渡。除了 IABP 外，经皮循环辅助系统还包括体外膜氧合，叶轮泵（Abiomed Europe GmbH，亚琛，德国）和 TandemHeart（宾夕法尼亚州匹兹堡心脏辅助公司）。对于这个患者，应该考虑使用一个叶轮泵或者使用 TandemHeart，并可能加上 ECMO（见第 37 章，急性失代偿性心力衰竭），因为这些设备提供比 IABP

及药物治疗更大的血流动力学支持（表 38-3）。

在透视下 TandemHeart 装置（图 38-7C）通过股静脉置入，心房间膈做一个孔，将来自左心房的含氧血液吸入体外离心式血泵，然后通过股动脉插管输送到下腹主动脉，离心泵的转速为每分钟 7500 转，可输送高达 4L/min 的液体。TandemHeart 的血流动力学效应包括降低 PCWP 和中心静脉压、增加 CI（心脏指数）和 MAP，从而减少左右心室的充盈压，减少了氧消耗[31]。2011 年，Kar 等[32]对 117 例严重难治性心源性休克（对 IABP 和药物治疗无效）患者（缺血和非缺血）进行了 TandemHeart 研究，发现在平均持续 5.8d 后，所有血流动力学参数都有所改善，但死亡率仍保持在较高水平（40%）[32]。在这一研究小组中，仅用 IABP 支持的死亡率估计为 52%～76%，这表明除了 IABP 外，TandemHeart 是有益的。

叶轮装置是一种基于导管的电泵机械装置，通过股动脉或腋动脉插入，并放置在主动脉瓣上，如图 38-7b 所示。血液从左心室经导管顶端的入口

表 38-2　INTERMACS 资料

INTERMACS 配置文件级别	状　况	时间框架
1	严重的心源性休克	数小时
2	渐进性下降	几天到几周
3	稳定，但变向性依赖	数周
4	晚期心力衰竭	几周到几个月
5	用力不耐受	几周到几个月
6	用力受限	数月
7	NYHA Ⅲ级	数月

INTERMACS. 机械辅助循环支持机构间登记处；NYHA. 纽约心脏学会

表 38-3 经皮心室辅助装置的比较 [a]

	IABP	TandemHeart	叶轮泵 2.5	叶轮泵 5.0
套管尺寸	7~9 Fr	流入 21 Fr 流出 15~17 Fr	13 Fr	22 Fr
置入技术	通过股动脉到降主动脉	21 Fr 通过股静脉到左心房、15~17 Fr 通过股动脉流出	通过股动脉 12 Fr 逆行至主动脉瓣口	21 Fr 逆行至主动脉瓣口，然后经股动脉外科切除
血流动力学支持	0.5L/min	4L/min	2.5L/min	5L/min
置入时间	+	++++	++	++++
抗凝治疗	+	+++	+	+
肢体风险缺血	+	+++	++	++

Fr. 法国导管系统；IABP. 主动脉内球囊泵；+、++、+++，积极评价。

a. TandemHeart（宾夕法尼亚州匹兹堡心脏辅助公司）；叶轮泵（Abiomed Europe GmbH，亚琛，德国）

区被抽取，并输送到升主动脉。叶轮装置有两种型号：2.5（最高可提供 2.5L/min）和 5.0（最高可提供 2.5L/min），这些设备的设计最多支持 6h，之后可能需要考虑手术辅助设备。在实际使用中，它们的使用时间要长得多。禁忌证是主动脉狭窄、主动脉瓣反流、机械人工主动脉瓣患者[30]。目前还缺乏叶轮装置的大型随机对照试验；然而，小型随机对照试验及观察研究表明，使用叶轮装置有潜在的益处[33, 34]。在一项对 47 例心源性休克患者的单中心回顾性研究中，在平均 5.4d 的时间内使用叶轮装置（80% 的患者接受了 impella 5.0），30 天的存活率为 72%，低于通常看到的 50% 的预期死亡率。此外，72% 的患者成功地中断使用叶轮装置[33]。ISAR- 休克试验[34] 将 26 名患者随机分为叶轮装置 2.5 组和

IABP 组，并比较实施 30min 后用基准线检查时的 CI 变化，与 IABP 组的 0.11L/min 相比，叶轮装置 2.5 组的 CI 增加了 0.49L/min，这与叶轮装置 2.5 组乳酸的更快速逆转有关，然而，两组的总 30d 死亡率（继发的终点）均为 46%[34]。

Cheng 等[35] 的 Meta 分析评估了经皮辅助装置与 IABP 在血流动力学 30d 生存期方面的潜在益处的比较。作者报道，虽然经皮左心室降支装置与 IABP 相比有更好的血流动力学特征，但这并没有导致 30d 死亡率的降低[35]。在并发症方面，经皮左心室辅助装置有较高的腿部缺血和器械相关出血的发生率，与 IABP 相比，该装置对生存期并没有明显改善，因此这些装置不会取代 IABP 和药物治疗；然而，进行更大的试验从而更准确的评估是必要的。

！ 关键注意事项

- 即使在目前的血管重建和药物和机械支持的时代，心源性休克的预后仍然很差。
- 左心室功能障碍是心肌梗死后 CS 最常见的原因，其他原因包括机械并发症、心肌炎、瓣膜性心脏病和压力性心肌病。
- 心源性休克表现为持续性低血压（收缩压 < 90mmHg），心脏指数骤降 [< 1.8L/（min•m^2）]，肺毛细血管充盈压升高（即肺毛细血管楔压 > 18mmHg）。
- 患者的稳定的因素包括氧合、适当的容量状态和药物支持（如血管升压素和正性肌力药物）以确保足够的组织灌注。
- 对于继发于非前壁心梗的 CS 患者，应进行经胸壁的心电图，以评估器质性并发症。
- 对于心肌梗死后的 CS 患者来说，早期快速血运重建是目标，因为"时间就是心肌"。血管重建的延迟可能导致不可逆的 MODS 和 SIRS，导致死亡率更高。
- PA 导管有助于心源性休克的诊断，并有助于进行治疗以确保有足够的心排血量以改善终末器官灌注。
- 除药物以外，机械支持装置，如主动脉内球囊泵和经皮左心室辅助装置（如 Impella 和 TandemHeart）可帮助增加心排血量。
- TandemHeart 和 Impella 设备已经证明可以改善血流动力学参数但与 IABP 相比，到目前为止还没有显示出生存获益。

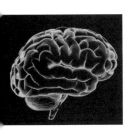

第39章　终末期心肺装置管理

Management of Cardiopulmonary Devices at the End of Life

Raman Sharma　Neha Dangayach　Umesh K. Gidwani　**著**

杨　凯　**译**

张长远　张洪钿　**校**

一例男性患者，65岁，因意识障碍被送入神经重症监护室。患者入院前一天晚上11点正常，入院当天上午10点被家人发现"卧床不起"。在现场，急诊医疗服务记录格拉斯哥昏迷评分为E2V3M3，血压220/110mmHg；房-室起搏心率60/min；呼吸/min，使用非再吸入式面罩吸入纯氧后，氧饱和度98%；双侧瞳孔4→2mm，对光反射迟钝；头眼反射检查，双侧差；深刺痛四肢过伸。外观没有受伤的迹象。现场气管插管，并通知附近的三级卒中中心，激活卒中通道。患者到急诊科后，由急诊科和卒中小组接诊。

既往重要病史：2010年患冠心病行冠状动脉旁路移植术治疗，2型糖尿病，缺血性心肌病所致的收缩性心力衰竭（射血分数25%）。于3个月前行左前降支药物洗脱支架治疗，2011年房室折返合并完全性房室传导阻滞予以双心室植入式心律转复除颤器/永久心脏起搏器治疗。口服阿司匹林81mg，氯吡格雷75mg，阿托伐他汀40mg，赖诺普利40mg，美托洛尔50mg每12h一次，甘精胰岛素40U睡前皮下注射。

到院后，测血压160/90mmHg，予以小剂量丙泊酚持续镇静。查体同EMS无变化。卒中小组高度怀疑基底动脉血栓或大量脑出血。急查头颅CT，提示左侧壳核出血33ml，双侧脑室出血，第四脑室铸型合并急性梗阻性脑积水。立即团注甘露醇100g，过度换气；床头抬高30°。通知神经外科急会诊，建议留置脑室外引流，可同时清除血肿。静脉滴注尼卡地平，维持收缩压在100～140mmHg，并予以23.4%的盐水2次。向家属交代病情，大量脑出血合并脑积水。告知停用抗血小板药物后支架内血栓形成的潜在风险后，予以一个治疗剂量的单采血小板和去氨加压素0.3μg/kg 1次。神经外科小组经右额入路留置EVD。ICP初压30mmHg。考虑到血肿位置较深，没有继续清除，术后将患者转运到NICU。

考虑到支架内血栓形成的风险，计划大概第7天重启阿司匹林治疗，而EVD留置期间暂不使用氯吡格雷。出血后第4天，患者体温最高达39.8℃，从EVD取脑脊液进行了菌培养，使用广谱抗生素万古霉素和头孢吡肟。体格检查提示病情恶化：GCS，E1VtM1。脑脊液革兰氏染色显示少量革兰阳性球菌成簇，提示脑室炎。

患者ICH评分为3分，30天内死亡率接近72%。由于支架内血栓形成的风险及合并了脑室炎，病情更加复杂。预后很差。

临床医生应如何帮助家属制订心力衰竭的晚期治疗计划？

心力衰竭是 65 岁及以上老年人住院治疗最常见的原因之一。半数的心力衰竭患者在首次入院后 5 年内死亡，确诊为心力衰竭的患者 1 年内的死亡率为 37%[1]。对于进展性心力衰竭患者，药物治疗会越来越复杂，这些患者随时会病情恶化、反复住院及活动受限。此外，还可能需要先进的治疗设备，如用于再同步的双室（BiV）植入式心律转复除颤器、植入式自动心律转复除颤器（AICDs）及左心室辅助装置（左心室辅助装置），甚至心脏移植。不适合心脏移植的患者还可以接受临终心室辅助装置（VAD）治疗。

为心力衰竭患者，特别是 PPM/BiV–ICD/ 左心室辅助装置患者制订晚期治疗计划，确保在发生灾难性神经损伤或其他严重疾病前表达自己的意愿。必须确定患者的医疗代理人 / 委托人已经知道他们的愿望、医疗目标和价值观[2]。

晚期治疗计划帮助患者及家属为预期的或出乎意料的临床症状恶化、心力衰竭急性加重及因心脏和非心脏并发症反复住院做准备。根据推荐的"阶梯式"方案，晚期治疗计划从确诊为慢性疾病的初始阶段开始，包括指定一个合格的医疗代理人，对可能的疾病进展，以及患者具体的目标进行解释。随着慢性疾病的进展，临床诱因 / 常见并发症使疾病的总体发展进程恶化，持续的晚期治疗计划使患者重新认识疾病进展并重新考虑目标。晚期治疗计划的最后阶段，是在预期寿命不足 12 个月时，集中精力做出明确的、及时的、主动的和具体的临终决定[3]。因此，所有的医生（包括初级保健医生）都可能遇到这种情况。对于心力衰竭患者，心脏病专家应该参与。更复杂的情况还需疼痛治疗专家参与。

临床医生可以帮助患者面对现实，防止不切实际的期望和误解。然后，患者可以做出明智的决定，处理法律和财产事务，选定一个医疗决策者，参加娱乐活动，关注临终和遗产问题[4]。

疼痛治疗不是临终关怀，应尽早向所有考虑接受机械心脏支持的患者提供疼痛治疗[5]。临终关怀是一种保险福利，仅限于为生存期不足 6 个月、并

且同意放弃治疗当前主要疾病的患者临终时提供疼痛治疗[6]。疼痛治疗医生提供的医疗核心要素包括以下几个方面。

- 专家症状评估和管理，特别是疼痛、焦虑、呼吸困难、抑郁和精神心理障碍。
- 帮助患者（和护理人员）了解他们的病情、自然病程和预后及治疗方案。
- 协助医疗决策，制订可实现的治疗目标。

因此，初级医疗小组和维持治疗小组实质上是两个不同的团队，同时为患者和家属提供服务。

如果没有晚期治疗计划，那么在患者垂危、无法表达时，需要家属负责做出决策和考虑医疗目标。此时，重症治疗和疼痛治疗小组必须告知所有可能的情况，并帮助家属使决策过程尽可能符合患者的信仰和价值观。一般而言，之前没有指定代理人的情况下，近亲代表患者进行决策。对于家属来说，困难在于"替代判断"，也就是说，如果可以，仅仅根据患者可能的选择做决定。如果代理人无法判断患者的选择，那么认为治疗方案应该符合"大多数人在这种情况下的想法"。

临床医生应如何进行灾难性神经损伤患者治疗目标的讨论？

对于每个可能出现灾难性神经损伤的患者，其家属、医疗代理人、医疗保健代理人常常很快被大量需要立即做出的决定冲昏头脑。即使他们刚刚经历了亲人突然昏迷的打击，还是需要做出正确的决策，因为患者自己无法表达。医疗小组遇到可能是毁灭性神经损伤的患者时，非常重要的任务是使家属面对现实，理解需要做出什么决定，提供情感和精神上的支持，引导他们尽最大的能力做出正确的决定（图 39–1）。

建议神经重症医生向家属展示最值得注意的 CT 或 MRI 影像，一张图片胜过千言万语，有助于家属了解神经损伤的程度及可能的预后。然后应该回顾一下损伤机制及目前所能做的一切，强调所有需要内科或外科处理的事情都已经做过了。解释损伤机制，并详细说明之前的内外科治疗，进一步阐释其损害及影响。当被问及"神经系统恢复的程度"时，重点是告知"最好的情况"及其可能

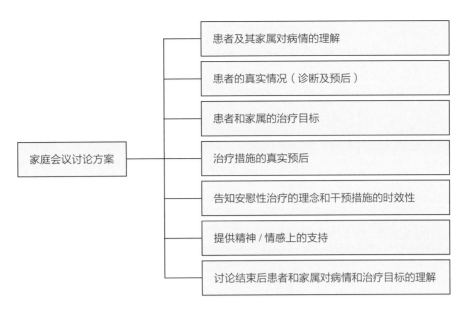

家庭会议讨论方案
- 患者及其家属对病情的理解
- 患者的真实情况（诊断及预后）
- 患者和家属的治疗目标
- 治疗措施的真实预后
- 告知安慰性治疗的理念和干预措施的时效性
- 提供精神 / 情感上的支持
- 讨论结束后患者和家属对病情和治疗目标的理解

▲ 图 39-1 家庭会议讨论方案

性，以及"最可能的情况"及其可能性。如果现在估计预后还为时过早，建议概述尚待确定的问题及可能需要的时间。询问患者神经损伤之前的情况很重要，这样可以对患者和家属有进一步的了解，在这个必需的决策过程和治疗目标讨论中更好地指导他们。

如果时间允许家属接受这场灾难，弄清楚患者事先是否有指示，以及谁是主要医疗决策者非常重要。如果家属较多，必须告知要有一个负责人或指定人，可以防止沟通失误。这个人可以向其他家庭成员传达所有重要信息，以便在决策过程提出意见和建议。同样，考虑到多学科小组参与和多名医生介入，医疗小组中也要有一个负责人，参与所有的家庭会议；可以是主治医生或高级住院医生。所有的医疗决定都应依据患者的事先指示。经常有患者声明，如果遇到了不可逆的严重的神经损伤，导致他们成为"植物人"，那么他们不愿接受任何延长生命的措施。讨论涉及程序状态 / 保守治疗难度的俗语有"植物人""拔掉插头""放弃""他是名斗士"或"做一切事情"；使用这些术语时，弄清楚患者和家属是否理解及意味着什么非常重要。

不要试图复苏（DNAR）或允许自然死亡（AND）传达了一种更清晰的想法，试图复苏不会成功维护生命的尊严[7]。AHA（美国心脏协会）采用 DNAR 代替 DNR，含义更清晰。允许自然死亡——AND，帮助患者和家属理解遵循自然规律而不通过人工方式来延长生命[7]。

讨论治疗方案时，即使情况紧急，也应该向家属提供相关的医学信息，这样他们就不会感到匆忙，可以做出明智的决定。当神经损伤严重时，也可以通过家庭会议明确治疗目标。根据治疗目标对选择进行分类的方法如下。

1. 无限医疗：如果治疗目标要求患者尽可能延长生命（数量＞质量），则提供完全的生命支持，出现 CPA（心肺骤停）时，立即 CPR（完整程序）。

2. 安慰医疗：如果治疗目标想要最大限度的舒适（质量＞数量），在明知时间可能会缩短的情况下，停止生命支持（顺其自然）。

3. 有限生命支持（不要升级）：有时家属认为停止生命支持太过残忍，可能会感到不安。在这种情况下，可以维持目前的生命支持，不再进一步升级。此时，将程序状态改为 DNAR 或 AND 更合理。

小组应该详细说明列出的这些方案。如果提前有指示，确保家属和医疗小组准确理解其含义。如果提前没有指示，询问家属是否听说过"程序状态"，然后再讨论复苏问题。可以用以下语言来解释复苏。如果有人心脏停搏或呼吸停止，或者两者同时发生，可以试图通过一些方法来恢复呼吸和循环，包括胸外按压、电击和各种药物。可以使用一根管子插到喉部以下，连接呼吸机维持呼吸。人体的心脏、大脑和其他重要器官的血液和氧气供应每丧失一秒，都会遭受不可逆转的损害。对于已存在严重神经损伤的患者，这种心肺骤停事件会降低完全且有意义复苏的可能性。

对于毁灭性神经损伤的患者，可以进一步交代，考虑到患者神经损伤的程度，进行复苏不会产生预期的结果，而 DNAR 可能更合适。

进行安慰措施时，在平和的环境中，在亲人的陪伴下，由支持医疗小组提供缓解疼痛、情感支持并维护其尊严。神职人员应提供精神支持。

让家属考虑一下什么样的生活质量是最好的，什么样的生活质量是患者可以接受的，做决定时牢记这一点。不要指望家属马上做出决定；给他们时间，让他们根据提供的大量信息讨论所有的选择。如果他们有更多的问题或者已经做出了决定，随时提供帮助（图 39-2）。

关闭心血管植入式电子装置（CIED）涉及哪些步骤？

植入式心律转复除颤器和永久性心脏起搏器降低了心脏猝死和心律失常的风险，改善了症状和生活质量。不可避免的是，使用这些装置的患者也会继发潜在的心脏疾病或其他绝症，走到生命的尽头。一旦确定没有希望出现有意义的复苏，如果不采取适当的措施使植入式心律转复除颤器失效，实际上可能会造成伤害和不适。植入式心律转复除颤器患者在生命的最后几个星期，近 20% 遭受痛苦和有害的打击，给患者和家人带来巨大的悲痛 [8]。

不幸的是，尽管近 80% 的植入式心律转复除颤器患者已经预立遗嘱，但只有 1% 对他们的植入式心律转复除颤器有安排 [9]。这种情况归结于植入、电池更换或做任何调整期间进行的讨论有限。在一项因任何原因死亡的植入式心律转复除颤器患者的近亲属访谈研究中，只有 27% 曾与临床医生讨论过植入式心律转复除颤器失效的问题 [10]。

疾病终末期停止 CIED 应按照以下步骤进行处

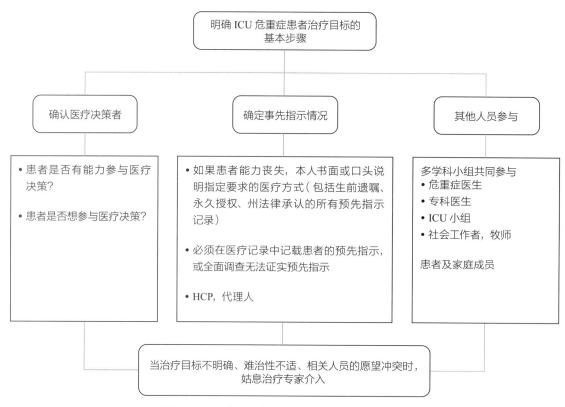

▲ 图 39-2　明确 ICU 危重症患者治疗目标的基本步骤

理（图 39-3）[11]。

能力确认

评估患者或代理人的能力，需要确认他们已了解目前的医疗情况，以及因无法提高生活质量而终止装置和处理可能带来的后果。临床医生需要探讨植入式装置的益处和危害；特别是在复杂情况下，应由电生理学家来说明这种装置的细节。如果患者无法了解身体基本状况和该装置的优缺点，以及停止该装置治疗可能的后果，那么认为他们没有能力做出这些重要决定。

文书要求

指定的小组成员与患者或代理人之间的治疗目标谈话记录必须包括以下内容。

1. 患者或代理人请求停用 CIED。
2. 患者或决策者的能力。
3. 讨论的替代疗法。
4. 停用的后果。
5. 计划停用的特定装置。
6. 家属告知书。

姑息治疗干预

装置及相关治疗（抗心动过速起搏、除颤功能、起搏功能）失效后，预计症状会急剧恶化或出现新的症状。为解决这些问题，三类药物非常有用：小剂量阿片类药物（典型的吗啡或氢吗啡酮），已证明可用于缓解呼吸困难和疼痛；抗焦虑药（典型的劳拉西泮），已证明有助于缓解恐惧或焦虑；抗精神病药物（氟哌啶醇或利培酮）适用于治疗谵妄[12]。然后应由神职人员、社会工作者和心理学家（视情况而定）向患者及其家属继续提供帮助。

CIED 失效

这应该是最后一步（紧急情况下可以在文书记录前），理论上应该由电生理学家或心脏危重症医生执行。失活是为了终止治疗。对于那些心脏起搏器依赖者，装置可以重新设置为 OOO、ODO 或 OSO 模式。如果不行，可以调低心率，输出设置为亚治疗水平，成为无功能起搏器。对于那些已经明确决定停止植入式心律转复除颤器功能的患者，大多数情况下外置磁铁可使该装置的抗心动过速治疗功能失效，而不会影响起搏器。CIED 因厂家不同而不同，这种失效的细节也因装置不同而不同[13]。

涉及哪些伦理和道德问题？

有人会认为停用 CIED 等同于"医生协助自杀"。但是，有决策能力的患者"有权拒绝或要求退出任何药物治疗或干预，无论该治疗是否会延长生命，退出治疗是否会导致死亡"[11]。

安乐死或医生协助下自杀被定义为另一种影响患者死亡的方式[14]。EHRA（欧洲心律协会）专家共识很好地概括了这一区别："协助自杀和安乐死导致死亡的措施是由临床医生提供、指示或实施的"。相反，终止或退出治疗后患者死亡，例如起搏器或植入式心律转复除颤器失效，其死亡原因为潜在的疾病所致[15]。

结局

该患者早在植入 PPM/植入式心律转复除颤器时就已经安排了晚期治疗计划。他已告诉他的妻子、心脏病学专家和社会服务工作者，如果没有希

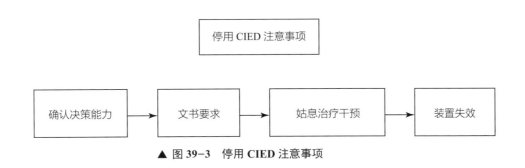

▲ 图 39-3 停用 CIED 注意事项

望恢复到可以交流及不需要帮助就可以自由活动，他不想在疗养院依赖生命支持。患者的神经重症医生、心脏病医生和社会工作者与家属商谈后，按照患者已告知的意愿，停止生命支持。予以注射吗啡，EP 小组使装置失效。注射吗啡后拔管，几小时后患者在亲人的陪伴下平静地离开了人世。

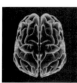

男性，45 岁，既往病毒性心肌炎病史，左心室辅助装置植入术后，因左侧大脑中动脉症状被转运到综合性卒中中心。5h 前发病。来院时，最高体温 38.8℃，平均动脉压 72mmHg，呼吸 20/min。NIH 卒中量表评分为 21 分，向左侧凝视、右侧偏瘫和完全性失语，提示左侧大脑中动脉综合征。

患者在家服用华法林和多种维生素。其妻子交代，当前症状出现以前，他已经有三四天感觉不舒服了，不过没有发热。使用静脉注射组织纤溶酶原激活物的窗口期已过；于是，通知左心室辅助装置小组和神经介入小组会诊。实验室检查待回报，据卒中方案行头部 CT 和 CT 血管成像。头颅 CT 未见急性梗死或脑出血征象。CTA 显示左侧 M1 段闭塞，立即予以急诊取栓。支架回收后，见血管再通成功，脑梗死溶栓分级 2b。术后 CT 显示基底节区对比剂外渗。介入治疗后查体未见改善。入院时的实验室检查回报，INR 1.8，WBC 计数 1.6 万，杆状细胞占 1%。

患者入住 NICU，进行单侧开颅术前观察，神经外科会诊。经胸超声心动图显示左心室射血分数为 10%，无瓣膜赘生物；左心耳血栓不除外。血培养 3 次均为阴性，继续使用广谱抗生素，有待经食管超声心动图。卒中 24h 后复查头颅 CT 显示 MCA 供血区脑梗死，中线移位 2mm。考虑到出血转化的风险和梗死灶的面积，没有重启抗凝治疗。卒中 36h 后，患者更加嗜睡，深刺痛可唤醒。瞳孔左侧 5 → 2mm，光反射迟钝；右侧 3 → 2 mm，光反射灵敏，GCS 评分 E2V1M3。予以气管插管开放气道、23.4% 生理盐水 2 次，瞳孔不等大好转。

姑息性拔管或终末期脱机涉及哪些步骤？

术语"终末期拔管和姑息性拔管"已被广泛用于描述从患者身上撤除通气支持的过程，这些患者没有通气支持就不会存活的[16]。要认识到无创正压通气和经气管插管有创通气都是提供机械通气的方法。

出于本讨论的目的，鉴于经气管插管在 ICU 中的使用频率较高，讨论范围限于停止经气管插管的机械通气（图 39-4）。

与该讨论相关最重要的是在此过程中镇静镇痛的恰当应用。"双重效应"原则，尽管临终时缓解疼痛所需的麻醉药 / 镇静药的剂量预计会加速死亡，但医生的目的仅仅是缓解痛苦，应该看作是良好的姑息治疗。在控制呼吸困难和过度镇静导致窒息和低血压之间，药物剂量上的差别没有或很小[17, 18]。

不过，也有研究显示，不同的临床医生开出的吗啡和镇静药物剂量间的差异达 10 倍[19]。指南推荐，镇痛镇静药物应小剂量持续，"控制症状而不是终止生命"[16]。这就要求临床医生能够正确识别疼痛和缺氧的征象，尤其是表情痛苦和呼吸急促。通常，识别不足或识别过度可能会导致镇痛不足或窒息。

在整个终末期拔管过程中依赖适当的镇静镇痛。

停止通气支持

有两种方式：直接拔管和"晚期脱机"。患者、家属和医生的偏好不同，会影响其选择。如果患者意识清楚，分泌物很少，应首选直接拔管。家属平静后，关掉呼吸机和监护仪警报，服用安慰剂，取出气管插管。通过面罩提供湿润的空气或氧气，防止呼吸道干燥。患者家属是否留在病房目击这一

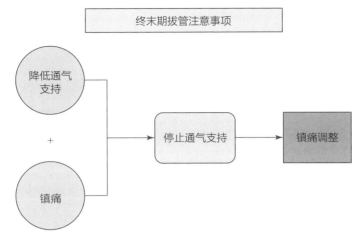

▲ 图 39-4　终末期拔管注意事项

切，取决于家属和医生的意愿。根据经验，拔管时少数家属希望在场。

如果决定终末期脱机，应通过以下方式降低通气支持，即 FiO_2 设置为 21%。呼气末正压调至 0。间歇指令通气频率设置为自主呼吸频率或足以满足呼吸机要求的压力支持水平[20]。一旦患者安静下来，可以立即停止通气支持，间歇指令通气频率为 0 或压力支持水平为 $0cmH_2O$。此时，可以留置 T 型管或拔管（据家属意愿）。如果处理得当，可以在 30min 内完成该转换。家属也应该意识到，这种转换可能会引起轻微的躁动和呼吸困难，并需要继续给药。应解除呼吸机和监护仪的警报，如警报无法关闭，工作人员应设法使其保持安静[20]。

阿片类镇痛药物

在最初降低机械通气支持期间，很可能会再次出现呼吸困难和疼痛的征象和症状。吗啡易于滴定和调整，通常建议连续输注，起始 5mg/h。同时，调整速度控制症状。可以通过评估呼吸频率或对疼痛刺激的反应来调整。任何痛苦表情或缺氧表现都应该追加单次剂量，以立即缓解症状，然后增加持续输注的基础速率，以迅速达到稳定水平。这一过程应持续进行，直到患者在如上所述低水平的呼吸机支持中达到平静状态。

结局

神经外科、NICU 和左心室辅助装置小组与家属进行了关于单侧开颅手术的商讨。单侧开颅手术是一项挽救生命的手术，但可能不会提高生活质量。考虑到患者目前的情况，继续停用抗凝血药物会有左心室辅助装置血栓形成的风险，而卒中后持续脑疝会有突然死亡的风险。患者的妻子交代，在使用左心室辅助装置后他失去了自由，一直不幸福，很想念和孩子们一起跑步和游泳。他不会愿意 PEG（经皮胃镜下胃造瘘）和（或）气管切开。在床旁家人的陪伴和精神关怀下，予以注射吗啡，左心室辅助装置失效，终末期拔管。几分钟后患者平静地离开了人世。

如何停用左心室辅助装置？

对于所有左心室辅助装置患者，有必要与左心室辅助装置 / 心内科 / 心胸外科、药师、社会工作小组、神经危重症、神经外科、NICU 小组和姑息治疗小组的成员召开多学科会议。要回答的主要问题是："这种生命保障系统是否有助于患者实现特定的目标？""明确有决策能力的患者可能更愿意选择使左心室辅助装置失效，因为他们可能会认为这是一种对亲人无法接受的负担和责任。"对有些人来说，答案并不那么简单。建议讨论的重点是探索患者的价值观（什么使他们的生活有意义，什么情况不可接受），明确解释什么在医学上可行（需要专家意见），以及患者和家属为实现他们决定的目标必须做出的牺牲。医生有责任根据患者和家属的目标和价值观提出建议（图 39-5）。

一旦所有小组同意采取安慰措施，必须向家属

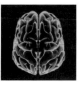

一例 75 岁男性患者，开颅手术清除急性硬膜下血肿后，由手术室送入 NICU。患者到急诊科之前，有人看到他在家里从两级台阶上摔下来，意识没有丧失，但逐渐昏睡。到急诊科就诊时，生命体征平均动脉压 70mmHg，呼吸 14/min，血氧饱和度 98%，RA。GCS 评分 E3V5M6，昏睡状态，可唤醒、双侧定位，瞳孔 3→2mm，光反射很灵敏。四肢自主活动，简单遵嘱。患者颈部疼痛，予以 C 形颈托固定，行头颅 CT 和颈椎 CT 检查。通知左心室辅助装置小组和神经科会诊。床边创伤彩超评估检查否认腹腔内出血，暂不行胸部、腹部和骨盆 CT。头颅 CT 示左侧急性硬膜下血肿，厚 7mm，中线移位 2mm，没有形成沟回疝。没有颅骨骨折。颈椎 CT 显示退行性变，没有骨折。

既往重要病史包括 2 型糖尿病、高血压、高脂血症、冠心病予以 CABG 治疗 2 支、缺血性心肌病于 2014 年 4 月植入左心室辅助装置。平素口服华法林 5mg/d、赖诺普利 20mg、阿司匹林 81mg、甘精胰岛素 50U、阿托伐他汀 80mg。

查完 CT 后发现昏睡加重，左侧瞳孔 5→3mm，光反射迟钝，右侧 3→2mm，光反射灵敏，GCS 评分 E2V3M4，深刺痛可唤醒，不遵嘱，右侧偏瘫。神经外科和 NICU 小组急会诊。与妻子（医疗代理 / 最亲近的人）和儿子讨论患者的程序状态。家属要求治疗小组保持"完整程序"，这样符合他们的宗教信仰。考虑到之前与患者的所有对话，左心室辅助装置小组同意家属的决定。其儿子还告诉 NICU 小组希望尽一切努力让患者活下来。由于脑疝形成，予以插管保持气道畅通。予以 1g/kg 甘露醇团注，设置肺总活量。

患者入院时实验室检查 INR3；血小板计数 $130×10^9$/L。在与神经外科、NICU 和左心室辅助装置小组讨论后，制定了使用凝血酶原复合物治疗凝血功能障碍的方案。在手术室行开颅硬膜下血肿清除术，同时予以输注Ⅶa 因子。向家属详细告知抗凝治疗后左心室辅助装置血栓形成的风险。

在入手术室前，予以 1 个治疗剂量的单采血小板、0.3μg/kg 的 DDAVP 去氨加压素 1 次、23.4% 高渗盐 1 次、左乙拉西坦 1000mg 1 次。予以左侧开颅手术，骨瓣未还纳。术后复查头颅 CT，硬膜下血肿清除良好，手术侧颅内少量出血、积气。右颞新发挫伤灶，考虑为对冲伤。术后气管插管未拔除，查体未见好转。临床高度怀疑非痉挛性癫痫持续状态，连续脑电图监测符合非痉挛性癫痫。左乙拉西坦用量增加到 2g，每 12h 一次。护士发现左心室辅助装置监护仪上的搏动指数下降，并有强波。左心室辅助装置小组担心左心室辅助装置血栓形成。患者平均动脉压开始下降，予以泵入多巴胺。立即行 TTE 检查，显示左心室辅助装置流出道血栓。NICU/ 左心室辅助装置 / 神经外科小组一起参与了家庭会议：患者硬膜下血肿术后，恢复抗凝治疗不安全，左心室辅助装置血栓形成，由于无法经体外循环肝素化，没有机会更换左心室辅助装置。

保证，将尽一切努力防止更多的痛苦或不适，包括按前一病例所述使用镇痛药和抗焦虑药。停止使用所有有创监测设备。笔者最近公布了一份清单，用于左心室辅助装置系统性失活（图 39-6）。参见 Schaefer KG et al，Figure1，page 4[21]。

结果

家属联系了他们的神职人员寻求进一步的帮助，患者的程序状态更改为 DNR。予以注射吗啡使之舒适。在心内科和 EP 小组的帮助下，使 PPM/植入式心律转复除颤器失效。家属和所有小组都同意不进行医疗升级。患者的左心室辅助装置电池电量耗尽，在床旁亲人的陪伴下，6h 后平静地离开了人世。

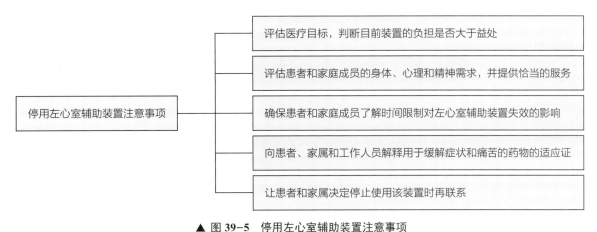

▲ 图 39-5 停用左心室辅助装置注意事项

1. 在"系统驱动"（也叫控制器）中拧下黑色硬币大小的电池，关闭备用警报。
2. 按下控制器上的警报静音按钮。
3. 通过卸下主电源基座上的患者导联线（也叫 Y 形电缆），断开控制器的电源（同时拿走两根电缆会限制报警）。
4. 从患者身上取走控制器（从患者身上的左心室辅助装置传动系统到控制器连接的细线）。

如果失效顺序发生，而不是同时出现，会因低动力或低流量而导致装置出现警报，这可能会给家属带来困扰。

▲ 图 39-6 Heartmate Ⅱ 左心室辅助装置系统性失活步骤

经授权引自 Gafford EF, Luckhardt AJ,swetz KM. Fast Facts and Concepts #269. Deactivation of a left ventricular assist device at the end of life. september 2013. Available at:https://www.mypcnow.org.

！ 关键注意事项

- 心力衰竭患者应尽早制订晚期治疗计划，以便了解他们的意愿和价值标准。而且必须记录下来并告知家人，这样当危及生命的并发症发生时可以得到尊重。
- 重症医疗小组与姑息治疗小组紧密合作，可以加强情感支持，帮助患者在临终前获得最佳的舒适和尊严。
- 家属要做好准备应对心脏支持装置失活后的情况。家属通常会询问预计患者还会存活多久。最好笼统地回答这个问题，如"几小时到几天"或"几天到几周"，然后解释这只是估计。
- 对于存活期预计为几天且不足 6 个月的患者，应安排在家里或指定场所中，由重症医疗和姑息治疗小组为家属提供临终关怀。

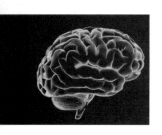

第40章 ECMO 在成人心肺衰竭中的应用

The Role of ECMO in Cardiopulmonary Failure in Adults

Darryl Abrams Daniel Brodie **著**

韩永全 文宗权 **译**

张长远 张洪钿 **校**

NICU 收治一例颅咽管瘤切除术后 45 岁男性患者。入院第 3 天，患者出现呼吸急促，随后出现需要有创机械通气支持的呼吸窘迫和低氧血症。接下来 24h 中，尽管在高参数机械通气支持、深度镇静、神经肌肉阻断剂和俯卧位等一系列治疗下，其低氧血症性呼吸衰竭仍不断恶化。胸部 X 线片示双肺弥漫性渗出。在患者吸入氧分数为 1.0，呼末正压为 15cmH₂O，按预计体重设定潮气量 6ml/kg，呼吸频率 35/min 的参数支持下，使动脉血气结果达到：pH7.14，PaCO$_2$ 70mmHg，PaO$_2$ 50mmHg。吸气末气道平台压 37cmH$_2$O。

V-V（静脉 - 静脉）体外膜肺氧合（ECMO）在急性呼吸窘迫综合征（ARDS）患者管理中的临床作用如何？

ARDS 特征性表现是急速发生的低氧血症及与肺水肿一致的双肺渗出，且心力衰竭或者容量负荷过多不能完全解释该水肿[1,2]。ARDS 的定义近期有所修改，据氧分压与吸入氧浓度的比值 PaO$_2$/FiO$_2$ 将其分为轻型（200mmHg < PaO$_2$/FiO$_2$ ≤ 300mmHg），中型（100mmHg < PaO$_2$/FiO$_2$ ≤ 200mmHg）及重型（PaO$_2$/FiO$_2$ ≤ 100mmHg），且 PEEP > 5cmH$_2$O。有研究表明，死亡率与病情严重程度相关，PaO$_2$/FiO$_2$ 比值越低，死亡率越高；但这种相关性需得到进一步研究证实[2,3]。

ARDS 的病理学特征是肺表皮细胞和毛细血管内皮结构损伤导致的高蛋白液体渗出[4,5]。肺水肿和肺泡表面活性物质结构与功能的破坏将导致肺顺应性的下降和气体交换障碍[6]。正压通气时，受损伤较小的部分肺组织过度膨胀，肺泡及细支气管的反复开放与关闭，这将会加重该种类型的肺损伤，因此也称其为通气相关性肺损伤（ventilator-associated lung injury，VALI）[7]。ARDS 管理的主流是治疗并预防基础疾病恶化并在能够保证足够气体交换的情况下使 VALI 风险降到最低[5]。

研究发现还有其他策略可以减少 ARDS 的致死率。最为广泛接受的管理策略是以低潮气量及低平台压为目标的肺保护性通气策略。在一项有里程碑意义的 ARDS 网的实验中，以潮气量及气道平台压为指标将 861 例 ARDS 患者随机分为两组，低潮气量 / 平台压组（潮气量 4~6ml/kg，目标平台压 ≤ 30cmH$_2$O），高潮气量 / 平台压组（潮气量 10~12ml/kg，目标平台压 ≤ 50cmH$_2$O）。低潮气量 / 平台压组减少致死率，具有统计学差异（31% vs. 39.8%，P=0.007），且机械通气时间减少并无除肺脏之外的其他器官衰竭[8]。鉴于这些发现和其他类似的试验结果，ARDS 患者中，已经广泛接受肺保护性通气策略为治疗方案的金标准[9, 10]。

其他已证实的在 ARDS 中可以降低死亡率获益的策略包括神经肌肉阻滞药（NMBAs neuromuscular-blocking agents）和俯卧体位[11, 12]。一项前瞻性多中心双盲安慰剂对照试验表明，与安慰剂对照组相比，重症 ARDS（PaO$_2$/FiO$_2$ ≤ 120mmHg）爆发 48h 内使用阿曲库铵减少 90d 死亡率（30.8% vs. 44.6%，P=0.04）[11]。最近有多中心单盲随机试验研究重型 ARDS 患者（PaO$_2$/FiO$_2$ ≤ 150mmHg）中俯卧位的获益[12]。研究指出，俯卧位患者中 28d 死亡率低于仰卧位患者，具有统计学意义 [16.0% vs. 32.8%，风险比 HR 0.42，95% 可信区间（CI），0.26~0.66，P < 0.001]，该差异可持续到 90d。需要注意的是，该研究中所有中心对于俯卧位均有很丰富的经验。一系列 Meta 研究表明，在存活率方面，俯卧位合并低潮气量管理可以持续获益，然而单纯俯卧位却采取低潮气量管理的试验中未能体现该获益。这进一步强化了 ARDS 患者中肺保护性通气策略的重要性[13]。

ECMO 是重型 ARDS 管理患者中的互补性或者备选性方案。ECMO 通过体外气体交换装置（指内含的制氧装置）直接生氧并去除血液中二氧化碳。制氧装置内两腔之间含有一层允许气体通过的半透膜。半透膜一侧是血流通过，另一侧由含有氧气和外周空气的混合气体通过（图 40-1）。在 V-V ECMO 中，外周泵通过中心静脉泵出脱氧血液，并将这部分脱氧血液泵入制氧装置，这使得脱氧后再次氧化的血液重新输入中心静脉。但单纯的有创机械通气不足以支持气体交换的时候应该考虑到 ECMO 的使用[14]。若正压通气需要在极高气道压下才能维持足够的气体交换，或者因高二氧化碳血症和酸中毒而限制肺保护性通气策略实施的情况下，也应该考虑 ECMO 的使用[15]。

早期一方面由于对 ECMO 使用经验不足，另一方面由于体外技术缺陷引起并发症发生率升高，所以这些因素这使得早期随机研究未能表明 ARDS 中 ECMO 带来的生存获益[16, 17]。自从 ECMO 通路经过技术改造，诸如离心泵的发展、生物兼容性管路

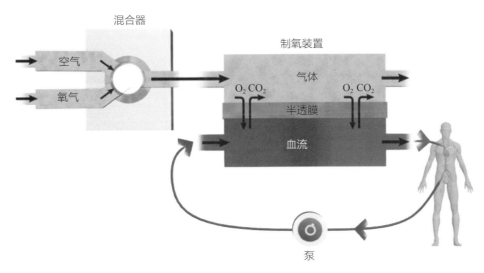

▲ 图 40-1 示 ECMO 的气体交换流程

制氧装置内的两个室腔由一层半透膜分隔，通过该半透膜完成氧气的摄取和二氧化碳的排出。这种装置使泵入的血液完成气体交换。静脉血从一个室腔流过，新鲜气体（指滤过气体）则经另一腔流过。运氧分数则通常由含有氧气和空气成分的混合气体决定

组件和更高效的制氧膜等，这些技术改进减少了 ECMO 的相关性风险[18-22]。传统通气或 ECMO 治疗重型成人呼吸衰竭试验（ConventionalmEchanical ventilation or ECMO forsevere Adult Respiratory Failure EESAR）研究了现代 ECMO 技术对重型 ARDS 生存获益的影响[23]。将 180 例重型且有可逆转潜能的呼吸衰竭患者随机分为传统机械控制通气组和预行 ECMO 专业化治疗中心组。就 6 个月死亡和严重致残率而言，预行 ECMO 专业化治疗中心组低于接受传统通气管理组，具有统计学差异 [37% vs. 53%；相对危险度（RR 0.69），P=0.03]。然而需要注意的是，在管理流程部分，收入预行 ECMO 专业化治疗中心的患者中实际上只有 76% 真正接受了 ECMO 治疗。该试验的另一缺点是传统通气组中并未严格使用肺保护性通气策略，结果是在研究的任一时间段中，传统控制通气组中仅 70% 接受了标准的肺保护性通气治疗方案。也许会有这样的推论：收入可行 ECMO 操作的专业化中心对于非残疾生存有积极的影响。然而，该试验结论是 ECMO 技术本身对于重型呼吸衰竭患者生存率的影响却是有限的。

评估 ECMO 对 ARDS 生存率影响的回顾性倾向分析研究得到了与上相悖的结论。一项英国研究表明，在重型 A 型流感（H1N1）相关的 ARDS 中，较未接受 ECMO 的对照组而言，接受 ECMO 治疗组在降低死亡率方面的获益是存在的（24% vs. 47%，RR：0.51，95% CI 0.31～0.84，P=0.008）[24]。然而，法国一项类似的倾向性分析组证明：与传统通气管理方案相比，流感相关性 ARDS 患者接受 ECMO 后并未在降低死亡率方面获益（比值比 OR：1.48，95%CI，0.68～3.23，P=0.32）[25]。上述无结论性数据促使了目前正在进行的随机对照研究试验（ECMO 在重型 ARDS 中肺损伤的急救作用）的进行，该研究旨在比较 ARDS 患者接受 ECMO 标准管理治疗与对照组差异[26]。

较目前所能接受的通气参数标准而言，进一步降低潮气量和气道平台压可能会受益[27, 28]。最近两项试验完成了对该理念的研究：在重型 ARDS 患者中，ECMO 技术可允许极低潮气量通气（约 3～4ml/kg），一方面，这可减少炎性介质相关的 VALI；另一方面，很大程度上减少更重 ARDS 患者的机械通气天数[29, 30]。需要进一步研究明确接受 ECMO 支持治疗的重型 ARDS 最佳通气方案，并明确 ECMO 技术所允许的极低潮气量通气是否可以在轻型 ARDS 患者中提供获益。

虽然并没有被普遍认可的 ECMO 技术适应证。但建议的潜在适应证包括：重度低氧血症（$PaO_2/FiO_2 < 80mmH$），非代偿性高碳酸血症（PH < 7.15），或者是最优通气管理下的高气道平台压（ > 35～45cmH_2O）（表 40-1）[1, 31]。相对禁忌证包

表 40-1　V-V 静脉 ECMO 在 ARDS 中的适应证与禁忌证

适应证

- 无论何种高参数 PEEP（若能耐受）下，仰卧位（若有效），以及患者在可逆呼吸衰竭时可能使用神经肌肉阻断药时，仍存在重度低氧血症（例如 $PaO_2/FiO_2 < 80mmHg$）
- 尽管在最优通气条件下仍存在失代偿性呼吸性酸中毒（pH < 7.15）
- 尽管在最优通气条件下患者气道平台压仍过高（ > 35～45cmH_2O，据患者体重而异）

相对禁忌证

- 长期（ > 7d）高气道压可能（平台压 > 30cmH_2O）或吸入氧浓度过高（$FiO_2 > 0.8$）
- 血管入路困难
- 诸如重型神经损伤或无法治疗的转移癌等患者状况会限制 ECMO 的总体获益
- 存在抗凝禁忌证

绝对禁忌证

无

ARDS. 急性呼吸窘迫综合征；ECMO. 体外膜肺氧合；FiO_2. 吸入氧浓度；PaO_2. 动脉氧分压；PEEP. 呼末正压

括：长期暴露于高气道压倾向，较高吸入氧浓度比值，血管通道建立困难，严重且不可逆的神经损伤等肺外条件均可能会影响 ECMO 的整体获益，以及抗凝禁忌证（通常需要抗凝维持管路开放）。尽管 ARDS 患者并无 ECMO 绝对禁忌证，但不应将其用在不可逆性且不考虑肺移植的终末呼吸衰竭患者中。

总结

● ECMO 是重型 ARDS 患者"拯救性治疗"方案之一。

● 鉴于 ECMO 可以直接产氧并去除血中二氧化碳，故 ECMO 也许可以在尽可能较少依赖有创机械通气的情况下并维持足够的气体交换，因此，这易化了肺保护性通气策略方案的实施。

● 正在进行的一例前瞻性随机对照试验将更好地明确 ECMO 在重型 ARDS 患者管理中的作用。

什么是 ECMO 治疗呼吸衰竭时合适的置管策略？

V–V 通路 ECMO 的传统管路配置包括两条进入完全不同静脉的导管，一条引流管路通过股静脉置入下腔静脉，另一条重新注入管路通过颈内静脉进入上腔静脉（图 40-2）[14]。这种管路策略并不需要影像学技术的引导（尽管有时推荐超声引导下置入血管）且可在床旁迅速完成。然而，鉴于引流和重注两条通路方向不同的原因，该种管路本身需要重新循环，即这样一种现象，重新注入体内的含氧血在未经体循环的情况下通过引流导管进

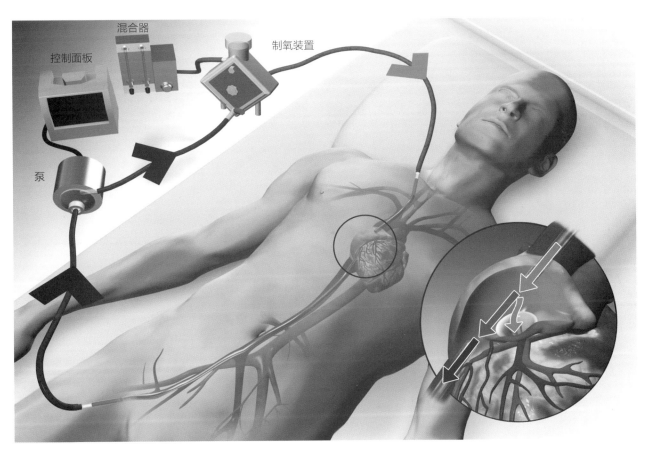

控制面板

混合器

制氧装置

泵

▲ 图 40-2　示双点 V–V ECMO 术

在 V–V ECMO 中，通过一条中心静脉引流静脉血，然后泵入制氧装置并重新注入另一条中心静脉。V–V ECMO 仅提供气体交换支持，而不能提供任何的血流动力学支持。插图显示当引流导管和重注导管距离过近时，部分重新注入的氧合血可能未经过体循环而进入引流导管，称这部分为再循环血流（深灰，箭）

入 ECMO 循环装置。由于该重循环并未有助于机体系统进行系统氧合作用，因此降低了 ECMO 的整体效能。这种两点通路策略的另一不足是需要股部通道，这在预计可行走的患者中会限制其活动时的灵活性。随着双腔套管技术的发展，出现了另一种替代性管路策略[32, 33]。双内腔管路使得 ECMO 通过 V-V ECMO 经单血管入路完成，这样可以避开经股静脉入路（图 40-3）。如果导管位置放置合适，该技术可以减少再循环率发生[32]。常需要有该技术使用经验的人放置导管，理想位置是在经食道超声和透视引导下完成的[34]。导管型号的选择取决于对患者的生理需要量的考虑，尤其是考虑到患者心排血量[14]。一般地，尽管由于患者身体状况和静脉直径可能会限制较大直径导管的置入，但较大直径导管有助于完成更高的 ECMO 血流氧合率。引流导管直径大小对于高血流率氧合率最为重要。

总结

● 可以通过单点或双点管路实施 V-V ECMO 技术。

● 经静脉双腔套管技术的单点导管通路可能会减少体外循环装置的再循环率，但是需要在影像学导引下确保导管位置合适。

推荐接受 ECMO 治疗呼吸衰竭患者的管理策略是什么？

各个 ECMO 中心之间对于通气、抗凝、输血和镇静方案的实践结果差异较大，并未得出广泛认可的指南。鉴于 ARDS 患者预后中对 VALI 相关并发症的考虑，许多 ECMO 中心采取肺保护性通气策略，即：降低潮气量并获得尽可能低的气道平台压，但需维持合适的 PEEP 以支持肺泡开放，并使

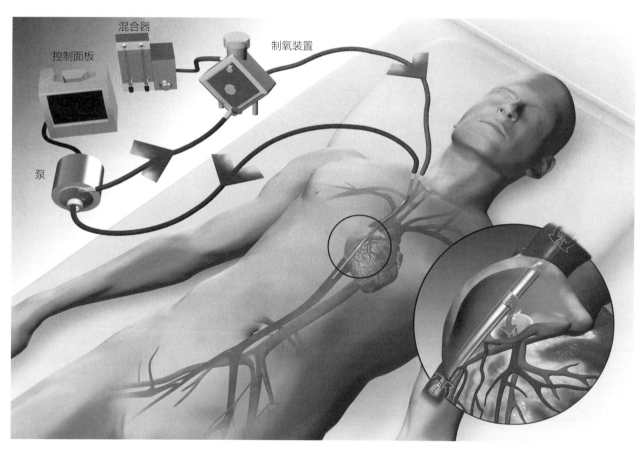

▲ 图 40-3　示单点 V-V ECMO 术

双腔套管技术可以在单点静脉入路下完成 V-V ECMO 技术。插图显示当导管位置合适时，重注血直接朝向三尖瓣，这使得再循环血量最小化

肺不张发生率最小化。有对照试验研究该通气策略。由于 ECMO 技术本身有足够潜能充分支持气体交换，因此有完全撤离有创机械通气的可能性[35]。可以明确的是间断性有创机械通气减少 VALI 的发生率。然而，自主呼吸对于 ARDS 患者肺损伤的效果需要进一步研究[36-38]。

随着体外技术的提高，尤其是双腔循环组件的不断发展，目前已经开始研究 ECMO 技术中的抗凝策略。传统上，ECMO 技术需要高水平系统性抗凝，以便防止管路内由于与外源性材料的接触而激活血小板和凝血系统从而导致血栓形成[39]。然而，随着新型材料的出现，ECMO 循环中血栓形成的倾向进一步减少，这允许抗凝维持在中度水平。许多中心已经采取以低水平抗凝为目标的策略，使部分活化凝血酶时间 APTT 在 40~60s 之间波动[22]。然而，据各中心不同，评估抗凝水平的参数及目标水平本身并未得到广泛认可，且变化范围据中心而不同[40]。考虑到诸如潜在颅内出血风险等患者神经系统状态及其他需要系统抗凝的疾病，必须仔细考虑 ECMO 的风险与获益。

同样的，各 ECMO 中心输血指征在很大程度上亦不同。由于 ECMO 输氧能力部分依靠于血液携氧能力，传统认为正常血红蛋白水平可以使运氧和 ECMO 效能最大化[41]。然而，达到正常血红蛋白水平需要每日 2~3 袋量的红细胞[42-45]，这在严格入选病例中与剧增的致死率和其他病发率相关[46-50]。因此，接受 ECMO 治疗时可能需要更严格的输血方案，在重症治疗人群中，较传统可接受水平更严格的目标血红蛋白水平。然而，由于低血红蛋白血症导致的血液携氧能力下降，需要调整动脉氧饱和度以确保足够的氧输送能力供应组织。

镇静策略的差异不仅存在于 ECMO 中心[51]，而且存在于各 ICU 中心。与减少镇静相关的获益表现为：改善患者结局，包括有创机械通气在内的重症患者的早期周转，随着对于这些与轻度镇静相关获益的逐步认识，镇静策略已经从深度镇静理念转移，更倾向于维持患者清醒并参与物理活动治疗[52-55]。患者在体外支持技术下仍存在重度低氧血症时，则需要高剂量镇静药以维持同步通气和可接受水平的氧合与通气。另外，接受 ECMO 治疗的患者所达到的相同的镇静水平可能需要更大的剂量，这可能部分归因于机械管路的隔离作用和所增加的分布量[56]。一般地，镇静镇痛药物剂量应该据患者需要而个体化。一部分 ARDS 患者也许能够仍耐受小剂量，甚至不用镇静药，这有助于主动物理治疗[35]。

总结

- 通气、抗凝、输血及镇静策略据各 ECMO 中心的不同而不同。
- 极度肺通气保护策略或许有助于最小化通气相关的肺损伤 VALI 风险并有助于改善预后。
- 相比于以往技术需要的传统抗凝血药量而言，最近体外循环技术的改善所需要的抗凝水平较低。
- 部分 ECMO 患者中可以采用清醒、脱管策略，这反过来有助于主动物理治疗。

ECMO 的撤机时间及撤机方式？

对于接受 ECMO 治疗的 ARDS 患者，应该持续评估其自体肺功能改善情况，同时做撤离体外支持技术的准备。决定是否撤离 ECMO 时需要将 ECMO 循环和其他通气设备所提供的气体交换量都要考虑在内。在相对稳定的心排血量和平稳的体外通气参数下，氧合和通气功能的改善可以视为自体肺功能的改善。随着自体肺顺应性和通气情况的改善，用来维持正常 pH 的气体交换量将会下降。同样的，随着自体肺氧合功能的改善，依赖于 ECMO 通路的氧气支持量也会减少。胸部 X 线的改善也可作为 ECMO 撤机的潜在指征。

ECMO 的正确撤机方式并没有广泛认可的指南。也许可以通过进行性减少血流率、气体交换率或者输氧分数来评估撤机准备。或者，V-V ECMO 中可以单纯中断交换气流，使患者有效脱离 ECMO 的任何气体支持。准备撤离 ECMO 支持的患者其动脉血气分析结果中气体交换指标应该满意，该动脉血气分析应该是在 ECMO 没有气体交换，且有创通气支持参数在可接受的条件下测定的。在部分选择病例中，撤离有创机械通气可能会促进 ECMO 导管的撤离[35, 57, 58]。至于这种撤离策略适合于何种患者，

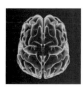

58 岁女性患者因前交通动脉瘤致动脉瘤出血收住 Neurol ICU。动脉瘤已通过弹簧圈栓塞成功得到治疗。然而，经胸超声心动图发现患者发展为进行性心源性休克伴左心功能不全。尽管经过积极治疗，但休克仍处于持续状态。要求讨论考虑 ECMO 的使用。

仍需要更多的数据来阐明。

总结

- 做 V-V ECMO 撤机准备时应该有自体肺气体交换、肺顺应性和胸部放射影像学改善的证据。

- 准备撤离 V-V ECMO 导管时，患者所接受的有创机械通气参数在可接受水平时，应该能耐受 ECMO 气体交换的中断。

什么情况下考虑 V-A ECMO（静脉 - 动脉 ECMO）的使用？

V-A ECMO 是用于心源性休克的多种机械循环支持系统之一[59]。与 V-A ECMO 不同的是，V-A ECMO 通过中心静脉引流去氧血液，并常通过股动脉重新输注氧合血到中心动脉（图 40-4）。虽然 V-A ECMO 仅提供气体交换支持，但 V-A ECMO 同时支持呼吸和循环支持[14]。当心源性休克医疗管理方案不足以保持终末器官的有效灌注时，应该考虑

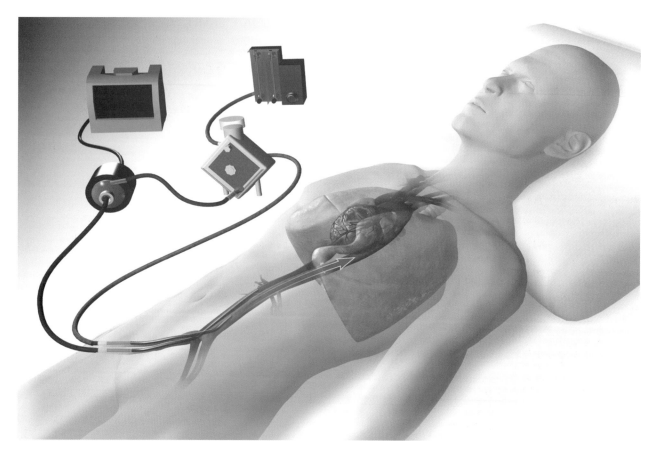

▲ 图 40-4　V-A ECMO

通过一条中心静脉引流静脉血，然后泵入制氧装置并重新注入动脉（箭）。V-A ECMO 同时提供呼吸和循环支持

V-A ECMO 的使用（表 40-2）。由于心肌耗氧量的增加，心肌缺血，心律失常，以及与影响肌肉收缩和血管升压素的药物使用相关的组织微循环改变，所以较单纯的医疗管理方案而言，ECMO 或许存在一定的优势[60-62]。较其他机械循环支持技术而言，ECMO 的另一潜在优势包括导管置入的快速性，支持单腔或双腔的能力及避免气体交换引起的相关并发症的能力[63]。

由于随机对照试验的相对缺乏，支持 ECMO 用于各种类型心源性休克的证据有限。尽管病例报道和小群体研究结其支持 ECMO 数据有限[64-68]，但对于如上病例所述的非缺血原因引起的心源性休克患者而言，可能仍会从 ECMO 获益。较血流动力学稳定的心肌炎患者而言，突发心肌炎并心源性休克时接受 ECMO 治疗者，与上述一致，其长期预后可能也会获益[64, 65]。将 ECMO 用于非缺血性心源性休克的一个新型适应证是脓毒症相关的心肌病，不过仍需要更多的数据明确考虑 ECMO 治疗这类疾病的具体患者群体[67, 68]。

更有说服力的数据表明急性心肌梗死导致的心源性休克是 ECMO 的适应证。一项观察性研究：将 PCI 治疗急性心肌梗死患者分为两组，即 ECMO 辅助下 PCI 治疗急性梗死导致的心源性休克组和单纯 PCI 治疗急性梗死组，虽然两组间有效治疗差异对结果有一定影响，但结果表明，前者在致死率方面获益（39.1% vs. 72%，P=0.008）[69]。

心搏骤停是 V-A ECMO 治疗另一领域，被称作体外心肺复苏[69-73]。倾向性研究在院心搏骤停患者在是否有 ECMO 辅助下行 CPR 出院后第 1 年和第 2 年神经功能完整的生存率，发现 ECMO 辅助下即体外心肺复苏组较单纯 CPR 组获益，且具有统计

表 40-2　V-A ECMO 的可能适应证

- 心源性休克
- 心肌梗死相关疾病
- 非缺血性（如突发重型心肌炎、压力及脓毒症相关的）心搏骤停
- 失代偿性肺动脉高压并发左心室心力衰竭
- 低排性心源性休克
- VAD 植入或心脏移植的过渡性治疗
- 心脏移植后主要移植物衰竭

ECMO. 体外膜肺氧合；VAD. 心室辅助装置

学差异。推测院外心搏骤停患者可能具有相类似的获益[73]。由于 ECMO 在接受明确治疗方案的同时还有维持系统循环稳定和改善冠脉灌注的能力，故体外心肺复苏结合心搏骤停间 PCI 可能会极具应用潜力。在一多中心非随机对照研究的 81 组中发现，较 ECMO 结合冠脉造影而未行 PCI 组而言，ECMO 结合 PCI 组第 30 日神经功能满意的生存率高于前者[74]。2010 年美国心脏协会指南并未推荐将体外心肺复苏作为心肺复苏和心血管急症治疗的常规方案[75]。然而，该指南却指出，充分复苏，心搏骤停原因潜在可逆且自身循环时间停止时间较短时，推荐使用体外心肺复苏。另外，仅推荐有体外心肺复苏经验的中心使用。

肺动脉高压合并右心室衰竭是 ECMO 的另一紧急适应证[76,77]。V-A 装置绕过高阻力肺动脉血管床，改善了系统循环和终末脏器的灌注。该支持技术可能通过两方面有效稳定患者：允许失代偿可逆病因的治疗；逐渐直接最优化治疗肺动脉高压治疗方案。

总结

- V-A ECMO 可以同时提供呼吸和循环支持技术，在医疗方案不足以为心源性休克患者保证足够终末器官充分灌注的情况下，应该考虑 V-A ECMO 的使用。缺血性心源性休克与 ECMO 辅助下的心肺复苏是使用 V-A ECMO 技术最具有高水平证据支持的适应证，然而，对于非缺血性病因导致的心源性休克，可能类似于上述两种病因，从该技术获益。

在心力衰竭患者中放置ECMO最合适的管路方案是什么？

传统 V-A ECMO 的管路布局包括经股血管的静脉引流与动脉重注。由于这种通路依赖于经主动脉的反流血，因此在没有任何自身心脏内源性心排血量的情况下通路应该提供足够的氧合血流到冠状动脉和脑血管[14]。然而，在左心室功能存在部分残留的情况下，经 ECMO 循环重注的血可能与由左心室发出经主动脉流出的前向血相抵制，这种现象会限制重注的氧合血到达冠状动脉和颈动脉。鉴于在

合并肺功能不全或系统性右向左分流的情况下，左心室射出供应主动脉弓和大血管的血流氧合度差，所以在这两种情况下更需要考虑双向血流抵制对冠脉和颈动脉氧合血的影响（图 40-5）。前文已述优化身体上部氧合的管路备选方案，包括一些避开所有经股部导管策略[14, 78, 79]。

总结

● 当部分心功能残留及合并肺功能不全时，应该考虑 V-A ECMO 管路布局以使到主动脉的血流氧合最大化。

在患者管理方面，V-A ECMO 与 V-V ECMO 是否有差别？

对于心力衰竭行 V-A ECMO 治疗的患者，如果不合并呼吸衰竭，则无须过度强调肺保护性通气策略。鉴于意识水平和对气体交换量的需求不同，这类患者更加适合清醒，拔管方案。然而，对于因心力衰竭合并呼衰而行 V-A ECMO 治疗的患者而言，应该实施容量和压力限制方案，这与单纯性呼吸衰竭的使用策略相同。

虽然许多中心考虑到循环通路中因四肢动脉血栓形成而导致系统血栓形成的风险，从而轻度提高了抗凝目标，但 V-V ECMO 与 V-A ECMO 的抗凝方案并无差异。为了进一步最小化血栓形成的风险，整个循环通路中的每条四肢动脉理想血流应该维持在 1L/min 以上。如果存在多条引流或重注导管，每条导管也应该保证至少 1L/min 的血流。行 V-V ECMO 与 V-A ECMO 支持治疗的患者在输血和镇静策略方面并无有意义差异。

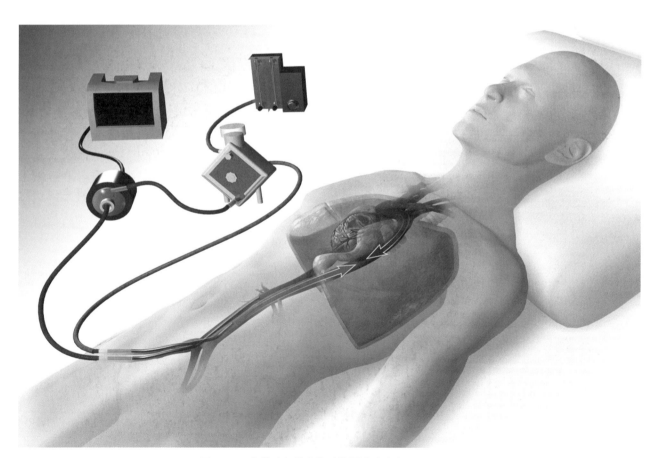

▲ 图 40-5　自体肺气体交换功能不全患者行 V-A ECMO

患者存在部分心功能且合并自体肺气体交换障碍而行经股动脉重注血流时，重注的氧合血（灰箭）反向流到主动脉，而左心室流出的前向血相对来讲为脱氧血（黑箭），这两种流向的血流可能会相遇从而产生阻碍流。前向和反向血流之间的界面位置据自体心功能和体外血流的流量大小而异，旨在平衡脑血管床和冠脉血管床的氧合

撤离患者 V-A ECMO 装置的时机和方式是什么？

V-V ECMO 一般脱机条件与 V-A ECMO 脱机条件相同，即需要 ECMO 支持的潜在疾病恶化已经得到改善。然而，与 V-A ECMO 撤机过程相比，V-V ECMO 的撤机过程主要存在两方面的不同。第一，V-V ECMO 撤管时需要中断换气流以评估脱机准备，而在 V-A ECMO 中应该避免该操作以免产生脱氧血流导致的功能性动静脉分流。第二，鉴于建议循环中每条肢体动脉血流维持在 1L/min 以上，而在体外血流完全中断的情况下是无法评估自体心功能的。为了最好地评估 V-A ECMO 撤管准备，我们推荐中断交换气流并使运氧指数最小化在能够避免引起动静脉分流的水平。类似地，在体外支持血流逐渐减少的同时，需经胸超声心动图动态评估心脏功能。若最小参数的 ECMO 支持可以充分维持心功能，系统血压及终末脏器灌注，则应该实施撤管。

总结

● 在撤离 V-A ECMO 时，从来不应该直接中断交换气流。
● 在体外支持血流逐渐减少的同时，应该用超声心动图动态评估心功能。

随着ECMO的使用遇到的主要并发症有哪些？

支持呼吸和循环衰竭时，使用 ECMO 技术本身就伴随一些内在风险。V-V ECMO 和 V-A ECMO 所共有的一些并发症包括出血、血栓形成、溶血和感染 [31, 80, 81]。较过去而言，随着体外组件技术的改善和较底目标的抗凝治疗，这些并发症的发病率已正在下降。与 V-A ECMO 技术相关的特有风险包括因系统血栓形成而导致的卒中（若患者存在解剖性右向左分流，使用 V-V ECMO 时也有可能发生），也会因动脉导管的置入而发生肢体缺血和骨筋膜室综合征 [81, 82]。

总结

● 虽然随着技术的逐渐改善并发症发生率已在下降，但与 ECMO 相关的最常见并发症有出血、血栓形成、溶血及感染。

结论

作为支持性治疗技术，ECMO 能够支持治疗致命性的呼吸或者循环衰竭。虽然支持 ECMO 适用于成人多种疾病中的研究数据较为有限，但有不断增多的证据表明 ECMO 技术可以使患者在重型 ARDS 中获益。为了最优化患者预后，ECMO 支持技术需要有经验的多学科团队实施并管理。最为重要的是选择适合的患者会得到最大的获益。

！　关键注意事项

- V-V ECMO 仅提供呼吸衰竭支持技术，而 V-A ECMO 同时提供呼吸和循环衰竭支持技术。
- 在最优通气管理下仍然存在严重的气体交换障碍，或者只能在不能接受的高气道压情况下才能维持气体交换时，应该考虑 V-V ECMO 的使用。
- V-V ECMO 可以在远低于目前所能接受治疗标准参数下有助于实施肺保护性通气策略。
- 高水平证据支持在重型 ARDS 中使用 V-V ECMO。而 V-A ECMO 的最佳适应证是心肌梗死相关的心源性休克和体外心肺复苏。
- 体外技术的进步已经很乐观地改变了 ECMO 技术所带来的风险 - 获益比，且相比于传统老的技术，这种体外技术的进步允许使用较低的抗凝水平。

第六篇　肺部疾病
Pulmonary Diseases

David B.Seder　著

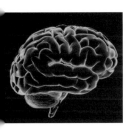

第41章　神经重症气道监护
The Neurocritical Care Airway

Avinash B. Kumar　David B.Seder　**著**

刘文明　**译**

黄齐兵　魏俊吉　张洪钿　**校**

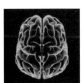
　　一位58岁男性患者被发现倒地（倒地时间不详）后送入急诊室诊治。既往有高血压病史，平素控制不佳。患者嗜睡，认知力下降，左侧偏瘫，左额颞部头皮挫伤。由于患者记不起症状发生时的具体情况，损伤的机制也不确定。急救医疗服务中心还是给患者装戴了一个颈托。颅脑CT显示大量右侧丘脑出血并破入脑室，未见颅骨骨折、颈椎损伤或颈椎错位。初步查体时他能配合查体，能口头交流，否认颈椎压痛。就在他被转运到重症监护室之前，他逐渐出现反应迟钝，双侧下肢张力对称性增加，他的呼吸状况迅速变差，患者气道发出咕噜咕噜声，口角肌肉抽动。他最后进食时间不明，口咽部检查提示咽反射迟钝、呛咳无力。

该患者需要插管吗?

神经危重症患者插管的某些指征类似于其他患者组（即气道维持失败、气道保护失败、氧合障碍或通气障碍）[1]。对于这位患者的气道保护适应证包括以下几个方面。

1. 随着神经检查结果进行性变差，这位患者处于一种神经功能急性下降的状态。
2. 他的气道保护反射减弱，胃充盈状态使其处于大容量胃吸入性肺炎的高危风险当中。
3. 他很可能需要在镇静状态下行有创手术治疗（如脑室外引流、颅内压监测探头置入术或开颅术）。
4. 他将在多个科室之间转运，很可能还要进行进一步的影像学检查，这些检查常常需要保持仰卧体位。

针对神经危重症患者的气道相关问题和挑战包括以下几个方面。

1. 需要进行连续的神经学检查，实施中、长效镇静和神经肌肉阻滞从根本上说是不受欢迎的。
2. 低氧血症是继发性脑损伤的重要因素，必须避免。
3. 心搏骤停、缺血性卒中或者颅脑损伤等发生缺血－再灌注的患者应避免高氧血症（例如100%的FiO_2应用于心肺功能良好的患者时），它加重再灌注损伤，并与不良预后相关。
4. 过度通气可增加脑血管张力，大幅度降低脑血流量，对维持脑灌注和管理颅内压有一定的意义。
5. 通气不足可降低脑血管张力，增加脑血容量，快速升高颅内压。
6. 头面部创伤会造成上气道阻塞，而合并颈椎损伤和固定不稳的发生率也很高，在插管或其他气道处置过程中颈髓将面临再损伤风险。
7. 急性缺血性脑卒中患者对血流动力学变化非常敏感，例如丙泊酚给药后血压下降，过度通气后血管收缩，以及应用硝酸盐或钙通道阻滞药等血管扩张药后脑缺血区生理性分流失败等。
8. 高颅内压患者脑灌注压的下降可能与镇静诱导和交感神经张力丧失有关。这常常引发脑缺血甚至脑疝。
9. 脑桥下部或延髓损伤、ICP升高（特别是后颅窝）或持续癫痫发作的患者容易出现中枢性通气驱动力紊乱，有呼吸骤停的风险。

哪些神经科患者面临气道突变的风险?

对于每个气道保护不足的患者是否都应该给予气管插管？尽管在神经损伤的急性期，通常需要进行气管内插管并且生命可能因此得到挽救，但这个问题的答案仍是否定的。在考虑气管插管时，临床医生应该考虑到两个问题：患者是否存在由于中枢性呼吸驱动力不足而导致呼吸停止的风险（见上文第9项）？患者能否保持呼吸道通路通畅？

气道管理包括保持上呼吸道畅通以进行充分的气体交换，以及具备充分的"气道保护机能"。其具体细节仍然存在诸多争议，部分原因是其本身的复杂性。气道梗阻常见于阻塞性睡眠呼吸暂停患者、口咽解剖缺陷患者和脑干损伤所致延髓功能障碍患者等。这些患者通气失败是由于在气流启动时气道必须保持打开，并在气流停止时关闭，以防止分泌物和食物颗粒吸入下呼吸道，该过程涉及咽部扩张器肌肉的激活。睡眠呼吸紊乱患者会发生周期性上呼吸道梗阻，从而导致通气、氧合、血压、交感神经张力及胸膜腔内压和腹内压的不稳定波动，进而增加胃液反流和大容量误吸的风险。

正常的气道保护机能包括以下内容。

1. 吸气和呼气（包括讲话）时，喉、声襞和声带开放，气流停止时关闭，并在吞咽时机械性分隔气道和消化道。
2. 协调口咽感觉和肌肉活动，将吞咽的分泌物、液体或食物向后下方（远离喉部）推动至上食管。与此同时，咽喉向前上方向移动，被快速激活的食管蠕动波迅速清理口咽。

3. 下食管括约肌紧实。胃液 pH 低。

4. 声门在吞咽过程中升高、向前位移并紧密闭合，并具有类似声带和声嘶的运动。

5. 声门和下气道对固体和液体的强烈呛咳反应，完整的咳嗽中枢，以及效应肌的传出神经通路。

6. 足以产生强烈咳嗽的呼吸肌力量和潮气量。

7. 具有完整绒毛的健康支气管上皮，可以从微小的远端气道清除异物。

气道保护机制不完善或失败的患者有吸入食物、分泌物和胃内容物的高度风险。气道维护功能受损的临床不稳定患者需要气管插管。而气道维护功能受损的临床稳定患者通常可以通过精心喂养（通常通过肠内喂养管）、精心护理、语言训练和气道管理等措施来救治，而无须气管插管。

常规应用的气道评估方法包括格拉斯哥昏迷量表评分，咳嗽强度，口腔和呼吸道分泌物的数量和性状，以及对口咽协调性和感觉功能的评估。有人提议用气道保护评分来评估误吸风险（表 41-1）[2, 3]。咽反射评估常规实施，但与喉闭合和气道保护的关联性不佳 [4, 5]。并有多达 37% 的健康受试者咽反射可能表现为阴性 [6]。

在急性期，GCS 评分 ≤ 8 分对于评估气管插管的需求具有良好敏感性和特异性 [7]。这种方法不仅适用于创伤患者，而且适用于卒中、中毒和其他伴随精神状态改变疾病的患者 [1]。几项研究表明，GCS 评分 ≤ 8 分的患者由于分泌物积聚、解剖性压迫或异物吸入等因素的存在，导致气道阻塞，并出现严重的低氧血症和通气不足风险 [8]。虽然 GCS 评分经常在急诊室和紧急医疗服务中作为患者分类流程的一部分用以进行插管评估，但 GCS 评分并非为此目的而开发，也未解决与气道保护相关的许多主要问题：咳嗽、上气道分泌物管理或初级神经反应的敏感性或预期过程。表 41-2 总结了吸氧装置与气管内实际氧供情况。

插管前或插管期间误吸可导致发热、肺炎、急性呼吸窘迫综合征和全身炎症，每一种情况都会导致神经功能恶化和死亡率增加。许多急性神经疾病患者可能需要气管插管，但如何权衡保留准确的神经检查的观念和尽可能避免插管和机械通气并发症的原则之间的关系是我们需要切实思考的问题。

如何对气道进行客观评估？气道检查具体包括哪些项目？

遗憾的是，没有任何一条单一要素能够一致性预测有风险的气道 [9]。因此，我们结合多种要素来

表 41-1　气道护理需求的半定量评估

自主咳嗽		咽反射		痰液量	
0	有力	0	有力	0	无
1	中等	1	中等	1	1 次
2	微弱	2	微弱	2	2 次
3	无	3	无	3	≥ 3 次
痰液黏稠度		咽反射		痰液量	
0	稀薄	0	> 3h	0	无色
1	泡沫	1	2～3h	1	棕褐色
2	黏稠	2	1～2h	2	黄色
3	高度黏稠	3	< 1h	3	绿色

经授权引自 Coplin WM, Pierson DJ, Cooley KD, Newell DW, Rubenfeld GD. Implications of extubation delay in brain-injured patientsm Eeeting standard weaning criteria. Am J Respir Crit Care Med. 2000; 161 (5):1530-1536. 版权所有 © American Thoracicsociety

表 41-2 吸氧装置与气管内实际氧供

吸氧装置		气管内实际氧供		
		理论 FiO$_2$	平静呼吸（%）	过度通气（%）
鼻塞	3 L/min		22.4	22.7
	10 L/min		46.4	30.5
	15 L/min		60.9	36.2
面罩	10 L/min	0.60	53.4	41
	15 L/min	1.0	68.1	50.2
文丘里面罩	4 L/min	0.28	24.2	21.4
	8 L/min	0.40	36.4	29.4

FiO$_2$. 氧浓度

经授权引自 Gibson RL, Comer PB, Beckham RW, McGraw CP. Actual tracheal oxygen concentrations with commonly used oxygen equipment. Anesthesiology. 1976；44(1):71-73.

制定风险量表。

气道的解剖学评估由几个要素组成，其中最常用的评估要素如下所示。

1. 口咽间隙评估：Mallampatti 分类作为对气道的有效评估方法经受了时间的考验。在本质上，它描述了口咽空间相对于舌头的大小。

2. 颈椎伸展评估：仰卧位时正常人颈椎伸展角度＞35°。它体现了患者保持"嗅探位置"的能力，以及直接喉镜下对齐解剖学气道轴线结构（口、咽和喉）的能力。这也是三轴对准理论的基础。

3. 下颌下隙评估：这是一个重要解剖间隙，因为它是舌在喉镜下被移位的空间。甲颏间距定义为患者颈部完全伸长时，从颏部到甲状腺上切记的距离，一般＞3 指或＞6cm。当这个距离＜6cm 时，喉镜下声门将会前移。胸骨-颏距离：中立位时胸骨切迹到颏的距离，一般＞12cm。

4. 上唇咬合试验：这是一种相对较新的筛查困难喉镜的评估方法。具体来说就是测定患者用下门牙达到或完全覆盖上唇能力。Ⅰ级（下切牙可以完全覆盖上唇黏膜）和Ⅱ级（下切牙可以接触上唇，但不能完全覆盖黏膜）表明患者可相对容易完成喉镜检查，与之相比Ⅲ级（下切牙不能咬上唇）预示着该患者难以完成喉镜检查[10]。

5. 颈围：在甲状腺软骨水平上的颈围是困难喉镜检查的有效的预测指标，尤其是在肥胖患者。男性：＞43cm，女性：＞37cm[11]。

6. 其他：其他描述的解剖学测量包括开口度（正常＞4cm），下颌-甲状软骨距离（主要由甲颏间距代替）。

应对每一个需要气道管理的患者进行气道评估。对于需要气管插管的患者，进行气道评估主要是为了帮助判断患者在全麻诱导后（无论是否维持自然通气）或清醒的状况下进行气管插管能否安全实施。

如何预测困难气道？

过去有几种预测困难气道的评分标准，包括 Wilson 评分等，但它们的使用常规常不明确。应注意识别面罩通气困难的预测因子及其中与困难插管有关的因素（表 41-3 和表 41-4）。

OBESE [O.体重指数＞26（kg/m²），B.胡须，E.高龄＞55 岁，S.打鼾者，E.缺少牙齿] 可以提

表 41-3　面罩通气困难的危险因素

表 41-3　面罩通气困难的危险因素
• 年龄 > 55 岁
• 男性
• BMI > 26
• 胡须
• 牙齿缺失
• 打鼾史
• Mallampati Ⅳ级气道
• 上唇咬合试验
• 颈围 > 37cm

BMI. 体重指数（kg/m²）

表 41-4　困难喉镜检查的危险因素
• 张口困难（张口度 ≤ 3cm）
• 舌骨下颏间距 < 3 指（≤ 6cm）
• 颈粗短
• 门齿大
• 舌大
• 有限颈伸和活动度
• Mallampati Ⅳ级气道
• BMI > 26
• 极端头部 / 颈部辐射改变，瘢痕，肿块

BMI. 体重指数（kg/m²）

醒使用者可能发生面罩通气困难。这个缩略词的敏感性为 72%，特异性为 73%[12]。面罩通气困难甚至比困难插管更危险，因为即使插管尝试失败，在可通气的患者中氧气可以无限期地维持供应。

同样，LEMON 评分已经被开发，以帮助客观评估可能的困难插管。这主要是在急诊科人群中开发的，但同样适用于其他地方[13]。虽然最初的工具包括 Mallampati 评分，但在紧急情况下，这通常是不实用的。因此我们提出了一个剔除了部分 Mallampati 要素的改良版本[12]。

1. 看外观：可能有一些物理线索或异物预示着插管困难。
2. 用 3-3-2 法则评价：①切牙间距离：3 指宽；②舌骨下颏距离：3 指宽；③口底甲状软骨上切迹距离：2 指宽。
3. Mallampati 评估：在神经危重患者中可能

并不总是可行。

4. 阻塞：软组织肿胀（如吸入烟雾、面部或颈部创伤、气道异物和肥胖引起的软组织过多）。
5. 颈部活动：任何颈部伸展的限制。

有哪些设备有助于困难气道的插管？

对于紧急气道管理有帮助的设备有大量的选择。像任何非传统的喉镜检查方法一样，以下提到的任何设备和附件都需要客观的技能获取和维护，才能在紧急情况下有效使用。管理困难气道的重要技术包括使用为方便气管内插管（endotracheal tube, ETT）、临时气道装置和外科气道而设计的特殊设备。表 41-5 概述了其中的一些设备。每台设备都有它们不适用的具体指征和情况。下面概述了一些

表 41-5　气道辅助物

弹性树胶导丝	在难以显露的声带之间置入 60cm 弹性导丝，ETT 沿导丝置入
发光导丝	盲插置入，当颈前部显示亮红色表明气管位置时，ETT 沿发光导丝置入
关节喉镜片	布拉德镜片：硬质纤维喉镜，方便口腔或鼻插管 麦考伊镜片：类似麦金托什镜片，但其尖端铰链可通过杠杆作用提起会厌
LMA 插管	硬质和更宽大的阀杆设计，允许通过 LMA 和声门置入改良 / 未经改良的 ETT
逆行插管套装	切开环甲膜切口，导丝向上穿过声带进入口腔，ETT 沿导丝置入管
可视化喉镜 （例如 McGrath 和 Storz 喉镜）	喉镜远端摄像头显示声带。在可视化视频下置入 ETT
支气管镜	光纤系统将设备尖端的图像传输到目镜或视频显示器。ETT 可以直视下沿支气管镜通过声带

ETT. 气管内导管；LMA. 喉罩

常见的设备。

协助气管插管的专用设备和技术可大致分为以下几类。

1. 改良或专用的喉镜片：有超过 50 种喉镜片（例如，Macintosh，Miller，Wisconsin，Wis-Hipple，Guedelstraight blade）。

2. 喉镜类型：

- 传统喉镜，Patil-Syracuse 喉镜，具有可锁定 180°、135°、90°、标准或 45°（HowlandLock 角）四个不同活动角度的手柄。

- 光学喉镜：这些改良的喉镜有一个取景器，使声门清晰可见。与基于光纤的可视喉镜相比，光学质量要差得多，但仍然是一个非常有用和方便的选择。TruView 喉镜和 Airtraq 光学喉镜是很好的代表产品。

- 可视喉镜：GlideScope，LMA McGrath，King 可视喉镜；Airtraq 是一种一次性使用的硬质光学喉镜。

3. 气管内导管导引器：这些辅助设备可以引导一个硬质导丝进入声门，然后沿"轨道"通过声门置入气管内导管。具体包括弹性树胶导丝、钩头导丝、Aintree 插管导管、Eschmann 导丝和发光导丝。

4. 声门上气道：最常见的设备是气道喉罩（laryngeal mask airway，LMA），这是一种改良的经口气道，设计成一种充气乳胶罩，它被盲插入下咽部并置于声门开口上方。虽然不被认为是一种"确切的"气道，但其优势在于需要较少的经验即能应用。如果在紧急情况下缺乏熟练的插管者，LMA 将变得非常实用。然而，它并不具有防止误吸的功能。最初的 LMA 已经经历了多代的改良和专门细化，包括插管 LMA，Air Q（旨在通过传统气管内导管促进光纤导管置入），前封 LMA（允许吸引胃内容物），LMAsupreme，以及 iGel，一种凝胶样变体 LMA，不可充气内口设计，以提供一个适合喉的解剖印模入口。

5. 设计用于盲插的装置：Combitube（双通道双球囊设计），King LT 气道（单通道，双球囊双重设计）。这些装置提供了启用气道通气的优势，但也堵塞食道，防止胃膨胀和抽吸。它们作为紧急气道管理急救包的一部分主要由急救人员在急救现场使用。

6. 发光和光学导丝：像 Trachlight 这样的装置，依靠通过颈前部的透光传递，提供对气管位置的间接视觉确认。放置使用该装置不需要对声门进行可视化显示。所述光学导丝具有光纤或视频观看元件，与金属导丝的远端结合：Clarus 视频系统，Shikani 光学导丝，Bonfils 后磨牙插管光纤维镜，Levitan FPS 镜。

7. 软质光纤内镜：当患者因任何原因而不得不避免全身麻醉和神经肌肉阻滞时，这是困难气道管理的不可缺少的工具。光纤内镜插管提供了一种对脊髓张力损伤最小化的可靠气道管理方法。光纤内镜可与其他设备连接，以辅助气管内插管。值得注意的是，在紧急情况下，当有大量的血液在口咽和气道时光纤内镜则难以达到理想效果。

8. 外科气道管理：环甲膜切开术（穿刺针、导丝或外科手术）是在"不能通气和不能插管"的紧急情况下挽救患者生命的最有效的手术方法。气管切开术是一个更复杂和耗时的过程，应该在非紧急情况下择期进行（参见第 46 章神经 ICU 中的支气管镜检查）。

当患者不能插管或通气时，就会出现真正的紧急情况。在这种情况下，可能需要即刻的外科气道。针、导丝或环甲膜切开术应该实施。气管切开术被认为是一种更复杂和耗时的手术，通常用于非紧急情况（见第 40 章 ECMO 在成人心肺衰竭中的作用）。

美国麻醉学学会发布的《困难气道管理实践指南》可能使用最广泛的困难气道管理资料，或简单地称之为《ASA 困难气道处置指南》[14]。基于它的处置流程如图 41-1 所示。

困难气道处理程序

1.评估基本管理问题的可能性和临床影响

- 难以获得患者的合作或同意
- 面罩通气困难
- 声门上困难气道置入术
- 困难喉镜
- 困难插管
- 困难气道手术通路

2.在困难的气道管理过程中积极保障氧气供应

3.考虑基本管理选择的相对优点和可行性

- 清醒插管与全麻诱导后插管
- 初始插管入路的无创操作与有创操作
- 视频辅助喉镜作为插管的初步途径
- 自然通气的保存与消除

4.制订主要和替代策略

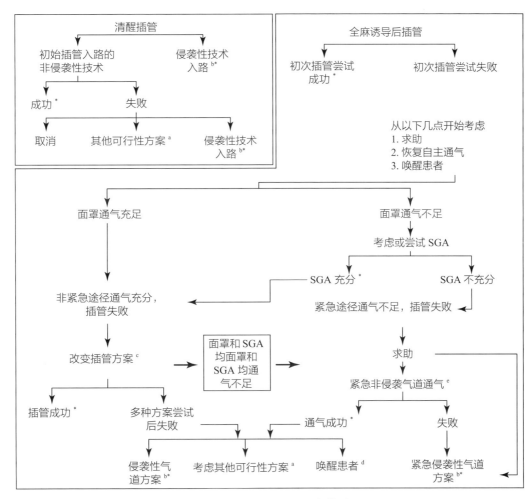

▲ 图 41-1 ASA 困难通气策略

*.确切通气、气管插管术或者带呼吸末 CO_2 的 SGA 置入

a.其他方案包括（但不限于）：外科用面罩或声门上气道麻醉（如 LMA，ILMA，喉管），局部浸润麻醉或神经阻滞麻醉。采用这些选择意味着面罩通风通常不会有问题。因此，如果策略中的这一步是通过紧急路径达到的，那么这些选项的价值可能是有限的。

b.侵入性气道通路包括外科或经皮气管切开气道、喷射通气和逆行插管。

c.可选困难插管的方法包括（但不限于）：视频辅助喉镜、可选喉镜片、SGA（如 LMA 或 ILMA）作为一种插管导管（不论是否有可视光纤引导）、可视光纤导管、导丝或导管更换器，发光导丝，经口或鼻盲插管。

d.考虑重新准备患者清醒插管或取消手术。

e.急诊无创通气气道包括 SGA。

经授权引自 Apfelbaum JL, Hagberg CA, Caplan RA, et al. Practice guidelines for management of the difficult airway: an updated report by the American Society of Anesthesiologists Task Force on Management of the Difficult Airway. Anesthesiology. 2013; 118(2):251-270.

在插管过程中，有哪些技术和手法可以使颈椎的移动最小化？

普通喉镜与视频喉镜等插管设备

从生物力学角度来讲普通直接喉镜会产生舌、会厌的移位合并伴随颈椎后伸，从而为声门的开放显露一条视线。以往使用 Macintosh 喉镜片的研究表明，气管插管时在枕骨和 C_1 之间，以及在 C_1 和 C_2 之间的颅颈延伸程度是最大的，C_2 以下节段颈椎伸展较小。同样应当注意的是，插管期间脊椎移动的数量必然取决于头部、颈部及脊椎的最初位置。其次，所有其他因素都是相等的，创造声门视线所需的颅颈后伸程度，至少在一定程度上取决于声门可视化需求的程度[15]。最近的几项研究表明，在颈椎病患者中使用视频喉镜是有优势的。从技术上讲，它们具有无须声门视线的优势。因此，传统喉镜伴随的脊柱后伸的在应用视频喉镜后大大减少了[16]。

颈椎中段损伤后，荧光镜检发现的颈椎移位最少的是光纤可视镜下插管，特别是通过经鼻光纤可视镜下插管[17]。当患者怀疑严重的颈椎不稳定时，如果有足够的时间和专业技术支持，应考虑采用光纤可视镜下插管。

佩戴颈托还是去除颈托？

任何确诊或怀疑颈椎不稳定的患者都需要立即佩戴硬质颈托或其他稳定性装置。如果应用直接喉镜行气管插管，颈托前片必须去除，才能在脊椎线性稳定的情况下实施，因为佩戴颈托的颈椎半脱位发生率要比脊椎线性稳定的的情况下高得多。去除颈托前片后喉部视觉显露效果也有改善[18, 19]。在插管后应立即重新佩戴颈托。

轴线稳定操作流程

《高级创伤生命支持指南》20 多年来一直规定，在已知或疑似颈椎不稳定患者的直接喉镜检查和插管期间将使用轴线稳定流程。在气道管理过程中，颈部半脱位常发生在抬举下巴、猛推颌骨、袋罩通气、气管插管[17, 20]，以及环状软骨压迫和扭头等动作过程中。EAD 转弯。在一项研究中发现，面罩通气比用任何方式行气管插管导致的颈椎移位的都要多，很可能是由于技术和患者因素等的不同[21]。

为了实施轴线稳定流程，助手在床头（但稍偏向以免妨碍插管）用指尖抓住双侧乳突，掌心托枕部并缓缓牵引[22]。通过外部限制头颈部的运动，我们认为轴线稳定流程大大减少了颈椎病理性移动。传统直接喉镜检查过程中颈椎不稳定的节段可能会发生这种移动。

值得注意的是，在传统的喉镜下，轴线稳定流程的动作会使声门的显露变差，进而增加在关键时刻插管失败概率[23]。大多数轴线稳定流程数据来自尸体研究发现，在正常颈椎患者中，轴线稳定流程使颈椎运动（后伸）减少约 50%。然而，对于已知的不稳定颈椎患者，情况并非如此。不稳定的颈椎节段。轴线稳定流程比直接喉镜检查减少异常颈椎运动的证据是微弱的[23]。

可惜没有这个理想位置的存在还没有获得一致认可[24]。有一项研究描述了枕部抬高至离床 4cm 处，等同于站立姿势看向正前方[25]。一项 MRI 研究表明，为了最大限度地提高 C_5 和 C_6 椎管 – 脊髓比率至少需要抬高 2cm[26]。

压迫环状软骨

塞尔利克在 20 世纪 60 年代首次描述了我们所知的"施加环状软骨压迫的手法"。BRUP 或（向后向上向右的压力）技术涉及对环状软骨施加足够的

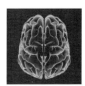

在 ED 中做了有限的气道检查后，你已经准备好进行快速气管插管。ED 护士会问你想用什么药物来促进快速气管插管。

压力，使其压迫并阻塞食道，使之与下方椎体相对抗，从而防止肺误吸。最近的一项循证评估得出结论，几乎没有证据表明插管时施加环状软骨压力有任何益处[27]。关于环状软骨压力的主要和一致的数据是关于其应用错误的[28]。在尸体研究中发现，环状软骨压迫可导致颈椎移位[29]。如果没有后部支撑，环状软骨压迫导致颈部平均移位 4.6mm（范围 0～8mm）[30]。

许多用于困难气道的相同的抢救技术也应用于颈椎损伤患者的困难插管过程中（图 41-1）。

经典的快速气管插管技术包括预吸氧、注射预定剂量的诱导剂和琥珀酰胆碱，同时应用环状压力和直接喉镜检查。在出现琥珀酰胆碱禁忌证的情况下，罗库溴铵是可替代的药物，因为在快速气管插管中使用的剂量较高时它的弥散速度快。总体上来说，快速气管插管的目的是为气管插管快速提供最佳条件，同时尽量减少吸入的风险。表 41-6 中简要介绍了用于气道管理的药物。

诱导剂

丙泊酚是美国临床实践中最常用的协同气管插管的药物之一。它是一种 GABA 激动药，它能快速启动并缩短镇静催眠的持续时间。它降低了气道阻力，具有抗痉挛和止吐作用，并具有抑制交感神经活性，该活性包括降低心肌收缩力、全身血管阻力、ICP（通过降低脑血流量）、脑血容量和脑代谢[31]。丙泊酚引起的麻醉它导致比依托咪酯更深的麻醉，且当其与非去极化型神经肌肉阻断药或阿片类药物时，可产生与

表 41-6 常用的麻醉诱导药物

药物名称	剂 量	起效时间	持续时间	适应证	注意事项
插管辅助药					
芬太尼	2～3μg/kg Ⅳ 持续 1～2min	2～3min	30～60min	麻醉诱导前、控制 ICP	呼吸性低血压，罕见胸壁肌强直
利多卡因	1.5mg/kg Ⅳ 插管前 2～3min	45～90s	10～20min	麻醉诱导前、控制 ICP	避免过敏，有癫痫发作或高等级心脏传导阻滞
诱导剂：镇静催眠药和麻醉药					
依托咪酯	0.3mg/kg Ⅳ	30～60s	3～5min	麻醉诱导、镇静药，良好降血压，降低脑血流、ICP，保持 CPP	降低癫痫发作阈值，减少皮质醇合成
丙泊酚	2mg/kg Ⅳ	9～50s	3～10min	麻醉诱导、镇静药，降低 ICP 和气道阻力，抗惊厥作用	低血压，心肌抑制
氯胺酮	2mg/kg Ⅳ	1～2min	5～15min	麻醉诱导、镇痛、镇静、遗忘、支气管扩张效应，良好降血压	儿茶酚胺激增，ICP 可能增加，如果不预先用苯并呋喃处理，会出现"再次出现"现象
硫喷妥钠	3mg/kg Ⅳ	30～60s	5～30min	血压正常、癫痫持续状态或 ICP 增高	低血压，支气管痉挛
神经肌肉阻滞药：肌肉松弛药					
琥珀酰胆碱	1.5～2mg/kg Ⅳ	30～60s	5～15min	瘫痪患者首选，除非有禁忌	注意高钾血症、肌病、神经病变-失神经支配，避免恶性高热
罗库溴铵	1mg/kg	45～60s	45～70min	琥珀酰胆碱禁忌的瘫痪	文献报道过敏反应是由于其应用而引起的
维库溴铵	0.1mg/kg	3min 内	35min	首选麻痹性 RSI	长效慢起效
顺阿曲库铵	0.1mg/kg	3min 内	30～40min	AKI 患者首选，因为代谢不受肾功能的影响	RSI 由于起效缓慢而不太理想

AKI. 急性肾损伤；CPP. 脑灌注压；ICP. 颅内压；IV. 静脉注射；RSI. 快速序贯插管

琥珀酰胆碱相似的诱导效果[32]。使用非去极化神经肌肉阻滞药或阿片类药物时，丙泊酚可使收缩压降低15%～33%[33]。应当注意的是，当使用丙泊酚作为诱导剂时，患者需要更高的脑灌注压。

依托咪酯是 ED 患者常用的促进气管插管的药物之一，部分原因在于它具有心脏稳定的特性[31]。它是一种无镇痛作用的 GABA 激动药，具有强大的镇静催眠作用，代谢迅速，作用时间较短。依托咪酯因其血流动力学中性效应而广受欢迎。并具有降低颅内压和脑耗氧量并保持 CPP 的趋势[34-36]。依托咪酯的不良反应包括肌阵挛、恶心、呕吐、癫痫发作阈值降低和肾上腺功能减退。其中对肾上腺功能影响是否有意义尚不明确[37, 38]。

氯胺酮是一种"游离性"麻醉剂，具有镇静、遗忘和镇痛作用。氯胺酮与 NMDA（N- 甲基 -D- 天冬氨酸）受体相互作用，是适用于危重病患者的一种诱导剂。因为它不会引起血管扩张或低血压。氯胺酮与儿茶酚胺受体结合，导致心率、心排血量、收缩力、平均动脉压和脑血流增加[39]。以前的研究表明氯胺酮会增加颅内压[40-45]，一些作者建议不要在颅内压增高患者中使用氯胺酮。这个建议是过时的。然而，当氯胺酮与 GABA 激动药联合使用时，尽管 ICP 升高了，CPP 的改善已被确切证实[46-49]。临床医生应该注意，氯胺酮在镇静不足的情况下可引起躁动，而且在神经危重症患者中相关研究并不多。

硫喷妥钠通过其 GABA 激动药的性质导致镇静和遗忘。它具有降低脑血流、脑代谢、心血管收缩性、全身血管阻力及静脉回心血量的作用。主要的不良反应包括低血压、过敏反应（2%）、喉痉挛、支气管痉挛、唾液过度分泌和免疫抑制。硫喷妥钠在美国无法广泛获取。

神经肌肉阻滞药物

神经肌肉阻滞药物可引起骨骼肌的深度松弛，

你成功地在依托咪酯和罗库溴铵的快速序贯诱导下，使用视频喉镜成功地给患者插管。

创造理想的插管条件，并具有血流动力学中性效应。它们通常与镇静药联合应用。

琥珀酰胆碱是一种去极化药，能激活乙酰胆碱受体，导致抗凝集和暂时性骨骼肌麻痹。所有神经肌肉阻滞药中它具有最短的起效时间（30～60s）和持续作用（通常 < 5min）。不良反应包括高钾血症、肌萎缩和极少恶性高热的易感基因患者。琥珀酰胆碱对 ICP 的影响相关研究评价充其量是不一致的。但无论哪种方法，琥珀酰胆碱对 ICP 的影响都是短暂的[32, 50]，其临床意义值得怀疑[51]。但是，琥珀酰胆碱引起神经危重病患者高钾血症的风险可能更高[52-54]。这包括失用性萎缩患者，如脑卒中或最近出现瘫痪的在 24～72h 内未活动的 TBI 患者，以及有上行或下行运动神经元缺陷的患者[55]。乙酰胆碱受体上调，导致神经去极化的心肌细胞大量钾离子流出。这种风险可以通过"前兆"来避免——在琥珀酰胆碱前几分钟小剂量的应用非去极化神经肌肉阻滞药或简单地使用非去极化药代替。

减少喉镜下交感神经反应的辅助手段

芬太尼起效快，作用时间短，降低了对喉镜的高血压反应[56]。由于芬太尼抑制了对低血压的交感神经反应，所以休克状态或低血容量状态下必须谨慎使用。芬太尼衍生物如瑞芬太尼、舒芬太尼和阿芬太尼在世界范围内得到越来越广泛的应用，在减缓心动过速反应方面可能更有效[32]。

喉镜检查过程中静脉注射利多卡因 1.5mg/kg可减少心动过速、气道高反应性、脑血流量、脑血管阻力和脑代谢[57]。但是，也可以降低 MAP 和 CPP[58, 59]。在插管期间应用利多卡因减少 ICP 的用法是有争议的，但已证实对脑肿瘤患者[61]、闭合性头部损伤[62]及已知 ICP 增高的[56, 60]患者有效[63]。其不良反应包括口腔金属味道、癫痫发作阈值的降低和室性心律失常发病率降低。

神经重症患者插管时的其他需要关注的主要问题是什么？

气管插管过程中需要关注的主要问题是成功快速控制气道，避免大容量误吸，维持血流动力学稳定，呼吸和代谢平稳。颅内压的处理，颈椎的保护。

插管期间 ICP 的管理

在插管期间，高颅压患者会存在 ICP 升高和 CPP 严重降低的风险。临床医生应特别注意这些患者喉镜检查期间镇静和镇痛的充分性和插管过程中床上的头位的摆放，以及维持足够的血压和氧合。

直接喉镜是一种有害的刺激，可引起交感神经刺激，可能引起心动过速、高血压、支气管痉挛和 ICP 升高[32]。这是控制的关键起点。控制 ICP 包括在插管准备过程中将床头抬高 30°～45°，仅在插管过程中将患者平躺，然后立即使床头恢复其升高的位置。如有必要，患者可在整个插管过程中处于头高脚低位。下面详细讨论了与喉镜相关的抑制 ICP 升高的药物。

预期会血流动力学不稳定

低血压、低氧血症和高碳酸血症引起血管扩张和脑血容量增加，导致 ICP 上升。预充氧至关重要，因为它会冲掉肺部的氮，延长氧合血红蛋白的去饱和时间。整个过程中应维持患者的分钟通气量以避免 CO_2 潴留，CO_2 潴留对于中枢神经系统病变患者来说是一个紧急事件[65]。充足的静脉通路对于插管期间血流动力学的管理至关重要，并且我们建议在此过程中常规输注等渗晶体。如果发生低血压，应立即使用血管升压药，以维持足够的 CPP。

合适的患者定位

麻醉诱导前患者的最佳定位是保证首次尝试喉镜检查成功的关键。由于无法最佳观察喉部，定位不当可能导致气管插管尝试时间延长或失败。经典教学中描述患者处于"嗅物"位，即仰卧位头部适度抬高和寰枕伸展，使三个气道轴线对齐，或称为三轴线对齐理论[66]。为了达到这个目的，头部应该抬高（5～7cm），使颈部与胸部之间的弯曲角度为 35°。达到这种屈曲程度所需要的头部支撑高度因人而异，这取决于头部和颈部的解剖结构及其与胸径的关系。这一点至关重要，因为对于 BMI＞30（kg/m^2）的患者来说，单纯抬高头部可能还不够。因此，第一次插管时需要倾斜抬高这些患者成为关键步骤，以确保最佳的喉镜视野。在肥胖患者，最佳的头部位置是通过使用折叠毯子或商用坡道装置来支撑和抬高肩膀和上身来实现的。外耳道与胸骨切迹的水平对齐应作为正确定位的关键点[67]。

拔管前应该考虑哪些气道问题？

传统的脱机参数如呼吸速率、潮气量、快速浅呼吸指数、分钟通气量、负吸气力、PaO_2 与 FiO_2 比值不能预测神经危重症患者的成功拔管[68, 69]，大概是因为患者往往没有呼吸衰竭；大多数患者特征性表现为气道衰竭。预计拔管的临床医生经常面临着预测插管患者气道保护能力的艰巨任务。此外，这些患者很少能迅速恢复正常的气道保护性反射；大多数人会在一定程度上恢复，但在拔管后一段波动时间内仍有很高的吸气风险出现。

有几个合理的方法来解决这个问题。第一个是一旦患者符合传统的脱机标准便立即拔管，该结果由一个大型单中心观察试验支持[2]，在该试验中尽管拔管患者 GCS 评分低但有明显较低的死亡率。这些患者应该在急性疾病恢复期，在一个进行优质护理和呼吸道管理的环境中，没有大量分泌物，并能引起剧烈咳嗽。

在已知困难气道的患者，另一种方法是在临时装置上拔管，如气道交换导管或通气管。这些设备的短时间使用（＜30min）可以考虑，因为它们可以作为一个导引加快重新插管。在取出气管导管之前，气管交换导管通过管腔内插入气管导管并刚好在气管插管末端。这些导管通常有一个中空的核心，可以用来提供一个临时给氧和通气的方法，并允许在拔管失败时在交换导管上重新插管。

拔管后喉部水肿是导致再次插管的重要原因，拔管前进行气囊漏气试验可预测喉头水肿和拔管后喘鸣的发生[70-75]。尽管气囊漏气试验被广泛使用，但它对拔管后喘鸣或再插管风险而言是较差的临床预测指标。气囊漏气试验阳性是令人放心的；然而除了气道水肿外，当气囊漏气试验阴性时，还有其他混杂因素影响。例如，当使用的气管插管的尺寸大于患者的气道尺寸时，两者是一个紧密的契合。对于气囊漏气试验阳性（喉部水肿）的患者，拔管前 12h 预防性使用皮质类固醇[76]，并保持床头抬高＞30°，可能是一个合理的策略。

通常，在尝试拔管失败后，进行选择性气管切开术可帮助患者停止机械通气。神经危重症患者的另一种策略是进行选择性早期气管切开术[77]。如果潜在的神经因素阻碍了早期拔管，不一定是由于呼吸力学，这是特别值得考虑的。在这类患者群体中，气管切开术的时机在实践中存在很大的变异性。由于缺乏强有力的证据证明其中某一种方法的优越性的情况下，大多数临床医生会根据患者和机构特异性因素将其结合使用。

气管切开术能提供确切和安全的气道，并具备允许快速停止镇静的优点，尽早从机械通气中解放出来，增加物理和职业治疗的能力，防止大容量误吸[78]。

拔管后误吸的风险是多少?

吞咽液体后的"湿"声、不完全的口唇闭合及美国国立卫生研究院脑卒中评分较高都预示着与脑损伤相关的误吸[79]。高达 70% 的脑卒中患者会误吸，这一点可以通过视频透视吞咽研究得到证明[80, 81]，超过一半以上的脑卒中患者误吸不会被发现（声门下透入一小团食物，但不会引起咳嗽反射）[82]。这使得脑卒中误吸患者患吸入性肺炎的风险是无误吸者的 7 倍，而无声误吸者患肺炎的风险是误吸后有剧烈咳嗽者的 6 倍[83]。吸入性肺炎是吞咽困难患者死亡的主要原因[84]。因此，在任何经口摄食之前，有必要评估患者拔管后吞咽的能力，并相应地调整饮食和喂养。

结论

急性脑损伤和严重神经系统疾病患者的气道管理具备独特的挑战。临床医生必须以重视和一致的态度掌握神经危重症患者气道护理，精心准备将减少继发性脑损伤，并为患者提供最大的神经系统恢复良好的机会。

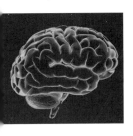

第 42 章　机械通气
Mechanical Ventilation

Brian M. Fuller　著

孙守家　译

黄齐兵　魏俊吉　张洪钿　校

一名 45 岁男子，既往无重大病史，在被一辆汽车撞倒后送进了重症监护病房。一到达急诊室，马上实施气管内插管治疗从而保护气道，格拉斯哥昏迷评分为 7 分（E1V2M4）。插管时无低血压或缺氧发生；然而，此刻患者呕吐剧烈，且在直接喉镜检查中发现声带有呕吐物。他的外伤检查项目包括 CT 扫描头部、颈椎、胸部、腹部和骨盆，以及胸部 X 线片。CT 结果显示双额叶挫伤，疑似弥漫性轴索损伤。没有其他受伤情况被发现。他在夜间早些时候被送到你的 ICU，其机械通气设置参数如下：辅助控制 / 容量控制模式，潮气量 650ml；呼气末正压 5cmH$_2$O；呼吸频率，14/min；以及吸入氧浓度为 0.5。在这些设置上，你注意到他的峰值吸气压力为 29cmH$_2$O，吸气平台压力 25cmH$_2$O。患者的生命体征如下：心率 115/min；血压 120/80mmHg；呼吸频率 14/min；血氧饱和度 92%；体温 99.5°F（37.5℃）。同时，当你回顾呼吸机上的图形包，您注意到平滑的波形，没有内在 PEEP 的证据，也没有呼吸不同步的证据。当你收到急诊内科医生的报告时，你注意到误吸的问题，然后回顾一下他的胸部 X 线片和胸部 CT，两者都显示双侧下肺叶误吸的迹象。你对他目前的状况很满意，但想知道他的头怎么受伤的，以及潜在的肺损伤是否会进展。当你准备好夜间电话邀请会诊时，你注意到他的吸气平台压力现在是 35cmH$_2$O，他的 FiO$_2$ 是 0.80。

如果不考虑气管插管和机械通气的适应证，一个机械呼吸机本身并没有多少治疗价值。然而，它确实有很大的潜在危害。对于大多数患者，维持有效的机械通气应将呼吸机相关肺损伤（ventilator-associated lung injury，VALI）的限制因素与氧合一样优先考虑，维持正常的二氧化碳水平是较低的优先考虑事项[1]。对基本原理和高级原理的深刻了解可以使临床医生在使用机械呼吸机时最大化其治疗作用和最小化医源性损害，而导致呼吸衰竭的疾病过程是可以治愈的。具备关于心肺生理学、心肺相互作用，以及机械呼吸机设置对脑氧合和血流影响的丰富知识，可使临床医生灵活地对具体患者进行个体化的床旁支持，这一点毋庸再强调。尽管临床医生应该非常熟悉指南和大型临床试验，但它们的效果仅取决于特定患者对所实施疗法的反应。

机械通气的一般指征是什么?

采用机械通气的原因有很多（表 42-1）。大多数情况下，这些适应证是氧合不足、通气不足或者

表 42-1　机械通气指征

生理原因	临床评估	正常值	异常值显示需要机械通气
低氧血症	A-a 梯度 PaO$_2$/FiO$_2$ 比值 SaO$_2$	25～65 350～400 98%	＞350 ＜300 ＜90%
高碳酸血症 / 肺泡通气不足	PaCO$_2$	35～45mmHg	基线急剧增加 pH＜7.15 精神状态下降
氧气供应 / 耗氧量不平衡	乳酸增加 混合静脉血氧饱和度降低	2.2mg/dl 70%	尽管足够苏＞4mg/L; 尽管充分急性复苏仍＜70%
呼吸做功增加	每分通气量 无效腔	5～10 L/min n/a	＞15～20 L/min n/a
吸气肌乏力	NIP VC	80～100cmH$_2$O 60～75ml/kg	＜20～30 ＜15～20
急性失代偿心力衰竭	颈静脉扩张 肺水肿 EF 降低		结合上述因素临床判断

A-a. 肺泡动脉血；EF. 射血分数；FiO$_2$. 吸入氧浓度；n/a. 不适用；NIP. 负吸气压力；PaCO$_2$. 动脉血二氧化碳分压；PaO$_2$. 动脉血氧分压；
SaO$_2$. 动脉血氧饱和度；VC. 肺活量

无法满足生理应激患者代谢需求的综合症状。Ⅰ型呼吸衰竭为缺氧性呼吸衰竭，定义为动脉血氧分压＜60mmHg；衰竭是高碳酸呼吸衰竭，定义为动脉二氧化碳分压血液＞50mmHg[3]。机械通气也常用于维持正常血液 pH，减少呼吸做功，急性失代偿性心力衰竭时辅助左心室功能，或者在毒物过量、创伤性脑损伤、其他严重急性中枢神经系统疾病情况下的气道保护。

由呼吸机产生呼吸的主要阶段是什么？

由机械呼吸机产生的呼吸可以分为四个阶段：触发、吸气、循环和呼气[2, 4]。触发表示从呼气到吸气的变化，当患者触发引起回路压力或流量的下降，或经过一定时间后触发可产生。灵敏度是指预先设定的压力或流量阈值。当达到设定目标时，就会发出机械呼吸。这可以由临床医生操作，通常设置为 -2～-1cmH$_2$O。在压力触发设置中，患者的努力使近端回路中气道压力下降，即呼气阀门合上，患者就可以进行一次呼吸了。在流速触发设置中，患者的吸气用力会使呼吸机吸气回路的恒定流量下降。这种流量变化向呼气阀发出信号使其闭合，呼吸机便进行下一次呼吸。

吸气时，在呼气阀门关闭后，加压气体从呼吸机输送到患者体内。这个阶段根据容量或压力可以控制（或设定目标，见下）。例如，AC/VC 是容量控制或调节目标，AC/PC 是压力控制或调节目标。控制变量的选择在很大程度上取决于临床医生的判断，因为操作任一个都可以达到设定的目标。但需要注意的是，在以容量为目标通气中，过高的气道压力可能会导致呼吸力学恶化。在这种情况下，压力报警将引起压力限制并循环至呼气期。在以压力为目标通气中，分钟通气量是没有保证的。它是呼吸系统顺应性和阻力的一种功能。因此，临床医生应密切监测这些生理变化，以避免气道压力或 PaCO$_2$ 水平的不良变化。

吸气流速的显示模式可以是方形的、减速的或正弦的（图 42-1）。方形吸气流速模式显示为流速快速上升至预设水平（由临床医生设置），然后流速不变，直到下一次循环发生。减速波显示为流速

方形流速模式

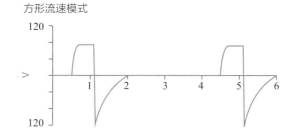

减速流速模式

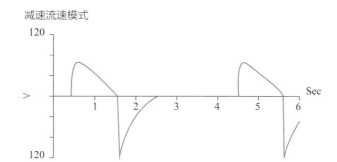

正弦流速模式

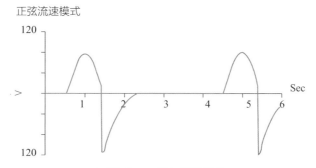

▲ 图 42-1　吸气流速模式

快速上升到最大水平，然后逐渐下降，直到下一次循环。这继发于压力控制辅助通气吸气期患者和呼吸机之间压力（Δ 压力）的降低。所有的压力目标呼吸通气都是减速流模式。正弦流速模式最能代表正常的生理呼吸。它显示为吸气时流速逐渐增加然后逐渐减少。吸气流速模式的选择应根据患者的特点，临床医生应熟悉一些常见的临床情景。方形流速模式（单位时间）结果显示为较短的吸气时间（I 时间）和较长的呼气时间（E 时间）。因此，它通常是以阻塞性病理生理为特点的患者首选（如慢性阻塞性肺病或哮喘）[5, 6]。对于需要高分钟通气量的患者其耐受性也更好，如严重代谢性酸中毒或颅内压升高者。在这种情况下，如果选择减速波，在吸气期可能会发生人机不同步。代价是更高的气道压力峰值及方形波出现。减速波的结果是吸气时间更长，流速分布更好。对于以损伤异质性分布为特点

的肺部病理生理（ARDS 最典型），减速波模式可能是最好的选择。吸气时长取决于几个因素。在以压力为目标通气模式中，临床医生直接控制吸气时间（I）和吸呼比（I：E）。在以容量为目标的通气中，吸气时间（I）是设定潮气量（VT）和流速率（VT/ 吸气流速率）的函数。

循环是从吸气期到呼气期的转换。当有流量减少、时间流逝或容积输送时会发生循环。流速循环呼吸是一种压力支持呼吸。当流速衰减达到预设的量时，吸气终止，患者循环至呼气期。这通常设置为初始流速的 25%，但可以根据不同的临床情况进行调整。例如，如果发生了大的泄漏（支气管胸膜瘘或呼吸机回路泄漏），明智的做法是将循环切换设置在初始流量较高的百分位上，以便在适当的时候终止吸气期。需要注意的是，出于安全考虑，压力支持可能由于压力过大或时间流逝而被循环使

用。在时间循环的呼吸中，吸气在预设的时间间隔后终止，不管是否达到预设压力。压力目标通气是时间循环。在容量循环呼吸中，临床医生是选择好了目标潮气量的。容量只有达到目标潮气量时才终止输送。气道压力直接取决于潮气量和患者呼吸系统的机械特征。出于安全考虑，如果气道压力超过压力报警限度，容量循环呼吸将转换为压力循环。在这种情况下，除非提高压力报警限度（临床医生应谨慎使用此策略），否则送出的潮气量将达不到设定的目标量。

从呼吸机流出的气流停止，呼吸阀打开，气体从肺里流出。这是一个被动的过程。吸气流量应在呼气前停止。如果这没有发生，患者会发展为自动的 PEEP 或内源的 PEEP。这在有呼气流量限制（COPD 或哮喘）或更高的 I：E 的比值的患者最常见（表 42-2）。

选择呼吸机模式时的临床考虑是什么？

呼吸机模式描述了患者的呼吸特征，患者与呼吸机交互作用，包括诸如控制变量/目标、阶段变量和强制性与自主呼吸[2,7]。有两种通用的方法可将容量/流速设置为控制变量或者压力。由此，可以派生出各种特殊的和复杂的组合。呼吸机模式的选择在很大程度上由临床医生决定。以压力为目标与以容量/流速为目标共同点大于差异，都可以达到相似的频率和分钟通气目标，并同样可以用来防止呼吸机相关肺损伤。由于这个原因，临床医生熟悉程度、ICU 和机构实践操作模式在很大程度上决定了所采用的模式。同时，当比较一种模式与另一

种模式能显示出有明确的临床结果改善的数据是缺乏的。患者的生理机能和对模式差异的了解程度使得在确定安全的机械通气时有更大灵活性，该选择基于临床床旁评估、临床情况和对治疗的反应。当遇到一个氧合困难的和顺应性动态恶化的患者时，以压力为目标的机械通气模式可能是最有效的。设定一个压力目标值确定了在保证分钟通气量情况下使呼吸机相关肺损伤最小化的优先级，减速吸气流速模式也允许更好的气体分布到不均一肺损伤单元。而且，临床医生可更直接的控制 I：E 的比值，因此更容易调整这些变量使得和峰值压、平台压相关的平均气道压最大化，这对于氧合作用是有益的。

描述控制和支持机械通气的对比

在控制机械通气中，绝大多数患者与呼吸机相互作用这发生在呼吸机和患者之间，而不是相反。例如，它是时间触发的，由呼吸机限制和循环的。虽然这种机械通气方式已不再是一种有效的选择，这是当患者因为重度镇静或神经肌肉阻滞而没有交互反应时选择的基本模式。在此情况下，"控制"一词不应与"控制变量"或"目标"混淆，如下所述。辅助通气可以是以容量或压力为控制目标（如 AC/PC 或 AC/VC）。有了这些类型的通气模式，临床医生可以设定目标（潮气量或压力）和一个固定的呼吸频率。患者每次都可以触发呼吸机并接收设定的目标，比呼吸机设定的频率更频繁。在这种情况下呼吸机正在工作，特别是对患者工作，而且在患者触发/启动它后协助呼吸。辅助通气也包括间歇指令通气，这种模式下呼吸机输送一定数量的呼吸但患

表 42-2　机械通气五种基本呼吸模式的呼吸特点

	触　发	目标 / 限制	循　环
容量控制	时间	流速 / 容量	容量
容量辅助	患者施力	流速 / 容量	容量
压力控制	时间	压力	时间
压力辅助	患者施力	压力	时间
压力支持	努力	压力	流速

者也可以自主呼吸，以及压力支持通气，这种模式下患者触发所有的通气，输送的通气量是由设定的压力、患者施力和呼吸系统的特征决定的。

考虑到呼吸肌的功能和活力，气体交换能力，肺扩张程度和血流动力学，控制通气与自主呼吸毋庸置疑是不同的[8]。完全控制通气必须在没有吸气肌帮助情况下充分扩张肺部和胸壁。自主呼吸也可以通过降低胸膜压力从而降低右心房压力来维持静脉回流[9]。膈肌运动在没有自主呼吸的仰卧位患者腹部更为明显。这有利于肺背侧单元肺不张，和通气分布于腹侧，导致肺腹侧无效腔增加和向背侧分流[10]。对于呼吸肌运动剧烈的患者，切换到完全控制通气可能是有益的。在这种情况下，耗氧量会大幅降低，并且通过去除呼气肌收缩，呼气末肺容量可保留从而改善氧合状况[8]。对于绝大多数患者，保留自主呼吸的益处大于弊端。然而在要求非常高的情况下，如严重、急性、早期急性呼吸窘迫综合征（ARDS）中，完全控制通气可能起到作用，但这应该根据个体患者的情况而定[11-13]。

描述基本的气道压力和呼吸系统力学

呼吸的发生，无论是自发的还是正压的，必须存在从气道开口到肺泡的压力梯度[2, 4, 7, 14]。所输送的容量和产生的压力在很大程度上取决于呼吸系统的机械特性：肺和胸壁及腹部。每一部分都有可决定呼吸系统整体行为的机械性能。虽然呼吸系统可能非常复杂，但我们感兴趣的主要变量实际上只有压力、流速和容量。具体来说，呼吸机必须产生压力引起气流，从而增加肺容量[14]。这样做所需要的压力反映的是使肺和胸壁膨胀的组合压力。这可以用运动方程来说明[14, 15]：肌肉压力 + 呼吸机压力 = （弹性 × 体积）+（阻力 × 流量）。

运动方程阐明了几个基本原理。呼吸机一次只能直接控制三个变量中的一个（压力、容量或流速）。尽管呼吸机很复杂，但它只是一台控制这三个变量之一的机器[2, 4, 7]。它们也通常被称为"目标"，是呼吸机保持恒定不变的变量，尽管可以改变呼吸系统力学。例如，在压力控制通气中，压力是控制变量或目标，并保持不变，而流速和潮气量则根据患者的呼吸力学变化。不应将此处的"控制"

与上述的一个控制通气或支持通气相混淆。

顺应性描述的是呼吸系统响应输送压力或容量的扩张能力或趋势[14, 16]。简而言之，这是 Δ Volume/Δ Pressure，呼吸系统的顺应性是 ΔV/Δ Palveolar。弹性是顺应性的倒数，即压力变化与容积变化之比，它描述了呼吸系统回弹的趋势。阻力描述了气流通过呼吸系统的阻抗，即压力变化与流速变化之比。

压力 - 容积曲线（图 42-2）显示了呼吸系统力学的主要特征[17, 18]。下拐点（LIP）和上拐点（UIP）分别显示低容量和高容量下依从性降低的区域（顺应性是容量依赖性的）。当未打开的肺泡被打开时，下拐点转变为 PV 曲线的更陡（最顺应）部分。从理论上讲，这是对患者进行通气的生理上最健康、最安全的部分，尽管这部分在个体患者身上很难解释。

在更高潮气量上，上拐点代表向过度膨胀的过渡，气压伤风险和顺应性降低。图 42-2 代表了 PEEP 设定概念的基础和 VALI[19]。PV 曲线也展现出滞后现象，即在呼气和吸气之间有更大的顺应性。这反映了开放的肺泡比正在开放肺泡或未开放的肺泡更具有顺应性的事实，为 PEEP 设置中肺复张通气策略的概念提供了依据，以及提供先进的机械通气模式，如气道压力释放通气（APRV）和高频振荡通气（HFOV）。正常肺、胸壁的顺应性非常明显（200ml/cmH_2O），呼吸系统正常顺应性约为 100ml/cmH_2O（肺的顺应性与胸壁顺应性串联在一起）[14]。

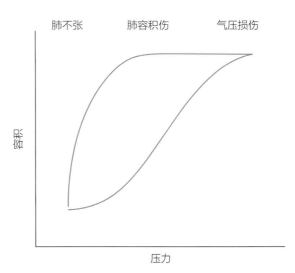

▲ 图 42-2 压力容积曲线

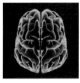

由于 GCS 评分下降，您最近入院的患者连续行头部 CT 检查，显示双额叶出血性挫伤扩大，水肿及脑室内出血加重。患者现在带有一个脑室体外引流装置，脑实质型颅内压监测和一个脑组织氧监测仪。你还调整了他的呼吸机设置，高压报警不断响起。重复胸部 X 线片检查显示他由吸入性肺炎进展到弥漫性双侧肺泡浸润，符合 ARDS 表现。他的气道压力是 mid-40s，吸入氧浓度 FiO₂ 为 1.0 时血氧饱和度是 90%。动脉血气显示以下结果：7.27/50/58。你的担心已被证实，你现在意识到你的患者现在已成为 ICU 中最具挑战性的病例之一：严重 TBI 伴有氧合和通气困难。你快速思考怎样调整呼吸机以对患者进行氧合和通气，但该如何通过限制 VALI 和 ICP 的策略安全地做到这一点，同时促进脑氧合和脑血流。

严重损伤的肺顺应性可低至 20ml/cmH₂O 或者更低。遗憾的是，机械通气机显示的呼吸系统顺应性 CRS 必须谨慎解释。这个数字代表数百万肺泡单位的加权平均值；在表现出异质性损伤分布（如 ARDS）的病理生理状态中，顺应性、容量分布和发生 VALI 的可能会存在很大差异 [20, 21]。对气流的阻力是由人工气道、自然气道及气流的速度和模式决定的。与顺应性相似，阻力随容量而变化，但也随流速而变化，在吸气期和呼气期时也不相同。

机械呼吸机上显示的三种最常见的气道压力是，即气道峰值压（Ppeak）、吸气平台压（PPL）和平均气道压（Pmean）（图 42-3）[15]。Ppeak 反映 CRS 和阻力。Ppeak 升高可导致气压伤、肺血管阻力增加、右心功能障碍及静脉回流减少 [22]。在无气流条件下（呼吸机保持吸气动作），阻力消除，压力反映吸气平台压 PPL。肺的扩张力是跨肺泡压，即肺泡压力减去胸膜腔压力。在胸膜腔压力升高的情况下，如腹内压升高或胸壁顺应性降低，跨肺泡压可能比较低。因此，PPL 在"安全"范围内可能

导致明显的换气不足 [23]。目前，由于没有直接测量胸膜腔压力的能力，PPL 是跨肺泡压（即肺泡的扩张压）的最佳反映，也是 VALI 的重要潜在反映。值得注意的是，胸膜腔压力可以通过食管内球囊间接测得，压力可用于计算肺泡内压力 [24]。Pmean 是指整个呼吸周期的平均气道压。提升平均气道压应被视为可以提高吸气和氧合的一个策略，目标是相对于 Ppeak 和 PPL 提高到更大的程度 [25]。如果患者有相对于 PPL 升高的 Ppeak，问题在于阻力增加，如支气管狭窄、气管导管堵塞或扭结。如果 Ppeak 和 PPL 均升高，则存在顺应性的问题，如肺损伤加重、气胸或腹内压升高。

这种类型患者机械通气有哪些重要策略？

如果没有患者的床旁信息及为单个患者确定治疗目标，机械通气的一般概念知识是几乎没有用处的。对于所有危重患者，目标可以定义为氧合、限制 VALI（考虑到重要性也许仅次于氧合）及换气。然而，在神经创伤的患者，我们必须增加限制继发性脑损伤的发生 [26]。这包括缺氧、低血压、长周期性高碳酸血症或低碳酸血症、颅内压升高。机械通气装置的调整可以直接影响所有这些因素。

在神经创伤患者的管理中，机械通气是很常见的 [27-29]。遗憾的是，由于 TBI 通常被排除在试验登记之外，许多高质量的临床试验在这类患者身上很难直接推广 [30]。保护性通气策略和 TBI 的管理常常被认为具有竞争性的和不一致的治疗靶点，如允许高碳酸血症和设置 PEEP 以改善 VALI，这增加了

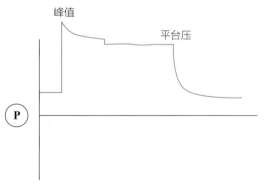

▲ 图 42-3　峰值压与平台压

复杂性[27]。为此，必须调整呼吸机以改善脑氧合和改善 CBF。至少，它必须调整至不损害脑氧合和脑血流。他们联系密切，不可避免地存在重叠，但将分别进行讨论以提供一个看似竞争和潜在冲突的平衡治疗策略，在神经创伤患者需不断变化机械通气要求。

如何优化全身和脑组织氧合？

氧合应该是任何机械通气患者的基本目标，特别是神经损伤患者。在正常情况下，肺泡通气几乎等于心脏输出，产生总体通气 / 灌注（V/Q）比值接近统一[31]。而确切的造成低氧血症的原因是无数的，只有少数生理机制可以解释动脉低氧血症（表42-3）[3]。在危重症患者中，肺泡通气与灌注不匹配和右向左分流，是目前最常见的机制。除非受损严重，扩散很少是低氧血症的原因。

氧合可以通过几种方式来评估[32]。无创脉搏血氧计可以评估动脉氧饱和度。动脉血气分析为我们提供了动脉血氧分压。计算肺泡 – 动脉氧合梯度，PaO_2 ∶ FiO_2 的比值或氧合指数，也许是更好的氧合问题监测指标，可使临床医生更多地了解解氧合障碍的程度。

设置氧合目标

正常动脉血氧饱和度（SaO_2）和 PaO_2 分别为 > 95% 和 > 80mmHg。在危重患者中，这些目标有时是很难达到的。在重症患者设置氧合目标很大程度上是凭经验的，但应考虑患者因素和现有数据。多数高质量的 ARDS 试验允许 SaO_2 为 88% 和 PaO_2 为 55mmHg[30,33-36]。应该注意的是在这种水平，患者在氧合血红蛋白解离曲线的陡峭部分，有动脉氧迅速下降的危险，心肺生理功能下降，循环中断，或日常患者照护活动下降。低氧血症不仅会降低脑氧输送，还会导致脑血管舒张，从而引起 ICP 升高。脑创伤基金会建议保持动脉血氧饱和度 PaO_2 为高于 60mmHg。其他指南，包括英国脑损伤移植指南损伤（97.5mmHg）建议更高的氧合目标[37,38]。众所周知，低氧血症与更差的预后相关[26,39-42]。同时考虑到指南的建议，神经损伤患者应该提高这些目标。无论如何应该避免缺氧，ARDS 的净目标在这部分患者中可能太低了。最低设置 PaO_2 的目标为60%，SaO_2 为 92% 可能是合理的，同时应根据个体患者的生理重新审视这些目标。

如何调整呼吸机设置以改善氧合？

吸入氧浓度

在危及生命的低氧情况下，增加吸入氧浓度可能是最简单和最快速改善动脉氧合的方法，并且应立即执行。很遗憾，从肺力学的角度来看，单纯增加 FiO_2 可能是改善氧合的最不生理的方法，长时间的高水平供氧有影响。

肺组织暴露在体内浓度最高的氧气中。在动物和人类研究中，吸入高浓度氧会导致肺损伤，从轻

表 42-3 低氧血症机制

机 制	逆转治疗策略
肺泡通气不足	气管插管
吸入氧浓度 FiO_2 降低	补充氧气，尝试维持 FiO_2 ≤ 0.60
弥散障碍 /DLCO 增加	病理过程逆转
V/Q 不匹配	肺泡复张，PEEP 设置，逆转缺氧性肺血管收缩，吸入性一氧化氮，限制内源性 PEEP
分流	肺泡复张，PEEP 设置，俯卧位通气，闭合开放的卵圆孔
SvO_2 氧合降低	降低氧耗，血流动力学支持，增加心排血量

DLCO. 肺对一氧化碳的扩散能力；FiO_2. 吸入氧浓度；PEEP. 呼气末正压；SvO_2. 全身循环静脉血；V/Q. 通气 / 灌注

微地主观感觉症状到组织学上与 ARDS 难以鉴别的弥漫性肺泡损伤 [43, 44]。暴露在高 FiO$_2$ 下，可导致继发于吸收性肺不张的肺容积减少，增加肺内的右向左分流和直接伤害肺实质。肺损伤发生和发展速度可能与给氧水平及持续时间直接相关。

众所周知，缺氧会引起继发性脑损伤，输送 FiO$_2$ 1.0 已被证实可增加脑组织氧合 [45]。通常情况下，当 FiO$_2$ 增加，用脑组织氧探针监测到局部脑组织氧分压几乎立即改善 [45]。然而，应该警惕吸入高浓度氧。尽管有一些研究表明，吸入高浓度氧可降低乳酸水平和降低乳酸与丙酮酸的比例，其他研究还没有重现这些发现，也没有良好的临床研究证实正压性高氧的益处 [46-49]。实际上，最近的数据显示在心肌梗死、卒中、颅脑损伤中缺氧会导致更差的预后 [50-53]。此外，全身性高氧并不能改善大脑代谢率或功能预后 [54]。根据这些负面结果，以及众所周知的高氧毒性，不鼓励给予高浓度氧，鼓励更好地管理呼吸机以实现最大肺复张、PEEP 效应及 PV 曲线的兼容。当 FiO$_2$ > 0.60 时，临床医生应调整呼吸机的设置以改善氧合。

呼气末正压

在整个呼吸周期中，PEEP 通过使呼吸机回路增压而使气道压高于大气压。

由于已发表的关于 PEEP 的文献较多，对该主题的全面回顾超出了本章讨论的范围。然而，临床医生应该了解与 PEEP 设置相关的病理生理学、优点和不良反应、PEEP 设置的方法及 PEEP 在神经损伤患者中的应用。

在因肺不张、肺泡性水肿和（或）容量减低而缺氧的患者中（这些大多数引起 I 型呼吸衰竭），PEEP 用于恢复功能残气量，减少肺内分流，将通气换为 PV 曲线更顺应的部分，并预防呼气末容积损失（肺塌陷）[55]。PEEP 可复张以前未通气的肺组织，和均衡潮汐通气的区域分布。气体交换的净效应反映了补充和过度膨胀之间的平衡。在阻塞性生理学或呼气血流受限情况下，PEEP 对改善氧合作用较小，但对于改善人机同步性和触发（见下文）作用较大 [5, 6, 56]。

PEEP 并非没有不良反应。考虑到在 ARDS 中肺损伤异质性分布，PEEP 会过度扩张更多顺应性肺单位，导致 VALI [57]。如果 PEEP 导致过度膨胀，会增加无效腔通气，增加肺血管阻力，引起右心功能障碍。它还可以减少静脉回流，并在容量衰竭的情况下减少心排血量。

设置 PEEP 的最佳方式存在着广泛的争论和争议，PEEP 的最佳应用水平也是如此使用 [34-36, 58-62]。文献显示 PEEP 应被设置为以下值：最大顺应度 a 水平刚好超过 PV 曲线上的较低拐点，这是达到充分氧合的最低的 PEEP，或达到 PEEP– FiO$_2$ 组合表 [34, 60, 63, 64]。目前没有广泛认可的方法可以提高临床结局。在实施任何 PEEP 设置策略之前，要对其进行评估风险和利益，但最重要的是应该确定肺泡单位复张的潜力。原发性肺部疾病患者如肺炎或肺部挫伤，与肺外缺氧的病因学相比（如败血症），肺泡单位的复张性更差 [65]。Villar 等将 PEEP 设置在较低拐点上方 2cmH$_2$O 处进行了观测并进行了论证，患者死亡率从 53.3% 下降到 32% [60]。Ranieri 等证明了高 PEEP 可降低细胞因子反应，提示炎症信号的减少与高水平的 PEEP 相关 [62]。然而，这些研究同时有潮气量减低。ALVEOLI 试验则确定更高水平的 PEEP 对 ARDS 患者有独特益处。除了氧合方面，PEEP 升高组患者其他临床相关结果无改善 [34]。最近发表的两项试验表明，高 PEEP 是基于"肺开放通气"方案和肺复张通气策略，PEEP 尽量调整使 P$_{PL}$ 不超过 30cmH$_2$O。这两个试验均显示氧合作用改善，但无死亡率改善 [35, 36]。另一种有生理吸引力的选择是在食管球囊引导下的设置 PEEP。这个球囊放置类似于鼻胃管，用于估计胸膜腔压力，以计算跨肺压。最近的数据显示氧合和顺应性有所改善，但是临床相关预后没有改善 [24]。对于肺复张及 PEEP 影响肺复张，数据有很大差异。因此，个性化的 PEEP 设置是可能是最谨慎的方法。

PEEP 可以设置成与肺复张相关或不相关的策略，目的是打开塌陷的肺泡，可能需要较高持续的充气压力才能打开。临床特点，例如 ARDS 的病因学，可以帮助评估肺复张潜力，但可能评估肺泡复张最简单的评估方法是肺复张策略。肺泡复张后更具有顺应性，更容易保持开放。复张策略已被应用于持续吸气压力（35～50cmH$_2$O 下持续 30～40s），因为以高 PEEP 进行压力控制通气，或者间断通气 [35, 59, 63, 66-69]。它们通常在改善氧合方面非常有效；

然而，后续应逐步增加 PEEP，或影响只是暂时的。一般来说肺复张策略是安全的，耐受性良好，但可能仅限于肺损伤的早期患者（多可恢复），此时有双侧肺病变，但无明显血容量减少证据。

PEEP 对 ICP 和脑灌注压（CPP）有不良影响，神经系统损伤患者设置 PEEP 一直是一个有争议的话题[26, 27]。增加胸腔内压力、近心腔压力，右心房压力会增加。这可能会阻碍脑静脉流出导致颅内压升高。此外，如果 PEEP 降低心排血量，这可能导致低血压和 CBF 降低。在肺顺应性降低的患者，这些影响通常不那么显著。此外，如果 PEEP 导致过度膨胀，而不是肺泡的补充，无效腔的增加可能导致 $PaCO_2$ 水平升高。历来认为，ICP 升高和 CPP 降低是使用增加的高水平 PEEP 的（相对）禁忌证。这导致观察到一个较低的阈值，简单地增加 FiO_2，以对抗该患者群体中的缺氧。幸运的是，文献证明 PEEP 在 TBI 患者中有良好的耐受性[26, 27, 70-72]。早期研究表明 PEEP 仅引起 ICP 轻微的、临床上不显著的变化[73-76]。实际上，PEEP 设置低于颅内压通常不引起颅内压增高；如果 PEEP 达到肺泡复张，则可降低颅内压。即使是在正常的肺顺应性下（因此更大的压力传递到血管内），PEEP 也不会显著增加 ICP。此外，如果 PEEP 使肺泡复张，脑氧合可能因此而改善[77]。因此，TBI 和升高的 ICP 不应该被认为是需要肺泡扩张患者设置 PEEP 的禁忌证。数据和生理学表明，在大多数患者身上这样做的好处可能大于风险。

综上所述，PEEP 可以改善肺泡复张，减少分流，改善氧合，改善在设置呼气流量限制时的触发。它具有可预测的生理学影响。但是 PEEP 的净血流动力学效应是体积状态、心室功能和肺泡扩张与过度扩张相结合的结果。有几种方法设置 PEEP，但没有令人信服的证据表明一种方法优于另一种。在创伤性脑损伤的背景下和（或）升高的 ICP，大多数数据显示，PEEP 有很好的耐受性，因此在必要时应该尝试。考虑 PEEP 设置和改善呼吸系统力学优先于提高 FiO_2，因为这种方法有更高的风险与收益，并且在生理学上管理不安全。当面对一个要么是低氧血症要么是不可接受的吸入氧气水平神经损伤患者时，合理的方法如图 42-4 所示。

$PbtO_2$ 监控

脑监测历来侧重于 ICP 和 CPP。然而，已知脑缺血与较差的临床结果相关，$PbtO_2$ 监测允许临床医生持续监测脑氧合[78]。尽管临床对 $PbtO_2$ 的监测存在争议，但数据显示低水平的 $PbtO_2$ 会导致更糟糕的结果[79]。因为氧从肺到大脑的基本生理机制，所以系统氧合、肺功能和大脑氧合是紧密联系的[80]。ARDS 是 TBI 后脑缺血性损伤的独立危险因素[81]。考虑到这些事实，严重 TBI 患者的护理应考虑脑 - 肺的相互作用，安全增加全身氧合的操作也可能增加 $PbtO_2$。

如果监测，小于 15mmHg 的 $PbtO_2$ 值应该引起关注。处理持续低 $PbtO_2$ 值的第一步应该是评估侵入性监测探头，因为它可能驻留在死亡组织中。同样，导管保真度必须保持和评估。虽然可接受的 $PbtO_2$ 的绝对临界点是有争议的，但持续的低值再次被证明与更糟糕的结果相关。不同的患者和情况可能存在不同的阈值，其他临床问题仍然存在（如什么定义了"可接受的"脑氧合）。机械通气策略增加 $PbtO_2$ 的平行策略就是增加 $PaO_2 : FiO_2$ 操作，PEEP 设置，I：E 比值，增加平均气道压力，先进的机械通气模式，抢救治疗，如吸入肺血管扩张药。

评估复张潜力（肺损伤的病因、CT 形态、复张反应策略）

评估潜在不良事件的风险（体积状态、左心室功能、ICP 和 CPP 及控制它们的能力）

复张可接受的风险因素：有或没有复张策略的 PEEP 设置，PEEP 设置最好基于肺的顺应性或食道球囊指导，这种方法最具有生理意义

注意保持 PPL 至少 < 30cmH₂O 或跨肺压力 < 25cmH₂O

所有 PEEP 的调整都应基于总体的血流动力学状态的重新评估、右心房压力、肺动脉压力（如果可监测）、心排血量、ICP、CPP

▲ 图 42-4 PEEP 设置

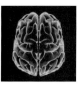

在插入和校准 EVD、ICP 监测仪和脑组织氧监测仪后，患者的 ICP 为 35、CPP 55 和 PbtO₂13mmHg。为了解决缺氧和气道压力升高的问题，你调整 PEEP 设置（不基于通气策略）。同时，引用来自大型 ARDSnet 试验的数据，显示低潮气量通气与 PaCO₂ 水平相关，您认为可以安全地降低他的潮气量。根据预测体重将潮气量设置为 6ml/kg。一段时间后，他的 ICP 是 20，CPP60，PbtO₂ 是 19mmHg，ABG 是 7.29/48/80。尽管他的 PEEP 上升到 15，他的 P_PL 实际上在 30cmH₂O 时更好（你必须通过吸收塌陷的肺泡来改善依从性），他的 FiO₂ 为 0.60。就在你开始感觉舒服的时候，你开始怀疑他的肺损伤是否会继续恶化。当你走进监护病房，你看他的 PPL 现在 42，他的平均动脉压下降，你注意到一个大 V 波，中心静脉压跟踪，读取 19mmHg，他 ICP 正在接近 30，他 PbtO₂13mmHg，你担心他的肺损伤和气道压力正在伤害血液流动。

机械通气与血流的关系是什么？

机械通气

熟练的呼吸机管理不仅可以影响静脉回流，还可以影响血液向前流动。不幸的是，当学习机械通气时，大多数临床医生并不这样认为。然而，正压通气引起的可预测的生理变化和心肺功能紧密相连[9, 82]。脑自动调节维持 CBF 恒定，正常情况下平均动脉压为 50～150mmHg[83, 84]。处置 TBI 时，这种自动调节可能会被破坏。CBF 可以因如下因素改变而改变：静脉流出和动脉流入，以及平均动脉压（因此 CPP）的变化其他因素（如血液黏度、小动脉阻力和微循环功能）。呼吸机管理会影响所有这些参数，而通气设备设置对 CBF 的影响被低估了。在神经系统损伤的患者中，必须维持 CBF，并了解低血压对 TBI 患者的有害影响，每一次机械通气变更前都必须了解变更对血流的影响[39-41]。心肺交互作用的完整回顾超出了本章的范围，但是临床医生必须注意一些关键点。

静脉血舱

静脉系统是一个低压蓄水池，它容纳了我们全部血液的 3/4 体积[9, 85]。在决定心肌性能的决定因素方面，前负荷起首要作用，静脉回流已被记录超过 50 年[86]。平均系统压力是静脉回流的上流压力，右心房压力为静脉回流的背压。大脑的静脉引流是一个没有瓣膜的系统，直接与右心房相通[83, 84]。因此静脉回流和心功能与颅内腔室直接相关。正压通气通过增加右心房压可降低静脉回流和心排血量。

右心室的主要功能是接受静脉回流并排出最佳量血液进入（通常）高度顺应性的肺血管系统[82, 85, 87, 88]。维持较低的右心房压力，从而最大化静脉回流和整体心肌性能。如果气道压力或者肺容积升高，肺血管阻力增大，诱发右心功能障碍，最严重的表现是急性肺心病[89]。ARDS 是一种肺泡上皮和毛细血管内皮综合征，与右心室功能密切相关[90]。多达 35% 的 ARDS 患者存在右心室功能障碍和（或）ACP，且两者独立存在与死亡率增加有关[22, 91, 92]。这种发病率随着 P_PL 的增加而增加。鉴于这些发现，任何 ARDS 的患者应该怀疑右心室功能障碍，并调整呼吸机的设置以减少右心室的负荷，特别是在气道压力升高的情况下。此外，虽然在评估容量状态或预测容量反应性方面没有任何用处，但是中心静脉压和波形形态（如大 V 波，三尖瓣反流标志）还应密切随访，就像超声心动图（图 42-5）[93]。

与右心室功能相似，左心室也受到正压通气的影响。如果机械通气引起静脉回流减少，几个心脏周期以后将减少左心室预负荷[9, 82]。正压通气通过降低左心室透壁压力，降低左心室后负荷，从而提高收缩力。这就是急性失代偿性心力衰竭的通气治疗中正压力产生正效应的原因。

综上所述

呼吸功能改变心血管功能，心血管功能改变呼

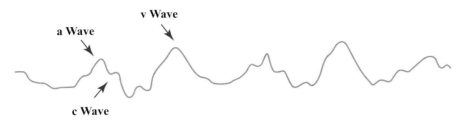

▲ 图 42-5　中心静脉压波形追踪上的大 V 波 Wave 波

吸函数 [9, 82]。反过来，它们都能改变脑血流。右心室和左心室是相互依存的（左心室不能泵出右心室不能提供的东西）、并行的（它们共享一个共同的隔膜和心包间隙）。这都是受机械通气影响的。正压呼吸增加肺活量，增加胸膜腔内压，增加近心压，从而增加右心房压。这可能会降低静脉回流，因此左心室会在几个心动周期后前负荷下降。不当使用过多的潮气量会增加气道压力，从而增加右心室后负荷。PEEP 的作用是扩张肺泡，可降低肺血管阻力，改善右心室功能。若过度扩张肺泡，可增加呼吸无效腔，增加肺血管阻力，引起右心室功能障碍。这些有害的改变会阻碍受伤脑的静脉流出，并进一步增加颅内压。

为了尽量减少机械通气对 ICP 和 CBF 的潜在有害影响（继发于静脉回流和右心室功能障碍），临床医生应采用低潮气量通气策略，潮气量设置为 6~8ml/kg PBW。这将限制潮气量过大对气道压力和肺血管阻力的影响。如果这一策略导致高碳酸血症，它必须与高碳酸血症对 ICP 和右心室功能的影响相平衡 [90]。PEEP 设置应如前所述，怀疑每个 ARDS 患者的右心室功能障碍，并随访超声心动图。密切关注 P_{PL}，并意识到相当比例 P_{PL} < 30cmH₂O "可接受"的患者仍可能存在右心室功能障碍 [22]，并继续对其有较高的临床怀疑。为了避免右心室功能障碍和（或）ACP 的风险，如果没有常规的超声心动图检查，P_{PL} 应保持在 < 27cmH₂O。意识到中心静脉压升高只存在于病变状态，因为右心室的主要功能是保持右心房压低 [9, 82]。当怀疑右心室功能障碍时，密切关注 CVP。如果患者有右心室功能障碍，应立即采取措施进行治疗，可能包括一些联合使用的导联 / 调节剂、维持 MAP 和 CPP 的升压剂、用于右心室后负荷减少的吸入型肺血管扩张药和明智的容量管理。

动脉血流

动脉血流负责脑血容量，因此是 ICP 的组成部分，也受几个因素控制，包括血压、黏度、脑代谢率、二氧化碳和氧气水平 [84]。如前所述，熟练的机械通气管理可以限制 MAP 和 CPP 下降的可能性。然而，接下来的大部分讨论将集中在 CO₂ 和 O₂ 上。

二氧化碳和大脑血液流动

$PaCO_2$ 代表 CO₂ 产生（VCO_2）和 CO₂ 消除（$PaCO_2=VCO_2/V_E-V_D$）之间的平衡 [94]。在危重症中，$PaCO_2$ 升高通常继发于分钟通气减少或呼吸无效腔增加。虽然 ARDS 通常被认为是一个氧合问题，但在这种情况下，呼吸无效腔与死亡直接相关 [31, 95]。宽容性高碳酸血症是指有意识的容忍 $PaCO_2$ 水平升高，限制性肺通气通，常被用于各种各样的患者群体，如急性严重哮喘和 ARDS [96]。$PaCO_2$ 有各种各样的生理效应，数据表明，即使在极端情况下依然耐受性良好 [94, 96]。

CBF 与 $PaCO_2$ 呈线性相关。二氧化碳分压每增加 1mmHg，CBF 就会增加 3% [84]。在脑外伤的情况下，脑血流改变，这不是一个静态的现象。低碳酸血症可迅速引起脑血管阻力增加和 CBF 下降（及随后的 ICP 下降）。如果持续低碳酸血症，血管收缩可导致脑缺血，促进继发性脑损伤 [97]。由于这些原因，不能推荐长时间的低碳酸血症，这也是为什么只推荐对危及生命的颅内高压进行过度通气的主要原因。

高碳酸血症有完全相反的效果。对于 ICP 升高的患者，高碳酸血症可能是不协调的、有时是相互冲突的。安全机械通气目标的基石，目标是限制潮气量和气道压力 [26, 27]。这些担忧是真实的，因为增加 $PaCO_2$ 肯定会增加 ICP。对 ARDS 高质量保护性通气临床试验发现，第 0~7 天 PaCO₂ 水平处于正常到高于 40mmHg 范围[30]。此外，在 TBI 背景下的高潮气量通气已被证明与 ARDS 的发展有关，这不仅被证明与大脑缺氧有关，而且还增加了该患者群体的发病率和死亡率[81, 98]。考虑到这些发现，大部分 ARDS 患者和 ICP 升高患者可以采用小潮容量策略进行安全管理。许可性高碳酸血症和颅内压之间的平衡可能是一个微妙的界限，应该在个案的基础上加以管理。了解控制 $PaCO_2$ 水平的生理机制后，VCO_2 可以通过适当的镇静、发热和癫痫控制及适当的营养目标来降低。呼吸机回路中的死区可以很容易地移除，这是一个简单的解决方案，但效果会有所不同。虽然肺泡复张和 PEEP 常被认为是改善分流和缺氧的一种策略，但有效的复张也减少了死区，允许更有效的通气和更少的分钟通气要求。在急性呼吸窘迫综合征、可管理的 ICP 和足够的 CPP 中，55mmHg 的 $PaCO_2$ 高阈值可能是一个合理的目标，因为这一水平可能有助于保护性肺通气，如果 ICP 升高成为一个问题，可以进行急性纠正。在 ICP 难以控制的情况下，应保持正常或轻度低碳酸血症。如果这是通过非保护性肺通气策略来实现的，则应尽可能以最低潮气量和气道压力来管理患者，每一次尝试都应尽快采取最安全的通气策略。所有使用 ICP 监护仪和动态改变呼吸系统力学和（或）呼吸机设置的患者也应使用呼气末二氧化碳探测器进行管理。同样，一种直接的、有创性的 CBF 监测探头是可用的，它可以提供关于改变 $PaCO_2$ 对 CBF 影响的现成数据。

与呼吸机相关的肺损伤意味着什么？

多数 ARDS 患者不是死于缺氧，而是死于多器官功能障碍综合征[99-102]。尽管机械通气可能是一种挽救生命的干预措施，但它具有很大的潜在危害，临床医生的重点不应局限于气体交换的正常化，而更应提供安全、生理健康的机械通气。也许没有什么地方比 VALI 的概念更能说明这一点。尽管在胸部 X 线片上表现一致，但在 ARDS 中，呼吸机缺陷和损伤的分布非常不均一[57, 103]。因此，应用气道压力具有不均一的分布，使更多顺应性肺单位过度扩张，其他肺单位塌陷而不能正常工作。CT 扫描为 ARDS 的病理解剖提供了有价值的见解，显示肺泡单位具有正常的气体组织密度（腹侧），肺泡单位完全塌陷，可能不可恢复（背侧），以及介于两者之间的其他单位，这些单位可能仍可恢复，易于反复打开和关闭[57, 103]。呼吸系统顺应性与正常通气的肺组织的数量有关，也就是所谓的"婴儿肺"[20]。这种异质性导致了通气的不均匀分布，一些肺泡过度膨胀，另一些在整个呼吸周期中塌陷，还有一些在循环中打开和关闭。VALI 是一个范围，包括气压伤、肺不张伤和体积伤（拉伸伤）[104]。所有这些都会导致生物损伤，或由于肺泡上皮-毛细血管内皮通透性增加而导致炎症反应的分解。这导致了生物炎症介质的释放，损伤扩散到远处的器官，导致 MODS 和死亡。在单个患者中，可能是这些因素的某些组合导致了 VALI。

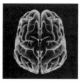

　　超声心动图显示明显的右心室功能障碍，你认为是他的原因导致气道压力明显升高。考虑到这一点，以及他对血流动力学的需求支持，你选择支持他的右心室，通过吸入一氧化氮 8 ppm 和静脉应用多巴酚丁胺 5μg/（kg·min）减少后负荷；去甲肾上腺素 8μg/min 保持压力。查房开始，患者的呼吸机设置如下：AC/PC，呼吸速率 20，I∶E1∶1，FiO_2 0.60，PEEP 10cmH$_2$O，驱动压力 +25。其潮气量约为 6ml/kg PBW。他的中心静脉压现在是 8mmHg，显著的 V 波消失，重复超声心动图后，显示你的干预改善右心室功能。因为他的 1∶1 的 I∶E 比值（你做了帮助增加平均气道压力，以帮助氧合），你看到他的流量/时间波形，很高兴看到没有呼吸堆叠/自动 PEEP 的证据，以及他的呼气末二氧化碳监测器不断显示正常。在这些设置下，他的 ABG 是 7.30/45/90，他的 ICP 是 19，CPP 62，$PbtO_2$ 是 18mmHg。考虑到患者的夜间疗程，你很高兴，但想知道他的高潮气量和气道压力对器官功能障碍和大脑导向的结果的影响。

气压伤代表肺气肿、纵隔气肿、皮下肺气肿、气腹和肺间质性肺气肿的肺泡外空气。虽然关于其发展的确切病理生理学存在一些争议，但它很可能是气道压力和潮气量过大的组合，加上处于危险中的患者，即那些有呼气流量限制的患者（哮喘、COPD）和（或）严重的ARDS。肺不张是指肺泡的反复循环开闭。从理论上讲，在肺容积较低时，当肺容积低于FRC和PV曲线上的唇瓣时，就会发生肺闭合。每一次吸气循环都会重新打开，这种重复会损伤肺泡，造成切变损伤。肺泡在高压和（或）容量过大（可能更重要）下过度膨胀已被证实可造成与ARDS难以区分的损伤。肺泡上皮损伤、毛细血管内皮损伤和弥漫性肺水肿均可发生。气压性创伤、非电性创伤和容积性创伤都可能在一定程度上导致生物创伤。

什么是过量的体积和压力的证据？

那么是压力过大还是体积过大呢？证据是什么呢[105]？肺保护性通气已被证明可改善预后，但肺保护性通气的确切机制尚不清楚。过度的拉伸会导致肺损伤，无论是由于压力还是体积，添加PEEP已经被证明可以改善肺损伤，可能通过防止肺不张损伤[106]。Dreyfuss通过对大鼠的胸壁和腹壁进行捆扎（从而控制压力），表明也许更大的潮气量才是最重要的，因为更大的潮气量组发展为ARDS，而与气道压力无关[107]。这些证据，再加上临床试验的低潮气量通气，指出潮气量的重要性，可能是VALI最大的贡献。流量和呼吸频率对心率的影响已被描述，但缺乏令人信服的证据[108-110]。许多研究支持生物创伤的概念，表明支气管肺泡灌洗和ARDS血清中细胞因子增加。数据显示，这些标记物的水平随着潮气量、气道压力和无PEEP的增加而升高，并随着保护性肺通气的使用而降低[111-114]。

人体研究支持VALI的概念和低潮气量保护通气策略的重要性和PEEP的使用。低潮气量通气是唯一能改善ARDS严重程度的干预措施，并从已经进行的临床实验中证实了低潮气量通气能够改善肺部的通气降低VALI[30,61,62]。这些数据显示在肺保护策略通气的患者炎症介质减少。如果没有患者特定的因素提示，则应始终尝试保护性通气策略，包括低潮气量通气、PEEP设置和P_{PL}限制。新出现的数据表明，这些策略不仅适用于ARDS患者，也适用于所有接受机械通气的患者，特别是那些已知有发展为ARDS危险因素的患者[115-118]。

大脑可以被视为VALI的目标吗？

大脑和周围神经系统受到危重疾病的影响。脑病和重症多发性神经病在文献中有很好的描述。VALI导致MODS也是很好的描述；然而这种器官功能障碍历来集中在大脑以外的器官，即肾脏、肺和心脏。尽管机械通气的神经并发症已经在文献中存在多年，急性脑损伤的颅外并发症也是众所周知的[29]。越来越多的数据表明，这个重点还应该包括大脑，临床医生应该把大脑看作MODS的终末器官[119]。众所周知，脑损伤患者有需要机械通气和发展为ARDS的倾向，因此有额外的继发于辅助通气和VALI的脑功能障碍的风险。大脑作为VALI的终末器官，应该被考虑，而脑－肺的相互作用应该被视为是至关重要的。虽然很难将VALI的影响归结为比神经损伤本身的后遗症更重要，但呼吸机设置对脑功能的影响应该被考虑。此外，急性神经损伤患者往往预先存在共病。考虑到这些事实，模式应该转换，因为没有患者应该被认为是"孤立的头部损伤"。

机械通气患者的神经功能障碍是一个谱系，包括谵妄、痴呆、认知能力下降、智商下降及情绪和记忆障碍[120,121]。这种类型的脑损伤可能以惊人的频率发生，并可能在整个重症监护人群中被低估。多项研究表明，从机械通气中解脱出来后，持续存在认知缺陷。类似的发现也存在于生活质量下降、智商下降、情绪和记忆缺陷等方面[122-126]。ARDS患者出现脑萎缩、脑室增大，提示神经细胞损伤可能与此有关[120]。

这种神经功能障碍的病理生理学是多因素的，包括最初的损伤、缺氧、低血压、中枢神经系统连通性丧失、非保护性通气策略引起的持续性炎症及代谢异常，如高血糖和低血糖[119]。镇静疗法，特别是苯二氮草类药物，可能也起作用[121,127]。

目前还没有针对VALI的专门治疗方法，但是临床医生应该把重点放在预防和提高对高危患者的认识上，并提供基于证据和以生理为中心的良好护理。虽然对如何设置脑损伤患者的机械呼吸机缺乏具体的建议，但必须注意保护所有与 VALI 有关的器官。ARDS 患者应在 6～8ml/kg PBW 时进行低潮气量通气。PEEP 应按之前建议的设置，P_{PL} 应限制在至少小于 30cmH$_2$O。鉴于异构肺损伤的分布，可能没有安全的 P_{PL} 和任何给定值；然而，可能有一些肺泡单位仍然塌陷，而另一些则过度膨胀。因此，ARDS 患者 P_{PL} 应尽可能低。如果用食管球囊进行监测，肺泡内压力应限制在至少小于

25cmH$_2$O。脑损伤患者也可以从持续的脑组织氧监测中获益，优化脑氧合应被视为治疗的一个潜在目标。在适当和安全的情况下，所有患者都应该每天醒来，每天进行自主呼吸试验，进行有针对性的镇静，以适当限制镇静输液和限制苯二氮䓬类药物的暴露，并监测谵妄[121]。这些干预措施作为一个整体应该能降低死亡率，降低 VALI 的所有机制，增加无呼吸机天数，减少 ICU 天数，减少镇静的使用，减少谵妄。

无创正压通气（NIPPV）提供无创人工气道通

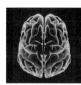

你的患者暂时稳定下来了，所以你可以把注意力转移到旁边的患者身上。一个前交通动脉瘤的破裂把他带进了 ICU，但是他的呼吸状况是你现在关心的。动脉瘤已经固定好了，患者正在听从医嘱。然而，他有气喘和呼吸急促，呼吸频率为 32/min。他患有严重的慢性阻塞性肺病，你还记得他之前的肺功能测试（在他的 A－COM 动脉瘤破裂前 3 个月）显示出严重的阻塞性通气障碍。你倾向患者不插管，并考虑使用无创正压通气。

气辅助。它可以使用一个面罩或鼻罩来完成，并通过标准的呼吸管连接到标准的机械呼吸机或更小的专门用来进行无创机械通气的呼吸器。最常见的 NIPPV 有两种类型：① CPAP，即持续气道正压；② BiPAP，双侧气道正压。两种模式都使气道压力高于大气压，BiPAP 在吸气阶段提供进一步的支持。本质上，CPAP 等同于 PEEP。流量呈正弦分布，与 CPAP 设定水平附近的自主呼吸一致。可用于 I 型呼吸衰竭逆转低氧血症。BiPAP 与 PSV 相似之处在于，它是由患者触发、有针对性地施加压力和循环流动的。送潮量取决于患者的努力，以及呼吸系统的力学。当考虑到通气和高碳酸血症时，BiPAP 优于 CPAP，因为吸气时增加的支撑将有助于通气。

患者选择是决定使用 NIPPV 的关键。如果患者的病情是急性可逆的，如高血压性肺水肿，则应考虑使用 NIPPV。在慢性阻塞性肺病和 II 型呼吸衰竭患者中，NIPPV 可减少呼吸困难，降低插管率，并提高死亡率[128-130]。同样，在心源性肺水肿患者中，NIPPV 可降低插管率并提高生存率[128, 131]。NIPPV 也可能在减少机械通气天数和提高脱机成功率方面发挥关键作用，特别是在 COPD 患者中，他们正从 II 型呼吸衰竭中恢复。免疫缺陷患者，特别是血液系统恶性肿瘤患者，也应考虑接受 NIPPV 治疗[134]。最后，在制定 NIPPV 治疗方案后，应尽早、频繁地评估患者的反应，因为如果 NIPPV 被证明是有效的，患者的呼吸工作和临床表现应迅速改善。

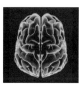

不幸的是，患者在无创通气试验后并没有改善，需要气管插管。当你的主治医生进入病房查房时，患者的高压警报持续响起。你看一下呼吸机的波形，如图 42-6 所示。你的主治医生会问："对于阻塞性气道疾病和呼气流量受限的患者，进行机械通气时应考虑哪些因素？"

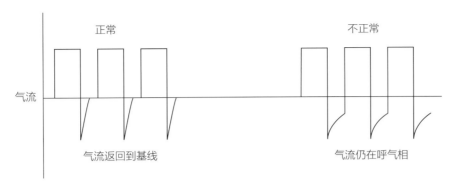

正常　　　　　　　　　　　不正常

气流

气流返回到基线　　　　　　气流仍在呼气相

▲ 图 42-6　呼气流量受限患者的内源性 PEEP

阻塞性肺病和呼气流量受限（最常见的是哮喘和 COPD）患者在机械通气方面面临独特的挑战。不管引起病理改变的具体疾病是什么，气道阻力的增加、正常肺弹性的丧失和气道狭窄都会导致肺泡区域排空困难和呼气末肺容量及吸气肌负荷的增加 [5, 6, 56]。由于呼气时间不足，这些患者容易出现空气滞留和内源性 PEEP，增加呼吸泵工作负荷，以及出现各种气体交换异常。

在上述情况下，内源性 PEEP 可以发生，因为延长时间常数的肺泡单位无法排空到静息呼气末肺容积水平。这可能会有几个与心肺相关的后果：胸膜腔内压和右心房压升高，静脉回流可能受损。值得注意的是，从血流动力学肺泡复张和肺泡过度膨胀的角度来看，内源性 PEEP 和外源性 PEEP（设置在呼吸机上）的作用是相似的，只要它们在呼气末肺容积中产生相似的变化 [135, 136]。由于肺泡毛细血管受压，高肺容积可能导致 PVR 和右心室衰竭增加 [137]。过度膨胀也使吸气肌处于机械上的不利地位，大量增加呼吸功，导致患者 – 呼吸机不同步和不能有效触发。与实质病理相反，通气 – 血流比例失调主要是增大无效腔，而非分流，其次是毛细血管损失，以及过度膨胀，这主要导致换气不足和 II 型呼吸衰竭。低氧血症也可能发生，因为通气和血流重新分配，但这通常不是在呼气流量限制的情况下呼吸衰竭的病因。如果它确实发生，它也可能引起 PVR 和右心室衰竭。

这些改变与肺泡水肿和实变、实质病理改变和顺应性降低形成对照。呼吸衰竭的主要病因是 I 型，由分流生理学引起的缺氧。如上所述，这类患者应受益于肺泡复张与 PEEP 设置和明智的潮气量管理。

管理呼气流量受限和阻塞性生理障碍患者的目标与肺实质损伤的患者基本相同，包括氧合、肺保护通气、呼吸肌功能的保护和继发性神经损伤的预防。由于以上概述的生理学，临床医生也应该增加这些目标：允许足够的呼气时间来限制内源性 PEEP 的影响。

与 ARDS 不同，没有大型随机对照试验来指导临床医生如何在这种情况下最好地使用机械通气。相反，机械通气的基本知识和生理学原理有助于指导治疗和理解患者的反应。当对这一人群进行机械通气时，合理的呼吸机设置方法可能与 ARDS 有相似之处。潮气量应为 6～8ml/kg PBW, PPL 限制在至少小于 30cmH₂O，呼气时间应足够长，以限制内源性 PEEP，最有效的方法是降低呼吸频率。呼气时间也可以通过减少潮气量和增加流量来延长（在容量控制通气中），但是临床医生应该意识到这是无效的，增加流量会导致气道压力增加。内源性 PEEP 应密切监测，可以通过监测流量 / 时间波形来评估在吸气前是否有无呼气流量。如果吸气时呼气流量存在，则存在内源性 PEEP。此外，呼气保持动作可以停止在气流呼吸机回路中的流动，允许定量内源性 PEEP 的量。如果内源性 PEEP 是一个持续性的问题，是非常高的，或引起不同步，那么这个特殊的患者可能受益于更高的潮气量（8～10ml/kg PBW）和较低的呼吸频率，以增加呼气时间和缓解内源性 PEEP。临床医生还应该注意到在这个患者群体中外源性 PEEP 的作用。在肺实质损伤中，PEEP 的作用是最大限度地充起肺泡并消除肺内分流，而在呼气流量受限的情况下，缺氧 / 分流通常不需要 PEEP。要进行一次呼吸，从呼吸机到患者中间的压力梯度是必须克服的。这个差值正是增加的内源性 PEEP。因此，外源性 PEEP 的作用正是克服内源性 PEEP 增加的吸气阈值负荷，从而协助呼吸触发和改善压力不同步。内源性 PEEP 是应该被了解的，并且临床医生应参照此值设置外源性 PEEP 的数值（大概在内源性 PEEP 的 80%）。这将有助于呼吸触发，而不是相反地提高肺泡压力。如果外源性 PEEP 过高，可能导致肺泡压力升高，引起肺过度膨胀。限制一定的潮气量、呼吸速率和内源性 PEEP 可能导致高碳酸血症，但这在该患者群体中通常有很好地耐受性。然而，尽管会减少一定

的分钟通气量，但是如果这种方式可以减少呼吸无效腔，那么分钟通气量实际上可能会增加。在神经系统损伤的患者中，如果 ICP 是一个主要矛盾的话，过高的二氧化碳分压是不能被接受的。与所有情况一样，找到一个平衡点是很重要的，一定的内源性 PEEP 和相对高 $PaCO_2$ 水平所带来的好处必须与继发性脑损伤和升高的 ICP 之间进行取舍。考虑到这些问题，在严格控制分钟通气的情况下，容量控制通气可能是这个患者群体的最佳选择。

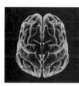

你降低了慢性阻塞性肺病患者的呼吸速率和潮气量，观察到他的气道压力和内源性 PEEP 下降得很好。查房会从患有严重创伤性脑损伤的患者开始，因为这个患者让你没睡好觉。在你开口之前，你的主治医生会观察患者的病情，注意呼吸机设置，并询问你是否考虑过其他更"复杂"的机械通气模式。

描述其他机械通气方式

对于绝大多数患者，无论其呼吸衰竭的原因是什么，其实都可以用常规的机械通气模式来解决，比如以容积或压力为目标的辅助通气。然而，在某些特定的临床情况下，需要采用其他机械通气方式。临床医生应该知道这些机械通气模式的临床结果数据是不够可靠。然而，生理学的基本原理在这些特定情况下是有意义的。

气道压力释放通气

气道压力释放通气（airway pressure release ventilatio，APRV）最早在 1987 年被提出[138]，它是一种以时间触发、压力目标及时间循环的机械通气模式，与 AC/PC 完全相似，如果患者没有自主呼吸，则其 I：E 的比值会非常大[10, 25]。它被称为 CPAP，一个具有间歇性、时间循环的释放阶段并设定较低压力的通气模式。虽然传统的机械通气模式会自动按气道压力来升高设定的基线，以实现潮气通气，但 APRV 模式会使用非常广泛的 I：E 的比值来维持平均气道压力，并通过简短的放气来

实现通气。APRV 中的呼气阀也有助于整个通气周期的自主呼吸，以辅助通气。高压力（P_{HIGH}）是占通气周期大部分时间的气道基础压力。低压力（PLOW）是释放压力，它设置在 $0cmH_2O$。T_{HIGH} 是高压力持续的时间，T_{LOW} 是低压力持续的时间。

尽管与使用肺保护性策略的传统通气相比 APRV 模式的结果数据较少，但据报道，APRV 的优势包括持续性的肺泡支持从而改善氧合，以较低的 P_{PEAK} 和 P_{PL} 完成较高的平均气道压力，整个通气周期的自主呼吸，以及减少镇静和神经肌肉药物的使用[25]。自主呼吸的维持可能通过肺相关区域的优先通气来改善 V/Q 比值，而相对于 PPEAK 和 PPL 的较高的平均气道压力可能会限制 VALI。

肺泡复张是一种泛吸气现象，被复张的肺泡比主动复张或未被复张的肺泡具有更好的顺应性。随着持续升高的压力，APRV 可能起到复张肺泡的作用，肺泡复张需要更长的充气时间和更高的开放压力阈值[10, 25]。持续充气维持压力，减少分流和无效腔，并采用顺应性更好的 PV 曲线。通气是由储存的压力差和间歇释放阶段的动能决定的，并由自发呼吸来延续的。虽然这种通气模式减少了分钟通气

量，但也通过减少无效腔而改善了通气。

虽然临床资料有限，但已经可以表明APRV可以改善氧合，减少分流和减少无效通气，以及减少镇静和肌松药物的应用[25, 139-142]。临床相关结果的数据表明，和死亡率、机械通气天数、ICU天数的关系是非常有限且相互矛盾的，同样没有对于神经损伤患者的高质量试验。这种模式在生理上仍然具有一定的研究价值，因为它对氧合的影响和对于VALI的潜在限制；然而，由于缺少更好的结果数据的支持，因此无法提出具体的建议。

高频振荡通气

从根本上讲，高频振荡通气（high-frequency oscillatory ventilation, HFOV）与传统大流量通气有很大的不同，它使用的呼吸频率比传统模式高很多，而潮气量比传统模式低很多。它类似于APRV，旨在提升平均气道压力来最大化利用肺泡和氧合，同时限制P_{PEAK}[143]。给予的实际潮气量通常是小于解剖无效腔的，比起那些传统的大流量通气相比，HFOV依赖的天然气体传输机制具有很大的不同。这些不同包括一些对流气体的输运，同时也包括分子扩散、摆线、同轴流和泰勒色散[144]。

当启用HFOV时，平均气道压力应设置比传统的通风设备高2~5cm H_2O。在此之前，患者的气管插管应更换为专用的气管插管，因为气管插管中大量的分泌物或气管插管的扭曲打折会严重影响通气。偏置气流以40~60L/min的速度将新鲜气体送入呼吸机回路，并帮助维持平均气道压力[144]。HFOV依赖于活塞式机制来施加压力，这振幅（Δ压力），以及频率（Hz）有助于限制通气。ΔP的设置是参照观察患者大腿有无抖动，并且初始频率一般设置为5Hz。

HFOV在生理上有一定的研究价值，可以限制患者的VALI并且提高患者的氧合，早期的数据有希望在氧合和改善预后方面得到一些发现。这一效果在ARDS的早期应用中受益最大[143, 145, 146]。遗憾的是，两项大型随机研究（OSCILLATE和OSCAR）并没有将这些有可能的结果转化为临床收益，HFOV并没有使ARDS得到改善，甚至导致进一步恶化[147, 148]。应该指出的是，这些结果确实引起了一些争议，如与平均气道压力相关的血流动力学效应和血管升压素使用，以及镇静。有限的数据表明，HFOV在ICP升高的患者中是安全的，并且从ICP的角度来看，在这一亚群患者中耐受性良好[28, 149, 150]。

压力调节容积控制

压力调节容积控制（pressure-regulated volume control, PRVC）是一种非常类似于AC/PC的通气双控制模式。它是一种以压力为目标的呼吸、时间循环，方波压力和减速可变流量的模式。在呼吸机上设置潮气量，并进行"测试呼吸"。呼吸机随后计算CRS和调整所需的压力支持，以达到设定的潮气量。在这个模式里，潮气量被用作反馈控制，它随着呼吸力学的变化而改变压力限制（通常是呼吸到呼吸）。它保留了保证分钟通气量的优势，同时限制压力，并使用减速模式[7]。

比例辅助通气和神经调节通气辅助

比例辅助通气（proportional assist ventilation, PAV）是一种可选择的局部支持模式，在这种模式下，呼吸机根据患者的努力程度提供相应的压力[151]。PAV背后的理论是以运动方程为基础的。通过一个复杂的软件算法，呼吸机能够知道流量、容积、气道阻力和肺顺应性，因此能够计算患者的呼吸功。呼吸机响应患者的机械输出，并通过预设比例的压力扩大患者的努力。临床医生根据患者的努力程度和意愿，设定呼吸机提供支持的努力度。

PAV响应机械输出，而神经调节通气辅助（neurally adjusted ventilatory assistance, NAVA）响应膈肌电活动（Edi）的神经输入，患者保留对呼吸机模式的所有控制。压力的传递与膈肌的电活动成比例，这需要放置食管电极（类似于放置鼻胃管）。呼吸机是基于Edi触发的，因此提高了同步性，因为从患者努力到呼吸开始的时间延迟非常短。此外，呼吸机辅助的程度根据Edi的不同而不同。因此，为了获得更大的帮助，患者必须增加Edi。关于NAVA的临床资料对是有限的，但已显示出同步性的改善，保持通气模式在一个广泛的PEEP范围，并成功减轻呼吸肌负荷[152-155]。

像许多涉及机械通气模式选择的临床情况一样，使用PAV或NAVA的决定应因人而异。有大量呼吸不同步和继发于阻塞性生理疾病的内源性 PEEP 患者可从这些模式的转换中获益。然而，它们并不能改善内源性 PEEP，而外在 PEEP 应该被适当的传导。对于最近插管（＜48h）、严重缺氧或血流动力学不稳定的患者，应避免这些模式。这两种模式都需要一个完整的呼吸机驱动，持续的肺

力学评估是必要的。如果呼吸系统力学发生突然变化，必须调辅助比例。最后，由于这两种模式都不能控制运动方程中的任何因素，所以这两种模式都不能改变呼吸机模式（只有辅助水平在改变），临床医生在使用 PAV 和 NAVA 时必须放弃大量的控制。

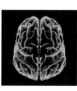

您的主治医生承认，临床数据似乎更强，您目前的战略比上述机械通气模式更复杂。查房结束时，你会很高兴，因为患者似乎暂时稳定下来了，然后回家时，你会想着如何浓缩所有的临床情景和考虑刚刚发生的复杂生理反应的关键。

！关键注意事项

- 机械通气的建立有很多原因，但在大多数情况下，机械通气不能治疗疾病。它应该被安全地管理，而诱发因素是可以治愈的。
- 机械呼吸分为触发、吸气、循环和呼气。
- 呼吸机模式描述了患者和患者 – 呼吸机交互作用的呼吸特征集，包括控制变量/目标、相位变量、强制呼吸和自主呼吸。
- 虽然呼吸系统力学可能很复杂，但感兴趣的变量实际上只分解为压力、流量和体积。理解运动方程将有助于理解呼吸机对给定呼吸的控制或目标。
- 压力 – 体积曲线展示了几个关键特征，包括过度膨胀和脱水的概念、顺应性和 PEEP 设置。
- 尽管引起低氧血症的单个疾病或综合征非常多，但它们一般可以归纳为几种真正的机制。
- 氧合目标应基于个体患者的生理机能。ARDSnet 宽容对于 ICP 患者，55mmHg 的 PaO_2 可能较低，低氧血症可继发脑损伤。
- PEEP 可提高循环中的基线压力，并可用于复张肺泡塌陷，减少分流，恢复 FRC。最优的 PEEP 设定策略是有争议的，应该根据复张的潜力和潜在的 PEEP 效应的风险来平衡。大多数数据表明，PEEP 是很容易被 ICP 升高的患者接受。
- 如果监测到脑组织氧合，小于 15mmHg 的水平应引起关注。
- 在给药机械通气时，应一直注意心肺间的相互作用和监测向前血流。对于 ARDS 患者的 RV 功能尤其如此，因为 RV 功能障碍的发生率很高，并且与死亡率增加相关。
- 低碳酸血症和过度通气只应在紧急的 ICP 升高时使用。
- 在 ARDS 的设置中，ICP 升高可控的患者可能耐受轻度宽松的血碳酸过多症。这一战略应与控制 ICP 的难度进行权衡。
- 不存在孤立的头部受伤，对所有接受机械通气，并对大脑进行治疗的神经损伤患者都应该考虑脑 – 肺相互作用，大脑应视为受 VALI 影响的终末器官。
- 有呼气流量受限和内源性 PEEP 的患者需要延长呼气时间以缓解动态过度通气。最有效的方法是降低呼吸频率。
- 尽管大多数患者可以通过传统的机械通气模式进行治疗，对于有困难的患者，可以考虑采用 APRV 和 HFOV 等替代模式，而 PAV 和 NAVA 则被认为是在生理上有吸引力的模式，可以防止呼吸肌萎缩和促进同步。

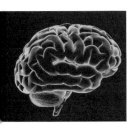

第 43 章　急性呼吸窘迫综合征
Acute Respiratory Distress Syndrome

Luciana Mascia　Anna Teresa Mazzeo　Federico Bilotta　Vito Fanelli　**著**

王广辉　**译**

黄齐兵　魏俊吉　张洪钿　**校**

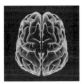　一名 53 岁的高血压女性（实际体重 70kg，身高 160cm）在急性发作性头痛后因昏迷（格拉斯哥昏迷评分 E1M3V1t）入院。颅脑计算机断层扫描显示蛛网膜下腔出血并严重脑室扩张和右颞叶血肿（图 43-1）。脑血管造影显示双侧后交通动脉起始处有 2 个动脉瘤，右侧可能有出血（直径 9mm，颈部 3.5mm）。留置侧脑室外引流，静滴尼卡地平控制血压，并对患者的右侧后交通动脉瘤进行血管内栓塞治疗。

术后患者入住 ICU，查体示双侧瞳孔等大，对光反应存在。静脉泵入 30～60μg/（kg·min）的丙泊酚和 0.5～1μg/（kg·min）的瑞芬太尼来维持镇静状态。该患者的估算体重为 52.2kg，调整呼吸机参数，采用 PSV 通气模式，潮气量为 8ml/ kg，呼吸频率为 20/min，呼气末正压为 8cmH$_2$O，FiO$_2$ 为 0.4。动脉气体分析示 pH 7.42，PO$_2$ 164mmHg，PCO$_2$ 41mmHg，HCO$_3^-$ 27mmol/L，碱剩余 3.2mmol/ L，乳酸 1.3mmol/L，PO$_2$/FiO$_2$ 410。患者术后血压偏高，在动脉瘤栓塞术后可以接受。颅内压保持在正常范围内，GCS 评分为 E3M4V1T。口服尼莫地平 60mg 每 4 小时 1 次，控制吸氧。

第 6 天，患者病情变化，出现发热，大量的痰液等分泌物沉积，P/F 比降低至 170。胸部 X 线片显示右下肺高密度浸润影（图 43-2）。考虑患者为院内呼吸机相关性肺炎，遂给予经验性抗生素治疗，即利奈唑胺 600mg 静脉注射，每 12h 一次，哌拉西林他唑巴坦 4.5g 静脉注射，每 8h 一次。

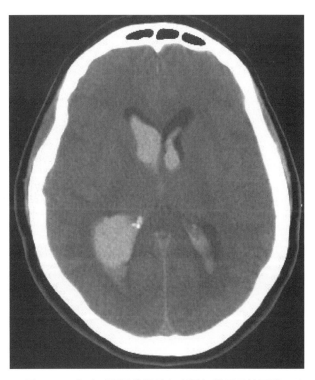

▲ 图 43-1　入院时颅脑的计算机断层扫描显示蛛网膜下腔出血伴严重的脑室扩大

第 8 天，颅脑 CTA 显示右侧大脑前动脉和大脑中动脉分支有中度血管痉挛，经脑血管造影证实并接受了动脉内尼卡地平治疗。第 10 天进行气管切开术。第 11 天，患者出现了严重的低氧血症，并符合柏林定义的 ARDS 的标准[1]（P/F 比值降至 140，然后降至 80），pH 7.45，PCO_2 35mmHg，PO_2 56mmHg，HCO_3^- 24.8mmol/L，剩余碱 0.6mmol/L，乳酸 1.4mmol/L；胸部 X 线片显示：双肺弥漫性浸润影（图 43-3）。经胸超声心动图检查显示心室收缩和舒张功能正常，无瓣膜异常，排除了心源性的肺水肿。患者继发感染，体温为 38.9℃，这很难用物理方法和解热药退烧，白细胞计数增加到 20 000/μl。机械通气将呼气末正压增加到 16cmH_2O，FiO_2 0.8，潮气量降低到 6ml/kg IBW。

由于担心高碳酸血症对脑水肿的影响，开始监测呼气末二氧化碳，呼气末二氧化碳维持在 30～45，pH > 7.25。第 12 天，氧合功能恶化，并决定开始俯卧位通气，并使用一氧化氮吸入气体疗法（40/100 万）。谨慎预防 EVD 脱落，并在整个过程中监控 ICP，患者被置于俯卧位，在氧合和通气方面均立即得到了改善。以 8h 为间隔进行一次心排血量监测，持续 3d，并开始积极的利尿，以确认利尿过程中是否维持了心排血量。患者氧合稳定改善，第 22 天她完全脱离了机械通气。

概述

急性呼吸窘迫综合征的特征在于直接或间接损伤后肺部的炎症反应。该临床综合征的特征是严重的低氧血症，肺顺应性降低和弥漫性放射性浸润[2]。ARDS 发生在 4%～38% 的孤立性脑损伤患者中，并且是不良预后的独立预测因子[3]。了解该综合征的病理生理机制可能有助于治疗策略的发展，从而改善急性脑损伤患者的预后。本章重点介绍以下几方面的最新知识：①急性神经系统疾病患者 ARDS 的发生率；②重度脑损伤患者 ARDS 的病理生理机制；③机械通气在预防和治疗 ARDS 中的作用；④针对所选患者群的其他治疗策略。

ARDS 的诊断

ARDS 是一种急性弥漫性肺损伤的临床综合征，其特征是炎症导致肺血管通透性增加和肺组织实变。标志是严重的低氧血症和胸部 X 线片或 CT 扫描上的双肺浸润影。病理生理改变包括肺静脉混合血增加，生理无效腔增加和呼吸系统顺应性降低。ARDS 患者罹患呼吸机诱发的肺部损伤的风险增加，而提供肺部保护性通气可以降低这种风险。因此，ARDS 的早期识别很重要。

1994 年的美国 - 欧洲共识会议委员会将 ARDS

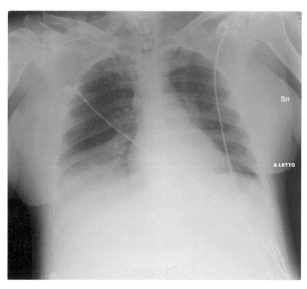

▲ 图 43-2　第 6 天的胸部 X 线片显示右下叶浸润

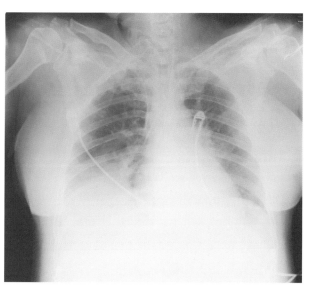

▲ 图 43-3　第 11 天的胸部 X 线片显示进行性弥漫和双侧肺浸润

定义为急性发作综合征，其胸部 X 线检查显示与肺水肿一致的双肺浸润影，肺动脉楔压＜ 18mmHg 或临床无左心室高血压，低氧血症，动脉血氧分压与吸入氧浓度之比（PaO_2/FiO_2）＜ 200[2]。符合上述标准，但 PaO_2/FiO_2 ＜ 300 的患者被诊断为急性肺损伤。最近，柏林定义[1] 明确排除了静脉压升高导致的水肿，增加了有关呼吸机设置的基本信息，并在预测有效性方面略有改善（表 43-1）。

据报道，重度脑损伤患者 ARDS 的发生率为 5%～20%[3-13]。这种差异可以通过研究中包括的特定患者类型和 ARDS 的不同定义来解释。大多数研究包括创伤性脑损伤（TBI）患者，但入院时损伤的严重程度由格拉斯哥昏迷评分[14] 评估。仅对重度 TBI（GCS ＜ 9）的患者进行分析，其发生率为 5%～10%[4]。发现在蛛网膜下腔出血（SAH）患者中[6,7,11,12]ARDS 发生率更高，提示尽管原发性脑损伤的原因不同，但存在类似的发生 ARDS 的发病机制。

据报道，ARDS 是 TBI、SAH 和其他脑损伤患者死亡率增加和神经系统预后不良的独立预测因子（表 43-2）。它与重症监护病房和住院时间延长及无呼吸机天数减少相关[8,12]。相反，TBI 是 ARDS 患者预后不良的独立预测因素[15]。

脑损伤患者 ARDS 的风险因素

TBI 后 ARDS 的预测因素包括初始脑 CT 影像学表现[5]，低 GCS[3-5]，颅外因素如血管活性药物的使用和药物滥用病史[5]。急性脑损伤患者 ARDS 的发展过程呈双峰分布，在机械通气开始后的第 2 天或第 3 天出现早高峰，而在第 7 天或第 8 天出现晚高峰[9]，后者通常与并发肺炎有关[16]。呼吸参数设置（潮气量和呼吸频率）和较低的 PaO_2/FiO_2 比值是早期 ARDS（机械通气后 72h 内）的独立预测因素，尤其在合并 ARDS 的危险因素（吸痰、肺炎和肺挫伤）时[8]。根据这些结果我们提出以下假设，即治疗策略及损伤的严重程度，可能有助于 ARDS 的发展。

病理生理学

Rogers 及其同事[17] 发现，在单独的头部受伤后 96h 内死亡的患者中，有 50% 的患者的肺重量显著增加，而其他器官则没有。肺的病理组织学检查显示有水肿，充血和出血，这些均与肺重量增加有关。这一结果支持神经源性肺水肿的诊断，其特征

表 43-1　柏林定义

柏林定义的 ARDS 的标准
1. 急性：发病时间≤ 1 周
2. mCT 或胸部 X 线片显示与肺水肿一致的双肺浸润影
3. P/F 比＜ 300mmHg，最小 5cmH$_2$O PEEP（或 CPAP）
4. 肺部浸润不能完全用心脏衰竭或液体负荷过重解释。如果没有明确的原因（如外伤或败血症），则在大多数情况下应进行"客观评估"

ARDS. 急性呼吸窘迫综合征；CPAP. 持续气道正压；CT. 计算机断层扫描；PEEP. 呼气末压力；P/F. PaO_2/FiO_2
经授权引自 Ranieri VM, Rubenfeld GD, Thompson BT, et al. Acute respiratory distress syndrome: the Berlin Definition. JAMA. 2012; 307: 2526–2533.

表 43-2　ARDS 的严重程度

	PaO_2/FiO_2	观察死亡率（%）
轻度	200～300	27
中度	100～200	32
重度	＜ 100	45

ARDS. 急性呼吸窘迫综合征；FiO$_2$. 吸入氧浓度；PaO$_2$. 动脉血氧分压

是遭受急性神经系统损伤的患者的肺渗出增加[18]。在生存期超过96h的患者中，即使最初胸部X线片检查正常，高颅内压和低灌注压也与PaO_2/FiO_2的严重恶化有关。

爆炸损伤理论

"爆炸损伤"理论[19]指由ICP急剧增加引起的交感性风暴引起血管内压力的瞬时升高，损害内皮并使富含蛋白质的血浆渗出到间质和肺泡间隙。该理论假定了水肿的静水压和高渗透机制并存。Smith和Matthay[20]认为静水压引起的肺水肿是神经源性肺水肿的主要潜在机制；然而，在颅内高压的实验模型中，McClellan等[21]发现，由于脑损伤引发的直接肾上腺素能刺激导致血管外蛋白质积聚。毛细血管内压力增高的程度决定了是Starling力的不平衡增加了穿过内皮的水通量，还是毛细血管壁的结构破坏使血浆渗出到间质和肺泡间隙。

炎性反应

急性脑损伤后颅内促炎细胞因子的增加导致继发性损伤[22, 23]及促炎介质释放到体循环中[24]。McKeating发现脑损伤后48h内白介素-6的颅内外浓度差增加，表明它是在颅内产生的，可能与神经胶质细胞有关[24]。最近，Hutchinson等[25]指出，在预后良好的TBI患者中，IL-1受体拮抗药（IL-1ra，一种抗炎细胞因子）的微浓度明显高于IL-1β（促炎分子）。众所周知，促炎细胞因子，如IL-1、IL-6和肿瘤坏死因子（TNF）-α，可以调节黏附分子活性的表达，有利于炎细胞从血管系统中迁移出来进入肺间质[26]。TBI患者全身可溶性细胞间黏附分子1（ICAM-1）的浓度与神经系统不良预后之间存在密切关联[27]。

基于这一证据，提出了"双重打击"模型来解释与急性脑损伤相关的器官衰竭的原因。首先，TBI会激活全身炎症反应[28]。一旦启动，系统便容易受到继发性炎症的侵害，例如感染，机械通气引起的机械压力及外科手术。这些伤害发生在原发性损伤后的数小时或数天内，可能导致中枢神经系统进一步受损，并可能导致大脑之外的多个器官衰竭，从而导致多器官功能障碍综合征的发展。最近的证据表明，呼吸系统是最容易受到这种侵害的器官[29]。

在皮质撞击损伤的实验模型中，Kalsotra[30]证实了肺通透性增加，以及在损伤后24h，嗜中性粒细胞和活化的巨噬细胞向主气道和肺泡腔的迁移，这一结果与肺白三烯B_4的产生增多有关。Yildirim在实验性脑损伤后24h证实了II型肺细胞超微结构损伤，其特征是存在强烈的细胞内液泡和肺组织脂质过氧化作用导致膜溶解[31]。据Fisher报道[32]，支气管肺泡灌洗液中的促炎细胞因子增加，并且在致命性脑损伤患者肺组织中IL-8 mRNA的表达增加。此外，肺移植供体肺内中性粒细胞浸润程度与灌洗液中IL-8浓度相关，提示脑死亡患者可能已经存在临床前肺损伤，这可能导致肺移植受体临床预后不良。

这些实验和临床数据支持以下假设，即严重的脑损伤后会发生临床前肺损伤。儿茶酚胺风暴和全身性炎性介质的产生创造了全身性炎性环境，在该环境中，肺部更容易受到进一步的伤害性刺激，如通气，感染和输血。

机械通气的作用

需要机械通气以维持足够的氧合作用，并清除急性呼吸衰竭期间周围器官产生的二氧化碳。虽然患有严重颅脑损伤且ICP升高的患者需要严格控制CO_2的排放量，但是对于没有颅内高压的脑损伤患者，ARDS的优化治疗可能涉及轻度的"允许性"高碳酸血症，以保护肺部从初始病理过程中恢复时免受进一步的伤害性刺激。同时保护受伤的大脑和肺部的需求是该患者群体中该综合征的特殊挑战。

动脉二氧化碳分压的控制

尽管过度通气通过其血管收缩机制可减少脑血流量来有效降低ICP，但它也可以将脑血流量降低至临界阈值以下。多项临床研究表明，过度换气可能弊大于利[33, 34]。因此，脑创伤基金会[35]的指南不鼓励过度换气，除非将其作为减少ICP升高的临时措施，如果过度换气时，应通过颈静脉血氧饱和度或脑血氧张力（脑组织中的氧分压）来监测脑氧的输送。

尽管如此，在欧洲和美国，仍有临床医师使用过度换气。在脑创伤基金会指南的第一版发布后，一项调查报道称，北美有 36% 的神经外科医师进行了过度换气，使得 $PaCO_2 < 30mmHg$[36]。最近，BrainIT 网络[37] 报道说，在欧洲最常见的策略是轻度的过度换气，导致 $PaCO_2$ 在 $30\sim35mmHg$，这种高通气水平占总通气时间的一半。我们最近确认，患有 TBI 但无 ALI 的镇静患者需要平均每分通气量为 7.6L，以维持 $PaCO_2$ 为 35mmHg。那些发展为中度 ARDS 的患者分钟通气量为 10.4L/min，潮气量为 10.6ml/kg PBW 和呼吸频率为 15/min，以保持严格的 CO_2 控制[8]，提示对于 TBI 合并 ARDS 患者应在治疗上优先考虑严格的 CO_2 控制，即使需要采取可能有害的通气策略。研究表明，ARDS 患者使用较低的潮气量（6ml/kg）可降低死亡率并增加无呼吸机天数[38]。这些临床发现可能与较高的潮气量加剧 ARDS 患者肺部和全身炎症反应有关[39-41]，引起所谓的呼吸机诱发的肺损伤，这种综合征在临床上和形态上与 ARDS 不能区分。呼吸机诱发的肺损伤发生的三个基本机制是机械通气期间肺过度扩张引起的肺泡 - 毛细血管通透性增加（创伤），肺泡反复张开和塌陷导致的肺损伤恶化（肺炎）及炎症过程激活的更细微的损伤表现（生物创伤）[41]。虽然最近有人认为只有 ARDS 患者的肺部被认为更易发生呼吸机诱发的肺损伤，但 Gajic[42] 最近发现，在机械通气的最初的 48h 使用高潮气量与 ARDS 的发展是有关联的，在伴有炎症（吸痰、败血症、肺炎或创伤）的普通 ICU 患者人群中，在严重脑损伤的患者中，炎症过程可能是主要的脑损伤。最近已确定高潮气量和呼吸频率是 TBI 患者 ARDS 的独立预测因素[8]；据报道，初始潮气量与 ARDS 的发展之间存在剂量效应关系，这表明这种可改变的危险因素可能是未来的介入试验的靶点。脑损伤可能是一个预处理因素，使肺部更容易受到机械通气引起的随后的肺部损伤的影响。

氧合和 PEEP

TBI 后继发性脑损伤可能是低氧血症的结果，创伤性昏迷数据库中有 22% 的重度 TBI 患者发生过低氧血症，并与发病率和死亡率显著增加呈独立相关[43,44]。这些结果在以下文献中也得到了证实[45]。因此，脑创伤基金会指南指出："应监测氧合作用，并避免缺氧（$PaO_2 < 60mmHg$ 或氧饱和度 $< 90\%$）"[35]。

通过给予适当的 FiO_2 和 PEEP 可以达到最佳的氧合程度。对 ALI 患者的通气支持包括应用 PEEP 来复张萎陷的肺泡，改善动脉氧合和降低呼吸系统的弹性[46]。但是，尚未确定 PEEP 的最佳水平[47]。理想情况下，直接评估肺的可吸收性将评估 PEEP 的最佳生理值。在广泛使用这种方法之前，将 PEEP 设置为与 $\leq 28\sim30cmH_2O$ 的平稳压力和 6ml/kg 的预计体重的潮气量兼容的最高水平是一种合理的选择[48-50]。设置合理的 PaO_2 并且将 PEEP 设置达到该目标也不是没有道理的。

急性脑肺损伤患者的脑循环受复杂的心肺相互作用的影响[46, 51, 52]，PEEP 的应用可能通过 CO_2 介导和血流动力学机制影响脑循环。

气体交换机制

$PaCO_2$ 升高会直接导致脑动脉血管舒张，从而增加颅内血流量，如果颅内顺应性较差或降低，则会导致 ICP 升高[53]。我们发现 TBI 并发 ARDS 的患者在应用 PEEP 时会导致肺泡区域过度扩张，无效腔和 $PaCO_2$ 的增加，导致脑血管扩张[54]。相反，如果 PEEP 导致分流的减少，氧合的改善是主要的作用，而无效腔的减少导致 $PaCO_2$ 减少的不太明显；因此，ICP 和脑灌注没有改变。

血流动力学机制

PEEP 可能降低患者的静脉回流，脑自动调节功能受损从而减少脑血流量，但如果保留自动调节功能，可能会导致代偿性血管舒张[55]。在后一种情况下，血管舒张导致脑血流量和 ICP 增加，颅内顺应性降低。但是，大多数研究表明，维持血容量正常时，应用 PEEP 不会导致动脉和脑灌注压力的显著降低[56]。此外，给予 $10\sim15mm H_2O$ 的 PEEP 通常不足以导致 ICP 升高。

PEEP 的应用还可能通过局部静脉回流受损和右心房压力被动传递引起的右心房压力升高而影响大脑循环[57-60]。Starling 电阻器模型描述了可折叠管内血流的动态[61]。在脑循环中，上游压力由动脉压表示，而下游压力由 ICP 表示，ICP 围绕可折叠的脑静脉。PEEP 的使用会增加胸腔内压力，导致右心房压力升高，从而导致矢状窦压力升高。矢状窦压力的增加减少了脑静脉流出并增加了 ICP。但是，实验和临床研究表明，如果初始 ICP 低于所应用的 PEEP，则应用 PEEP 的效果会更加明显 [59, 60]。为了进一步减少右心房压力升高对静脉流出的干扰，患者应该将床头抬高 30° 进行管理 [62-64]。实际上，在头顶抬高期间，由于应用 PEEP 而引起的右心房压力的大部分增加是通过颈静脉通道传递的，该通道起了 Starling 抵抗器的作用，上游压力是矢状窦压力，下游压力是右心房压力。为了克服在胸腔入口处发生的颈静脉塌陷并引起向上的压力传递，需要将右心房压力增加到 20mmHg [65]。在抬头时，脑静脉血也通过椎静脉系统排出 [66]，不会因颈静脉塌陷而立即引起胸腔内压力变化。

替代通气技术

急性脑损伤的患者有患脑缺血的风险，因此通常使用机械通气来维持严格的 CO_2 控制。但是，需要采取一种保护肺部的通气策略，以确保充足的氧合作用并保护肺部免受进一步的有害刺激，同时又可以从最初的病理过程中恢复过来。只要不影响 ICP 和 CPP 的优化，该策略就可能需要"允许性的高碳酸血症"。因此，在患有 ARDS 的急性脑损伤患者中，需要建立一种治疗方案，以允许将保护性通气与预防高碳酸血症相结合。

气管内注气是机械通气的辅助设备，可在低潮气量的情况下通气，同时确保清除 $PaCO_2$。多项研究表明，在潮气量减少的同时，气管内注气可用于减少高碳酸血症患者的 $PaCO_2$ 或维持正常的碳酸血症 [67]。在严重颅脑损伤和 ALI 的患者中，Martinez 等表明，阶段性气管内注气（中至呼气末期）允许以较低的潮气量和驱动压力进行通气，同时保持 $PaCO_2$ 恒定，而对脑参数没有任何有害影响 [68]。

对于重度 ARDS 的患者，建议采用体外膜氧合来保持肺"静止"，同时提供足够的气体交换。最近，有人提出了一种改进的技术 LFPPV-ECCO2R（低频正压通气，可去除体内 CO_2），其中肺部充气至中等压力，以维持功能性残气量，并通过低流量分流来确保 CO_2 去除 [69]。常规的体外肺辅助系统的特点是通过带有全身性肝素化的辊式或离心泵产生血流，但是最近有人提出了一种无泵体外肺辅助系统。这种新系统是动静脉旁路，由于使用了肝素包被的膜，因此需要小的灌注量和非常低的肝素化水平（如果有的话）。初步数据表明，该设备在部分严重 ARDS 并发 TBI 的患者中具有良好的安全性和有效性 [70, 71]。

俯卧位可改善急性低氧性呼吸衰竭患者的氧合作用，并降低呼吸机相关性肺炎的发生率，但可能不会改善死亡率。俯卧位与通气灌注匹配的改善，重力梯度后肺不张区域的复张及呼气末肺体积的增加有关 [72]。最近，一项回顾性研究显示了俯卧位对脑组织氧合的有益作用。尽管这项技术会导致 ICP 的显著增加和 CCP 的降低 [73]。通过使用先进的俯卧床（具有自动，可编程的旋转控制和安全的患者锁定系统的床）和足够的镇静，可以使 ICP 和 CPP 最佳化，同时显著改善氧合。俯卧位可以在早期使用，如果氧合改善，可以避免使用 ECMO。

采取"开放肺策略"进行保护性通气的另一种方法是使用高频振荡通气（HFOV）[74]。一项针对脑损伤患者的回顾性研究报道指出，由于 $PaCO_2$ 的显著降低，氧合显著改善，ICP 降低 [75]。然而，对于 HFOV 来说，严格控制 CO_2 可能是困难的或不可能的，并且由于没有安全数据支持严重脑损伤患者使用 HFOV，因此不建议使用。

容量状态的重要性

无论临床医生选择使用哪种方法来治疗 ARDS，都必须遵循一个原则：ARDS 患者如果出现"湿肺"就永远不会好转。ARDS Net 液体和导管治疗试验明确表明，对于 ARDS 患者，谨慎而明智的液体管理策略可改善氧合作用并减少机械通气时间。利尿既是 ARDS 中呼吸机策略的绝佳辅助措施，又是维持氧合并降低氧合和通气所需的驱动压力的重要方法。由于担心急性脑损伤后要维持足够的心排血量和脑血流量，因此在利尿期间监测心排血量和脑代谢是很重要的，但是更重要的是要记住，液体过多是 ARDS 患者的最大敌人。ICU 医师认为准确评估血管内容积状态具有挑战性。通常，需要一个以上的替代方案，如皮肤充盈、中心静脉压、脑卒中面积 / 脑卒中面积指数及脑卒中面积变化、脉压变化、出入量等。收集每条信息非常重要并提供更准确的容量状态以优化 ARDS 的管理。再次，目标是维持血容量并确保避免 ARDS 中的血容量过多。

! **关键注意事项**

- ARDS 是影响急性脑损伤患者预后的最常见的全身器官功能障碍之一。
- 必须为每位患者确定 ARDS 的最佳通气策略，并监测其对脑生理的影响。
- 可能必须通过严格的 CO_2 控制进行肺保护性通气，并且应考虑使用其他通气策略及直接进行 CNS 监测。
- 应对重度 / 难治性 ARDS 的合理策略包括以下步骤。
  - 保护气道，确保足够的分钟通气（> 7L/min），并保持稳定的全身循环。
  - 足够的镇静作用：如果发生低血压，建议使用咪达唑仑而非丙泊酚输注。记住：高 PEEP，低潮气量。
  - 如果仅使用镇静药不足以完全控制患者的呼吸机周期，则可以考虑使用麻醉剂。
  - ABC 后，足够的镇静和（或）麻醉，高 PEEP/ 低潮气量。如果这些方法都不能改善氧合作用，则接下来的步骤包括一氧化氮吸入、俯卧位和 ECMO。
- 通过积极使用常规和替代治疗策略，严重 ARDS 患者的生存率可得到显著改善。

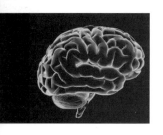

第 44 章　深静脉血栓和肺栓塞
Deep Vein Thrombosis and Pulmonary Embolism

Geno J.Merli　Photi Galanis　Geoffrey O. Ouma　Luis Eraso　Lynda Thomson　**著**

宋　岩　**译**

黄齐兵　魏俊吉　张洪钿　**校**

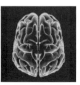

　　62 岁男性脑室腹腔分流术后感染，经右上肢 PICC（经外周静脉穿刺中心静脉置管）注射抗生素，因右侧肿胀加重而住院。入院前 7 周，患者因行开颅脑胶质母细胞瘤切除术后出现梗阻性脑积水，进行了脑室腹腔分流术。患者因意识状态改变被安置在神经重症监护病房。右上肢超声显示：肱静脉、腋静脉和锁骨下静脉内导管周围血栓形成。

与 PICC 相关的血栓风险是什么？

背景

　　75% 的上肢深静脉血栓是由中心静脉导管或 PICC 引起的 [1]。相对于中心静脉导管，PICC 导管用于抗生素、化疗、全胃肠外营养和静脉通路的增加可能主要是因为出现相关置管并发症的风险更低。据报道，约 3% 接受中心静脉导管置管的患者会出现严重的操作并发症 [2]。Chopra 等评估了 966 例 PICC 管的位置，发现 33 例有症状的 PICC 管深静脉血栓形成 [3]。双变量分析显示与 PICC 置管血栓形成有关的因素，如最近 6 个月确诊癌症、介入放射操作、化疗、管腔数、PICC 管规格。另一方面，多因素分析确定了近期确诊癌症和 PICC 管规格的危险比分别为 2.21 和 3.56。Chopra 等发现，过去 6 个月确诊癌症和导管规格是 PICC 相关深静脉血栓形成的最强预测因素 [4]。另外，5Fr 和 6Fr 的 PICC 更早出现深静脉血栓形成，说明使用更粗的规格会加速血栓形成。

治疗

　　PICC 管在 NICU 中的应用表明，症状性 PICC 管相关血栓形成的累计发生率为 8.4%，其中 15% 与肺栓塞有关 [4, 5]。有了这些背景信息，充分的抗凝治疗是适当的，以防止肺栓塞和当前血栓进一步加重。

　　患者使用 5Fr 和 6Fr 导管不仅风险更大，而且与应用 4Fr 导管的患者相比，血栓形成更早 [6, 7]。从并发症的角度来看，4Fr 双腔 PICC 可能是静脉通路和治疗的最佳选择。

　　单腔和较小的 5Fr 三腔 PICC 的使用显著增加与 PICC 相关深静脉血栓形成显著减少有关。PICC 相关深静脉血栓形成也增加了住院费用。

　　对于腋静脉或更近端静脉中心静脉导管相关的上肢深静脉血栓形成且导管功能正常的患者，

应开始静脉使用普通肝素、低分子肝素、磺达肝素或按体重皮下注射普通肝素进行治疗性抗凝（框44-1）[8]。抗凝治疗应进行3个月。如果导管

周围血栓形成累及腋窝或近端静脉，且导管不起作用了，则应拔除导管并维持充分抗凝治疗3个月。目前没有充足的证据来说明导管拔除的时机。

框44-1 上肢深静脉和中心静脉导管

1. 急性上肢深静脉血栓形成，累及腋静脉或近端静脉，用低分子肝素治疗（单用或联合华法林）、磺达肝素（单用或联合华法林）、IV UFH 或治疗性 SC UFH 联合华法林（1B 级）

2. 与中心静脉导管相关的急性上肢深静脉血栓形成，累及腋静脉或近端静脉，如果导管功能正常且需要持续使用导管，则不应拔除导管（2C 级）。这些患者应接受 LMWH（单用或联合华法林）、磺达肝素（单用或联合华法林）、IV UFH 治疗或治疗性 SC UFH 联合华法林至少 3 个月（1C 级）或无癌症（2C 级）

3. 与中心静脉导管相关的急性上肢深静脉血栓形成，累及腋静脉或近端静脉，如果导管没有功能，则应拔除导管。对于这些患者，应采用 LMWH（单用或联合华法林）、磺达肝素（单用或联合华法林）、IV UFH 或治疗性 SC UFH 联合华法林治疗至少 3 个月，有癌症 1B 级）或无癌症（2C 级）

4. 与中心静脉导管相关的急性上肢深静脉血栓形成，累及腋静脉或近端静脉，如果导管是有功能的，需要持续的治疗，只要导管保持在适当的位置，使用 LMWH、磺达肝素、IV UFH 或治疗性 SC UFH 联合华法林，有癌症（1C）或无癌症（2C）

IV. 静脉注射；LMWH. 低分子肝素；SC. 皮下；UFH. 普通肝素

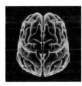

一位 68 岁的男性，已经错过了重组组织型纤溶酶原激活剂治疗的时间窗，在左侧大脑中动脉卒中时，从外院转到 NICU。他是卒中后第 3 天。他没有接受静脉血栓栓塞预防。超声检查显示右侧股静脉、胭静脉和胫后静脉血栓形成。患者有 5 年前全膝关节置换术后右下肢深静脉血栓形成病史。

这个患者的治疗方案是什么？

背景

卒中是西方世界第三大死亡原因。深静脉血栓形成和肺栓塞是缺血性脑卒中常见的并发症[9,10]。不同的临床研究显示，缺血性卒中患者未接受血栓预防治疗时，深静脉血栓形成和肺栓塞（PE）的发生率有很大差异。深静脉血栓形成为 1%～5.2%，PE 为 0%～5.6%[11]。PE 是卒中患者死亡的重要原因，早期研究表明，在缺乏预防的情况下，PE 占到早期死亡原因的 1/4[12]。在 Heuschmann 等最近的一项针对 13440 例缺血性卒中患者的大型登记研究中，0.4% 的患者发生 PE，其中近一半（46.8%）在出院前死亡[13]。

该患者广泛性深静脉血栓的治疗方法是静脉使用普通肝素、低分子肝素、磺达肝素或皮下注射体

重依赖性普通肝素抗凝治疗。该方法之后，将联合华法林治疗，目标国际标准化比率为 2～3，持续 3 个月。另一种治疗选择是使用低分子肝素或磺达肝素单药治疗 3 个月。

治疗

普通肝素

普通肝素（UFH）是以体重为基础的给药方案，初始静脉推注 80U/kg，然后持续输注 18U/（kg·h）。在最初的 24h 内，每 6h 对活化部分凝血活酶进行监测，直到达到治疗范围水平，然后每天进行监测，目标是维持治疗范围。静脉用 UFH 的一种替代方法是皮下注射体重依赖性的 UFH，初始剂量为 333 U/kg，随后每 12h 维持剂量为 250U/kg。此方案可用于静脉通路差的活化部分凝血活酶采血患

者。华法林与上述 UFH 方案同时开始，并持续到 INR 为 2～3，持续 2d，此时 UFH 与两种抗凝血药至少重叠 5d。在第 3 天和第 5 天监测血小板计数以监控肝素诱导血小板减少症的发生。为了降低静脉血栓的复发率，必须在 24h 内达到治疗水平。

低分子肝素和磺达肝素

多项随机研究支持低分子肝素（LMWH）和磺达肝素在预防血栓形成和肺栓塞方面至少与静脉注射 UFH 一样安全有效。治疗方案如下：根据患者的体重，达肝素 200U/kg，皮下注射，每日 1 次；依诺肝素 1mg/kg，皮下注射，每 12 小时 1 次或 1.5mg/kg，皮下注射，每日 1 次；磺达肝素 5mg、7.5mg 或 10mg，皮下注射，每日 1 次。华法林与上述低分子肝素和磺达肝素方案同时启动，并使 INR 维持 2～3，持续 2 天，此时停止静脉给药，华法林与两种抗凝血药至少重叠 5d。在这种情况下，我们倾向于短效的 LMWH，而不是长效的磺达肝素（半衰期 17～21h），后者可能导致多种中枢神经系统不可逆的出血。

在过去的 4 年里，有一些随机对照试验的 Meta 分析，进一步证实了 LMWH 与 UFH 相比在治疗深静脉血栓形成上的价值，无论是有无肺栓塞，无论是住院和门诊[14,15]。其中最新的 17 项研究中 UFH 是通过静脉给药的，3 个较早的研究中 UFH 是通过皮肤给药的[16]。LMWH 与血栓并发症少（3.6% vs. 5.4%）、大出血少（1.2% vs. 2.0%）、死亡率低（4.5% vs. 6.0%）相关。LMWH 死亡率低的优势似乎仅限于癌症患者。因此，这些研究表明，LMWH 至少与静脉应用 UFH 治疗静脉血栓栓塞一样安全有效，可以预计肝素诱导血小板减少症的发生率较低。同样，磺达肝素在治疗静脉血栓栓塞方面也很有效，不认为有引发肝素诱导血小板减少症的风险。

华法林

华法林阻断了维生素 K 的生成，维生素 K 是谷氨酸残基羧化的必要辅助因子，用于关键凝血蛋白包括因子 Ⅱ、Ⅶ、Ⅸ 和 Ⅹ，以及蛋白 C 和蛋白 S 的羧化。众所周知，肝病能够增强华法林的抗凝血作用，但肾脏疾病不会增加对华法林的反应。口服华法林后，迅速吸收，90min 后达到血药浓度峰值，血浆半衰期约为 40h，生物利用度接近 100%。推荐的初始剂量华法林是 5mg 在 24h 内启动 UFH，低分子肝素，或磺达肝素。两项研究表明，在 5mg 和 10mg 剂量范围之间达到治疗性 INR 的平均时间没有差异。华法林治疗应持续 3 个月。

低分子肝素和磺达肝素单药治疗

该患者的另一种选择是使用低分子肝素或磺达肝素单药治疗。患者不服用华法林，而是分别服用 LMWH 或磺达肝素，如上所述华法林治疗的患者，治疗将持续 3 个月。这种方法确实增加了成本并增加了注射给药的方式，但没有必要进行实验室监测或注意食品、药物相互作用。

新的靶向性口服抗凝血药物

对于急性卒中患者，不应该使用新的靶向口服抗凝血药。这些药物包括经美国 FDA 批准的用以治疗深静脉血栓和肺栓塞的阿哌沙班、达比加群、依杜沙班和利伐沙班。在心房颤动试验中，应排除急性卒中 < 2 周的患者。因此，在治疗的急性期，我们不会给该患者在深静脉血栓的治疗上使用任何一种以上药物。

在上述病例中，静脉用 UFH、LMWH、磺达肝素或皮下注射体重依赖性 UFH 是可接受的选择，其次是以 INR 2～3 为目标的联合华法林治疗 3 个

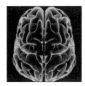
一名 48 岁女子被发现在家中无反应，CT 扫描显示蛛网膜下腔出血。患者接受开颅手术和后交通动脉瘤夹闭，术后第 4 天患者出现双侧肺动脉栓塞和右股腘静脉血栓。

月。另一种治疗选择是使用 LMWH 或磺达肝素单药治疗 3 个月。

这个患者最好的治疗方案是什么?

在这种情况下,使用治疗性抗凝治疗肺栓塞和近端深静脉血栓是不适宜的,因为患者在开颅和动脉瘤夹闭术后 4 天出血的风险很高。唯一的选择是放置下腔静脉滤器以防止肺栓塞再发,否则可能导致很高的发病率和死亡率。框 44-2 是目前推荐的下腔深静脉过滤器放置指征[17]。

在放置操作之前,任何可用的横断面成像都应该检查下腔静脉和操作部位的解剖,通畅度和肾静脉位置的异常。大多数过滤器都是在介入性治疗中使用透视引导放置的。根据滤器的设计和输出鞘的直径,滤器可以从股静脉、颈静脉或肘前静脉植入。下腔静脉滤器通常的目标着陆区是肾下段下腔静脉,接近肾静脉水平。目标着陆区下腔静脉直径很重要,因为每个滤器的最大下腔静脉直径都是额

框 44-2　放置下腔静脉过滤器的适应证

绝对适应证
急性静脉血栓栓塞和抗凝禁忌证
相对适应证
1. 不稳定的肺栓塞患者可以通过下腔静脉滤器结合使用抗凝
2. 溶栓、取栓或慢性肺栓塞患者行溶栓、取栓治疗
不明确的
1. 预防
2. 除了抗凝治疗深静脉血栓 / 肺栓塞之外

经授权引自 Kearon C, Akl EA, Comerota AJ, et al. Antithrombotic therapy for VTE disease: antithrombotic therapy and prevention of thrombosis, 9th ed: American College of Chest Physicians Evidence-Based Clinical Practice Guidelines. Chest. 2012; 141(2Suppl): e419S-e494S.

定的,超过这个直径,滤器本身的栓塞可能性就增加。每个设备的使用说明中都提供了这些信息。

在 PREPIC 研究中,400 例近端深静脉血栓合并或不合并肺栓塞的患者被纳入研究。随机分配放置永久性下腔静脉滤器或无滤器[18]。抗凝治疗 UFH 或 LMWH 与华法林联合,治疗 12d 后,与抗凝组(4.8%)相比,下腔静脉滤器组(1.1%)的患者出现症状性和无症状性肺栓塞的概率明显减少。若仅考虑症状性肺栓塞,滤器组(1%)和无滤器组(3%)之间的差异不显著。2 年后,滤器组肺栓塞发生率(3%)比单纯抗凝治疗组(6%)低。下腔深静脉滤器组(21%)与单纯抗凝治疗组(12%)相比,复发深静脉血栓形成的发生率显著增加。在最近的一项试验中,与单独抗凝相比,抗凝加合适的下腔深静脉滤器并不能降低患者发生 PE 的风险[19]。表 44-1 列出了可回收下腔静脉滤器相关的并发症[20-22]。

在 VTE 的初始治疗中,尽管有最佳的抗凝治疗,静脉滤器可用于抗凝禁忌证的患者,或 PE 复发患者。建议定期重新评估抗凝禁忌证,安全时恢复抗凝。

该患者静脉血栓栓塞的预防有哪些建议?

高度恶性胶质瘤(WHO Ⅲ/Ⅳ 级)与术后静脉血栓形成的高风险相关,大约为 20%～30%。Jenkins 等的大型数据库研究定义了与术后静脉血栓形成风险增加相关的风险因素(表 44-2)[23]。该患者人群的静脉血栓形成风险在术后即刻很高,必须按照 2012 年胸部指南的建议采取适当的预防措施[24]。这些措施包括止血措施已用和出血风险已降低时,间歇式充气压力系统加药物治疗。

VTE 风险不会随着术后急性期而结束。三项研究证明胶质母细胞瘤患者的 VTE 风险期延长。

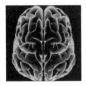

一名 55 岁的男性患者接受开颅胶质母细胞瘤切除术(WHO Ⅳ级)术后第一天。

表 44-1　可收回过滤器的并发症

过滤器类型	深静脉血栓（%）	肺栓塞（%）	IVC 血栓形成 (%)	移动 (%)	IVC 穿孔 (%)	Strut FX（%）
Günther Tulip[a]	0.6%	0.7%	0.8%	0.6%	2.7%	0.2%
Optease[b]	1.5%	0.9%	0.9%	0.25%	0	0.4%
Celect[c]	2.1%	1.3%	0.5%	0.5%	1.6%	0.5%

IVC. 下腔静脉

a. Günther Tulip；CookmEdical, Bloomington, IN.

b. Optease；Cordis Johnson and Johnson, Bridgewater, NJ.

c. Celect；CookmEdical, Bloomington, IN.

表 44-2　胶质母细胞瘤术后 VTE 的危险因素

- 年龄＞ 75 岁（HR 1.8, 95% CI 1.4～2.5）
- 胶质细胞瘤类型（HR 1.7, 95% CI 1.4～2.1）
- 次全切除与全切除（HR 3.58, 95% CI 0.98～13.13）
- 肿瘤大小＞ 5cm（HR 2.2, 95% CI 1.0～4.5）
- 肿瘤病理标本中的血管内血栓形成（OR 17.8, 95% CI 4～79.3）
- A 型（HR 2.7, 95% CI 1.0～7.0）和 AB 血型（HR 9.4, 95% CI 2.7～32）
- 肢体瘫痪
- 化疗

CI. 可信区间；HR. 心率；OR. 比值；VTE. 静脉血栓

框 44-3　恶性胶质瘤患者 VTE 预防（2C 建议）

1. 间歇式充气压力系统
2. 药物预防
   （1）普通肝素 5000U，皮下注射，每 8h 或每 12h 一次
   （2）达肝素 5000U，皮下注射，每日 1 次
   （3）依诺肝素 40mg，皮下注射，每日 1 次
3. 住院期间持续预防

国际癌症患者静脉血栓栓塞治疗和预防临床实践指南推荐使用 LMWH 或 UFH 治疗神经外科癌症患者静脉血栓形成的预防【1A 级】[28]。

Simanek 等证实术后 3 个月时 VTE 发生的累积概率为 21%，12 个月时为 26%[24]。术后最初几个月风险最高，但在整个病程中，风险仍然高于其他恶性肿瘤。北美神经胶质瘤登记处记录 9～12 个月 VTE 发生率为 10.75%，12～15 个月为 22.9%[25]。Marras 等的研究表明，胶质母细胞瘤患者的 VTE 风险持续存在，1.5%～2.0% 的患者有每月生存事件风险[26]。

PRODIGE 研究将 186 例 III 级或 IV 级胶质母细胞瘤患者随机分为安慰剂组和对照组。

LMWH（达肝素 5000 U，皮下注射，每日 1 次），为期 6 个月[27]。深静脉血栓形成的发生率在安慰剂组为 15%，LMWH 组为 9%（HR 0.51, 95%CI 0.19～1.4, P=0.29）。低分子肝素组颅内出血发生率升高（HR 4.2, 95%CI 0.48～36, P=0.22）。基于这项研究，不推荐对颅内恶性肿瘤门诊就诊患者使用药物预防（框 44-3）。

患者的评估和治疗是什么？

背景

Coutinho 等的横断面研究显示脑静脉血栓形成的总发生率为 1.32/10 万人年（95% CI 1.06～1.61），31—50 岁女性每年的发病率为 2.78/10 万（95% CI 1.98～3.82）[29]。临床表现根据血栓发展程度而各异（表 44-3）。当血栓局限于大窦或颈静脉时，主要问题是颅内高压，因为静脉回流减少，脑脊液吸收减少。这种压力升高会导致皮质静脉血栓形成（50%），这可能会导致组织梗死伴出血（30%～40%）和 40% 的癫痫发作[30, 31]。

脑静脉血栓形成的危险因素有遗传或获得性促血栓性疾病、全身炎症疾病，血液病，药物治疗，创伤，手术和感染（表 44-4）。在这种情况下，患者使用节育药物是一个危险因素[29-32]，但随着患者病情的进展，进一步的评估是必要的。

表 44-3　脑静脉血栓形成：最常见的症状和体征

- 头痛
- 灶性和全身性癫痫
- 各种瘫痪
- 视盘水肿
- 精神状态变化
- 视力损伤
- 昏睡和昏迷

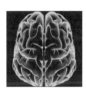

一位 38 岁的妇女因严重头痛被转到急诊科。她没有血栓形成、近期耳窦感染、外伤或手术史。她正在服用口服避孕药。磁共振成像 / 磁共振静脉造影显示矢状窦和横窦血栓形成。

治疗

脑静脉血栓形成的初始治疗是使用半衰期较短的抗凝血药，在治疗范围内以目标激活部分凝血活酶时间来调整普通肝素的剂量[33-36]。这种方法在神经系统状况恶化和手术治疗必要时提供灵活的急性期治疗。颅内出血并不是全剂量抗凝治疗的禁忌证。然而，决定使用抗凝治疗将取决于出血的程度，并应有一个多学科团队的照顾。一旦患者病情好转，神经系统状况改善，治疗性低分子肝素可以联合华法林治疗[35, 36]。根据患者的状态，LMWH 可以作为单药治疗。抗凝治疗的时间将取决于脑静脉血栓形成的潜在病因[37]。如果患者的神经系统状况恶化或需要进行减压手术，可采用血管内导管直接溶栓治疗[37, 38]。

你的治疗措施是什么？

背景

肝素诱导的血小板减少症（heparin-induced thrombocytopenia，HIT）是一种免疫介导的反应，由 PF4 IgG 和 IgM 类抗体构成。这些抗体通过其

表 44-4　脑静脉血栓形成：病因

- 遗传性疾病
  - 凝血因子 V Leiden 基因突变
  - 凝血酶原基因突变 20210
  - 蛋白 C 和蛋白 S 缺乏
  - 抗凝血酶Ⅲ缺乏症
  - MThfr677 多态性与高同型半胱氨酸血症
- 获得性疾病
  - 抗磷脂抗体综合征
  - 肾病综合征
  - 怀孕
  - 产褥期
- 感染
  - 鼻窦炎、乳突炎、中耳炎
  - 脑膜炎
  - 脓毒症
- 炎症
  - 炎症性肠病
  - 类风湿关节炎
  - 系统性红斑狼疮
  - 结节病
  - Bechet 综合征
- 创伤 / 外科
  - 头部创伤
  - 神经外科
  - 颈静脉置管术
  - 腰椎穿刺
- 药物
  - 口服避孕药
  - 激素替代
  - 类固醇
- 恶性肿瘤
  - 白血病
  - 红细胞增多症
  - 原发性血小板增多症
  - 原发性和转移性脑瘤

FcγIIa 受体激活血小板[39, 40]。它发生在 1%～3% 的 UFH 治疗患者和多达 0.8% 的 LMWH 治疗患者身上[41-43]。典型表现在开始治疗后 5d 或更多天开始，这是致病抗体达到临床显著水平所需的最低时间，但如果患者之前接触过肝素，症状可能会更早出现[44-46]。早期识别和治疗 HIT 可以预防更严重的静脉和动脉血栓形成，包括深静脉血栓形成、动脉栓塞、肾上腺梗死、心肌梗死、肠系膜或肾动脉血

栓形成、卒中和主动脉闭塞。UFH 和 LMWH 治疗时，需要常规评估血小板计数，因为血小板水平降低通常是 HIT 的唯一指征，静脉应用直接凝血酶抑制药，如阿加曲班或比伐卢定，是逆转与 HIT 相关的凝血酶生成和减少其并发症的有效策略。

HIT 的诊断

在 HIT 中，血小板计数的相对减少是诊断的关键。正在使用 UFH 或 LMWH，以及新的血栓形成或血栓栓塞时，临床标准包括血小板计数下降 ≥ 50% 或计数 < 100×10⁹/L[43, 47]。除了使用诊断检测，还很重要的是建立临床验前概率来帮助决定哪些测试需要进行及如何分析结果。通过评估验前概率和知道相似比，临床医生可以量化阳性或阴性检测结果的可靠性。临床医生可以使用表 44-5 中的指南[48]来计算疾病发生的验前概率[49]。

实验室发现肝素抗体的存在有助于确诊诊断，并且当临床上需要对特定患者再次尝试使用肝素或肝素相关产品的情况下，有助于确定肝素产品的安全性。用于诊断 HIT 的最常见的方法是 PF4- 肝素酶联免疫吸附试验和 C- 血清素释放试验。

PF4 依赖的酶免疫测定以 PF4- 肝素或 PF4-聚乙烯磺酸盐为靶点。这些实验检测所有的 IgG，IgM 和 IgA 抗体。由于血小板捐献者对 PF4- 肝素抗体的反应性不同，其敏感性（88%～100%）和特异性（89%～100%）均较高，这意味着这些抗体可以在没有 HIT 的患者中发现[51, 52]。功能检测对活化血小板中 ¹⁴C- 血清素的释放具有高度敏感性（88%～100%）和特异性（89%～100%）[50, 51]。因

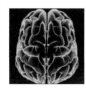

一名 68 岁的男性因急性左侧大脑中动脉缺血性卒中住院。患者接受静脉血栓栓塞预防，间歇式充气压力系统加普通肝素 5000U，皮下注射，每 12h 一次。他有 4 年前冠状动脉搭桥手术的病史，无并发症。脑卒中 6d 后，他的血小板数量比入院时的基线水平下降了 50%。血小板因子 4（PF4）和 5- 羟色胺释放试验阳性。超声显示右侧股腘静脉血栓形成。

表 44-5　4T 评分系统：评估 HIT 的验前概率 a

得分	0	1	2
继发性血小板减少症	下降 < 30%，最低点 < 10000 mm³	下降了 30%～50%，最低点为 10 000～19 000mm³	> 下降 50% 至 > 20 000/mm³ 的最低点
血小板计数减少，血栓形成或其他后遗症（肝素第一天暴露过程 =day0ᵇ）	血小板下降 < 4d，近期无肝素暴露史	与第 5～10 天减少一致，但不清楚（血小板计数缺失）或 < 1d（在过去 31～100d 内有过肝素暴露）或第 10 天后血小板计数下降	发病第 5～10 天或 < 1d（在 5～30d 内有过肝素暴露）
血栓形成（包括肾上腺梗死）或其他后遗症（皮肤损伤）	无	进展性或复发性血栓形成，红斑性皮肤损伤（注射部位），或可疑血栓形成（未证实）	新血栓形成，皮肤坏死（注射部位）或肝素团注后过敏反应
血小板减少症的其他原因	明确存在	显而易见	无法解释的明显的血小板减少

HIT. 肝素诱导血小板减少症
a. 总体得分（验前概率）高为 6～8 分，中为 4～5 分，低为 0～3 分
b. 免疫肝素暴露的第一天被认为是第 0 天，血小板计数开始下降的那一天被认为是第 0 天血小板减少症的发病日。通常需要 1～3 天的时间，才能达到定义血小板减少症的任意阈值。通常，在手术时或手术前后给肝素是最具免疫效果的情况
经授权引自 Lo GK, Juhl D, Warkentin TE,sigouin CS, Eichler P, Greinacher A. Evaluation of pretest clinicalscore (4 T's) for the diagnosis of heparin-induced thrombocytopenia in two clinicalsettings. J Thromb Haemost. 2006; 4:759-765.

为血小板供体对 PF4- 肝素抗体的反应性不同，功能性检测的阳性预测值往往较高（89%～100%），阴性预测值为 81%[52]。

目前的治疗策略

HIT 患者的治疗目标是立即停用所有来源的肝素或低分子肝素（表 44-6）[53,54]，包括肝素冲洗及肝素涂层导管，同时启动 a5DTI 抑制凝血酶生成。仅仅停止肝素治疗不足以扭转 HIT 的进程。血小板激活和凝血级联反应的激活可能会继续，因为肝素停止也消除了肝素抗凝血酶介导的凝血抑制。事实上，HIT 相关并发症的发生率仍然很高，尤其是停止使用肝素后的第一周[56]。阿加曲班和比伐卢定是用于治疗 HIT 的两种静脉用直接凝血酶抑制药。这些药物直接结合和灭活凝血酶，凝血酶是 HIT 凝血的主要激活因子。阿加曲班是 FDA 批准用于治疗 HIT 的，而比伐卢定是 FDA 批准用于行经皮冠状动脉介入的 HIT 患者。目前，使用比伐卢定治疗 HIT 是一个超说明书的适应证，但对于肝功能严重障碍的患者是一个有用的替代治疗方案。

阿加曲班是一种合成化合物，能可逆地结合到凝血酶的催化部位。肝功能受损的患者应谨慎使用，肝功能受损或肝灌注减少的患者可能需要减少剂量。阿加曲班在两项前瞻性多中心研究中进行了

实验，共涉及 722 例 HIT 患者[51,56]。接受阿加曲班治疗的患者（34%～35%）37d 死亡、截肢和血栓形成的综合结局显著低于对照组（43%）[51,56]。两组严重出血率无显著差异[51,56]。抗阿加曲班的抗体尚未见报道。在肾功能不全患者中，阿加曲班是推荐的治疗方案。

比伐卢定是一种合成凝血酶抑制药，是一种超说明书的 HIT 替代治疗选择，用于不适合阿加曲班治疗的严重肝功能不全患者。FDA 批准比伐卢定作为一种治疗方案，是基于对有 HIT 病史的 PCI 患者或被认为有 HIT 风险的患者短期用药的一项研究。与阿加曲班一样，比伐卢定的剂量被调整以达到治疗性激活部分凝血活酶时间[53,54]。比伐卢定的半衰期很短，但通过肾清除，由于潜在的药物积累，对于终末期肾病患者治疗 HIT 时应谨慎使用。

开始直接凝血酶抑制药治疗后，在血小板计数恢复到 > 150 000/mm³，不应该使用华法林。华法林初始剂量不应超过 5mg，以降低蛋白 C 水平迅速降低的风险，并应与选定的直接凝血酶抑制药至少重叠使用 5d，直到联合治疗（校正 INR 为 2.0～3.0）时，INR 在 4～5 范围内连续 2d。本建议是基于华法林引起的肢体静脉坏疽和短暂重叠治疗期间皮肤坏死的病例报道[57]。阿加曲班错误地提高了 INR 值，这使得在使用阿加曲班的同时监测华法林有点混乱。在这个联合用药期间，阿加曲班的应用需要

表 44-6　直接的凝血酶抑制药

药物	剂量
阿加曲班（FDA 批准用于治疗 HIT）	静脉滴注：2μg/（kg·min） 开始输液后 2h，每次剂量调整后 2h，根据医院化验室的正常 aPTT 值 / 范围，调整至 1.5～3 倍正常 aPTT 值。最大输注量：10μg/（kg·min）。 注：肝功能不全或肝灌注减少（如败血症、低血压、多器官功能衰竭）的患者应考虑使用 0.5～1μg/（kg·min）的初始剂量
比伐卢定（超说明书治疗 HIT）	静滴：0.15～0.2mg/（kg·h） 开始输注后 2h，每次剂量调整后 2h，根据医院化验室的正常 aPTT 值 / 范围，调整至 1.5～2 倍正常 aPTT 值。以下关于 HIT 患者的剂量推荐是基于肾功能的： 肌酐清除率 > 60ml/min：0.13mg/（kg·h） 肌酐清除率 30～60ml/min：0.08～0.1mg/（kg·h） 肌酐清除率 < 30ml/min：0.04～0.05mg/（kg·h） 血液透析：0.03～0.07mg/（kg·h）

aPTT. 激活部分凝血活酶时间；HIT. 肝素诱导的血小板减少症

经授权引自 Kiser TH, Burch JC, Klem PM, Hassell KL.Safety, efficacy, and dosing requirements of bivalirudin in patients with heparininduced thrombocytopenia. Pharmacotherapy. 2008; 28(9):1115-1124 and Tsu LV, Dager WE. Bivalirudin dosing adjustments for reduced renal function with or without hemodialysis in the management of heparin-induced thrombocytopenia. Ann Pharmacother. 2011;45(10):1185-1192.

使用制造商指南中提供的转换表来将 INR 调整为估计的真实值：INR（单独华法林）=[0.51 × INR（华法林 + 阿加曲班）+0.18（见阿加曲班包插入，GSK）]。框 44-4 列出了一个基于此公式的列线图，用于以 < 2μg/（kg·min）的速率接受阿加曲班输注患者的 INR 校正。华法林的治疗时间取决于 HIT 合并血栓形成或单纯 HIT 不合并血栓形成。在后一组中，文献支持至少 3 个月的治疗，因为 PF4- 肝素抗体消失发生的中位数为 85d[55]。

框 44-4　华法林和华法林与阿加曲班联合用药间的 INR 近似转换

华法林 + 阿加曲班	华法林单用	华法林 + 阿加曲班	华法林单用	华法林 + 阿加曲班	华法林单用
2	1.2	3.4	1.91	4.8	2.63
2.2	1.3	3.6	2.02	5	2.73
2.4	1.4	3.8	2.12	5.2	2.83
2.6	1.51	4	2.22	5.4	2.93
2.8	1.61	4.2	2.32	5.6	3.04
3	1.71	4.4	2.42	5.8	3.14
3.2	1.81	4.6	2.53	6	3.24

• 联合应用华法林与阿加曲班的剂量低于 2μg/（kg·min）IV

阿加曲班的剂量达到 2μg/（kg·min）时，在联合治疗 INR > 4 时，适当重叠至少 5d，阿加曲班可停用。阿加曲班停药后 4～6h，INR 值必须重新测量，以确定准确的 INR 值。如果重复 INR 值低于预期的治疗范围 2～3，那么需要恢复阿加曲班给药，程序应反复进行，直至达到等同华法林单独用药时的 INR 值。

• 联合应用华法林与阿加曲班的剂量高于 2μg/（kg·min）IV

对于阿加曲班 > 2μg/（kg·min）（静脉注射）的剂量，单独使用华法林与阿加曲班联合华法林的 INR 值相比，数值的关系并不那么容易预测。为了预测单独使用华法林的 INR，暂时将阿加曲班的剂量减少到 2μg（kg·min）IV。在剂量减少后 4～6h 重新检查 INR 值，并按照上述程序将阿加曲班剂量加到 2μg/（kg·min）。

INR. 国际标准化比率；IV. 静脉注射

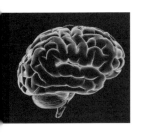

第45章　经皮气管切开术
Percutaneous Tracheostomy

Akshu Balwan　David B.Seder　**著**

于　海　**译**

黄齐兵　魏俊吉　张洪钿　**校**

一名30岁的男子在一次未戴头盔的自行车事故中受伤被送至医院。初步诊断为颅骨骨折、创伤性蛛网膜下腔出血和硬膜下血肿，双额叶脑挫伤，弥漫性轴索损伤。在受伤现场，急救人员未用药物的情况下对其气管插管，当时患者格拉斯哥昏迷量表评分为4分。颈部CT扫描未显示颈椎骨质损伤。入院后放置光纤颅内压探头，对其行颅内压、脑灌注压脑组织氧分压监测。住院第5天，GCS为5、ICP为18mmHg、CPP为70mmHg、$PbtO_2$位于右额叶脑挫伤附近为24mmhg。他的心肺状态稳定，颈托保护颈部，呼吸机辅助通气，模式为CMV，呼吸机参数为呼吸频率14/min、潮气量550ml（实际RR为21/min）、FiO_2为0.35、PEEP为5mmHg。

是否需气管切开?

这个患者可能由于中枢衰竭而延长了机械通气的时间，需行气管切开术。应用现代高容量、低压力气囊的长时程气管插管是安全的，很少导致声门下狭窄或声带损伤[1,2]，然而气管切开术在重型颅脑损伤患者中具有不少优点[3,4]。这些优势包括促进脱离机械通气[5,6]、易于下呼吸道的分泌物管理，提高舒适性[7-9]，以及早期启动物理治疗和职业治疗[10]。气管切开常有助于停用镇静药物[9,11]，促进神经检查，并可使具有良好心肺功能的脑损伤患者完全脱离机械通气，并预防肺不张和呼吸肌萎缩等常见并发症。缺点主要包括手术操作的围术期和长期并发症，以及将定植菌引入气道。神经危重症患者气管切开术的一般适应证见框45-1。

气管切开的最佳时机?

在所有患者组中气管切开术的最佳时机都存在争议。早期气管切开术在神经重症监护中的获益尚有争议，多项研究结果相矛盾[12-15]，但在所有人群中都有获益的趋势[16]。一项Meta分析表明，早期气管切开对预期需长期行机械通气[17]及存在幕下

框45-1　神经危重症患者气管切开的适应证

- 长期机械通气（心源性及肺源性）
- 气道保护反射不足
- 呛咳能力力弱及呼吸道分泌物无法排出
- 延髓麻痹及高误吸风险
- 长期昏迷
- 上呼吸道梗阻或损伤

损伤的患者[18]有益。多项回顾性研究表明，与延迟气管切开相比，7d内进行气管切开术在临床和经济方面均获益[19-23]。最近的一项多中心随机对照试验显示，与长时程气管插管机械通气相比，随机分配到早期气管切开组的重症患者，呼吸机相关性肺炎的发生率无显著降低，而无呼吸机天数、非ICU住院天数、ICU出院生存率等次要结果指标支持早期气管切开（表45-1）[24]。最近的创伤指南表明，重度TBI患者进行早期气管切开术患者死亡率低；而一项针对重度脑卒中和呼吸衰竭的患者进行的一项先导试验（SETPOINT试验）亦显示早期气管切开死亡率较低[25]，多中心试验正在进行中。

气管切开的重要解剖结构？

开放式气管切开术及改良经皮气管切开术，可直接观察和触诊颈前的解剖结构；但是单纯的经皮气管切开依赖于仔细的计划，触诊及对颈部解剖结构充分了解（图45-1和图45-2），有时还需要超声和（或）支气管镜引导才能获得最佳效果。这三种技术都有数十年的临床经验支持，并且已经证明，特别是在肥胖患者中，有经验的外科医生或操作者[26,27]在预防并发症方面比医师使用的技术或专科医师更为重要[28-30]。

气管切开术通常在第2和第3气管环之间进行，远高于无名动脉，甲状腺峡部以下（图45-2）。主要穿支横行于颈前部，包括无名动脉、下甲状腺下动脉和颈动脉，在这些结构中存在显著的解剖变

表45-1　急性颅脑损伤后早期气管切开的优缺点

优　点	缺　点
避免大容量误吸	可能无须气管切开
较低的镇静目标	手术并发症
声带可闭合	无法避免小容量误吸
便于吸引	短暂性颅压升高
便于撤机	手术瘢痕
便于断开呼吸机	
便于早期运动	

异[31-32]。术前常规超声成像可避免穿刺进入动脉和静脉，特别是肥胖患者。

在切开和插入气管套管之前，应始终小心的触诊手术部位，除了非常瘦的患者，解剖上变异的静脉需进行解剖或超声检查。

于颈前可触及坚硬的环状软骨，位于声带前方。环甲膜位置表浅易于触诊，正是基于这种解剖结构，是非插管患者紧急建立人工气道的首选位置，因为其靠近皮肤。气管切开术的位置较低，这是因为环行甲状腺切开术可能会损伤喉咙，并且较高的气管切开术有可能影响喉功能。气管前壁由18～22个环形软骨构成，而气管后壁由膜性结构构成，较薄，并将气管与食道分开。当存在气管软化时，气管塌陷。在向下的压力下气管前壁和后壁贴附，此时应采用支气管镜引导或开放式气管切开以防止食道损伤或气管旁放置[33]。

气管切开术套管的选择

临床医生应仔细考虑需放置的气管切开术套管的类型和大小。在肥胖者中，深度不足的套管有移位的风险，导致漏气，或者可能在颈部向后成角，导致气道部分梗阻，并增加了发生抽吸伤的风险及继发肉芽组织形成和气管狭窄的风险。相反，在相对瘦弱的患者中，气管套管过长可能由于角度和压力而导致气管切开造口处糜烂，并增加气管瘘的风险。在所有情况下，于气道中线插入及气道内合适的角度可使气管并发症的概率最低。常用的气管套管有不同的内径和外径、角度、深度和长度。目前市售的气管套管包括带开窗型（用于讲话）、带可变呼吸机接口、带或不带气囊、长度可调、带装甲、带泡沫或空气套囊，建议熟悉这些产品[34]。

谁来实施气管切开术？

经皮气管切开和改良的经皮气管切开术通常由外科医生执行，并且越来越多地由麻醉师和拥有各种各样背景的ICU医生来实施[27-29]。该操作被认为是一种先进的气道技术，其建立在气管插管，支气管镜和其他基于导丝的经皮技术的基础上。目前有多种经皮气管切开技术[35-39]及商业化的气管切开套件可供选择，美国胸科医师学会[40]和欧洲呼吸学

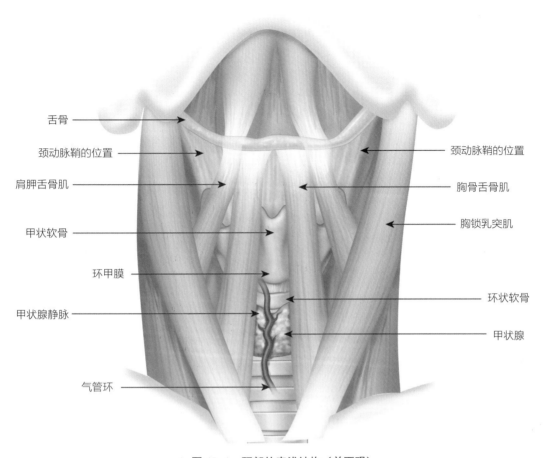

▲ 图 45-1　颈部的表浅结构（前面观）

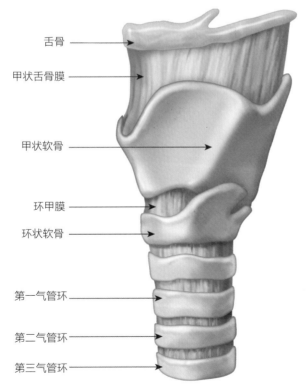

▲ 图 45-2　喉部大体解剖绘画图

会[41]已经发布了气管切开术资质培训和能力证明的指南，通常要求最少的操作步骤及一段时间的观摩学习。气管切开术应由经验丰富的术者操作[26, 27]，并配备适当的系统以提供规范化的气管切开术护理和长期随访。表45-2展示了经皮气管切开所需的配置。

如何进行经皮气管切开或改良经皮气管切开?

与开放性气管切开相比，在床旁行经皮气管切开或改良经皮气管切开，安全性大致相同，但相对方便、经济[29, 42, 43]。在脑损伤的人群中，应特别注意 ICP，颈椎损伤，并保证脑代谢及血流动力学稳定。下面将更详细地描述注意事项。

操作技巧

颈部体检并标记解剖标志。气管是否容易触及? 注意甲状腺和环状软骨及环甲韧带（图45-1和图45-2）。环状软骨是否容易触及并质地坚硬? 在胸骨切迹或上方是否触及无名动脉? 有无甲状腺异常需进一步评估? 颈部能否适度伸展以使气管更靠近皮肤? 如果存在肥胖、畸形或解剖变异或其他异常，需在行气管切开术时行超声或 CT 检测进一步评估[31, 32]。若存在解剖变异，需行常规超声检查评估[44]。在切皮前，应用标记笔标记手术切口。

常规消毒铺巾，于第 2、3 环状软骨间皮肤及皮下组织注射利多卡因、肾上腺素混合物。在局麻和镇静后做一横切口。在单纯经皮气管切开中，第 2、3 环状软骨间隙或第 1、2 环状软骨间隙插入气

管切开套管，无须钝性剥离，并插入导丝。在改良的经皮气管切开中，操作者需钝性分离皮下至气管间的组织，并在插入导丝前在直视下插管。穿刺可以在支气管镜或超声引导下进行[45, 46]。支气管镜技术具有直视操作的优点，在避免刺破气管后壁方面具有理论上的优势，但超声技术引导的穿刺更加快速，并且不需要另外一名医生的辅助[31, 45, 46]。并不是所有的操作者都使用支气管镜引导来观察气管穿刺[29, 47, 48]，但是这样的可视化操作增加了安全性，特别是当使用单纯经皮气管切开时，因为在穿刺时确定了气管的位置，确保可在中线位置的插入，并且避免了气管后壁或食道的损伤。对于有复杂气道、肥胖或凝血异常的患者，可在支气管镜引导下进行经皮气管切开[49]。

气管切开位置的确认至关重要，因为大多数与气管切开相关的罕见死亡病例都是由于气管旁放置或气管切开套管从气道中脱出且不能迅速重新置入气管切开套管。气管切开套管可通过直接观察、呼末二氧化碳波形、呼吸机压力容积波形、呼吸音和胸腔上升或通过气体交换来验证。通常，建议进行多种方式的验证。然后将气管切开套管缝合固定，尽管气管切开缝合固定增加了稳定性，但这不能保证气管远端在气道中；当怀疑气道通畅性存在问题时，需单独评估气管切开套管是否在位。

笔者建议使用床边套件或工具箱来排除气管切开造口处的并发症或故障。

气管切开的并发症是什么?

经皮气管切开的死亡率低于 1%[50-52]。文献报

表 45-2　经皮气管切开术的注意事项

注意事项	系　统
患者经皮气管切开指征明确	指南明确将操作风险分层，长时程气管插管或开放性气管切开是否更适合
注意凝血，选择适当的气管切开套管并注意特殊情况	条件允许时尽可能纠正凝血异常，熟悉各种气管切开套管，颈椎保护的特殊措施及颅内压的管理
安全的操作步骤及条件	操作者能力及资质认证，操作由有资质的医师进行或在其指导下进行，适当的设备及操作条件
安全的气管切开护理	操作步骤及指南指导护士及呼吸治疗师护理气管切开
适当的随访	对存在气管切开相关的气管狭窄、声带功能问题、皮肤问题的患者进行随访

道的并发症差异很大，2011 年的一份报道描述了使用单纯经皮气管切开技术进行的 1000 次连续气管切开手术，其中 50% 以上的患者因低氧血症，颈椎损伤或凝血病，围术期重大并发症的总发生率为 1.5%[51]。在另一种极端情况下，2005 年的系列报道中，应用多种气管切开技术对 474 名患者进行操作，总并发症为 22.2%（尽管其中 90% 被认为是微小的）[53]。对多项病例报道的综述描述了这种广泛的差异性，这表明操作的安全性可能取决于单一安全技术的系统应用。

经皮气管切开的最严重的早期并发症是气管旁置管，如果无法发现，可能是致命的，但通过对气管切开套管的位置进行多种方式评估、使用较长的气管切开套管牢固地固定在肥胖患者的气管中、妥善的固定气管切开套管、谨慎的围术期操作和评估，很容易避免这种情况。可以通过支气管镜直视操作，评估潮气量、呼吸波形，呼吸音，胸腔上升和呼末二氧化碳波形来进行气管切开套管位置的多模式确认。应特别注意避免气管切开套管的早期移位，并制定相应的规程来处理气管切开套管的错位。如果发生错位并失去高级气道，应立即进行口腔再插管以重新建立通畅的气道（表 45-3）。

气胸和纵隔气肿并不常见，在早期的系列研究中，多达 12%[52, 54] 的手术中发现了气管后壁的损伤，但可以通过简单的支气管镜检查避免。造口的轻微出血是很常见的，由于气管切开套管的压迫作用，部分出血是自限性的。当持续出血时，通常可以通过在套管周围填充纱布，然后将其严密地塞入造口来控制。应尽量避免拔除气管切开套管以评估出血情况，除非已明确需修复动脉或气道已丢失。使用扩张技术完成手术后气道出血并不常见，尽管在手术过程中气道轻微出血并不少见。插入过程中大血管受损，可能会发生更严重的出血。这种出血很少需要手术或介入修复。接受开放式气管切开术的患者更容易出现明显的出血和伤口感染，但手术死亡率可能略低 [52, 55]。

气管无名动脉瘘可能会导致危及生命的出血。在接受气管切开的患者中，气管无名动脉瘘的发生率约为 0.3%，通常在术后 1 个月内 [52, 54, 56, 57]。在大多数患者中，无名动脉在第 9 个气管环前穿过气管 [33]，但解剖变异并不少见，并且动脉可能位于胸骨切迹内或位于其上方。气管切开套管置入位置较低或压力性坏死较常见于气管切开套管尖端而不是插入部位，可导致对无名动脉的侵蚀。气管无名动脉瘘可能是由于气管切开套管的侵蚀、过度牵拉、气囊长期过度膨胀、气管切开套管过度成角或造口感染所致。如果发生气管无名动脉瘘，发现者应尝试使气囊过度充气并向前施力，将无名动脉压迫在

表 45-3 气管切开的并发症及相应处理方法

并发症	评估	处理	发生率
丢失气道	支气管镜或手术	立即口插管	不常见
气胸	查体、床旁 X 线片	胸腔闭式引流	罕见
少量出血	支气管镜检查确认为浅表出血	纱布局部填塞 纠正凝血异常	常见
造口感染	引流、培养	抗生素	罕见
大出血	支气管镜检查	手术探查	罕见
气管无名动脉瘘	开胸探查	气囊过度充气、手按压动脉，外科会诊	< 0.3%
气管狭窄	支气管镜检查	激光、支气管内疗法、手术、支架、胸外科 / 介入科会诊	不详，临床上显著的狭窄不常见
颅内压升高	颅内压检测	增加分钟通气量，移除气管镜，增加呼吸频率	不常见
造口溃疡	可能需移除气管切开套管并全面评估气管切开造口	稳定气管切开套管，采取预防牵拉的措施，敷料，应用药物治疗蜂窝织炎	不常见

胸骨后部。尽管必须保持气道通畅，但也可以将手指插入气管切开处，并向前压迫无名动脉于胸骨后方。然后需要紧急胸骨切开并结扎动脉以控制出血[56, 58]。气管狭窄可能发生在气管切开插入水平、气囊或管尖水平[52, 54, 57]。这种情况通常是由于过粗的气管套管、气囊压力过高、中线外插入造成的气管壁压力性坏死，这是由于通气管支撑不佳或呼吸机头部移动频繁引起的杠杆作用而引起的。气管的压力性坏死导致纤维瘢痕的形成和透壁气道狭窄症状通常在拔管后 2~6 周出现，但也有报道称在气管切开术后 6 个月后出现。患者可能出现分泌物清除困难、劳累性呼吸困难、持续性咳嗽或喘鸣。流量循环上吸气肢体变平表明管腔至少缩小了 80%。CT 检查可能提示气管狭窄，但应通过支气管镜检查证实。治疗手段包括激光切除，手术或气管支架置入[54]。

应考虑哪些特殊情况？

评估经皮气管切开围术期并发症的风险时，至少要考虑 5 个因素。这些情况概述如下。

凝血异常

尽管小规模研究表明经皮气管切开在凝血病和血小板减少症的患者中是安全的，但标准做法是将凝血完全纠正至 INR < 1.5，正常的部分凝血活酶时间和血小板 > 100 000（尽可能）。在高风险的情况下，有时需要对凝血病患者（例如患有机械性心脏瓣膜病或近期深静脉血栓形成／血浆溶解或晚期肝病的患者）进行气管切开术。尽管这些患者通常可以很好地耐受这些操作，但严重出血的实际风险尚不得而知，决定进行气管切开术是基于对手术预期获益的充分考量[59-61]。在尿毒症患者气管切开术之前，可考虑以 0.3μg/kg 的单剂量 DDAVP（1-去氨 -8- 精氨酸加压素）逆转尿毒症血小板功能障碍[62]。

颅高压

一系列病例报道表明，经皮气管切开手术可导致 ICP 显著增加[63, 64]。这种风险可能是由于疼痛、恐惧或通气不足引起的，操作者必须认真避免所有

这些情况。颅内压升高或颅内顺应性差的患者在气管切开期间的通气不足可能导致灾难性颅内压升高。因此，当已知或怀疑 ICP 升高、颅内顺应性较差或颅脑影像学检查提示有占位效应时，应行呼末 CO_2 检测和 ICP 监测。在这种情况下，建议延迟气管切开。如果对有颅高压风险的患者进行早期气管切开，必须将支气管镜检查时间减至最短[65, 66]。患者在手术前可能需要适度的过度通气，并且绝不能忽略气道，必须注意确保镇静和镇痛不会导致低血压。深度镇静镇痛是必不可少的，因此建议在手术开始时准备升压药。

颈椎损伤

尽管一系列病例提示成功[51, 67, 68]，但在不稳定或可疑不稳定的 C 形脊柱患者中气管切开的安全性尚不清楚，手术应谨慎操作。颈椎内固定和后部支撑至关重要，甚至必须绝对避免因钝性分离而产生的轻度的向下压力。在这些情况下，最好采用改良的经皮气管切开或开放式手术技术，以最大限度地减小向下压力。一种新的经皮器械（Ciaglia Blue Dolphin，CookmEdical，Bloomington，IN）基于球囊扩张术，可能具有以下优势：用径向力矢量代替通常的向下或向外矢量，但在此类人群或在此种条件下尚无安全性数据。支气管镜检查是此人群中至关重要的气道管理措施，因为必须尽量减少颈部操作，并且万一发生气道丢失，支气管镜有助于安全地再次插管。

肥胖

肥胖和病态肥胖患者经常需要气管切开，但是肥胖患者的围术期并发症可能更高。一项研究评估了 474 例接受气管切开的患者，其中 73 例肥胖患者（体重指数 > 27.5kg/m²），发现肥胖患者的并发症发生率高于非肥胖患者（43.8% vs. 18.2%，$P < 0.001$）[51]。这一发现在加拿大进行的 500 例单中心气管切开术中得到了证实，BMI > 30kg/m² 的患者比 BMI < 30kg/m² 的患者并发症高（15% vs. 8%，$P < 0.05$）[69]。相反，一家机构报道了 143 例病态肥胖患者经皮气管切开术的经验（BMI > 35kg/m²），总体并发症发生率为 1.1%，包括出血和 5.6% 的患者转为开放手术[70]。

当计划为肥胖者患者进行气管切开时，有必要对颈部进行术前超声检查，以明确血管结构、甲状腺组织和解剖变异。操作者需考虑理想的气管切开套管的形状和长度，如果长度或深度不够，则可能会向前移位或向下成角[34]。

严重的呼吸衰竭

尽管有时将高水平的 FiO_2 和呼气末正压的患者视为"高危"患者，但两项研究表明，这些患者可以安全地进行经皮气管切开术。第一项研究评估了 88 名高 PEEP（>7.5mmHg）通气的患者，与 115 名低 PEEP 的相似患者相比，没有发现短期（1h）或长期（24h）氧合紊乱，并且两组的并发症没有绝对或统计学差异[71]。第二项大型系列研究表明，在 1000 名包括 150 例 FiO_2 > 0.5 的患者和 110 例

PEEP > 10mmHg 的患者中，气管切开并发症发生率极低[51]。这些学者建议，当 FiO_2 > 80% 或 PEEP > 15cmH_2O 时，应推迟气管切开。

气管切开的程序化操作

气管切开对神经危重症患者延长气管内插管有许多优势，但其获益取决于安全性。气管切开术的安全性显然基于机构标准化操作规程及护士和呼吸治疗师的标准化管理。患者安全需要严格把控适应证、经验丰富的操作者及标准化的操作流程、合适的气管切开套管的选择、管理及程序化的长时程管理[51, 72-74]。这种程序化操作可减少低频高风险事件的发生。在质量优先的时代，这种程序化操作是患者护理的标准要素。

！关键注意事项

- 气管切开术常用于神经系统疾病患者。
- 当经验丰富的医师预期患者需长期机械通气或气道保护失败时，早期气管切开（神经损伤后1周内）可能是合适的。
- 经皮气管切开术是开放性气管切开术的一种可行的替代方法，并且具有经济、安全、便于在床边进行的优点。
- 经皮气管切开术通常由具有高超的气道技术的重症医师、外科医生和麻醉师操作，培训标准和资质评判已经公布并广泛应用。
- 安全的经皮气管切开术取决于解剖学和生理学因素的知识的掌握，取决于手术医生的经验，取决于对执行该手术操作流程的严格执行。
- 气管镜和超声技术可以提高手术的安全性。
- 经皮气管切开术的重要并发症包括轻微或灾难性出血、气道丢失和导致气道狭窄的气道损伤。
- 气管切开术中的特殊情况包括凝血障碍、肥胖和严重呼吸衰竭。
- 在神经危重症患者中经常出现的特殊情况包括已知或可疑的 C 形脊柱损伤、颅内顺应性差或颅内压升高。这些情况值得特别注意和精心的准备，但通常不被视为该操作的绝对禁忌证。
- 安全的气管切开术依赖于多学科的程序化步骤，其中涉及标准化的护理和呼吸治疗支持。系统化的气管切开操作和气管切开管理是护理的标准。

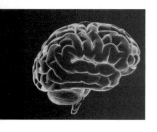

第46章 神经重症监护室中支气管镜的应用

Bronchoscopy in the NeuroICU

Akshu Balwan David B.Seder **著**

于 海 **译**

黄齐兵 魏俊吉 张洪钿 **校**

发生华法林相关性脑出血后，一名有吸烟史的53岁妇女被送入神经重症监护病房。她的GLS昏迷评分为7分，ICH评分为2分。入院时已给予气管插管保护气道。在入院第4天拔除气管插管后，她开始咳出大量的鲜血，需要重新插管。入院后凝血异常已纠正，并且在入院第2天时INR正常。在插管前进行的胸部X线检查显示，右半胸完全阴影，气管向右偏移（图46-1）。

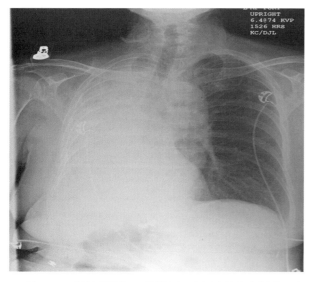

▲ 图46-1 插管前胸部X线片显示右侧半胸完全混浊，右侧气管偏曲

是否需要支气管镜检查？在支气管镜检查之前需做什么准备？

尽管可以通过胸部物理疗法和气道清除技术成功解决肺不张问题，但是需要对气道进行检查明确咯血的出血部位。应复查凝血指标，并进行具有诊断和治疗目的的纤维支气管镜检查。纤维支气管镜检查可以在直视下明确出血部位，确定右肺不张的原因，治疗性地从气道吸出血块，放置支气管内阻断球囊，或选择性地单肺插管（框46-1）。

支气管镜检查之前，及时纠正任何凝血异常，并应通过增加氧合指数（FiO_2）和呼气末压力最大限度地纠正缺氧。应考虑胸部理疗和普通吸痰管盲吸；Ballard吸痰导管的管腔比支气管镜的工作通道

框46-1　神经重症监护室中纤维支气管镜的应用

气道管理
支气管镜辅助插管或换管，经皮气管切开术中气道可视化，气道水肿评估
诊断作用
气道检查、疑似感染、黏液堵塞、机械性创伤、烟气吸入、咯血定位、肺泡出血、活检
治疗作用
抽吸黏液、治疗咯血、清除异物、肺不张、单肺分离、解除支气管梗阻
高级的支气管镜
肿瘤破坏、支气管内支架放置或调整、冷冻疗法、氩气刀止血和激光

大得多，因此用定向吸痰管比支气管镜更容易清除大块的黏液栓或血块。

支气管镜检查，特别是在使用大型治疗性支气管镜检查时，会影响通气。因此，在任何有中枢神经系统占位性病变或颅内压升高的患者中，监测呼末CO_2水平至关重要。当采用压力限制性通气模式时，气道阻塞通常会导致肺容量低，导致通气不足，脑血管扩张，颅内容量增加及ICP升高。为此，必须严格监测ICP和呼气末二氧化碳浓度，并应注意不要引起ICP危象或脑疝。

纤维支气管镜

自1968年以来，IKEDA引入了柔性支气管镜[1]，它作为硬支气管镜的替代和辅助，在大多数情况下取代了硬支气管镜的需求。自从引入纤维支气管镜以来，其用途和适应证不断增加。在本章中，除非另有说明，否则支气管镜检查指的是纤维支气管镜检查。光学技术和信号处理技术的进步使成像通道的小型化并在示波器内去除纤细光的光纤，从而加大工作通道并使灵活性增加。支气管镜的外径范围为4～7mm，工作通道的直径为2.0～2.8mm（图46-2）。

支气管镜在气道管理中的作用

纤维支气管镜是有价值的气道管理工具[2-8]。当预计出现困难气道，或如果患者因素不允许在直接可视的情况下（如颈部、口腔或面部创伤患者）确定气管插管（ETT）的位置时，纤维支气管镜可作为经鼻插管的引导[5,8]。支气管镜可用于确认单腔和双腔ETT[7-9]的位置或排除ETT故障。可以在支气管镜和局部麻醉的帮助下进行清醒插管，以最大限度地减少镇静药物的应用[10,11]。有文献也报道了右美托咪定和其他器械（如Glideoscope，喉罩气道和Bullard喉镜）的应用[12-15]。支气管镜辅助插管是一种重要的抢救技术，但需要花费额外的时间，只有在其他方法不能安全插管的情况下才能使用[3]。操作者应熟悉支气管镜用法及气管和上呼吸道的解剖结构。因为ETT的直径通常较小，因此经鼻气管插管首选较小的支气管镜[2,3]。对于紧急插管，便携式支气管镜或可视喉镜可加快插管过程。

支气管镜下气管插管

插管之前，应在支气管镜上套入适当大小的ETT。支气管镜操作者应在将ETT插入气道之前确保ETT在整个支气管镜上自由移动。润滑支气管镜后使其通过声门进入气管中段。ETT通过支气管镜进入气管，并在直视下确认放置在理想的位置。如果插管有阻力，应轻轻拔出并旋转90°，以防止它"卡"在杓状软骨或声带上。禁止使用蛮力，因为它会导致上呼吸道受损。如果有气管存在病变或狭窄，可应用支气管镜在直视下将气管插管通过阻塞处。在进行气管插管时，应使用牙垫或口咽通气道，以避免损伤支气管镜。支气管镜也可应用于重置或更换气管插管。更换气管插管时，将原有ETT的气囊放气，并将套有气管插管的支气管镜沿着原有气管插管的侧面插入到气管中。取下旧管，并按上述方法将新管放置在气管内。

支气管镜在ICU气道管理中的其他用途

较小的支气管镜（如小儿镜）可以类似的方式用于辅助双腔气管插管，这是阻止大咯血并预防窒息的常用方法。该镜可用于插管，也可用于将气管插管引导至任何一个主支气管。然后可以将一个小的支气管镜穿过气管腔，以确认支气管气囊的最佳位置。由于右主支气管变小，右上叶阻塞和肺不张的可能性增加，所以首选左侧双腔气管插管（双腔

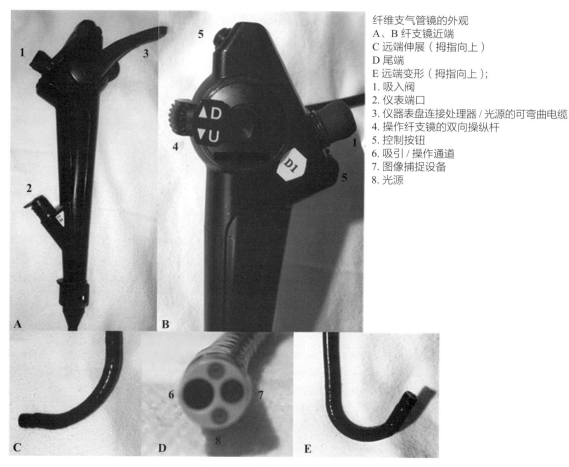

纤维支气管镜的外观
A、B 纤支镜近端
C 远端伸展（拇指向上）
D 尾端
E 远端变形（拇指向上）；
1. 吸入阀
2. 仪表端口
3. 仪器表盘连接处理器 / 光源的可弯曲电缆
4. 操作纤支镜的双向操纵杆
5. 控制按钮
6. 吸引 / 操作通道
7. 图像捕捉设备
8. 光源

▲ 图 46-2　纤维支气管镜

位于左主支气管和气管）[5, 7, 9]。

　　对于怀疑有上呼吸道损伤、水肿或拔管后发现憋喘的患者，在拔管期间也可使用支气管镜评估上呼吸道[5]。拔管后憋喘和上呼吸道水肿的危险因素包括：长时间插管，创伤性插管，ETT 气囊过度充气，气囊未间断放气，女性和自行拔管[16, 17]。

　　在 ICU 中，支气管镜检查的另一种常见用途是辅助经皮气管切开术（见第 45 章，经皮气管切开术）[18-20]。与开放性气管切开术相比，经皮气管切开术具有经济和安全的优点，可在重症监护病房的床边进行[20, 21]。此外，在支气管镜的直视下，可以将与光动力疗法相关的风险（如气管旁插入或刺破支气管后壁）降至最低[19, 20]。支气管镜光动力疗法需要两个执行者，一个操作支气管镜，另一个完成相应操作。在这种技术中，支气管镜仅在 ETT 尖端附近推进，并且在直视下退后 ETT。实时显示气管穿刺和导丝定位，从而避免了后壁穿刺的意外发生。支气管镜可用于进一步确认气管切开套管的位

置，以及在气管切开术后抽吸任一支气管内血液。在使用支气管镜协助气道手术时应注意生理参数的变化，从而最大限度地减少气道阻塞的生理影响，详细情况如下所述。

纤维支气管镜

设备

　　支气管镜医师必须熟悉现代支气管镜设备和仪器。现代视频支气管镜的近端具有角度控制杆、吸气阀、工作通道的近端开口（直径通常为 2.0mm 或 2.8mm）、用于冻结或捕获图像的按钮和更改显示输出或光输入的按钮（如窄带成像）。近端通过纤维管连接到光源。支气管镜的远端具有光源和成像 / 图像捕获设备（如 CCD 传感器），而工作通道的远端通常位于 3 点钟的位置。ICU 中使用的大多数支气管镜均为 0° 角正视。镜头连接到中央控制台，该

中央控制台处理图像并将其显示在监视器上。部分便携式支气管镜不带控制台而带有内置显示器。吸取控制阀和活检阀连接到气管镜的近端，以便使用吸取和活检通道。助手通常帮助控制显示器，手持 ETT，手持仪器或连接吸痰装置，而支气管镜医师控制镜头。按照习惯，支气管镜的设计是左手持握，但如果左手是惯用手，则可以右手持握，这样左手就可以自由地使用工作通道的工具。支气管镜检查者在操作过程中通常的三个站立姿势是在患者的头后、侧面或面向患者。任何一种姿势都可以使用，但是站在头部后面可以提供与支气管镜视野相关的解剖关系，并且在初学者中更容易进行视觉关联。操作时患者可采取仰卧，半卧位，甚至坐位。对于 ICP 升高的患者，可能需要根据患者的位置调整监护仪，以确保正确的测量和监护。无论何时使用经口支气管镜检查，即使患者有 ETT，也应使用牙垫。在呼吸机管路和 ETT 之间插入一个适配器，通过该适配器可以插入支气管镜。支气管镜医师可使用多种仪器进行诊断和治疗。我们建议在进行支气管镜检查之前进行模拟训练。每次使用后，应根据传染病控制标准清洁设备和支气管镜。

操作前准备

在开始操作之前，应注意血流动力学和通气参数。应适当改变呼吸机参数，如增加 FiO_2、增加呼吸频率、降低峰流速和调整压力警报[22]。确保 ETT 的内径足够大，以允许在插入支气管镜时进行通气。使用小型支气管镜，ETT ≥ 7.5 通常就足够了。支气管镜检查时低氧血症可以通过预吸氧来避免，在开始检查前几分钟，FiO_2 通常增加到 1.0。可以检测呼末 CO_2，但准确度受到呼吸回路中抽吸和漏气的影响；动态调节使潮气量最大化可能是确保充足通气的更好策略。建议在短时间间隔内进行血流动力学检测和连续心脏遥测。准备好镇静药物，必要时还应备好急救药物。根据镇静药物的选择和患者的血流动力学基线，如果发生低血压，应提供适当补液和应用药物来改善。即使在镇静患者中也推荐使用局麻药物，如利多卡因[23]。镇静药物应用取决于操作者，因此不在本讨论的范围之内。我们使用短效阿片类药物和苯二氮䓬类药物的联合，或在插管的患者中，在已经使用的镇静和镇痛药基础

上继续滴注[24]，注意不要影响脑血流动力学或通气[25]。操作员或指导医生应接受有意识镇静方法和药物的相关培训。对于非插管患者，应在手术前进行镇静评估和气道评估。

支气管镜怎样操作?

小心避免损伤镜头，清洁的支气管镜的远端使用硅胶产品润滑，并通过鼻子、口腔或人工气道插入。如果患者未插管，应评估喉部和声带，注意分泌物、血液、水肿、声带运动及任何黏膜病变。应在声带上方进行局部麻醉，然后将支气管镜轻轻穿过声带，避免受伤。如果患者已插管，那么范围就延伸到气管插管远端。一旦支气管镜进入气管，应再次向气管内注入局麻药。支气管镜应位于气道中心，以防与气管支气管黏膜发生摩擦，从而引起呛咳反射，进而导致颅内压升高。在进行任何诊断操作前，建议进行气道检查。正常的气道解剖结构如图 46-3 所示，但该示意图中的解剖变异较为常见。根据临床数据和检查结果，应选择适当的采样步骤和位置。必须避免过度抽吸，并密切监测血流动力学。

纤维支气管镜的诊断作用

诊断感染

呼吸机相关性肺炎（ventilator-associated pneumonia，VAP）可能难以诊断和治疗，因为 VAP 的体征和症状在重症患者中既不敏感也不特异。支气管镜检查可用于诊断 VAP[26-30]。保护性刷子采样和支气管肺泡灌洗（bronchoalveolar lavage，BAL）通常用于获取标本，进行微生物定量检测[31, 32]。当前的指南建议获取下呼吸的标本，以指导 VAP 的抗生素治疗，但不要延迟抗菌药物治疗[22]，因为在等待呼吸道培养结果的同时延迟抗生素治疗会增加死亡率[29]。非支气管镜技术，例如气管内抽吸术和微小支气管肺泡灌洗可用于获取标本。但是最近一项大型随机试验显示，在 VAP 患者中，采用侵入性定量培养指导治疗，与气管内抽吸物培养相比，患者死亡率低[26]。尽管有关支气管镜留取标本的益处的

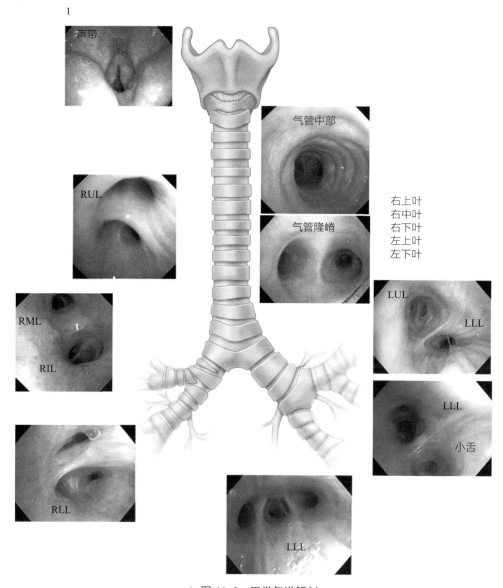

声带

气管中部

气管隆嵴

右上叶
右中叶
右下叶
左上叶
左下叶

RUL

RML

RIL

RLL

LUL

LLL

LLL

小舌

LLL

▲ 图 46-3 正常气道解剖

RUL. 右上叶；RML. 右中叶；RLL. 右下叶；LUL. 左上叶；LLL. 左下叶

数据存在争议，但支气管镜辅助培养与更合适的抗生素的使用相关 [26, 29, 31, 32]。BAL 和保护性标本刷的培养结果显示出良好的一致性。BAL 是在免疫抑制患者中获取下呼吸道标本的首选方法 [33-35]，而双侧 BAL 可以在免疫抑制患者中获得卡氏肺孢子虫和巨细胞病毒的检出获益 [36]。

支气管肺泡灌洗

分析影像学结果可用于指导最佳 BAL 标本采集的位置的选择 [22]；影像学异常区域是常规的取样位置。进行镇静后，将支气管镜推进到所需位置，并尽可能避免使用吸引器。当获取培养标本时，应谨慎使用利多卡因，因为它会抑制某些病原体的生长 [37, 38]。将支气管镜置入需检查的气道，将 30～150ml 生理盐水等分成 30ml 后注入。支气管镜应面向气道，因为支气管镜上的抽吸通道在 3 点钟，位置不正会阻塞通道。注入 BAL 液时应避免压力过大，以尽量减少气胸的风险。手动抽吸或轻轻抽吸，将注入的液体吸入无菌储液器中。如果回收的液体不足，可以使用额外的盐水，总量不超过 240ml，尽管标准做法是注入获得诊断样品所需的最低量液体，通常需回收 10～15ml 灌洗液 [22]。细菌、病毒或 PCR 检测的常规培养物，真菌培养物，分枝杆菌涂片和培养物，军团菌肺孢子虫培养物的抗银染色或抗体检测，半乳甘露聚糖水平，以及其他直接研究，常规回收量即可满足，但多项检查通常需要更多的标本。

保护性标本刷

保护性标本刷（protectedspecimen brush，PBS）可以在直视或荧光镜辅助下进行。PSB 是一种特殊的导管，它含有一个带无菌刷子的内导管，并在顶端用一种阻塞性材料覆盖，以防 PSB 通过工作通道时污染物的进入。射线照片应用于指导取样区域的选择。在将内导管（刷子）推进至取样区域之前，应在镜头的远端看到外导管，以避免错误取样并防止损坏镜头。一旦刷子到达所需的位置，就应在来回刷动支气管黏膜的同时以快速的往复运动来搅动它。然后将刷子退回外部导管中，然后将整个系统从抽吸通道中取出。擦去外导管上的分泌物，然后将刷子以清洁的方式从导管中取出。用无菌剪刀剪下刷子远端，置入含有无菌生理盐水的标本瓶中。如果 PBS 未在直视下进行，在支气管镜操作后需行胸部 X 线片检查排除气胸。

经支气管活检

尽管经支气管活检（transbronchial biopsy，TBB）可以为不明原因的肺浸润患者提供有价值的诊断信息，但由于相关并发症，其在机械通气患者中的作用有限 [39, 40]。在一项事后研究中，TBB 诊断肺部浸润和呼吸衰竭诊断的特异性为 48%，而诊断急性肺炎的特异性为 15%[41]。O' Brien 等在 84 例插管患者的 TBB 研究报道中指出诊断率为 35%，气胸发生概率为 15%[42]。Bulpa 等 [39] 对机械通气患者进行的 TBB 研究报道中指出，其诊断率较高，为 74%，气胸发生率为 23%。在这两项研究中，TBB 的结果影响治疗方案的概率分别为 41% 和 63%[42]。两项研究均未观察到与手术相关的死亡。然而，对于需要机械通气的低氧血症患者，气胸是危险的并且是致命的。自这些研究发表以来，通气策略已经改变，需要新的数据来确定 TBB 在 ICU 插管患者中的安全性。因此，在进行手术前，应仔细考虑机械通气患者中 TBB 的风险。尽管 BAL 足以评估 VAP 或感染，但是当组织诊断至关重要时，TBB 可以发挥作用，并且避免开放式肺活检。获得 6 个以

上的 TBB 标本不会增加操作的诊断率，因此并不推荐 [41]。TBB 只能由经验丰富的支气管镜检查者进行，并且绝不能行双侧 TBB，因为存在双侧气胸和继发心肺衰竭的风险。

样本处理

培养标本应尽快送到实验室，并在 1h 内进行处理。经支气管活检标本可以保存于福尔马林中以进行组织学检查，也可以保存在生理盐水中（如果需要进行培养）。交付机构的样本保存、运输方式可能有所不同，应遵循。病毒培养可能需要特殊的处理和运输介质。如果预计会延迟超过 1h，则应将样品冷藏。

BAL 和 PSB 结果的解释

BAL 的定量培养结果应在其临床背景下进行解释。污染和抗生素的使用都会影响结果 [43]。BAL 标本中鳞状上皮细胞 > 1% 是咽部菌群污染的标志 [44]。未接受抗生素治疗的患者中 BAL 标本的定量培养的诊断阈值 $\geqslant 10^4$ cfu/ml。10^5 cfu 诊断 VAP 时，阈值 10^5 cfu 具有优异的特异性，但敏感性可能不足 [45, 46]。定量 BAL 培养的敏感性和特异性范围分别为 42%～93%（平均值为 73%）和 45%～100%（平均值为 82%）[47]。BAL 中细胞内有生物的细胞百分率（> 8%）对检测感染有较高的特异性。PSB 定量培养的诊断阈值 $\geqslant 10^3$ cfu/ml[28]。PSB 培养的敏感性和特异性分别为 33%～100% 和 50%～100%[48]，但定量重现性较差 [49]。BAL 和 PSB 的定量阈值尚未建立，已经验性应用抗生素后行 BAL 不应使用定量阈值 [50]。

支气管镜的其他诊断用途

支气管镜检查可用于肺泡出血、肺泡蛋白沉积症和某些间质性肺病的诊断。当怀疑诊断为 DAH 时，应进行顺序灌洗。如果从外观上看，灌洗的血越来越多，DAH 可能性很高。关于 DAH、间质性肺疾病和 PAP 的详细讨论不在本章范围之内。

支气管镜在外伤中的作用

支气管镜检查可确定气管横断或撕裂、支气管完全横断、支气管撕裂、支气管挫伤、持续性远端

出血 / 肺挫伤、吸入物、黏液栓和声门上病变[51]。及时发现这些病变可预防阻塞性肺炎、促进气体交换、并缩短启动最佳治疗延迟的时间[52]。

咯血的支气管镜处理

支气管镜检查对咯血患者具有诊断和治疗作用。支气管镜检查可用于确定出血部位，当发生危及生命的大出血时，支气管镜对指导支气管动脉栓塞和肺隔离等血管干预措施非常重要[53, 54]。硬支气管镜检查（在手术室）是另一种大咯血治疗方案，因为它可以更好的抽吸并拥有更大的工作通道。纤维支气管镜可用于滴入冰盐水或肾上腺素，插入支气管内球囊填塞导管，并引导气管内导管进行选择性肺插管及消融治疗，如氩气刀。对于大量咯血的患者，笔者推荐请呼吸科、心胸外科急会诊。

取出异物

纤维支气管镜可以有效地从气管支气管树中清除异物，并且在大多数情况下足以去除异物[55, 56]。用于去除异物的工具包括取物钳和取物篮。如果纤维气管镜无法将异物取出或考虑异物较大，应选择硬支气管镜检查。

支气管镜在肺不张和黏液栓中的应用

支气管镜检查可用于评估肺不张并清除气道分泌物，但不应在所有肺不张患者中常规使用。许多研究报道了支气管镜在机械通气患者中治疗肺不张的有效性，影像学的改善率为19%～89%[57, 58]。研究的巨大差异归因于研究组中患者亚群不尽相同。肺叶不张及无支气管空气征的患者从支气管镜治疗中获益更多[59, 60]。一项前瞻性随机对照试验表明对影像学提示肺不张的患者，胸部物理疗法与支气管镜治疗疗效相当[60]。因此，支气管镜检查不常规应用于肺不张的治疗，但对于神经肌肉无力、解剖异常或保守治疗失败的患者是有效的辅助治疗手段。有文章报道通过支气管镜的抽吸通道对不张的肺送气的治疗手段，但没有证据支持这种操作可以成为常规治疗手段[61, 62]。

ICU 中支气管的其他应用

ICU 有时使用高级的支气管镜技术，包括冷冻

疗法或激光技术来治疗肿瘤，大气道病变时置入支气管支架、硬支气管镜[63, 64]。这些都超出了本章节讨论的范围，如需相关干预，需咨询专业医师。

支气管镜检查对神经危重症患者生理指标的影响

对中枢神经系统的影响

通气不足是支气管镜检查影响ICP的重要原因。气体交换中断导致通气不足和呼吸性酸中毒，这是调节脑血管张力最有效的介质。当颅内顺应性降低，随着呼吸性酸中毒加重，脑内小动脉反射性扩张，脑血容量增加导致ICP急剧升高。因此，在支气管镜检查过程中，必须维持正常的呼气末二氧化碳浓度并调整分钟通气量，以确保操作安全。

在适度镇静的颅脑外伤患者中，气管内抽吸会增加CPP和ICP[65]，在气管内抽吸前，对机械通气、镇静的患者行气管内利多卡因滴注会降低ICP并导致CPP下降[66]。在支气管镜检查期间，充分的镇静作用在此类患者中尤为重要，因为在抽吸过程中镇静效果欠佳会降低CPP[65]。Kerwin等报道，对镇静的患者行支气管镜检查时，85%的患者ICP的增加幅度超过50%，其中54%的患者的ICP至少增加了一倍。在同一项研究中CPP保持不变。另一项研究表明没有与支气管镜检查相关的颅内压变化的不良事件[67, 68]。支气管镜检查导致的脑灌注变化在手术完成后15min内恢复到基线水平。在解释这项研究的结果时，有必要指出，这项研究中的所有患者都接受了神经肌肉阻滞，这可能不是标准做法。有研究表明，神经肌肉阻滞可显著降低颅脑损伤患者吸痰引起的ICP升高[69]。支气管镜检查也可以增加PEEP，这可能会导致颅内顺应性很低的患者ICP升高。有研究表明，需要 > 5cm 的 PEEP 来维持氧合的患者的脑灌注指标与 < 5cm 水柱的 PEEP 组相比没有差异[71]。一项小型回顾性研究（N=29）表明，对于颅内占位病变或 CT 提示颅内压增高的患者，支气管镜检查是安全的[70]。

在支气管镜检查期间严密检测神经重症患者是否有高碳酸血症、低氧血症、通气不足和高血压至关重要。

支气管镜检查对心血管的影响

支气管镜检查对心血管的影响包括血压改变及诱发心律失常和缺血性不良事件发生的风险。在仅接受局部麻醉的非插管患者中，支气管镜检查会导致平均动脉压、心排血量、心率和肺毛细血管楔压升高[71]。在插管和镇静的患者中，低血压（由于麻醉药物的血管扩张的作用）是主要的风险，而心脏指数和毛细血管楔压呈类似的上升趋势[72]。在颅脑外伤患者中，血流动力学受喉镜检查和气管插管影响，但与颅脑损伤的严重程度无关。因此充分的镇痛、镇静尤为重要[73]。据报道在非危重心血管疾病患者中支气管镜检查相关的心律失常发生率高达10%。但自从停止常规应用阿托品以后，这个数字有所下降[74]。在分析ICU中147名接受支气管镜检查的重症患者后发现，1名患者出现需要复律的室上性心动过速[75]。有研究报道接受支气管镜检查的患者中有17%出现ST段或T波改变，但尚不清楚该发生率是否为重症患者的发生率，也不清楚是否有意义或有相关性[76]。心血管病患者行支气管镜检查需谨慎，但尚无文献报道在重症患者中行纤维支气管镜检查诱发缺血性不良事件。一项分析支气管镜检查并发症的研究指出，48 000例支气管镜检查有2例（0.004%）死亡患者与心肌梗死有关[77]。

呼吸事件

在脑顺应性不足的气管插管患者中进行支气管镜检查可导致通气不足，这将立即导致脑血管舒张并引起ICP升高[25]。这是由于ETT阻塞导致上呼吸道阻力增加，最多可将气道大小减少30%[78]。在一项研究中，在接受容量限制性机械通气的患者中，中止外源性PEEP后行支气管镜检查，平均PEEP为10.4，最高可达35cmH_2O（ETT内径为7.0mm）。标准做法是在支气管镜检查或吸痰之前增加FiO_2。尽管如此，据报道在进行气管镜检查的自主呼吸（14%）和机械通气患者（20%）中存在低氧血症[72, 75]。因此，在支气管镜检查期间应注意通气，充氧，血流动力学和ICP，以及适当调整呼吸机参数以纠正这些指标的变化。

不良事件

在行或未行机械通气的危重患者中，支气管镜检查是安全的。关于神经危重患者的支气管镜检查的文献内容有限。当对机械通气患者进行经支气管活检时，与气管镜相关的发生率最高的并发症是气胸[39, 42, 75, 79]。据报道，与支气管镜相关的死亡率为0%~2%[4, 58, 77-80]，并且最大的一项问卷调查报道的死亡率为0.01%[77]。迄今为止，对危重患者的研究报道没有与手术相关的死亡事件发生[4, 75, 78]。支气管镜检查相关的并发症包括出血、气胸、支气管痉挛、肺囊肿、心律失常和冠状动脉缺血，但总发生率非常低[4, 57-59, 72, 77, 81]。因此，尽管支气管镜检查相对安全，但并非没有风险。它是用于诊断和治疗的有效工具，应在有适应证时使用。

患者怎么样了？

我们的患者接受了纤维支气管镜检查，并密切监测了血流动力学参数，该参数在整个操作过程中保持稳定。在右主干支气管中发现了大量血块，在清洗和抽吸后，在中央气道中发现了一个外生性肿瘤并已侵蚀血管。未发现活动性出血，气管插管在支气管镜引导下进入左主支气管，将肺与出血点隔离。冲洗肿瘤后提示鳞状细胞癌，颅脑增强磁共振提示肿瘤脑转移，这可能为脑出血的原因。远端和对侧气道检查未发现其他出血点。立即对该患者行支气管动脉栓塞、放疗、脑转移瘤切除及化疗等治疗。住院1年后，她没有呼吸道症状，可以走动，伴有中度右偏瘫。

第七篇　肾脏与电解质紊乱
Renal and Electrolyte Disorders

Lawrence　著

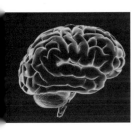

第47章　急性肾损伤
Acute Kidney Injury

Jean–Sebastien Rachoin　Lawrence S. Weisberg　著

时传君　译

黄齐兵　张洪兵　张洪钿　校

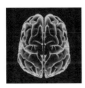
　　　　一名近期身患耐药大肠杆菌尿脓毒症的 72 岁男性患者因新发左侧肢体偏瘫被送往急诊室。他既往患有慢性肾脏病史、高血压和骨关节炎，目前口服赖诺普利，20mg/d；萘普生，400mg，每日 2 次。体格检查：体温 38℃，血压 130/66mmHg，心率 88/min，呼吸 28/min，经鼻导管吸氧条件下血氧饱和度 89%。患者神志不清伴左侧肢体偏瘫。

　　　　颅脑 CT 检查未见颅内出血，胸部 CT 血管造影排除肺栓塞，体温迅速升高达 38.9℃，血压下降至 78/50mmHg，心率上升至 120/min，血常规示白细胞 29.9×10^6/L，44%，尿液分析示脓尿、蛋白尿，根据脓毒症治疗指南，初始治疗应用快速静滴万古霉素、庆大霉素及头孢吡肟，气管插管，呼吸机辅助呼吸，入院第 2 天，肌酐水平由入院时 1.6mg/dl 上升至 2.0mg/dl，血尿素氮由 22mg/dl 上升至 36mg/dl。近 8h 尿量约 20ml/h。

　　患者的女儿是一名护士，她知道父亲的慢性肾脏病史，在你查房时，她想知道父亲是否肾衰竭，你会怎么告诉她？

尽管急性肾衰竭理论上可以简单地描述为"肾功能的急性下降"，但最近才出现被普遍认同的定义。缺乏对 ARF 的统一定义在很大程度上阻碍了研究，并限制了不同人群之间的比较。因此，在 2002 年，一个国际专家小组以血浆肌酐浓度和每小时尿量变化为基础制定了急性肾衰竭的定义，并将其缩写为 RIFLE（风险、损伤、衰竭、损失和终末期）[1]。自此，许多研究人员在不同的临床研究中证实了这一方案，最近一项 Meta 分析显示 RIFLE 分级对死亡率也是有影响的[2]。

RIFLE 分级代表着急性肾衰竭领域的突破性进展，然而，RIFLE 分级的缺点也迅速被发现：血浆肌酐水平与尿量分级之间经常出现不一致[3]。此外，血肌酐在短时间内（48h）的微小改变（≥ 0.3mg/dl）[4]被证实与重要的临床结果相关[5]。

为了完善 ARF 的定义，第二个国际组织在 2004 年成立。他们就急性肾损伤（acute kidney injury，AKI）标准达成了急性肾损伤网络（AKIN）标准共识[6]，共识认为急性肾损伤相比于急性肾衰竭更能反映出衰竭是肾脏广泛损伤的终端的

事实[6]。他们根据更短时间内的血浆肌酐改变定义了 AKI 的分期。他们规定，只有在排除或缓解尿路梗阻，优化患者的血流动力学和血容量后，才可以应用 AKIN 分期。AKI 的最新和最全面定义来自 KDIGO（肾病，改善全球预后）[7]。表 47-1 比较了 RIFLE、AKIN 和 KDIGO 标准。

在对危重患者的研究中，所有标准在 AKI 的分类上基本一致，并且与死亡率相似[8, 9]（死亡率是否是验证 AKI 定义的合适结果还有待商榷[10]）。

必须认识到，这些 ARF 或 AKI 的定义是为了便于研究而设计的。从实用角度讲，临床医生可以根据几个小时到几天内血浆肌酐和血尿素氮的改变诊断 AKI[11]。应用这个实用标准，或者任何一致的

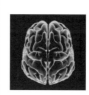

患者的女儿想知道她的父亲在这种情况下发生 AKI 概率有多高，以及她的父亲是否有特殊的风险。

表 47-1　RIFLE、AKIN 与 KDIGO 的比较[1, 6, 7]

定 义					
	RIFLE[a]		**AKIN[b]**		**KDIGO**
风险	GFR 下降 25%；Cr 升高 1~2 倍；尿量＜ 0.5ml/（kg·h），且持续超过 6h	1 阶段	Cr ≥ 0.3mg/dl 或 Cr 升高 1.5~2 倍；尿量＜ 0.5ml/（kg·h），且持续超过 6h		Cr ≥ 0.3mg/dl[a] 或 Cr 升高 1.5~2 倍；尿量＜ 0.5ml/（kg·h），且持续超过 6h
损伤	GFR 下降 50%；Cr 升高 2 倍；尿量＜ 0.5ml/（kg·h），且持续超过 12h	2 阶段	Cr 升高 2~3 倍；尿量＜ 0.5ml/（kg·h），且持续超过 12h		Cr 升高 2~3 倍[b]；尿量＜ 0.5ml/（kg·h），且持续超过 12h
衰竭	GFR 下降 75%；Cr 升高 3 倍；Cr＞4mg/dl 或急性升高 0.5mg/dl；尿量＜ 0.3ml/（kg·h），且持续超过 24h	3 阶段	Cr 升高 3 倍；Cr＞4mg/dl 或急性升高 0.5mg/dl；尿量＜ 0.3ml/（kg·h），且持续超过 24h；紧急替代治疗		Cr 升高 3 倍；Cr＞4mg/dl 或 48h 内升高 0.3mg/dl 或 7 天内升高 1.5 倍；尿量＜ 0.3ml/（kg·h），且持续超过 24h；紧急替代治疗
丧失[c]	依赖透析＞ 4 周				
终末期[c]	依赖透析＞ 3 个月				

GFR. 肾小球滤过率；KDIGO. 肾病：改善全球预后；AKIN. 急性肾损伤网络；Cr. 血清肌酐水平；RIFLE. 风险、损伤、衰竭、损失和终末期

a. 与基线水平相比，7d 后水平变化；b. 48h 后的变化；c. 预后期

定义，可以明确我们的患者有 AKI。

AKI 领域的研究大多集中于危重患者和住院患者。最新研究表明，相当比例的患者具有社区获得性 AKI [12]。因此，AKI 的真实发病率难以估计。在危重患者中，AKI 比较常见，且发生率与疾病严重程度相关 [8]。总体来说，所有住院患者中发病率约 5% [13]，心脏外科手术患者发病率为 10%～20% [14]，脓毒血症患者中约 20%，而血培养阳性的患者发病率可达到 50% [15]。在蛛网膜下腔出血患者中，AKI 发病率约 23% [16]，而急性卒中患者中发病率为 14%～27% [17-19]。

急性脑卒中患者中约有 15%～30% 发生 AKI [19]，危险因素包括年龄、患有 CKD、心脏疾病和卒中类型（出血多于缺血）[19] 及严重程度 [17, 18]。蛛网膜下腔出血患者入院时 Hunt、Hess 评分较低、血肌酐较高 与 AKI 相关（表 47-2）[16]。最新一项研究证实，高钠血症是蛛网膜下腔出血患者发生 AKI 的另一个危险因素，血浆钠浓度每增加 1mEq/L, 发生 AKI 的风险就增加 5% [20]。

AKI 与危重症患者的预后较差相关，因为它会增加发病率、加重神经系统残疾，以及影响短期和长期的死亡率。[19, 21] AKI 直接影响表现为容量过负荷、电解质和酸碱紊乱、尿毒症等，同时也会在空间和时间上对其他器官产生影响。

动物实验表明，AKI 产生细胞因子通过细胞因子产生 [23-25] 而增加肺血管通透性和中性粒细胞浸润 [22] 诱导或加重急性肺损伤，而且，它通过炎症刺激 [26]、纤维化 [27] 和凋亡 [22] 导致心功能障碍，在神经系统，AKI 通过增加血管通透性、炎症和功能障碍使之受影响 [28]。此外，尿毒症毒素对骨髓和肝功能也有不良影响 [29]。因此，报道中说 AKI 是死亡率的独立影响因素就不足为奇了 [15, 30-32]，但这种相关性并不等同于因果关系，目前的证据尚不能明确患者的死亡是源于 AKI 或者伴有 AKI。

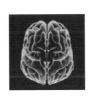

患者的女儿想知道 AKI 本身是否会影响她父亲的预后。

直到最近，人们还普遍认为，如果患者在 AKI 发作后幸存，他们的肾脏功能可能会恢复到基线水平。现在越来越明显的是，AKI 倾向于发展为 CKD [30, 33] 与终末期（透析依赖）肾病 [33-35]，后者在潜在 CKD 患者和老年患者中更为常见。长时程患 AKI 可能是导致糟糕预后的又一个风险因素 [36]。

在一项对急性蛛网膜下腔出血患者的前瞻性研究中，AKI 可显著提高死亡率 [16]。在急性卒中患者中，AKI 与短期和长期死亡率增加均显著相关 [17]。

表 47-2　AKI 在神经重症监护室中发生的特殊情况

临床环境	发生率	危险因素	影　响
卒中	14%～27%	慢性肾脏疾病 年龄 卒中类型、严重程度	超过 30d 和长期死亡率 短期和长期致残率
蛛网膜下腔出血	23%	较低 H&H 评分（Ⅳ～Ⅴ） 高肌酐水平 高钠血症	死亡率增加 心血管预后差
癫痫引起横纹肌溶解	极少	长程惊厥 癫痫持续状态 肌酐＞ 15000 血容量不足	无长期影响 可能需要短期肾脏替代治疗
CT 血管造影	3%～3.5%	慢性肾脏疾病	不需肾脏替代治疗
甘露醇	0%～11%	慢性肾脏疾病 大剂量甘露醇	不明确

CT. 计算机断层扫描

患者发生 AKI 的可能原因是什么？

AKI 的病因可分为肾前、肾后和肾性因素。肾前性衰竭是由于肾血流动力学改变引起的，因此如果恢复正常的肾灌注，AKI 会立即消失。通过病史（如液体负平衡或出血病史）或体格检查，肾前性肾衰竭往往是显而易见的。然而，重要的是要认识到，物理评估容量状态可能十分不可靠 [37]，对重症患者尤其如此，因为通常的指标（生命体征、水肿）可能具有误导性。在少尿患者中 [尿量 < 0.5ml/（kg·h）]，监测钠离子的排泄量可能提高诊断的准确率：钠离子排泄率 < 1% 是功能性肾小管进行重吸收的证据，且与肾前状态一致 [38,39]，钠离子排泄百分比是从一个点计算尿液与血浆容量有如下关系。

$$U_{Na}/P_{Na} \div U_{Cr}/P_{Cr} \times 100$$

其中 U_{Na} 为尿钠浓度，P_{Na} 为血浆钠浓度（mmol/L），U_{Cr} 为尿肌酐浓度，P_{Cr} 为血浆肌酐浓度（mg/dl）。

钠离子排泄率并不是区分肾前性和肾性疾病的可靠指标。它在正在利尿的高容量患者中可能是高的 [38]，在一些原因导致肾衰竭患者中也可能是低的，最明显的是放射性对比剂 [40] 引起的和色素相关的肾损伤 [41]，即使是在最终需要透析的脓毒症患者中，钠离子排泄率也往往 < 1% [42]。

血浆尿素氮比值、肌酐比值长期以来被认定为区分肾实质损伤和肾前病变的指标，但它似乎没有什么临床应用价值 [43,44]。肾脏损伤的新生物标志物正在积极研究中，但它们在临床医学中的应用还有待确定 [45]。

由"肾自身调节功能衰竭"引起的肾前性衰竭是一种常见的现象。肾脏依靠各种体液介质，其中由肾素 – 血管紧张素系统和前列腺素舒张系统组成，在一定平均动脉压范围内调节血流量，以及在一定肾血流量范围内调节肾小球滤过率。这种复杂的自我调节机制是为了使肾小球滤过率与血容量相匹配 [46]。阻断肾脏自动调节功能的药物（如血管紧张素转化酶抑制药，血管紧张素受体拮抗药和前列腺素综合体阻断药）在适度的低血容量或低血压时导致肾前性肾衰竭是可以接受的 [47]。患者同时服用 ACEI 和环氧合酶抑制药，因此有发生肾前衰竭的风险。

肾后性衰竭是由于肾远端小管和集合管泌尿道阻塞所致。常见原因见框 47-1，在老年男性中，最常见的原因是前列腺肥大引起膀胱出口阻塞，卒中可能会增加膀胱出口梗阻的风险。卒中后，膀胱功能障碍比较常见，而且缺血性卒中比出血性卒中更易引起膀胱排空障碍 [48]。其他容易导致膀胱出口梗阻的因素包括潜在的自主神经病变（如糖尿病）及具有抗胆碱能活性的药物。肾脏超声对尿路梗阻检测灵敏度 > 95%，表现为尿路集合系统扩张（肾积水或输尿管积水）[49]。

AKI 的肾性原因遵循组织学分类（框 47-1），诊断以尿常规检验和镜检沉淀物为标准（表 47-3）[50]。

在肾性肾衰竭的类型中，急性肾小管坏死是重症监护病房中最常见的 [51,52]。急性肾小管坏死可能由肾毒性或缺血性因素导致，或两者兼有 [52,53]，常见的肾毒性因素包括放射性造影剂、氨基糖苷类抗生素、两性霉素及肌红蛋白和游离血红蛋白等内源性色素。缺血性因素包括休克、败血症和可能影响肾灌注的大血管手术。在考虑患急性肾小管坏死的患者中，诊断准确率与尿液显微镜下颗粒管型的数量成正比，找到管型的阳性预测值接近 100% [50]。

框 47-1　AKI 的病因

- **肾前性**
  - ➢ 血容量减少
  - ➢ 有效循环容量减少
    - – 充血性心力衰竭
    - – 肝硬化
  - ➢ 肾脏自我调节失效
- **肾后性**
  - ➢ 输尿管梗阻
    - – 结石
    - – 肿瘤
    - – 纤维化
  - ➢ 膀胱出口梗阻
- **肾性疾病**
  - ➢ 急性肾小管坏死
    - – 中毒
    - – 缺血
    - – 混合
  - ➢ 急性肾小球肾炎
  - ➢ 急性间质性肾炎
  - ➢ 急性肾血管炎
  - ➢ 急性小叶内梗阻
    - – 肿瘤溶解综合征
    - – 药物诱导

表 47-3 肾脏疾病的尿液分析

类 型	尿试纸	尿沉淀
急性肾小管坏死	尿比重 1.010~1.020 尿蛋白 1+	多发小沉淀物 尿液混浊
急性肾小球肾炎	尿比重 1.020~1.030 尿蛋白 1~3+ 红细胞 > 2+	红细胞数>白细胞数 红细胞形变 红细胞管型
急性间质性肾炎	尿比重 1.010~1.020 尿蛋白 1+	白细胞>红细胞 白细胞管型 嗜酸性粒细胞尿
血管炎	尿比重多变 尿蛋白 1~2+ 红细胞多变	少量沉淀或红细胞沉淀
小叶内梗阻	尿比重多变 红细胞多变	尿结晶

与神经重症病房特别相关的是甘露醇在 AKI 进展中的作用，但在目前的病例中不是一个因素。甘露醇治疗颅内压增高被认为与 AKI 有关[54, 55]，特别是与大剂量使用相关[55, 56]。大剂量甘露醇可能具有血管收缩作用，也可诱导肾近端小管发生渗透性肾病[57]。AKI 患者中也有报道使用高渗盐水治疗颅内压增高[58]。

在重症患者中，急性肾小球肾炎和急性肾血管炎是 AKI 的罕见病因[15, 59]。患有严重脑功能障碍的患者的急性肾小球肾炎或肾血管炎应该引发对可能解释这两种现象的全身性疾病的重视，如全身性红斑狼疮或冷球蛋白血症。框 47-2 显示建议疑似患有急性肾小球肾炎或血管炎患者的血清学评估。

急性间质性肾炎最常见于药物过敏反应中，与之相关的药物长时间[60]、高频率应用包括 β 内酰胺类抗生素、大环内酯类、噻嗪类、别嘌呤醇和非甾体类抗生素[60, 61]，其他原因包括各种类型和系统的感染，如红斑狼疮、干燥综合征和结节病[61]，常见

框 47-2 可疑血管炎或急性肾小球肾炎的血清学评估

- C_3、C_4 补体
- 抗核抗体、抗双链 DNA
- 抗肾小球基底膜抗体
- 抗中性粒细胞胞浆抗体
- 肝炎血清学
- 冷球蛋白

的相关症状包括发热、全身皮疹和外周血嗜酸性粒细胞增多。在药物诱导的患者中，发生率 < 50%，然而，仍有 < 5% 的患者出现三种表现[60]。因此，对于任何患者不明原因的急性肾衰竭和尿沉渣的患者，都应考虑存在急性间质性肾炎的可能性。

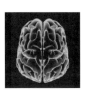

这位患者接受了两种肾毒性药物，庆大霉素和碘放射性药物，最可能引起他肾衰竭的原因是什么？急性肾衰竭可以预防吗？

氨基糖苷类药物如庆大霉素可引起多达 20% 的急性肾小管坏死。在常用药物中，阿米卡星的肾毒性可能比庆大霉素或妥布霉素小。药物在肾近端小管细胞内积累，引起细胞坏死[62]。肾毒性的危险因素包括高龄、肝衰竭、肾衰竭、峰值浓度和体积衰竭[62, 63]。

由于氨基糖苷肾毒性，治疗开始后一周至 10d 血浆肌酐浓度开始升高。AKI 常伴有低钾血症、低镁血症和非阴离子间隙代谢性酸中毒。

预防氨基糖苷类药物引起的 AKI 的最佳方法是尽量减少药物接触、每日单一剂量（对肾功能基线正常的患者）、经常进行药物动力学和每日血浆肌

酐浓度监测[62]。本例 AKI 的时间进程与氨基糖苷肾毒性不相容。

放射对比剂肾病是发生急性肾衰竭住院的第三大常见原因[64]，报道的发病率差别较大，主要取决于定义的严格性和危险因素的数量及严重性[65]，常见的危险因素见框 47-3[65-70]。轻度 CKD 患者 RCIN 的发生率 < 5%[71,72]，晚期 CKD 合并糖尿病患者 RCIN 发生率高达 50%[73]。在其他因素相同情况下，静脉注射比动脉内注射治疗更少见[74,75]。一项回顾性研究使用了 AKI 的广泛定义，发现未经选择的急性卒中患者在接受 CT 血管造影时，对比剂引起的损伤发生率为 3%，在这项研究中，没有一个患者需要肾脏替代治疗[76]。

注射碘化对比剂后，肾小球滤过率立即下降，但随后血液中肌酐的累积可能非常慢，以至于在 24～48h 内无法探测到肌酐浓度的变化。血浆肌酐浓度通常在几天到一周内达到稳定，然后在 2～4 周内分解代谢，约 10% 的患者需要肾脏替代治疗[77]，但仅仅由于 RCIN 导致的永久性透析的情况非常少见。

由于 RCIN 是由一个不连续的、可预测的事件引起的，因此它被认为是预防的范例。然而，尽管对其预防进行了数十年的研究，很少有干预措施被证实有益[68,78]。唯一可靠的预防手段是避免使用对比剂，除此之外，只有两种干预措施被证实有效：肾血流管理和对比剂的选择。

静脉注射氯化钠可降低 RCIN 的风险。正常（0.9%）生理盐水似乎比低渗（0.45%）生理盐水更有效，在注射对比剂前以 1ml/kg 的速度注射，并持续 24h[79]。关于碳酸氢钠是否比生理盐水更有效预防 RCIN 一直存在争议，迄今为止的研究得出了相互矛盾的结果[80,81]，因此没有明确的证据推荐碳酸氢钠。失代偿性充血性心力衰竭对 RCIN 的风险可能与容量过负荷一样大，因此，对于心功能或肾功能受损的患者，必须谨慎使用静脉注射生理盐水，而对于已经过负荷的患者，更应避免使用。使用对比剂之前静脉注射呋塞米已被证实有害[82]，建议在造影前口服利尿药。

RCIN 的发生可能与放射对比剂的化学性质、作用途径及给药剂量有关，对比剂因其渗透压而变化，传统的高渗透压制剂的渗透压约为 1200mOsm/kg，而所谓的低渗透压制剂的渗透压约为 600 mOsm/kg，最新的等渗透压制剂的渗透压约为 300mOsm/kg。毫无疑问，高渗透压药物比低渗透压药物更具有肾毒性[83,84]，在这方面，等渗制剂的优点仍不明确[85,86]，最新的研究表明，动脉内注射对比剂比静脉内应用有更大的心力衰竭风险[74,75]，最后，高危患者发生 RCIN 的风险似乎与给药剂量成正比[66]。

其他旨在预防 RCIN 的干预措施并未显示出有效。N- 乙酰半胱氨酸很早就显示出巨大的潜力[87]，但随后的研究一直模棱两可[88-91]。

由于口服 NAC 价格低廉，而且外观看起来没有任何毒性，所以没有理由不让可以口服药物的高危患者服用。包括钠尿肽[92]、多巴胺类[68]及停用 ACEI 或 ARB 药物[93]等措施对于预防 RCIN 无任何益处。一个单中心研究表明预防性血液滤过可以减少一年死亡率[94]，结果被证实关系不能确定，表明血液滤过不能常规使用。由于环氧合酶抑制药易使动物产生 RCIN[95]，谨慎的做法是在即将接受对比剂的患者中停用环氧合酶抑制药，对于必须接受对比剂的患者，降低 RCIN 风险的建议见框 47-4。

框 47-3 　RCIN 的危险因素

- **患者因素**
  - ➢ 慢性肾脏疾病
  - ➢ 糖尿病
  - ➢ 容量消耗
  - ➢ 慢性心脏衰竭
  - ➢ 卒中
  - ➢ 经球囊泵
  - ➢ 年龄 > 75 岁
  - ➢ 低比容
- **手术因素**
  - ➢ 高渗透性对比剂
  - ➢ 高容量
  - ➢ 动脉内管理

框 47-4 　降低 RCIN 风险的措施

我们推荐
- 避免使用高纯度对比剂
- 尽量减少注入量
- 优化患者容量状态：0.9%NaCl 容量扩张（1ml/kg），提前 12h 开始，注射后持续 12h
- 造影前停用静脉利尿药
- 停用环氧合酶抑制药

我们不反对应用
- 乙酰半胱氨酸，口服 600～1200mg，提前一天开始，应用 4 次。

目前情况下，对比剂的应用很可能导致急性肾小管坏死的进展，另一个可能的原因是败血症，导致缺血性急性肾小管坏死，这种多因素 AKI 在危重症患者中很典型。

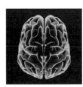

为支持急性肾小管坏死的诊断，尿液分析显示尿液比重为 1.010 和大于 5 个的颗粒铸形。在未来几天，患者逐渐无尿，AKI 的一般治疗方法是什么？

框 47-5 显示了 AKI 患者临床管理的一般方法。从定义上说，优化血流动力学可以逆转肾前性 AKI[96]，也减少从肾前性肾衰竭进展到急性肾小管坏死的可能性[97]。然而，不管对肾功能的影响如何，危重休克患者需要足够的血容量复苏，以恢复心排血量和器官灌注。液体治疗的量和持续时间仍有争议：液体治疗在疾病早期显然是有益的[98]。似乎晶体液与胶体液没有明显差别[99]（然而，胶体扩容剂羟乙基淀粉与 AKI 风险增加有关[100]）。

容量增加可以稀释血清肌酐，从而掩饰了 AKI 的进展[101]。过度积极的容量复苏与不良的临床结果有关[102]，包括腹腔室综合征[103]。而且，只有一半的循环衰竭患者对容量复苏有反应[104]，而且，决定容量复苏本身就具有挑战性[105]。

循环利尿药已被用于增加尿量和治疗潜在的 AKI，虽然它们可以促进液体管理，但不会缩短 AKI 的病程、减少透析或提高死亡率[106]。

低剂量多巴胺已经达到了神话般地位，因为它声称可以选择性改善肾脏血流，从而治疗肾衰竭，这个神话如此坚定，以至于低剂量多巴胺甚至被赋

框 47-5　AKI 患者的药物管理

- 优化血流动力学
- 停用引起或加重 AKI 的药物
- 调整药物剂量
- 监测 / 调节电解质
- 监测 / 调节酸碱平衡
- 保证充足的营养
- 监测肾脏替代治疗的适应证

予了一个别名为"肾剂量"多巴胺。大宗文献积累多年证实，多巴胺对 AKI 没有任何益处，甚至可能与肠坏死和脱疝有关[107, 108]，事实上，低剂量多巴胺似乎会恶化 ARF 患者的肾血流动力学[109]，因此，我们强烈反对在 AKI 患者中使用低剂量多巴胺。

在疑似 AIN 的患者中，应立即停止致病药物的使用。如果在最初诊断的两周内应用糖皮质激素治疗[110]，大约有一半的患者是有益的，并标明明确诊断很可能需行肾脏活检。

所有药物的剂量都应审查肾功能下降对其消除的影响。在这方面，重要的是要认识到，估计肾小球滤过率的公式（如肾病改良饮食公式[111]）和肌酐清除率的公式（如 Cockroft 和 Gault 公式[112]）不能与每天上升或下降的血浆肌酐浓度一起使用。这些公式只适用于稳态条件；当血肌酐浓度升高时，他们会高估肾功能，有用药过量的风险；当血肌酐浓度下降时，他们会低估肾功能，有用药不足的风险。

由于肾脏在维持内环境动态平衡中的核心作用，AKI 患者极易发生钠、钾、钙、磷及酸碱失衡。应每天监测血生化，更频繁的监测取决于肾功能损害的严重程度和并发症。

对于尚未接受肾脏替代治疗的患者，应确保每日摄取 25～35kcal/kg 的热量和 0.8g/kg 的蛋白质，以确保足够的营养支持[113]。

从 AKI 中恢复是一个缺乏研究的领域。不幸的

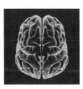

患者全身血流动力学改善，但尿量逐渐下降。血尿素氮和肌酐持续升高，在入院第五天，患者开始肾脏替代治疗（参阅 48 章，肾脏替代治疗），透析可改善血生化。患者的女儿问你如何知道患者的肾功能是否正在恢复。

是，对评估恢复的方法没有达成一致，也没有一致的定义。为了解决这个问题，KDIGO 指南推荐使用急性肾脏疾病来描述患病在 7 天～3 个月的患者[114]。在少尿型急性肾衰竭中，尿量的增加是肾功能

恢复的第一个证据，第二是血肌酐浓度的下降。对于接受肾脏替代治疗的患者，有人注意到透析前后患者血浆肌酐浓度呈下降趋势。肾衰竭的持续时间和肾功能损伤的程度各不相同。在一项研究中，大多数患 AKI 的患者最终康复了，但一些患者的康复周期需 18 个月[115]。

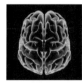

入院第 10 天，患者体温上升至 39℃，收缩压下降至 88mmHg。抗生素使用范围扩大，静脉输液，最终，应用升压药物才能保持患者平均动脉压 70mmHg，患者的氧合状况持续恶化，最终，在入院第 12 天死亡。

! 关键注意事项

- AKI 目前的定义是在数小时到数天时间内患者血尿素氮和肌酐浓度的上升。为便于研究，一致规定在 48h 内血肌酐浓度升高 0.3mg/dl。
- AKI 在危重症患者中很常见，危险因素包括潜在的 CKD 和疾病的严重程度。
- AKI 可能导致远隔器官功能障碍，这同时影响短期和长期预后，并与死亡率增加和未来 CKD 和 ESRD 更高的可能性相关。
- AKI 的鉴别诊断包括肾前、肾后和肾性因素，诊断方法依赖于仔细的病史询问、体格检查和简单的实验室检查。FENa 在鉴别急性肾小管坏死和少尿前期肾衰竭方面是有用的，但其应用很局限，尤其在脓毒症患者中。
- 在易感患者中，暴露于该制剂后立即发生放射性对比剂肾病。危险因素包括潜在的 CKD、糖尿病和容积衰竭等。最好的预防方法是避免使用放射对比剂。如果无法避免，重要的是要确保患者的液体状态是最佳的，并确保使用最低剂量的对比剂。
- 氨基糖苷类抗生素肾毒性通常出现在治疗后 7~10d，危险因素包括高龄、肝衰竭、肾衰竭、药物峰值浓度和半衰期，应仔细监测药代动力学。
- AKI 的治疗包括优化全身血流动力学，停用可疑药物，调整对肾功能有影响的药物剂量，监测 AKI 的代谢并发症，确保充足的营养。利尿药可能有助于液体管理，但不会缩短病程或提高生存率。低剂量多巴胺在 ARF 的治疗和预防中没有作用。
- 测定肾小球滤过率或肌酐清除率的公式并不适用于进展期或恢复期的 AKI，在这种情况下，将导致过量或不足剂量的肾清除药物的使用。
- 肾脏恢复是一个研究薄弱的领域，改善肾功能是常见的，但可能在出院后 18 个月内发生。

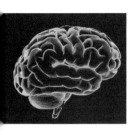

第48章　肾脏替代治疗
Renal Replacement Therapies

Andrew Davenport　**著**

王华卿　**译**

黄齐兵　张洪兵　张洪钿　**校**

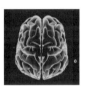

　　一名 26 岁的女子因骑马发生事故入院。诊断为股骨骨折，颅内出血，术后她需要机械通气，然后发生了呼吸道感染。第 3 天，她的排尿量降至 0.5ml/（kg·h），血清肌酐从入院时的 0.5mg/dl 上升至 1.24mg/dl。在这个阶段，她的颅内压，通过脑室导管测量，仍然保持在 35mmHg，平均动脉血压为 90mmHg。考虑到肌酐的增加和尿量的减少，我们提出了一项液体挑战来尝试和预防急性肾损伤的进展，以排除导致 AKI 的容量反应性等可逆的原因（表 48-1）。然而，第二天她的排尿量下降到 0.3ml/（kg·h），肌酐水平上升到 2.0mg/dl。

什么时候应该进行肾脏替代治疗？

　　随着肾功能的下降，细胞新陈代谢的产物会累积，导致代谢的含氮产物（通常以尿素和肌酐的减少来评估）的保留，以及钾的积累和代谢酸中毒的发展。其他潜在的毒素也会累积[1]，导致"氮质血症"而不是"尿毒症"。该患者有急性肾损伤（AKI），因此，病程短，只有有限的毒素会累积。然而，AKI 患者可能不得不开始接受肾脏替代治疗，因为难以控制的高钾血症会加大治疗难度，或者加重肺水肿和脑缺氧（表 48-1）。

　　历史数据表明，早期启动肾脏替代治疗（renal replacement therapy，RRT）可以提高生存率[2-6]，但相关证据仍不够充分，不足以作为推荐意见，而且启动 RRT 的决定仍然需要结合临床。尽管对于那些患有难治性高钾血症、严重代谢性酸中毒和容量过负荷和（或）明显的偶氮症状的患者，启动 RRT

的决定很简单，但是在没有这些明显表现的情况下，关于何时开始肾脏支持仍存在争议（框 48-1）。一旦患者进入 AKI 3 期，尽早开始 RRT 可能是有益的，这样患者就不会暴露于代谢异常和（或）体积过负荷引起的潜在有害影响。然而，在一些患者中，早期启动 RRT 会导致治疗的不良后果，如静脉血栓形成和继发于血管导管、抗凝血剂出血和其他与治疗有关的并发症，特别是低血压，会加重脑缺血损伤。

　　一些可追溯到 50 年前的报道表明，早期启动 RRT 可临床获益[2-7]。这些和其他研究为透析支持的标准临床实践奠定了基础，即血清尿素达到 80mg/dl 时开始[2-7]。然而，并不是所有的研究都显示了早期开始的生存优势[8]。

　　虽然目前的回顾性和观察性研究一致认为，在 AKI 中"早期"启动 RRT 可能与提高患者生存率有关，但这尚未得到证实[8]。在急性颅脑损伤患者中，

表 48-1　急性肾损伤的病因

肾前性（容量反应）	肾　性	肾后性
低血容量 • 呕吐和腹泻 • 出血 **有效循环血容量减少** • 心力衰竭 • 感染性休克 • 肝硬化 • 烧伤 **药物、毒物** • 血管紧张素转化酶抑制药 • 非甾体抗炎药	**肾小球** • 肾小球肾炎 **肾小球内皮细胞** • 血管炎 • 恶性高血压 • 硬皮病 **肾小管病变** • 急性肾小管坏死 • 横纹肌溶解 • 骨髓瘤 • 药物中毒 • 放射性对照 • 肾间质病变 • 间质性肾炎 • 药物反应	**梗阻** • 肾结石 • 肾间质纤维化 • 前列腺肥大 • 癌症 • 宫颈癌 • 尿道狭窄 • 膀胱肿瘤 • 盆腔肿瘤 • 腹膜后肿瘤

框 48-1　患 AKI 患者启动 RRT 适应证

生化指标
- 高钾血症 > 6.5mEq/L
- 血清尿素 > 80mg/dl
- 代谢性酸中毒 pH ≤ 7.1
- 难治性电解质异常：低钠血症或高钠血症和高钙血症
- 伴有高尿酸血症和高磷血症的肿瘤溶解综合征
- 尿素循环缺陷和有机酸血症导致高氨血症、甲基丙二酸血症

临床适应证
- 24h 尿量 < 0.3ml/kg 或 12h 无尿
- 肾功能损伤伴肾衰竭
- 难治的容量过负荷
- 终末器官损害：心包炎、脑病、神经病、肌病、尿道出血
- 为血浆和其他血液制品的灌注和营养创造血管内空间
- 严重中毒或药物过量
- 严重的体温过低或过高

RRT 不仅增加了患者管理的复杂性，而且还可能造成额外的并发症，如 ICP 和平均动脉血压的变化[9]。因此，对于在 TBI 患者中发展为 AKI 的病例，早期启动 RRT 应该只在顽固性高钾血症或肺水肿的病例中进行，因为在大多数情况下，AKI 是肾前性病变的次要表现，有可能是容量反应，纠正后即可避免 RRT 的使用。然而，应避免或尽量减少其他的毒性损伤，如氨基糖苷类抗生素和非甾体抗炎药，并应尽一切努力减少由放射性对照引起的急性肾损伤的风险[10]，包括尽量减少放射性对照研究的数量[11]。

如果肾功能继续恶化，那么氮质毒素会日积月累，导致细胞内渗透压增加。如果透析期间血浆渗透压迅速下降，那么血浆和大脑之间的渗透压梯度可能导致水进入大脑，从而可能增加脑水肿。

虽然目前还没有随机临床试验，但建议在 AKI 患者血清尿素氮超过 40～50mg/dl 时进行 RRT，以限制 RRT 时血清尿素下降引起脑水肿[12]。

既往需要透析的患者什么时候需要进行肾脏替代治疗？

定期透析的慢性肾脏疾病患者很容易发生脑损伤。这些患者由于应用抗凝血剂、高血压继发脑内出血和继发于中央静脉透析导管的脑脓肿而增加了硬膜下出血的风险。这些患者有长期高水平的尿素和其他氮质毒素，因此，延迟透析治疗将导致更高浓度的这些溶质，从而增加了 RRT 诱发脑水肿的风险。所以对于这组患者，RRT 应该在患者病情稳定后考虑[13]。

肾脏替代疗法的选择重要吗？

任何 RRT 的关键策略都是除去小的水溶性溶质。在血液透析处理中，来自血浆水的尿素清除速度比来自细胞的尿素进入血浆水的速度快，因为尿素通过尿素转运体排出细胞。相比之下，水通过水通道穿过细胞膜的速度是相应的尿素通过尿素转运

体的细胞外通道的 20 倍[14]。这种不同的清除率在细胞膜上建立了尿素浓度梯度，然后水沿着渗透梯度快速返回脑细胞（图 48-1）。肾脏替代疗法，尤其是间歇性血液透析治疗[15]，不仅在急性实验动物模型血液透析中，而且在透析健康末期肾衰竭患者的门诊设置中，都能导致脑水肿[16]。这种与血液透析相关的脑肿胀被称为透析不平衡综合征。

虽然 RRT 的主要设计是为了去除在肾衰竭中积累的小的、水溶性的毒素，但它也被用来纠正与肾衰竭相关的代谢酸中毒，因此透析溶液在生理上的浓度中含有碳酸氢或乳酸作为缓冲液。

透析过程中血浆碳酸氢盐的迅速增加导致二氧化碳增多（$H^{+}+HCO_3^{-} \longleftrightarrow H_2CO_3 \longleftrightarrow H_2O+CO_2$）。碳酸氢盐被激活后，不容易穿过富含脂肪的细胞膜，但酸化的二氧化碳很容易扩散到细胞中（图 48-2）。因此，增加的碳酸氢盐有可能恶化细胞内的酸中毒，而不是纠正细胞内酸中毒。细胞内酸中毒会增加细胞肿胀，继而加重脑水肿[17]。与脑脊液碳酸氢盐相比，血浆碳酸氢盐的这些变化通常导致髓质呼吸中枢的变化，并改变健康门诊透析患者的呼吸模式[18]。因此，在非机械通气性脑损伤患者中，血浆碳酸氢盐校正过快可能会对脑氧合产生不利影响。

此外，患者与体外循环的连接可能导致低血压，从而可能危及脑灌注。血液通过透析器，特别是那些带负电荷的透析器，会产生强效的血管扩张药：缓激肽、一氧化氮和过敏毒素、C3a 和 C5a[19]。现在我们发现，在启动标准门诊血液透析的最初几分钟内，心脏和大脑灌注都可以减少[20, 21]。因为相关的神经源性心脏不适，这种对心脏灌注的影响在蛛网膜下腔出血或严重脑水肿的情况下可能加剧。体外循环产生的缓激肽和补体激活可以通过用等渗性碳酸氢盐而不是生理盐水冲洗循环来减少，一些中心主张用白蛋白给透析剂加药以覆盖膜来减少膜反应。然而，用血液，尤其是库存的血液刺激血液循环，可能会加剧由于储存血液的酸性而引起的任何反应[22]。血管紧张素转化酶抑制药可以防止缓激肽的降解，因此应该避免。

可能有几种不同的 RRT 模式。

膜透析治疗

腹膜透析是一种持续性 RRT，因此，在治疗过程中，其血清尿素和渗透压的下降比间歇性透析更缓慢[23]。尽管如此，透析非平衡性现象仍时有报道[24]。腹膜透析液是低渗的，其钠离子浓

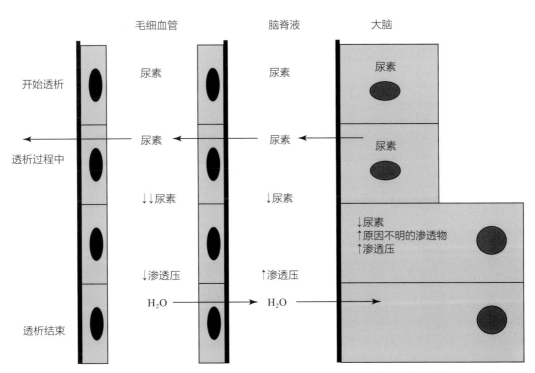

▲ 图 48-1 透析过程中不同舱内尿素浓度变化的示意图，随着水分进入大脑，导致浓度梯度

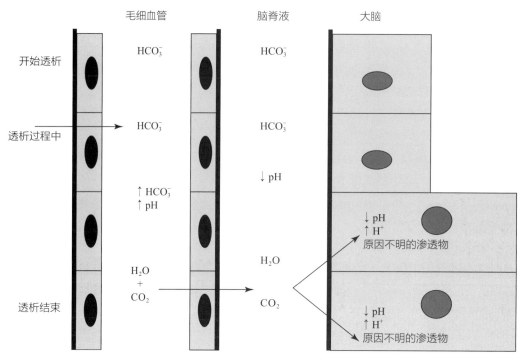

▲ 图 48-2　透析过程中不同隔间碳酸氢盐浓度变化的示意图，导致了浓度梯度，水进入大脑

度为 132mEq/L，但因葡萄糖含量高而高渗，为 13.6～38.6g/dl，因此可能导致患者低钠血症。高渗葡萄糖溶液的腹膜内交换会降低右心回心血量和心排血量，从而对脑灌注和脑灌注压力产生不利影响[25]，为了尽量减少这些潜在的变化，腹膜透析处方应使用尽可能低的葡萄糖浓度，以避免腹腔内体积的大幅波动。这可以通过使用腹膜透析的潮汐交换程序来很好的实现。

间歇性血液透析 / 混合疗法

脑水肿发生于每周三次常规门诊的患者[16]。因此，间歇性血液透析增加急性神经损伤患者的脑肿胀[26]。颅内压增高不仅是由于渗透压梯度的改变和动脉 pH 的迅速升高，而且还由于平均动脉压的突然降低，从而引起脑灌注压力的增加[27]。因此，间歇性 RRT 应仅被视为心血管稳定且没有颅内压升高或脑中线偏移的患者的一种治疗选择（图 48-1）。通过沿着浓度梯度扩散而不是对流的方式来清除小的溶质更有效，因为在对流的方式中，等离子水和溶质被清除。因此，血液透析比血液滤过去除尿素更快（图 48-3）。因此，血液滤过或血液双滤过是较好的处理方法，而尿素和其他小溶质的清除率可

以通过注入置换液的预过滤器 / 透析器而不是后过滤器 / 透析器来进一步降低（图 48-4）。

如果间歇血液透析是唯一可用的肾脏替代方式，则应修改处方以尽量减少心血管不稳定，使用高钠高钙的透析液浓度，将透析液冷却至 35℃，并尽量减少有效循环血量的变化[28]。此外，应利用更慢的血泵速度和透析液流量，结合较小的表面积透析膜和较低的透析液碳酸氢盐浓度[29]，尽量降低血清渗透性的变化率，因此，应该从标准的间歇性血液透析处方转变为缓慢延长透析或混合疗法。虽然门诊血液透析的标准做法是每周三次，但急性脑损伤患者应每天接受治疗，以尽量减少血尿素的高峰和低谷，从而缩短平均尿素浓度的时间。透析治疗第一个小时后的低血压通常是由于透析时血浆体积中的液体排出的速度快于血浆体积从血管外空间补充的速度[28]。因此，增加或同时增加治疗时间和治疗频率，可以相应降低超滤率和改善治疗期间的血流动力学稳定性。

没有随机的前瞻性试验来研究最佳的透析前尿素水平，以尽量减少透析期间 ICP 的变化；然而，临床实践表明，透析前 BUN < 30～35mg/dl 可降低治疗期间 ICP 增加的风险[29]。

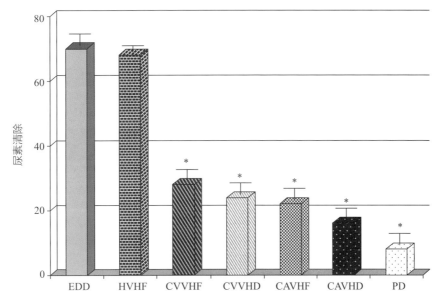

▲ 图 48-3 不同的透析方式下尿素清除率的变化

慢速延长血液透析（EDD）治疗 1h 后尿素清除率；高容量血液滤过（HVHF）约 5L/h；泵入持续静脉 – 静脉血液滤过（CVVHF）和持续静脉 – 静脉血液透析（CVVHD）约 2L/h；和连续动 – 静脉血液滤过（CAVHF），连续动静脉血液透析（CAVHD），和腹膜透析（PD），数值以平均值（SEM）表示。*. $P < 0.05$ vs. IHD

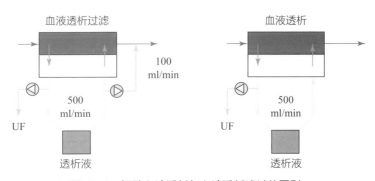

▲ 图 48-4 间歇血液透析与血液透析滤过的区别

超滤（UF）与血液透析滤过相比要高得多，为了弥补损失，透析液被注入患者体内，在透析器内流速更快

连续透析 / 血液滤过疗法

已经证实，在 ICP 升高的患者中，持续的动静脉血液滤过和（或）透析与间歇治疗相比，引起 ICP 和中央灌注压的变化更少[30, 31]，从而引起血浆渗透性的缓慢变化和有氧血管稳定性的提高（图 48-2）[12]。然而，由于采用了抽吸式静脉血液过滤、透析和血液过滤，尤其在高容量交换中，渗透性发生了更大的变化（图 48-5）。因此，在重症急性肾损伤患者进行连续性肾脏替代治疗时，血液滤过优于血液透析；血液渗透导致血清尿素和其他小溶质的变化速度减慢，而且由于进一步冷却，特别是稀释前的液体置换，有氧血管的稳定性也提高了（图

48-4）[32]。钠离子平衡在血液滤过中往往是正的，因为超滤液中的钠含量通常比血浆中的少。超滤液与血浆溶质浓度之比称为筛分系数，钠的筛分系数 < 1.0。市面上的透析液和替代液的钠浓度各不相同。首先应使用钠浓度大于 140mmol/L 的替代液或透析溶液来防止低钠血症[33]。在治疗开始时，对于颅内压升高的危重症患者，最初应使用小容量交换，只有当患者表现稳定时，才应增加交换量。

肾脏替代治疗可用于昏迷状态下清除一些药物和（或）毒素，对药物自身中毒、毒性和一些代谢性脑病（如甲基丙二酸血症），特别是如果毒素是水溶性的，其分布的范围是有限的。如果患者心血管情况稳定，与 CRRT 相比，间歇的血液透析将

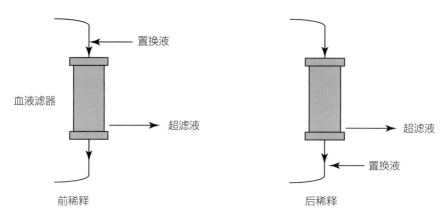

▲ 图 48-5 稀释前和稀释后的液体补充

能更快地清除此类药物和（或）毒素。当毒素大量分布时，血浆毒素浓度可能随之反弹。在这种情况下，血液透析后的 CRRT 可能有助于防止反弹。慢速血液透析，或混合疗法，也将是一种治疗选择。

最近，等容 CRRT 被提倡用于治疗无 AKI 的患者，这些患者在心搏骤停后已经复苏，但还没有恢复意识[34]。已经有初步的令人鼓舞的报道显示，接受 8h 高容量血液滤过治疗的患者存活率有所提高[35]。

透析液或替代液的选择重要吗？

除了上面讨论的血液透析引起的渗透变化外，超生理碳酸氢盐浓度的快速诱导性血液透析迅速纠正了血浆 pH。碳酸氢盐是带电荷的，因此不能轻易通过血脑屏障。然而，通过与氢离子反应，碳酸氢盐形成 H_2CO_3，它可以分解成水和二氧化碳，然后二氧化碳可以很容易地穿过血脑屏障。这些 HCO_3^-、H_2CO_3 和 CO_2 的运动导致 pH 的变化，根据 Henderson-Hasselbach 方程，导致所谓的"矛盾的"细胞内酸中毒[36]。这就导致了所谓的细胞内渗透膜的补偿性运动，从而导致水沿浓度梯度进入大脑（图 48-2）[18]。虽然基于乳酸或醋酸盐的透析溶液和替代液导致血浆碳酸氢盐浓度缓慢增加，但这些液体导致血浆乳酸和（或）醋酸盐浓度增加，并有更大的低血压和肌营养不良风险。

非透析性低血压在间歇血液透析中较为常见[37]，它可导致 CPP 降低，并由于代偿性脑血管舒张导致 ICP 升高。在血液透析期间，当使用较高浓度钠的透析液时，心血管稳定性更大，最高可达 10mmol/L，大于血浆钠[38]。另外，2.7～3.0mEq/L 的透析液钙离子浓度比 ≤ 2.5mEq/L 的透析液钙离子浓度的透析液性低血压发作次数少。

将透析液冷却至 35℃ 可改善血液透析时的心血管稳定性。血液滤过时，可以通过使用预先稀释的液体替代和不加热透析来实现持续的冷却。

RRT 抗凝血药物的选择是否影响预后？

当血液通过体外回路时，中性粒细胞和单核细胞激活导致表面膜的出血，这是组织因子的一个有效来源，导致凝血酶生成、血小板激活和凝血级联激活。因此，大多数患者在 RRT 时需要某种形式的抗凝血药来预防体外循环的凝结（腹膜透析的优点是不需要抗凝血）。抗凝血药可能是局部的，也可能是全身的。局部抗凝时，只有体外循环抗凝，全身抗凝时抗凝。

在 ICP 监测器周围有出血的危险，特别是更具侵袭性的脑室内导管，以及损伤相对轻微的硬膜下装置[39]。在这种情况下，CRRT 最好是无抗凝血，或使用局部抗凝血[12]。

无凝血体外循环

体外循环中的凝血通常始于血液与空气接触的区域。因此，对于循环抗凝通路，需要仔细准备，并对所有空气进行彻底隔绝，特别是从透析器中，并确保所有接头都是密封的。在血液滤过和（或）血液透析滤过过程中，预稀释性液体替代降低了透析器内的血细胞比容，同时稀释了血小板和凝血因子，与稀释后液体替代相比，降低了回路凝血的风险（图 48-5）。在间歇血液透析过程中，给等渗生理盐水，可达到同样的稀释液置换效果。

未分馏的肝素是一种带高负电的分子，因此可以吸附在透析表面。因此，几个中心在 1L 等渗盐水中用约 20 000U 冲洗透析回路 60min，冲洗肝素溶液，然后在没有任何额外抗凝血剂的情况下给患者进行透析。肝素结合的透析剂现在在商业上可以买到（Hospal AN69ST, Karger, 里昂，法国），可以在不使用肝素的情况下进行血液透析治疗[40]。

局部抗凝血药

柠檬酸盐、纳伐莫酯和前列环素都有非常短的半衰期，可作为局部性抗凝血药。使用这些药物出血的风险明显降低，因为这些药物为体外循环提供抗凝，但并不对患者进行系统抗凝。马来酸纳伐莫酯是一种丝氨酸蛋白酶抑制药，在日本广泛使用。通常，加载剂量为 20~40mg 后，再以 20~40mg/h 的速度滴注，滴定后可获得约为正常 1.5~2.0 倍的活化部分凝血活酶时间比。前列环素是一种有效的肺血管扩张药，主要在欧洲地区使用。因为没有简单的监测试验，大多数患者都是在注射 2.5~5ng/（kg·min）的情况下开始的。由于它是一种有效的血管扩张药，在开始治疗前应纠正低血容量，一些中心在开始使用前列环素时增加了对血管升压素的支持。在某些病例中，前列环素可降低 CPP，增加 ICP[41]。

柠檬酸盐正日益普及，作为一种抗凝血药，现在已经为柠檬酸盐开发出了温和可用的透析液和替代溶液。枸橼酸盐预透 / 过滤器的用量根据血流量调节。然后，当柠檬酸盐与钙螯合时，随着柠檬酸钙复合物进入透析液 / 超滤液的流失，钙被重新注入，以维持正常的全身性电离钙浓度[42]。

全身抗凝血药

全身性抗凝血药物包括肝素和直接凝血酶抑制药。传统上，普通肝素一直是体外治疗的标准抗凝血药。全身抗凝血药的主要风险是出血，这在手术后的第 1 个 24h 内是最大的，然后在随后的 48h 内下降。然而，与无抗凝血剂或区域抗凝血剂相比，此后出血风险仍然增加[43]。为了降低普通肝素（UFH）的出血风险，现在使用了较低的剂量，

尽管降低剂量能降低出血风险的数据是有限的。在 CRRT 期间，许多中心使用 500U/h 的负荷剂量，再加上 500U/h，旨在使系统国际标准化比值为 1.5~2.0[44]。最近又引入了低分子量肝素（LMWH）。它们有较长的半衰期，且单剂量可应用于间歇治疗（依诺肝素 0.5mg/kg 或亭扎肝素 1500~4500U，依靠作用持续时间）。低分子量肝素需要专门的抗 X a 活性监测，特别是在需要输血时[45]。

普通肝素带有负电，特别是当它被硫酸软骨素污染时，当它通过透析仪时，会增加缓激肽和 C3a 和 C5a 的产量，从而增加缺氧的危险[46]。此外，患者可能对肝素有过敏反应，特别是如果他们对猪肉过敏。偶尔患者可能出现自身免疫性血小板减少症，称为肝素性血小板减少症，在这种情况下，患者血栓形成的风险增加，治疗措施包括所有肝素的停用和另一种全身性抗凝血药物的使用。

直接凝血酶抑制药包括 Lepirudin 和 argatroban，通常用于血小板减少症病例。Lepirudin 是一种不可逆的凝血酶拮抗药，它在肾衰竭中有很长的半衰期，因此会显著增加出血的风险。水蛭素的血浆中心与激活的部分血栓形成时间没有线性关系，因此建议对水蛭素或埃卡林的凝血时间进行监测。Argatroban 是一种可逆拮抗药，每粒 250μg，然后以约 2μg/（kg·min）的速度输注，凝血国际标准化比值达到约 2.0[47]。

与区域性抗凝血药或非抗凝血药相比，系统性抗凝血药可能增加出血风险。因此，当患者植入侵入性 ICP 监测装置时，应考虑抗凝血药的选择和出血的风险。

如何处理 RRT 期间 ICP 中的增高？

当 RRT 期间 ICP 持续激增时，首先应建立标准的神经外科监测管理：检查动脉氧合是否充足（$PaO_2 > 82.5mmHg$ 和 $PaCO_2$ 49.5~55mmHg）[48]。然后，颈部没有被压迫[49]。如果 CPP 高，丙泊酚和（或）硫喷妥钠可以慢速给药，而如果 CPP 正常或低，则应给予高渗盐水和（或）甘露醇。刻意超滤也会降低 CPP，但可能导致 ICP 反弹[27]。

各个中心使用的高渗盐水的浓度不同（2%~10%）[50]，在 CRRT 和其他肾脏替代治疗过程中可

以注入高渗盐水，根据 ICP 反应，[51] 目标是血清钠浓度为 145mmol/L，最高可达 155mmol/L。如果在 CRRT 期间注入甘露醇，100ml 20% 甘露醇溶液注入超过 10～15min 是有效的 [12]。这些治疗方法旨在降低脑组织的体积，在 CRRT 期间比腹膜透析或间歇性血液透析期间更有效。

！ 关键注意事项

- 及时复苏，避免肾中毒药物，限制放射对比暴露，必要时使用低渗透压对比剂，加上适当的液体负荷，应该可以最大限度地降低神经外科患者患 AKI 的风险。
- RRT 增加了神经 NICU 中 AKI 患者管理的复杂性和风险性。因此，除非患者有高钾血症或出现肺水肿，否则应延迟启动 RRT。相反，对于已经接受透析治疗的患者，RRT 应该在患者病情稳定后开始。
- 由于血浆渗透性降低过快，随着尿素和其他小溶质的清除，RRT 中可能发生脑肿胀。因此，与标准间歇血液透析相比，连续过滤或透析或缓慢混合形式的血液透析是有利的。
- 体外治疗中，低血压是一个主要的风险。通过避免使用血管紧张素转化酶抑制药，用等渗性碳酸氢盐刺激血管，避免肝素，可以改善血液流经血管时的低血压反应。快速超滤降低血浆容量也可能导致低血压。这可以通过延长治疗时间和更频繁的治疗来最小化，从而最小化超滤速率。通过使用更高的浓氯化钠和冷却的透析溶液也可以降低非传统透析性低血压的风险。
- 在外伤或术后的前 72h 内出血的风险最大。更可取的是，体外循环不应使用抗凝血药，或使用局部抗凝血药，而不是使用全身肝素化来降低出血风险。

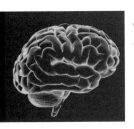

第49章　低钠和高钠等电解质水平衡紊乱

Disorders of Water Homeostasis: Hypo- and Hypernatremia

Lawrence S. Weisberg　**著**

张泽立　**译**

黄齐兵　张洪兵　张洪钿　**校**

重症患者常有多种水电解质酸碱失衡紊乱的倾向。在这些紊乱中低钠和高钠与神经重症患者有特别相关性。这些是目前神经重症患者最常见的异常表现并且需要进行紧急诊断及治疗。因此，本章专门讨论这些紊乱，感兴趣的读者将会读到在重症患者中水电解质酸碱平衡失衡的综合讨论[1]。

低钠和高钠血症是水平衡紊乱的表现。它们常发生于中枢神经疾病的患者[2]，并与增高的发病率及死亡率相关[3, 4]。由于钠是细胞外液的主要溶质，血钠浓度（P_{Na}）的变化常与细胞外液渗透压（用血浆渗透压 P_{osm} 测量）有关联。（一些低钠与低渗透压的重要关联将在下面的文章里讨论）P_{osm} 的改变将反过来通过水跨细胞膜的渗透作用来影响细胞体积的改变：低渗将会引起细胞肿胀，高渗将会导致细胞皱缩。由于颅骨的坚固性，细胞体积的变化对大脑会产生重要的影响。为了能正确诊断及治疗水平衡紊乱，临床医生需深刻理解病理生理学。

血钠浓度（P_{Na}）一般变化非常小。P_{Na} 严格的调节机制取决于以下因素：①垂体精氨酸后叶加压素的分泌（arginine vasopressin，AVP；也叫抗利尿激素）的调节对生理刺激有广泛的范围；②肾脏通过尿浓缩对循环的 AVP 进行应答调节；③口渴；④获得水。

人体对水摄入（降低即便是微小的血浆渗透压）的正常反应是排出最大量的稀释尿（尿渗透压 < 100mOsm/kg）。其生理学机制如下：下丘脑渗透压调节器的组成细胞感受到血浆低渗透压。之后这些下丘脑核团将成比例的减少 AVP 的合成，从而导致垂体后叶减少 AVP 释放入循环中。AVP 循环浓度的降低将会减少肾集合管内上皮细胞中血管升压素 2 型受体的激活（V_2 受体），从而反过来导致集合管中水通道成比例的插入减少，这样产生更多的不透水通道，将稀释尿从近端肾单位排出[5]。

相反，血浆渗透压过高会导致较高的循环 AVP 浓度，并成比例地导致集合管的透水性和浓缩尿液的排泄[5]。

图 49-1 显示了血浆渗透压、血 AVP 浓度及尿渗透压的关系。常规的"调整点"是血浆渗透压为 285mOsm/kg。注意尿渗透压最低可达 50mOsm/kg，最高能达到 1200mOsm/kg[6]。

当血浆渗透压上升超过 290mOsm/kg 到达 295mOsm/kg 时，下丘脑渴感中枢将激活。此时神经功能完整的并有饮水途径的人将会一直喝水直到血浆渗透压恢复正常[6]。

需要注意的是血浆渗透压不是 AVP 合成及分泌的唯一决定性因素。低动脉压及低有效动脉容量将强力刺激 AVP 降低[6]。这种压力感受器介导的 AVP 释放是目的性的，因为保水是防御血容量不足的重要组成部分。所以压力感受器刺激主导的这种循环防御超过了任何渗透压效应所致的 AVP 释放[6]。所以即使循环渗透压不高的情况下，容量浓缩或者低血压的个体仍会有更高的循环 AVP 浓度及浓缩尿的排出。此外，在疼痛、紧张、恶心、低氧、高碳酸血症及许多药物治疗时会有循环 AVP 水平的升高[6]。

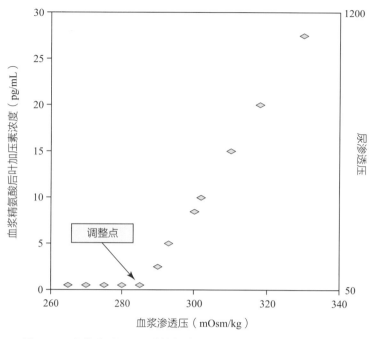

▲ 图 49-1　血浆渗透压、血浆精氨酸后叶加压素浓度与尿渗透压的关系

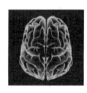

一名 55 岁患者因蛛网膜下腔出血收入 ICU，P_{Na} 为 141mmol/L。该患者气管插管并机械通气，初始颅内压增高被有效地控制（见第 1 章，蛛网膜下腔出血）。在住院第 5 天拔出气管插管，P_{Na} 显著下降至 134mmol/L，在接下来的日子则为 128mmol/L。

低钠血症发生的可能原因是什么？

接近 3% 的住院患者及 30% 的 ICU 患者出现低钠血症（P_{Na} < 135mmol/L）[3]。神经外科手术患者中显著低钠发生率为 14%（P_{Na} < 135mmol/L），SAH 患者中则发生率最高（超过 20%）[2]。低渗性低钠血症最重要的临床症状是由渗透压导致的水进入脑细胞所致脑水肿产生的。但是需要注意的是，不是所有的低钠血症都是由低渗透压引起的。低钠血症可存在于正常血浆渗透压时，也存在于低血浆渗透压或高血浆渗透压时。

等渗性低钠血症（又名人为或假性低钠血症）是实验室人为出现的，发生在显著高三酰甘油血症或副蛋白血症的检测过程中进行钠检测时的预稀释过程时[7]。低钠血症本身没有临床重要性，只是作为它发病机制的线索来用。

高渗性低钠血症由细胞外液中有渗透压作用的其他非钠物质作用产生的（如 糖、甘露醇或甘油）。非钠溶质显露出的渗透压导致了细胞内液水重新分布至细胞外空间，从而导致了细胞外钠的稀释及由此所致的低钠血症。该低钠血症是真性低钠血症（非假性的），但是它是通过高渗透压及细胞脱水所致细胞体积减少来达到的，而不是大脑肿胀所致低钠血症。

低渗性低钠血症是目前最常见的低钠血症类型。常因肾脏无法排除去电解质的水从而无法与摄入的水相平衡而出现低钠血症。该类型的低钠血症本身就具有临床意义。

基于这些鉴别诊断，低钠血症的诊断算法从评估血浆渗透压开始（Posm）（图 49-2）。下面的公式可以通过血浆溶质来计算。

$$估算的 P_{osm} = (2 \times P_{Na}) + \frac{P_{gluc}}{18} + \frac{BUN}{2.8}$$

当 P_{gluc} 是血浆糖浓度及 BUN 是血尿素氮浓度

时，单位均为 mg/dl。当怀疑血浆中有未测量到的有渗透作用的溶质时（如甘露醇或甘油），则应当直接测量 P_{osm}。

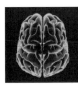

血糖浓度为 101mg/dl 同时 BUN 为 14mg/dl。患者没有使用甘露醇及甘油。因此 P_{osm} 估算值为 267mOsm/kg。为了验证，患者的主管医师再次测量 P_{osm}，发现此时 P_{Na} 为 125mmol/L，P_{osm} 为 261mOsm/kg。

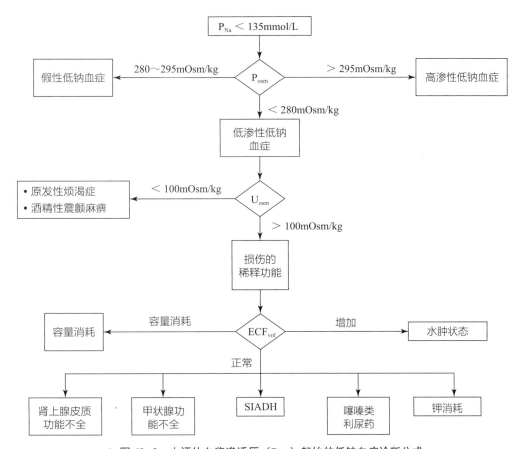

▲ 图 49-2 由评估血浆渗透压（P_{osm}）起始的低钠血症诊断公式

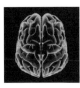

U_{osm} 为 450 mOsm/kg，尿中电解质（单位为 mmo/L），如 Na 为 180、K 为 40、Cl 为 220。

该患者的诊断是什么？

P_{osm} 正常值为 280～285mOsm/kg。所以该患者有低渗性低钠血症。这可能是过多摄入的水超过了肾脏的稀释能力，也可能是肾脏的稀释功能被破坏了。早期情况是最大程度的排稀释尿（U_{osm} < 100mOsm/kg H_2O），后续则不是。早期的典型表现主要是烦渴，最常见于精神分裂症患者中[8]。目前没有报道称烦渴与脑卒中有关，不管是出血性还是缺血性的。

我们能进一步得出诊断吗？

这个患者有明确的尿液稀释功能障碍。浓缩尿标志着循环中高 AVP 水平，这对 P_{osm} 明显不适合（图 49-1）。但是由于 AVP 的释放受系统血流动力学及渗透压的同时影响（见上文），所以此刻细胞外液容量状态及血流动力学非常重要。低钠血症的患者可能表现为正常、低或高的细胞外液容量。

血容量正常性低钠血症

患者因纯水（无电解质的水）过多所致的低钠血症看起来血容量正常，因为这些过多的水分不在整个身体的空间中。全身的 1/3 的水位于细胞外，且只有 1/12 的水在血管内。因此当一个成年患者体内总水分扩展到 6L 时 P_{Na} 为 122mmol/L，其血管内容量仅仅扩增了 500ml。中度血管内容量扩增仅有的证据是低 BUN 及血尿酸浓度[9]。

血容量正常性低钠血症并有浓缩尿的范例是抗利尿激素分泌不适当综合征（syndrome of inappropriate antidiuretichormone，SIADH）。SIADH 是目前神经外科疾病患者中发生低钠血症的最常见原因，占到了超过 70% 的病例[2]。它的标志是 2 种生理机制下血管升压素不适当的生理刺激（渗透性或血流动力学性）导致的循环系统中 AVP 升高[10]。有 SIADH 的低钠血症患者通过无意识状态（出汗和流汗；呼吸）、胃肠道及肾途径发展到水摄入超过水排出的状态。人体对细胞外低渗状态的常见反应是最大程度的稀释尿（尿的渗透压 < 100mOsm/kg），尿液只要不适当的浓缩（如 > 100mOsm/kg）即可达到 SIADH 的诊断。

因为即使在 AVP 抑制状态下甲状腺功能减退[11]及糖皮质激素不足[12]也可能破坏尿稀释，SIADH 患者需要进行甲状腺及肾上腺皮质功能检测后才能诊断。

一旦 SIADH 患者确诊，需要找出它的原因：只是因为 SAH 的患者发现 SIADH 并不意味着 SAH 是发病原因。可能有其他的可治疗的疾病是发病原因。框 49-1 列出了 SIADH 的重要发病原因。主要有 5 个原因：颅内异常、胸内异常、肿瘤、药物及特发性原因。住院患者发生 SIADH 的重要原因有疼痛、恶心、心理应激，还有最常见的药物原因。

低血容量性低钠血症

低钠血症时通过稀释系统的肾单位的液体及减少压力感受器刺激的 AVP 分泌来减轻尿液稀释的损害程度。因此，容量不足的患者无法正常排除水分，即使在适度饮水时也可能发生低钠血症。

容量减少的原因一般很明确（如出血、呕吐、腹泻、利尿等）。当不是这些明确原因时，尿钠浓度将可帮助分辨是肾性的还是肾外因素导致的溶质丢失。肾性丢失（如应用利尿药后）常反映为钠丢失，且肾外丢失（消化道、皮肤、"第三空间"或出血）常伴随着钠保存（尿钠浓度 < 10mmol/L）。例外发生于利尿治疗的恢复阶段，此时肾重新获得了应对容量丢失的能力并伴有呕吐。在后一种情况，尿钠排出被尿重碳酸盐增多伴随的呕吐诱导的代谢性碱中毒来平衡。在这种情况下，尿氯浓度将会非常低并且是细胞外容量消耗的最佳指标[13, 14]。

在这种情况下的肾性盐消耗常被称为脑耗盐综合征（cerebralsalt wasting，CSW），这可能是与某些颅内疾病（如肿瘤、出血等）的患者中出现低血容量性低钠血症有关[15, 16]。该可能的机制是肾脏不能充分的重吸收钠从而导致容量的丢失。此时的低钠血症的机制跟其他低血容量状态机制相似。肾性失钠的机制目前已完全理解：公认的机制包括受损的中枢神经系统至肾的交感传出途径受损及循环系统中利钠因子的过度释放（如 B 型利钠肽）[17]。由于有低钠血症的患者有中枢神经系统疾病等几个原因，CSW 很难与 SIADH 区别。首先，两者都有高尿钠排出。其次，并且是特别令人烦恼的是，诊断为 CSW 的患者有低尿酸血症，与此相反的是大部

框 49-1　SIADH 的病因

颅内异常
    感染
    卒中
    出血
    肿瘤
胸腔内异常
    恶性肿瘤
    肺脓肿
    肺炎
    胸膜渗出
    血胸
    胸壁异常
药物
    抗利尿药（血管升压素、DDAVP、催产素）
    抗抑郁药
    胺碘酮（决奈达隆？）
    主要的抑制精神病药物
    氯磺丙脲及其他磺酰脲类药物
    卡马西平
颅外肿瘤
    小细胞肺癌
    胰腺癌
    其他
HIV/AIDS
遗传疾病
    V_2 受体获得功能性突变
其他多种疾病
    吉兰 - 巴雷综合征
    恶心
    压力
    疼痛
    急性精神疾病
特发性疾病

AIDS. 艾滋病；DDAVP. 醋酸去氨加压素；HIV. 人类免疫缺陷病毒；SIADH. 抗利尿激素分泌不适当综合征；V_2. 血管升压素 -2

分低血容量患者有高尿酸血症。低尿酸血症被认为可以反映近端小管溶质重吸收的破坏情况[17]。因此 CSW 与 SIADH 根本区别在于容量的消耗。这个看似简单的决定实际上是比较复杂及充满错误的[15, 18-20]。确实，CSW 综合征有争议的原因是一些研究者认为在有中枢神经疾患的患者中它是低钠血症发生的最常见的原因[15, 21]。而其他人怀疑整个整体[18-20]。

与利尿药治疗有关的低钠血症是多方面的。在造成容量消耗范围内的利尿药可以通过上述讨论过的机制来引起低钠血症。噻嗪类利尿药已经与急性重度症状性低钠血症特别相关，特别是在个体小

的年老妇女中，在没有明显容量缺失的症状下[22]。经常发生的急发性低钠血症的原因仍然是未确定的[23]，虽然轻微的容量消耗、低钾血症、渴感增加[24]及肾小管水通道[25]上调等已被观察到。

高容量性低钠血症

高容量性低钠血症常见于无法正常排出钠的患者中，这些患者一般有严重的肾衰竭[26]或是处于病理性水肿状态（如充血性心力衰竭，肝硬化或肾病综合征）。

低钠血症在病理性水肿状态时普遍存在，特别是充血性心力衰竭及肝硬化患者中。这类患者的激素水平反映了患者血管内容量的消耗，即使他们实际的血管内绝对容量增加了。因此，这些失衡被称为"有效循环容量丢失"[27]。由于这些可以感知的血管内容量丢失，肾脏稀释能力下降的原因类似于低容量性低钠血症的原因。

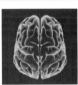

这位患者无发热且每分钟呼吸 18 次。他的容量状态是等血容量的：血压为 126/68mmHg；心率静息时为 96/min；没有颈静脉舒张且没有依赖性的肿胀。考虑到丰富的尿钠及微妙的容量消耗可能，他的医师诊断为 CSW。医师予以他静脉内正常盐溶液 120ml/h。患者无法经口进食。第二天，P_{Na} 降至 118mmol/L。患者的精神状态虽然在之前几天一直在改善，在此种情况下也出现恶化。

为什么输入 3L 生理盐溶液后 P_{Na} 下降（钠浓度 154mmol/L）？

患者 P_{Na} 的下降意味着摄入了大约 2L 无电解质水。当然，生理盐溶液中包含了无电解质水。但是肾脏可以产生无电解质水并在溶质输注过程中将无电解质水返回入循环中，该过程称为脱盐[28]。这种情况发生于患者排出含有大量电解质的浓缩尿的时候（在高循环 AVP 浓度情况下），该患者确切符合这

种情况。本质上讲，这个患者接受了等渗液，排出了高渗液，并重吸收了水分进入循环，最终稀释了血钠浓度。这我们这个患者中，可通过发现尿电解质浓度远高于血电解质浓度从而预知这种情况[29]。

为什么精神状态下降？

低钠血症的临床症状主要归因于细胞内体积的扩增（细胞性水肿），这只发生于低渗性低钠血症患者中（张力或有效渗透压描述了溶液中微粒跨越类似细胞膜的半透膜进入水的能力）。细胞内容积扩张在大脑中可产生最严重的影响，在大脑中它因为有坚硬的颅盖骨从而将转化为增高的颅内压[30]。

低渗性低钠血症的病理生理学特点对它的处理有重要的提示。大多数细胞特别是脑细胞对减轻张力相关性容量改变有适应机制[30]。低渗性的肿胀细胞几分钟内即开始释放电解质以减轻细胞水肿。其他的小溶质也被排出，经过这样持续几天的低张力后细胞容积将恢复到正常[30]。

低渗性低钠血症的发病率及死亡率被多个因素影响，其中最重要的是 P_{osm} 下降的速率[30]。在48h内发展而成的低钠血症将会超过脑容量的调节机制并可能出现突发且严重的大脑肿胀[31]。影响发病率及死亡率的其他因素包括低钠血症的程度、患者的年龄和性别、潜在疾病的本质及严重程度[30]。非常幼小或年老、女性及酒精可能是特别的风险因素[32]。在同等程度的低张程度下，绝经期前妇女的细胞体积调节能力与男性细胞调节能力相比可能是有欠缺的，从而将会承受更频繁及严重的后果[33]。

低钠血症患者常在血钠浓度低于125mmol/L 时才会出现神经系统症状，虽然有报道称急性低钠至128mmol/L 时将出现死亡[34]。早期症状包括厌食、恶心及萎靡。在110～120mmol/L 时，将可能会出现头疼、昏睡、混乱、激动及迟钝。低于110mmol/L 则可能出现更严重的综合征（癫痫、昏迷）[35]。在这种情况下，低氧血症很常见并常有非心源性肺水肿[36]。局部神经症状比较少见但确实有发生，并且在急性重度病例中可见脑疝发生，特别是在手术后的年轻女性中[33]。低氧可能加剧低钠血症患者的脑损伤[37]。

虽然纠正低张状况后临床症状得以改善，永久

性神经损害也可能存留，特别是在急性重度低张状况下的大脑容量调节屏障过载损害后[33]。24h 内发生的重度低张状况将会遗留神经损伤并在一些人群中有超过 50% 的死亡率[33]。

由于细胞容积调节的超凡机制，缓慢发生低钠血症的患者很少有临床症状或综合征，即使有显著的低血钠浓度[31]。但是近期研究表明，即使是慢性、温和、非症状性低钠血症也可能有注意力不集中、步态障碍、跌倒及骨折等[38-40]。因此，如果一个跌倒所致的 TBI 患者出现低钠血症，则很可能是低钠血症导致了跌倒。

现在应当做什么？

我们患者的精神状态已经变坏因为他的 P_{Na} 已经降低。尽管他的低钠血症已经存在超过48h，在这种情况下依然应当联想到该原因的因素。他由于颅内疾患的原因所以目前特别危险：有证据表明有 SAH 的低钠血症患者可能因为加重的脑水肿从而增加了脑梗死的概率[41]。此外，低钠血症降低了癫痫的阈值[30]。因此该患者的低钠血症应当快速处理。症状性低钠血症的治疗应当不管发病的原因，直接增加细胞外液张力从而将水移出细胞，从而改善大脑水肿。

严重的症状性低张力的低钠血症必须用高渗（3%）盐水（钠浓度513mmol/L）治疗。关于治疗严重的症状性低钠血症成年人，近期的一份专家共识推荐 3% 的浓钠 100ml 在 10min 以上输注完毕，必要时重复两次[31]。这预计可立即升高 P_{Na} 4～6mmol/L 并足以逆转脑水肿[31]。事实上这可能是第一天治疗的必须方案[42]。高渗盐水可纠正患者血容量缺乏并允许水分排出，而之前压力感受器介导的 AVP 分泌阻止了水分排出。基于这个原因，在输注高张盐溶液后应当监测快速的"自动调整"，所以应当每 4～6h 监测 P_{Na} 一次。

对于应当逐步提升 P_{Na} 的慢性低钠患者中，可以通过以下公式计算 3% 浓钠的剂量。

3% 浓钠量（L/d）= P_{Na} 目标改变值 [mmol/
　　　（L·d）] × TBW（L）÷513

TBW 为全身水量。

我们的患者体重 70kg，因此估计全身总水量为

42L（身体重量的60%）。如果需要在之后的24h内将P_{Na}提升8mmo/L（至126mmol/L），则需要提供的钠的总量为8mmol/L×42L，即336mmol/L。因此，第1个24h需要给予336mmol÷513mmol/L，即0.66L的3%的浓钠，或是给予27ml/h。需要重点注意的是这仅仅是粗略的指导方略，它并没有解释其他得到或失去的钠或水。所以每4～6h检测一次P_{Na}以便调整修正的速度。如果纠正的速度开始超过了目标速度，则应立即停止高渗盐水的滴入；可能需要予以水（肠内或静脉）及去氨加压素以阻断过快的修正或过度修正（见下文）[31]。高渗盐水导致的快速的细胞外容积改变可能会引发急性肺水肿，特别是在有潜在心脏疾病的患者中。因此，输注3%浓钠的患者需要频繁检测一方容量过负荷。在可能的情况下应当予以襻利尿药，这样可以加快无电解质水清除并加速纠正。

考尼伐坦可以作为中度症状性低钠血症的替代治疗药物，虽然没有研究证明它有这方面的指证[31, 43]。考尼伐坦是去氨加压素受体拮抗药，它有V_{1A}和V_2受体拮抗效应。V_{1A}受体介导AVP诱导的血管收缩作用，V_2受体介导AVP诱导的肾集合小管中水的重吸收。通过阻断V_2受体，考尼伐坦增加了无电解质水的排出（排水）[44]。考尼伐坦是美国第一个被认证的排水剂。它被批准在等容量或高容量低钠血症患者中应用，并可以在大多数患者中增加无电解质水的排出[45]。当予以推荐剂量时（20mg静推30min以上，之后20～40mg/d直至达到最大40mg/d），第1个24h内P_{Na}上升的平均速度是4mmol/L[45]。尽管理论上推荐使用，它的使用还有缺陷。首先，它经过肝CYP3A4代谢病完全阻止，这给了很多药物相互作用的可能。其次，它价格昂贵[46]，尤其在与常规的高渗盐花费相比较时。最后并且是最重要的，如果有任何CSW的可能，只有考尼伐坦加重潜在的容量丢失。特别是基于最后这一点，我强烈推荐应用高渗盐水治疗有颅内疾病的症状性低钠血症患者。

在重度低钠血症患者中血药谨慎评估P_{Na}的纠正速度。过快纠正将会因细胞脱水导致渗透性脱髓鞘综合征[47, 48]，特别是在慢性低钠血症患者中（持续3d以上）。渗透性脱髓鞘综合征常有一些神经损伤甚至包括以下不可逆转的神经损伤（如发音困难，吞咽困难，行为异常，共济失调，四肢瘫痪，昏迷等），并在治疗后1～10d逐渐形成[31, 49]。渗透性脱髓鞘病变其他的危险因素包括低血钾、营养不良、酒精中毒、高龄和女性[50]。

由于重度低钠血症及其纠正过程的潜在悲惨后果，过去数十年已有很多研究对纠正的最佳速率进行研究。最近的一份专家指南推荐第1个24h补钠根据渗透性脱髓鞘综合征风险分为如下层次：渗透性脱髓鞘综合征高风险的患者中，P_{Na}24h内仅升高4～6mmol/L。中度风险患者则为4～8mmol/L，低度风险患者为8～12mmol/L。第二天升高的目标值不应超过第一天，且第1个48h内上升不应超过18mmol/L。

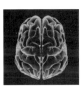

这名患者予以3%的浓钠使P_{Na}在24h内上升了8mmol/L。24h后P_{Na}为127mmol/L。肠内营养开始启动并在之后3d持续进行，患者的P_{Na}降到了121mmol/L。患者看上去容量可。复查U_{osm}为355mOsm/kg，尿钠浓度为92mmol/L，且尿钾浓度为40mmol/L。

怎样在长时间后让患者P_{Na}恢复正常？

由于等容量性低钠血症代表了纯水增多，治疗依赖于诱导负水平衡；限制水摄入并少于每天水排出。水排出包括肾及肾外途径丢失。SIADH患者通过肾脏排出很少水甚至不排出水。事实上，有时肾脏（及本病例）通过肾小球滤液提取纯水（增加水摄入的必备）并将其返回至循环系统；这种脱盐可通过尿中阳离子总和超过血肿浓度而表现出来[29]。在这种情况下，即使限制的水摄入量少于不可见的水丢失（接近10ml/kg体重/天）也不大会引起P_{Na}升高。

高蛋白饮食可通过增加肾脏排出尿素从而促进SIADH患者排出无电解质水。强迫患者行高蛋白饮食是困难的，但当经肠内管进食时则成为可能。同样的，经口给予尿素制剂可以使SIADH患者的P_{Na}

趋于正常[51]，但该方法在美国是无法应用的。

地美环素是四环素类抗生素，它可以在70%的患者中引起偶发性的肾源性糖尿病尿崩症，通过抑制肾集合管中去氨加压素介导的水重吸收来增加无电解质水的排出[43]。应用300mg每天2～4次，3～5d后将会发生该现象。肾脏疾病、肝硬化或充血性心力衰竭的患者中禁止使用地美环素，原因是药物介导的肾脏功能不全，已经在上述情况中介绍了[52]。

考尼伐坦只用于短期肠外应用（4d）所以不适用于SIADH患者的长期应用。V_2受体阻滞药托伐普坦可用于长期口服并在多种不同病因的低钠血症患者中适用，包括SIADH患者[53]。起始剂量为15mg/d，第2天增至30mg、第3天60mg。超过30d的临床试验显示约有2%患者超出了P_{Na}的推荐纠正值[53,54]。这可能在无法感到口渴及有摄入水限制的患者中非常重要，所以其实在治疗时应当一天检测P_{Na}3～4次；渗透性脱髓鞘综合征患者目前还未有报道[53,54]。托伐普坦与考尼伐坦一样通过CYP3A代谢，所以许多药物之间的相互作用是可能的。目前托伐普坦每天的平均花费是300美元。

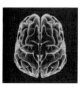

一位有高血压、糖尿病、双相情感障碍的65岁妇女在家中晕倒后被救护车送至抢救室。根据家人叙述，她应用胰岛素、氨氯地平及碳酸锂。在抵达急诊室时是昏迷的。初始P_{Na}为141mmol/L。CT扫描有巨大的硬膜下血肿。该血肿被抽出后患者入住ICU。予以高渗盐水弹丸注射。前一晚尿液排出为160至200ml/h。第2天早上P_{Na}为155mmol/L。

该病例中发生高钠血症的原因是什么？

高钠血症在重症患者中很常见，在入院时约占9%，在ICU住院期间再增长6%[55]。排水多于摄入的患者中将会出现持续的高钠血症。即使水分丢失巨大，水分摄入可以阻止高钠血症的发展。因此高钠血症常发生于有以下缺陷的患者：渴感丧失

者，摄水不能者，无法表达需水者（如婴儿及有神经疾患者）。因此，住院患者发生高钠血症一般为医源性的，反映了不全面的了解从而导致了高钠血症[55]。高钠血症患者中增加的死亡率[55]可能归因于他们隐藏的疾病56或高钠血症本身的效应[57]。在神经ICU患者中，重度高钠血症可能是死亡的独立预测点[58]。

P_{Na}反映了身体中钠与全身量的比值。因此高钠血症（P_{Na} > 145mmol/L）可能是纯水的丢失、低钠液体的丢失，或者钠或高钠液体的增加[低钠或高钠指液体中钠浓度低于（或高于）血浆]。这些将会分别发展成等量体液、血容量不足及高血容量。分清产生高钠血症的原因非常重要，因为它们有诊断及治疗意义（图49-3）。

等容量性高钠血症

等容量性高钠血症的患者最大可能是因为丢失了纯水而导致的。这是因为失水是全身性的按比例丢失的；只有1/12的丢失水分来自血管内。比如一个60kg的女性丢失了3L的水分，其仅有250ml来自血管内丢失（临床无法感知），其P_{Na}将升至155mmol/L（血钠浓度的预计改变可通过以下公式计算，初始体内总水量 × 初始血钠浓度 ÷ 最终体内水量，如30L×140mmol/L÷27L=155mmol/L）。纯水可能通过皮肤或气道丢失（所谓的不显性失水）或通过尿路丢失。

不发热且正常呼吸道及稳态内环境的个体中每天的不显性失水约为10ml/kg。热的环境中、发热或快速呼吸则可能使这个速率加倍[6]。值得注意的是使用呼吸机及湿润气体的患者无呼吸道失水的情况。

尿中丢失大量的稀释的无电解质水的情况属于典型的尿崩症（diabetes insipidus，DI）。判断尿崩症是中枢性（CDI）还是神经源性（NDI）主要看AVP释放功能障碍起自垂体后部还是肾脏对循环中AVP的反应。图49-2展示了DI的起病原因。大部分CDI患者特别是发生于创伤或颅内术后者多为自限性的，一般持续3～5d。对于神经重症医师来说这是个典型的三阶段综合征，他可能发生于创伤后或垂体手术后[59,60]。

1. 开始时，垂体后部突然停止分泌AVP并伴

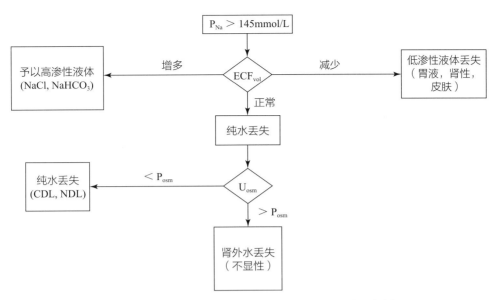

▲ 图 49-3 等容量性、低容量性及高容量性的高钠血症流程

随有多尿。

2. 大约 1 周后有一个抗利尿激素分泌期，特征为尿中浓度及水的保有量逐步倾向于低钠血症表现，持续约 2 ~ 14d。这可能是由于衰退的下丘脑神经元释放出储存的 AVP 所致。

3. AVP 储存消耗后持续的 CDI 症状。

不考虑病因的话，这两种有意识及有能力的 DI 患者的 P_{Na} 常在正常范围内，这是因为他们水摄入量与肾脏水排出量相匹配。他们只有在水缺乏的情况下出现高钠血症，其原因为精神或身体缺陷，和（或）疏忽时。认识到 DI 的病因、详细病史，并对不用的多尿鉴别诊断将会阻止这些情况下的高钠血症的发生。

低容量性高钠血症

失水失钠且水的丢失多于钠将会导致高钠血症及容量缺失，这会表现为直立性低血压或持续性低血压及心动过速，以及器官低灌注表现（比如急性肾衰竭、乳酸酸中毒等）。比如上面所述的 P_{Na} 升至 55mmol/L 的 60 岁妇女已经丢失了等量的半等张性盐溶液而不是纯水的话，她的血管内容量将会减少 750ml，这些足以引起直立性低血压及心动过速。

低容量性高钠血中的一个常见原因是胃肠道液体的丢失。大多数胃肠道液的电解质浓度低于血浆中的浓度：大便中钠加钾的浓度大体在 110 ~ 120mmol/L[61]。胃液中电解质浓度甚至更低：总阳离子浓度大约 40 ~ 50mmol/L[62]。不管是渗透性（糖、甘露醇或尿素诱导）还是药物诱导导致的多尿合并电解质浓度的降低（低于血中浓度），将导致容量浓缩及高钠血症。在炎热环境中剧烈运动所致含钠汗液的丢失会导致低容量性低钠血症。如果低容量性高钠血症患者中病史及查体未见明显液体丢失的情况，则尿氯浓度 < 10mmol/L 考虑肾外的电解质丢失（皮肤或胃肠道）。

高容量性高钠血症

高容量性高钠血症一般相对少见并常发生于无法自由进水的患者予以高渗盐的情况下。患者表现为细胞外液增多（如高血压，水肿，充血性心力衰竭和肺水肿）。在婴儿中，这种综合征常因用盐代替水这种错误的饮食模式导致产生；在成人中，可能是因为为了催吐而摄入一定浓度的盐溶液所致[63]。

在住院患者中高容量性高钠血症的发生常因血管内予以未稀释的碳酸氢钠（1mEq/ml 或 1000mmol/L）或 3% 氯化钠 513mmol/L 或 23.5% 氯化钠 4019mmol/L 所致。在神经外科患者中，常见原因为外周应用高渗盐来减轻颅内压或减少可能的感染所致[64, 65]。

还有什么实验能进一步明确诊断？

因此该患者看上去是等容量性的，所以最可能的解释是她的高钠血症是纯的无电解质水丢失导致的。（她摄入的盐量相当于 128mmol 的高渗盐，这相当于 830ml 的等渗盐，虽然加重了她的高钠血症，但正常心及肾脏功能的患者不大可能会出现明显的液体过载。）目前鉴别诊断包括肾性及肾外水丢失（图 49-3）。这个病例多尿考虑肾性水丢失。一个简单的确定试验为 U_{osm}：如果在高渗透压情况下低于 P_{osm}，则表明不适当的尿稀释（表 49-1），这与 DI 符合。在肾外水丢失情况下，高的 U_{osm} 与适当的尿浓度相适应。

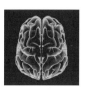

患者的 U_{osm} 为 140mOsm/kg。

下一步是什么？

该患者高钠血症的原因是不充足的浓缩尿浓度（DI）。此时鉴别诊断包括不充足的循环系统 AVP 水平（CDI），在这种情况下一般归因于颅内病变，或肾脏对循环系统中合适浓度的 AVP 抵抗作用（NDI）。这可通过观察外源性 AVP 对 U_{osm} 的作用来鉴别。标准流程包括经皮下每 30min 给予 5U 水溶加压素或 4μg 的去氨加压素（DDAVP）共持续 2h。NDI 患者中的 U_{osm} 很少增加（< 10% 改变），而中枢性 DI 患者的 U_{osm} 则有很明显改变，典型的 > 50%[6]（增长在 10%~50% 的灰色地带的情况见于有部分中枢性 DI 患者中）。

应用 DDAVP 2h 后，尿量没有改变，且最后 U_{osm} 为 138mOsm/kg。

显然该患者有 NDI。在这种情况下，引起该情况的最可能的原因是患者应用锂。20%~85% 的长期服用锂的患者会出现 NDI[66, 67]。只要 DI（中枢性或神经源性）患者渴感未受损并能进水，他们的 P_{Na} 一般在正常范围，这是因为他们可以摄入足够的液体并与尿排出相匹配。当限制水以后，这类患者将会快速脱水，这类似于我们的患者。

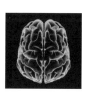

患者的生命体征稳定且正常。她没有水肿。

高钠血症本身有什么意义？

高钠血症的临床表现归因于渗透压导致的细胞内容积皱缩，并显示出成比例的 P_{Na} 上升的程度及速度。为了对抗细胞体积皱缩，细胞在数分钟内开始允许电解质内流从而减轻细胞皱缩。当高钠血症持续数小时后，脑细胞生成新的器官渗透压。这将会让水分重新进入脑细胞并在此后的 3d 接近恢复至正常体积[68]。因此慢性进展性高钠血症的症状比急性重度高钠血症症状要少并轻。高钠血症患者将出现虚弱、嗜睡及意识模糊。之后将会发生癫痫及昏迷。婴儿中的急性重度高钠血症将会出现颅内出血[69]，这可能是因为脑皱缩及穿透血管的牵拉。但是对高钠血症是颅内出血的病因还是结果的问题，目前还有争论[70]。

既然我们有了诊断，我们怎么处理病情？

对于纯水丢失的患者（等容量性），治疗有 2 个目标：减少或还原正在丢失的水和修复目前出现的水缺乏。

减少与锂相关性 NDI 一起出现的尿液水丢失的方法最好的是阿米洛利，不管用与不用环氧合酶抑制药[67]。由于阿米洛利与环氧合酶抑制药常口服给药，所以在重症患者中常包含了水的摄入（见下

表 49-2　尿崩症原因

中枢性尿崩

- 垂体切除术后
- 外伤后
- 肉芽肿疾病
  - 组织细胞增多症
  - 肉瘤样病
- 感染
  - 脑膜炎
  - 脑炎
- 感染性/自身免疫性：下垂体炎
- 血管性
  - 缺氧
  - 血栓性或栓塞性卒中
  - 出血性卒中
- 肿瘤
  - 颅咽管瘤
  - 垂体腺瘤
  - 淋巴瘤
  - 脑膜瘤
- 药物或毒品
  - 乙醇
  - 蛇毒
- 先天的/遗传的

肾源性尿崩

- 药物诱导的
  - 锂
  - 地美环素
  - Cisplatin
  - Ethanol
  - 低钾血症
- 高钙血症
- 血管性
  - 镰状细胞性贫血
- 浸润性损害
  - 肉瘤样病
  - 多发骨髓瘤
  - 淀粉样变
  - 干燥综合征

先天的

- 常染色体隐性遗传：水通道蛋白 -2 水通道基因突变
- X- 连锁隐性：AVP V_2 受体基因突变

AVP. 精氨酸后叶升压素；V_2. 血管升压素 -2

文），直到患者可以能够经口服药。此外，类似我们这种有颅内出血的患者禁用环氧合酶抑制药。

如果是中枢性 DI 而非 NDI 引起的尿液流失，则可考虑应用抗利尿激素药物治疗减少正在丢失的水分。有几个公式可用（表 49-1）。在紧急情况下（手术后或创伤后），左旋精氨酸加压素可经皮下或

血管内途径应用。虽然后一种途径可能会导致高血压及冠状动脉痉挛，所以应用时应当极其注意[71]。在这种情况下加压素的优势是它的短半衰期，这可让医师能够反复评估是否需要继续应用激素替代治疗，尤其是这种紊乱可能是自限性的情况下。去氨加压素是人工合成的加压素，它没有血管收缩作用并能因此避免高血压及心肌缺血的风险。

一旦确认正在有水分丢失，可以用下面的公式来计算目前缺失的水分。

$$缺失的水分（升）= TBW\left(1-\left[\frac{140}{目前的 P_{Na}}\right]\right)$$

TBWi 是目前以升来表示的体内总水分量（女性中为 0.5× 去脂体重，男性则为 0.6× 去脂体重）。比如，我们这例 60kg 的女性患者的 P_{Na} 为 155mmol/L。估算她体内水分缺失量为 30L×（1.4-1）或 3.2L. 这个公式仅仅提供给了一个粗略的算法，并预测同时失盐及失水的患者中水分的缺失倾向（低渗性液体丢失）[72]。

补水率应与高钠血症的进展成比例进行[68]。因此，如果高钠血症出现仅数小时（比如我们这个患者，或是术后或外伤后 DI 患者），则可以快速纠正，甚至可达 1mmol/L[72]。持续超过 1d（或不明时间）的高钠血症患者需缓慢纠正以防脑水肿的出现。在这种情况下，第一个 24h 纠正一半的缺水量，剩余的在 24～48h 内纠正。另一种变换的方法为在长期低钠血症患者中，P_{Na} 的纠正速度不应超过 10mmol/L[72]，即使目前没有强证据支持。

最好经口进水，比如蒸馏水这种。如果无法经口进水，则可使用 5% 的葡萄糖（D5W），因为成人重症患者中糖代谢被限制在 15g/h[73]。因此，即使在非糖尿病患者中，超过 300ml/h 的 D5W 可能会引起高糖血症，并会对胰岛素产生抵抗。高血糖将会通过渗透性利尿从而加重水分的丢失。只要认识到只有一半的液体量为无电解质水并且钠过载可能会引起不必要的容量扩增，则应用 1/2 当量（0.45%）的盐水可能是较好的替代品。

当高钠血症患者有明确的容量不足表现时（表现出低血压、心动过速及组织灌注损害时），应从静脉内补充正常生理盐水且不需要考虑高钠血症的等级。这与急诊室及重症监护的第一条原则一样，将充足的循环放在首位。只有当确定了细胞外容量

表 49-1　中枢性尿崩的药物治疗

药　物	一天总量	治疗频率	起效时间（h）	持续时间（h）	评　价
AVP 20U/ml	5～10U 皮下注射	每 2～4h 一次	1～2	2～6	血管内途径可能引起血管收缩及管状血管痉挛
DDAVP 10ug/0.1ml 鼻滴 4μg/ml 注射	10～40μg 鼻滴 2～4μg 静脉或皮下注射	每日 1～2 次 每日 1～2 次	1～2 1～2	8～12 8～12	

AVP. 精氨酸血管升压素；DDAVP. 1- 脱氨 -8 精氨酸血管升压素
经授权引自 Singer I, Oster JR, Fishman LM. The management ofdiabetes insipidus in adults. Arch Intern Med.1997;157(12):1293–1301.

不足后医师才可以将注意力放在全身水缺乏上（见上文）。

有高容量性高钠血症的患者需要在纠正水缺乏之前先降低细胞外及血管内容量。若无法达到这点时将会加重容量的过负荷。正常肾功能的患者可以通过利尿药完成这个目标。襻利尿药可以引起等渗尿的排除，该尿的电解质浓度大约是血中浓度的一半。使用纯水替代尿量将会同时纠正高容量及高钠血症。

由于需要考虑其他液体及电解质补充与丢失过程中出现预测计算公式的不准确性及上述分析的失败，所以在纠正高钠血症期间需要每 4～6h 监测一次血电解质，否则将会有因过快纠正导致脑水肿的风险。

！ 关键注意事项

- 高钠及低钠血症在神经重症患者中常见且与增加的发病率及死亡率相关。低钠血症只有在合并可能引起脑水肿的低 P_{osm} 时才变得重要。
- 低钠血症可以在血容量不足、容量过负荷或正常容量中见到。
- 在神经重症患者中引起等容量低渗性低钠血症的最常见的病因为 SIADH，它占了约 70% 的比例。
- 脑耗盐依然是低钠血症的原因中有争论的一种。
- 低渗性低钠血症的临床结果是 PNa 的速度与量成比例的下降。
- 最好使用高深盐溶液（3%）去纠正重度症状性低钠血症。
- 低钠血症的纠正速度取决于它的持续时间，这是由细胞容积的适应性决定的。
- 纠正延迟及过度快速纠正都可能引起永久的神经损伤或是死亡。
- 同低钠血症一样，高钠血症可见于血容量不足、容量过负荷或正常容量的情况下。
- 高钠血症很少见于神经功能正常并能自行进水的患者中。
- 等容量性高钠血症合并稀释尿的情况很可能由数种形式的尿崩症引起。
- 纠正严重低血容量合并高钠血症者应从纠正容量不足开始，且不需要考虑水的亏缺。
- 高钠血症的纠正取决于补足或减少正在进行中的水的丢失并修复水的亏缺。
- 过度快速的纠正高钠血症可能会因细胞体积适应问题从而导致脑水肿。

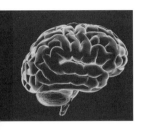

第50章 神经ICU中系统血压的处理措施

Management of Systemic Blood Pressure in the NeuroICU

Samia Mian　Thilagavathi Venkatachalam　Christopher B. McFadden　**著**

张泽立　朱建新　**译**

黄齐兵　张洪兵　张洪钿　**校**

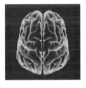

一名有5年高血压病史的57岁男子在家人的帮助下来到急诊室。家属述近2d意识模糊及昏迷。患者近2周进食差、未进药物。他的家庭药物包括可乐定0.3mg每日3次，阿替洛尔100mg/d，艾斯西酞普兰20mg/d，氢氯噻嗪25mg/d。患者及家属否认发热、呼吸气短、言语不清或癫痫等病史。他初始生命体征为血压186/104mmHg、心率76/min、体温37.6℃、呼吸18/min，没有低氧血症。初始神经系统查体示没有运动障碍，颅脑CT示未见急性解剖学异常。

未控制的高血压是患者神志状态急性改变的原因吗？

动脉血压引起的神志变化多见于低血压状态，而非高血压时，并多是由于破坏了的脑血流引起的。脑灌注压（CPP）是影响血流进入大脑的压力梯度，是平均动脉压（MAP）与颅内压（ICP）的差值，计算公式如下：

$$CPP = CBF \times CVR$$

CBF是大脑血流速，CVR是脑血管阻力。

脑血管自动调节在CVR变化所致的较广范围的CPP下维持着持续的脑血流。因此在正常情况下，CPP的部分改变对CBF影响不大。CPP升高导致血管收缩，降低则会使血管舒张。虽然一些研究建议CPP在70~90mmHg是更准确的数值，但正常成人的CPP代表性范围为50~100mmHg[1-3]。在慢性高血压患者中，其大脑小动脉出现内壁过度增生从而丧失了在低血压时的舒张功能[4]，这会导致在机体血压下降时脑灌注减少，即使在无高血压患者中血压可能在一个依然能够提供足够脑灌注的范围内。

调节CBF自主调节的机制目前仍有争论[5]。最大的可能是自主调节血管管径的变化是由动脉平滑肌及代谢机制所影响的[6,7]。血管周围的神经及血管内皮可能也起了一定作用[8-10]。CBF自动调节一般在平均动脉压50~150mmHg时起作用，并由交感神经活动及肾素血管紧张素系统调节[2]。

中枢神经系统创伤或急性缺血性卒中可能破坏 CBF 自主调节，使周围脑组织易于对过高或过低的灌注起反应。同样，在肿瘤或血肿等脑占位性病变时可能会有自主调节的丧失[11]。呼吸机过度呼吸的低碳酸血症时可重新获得自主调节功能[12]。糖尿病患者可能因糖尿病性微血管病变从而使 CBF 自主调节功能破坏[13]。总之，功能是受患者医学条件影响特别是既往血压控制的一个动态过程。

我们的患者既没有糖尿病也没有癫痫。他受损的精神状态是否能代表出现了高血压性脑病？

高血压性脑病（hypertensive encephalopathy，HE）最早于 1928 年由 Oppenheimer 和 Fishberg 报道，该例报道描写了一位患者患有肾小球肾炎合并神经症状、抽搐及重度高血压[14]。它是一个描述性词语，指的是无大脑栓塞或出血的与高血压有关的可逆性大脑异常。

高血压性脑病最常发生于慢性高血压患者的舒张压超过 120mmHg 时[15]。在这个舒张压水平下，大脑的自动调节无法有效限制血液流入大脑[16]。大脑水肿及微出血可能会发生。临床上头疼常先于神经状态的恶化。高血压性脑病定义了 16.3% 的高血压急症，这比颅内出血及主动脉夹层要多[17]。该综合征常被重度且快速的血压增长所加剧。BP 下降

后所有的临床症状常会消失。

HE 的发病机制是什么？

已有 2 个理论来解释 HE 相关性临床症状及影像学异常。第一个假想是 HE 源于急性高血压影响大脑脉管系统产生痉挛；换而言之，过度的自动调节导致了缺血及水肿，特别是在动脉供血区域边缘[18, 19]。近期的一个假设猜测该综合征的原因是自动调节的破坏[20-22]。这将可能导致蛋白及液体渗漏入间质，从而使受损血管周围区域产生局部的血管源性水肿。血管受伤、组织缺血及血管收缩介质的释放加重了这种状况[23-24]。该过程不及时阻止将出现纤维蛋白的凋亡。图 50-1 展示了与高血压急症相关的肾脏小动脉疾病，图 50-2 展示了慢性高血压相关性改变。

影像学在诊断 HE 方面有无作用？

磁共振成像可能使 HE 的诊断快速及更加有特异性。在不复杂的病例中，颅脑 MRI 显示脑水肿的区域主要位于白质后部[25]。损伤可以是对称的也可能是不对称的。虽然不是诊断，但是"可逆性后部白质脑病综合征"和"后发性脑病综合征"这两个词已经被该临床表现所采用。Flair 成像是寻找脑水肿最敏感的成像序列。这些损伤在 T-2 加权成像上为高信号，在 T_1 加权像上为等或低信号[26]。弥散

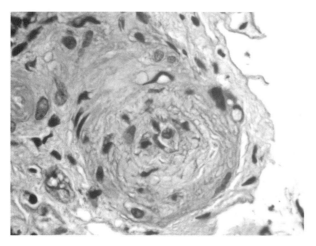

▲ 图 50-1　小肾动脉合并严重的黏液素样内膜感染及极小的管腔与高血压急症一致（彩插见书末）
经授权引自 I. B. Elfenbein，MD

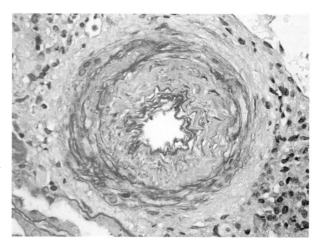

▲ 图 50-2　70% 的慢性高血压性内膜纤维弹力组织发现有狭窄（彩插见书末）
经授权引自 I. B. Elfenbein，MD

加权成像与表现弥散系数成像显示 HE 中的水肿起初为血管源性的 [25]。图 50-3 展示了高血压性脑病的典型 MR 表现。

特定的药物对慢性高血压患者的脑血管自动调节功能有保护作用吗？

一些药物可有脑血管扩张药并有修复自动调节及升高全身性高血压患者 ICP 的潜能。最常见的一些药为钙通道阻滞药及肼苯哒嗪 [27, 28]。特别的是肼苯哒有复合脑血流动力学作用。它升高 ICP 并且因其降低系统血压的作用从而可以降低 CPP。随后 CBF 可能升高，虽然在脑血流低灌注发生前这不是必需的 [29]。

血管紧张素酶（ACE）抑制药在低血压时改善自动调节，这可能是通过减少脑阻力血管中的血管紧张素 Ⅱ 依赖性张力实现的。通过缓慢的抗高血压治疗，IBF 调节可能恢复到正常。特别的是当缓慢给予 ACEI 时，可能在 CPP 的下限维持住自动调节。除了这个例子，抗高血压药物是否对脑循环有直接的层次特殊的药理学益处还不确定。

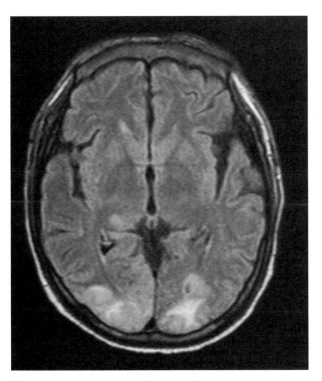

▲ 图 50-3 在这张 FLAIR（长 T_2）序列中可见的高血压脑病的典型表现为可逆性后部白质脑病综合征

特定药物能使患者易患 HE 吗？

突然停用抗高血压药物相关性的未控制性高血压已经在医学文献中频繁提高并被命名为中断综合征、急性治疗后综合征、急性戒断综合征及反跳性高血压 [30-32]。可乐定、甲基多巴、普萘洛尔及少量的 ACEI 可引起这种情况 [33-40]。上述这些被提及的药物中，可乐定在这种综合征引起发病的机制研究的最详细。可乐定是一种被广泛研究的抗高血压药物，它通过激动抑制性 α 受体这一中枢机制来抑制交感神经系统。突然停用可乐定会导致储存的去甲肾上腺素分泌从而引起反跳性高血压 [41]。在同时服用普萘洛尔的患者中会因无差别的外周 α 受体激活而使这种作用放大 [42]。有报道称作为中枢性 α 受体的米氮平可使服用可乐定的患者产生极度的高血压，这可能是通过阻断可乐定的中枢效应产生的 [43]。

慢性高血压对认知功能下降是否有作用？

高血压与认知功能特别是执行功能破坏有关系，并被认为是上述认知功能下降及与卒中关系的原因 [44, 45]。高血压相关性脑病理改变包括血管重塑、脑自动调节功能破坏、白质损伤、未认识到的腔隙性脑梗死，如淀粉血管样变及大脑萎缩的阿尔茨海默样改变 [46]。高血压可能专门影响皮质下白质并可能影响不同的损伤组织的本质体积，这些损伤组织可能通过优化血液供给从而可能有挽救可能。

从上面这些证据可以看出，我们的患者可能因中断了高浓度的可乐定服用及同时应用阿替洛尔从而出现了无法控制血压的高血压脑病。这个病例强调了向患者加强突然中止抗高血压药物不良反应的重要性，特别是可乐定药物。

如果这个极度高血压患者表现出了非出血性或出血性卒中，这会对治疗有什么影响？

相当有力的证据支持卒中早期快速降血压是有害的 [47-51]。在缺血性卒中患者中，梗死边缘的半暗带有缺血及梗死的高风险 [52, 53]。卒中的患者血压有很多因素值得研究。首先，大脑缺血后很快就会有 BP 的频繁升高[53,54]（卒中后 BP 升高可能机制为直接的神经损伤导致的交感肾上腺反应[53]、改变的副交感神经功能、儿茶酚胺释放及细胞因子活化[55-58]）。典型的血压改变为在卒中后的数小时至数天内在未干预的情况下血压自发下降[55,59]。结果，药物诱导的血压下降可能会使 CPP 降到可以允许充足大脑血液灌注至半暗带。卒中患者有长期高血压者会加剧这个趋势，并因此使自动调节曲线右移。

不是所有的研究都认为卒中后快速降血压会有有害作用[60-61]。就这一点而言，小样本数目可以解释这一不一致的发现。此外，重要的是应当认识到低血压出现后可能代表着独立的心脏疾病，这可以部分解释在这种情况下低血压同时伴随的较坏情况[62]。指南一致推荐在有一些特殊情况下缺血性卒中患者不用紧急处理血压[63]。这些特殊情况包括极度高血压（如收缩压 > 220mmHg 或舒张压 > 120mmHg），预定的溶栓治疗（治疗前血压 < 185/110mmHg）及末端器官受损。典型的末端器官受损包括高血压脑病、主动脉夹层、急性肾衰竭、急性肺水肿或急性心肌梗死。目前研究主要在评估急性卒中情况下理想的血压控制[64]。

当目前还没有数据指出卒中时需要紧急降压使用的理想药物。试验了许多药物但是没有表现出明确的优越性[65-67]。短期的胃肠外药物需要快速的可滴定效果。尼卡地平，艾司洛尔及拉贝洛尔最常使用。替代药物包括依那普利及非诺多泮[11]。过去高血压急症时常爱用的硝普钠可能会扩张脑血管并引起 ICP 升高[68]。当应用血管内药物时，特别是意识改变时，动脉内血压应当持续监测。当缺血性卒中患者快速予以抗高血压药物时，第 1 个 24h 内 MAP 下降不应超过 15%[67,69]。胃肠外抗高血压药物及它们的特性在表 50-1 中列出。快速起效药物比如舌下给药或嚼服能快速释放硝苯地平类的药物禁用，因为它们有快速降血压的风险。在老年患者中，它们同时与增加卒中的风险有独立的相关性[70]。

初步证据表明血管升压类药物可能在维持大脑灌注压方面起作用并因此限制梗死扩展[71-73]。但是在这种情况下应用血管升压类药物并不是标准的治疗且没有写进指南中。以改善脑循环为目的的容量扩增只有在红细胞增多症时才有作用[74,75]。许多卒中患者由于压力性尿钠增多这一现象所描述的血压

表 50-1　高血压急症的胃肠外用药

药　名[a]	机　制	浓度范围	持续时间	优　势	缺　点
尼卡地平	血管扩张药（CCB）	5～15mg/h IV	15～30min	不依靠剂量	心动过速
依那普利	血管扩张药（ACEI）	1.25～5mg，每 6h IV	6～12h	不是静脉滴注	持续时间长，潜在的 BP 大幅下降
非诺多泮	血管扩张药	0.1～1.6μg/kg/min IV	30min	快速起效	反射性心动过速，48h 后快速耐受
硝普钠	血管扩张药	0.25～10μg/（kg·min）[b]	1～2min	快速起效	硫氰酸盐毒性，特别是在肾衰竭时
硝酸甘油	血管扩张药	5～100μg/min	5～10min	持续时间短	频繁头疼
酚妥拉明	α 受体拮抗药	5～15mg IV 丸注	10～30min	儿茶酚胺过量	药物蓄积
盐酸艾司洛尔	β 受体拮抗药	500μg/kg 大于 1min	10～30min	大动脉夹层	β 受体拮抗药禁用者
盐酸拉贝洛尔	α/β 受体拮抗药	20～80mg 静脉丸，可输注	3～6h	易于起效	β 受体拮抗药禁用者

ACEI. 血管紧张素转化酶抑制药；BP. 血压；CCB. 钙通道阻滞药；IV. 静脉注射
a. 多种药物引起的恶心、呕吐、脸红等
b. 更低的浓度以限制毒性作用[24]

诱导性钠排除增加最终导致容量耗竭。这种容量耗竭（在一篇研究中用高渗透压来鉴定[76]）可能加剧应用抗高血压药物后的血压下降。低血压在明显的低容量血症时保证了容量充足，特别是在有急性卒中患者出现神经系统恶化时。

之前提到过达到溶栓治疗的卒中有不同的血压目标，部分原因是会增加出血的风险。指南推荐当需溶栓患者的收缩压＞185mmHg及舒张压＞110mmHg时可以开始予以抗高血压药物。溶栓药物给予后的第1个24h内，目标血压为＜180/105mmHg。

出血性脑卒中患者血压的最宜处理应在积极监测下。在ICH时血压升高[77]。虽然大部分ICH患者有慢性高血压病史及自动调节曲线的右移，很少在缺血性卒中患者中见到缺血性半暗带[78,79]。一些临床研究建议在第1个24h内将血压降至＜160/90mmHg或MAP＜130mmHg是安全的[80,81]。有些研究甚至显示血压的下降将会减少血肿的增加[82,83]。近期，一项INTERACT2研究评估了早期血压加强控制（目标收缩压＜140mmHg）到一个更加保守的目标内（收缩压＜180mmHg）[84]。较低血压组在死亡及重度残疾的主要预后上并没有显著差异。目前指南在急性ICH处理上设定血压目标为160/90mmHg或MAP 110mmHg。由于ICP可能升高，所以应当监测ICP以确保CPP维持在＞60mmHg[85,86]。这些指南没有反映出INTERACT2研究的结果。

其他还有什么神经学途径可以影响血压?

血压调节的维持大部分通过血管壁的自动调节及钠的平衡稳态。中枢性或外周性神经途径影响血压并不奇怪。大脑及脊髓损伤常常与血压不规则共存，包括上行及下行。

自主反射障碍反映了 T_5 以上水平脊髓损伤时血管收缩的现象。特别的是外周刺激引发了强烈的交感神经系统放电[87,88]。常见的刺激来源于诸如尿路感染或尿潴留等泌尿生殖道系统。发生机制包括过度的交感神经激动、肾血管收缩及内脏血管无法舒张。由于脊髓损伤部位上方的副交感神经过度兴奋，颈部压力感受器介导的脸红、心动过缓较常

见[89]。治疗时应当优先处理攻击性刺激（如尿道感染）。转变为直立位可能缓和高血压[90]。当需要药物治疗时，需要考虑治疗什么方面可以让血压快速下降，同时伴发的心动过缓及血管收缩反射可能被中止。尼莫地平已显示在治疗及阻止自主反射障碍性高血压方面有效[91]。

在颅脑创伤方面高血压病史治疗同样具有挑战性。外部因素包括疼痛及压力可以影响血压。基于身体评估的大脑灌注评估可能受患者总体医学条件的限制；因此，通过MAP及ICP来估计CPP是较好的选择[11,92]。基于可利用的最好的证据下血压治疗的指南在框50-1中列出，它包含了颅脑外伤等不同情况时的治疗。组织低灌注应当认为是一个可能的复杂因素，特别是在血压经常升高患者中。

结论

神经重症监护下高血压的评估及处理是复杂的。血压可能被疼痛及ICP升高等条件影响。儿茶酚胺分泌过度可能会导致血管内容量耗竭，尽管正在升高血压。在进行血压控制前患者有耐受血压改

框50-1 神经重症处理时血压处理指南

非出血性卒中[63]
患者不行再灌注治疗：
- 只有收缩压＞220mmHg或舒张压＞120mmHg，或目标器官损伤出现时才处理（见正文）

患者准备行再灌注治疗：
- 治疗使收缩压＞185mmHg或舒张压＞100mmHg
- 再灌注后第1个24h保持血压＜180/105mmmg

出血性卒中[86]
存在收缩压＞200mmHg或MAP＞150mmHg：
- 使用IV药物降低血压
- 目标：系统血压160/90mmHg，除非CPP下降

存在收缩压＞180mmHg或MAP＞130mmHg，且ICP升高：
- 在监测ICP时降低血压
- 保持CPP＞60mmHg

存在收缩压＞180mmHg或MAP＞130mmHg，且无ICP升高：
- 目标血压160/90mmHg或MAP110mmHg
- 监测脑低灌注的症状

创伤性颅脑外伤[94]
- 保持CPP＞70mmHg
- 避免收缩压＜90mmHg；数据缺乏但是更高一点的血压目标可能更好

CPP. 脑灌注压；ICP. 颅内压；IV. 静脉注射；MAP. 平均动脉压

变的能力，特别是血压降低。从这个角度来说，弄清患者发病前血压控制情况是很重要的。即使在正常范围内降压，（在到达急诊室之前大多数患者院外的血压控制一般是很差的[24,93]）快速降血压可能会导致低灌注及脑组织的永久伤害（可能还会有脑功能损害）。因此，在这些病例中的血压管理不能简单地套用公式。对异常组织灌注特别是低灌注的临床评估和证据应该最终指导治疗。

！ 关键注意事项

- 目前在神经重症中高血压病史处理的指南是基于有限的证据。
- 患者之前的血压控制情况影响了他或她的大脑血流。
- 高血压病史的急迫性及急诊特性常发生于之前血压控制较差的患者中。

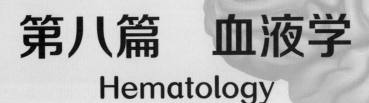

第八篇　血液学

Hematology

Louis M. Aledort　著

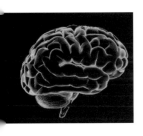

第51章　弥散性血管内凝血

Disseminated Intravascular Coagulation

Caroline Cromwell　Louis M. Aledort　**著**

晏　骋　朱建新　**译**

黄齐兵　张洪兵　张洪钿　**校**

　　一名29岁男性因摩托车事故被送至急诊。到达急诊室检查发现他左颞部受到挤压伤，急行气管插管及硬膜外血肿清除术。术后第1天，患者出现进行性低血压和高热。血液自多个静脉穿刺部位渗出。患者的血红蛋白和血小板计数开始下降，凝血酶原时间和部分凝血活酶时间由正常开始上升，肝功能检查显示转氨酶升高。

鉴别诊断是什么？

　　鉴别诊断包括血栓性血小板减少性紫癜、特发性血小板减少性紫癜、弥散性血管内凝血和肝素引发的血小板减少。

　　在这种临床情况下，最可能的诊断是弥散性血管内凝血（disseminated intravascular coagulation，DIC）。DIC是一种综合征，而不是诊断。它是一种后天获得的状态，由许多基础条件导致（框 51-1）。在本章中，我们将重点讨论急性 DIC。在 DIC 中，凝血系统的整体激活与血液中纤维蛋白的形成有关。纤维蛋白沉积导致血栓形成和小血管闭塞，并导致终末器官损伤。同时，血小板和凝血因子的减少也会导致出血 [1]。

框 51-1　弥散性血管内凝血的病因

- 败血症
- 中枢神经系统损伤
- 肿瘤：实体肿瘤、骨髓增生异常、淋巴增殖性疾病、白血病
- 产科并发症：胎盘早剥、羊水栓塞
- 血管病变：大动脉瘤、Kasabach-Merritt 综合征、动脉粥样硬化
- 严重毒性反应
- 严重免疫反应
- 严重排斥反应
- 严重创伤

在上述临床情况下，DIC 可能是由于创伤性脑损伤和脓毒症导致的。脑内组织凝血酶原浓度高，释放到全身循环时易形成血栓前期 [2]。DIC 在 TBI 患者中占相当比例，并且与发病率和死亡率的增加有关。他还患有菌血症。脓毒症可引起炎症系统的显著活动，炎症引起的凝血活化是一种公认的现象 [3]。严重脓毒症合并 DIC 的病例约占 35% [4]。

DIC 的临床表现是什么？

DIC 是一种综合征的临床诊断。临床表现包括 [5] 血栓形成、出血、肾功能不全、肝功能不全、休克。

体检时可注意到四肢冰凉、斑驳、出血点、瘀斑，有创性手术部位出血。从实验室的角度来看，没有一项单独的实验室检测可以确诊 DIC。相反，DIC 是一种临床综合征，实验室数据有助于支持临床怀疑（表 51-1）。

重要的是要记住监控这些参数的趋势。纤维蛋白原是一种急性期反应物，在脓毒症或炎症的情况下可升高。因此，评价序列测量值和分析趋势是必要的。回顾周围涂片可以发现微血管病变的存在。

国际血栓与止血学会科学与标准化委员会 DIC

表 51-1　DIC 的实验室特点

PT	延长，正常或（很少）减少
PTT	延长，正常或（很少）减少
纤维蛋白原	减少
D-二聚体	增加
血小板	减少

DIC. 弥漫性血管内凝血；PT. 凝血酶原时间；PTT. 部分凝血活酶时间

小组委员会根据多项实验室测试的结果开发了一个评分系统（表 51-2）。5 分符合显性 DIC 的诊断 [6]。前瞻性研究证实了这一评分系统 [4]。

如何处理 DIC 患者？

第一步是治疗潜在的疾病（表 51-3），当潜在的疾病是急性感染或创伤时，这是可能的。然而，支持治疗往往是唯一的选择。DIC 的支持治疗包括新鲜冷冻血浆输注，10ml/kg；输血小板与输血 [7]；并进行冷沉淀，以改善异常凝血，减少活动性出血（图 51-1）。有活动性出血或出血高风险的患者应给予治疗，但不应仅用于"治疗"化验的异常值。

研究证实肝素已被用于血栓性 DIC 的患者。实验研究表明，肝素至少可以部分抑制 DIC 中凝血功能的激活 [8]。目前还没有随机对照试验来证明在 DIC 患者中使用肝素能够改善临床预后。小规模的非对照研究报道使用肝素的益处有限，并表明肝素输注可能改善与 DIC 相关的异常化验 [9-11]。如果使用它，通常不需要片剂，并应以 500U/h 作为一个起始剂量。必须仔细观察患者是否有出血。某些指南建议对 DIC 非出血患者的静脉血栓栓塞性疾病使用低分子肝素进行预防。

考虑到异常凝血与全身炎症的关系，抗凝血酶Ⅲ和蛋白 C 等凝血产品在脓毒症和 DIC 的治疗中已被尝试替代。然而，结果是相互矛盾的。最大研究显示在 DIC 患者中使用抗凝血酶Ⅲ没有益处。一些研究表明，活化蛋白 C 对严重脓毒症患者的死亡率可能有益 [12-15]。

急性 DIC 患者的总体预后较差，报道严重脓毒

表 51-2 显性 DIC 诊断评分系统

患者是否有与显性 DIC 相关的潜在疾病	如果是，继续。如果没有，不要使用这个算法（框 45-1）
凝血指标	分 数
血小板计数	＞100 分数为 0，＜100 分数为 1，＜50 分数为 2
纤维蛋白相关标记物升高（FDPs，D-二聚体）	无增加分数为 0，中度增加分数为 2，重度增加分数为 3
PTT 延长	＜3s 分数为 0，＞3s 但＜6s 分数为 1，＞6s 分数为 2
纤维蛋白原水平	＞1.0g/L 分数为 0，＜1.0g/L 分数为 1
计算分数	≥5 与显性 DIC 相容；每天重复测试。如果＜5，提示但不肯定 DIC；在接下来的 1～2d 内重复

DIC. 弥漫性血管内凝血；PTT. 部分凝血质时间

表 51-3　DIC 的治疗

治疗潜在疾病
　冰冻血浆
　　是否有出血或者实施有创性操作
　输注血小板
　　是否出血和血小板计数＜50000U/μl
　冷沉淀
　　是否出血和纤维蛋白原＜100mg/dl
　肝素
　　有血栓表现
　预防肝素 / 低分子量肝素
　　非出血患者
　抗纤维蛋白溶解药
　　禁忌
　重组凝血因子Ⅶ a
　　无意义
　凝血酶原复合物
　　禁忌

症、外伤或烧伤患者的死亡率在 40%～80%[16-18]。死亡率受到由引起 DIC 的潜在疾病进展的影响，而不是 DIC 本身。然而，在最近的一项关于创伤性脑损伤的研究中，与 DIC 评分较低的患者相比，DIC 评分较高的患者死亡或持续性植物人状态的可能性更高，无论格拉斯哥昏迷量表评分如何[19]。无论如何，对潜在疾病的早期和及时治疗，以及提供血流动力学支持是 DIC 管理的主要内容。

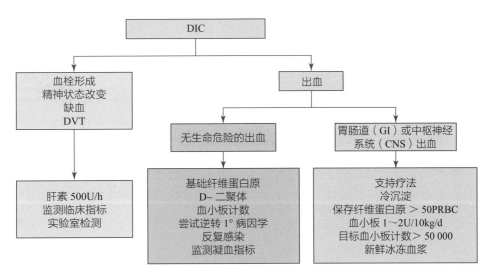

▲ 图 51-1　弥散性血管内凝血（DIC）的流程

CNS. 中枢神经系统；DIC. 弥散性血管内凝血；DVT. 深静脉血栓；GI. 胃肠道；PRBC. 浓缩红细胞

！ 关键注意事项

- DIC 是一种具有潜在病因的临床综合征，而不是诊断。
- DIC 的诊断是基于临床的，实验室的价值可能支持你的临床可疑诊断。
- DIC 与预后不良有关。
- DIC 可同时伴有血栓性或出血性并发症。
- DIC 的一线治疗是治疗潜在的诊断。
- 支持性治疗包括输注新鲜冷冻血浆、血液和血小板。
- 考虑血栓性表现的患者使用低剂量肝素，应密切监测临床出血的征象。

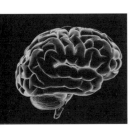

第52章 出血性疾病及凝血障碍的逆转
Bleeding Disorders and Coagulopathy Reversal

Caroline Cromwell　Louis M. Aledort　**著**

张　源　朱建新　**译**

黄齐兵　张洪兵　张洪钿　**校**

　　患者女性，60岁，自述头痛，既往有克罗恩病、第五因子莱顿血栓症史，以及左腿有明显血栓性疾病，长期服用80mg依诺肝素每日2次，没有出现新的血栓并发症。入院前一周，她摔倒了，头部受了轻伤。接下来的三天，头痛，到第四天出现严重的恶心和呕吐。颅脑CT显示右侧小脑半球有急性出血，但占位效应很小。

逆转低分子肝素的有效药物是什么？

　　低分子肝素（LMWH）的广泛应用给临床医生带来了一个重大的难题。一旦发现脑出血，通常停止所有抗凝和抗血小板的药物。然而，诊断有时会延迟，如果继续进行低分子肝素治疗，情况会大不相同。在有持续活动性出血的情况下，必须在紧急情况下进行逆转抗凝血药物的作用。LMWH的半衰期为12～24h。目前大多文献报道还没有一种药物能完全逆转LMWH的作用。静脉注射硫酸鱼精蛋白来逆转未分离的肝素，进而导致完全逆转。有研究认为在体外研究中鱼精蛋白逆转了LMWH约60%的作用[1, 2]。

　　目前尚不清楚为什么鱼精蛋白不能完全中和LMWH的抗Xa活性。每100U的活性普通肝素和1mg LMWH，应给予1mg鱼精蛋白[3]。鱼精蛋白的最大剂量为50mg，最大输注速率为5mg/min。有报道证明应用鱼精蛋白可导致低血压、严重过敏反应、死亡[4]。通常可以通过使用抗组胺药和类固醇及缓慢的给药速度来减少这些不良反应。如果应用过量，鱼精蛋白会产生相反的抗凝作用。

　　有些研究报道重组激活因子Ⅶ（rFⅦa）成功逆转LMWH的作用。这些研究的剂量范围为20～90μg/kg[5, 6]。本章稍后将讨论rFⅦa在自发性和华法林相关性出血中的应用情况。

该患者如果再次发生血栓，她的左腿很可能需要截肢，什么时候能够恢复抗凝治疗呢？

　　根据每一个病例的具体情况决定重新开始完全抗凝的安全时间。一般情况下，如果血肿不再增加，患者也不会行减压手术，那么抗凝治疗可在出血后约10～14d恢复。在这种情况下根据风险评估后再决定何时重新进行抗凝治疗。

患者白人女性，50 岁，右利手，因突发右侧肢体无力被送入神经重症监护室。急诊 CT 示：左基底节出血，约 40ml（按 ABC/2 计算），中线移位 3mm。她每天服用 5mg 华法林，在很长一段时间内，国际标准化比值（INR）标准为 2.5～2.8。入院后，她的 INR 为 2.5，没有服用任何其他药物（除了华法林）。她因凝血因子 V 莱顿杂合性疾病应用华法林，既往有深静脉血栓形成和肺栓塞病史。

对于深部脑出血患者，如何逆转华法林引起的凝血障碍？

本病例的目标是快速逆转潜在的凝血障碍。对于深部脑出血，通常不提倡神经外科干预。华法林具有抗凝作用，能够抑制维生素 K 依赖性促凝血因子 Ⅱ、Ⅶ、Ⅸ 和 X 的生物合成[7]。脑出血的高风险与抗凝的强度有关[8]。然而，在这种情况下，通常脑出血的患者应用华法林治疗，INR 是在治疗范围内的[9]。在口服抗凝血药相关性脑出血中，持续出血的风险是非常高的。在脑出血患者中，华法林的使用增加进行性出血和失代偿的风险，使死亡的风险增加一倍[10,11]。逆转凝血障碍必须立即开始。治疗包括维生素 K，新鲜冷冻血浆（FFP）和凝血酶原复合物（PCC）。

维生素 K

应立即静脉注射维生素 K 10mg，10 分钟后开始逆转华法林的作用，可能持续 6～24h。对于持续逆转 INR 水平，应用维生素 K 是非常必要的。美国胸科医师学会指南建议在危及生命的出血性疾病中需要静脉注射维生素 K[12]。尽管有报道静脉注射维生素 K 会发生过敏反应，但是总的发病率是罕见的（3/10000 人）[13,14]。也有报道非静脉注射也会发生过敏反应[15]。此外，皮下应用维生素 K 是不可预测的[16]。因此，在这种情况下，静脉注射维生素 K 是首选。

新鲜冰冻血浆（FFP）

FFP 按照 15ml/kg 的剂量使用，能够迅速逆转华法林对 Ⅱ、Ⅶ、Ⅸ 和 X 因子的作用。这些都是维生素 K 依赖的因素和华法林抑制的因素。然而，获得 FFP 可能需要相当长的时间。输血申请到达血库后，FFP 必须进行血液配型和解冻。对于危及生命的大出血，这可能导致不可接受的延迟。静脉输注足够 FFP 可以持续逆转凝血障碍，但是需要考虑静脉无法能够接受大量的 FFP。通常的目标是实现 INR < 1.5，这反映了至少 40% 的凝血蛋白的功能，这被认为足以止血[17]。1 个单位治疗量的 FFP 200～250ml，而 1 单位通常降低 INR 约 10%。1U 血浆可使凝血因子提高 2.5%。患者通常需要 6～12U 的 FFP，甚至更多，这会增加容量负荷和肺水肿的风险。这样的容量负荷可能足以引起已知心力衰竭的急性加重。FFP 的输注可引起严重的过敏反应、输血相关的循环过载和输血相关的急性肺损伤[18]。

凝血酶原复合物

PCC 来源于大量的血浆，含有因子 Ⅱ、Ⅶ、Ⅸ 和 X 因子。它们是高浓度的凝血因子替代化合物，最初用于用抑制药治疗血友病的患者。它们作用迅速，体积小，不需要解冻、分型和交叉配型。它们被发现比单独使用维生素 K 或 FFP 能更快地使 INR 正常化[19,20]。在华法林相关中枢神经系统出血的情况下，3 因子 PCC 常被作为血浆的替代物。2013 年，根据 ⅢB 期临床试验的结果，美国批准了一种 Ⅳ 因子 PCC 用于出血或需要紧急手术或有创性手术的患者，来逆转维生素 K 拮抗药的作用。该研究中只有 12% 的患者有脑出血[21]。在 64 例华法林相关性脑出血患者的非随机前瞻性队列研究中，与 FFP 相比，使用 Ⅳ 因子 PCC 纠正 INR 的不良事件没有任何增加，并且与减少大出血和改善 3 个月的预后相关。因此，PCC 的使用通常优先于具有容积过负荷的大剂量 FFP[22]。临床医生在怀疑有弥散性血管内凝血患者中使用 PCC 时需要谨慎，因为有报道认为有血栓栓塞的发生。虽然 PCC 通常被认为是安全的，但应避免用于 DIC、高纤溶和近期血栓栓塞史的患者。

重组活化凝血因子Ⅶ

Ⅶa因子被用于抑制药治疗的血友病患者和Ⅶ因子缺乏症的患者。许多研究已经发表了关于rFⅦa在自发性和华法林相关性出血中的应用。也有研究在脑出血患者中不同剂量（10～90μg/kg）逆转华法林抗凝的作用。这些研究包括病例报道、病例系列和回顾性队列研究。在这些研究中，Ⅶa因子被发现可以快速逆转INR的水平[21-25]。由于剂量不同，最终的评估是很难得出任何其他结论的。然而，在因子Ⅶ治疗急性出血性卒中的Ⅲ期试验中，评估了rFⅦa在自发性非凝血障碍性出血中的应用情况，尽管长期临床结果没有改善，但使用该药物后降低血肿增加率（更多细节，请参阅第2章，脑出血）。值得注意的是，rFⅦa可纠正凝血酶原时间或INR，但这并不总是与止血相关[26]。

在这种情况下和使用rⅦa时发生了血栓栓塞并发症。在一项快速试验中，治疗组中使用最高剂量（80μg/kg）rFⅦa导致动脉血栓的发生增加了5%。因此，对有潜在有血栓危险的患者应特别小心。

患者男性，60岁，既往有高血压和缺血性心肌病史，左心室射血分数为30%，接受华法林治疗，出现左侧额叶出血。此时INR是3.5。

如何逆转这个患者的凝血障碍？

静脉注射维生素K 10mg和PCC 50U/kg是一种理想的方案（表52-1）。PCC与血友病患者的血栓形成有关[27]，但回顾了PCC治疗的患者，却很少有报道发生血栓性事件[28]。在2008年的一份报道中[29]，Leisinger和他的同事证明了PCC逆转华法林过程中起了重要的作用。他们的14项研究包括460名患者，并有7例血栓并发症的发生。没有DIC的发生。总之，与使用PCC相关的血栓风险率虽然不可忽视，但据报道是低的。

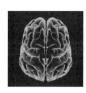

患者男，80岁，2个月前因踝关节外伤后发生下肢深静脉血栓而接受利伐沙班治疗。他在浴室地板上被发现后被救护车送到急诊室。影像学显示右侧硬膜下出血。

我们如何处理靶向口服抗凝血药相关性出血？

靶向口服抗凝血药正在改变需要抗凝治疗患者的监护情况。虽然华法林是目前最常用的抗凝血剂，但是考虑到多种食物和药物的相互作用，以及

表 52-1　凝血障碍的逆转

药　物	逆转剂	剂　量
阿司匹林	DDAVP 输注血小板	0.3μg/kg，50ml 生理盐水，15min 以上 1 袋 =6 个捐献者
氯吡格雷	输注血小板	2 袋 =12 个捐献者
肝素	鱼精蛋白	1mg/100U 肝素
LMWH	鱼精蛋白 Ⅶa	1mg/1mg 肝素，20～90μg/kg
NSAID	输注血小板	1 袋 =6 个捐献者
华法林不出血 轻度出血 严重出血	维生素 K 维生素 K 维生素 K 凝血酶原复合物 新鲜冷冻血浆	1～5mg PO 5～10mg PO 或 IV 10mg IV 50U/kg 15ml/kg

DDAVP. 1- 脱氨 -8 精氨酸血管升压素；IV. 静脉注射；LMWH. 低分子肝素；NSAID. 非甾体抗炎药；PO. 口服

监测的需要，这种情况可能会改变。靶向口服抗凝血药包括达比加群、阿哌沙班、利伐沙班及依度沙班。达比加群是一种直接凝血酶抑制药，在美国被批准用于降低心房颤动患者脑卒中的风险因素和预防及治疗血栓性疾病。其他的靶向口服抗凝血药是Ⅹa因子的直接抑制药。它们的半衰期和新陈代谢列于表 52-2。值得注意的是，达比加群主要是肾排泄。

对于所有靶向口服抗凝血药，目前没有常规监测试验。它们可以不同程度地改变 PT、PTT 和抗Ⅹa检测。在达比加群的一个试验中，凝血酶时间是检测凝血酶存在的一个敏感指标，但通常不是实时的。从出血的研究来看，靶向口服抗凝血药导致出血性卒中和颅内出血的发生率低于华法林。在对华法林与靶向口服抗凝血药进行的 12 项随机试验的 Meta 分析中，靶向口服抗凝血药所致颅内出血的风险较低[30]。然而，必须考虑的是，如果出血发生，则目前不存在特定的解毒药。如果达比加群在 2h 内被摄入可以考虑使用活性炭，而且应用血液透析促进肾脏排泄。

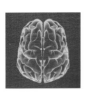

患者的妻子认为 3 个小时前他是按常规来服药的。初步实验室检测显示 PT 和 PTT 是正常的。

下一步要做什么？

正如标准的凝血试验不能反映药物的作用一样，正常的凝血试验也不一定意味着没有药物作用。然而，由于这些药物的半衰期相对较短，了解

药物最后一次服用的时间有助于判断尝试逆转可能产生的效果（表 52-2）。

在这种情况下如何选择逆转方法？

虽然没有特效的逆转药，但这些方法，包括凝血酶原复合物浓缩物，25～50U/kg，能够识别血栓形成潜能，并具有抗纤溶作用。这些研究数据主要来源于动物和健康志愿者的研究。重组Ⅶ因子通常不在这种情况应用，因为对血栓形成的研究和关注很少。除此之外，还采用红细胞和血小板输注进行支持性治疗。

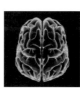

患者男，59 岁，将接受脊柱手术。从术前检查来看，PTT 较高。既往没有出血性疾病的家族史，但在他还是个孩子的时候，因拔牙后出血，需要多次去看牙医才能止血。

为了减少脊柱手术中的出血，术前应采取哪些措施？

口腔操作出血是出血性疾病的主要临床表现，因为唾液中含有高浓度的纤溶蛋白。适当的检查包括混合研究以排除抑制药、狼疮抗凝血药和干扰因素，以及需要排除凝血因子缺乏，其中Ⅷ、Ⅸ和Ⅺ因子最常见。

目标是确保术后不出血。术前，我们的目标是 100% 的纠正，并且永远不要让该因素降至 30% 以

表 52-2　靶向口服抗凝血药

药　物	目　标	消　除	半衰期
达比加群	凝血酶	80% 肾性	12～17h
利伐沙班	因子Ⅹa	70% 粪便，30% 肾脏	5～13h
阿哌沙班	因子Ⅹa	73% 粪便，27% 肾脏	5～9h
依度沙班	因子Ⅹa	50% 肾性	10～14h

下以维持足够的止血。重要的是，当水平较低时，不要使用阿司匹林、非甾体抗炎药和其他抗血小板药，但在替代疗法中可接受。在美国，没有针对XI因子缺乏患者的浓缩液，但在许多其他国家，有可用的浓缩液。因此，我们使用FFP进行治疗，不需要达到相似的水平即可止血。

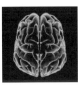

一名47岁的女性做了开颅手术切除环型增强的高级神经胶质瘤，术后5天之内在NICU中，在第3天给予预防性皮下肝素（5000U，每12小时1次），观察到她的腿肿胀。静脉血管彩超显示近端DVT。

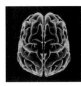

一名35岁的妇女因腹痛、黄疸和发热入院。随着暴发性急性甲型肝炎、肝衰竭的发展，病情迅速恶化。为了帮助做出是否进行肝移植的决策，通常需要将患者收治NICU，并置入颅内压监测设备。除轻度全血细胞减少症外，患者的PT为35s，PT-INR为6，APTT为70s。她的血红蛋白为9g/L，白细胞计数为3500，血小板计数为80 000。在PT-INR小于至少2.0（大多数外科医生希望PT-INR小于1.4），并且在血小板起作用之前，不认为置入ICP监测探头是安全的。

处理原发性深静脉血栓正确的步骤

深静脉血栓的发生是神经外科手术后众所周知的并发症。多形性胶质母细胞瘤患者血栓形成尤其常见，发生率约20%～24%[30-33]。因为这是一例8个月前手术切除的肿瘤复发病例，并且该患者以前曾接受过肝素治疗，所以必须警惕发生肝素诱导的血小板减少症（HIT）并形成血栓形成的风险。由于肿瘤性疾病常与DIC相关，因此也必须排除DIC。

排除DIC和HIT后，需要使用静脉持续泵注肝素的进行全面抗凝治疗，通常不快速推注。推荐剂量是肝素1000U/h，维持2～2.5倍正常值的PTT。

不管其他共存的危险因素如何，大多数术后DVT的治疗应包括3～6个月的抗凝治疗。当患者使用肝素时，应过渡到华法林治疗，以防止华法林减少C和S蛋白而进一步凝结或皮肤坏死。在恶性肿瘤患者中，继续使用低分子肝素可能会增加生存率[34-36]。当前的建议是只要癌症活跃就继续抗凝治疗[37]。

假如临床症状和影像学都显示严重脑水肿。为了处理ICP，下一步该做什么?

面临的挑战在于，迅速纠正异常，以便行有创性的脑功能监测。纠正异常的PT和PTT需要大量

的FFP。10mg IV因子、维生素K不足以降低PT-INR。此外，重要的是，肝衰竭患者抑制了凝血因子及促凝蛋白C和促凝蛋白S的产生。而检测这些蛋白的水平需要花费大量时间，因此在治疗ICP增高和活动性出血的急性暴发性肝衰竭患者时不合适。

当凝血因子II、VII、IX和X不足且需要止血时，使用凝血酶原复合物是有效的，因为凝血酶原复合物中包含凝血因子II、VII、IX和X。有一些指南建议将新鲜冰冻血浆与凝血酶原复合物一起使用，因为它可以提供止血所需的V因子，并提供更多的VII因子[38]。

世界各地存在各种各样的凝血酶原复合物，对于危及生命的出血性疾病，一般建议剂量为50U/kg。但这些产品是病毒灭活的，可能会传播甲型、乙型、丙型肝炎或艾滋病毒。凝血酶原复合物可以小剂量快速静脉注入，即刻起效，并能将PT-INR和PTT纠正至手术和有创操作可接受的水平。由于肝病患者往往合并血小板异常，因此也建议使用去氨加压素（DDAVP，0.3μg/kg；表52-3）进行治疗。

什么是鉴别诊断?

在ICU环境中血小板减少症的发生很常见。血小板减少症的病因是多种多样的。血小板减少症的

表 52-3 出血性疾病治疗方案

血友病 A	VIII因子 40U/kg，100% 纠正
	半衰期：12h，术后每 2h 20U/kg
血友病 B	IX因子 80U/kg，100% 纠正
	半衰期：24h，术后每 24h 40U/kg
严重的 vW	将VIII因子水平 100% 纠正
	将瑞斯托霉素因子纠正 50% 以上
	根据患者基线和所用产品的剂量
	阅读内容标签
一般的 vW	DDAVP，0.3μg/kg 溶于 50ml 生理盐水中静脉应用超过 15min
XI	FFP，前一天晚上 2U
	术前 2U+ 术后 2U，然后每 2～3d 2U，共 14d

DDAVP. 1- 脱氨 -8 精氨酸血管升压素；FFP. 新鲜冰冻血浆；vW. 血管性血友病

一名 65 岁的男子因颈椎融合手术入院。他术后稳定，手术没有任何并发症，即将出院。第二天早上，突然出现呼吸急促和窦性心动过速。检查显示右下叶肺栓塞。而值得注意的是，他早晨的血小板计数为 7 万。4 天前的入院血小板计数为 20 万。

常见病因包括败血症、使用心室辅助设备和药物治疗。考虑到临床情况，在这种情况下最可能的诊断是肝素诱导的血小板减少症。血小板减少症是肝素治疗的公认并发症。

与肝素治疗相关的血小板减少症分两型。I 型是非免疫形式，其中肝素启动后几天血小板计数有适度下降。I 型 HIT 被认为不是免疫介导的[39]。II 型是与肝素相关的血小板减少的最重要形式，也是本章的重点。II 型 HIT，是由于抗肝素 / 血小板因子 4（PF4）复合物的抗体而对肝素的免疫介导反应[40]。这些抗体可导致血小板活化，进而导致血小板活化，凝血系统激活，并可能引起血栓形成和血栓性多系统并发症。

HIT 的临床特征有助于将其与血小板减少症的

其他原因区分开，包括发作时间、血小板减少程度和血栓形成。目前正在使用一个评分系统，该评分系统有助于评估 HIT 的预测概率。临床判断必须指导 HIT 的诊断，因为 HIT 测试结果可能需要几天时间。

以下为与 HIT 发生可能性增加相关的因素[41-43]。
● 使用普通肝素比 LMWH 多。
● 手术患者多于内科患者。
● 女性患者多于男性患者。

重要的是要认识到，HIT 可以在静脉肝素治疗、皮下肝素治疗和肝素冲洗的情况下发生。

HIT 的检验

进行 HIT 检验分析可能会花费一些时间，因此治疗决策并非基于测试结果。HIT 的实验室测试属于免疫学或功能性测试类别。更容易获得的免疫学测试可评估抗 PF4/ 肝素复合物抗体的存在，但无法评估其激活血小板的能力。功能测定评估抗体激活血小板的能力。但是，该测试尚不广泛，结果可能需要很多天。因此，功能测定仅用于证实诊断。

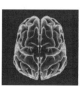

一名 70 岁男子，因跌倒入急诊室，既往患有高血压和冠状动脉疾病。急诊 CT 扫描显示急性创伤性蛛网膜下腔出血。他每天服用 81mg 阿司匹林。

HIT 的治疗

必须确保所有形式的肝素，包括肝素冲洗都已停止使用。由于这些患者在停止肝素治疗后仍有血栓形成的危险，因此应开始其他抗凝治疗。两种非肝素直接凝血酶抑制药已获准在美国使用。

当血小板计数大于 150 000 时应开始使用华法林，在交替使用抗凝血药和华法林治疗之间有 5d 的重叠时间。对于 HIT 相关性血栓形成的患者，应继续抗凝 3～6 个月。对于 HIT 但无血栓形成证据的患者，尚不清楚适当的抗凝时间，但应考虑至少 1 个月的抗凝时间。对于每位患者，应考虑抗凝治疗的风险获益。

越来越多的长期服用抗血小板药物的患者出现急性出血。回顾性分析表明，创伤患者的院前抗血小板治疗与发病率和死亡率增加相关[44,45]。这些药物的逆转可能很复杂。阿司匹林的抗血小板作用是通过抑制血小板中的环氧化酶1（COX-1）介导的。阿司匹林通过蛋白质乙酰化不可逆地抑制COX-1[46]。因此，这种作用持续了5～10d，此后足够的新血小板进入全身循环。

1-脱氨-8精氨酸血管升压素（DDAVP）是一种血管升压素类似物，可增加血管内皮存储部位血管性血友病因子和相关的Ⅷ I因子的释放[47]。DDAVP可能有助于克服阿司匹林引起的血小板功能障碍并改善止血作用[48,49]。

目前已知DDAVP有改善血管性血友病和血友病的凝血的作用，并能改善尿毒症或肝硬化患者的获得性血小板功能障碍[50]。DDAVP的常规剂量是每50ml生理盐水+0.3µg/kg（建议最大为20µg）在30min内静脉滴注完成，它即刻起效。由于DDAVP是血管升压素类似物，因此具有抗利尿作用，重复给药后可导致低钠血症。必须监测血清钠。建议患有严重心血管疾病的患者降低剂量（0.15µg/kg）。

在这种情况下也可以使用血小板输注，因为只要血液系统中不再存在阿司匹林，输血就能提供正常的血小板。文献中的病例报道还报道了DDAVP在氯吡格雷诱发的血小板功能障碍及接受联合治疗的患者中的成功使用，但目前没有足够的证据支持。

为了确定服用阿司匹林和氯吡格雷的患者哪些有出血风险，某些机构提供了快速的血小板特异性检测。测定出血时间，但是由于结果的可重复性差，因此该测试不受欢迎。现在使用血小板功能测试代替出血时间。这些测试可以定性评估血小板功能障碍，并且其用途正在扩大，它们可以迅速提供有关患者服用阿司匹林或氯吡格雷的血小板抑制程度的有价值的信息[51,52]。当患者抗血小板药物治疗史不明或病史模糊但迫切需要手术治疗或有创操作时，这些测试尤其有用。

！　关键注意事项

- 低分子肝素半衰期为12～24h，逆转的选择包括鱼精蛋白和重组Ⅶa因子输注。
- 逆转华法林颅内出血的治疗策略包括维生素K10mg静脉注射，FFP和PCC。
- 没有针对特异性口服抗凝血药的直接逆转剂，但在这种情况下可以使用Ⅲ因子和Ⅳ因子PCC。
- 对长期监测PTT是否存在因子缺乏，因子抑制药和狼疮抗凝药。
- 对血友病患者的治疗应在血液科医生的密切配合下进行，以确保适当的凝血因子替代治疗。
- 术后DVT应接受抗凝治疗3～6个月。
- 对于恶性肿瘤患者，如果癌症活跃，应考虑继续抗凝治疗。
- 怀疑肝素诱发的HIT患者，在前5d或更早接触过肝素的患者中，血小板计数降低了50%。
- HIT在静脉应用肝素中更常见，但也可能在低分子肝素和肝素冲洗的情况下发生。
- HIT患者必须接受抗凝治疗，因为停止肝素后血栓形成的风险仍然存在。
- 如果怀疑是HIT，则必须停止所有肝素（包括肝素冲洗）。
- 尽管实验室研究是确定性的，但必须根据临床判断做出决定，应尽快启动抗凝治疗，避免潜在的血栓并发症。

第九篇　感染性疾病
Infectious Disease

Fred Rincon 著

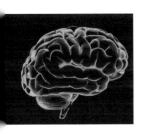

第53章　脓毒症和脓毒性休克
Sepsis and Septic Shock

Daniel De Backer　Fabio Silvio Taccone　**著**

银　锐　朱建新　**译**

魏俊吉　张洪钿　**校**

　　重症监护病房收入了一位急性酒精中毒后从楼梯摔下导致头部创伤的45岁男性患者。被邻居发现时，该患者意识丧失，无法判断受伤时间。急救人员赶到后评估其格拉斯哥昏迷评分为8分，并给予了气管插管。送至急诊科后，测血压150/90mmHg，心率86/min，体温35.9℃。患者双侧瞳孔对称，直径2.5mm，对光反射存在，且无眼球偏斜。患者能定位疼痛，但不能依从指令，亦不能睁眼。急诊行CT检查，显示多处点状损伤灶和中度脑水肿。入院次日患者开始发热（体温38.6℃）且未见明显染迹象。神经系统检查示病情恶化，患者对疼痛反应差（E1V1M4）。复查CT发现脑挫裂伤加重，但水肿并未加重，未造成严重影响。经颅多普勒超声检查未发现颅内高压的迹象。神经外科医生认为现阶段暂时无须实施颅内压监测。夜间，患者出现进展性低氧血症，PaO_2/FiO_2比为180，以及低血压（85/49mmHg）、心动过速、发热（体温39.5℃）和少尿[评估时排尿量0.3ml/（kg·h）]。临床检查发现集中于膝部的皮肤瘀斑，无心脏杂音，右肺下叶可闻及少许啰音。腹部检查未见异常。动脉血气分析示pH为7.33，$PaCO_2$ 42mmHg，PaO_2 72mmHg，SaO_2 95%，血红蛋白浓度8.6g/dl，乳酸2.9mmol/L。

这位患者患有脓毒症吗？

脓毒症是一种严重的健康问题，近 10% 的 ICU 患者都会有脓毒症。该病的死亡率仍较高，取决于定义它的标准，脓毒症的死亡率约为 30%，而脓毒性休克的死亡率则达到 40%～50%。脓毒症的定义已被修正过[1]，它是一种重症患者中常见的与器官功能障碍有关的宿主反应失调。注意，脓毒症的诊断并不要求达到全身炎症反应综合征（systemic inflammation responsesyndrome，SIRS）标准，因为若强制要求满足 SIRS 的诊断标准，每 12 个脓毒症患者中便会有 1 个被漏诊[2]。

休克是一种致命的、全身性的急性循环衰竭，可造成细胞用氧的不足[3]。尽管低动脉血压（定义为收缩压 < 90mmHg 或平均动脉压 < 65mmHg，或者低于基线水平至少 40mmHg）也常常出现，但这并不是诊断休克的必备条件[3]。

如何进行床旁循环衰竭评估？

该患者出现了低血压，收缩压低于 90mmHg 且 MAP 为 55mmHg，提示患者出现循环衰竭。然而，缺乏组织灌注不足的表现就难以认定为脓毒性休克。我们应首先排除某些血容量不足的情况及镇静药的影响。如果静脉滴注 30ml/kg 晶体溶液后血容量不足的情况仍然存在，则应使用血管升压药。脓毒症患者在使用升压药物后仍表现出灌注不足时，便满足脓毒性休克的定义。

除了低血压，我们还可以从三个临床视角来评估组织灌注不足对器官功能的影响：即脑、皮肤和肾[3, 4]。

脑功能障碍者常表现出精神错乱、易激惹和嗜睡，而昏迷并不常见。在神经科患者中，由于使用镇静药或早已发生的神经系统疾病等诸多混杂因素的存在，很难在此疾病窗口内分析和解读临床表现。对于这位患者，我们很难将精神状态的改变归咎于脓毒性休克，因其高热症状也可能使得精神状态发生显著变化。此外，CT 检查显示病情出现恶化，这亦可造成精神状态的改变。

皮肤瘀斑作为该患者一个明显的临床表现，提示循环衰竭的可能性很大。这些瘀斑大多在肘部和膝部出现，但在严重病例中也可扩散至身体的其他部位。斑点范围扩展与不良结局相关[5]。尽管可以定量评价这些瘀斑（瘀斑评分[5]），这种方法很少在床旁开展，因为主观评估能提供更多关键信息，只有特殊情况下的鉴别诊断才与不良结局有关，而这些鉴别诊断自然不必通过评分确定。毛细血管再充盈时间也可提供一些参考。正常情况下，按压手指末端后 2s 内，皮肤颜色便会恢复；若达到 4s，则应考虑毛细血管再充盈时间延长，这是组织灌注不足的表现。与之不同的是，皮肤瘀斑亦可在高排状态下出现不同，而毛细血管再充盈时间的减少仅在低排状态发生。

尿量减少是肾灌注不足的典型特点。尿量低于 0.5ml/（kg·h）时称为少尿。如果在急诊科无法尽快发现少尿状况（插入导尿管后需要至少 1h），在插有导尿管的住院患者中则很容易发现这一情况。

除了这些临床征象，生物学迹象也有用武之地。尤其是血乳酸水平，它是反应组织灌注不足的重要指标。正常情况下，葡萄糖会被转化为丙酮酸，产生 2 分子三磷腺苷（adenosine triphosphate，ATP）。之后，丙酮酸进入线粒体参与柠檬酸循环，生成 H_2O 和 CO_2，并产生 36 分子 ATP。有一部分丙酮酸被转化为乳酸，使正常的乳酸水平维持在 1.0mmol/L。在缺氧状态下，丙酮酸无法进入线粒体，便全部被转化为乳酸，导致乳酸水平升高，通常超过 2mmol/L。此时产生的 ATP 自然很少，但也能使细胞存活数个小时。诚然，这种单一机制不足以确保细胞的存活，还需要另一种重要的适应机制，即氧顺应性机制。通过这种机制，细胞将停止所有非必需的代谢反应（如增殖和大多数与器官功能有关的反应，包括肌肉细胞的收缩和上皮细胞的跨膜运输等），仅保留细胞存活的必要反应（大多是保持细胞膜的完整性）。尽管严重代谢性酸中毒常常是组织乏氧的标志，却使乳酸与氢离子的产生相互分开。在 ATP 水解过程中产生 H^+，同时因缺乏氧气，细胞色素层面不能利用这些氢离子，从而导致代谢性酸中毒。注意，在有氧环境下也可以产生乳酸，这主要是受炎症因子和儿茶酚胺的影响，使 Na^+/K^--ATP 酶激活，从而加速了有氧糖酵解。对乳糖水平的解读也并不总是轻松的，但早期阶段的高乳酸血症大多是低氧导致的[6]。即使程度相对轻微，高乳酸血症都与不良结局有关 [7, 8]。因此，可以将乳酸作为描述休克严重程度的一种指标。

其他组织灌注不足的生物学表现（如高转氨酶和高肌酐水平）可能需要一定时间才能显现，故而不宜用于筛查。这些改变可在后期评估器官衰竭程度时提供帮助。

为什么患者会出现脓毒症？

这个话题非常宽泛，难以在本章阐述清楚。简而言之，感染后机体会做出相应的反应，而这种反应在损伤相关分子模式的放大下变得失控，脓毒症便是这种反应的结果。这会导致失调的炎症反应及同期的抗炎反应，这种感染与凝集因子的激活及内皮损伤的扩散有关。不同成分（促炎和抗炎分子）之间的平衡关系不易通过临床表型判断。此外，许多有时冗余的通路也牵涉其中。综上，这些因素可能解释为何多种针对脓毒症的疗法（如类固醇、抗内毒素抗体、抗肿瘤坏死因子及抗 IL-6 抗体）对改善结局无效。这条思路是否还有可行性，以及这些药物能否从个体化治疗中获益还有待研究和确认。

脓毒性休克的病理生理学是什么，以及为什么患者出现器官功能障碍？

脓毒症和脓毒性休克的病理生理学较为复杂。脓毒性休克与血容量不足、血管紧张性下降、心肌抑制、局部血流改变及微循环改变等都有关。从乳酸水平升高和动静脉二氧化碳分压梯度变化可以看出，上述情况导致了组织灌注障碍。

血容量不足在脓毒症患者中很常见。由于微血管渗透性升高，体液从大静脉的血液中进入细胞间隙，从而造成血容量不足。

在脓毒性休克中，血管紧张性会降低，这是因为血管对肾上腺素能和非肾上腺素能血管升压药物的反应性发生了改变，从而导致了低血压和血流分布的变化。

为什么患者的脑功能恶化了？

无原发脑损伤的脓毒症患者中常出现轻度的脑功能障碍，但该患者的神经系统恶化程度超出了合理范围。

有许多机制都可能导致这些病情变化。对于这位患者，我们不应忽略发热对颅内压的潜在影响。但即使没有直接测得颅内压，发热也不太可能是恶化的主要原因，因为 CT 及经颅多普勒超声检查的间接测量结果没有发现颅内压增高的迹象。

脓毒症可通过两种不同的途径直接影响脑的灌注。第一种途径是改变脑的自动调节机制。正常情况下，血压和心排血量的改变不会影响脑血流的稳定性。而在某些脓毒症患者中，尤其是合并高碳酸血症时，这种自动调节机制可能失效 [9]。更特别的是，脑灌注也可随着心排血量的变化而成比例地改变 [10-12]。因此，脓毒症患者的脑部对血压或心排血量的改变更加敏感。第二种途径是改变脓毒症患者的微循环灌注。这在人体模型中较难演示，但在相关的大型动物脓毒症模型中，证实脑微循环发生了改变 [13, 14]。治疗能在多大程度上干预这些变化？或者这些变化是否令脑对全身的血流动力学改变更加敏感，都有待进一步研究（图 53-1 和图 53-2）。

治疗

鉴于该病的严重性，我们需要同时（而非顺序地）进行诊断、控制感染源和提供器官支持等系列干预措施（表 53-1）。为了便于理解，分析如下。

患者脓毒症的感染源可能是什么？

神经科患者住院期间常发生脓毒症和脓毒性休克（见第 56 章，ICU 中的常见感染）。另一章节将详细探讨这个方面。在一般的 ICU 患者中，脓毒症大多源自呼吸系统感染（35%），其次是腹部、尿道和皮肤，以及导管和其他来源。有多达 10% 的病例都难以确定脓毒症的来源。神经外科患者常见的感染来源有肺部、尿道、血管壁（或心室壁）和皮肤，而其他来源也不应忽视（换句话说，穿孔性溃疡或结石性胆囊炎可能造成腹部感染），因此有必要进行全面的检查。这位患者的胸部 X 线片显示双侧肺部浸润影，右肺下叶高密度影伴细支气管充气征，提示右肺下叶肺炎。

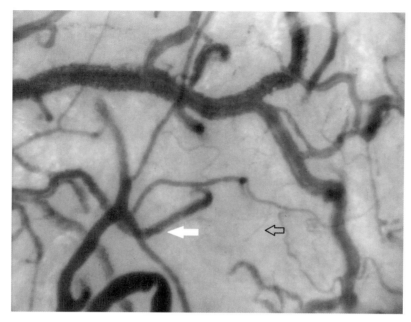

▲ 图 53-1　正常脑部微循环

图中的微循环取自一麻醉状态下的健康绵羊。该图通过颅骨切除术使用 Sidestream Dark Field 成像技术取得。白色箭所示为微静脉，黑色箭所示为毛细血管。请注意丰富的毛细血管网

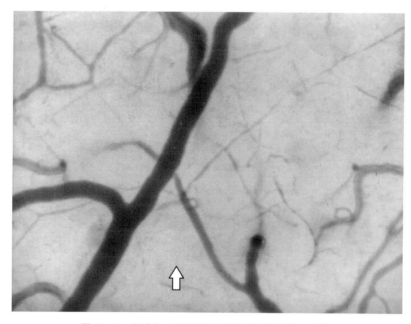

▲ 图 53-2　麻醉状态下脓毒症绵羊的脑部微循环图像

该图像使用与图 53-1 相同的技术和处理方式。箭所示为一几乎没有毛细血管的区域。灌注的良好区域附近出现了一些缺乏灌注毛细血管的位置，提示灌注存在巨大的异质性，这是一种典型的分布性休克的表现。请注意，正常灌注的微静脉的密度未受影响

控制感染源和抗感染治疗

这一部分将会在第 54 章，ICU 中的抗菌疗法中进行更为详细的阐述。不过认识到无脓毒症的感染与脓毒症相关的感染之间有很大的不同仍是非常重要的。在脓毒症患者中，尤其是脓毒性休克的患者中，发生低血压后应尽快给予足量的抗菌药物治疗。有研究指出，超过 6h 的延误将会导致死亡

表 53-1　脓毒症的管理

管　理	操　作	备　注
识别感染	发热或体温 白细胞增多症或白细胞减少症 心动过速 生物标志物（如 C 反应蛋白和降钙素原）	
识别脓毒症和严重程度	心动过速 呼吸急促 低血压 精神状态改变 皮肤瘀斑 少尿 [＜0.5ml/（kg·h）] 血乳酸水平（≥2mmol/L）	神经科患者的精神状态改变常难以单独归咎于脓毒症
确定感染源	使用抗菌药物前进行血液样本及痰液培养 尿 脑脊液 移除导管（对其尖端进行培养） 其他可获取的样本	理想情况下，所有标本都应在给予抗菌药物前获取。但是这不应该延误抗菌药物的使用。故若无法立即取得标本，应开始使用抗菌药物
控制感染	发生低血压 / 发现脓毒症 1h 内使用广谱抗菌药物 若可行则控制感染源	调整使用针对潜在微生物（医院外、医院内及其他设施中）和感染部位（脑和其他部位）的抗菌药物 识别病原菌株后立即降级使用抗菌药物 短效抗菌药物和长效抗菌药物效果常常相同

血流动力学和器官支持（表 53-2 至表 53-4）

率的巨幅升高 [15]。一涵盖了 40 000 名脓毒症患者的研究表明，低血压发生后的数小时内应用抗菌药物是比较理想的，每延误一小时就会显著提高死亡率 [16-18]。此外，也应考虑通过移除感染的线索以控制感染源，或如有必要，考虑手术和经皮引流。

与给予足量抗菌药物疗法相同，将潜在的感染源和既往抗菌药物使用情况纳入考虑范围也很重要。目前认为该患者患有吸入性肺炎。因为入院不足 3 日，且他近期亦未接触抗菌药物，故给予了阿莫西林克拉维酸治疗。

但要注意，应尽早获取血液样本以确定感染的病原菌种类。检查期间不应延误抗菌药物的使用。有条件时可以立即开展血培养和痰培养。尿检和脑脊液检查可以晚些再执行，在某些情况下可以推迟至抗菌药物使用后。

在该患者中，痰培养提示肺炎链球菌和流感嗜血杆菌阳性，血培养提示肺炎链球菌阳性。然而，尿液和导管检查结果为阴性。使用抗菌药物 7d 后，胸部 X 线片影像好转，C 反应蛋白也有了显著降低。

血流动力学管理

脓毒性休克患者的血流动力学管理目标为避免组织灌注不足。血流动力学的管理可分为 4 个环节 [4]，即危及生命的抢救措施实施，优化心排血量、全身静脉氧含量（SvO_2）和乳酸以提高组织氧供的措施，减少并发症而不增加心血管系统压力的稳定措施，以及减少血管升压药使用并达到液体负平衡的降级环节（表 53-2）。

早期目标导向性治疗

在脓毒症早期，血流动力学支持的目的是提供充足的氧输送。氧输送情况是根据动脉血和心排血量来评估的，因此是血红蛋白、氧饱和度和心排血量的产物。超过正常水平的氧输送并不会改善结局，这种做法也不再被推荐 [3]。提供充足的氧输送更为可行。由于氧输送随着需求而变化，不能在所有情况下都使用统一固定的氧输送安全值。静脉血氧饱和度可以很好地反映氧消耗和氧输送之间的平

表 53-2　器官支持的四个环节

抢　救	优　化	支　持	降　级
执行抢救措施	改善组织灌注	支持衰竭器官和减少并发症	停止器官支持
达到可接受的最低血压	改善心排血量和氧输送	若能够维持组织灌注则接受中度异常的血流动力学指标	停用血管升压药 / 正性肌力药物 达到液体负平衡
高流量氧气或气管插管及机械通气	保护性机械通气（最优 PEEP、平台压和驱动压） 考虑肌肉松弛药 考虑俯卧位	停用肌肉松弛药 减少或停用镇静药 每日评估停止支持的适合度 考虑压力支持而定压或定容模式 早期活动	停用镇静药 停止机械通气

PEEP. 呼气末压力

衡，而乳酸水平可以反映氧需和氧利用的平衡。因此，Rivers 等 [19] 提出通过尝试达到正常的中心静脉血氧饱和度（ScvO$_2$）（70%）来优化氧输送。因在急诊确诊脓毒症后立即给予这一疗法且保证此关键 6 个小时窗口期的持续治疗，其被称为早期目标导向性治疗（early goal-directed therapy，EGDT）。在一单中心的随机试验中，研究者观察到 30d 和 60d 的死亡率出现了显著下降 [19]。但是近期，有 3 个多中心的随机试验并没有复制看到显著的获益，使这一疗法遭到质疑和挑战 [20-22]。应该注意，这 3 个多中心研究涵盖的患者在随机化处理时已接近血氧饱和度目标，因此预期受益会很小。另一重要发现是死亡率非常低（接近 20%），这在脓毒性休克患者中是比较低的。此外，试验对照组中有 20% 的患者没有收入 ICU，这对于患有难治性低血压和高乳酸

水平的患者是完全意料之外的。故 EGDT 对死亡风险较高的脓毒性休克患者是否有益还有待商榷。

EGDT 的概念在拯救脓毒症运动指南中得到进一步修改 [23]，该指南仍建议，即使在某些部分不一致的情况下也使用 EGDT 疗法（表 53-3）。

尽管有些部分备受批评（ScvO$_2$ 测量值 / 中心静脉压），但是治疗的实施的确可以改善患者结局 [24]。在一涵盖 29 470 名患者的 7.5 年的随访研究中，与新收入的患者相比，接受了上述疗法的患者死亡率下降了 10.5%。一项国际联合患病率研究也观察到相似的结果，该研究指出应用此集束化治疗策略与死亡率降低有关 [25]。集束化治疗策略是合理的，在最近的修订中尤是如此。由于还有一些要点没被讨论到，我们建议针对指导体液复苏时应考虑哪些因素和变量开展讨论。

表 53-3　拯救脓毒症运动集束化治疗

发病 3h 内需要完成 ᵃ

1. 测量乳酸水平
2. 在使用抗菌药物前获取血液培养样本
3. 使用广谱抗菌药物
4. 对低血压或乳酸水平 ≥ 4mmol/L 者给予 30ml/kg 晶体溶液

发病 6h 内需要完成

5. 给予血管升压药（针对最初液体复苏无效的低血压者）以维持 MAP ≥ 65mmHg
6. 初期补液后持续性低血压者或最初乳酸水平 ≥ 4mmol/L 者，重新评估血容量状态和组织灌注情况并记录所得结果 ᵇ
7. 若最初乳酸升高，重新测量乳酸水平

MAP. 平均动脉压

a. 发病时间定义为急诊科分诊的时间，如果来自另一监护室，通过病历回顾确定的最早的符合严重脓毒症或脓毒性休克全部要素的病历注释的时间。重新评估血容量状态是基于血容量状态和组织灌注情况

b. ①在最初液体复苏后由不同的有资质的医生仔细重复对包括重要征象、心毛细血管再灌注、脉搏和皮肤情况在内的指标进行评估；②开展以下检查中的两个：测量中心静脉压、测量中心静脉血氧饱和度、床旁心脏超声、被动抬腿或体液冲击试验的动态体液反应性检查

复苏目标

复苏的目标指标包括血压、良好组织灌注及无氧呼吸的迹象。

管理动脉压时，通常使用 MAP 作为目标值。尽管纠正严重低血压可以改善肾清除率并降低乳酸水平[26]，对于是否应该达到更高的血压仍存争议。在一些小型的研究中，以 75mmHg 和 85mmHg 而非 65mmHg 作为 MAP 的目标在不同的患者中产生了非常各异的反应[27-29]。在一个大规模随机试验中，目标为 80~85mmHg 与目标为 65~70mmHg 的两组相比较，死亡率未见明显区别[30]。在既往有高血压病史的患者亚组中，被随机分配至较高的目标值组发现其急性肾损伤的发病率和肾脏替代治疗的需求显著降低。然而，这一效果被升高的心律失常和急性心肌梗死发病率所抵消。现在的指南推荐"初目标设为 65mmHg，但在有低血压病史的脓毒症患者和提高血压能够改善临床状况的患者中设立更高的 MAP 目标[3]"。注意，该试验中并未提及与脑功能有关的信息[30]。就个人观点来说，本章的作者常倾向于令患有神经系统疾病的患者达到更高的 MAP 水平（70~75mmHg），通过经颅多普勒超声检查判断该 MAP 水平下脑灌注是否充足并根据患者个体情况适需求调整（表 53-4）。

关于良好组织灌注的标志，有许多变量可以派上用场。从有关 EGDT 终点的争论中可以看出，对于目标复苏的最佳终点并没有一个共识。除了 $ScvO_2$，乳酸也可以作为治疗的靶点。以 8h 内每 2h 降低至少 20% 的乳酸为目标，Jansens 等[31]报道称死亡率几乎显著下降（$P=0.07$），而在排除转去他院的患者后，死亡率达到显著下降。CO_2 的梯度变化也很有趣[32]，但缺乏随机试验。近期有关休克管理的共识建议"用中心静脉血氧饱和度的数值（$ScvO_2$）和 PCO_2 的梯度帮助评估潜在的模式、心排血量的充足程度及指导治疗[3]"。

如何改变循环？

液体是一线药物。在液体中，晶体是首选药物。尽管潜在的高氯血症风险促使我们放弃 0.9% 的 NaCl 而选择平衡溶液[33,34]，对神经科患者使用低张溶液时应该小心。在我们的学术观点中，盐水仍是脑损伤患者的首选晶体。

胶体可以用于治疗中，尤其是白蛋白。意大利开展的一个大型多中心试验报道称白蛋白可以改善脓毒性休克亚组患者的结局[35]。然而，也应考虑

表 53-4　一位脓毒症和脓毒性休克的神经科患者最初的血流动力学管理

	操作	备注
识别脓毒症和严重程度	心动过速 呼吸急促 低血压 精神状态改变 皮肤瘀斑 少尿 [＜0.5ml/（kg·h）] 血乳酸水平（≥2mmol/L）	识别脓毒症和严重程度
立即给予体液疗法	30min 期间给予 30ml/kg 晶体溶液	神经科患者中，首选 0.9% 的 NaCl 溶液；避免低张溶液
反复测量 $ScvO_2$ 和乳酸	应用早期目标指导治疗 对最初治疗无反应或舒张动脉压或 MAP 过低时使用血管升压药	神经科患者中目标血压很可能比正常人群高一些 积极使用经颅多普勒超声评估这些患者脑灌注情况
开展经颅多普勒超声检查	如果有改变，考虑提高 MAP 或心排血量	脓毒症中常出现针对 MAP 和心排血量的自我调节失效

MAP. 平均动脉压；$ScvO_2$. 中心静脉压血氧饱和度

到接受白蛋白的脑损伤患者最终神经系统受损的风险[36]。人工胶体的安全性已遭到质疑。研究发现羟乙基淀粉可以增加脓毒性休克患者肾损伤甚至是死亡的风险[37]。对显著贫血的患者输血应谨慎。一项随机试验发现：血红蛋白 9g/dl 与 7g/dl 无明显差异[38]。诚然，重度头部损伤患者需要更高的浓度，但这将是随机试验将要探讨的主题。

如何指导输液治疗？首先，我们应关注到体现组织灌注改变的指数，且该指数要能够反映液体的效果。其次，在任何可能的情况下都应预测患者对液体的反应（表 53-5）。对前负荷、压力和容量的静态测量不能很好地预测对液体的反应。的确，每位患者都有各自的 Starling 关系，而且仅极端数据才有价值。不过中心静脉压是很常用的指标[39]，因为通常情况下它是唯一可用的血流动力学监测数据。注意，CVP 是很有用的安全保障。当给予液体时 CVP 升高，表示前负荷已被有效提高，且若无血流动力学改善，可以停止给药。当 CVP 达到较高水平，它又可提示心脏（尤其是右心室）无法耐受前负荷的升高。前负荷的动态指标是评估液体反应性的首选[3]。注意，不可对神经科患者开展被动腿抬高试验和呼气屏气，因为这些操作可能会使颅内压升高。最后，当决定给予液体治疗时，应使用冲击方式给药。

血管升压药

脓毒性休克患者常常需要血管升压药来恢复组织灌注。的确，由于低血管紧张度，液体疗法常难以纠正血压。目标血压已在前文讨论过。

在各种血管升压药（表 53-6）中，肾上腺素类血管升压药最常用。这类药物通过刺激 α 肾上腺素能受体起作用。它们之间的区别取决于它们对 β 肾上腺素能受体和多巴胺能受体的刺激作用。刺激 α 肾上腺素能受体会提高血管紧张度，同时提高心脏后负荷并且潜在地促进局部血管床（主要为皮肤和内脏区域）的收缩及微循环。组织灌注的净结果取决于总器官血流的恢复和潜在微血管灌注障碍之间的平衡情况。相应地，血管升压药常在纠正严重低血压时改善组织灌注，但在 MAP 超过 65mmHg 时会产生各异的作用。除了提高心排血量，刺激 β-肾上腺素能受体可在不同程度上改善内脏灌注和微循环[40,41]。然而，这与心律失常和代谢效应也有关联。

肾上腺素和去甲肾上腺素有相似的效果，但是肾上腺素有更多的不良反应，包括心动过速、心律失常、高乳酸水平、代谢性酸中毒和内脏循环障碍。一项研究报道称使用肾上腺素后发现死亡风险提高，但研究仅仅涵盖 330 位脓毒性休克患者，并

表 53-5 液体反应性的预测

变量或检测	优 势	局 限
静态指标		
CVP	广泛可用	仅极端数据有预测意义
PAOP[a]	反应左心情况	仅极端数据有预测意义
心脏容量[b]	更少受胸内或腹内压力影响	仅极端数据有预测意义
动态指标		
脉压或搏动量变化	非常可靠	要求通气潮气量 > 8ml/kg，无呼吸运动，无心律失常
IVC 变化	比较可靠	自发通气时的可靠性存疑
呼气屏气	即使在心律失常时也可用	无法在神经科患者中开展
被动腿抬高试验	即使在心律失常或自发通气时也可用	无法在神经科患者中开展

CVP. 中心静脉压；IVC. 下腔静脉；PAOP. 肺动脉楔压
a. PAOP 可通过肺动脉导管侵入性地测量，或通过超声心动描记术以非侵入性的方式测量
b. 心脏容量可通过跨肺热稀释法或超声心动描记术测得

表 53-6　血管活性药

药　物	常用剂量	备　注
血管升压药		
多巴胺	2.5～20 μg/（kg·min）	可导致心律失常，增加死亡风险
肾上腺素	0.1～1.0 μg/（kg·min）	心律失常的风险和代谢效应
去甲肾上腺素	0.1～1.0 μg/（kg·min）	一线血管升压药
血管升压素	0.01～0.04 U/min	二线血管升压药。大剂量使用有造成内脏缺血的风险
正性肌力药物		
多巴酚丁胺	2.5～5（最大 20）μg/（kg·min）	纯正性肌力药物。可能引起心动过速
伊诺苷酮 / 米力农	0.25～1mg/kg[重复推注或 1～4 μg/（kg·min）静脉滴注]	血管扩张风险
左西孟旦	0.1 μg/（kg·min）（每次 1 瓶）	半衰期过长

不足以评价死亡率的差别[42]。

与去甲肾上腺素相比，多巴胺与心律失常有更密切的关联[43]。一项对比多巴胺和去甲肾上腺素的不同试验荟萃分析发现多巴胺与更高的死亡风险有关[44]。因此，去甲肾上腺素是首选的血管升压药[23]。

血管升压素是一种有吸引力的替代药物。大多数文献都支持用低剂量的血管升压素作为去甲肾上腺素的辅助。给予接受去甲肾上腺素治疗的患者高达 0.04U/min 剂量的血管升压素减少了去甲肾上腺素的使用，且在不改变不良反应的前提下达到了相似的血流动力学状态[45]。整个研究中的死亡率没有差别，但接受低剂量去甲肾上腺素治疗的患者所在亚组的死亡率显著降低。这些积极的数据结果需要更大规模的试验来进一步确认，但已有观点支持用低剂量血管升压素来辅助去甲肾上腺素的做法。高剂量血管升压素与内脏缺血有关联[46]，且单独使用还未经大规模试验测试。

在患有难治性低血压的脓毒症患者中，应考虑使用氢化可的松（4×50mg/d）。氢化可的松加强了血管升压素的作用，并缩短了休克的时间[47-48]。但是，它有各种各样的不良反应，故仅能在最严重的患者中观察到其改善生存的优势[47]。

正性肌力药物

当心肌收缩性改变导致心排血量不足并出现组织灌注不足体征时应考虑使用正性肌力药物（表

53-6）。上述案例中的信息不足。诚然，低 $ScvO_2$ 是灌注不足的表现，但我们不知道此时心排血量不足是由持续性血容量不足（前负荷不足）还是由收缩障碍导致。此时，超声心动描记术或高级血流动力学监测（跨肺热稀释或肺动脉导管）可以帮助辨认心排血量障碍的原因。

多巴酚丁胺是最常用的正性肌力药物。它是一种半衰期非常短的 β 肾上腺素能药物。在适中剂量时，它能够以最少的代谢作用提高心排血量。最大的限制因素是与之有关的心动过速，这即使在低剂量时也会出现，尤其是在血容量不足的患者当中。不推荐使用超过 20μg/（kg·min）的剂量，因为它可能导致较大的代谢效应和明显的心动过速及心律失常。也可使用磷酸二酯酶抑制药如伊诺苷酮和米力农，但这些药物常导致外周血管扩张，进而造成低血压。此外，这些药物的半衰期为 6～8h。左西孟旦是一种钙敏化药，也被提议用于治疗脓毒症。它特定的作用方式令其即使在对多巴酚丁胺无反应的患者中也能提高心排血量[49]。但是这一药物的半衰期很长（数日），令其不便于治疗脓毒性休克的心肌抑制，因为此时需要短期应用正性肌力药物。

我们应该只专注于体循环吗？

在最初的迅速复苏后，脓毒症的全身血流动力学通常具有高 SvO_2 和低全身血管阻力的高动力循环的特点。尽管这些发现可能提示着氧输送（Do₂）和氧消耗（Vo₂）的最佳平衡，此时存在一个有关在各个无氧代谢增加的器官中氧气利用的持续缺陷，并提示着脓毒症中持续组织缺氧在器官衰竭和死亡的进展中所扮演潜在角色[40, 50]。遗憾的是，组织缺氧难以在床旁检测到，并且即使是正常或者升高的SvO_2也不能排除显著组织缺氧的情况。尽管脓毒症中全身血流动力学参数明显正常，这一持续组织缺氧的概念被认为与局部灌注改变（如微循环衰竭造成"循环性"缺氧）或与氧含量充足时的氧气利用失效（如与线粒体功能障碍有关的"致细胞病变性缺氧"）有联系[51, 52]。

根据临床检查中发现的严重器官功能改变和这些器官中保存完好的组织学改变之间的显著失调，脓毒症中致细胞病理性缺氧的概念已被重新考虑[53]。但是，由于在获取重要器官组织样本方面的明显限制，在脓毒症患者中确认这些数据和其他动物研究中的发现依旧很困难。另外，一些评估骨骼肌的研究表示，在脓毒症发病或内毒素注射进健康志愿者身体后的最初几小时内，线粒体的功能实际上并没有改变，甚至还增强了（而不是减退了）[54, 55]。因此，一些研究人员尝试评估循环血细胞中的线粒体氧化磷酸化和氧气消耗，并发现线粒体功能障碍与器官功能障碍的程度直接相关[55, 56]。然而，对旨在改善氧输送和促进器官恢复的治疗的反应表明，极早期的心血管系统的混乱，包括宏观循环和微循环，很可能是脓毒症中细胞功能障碍的驱动力，且应进一步评估以优化这一情况下的氧输送和能量底物。

微循环在氧气层面调控着血液循环，它由微动脉（终末动脉）、毛细血管和微静脉构成。在毛细血管前的部分，微动脉和毛细血管前括约肌调控着血液向毛细血管的分配，血液和组织间的体液和气体交换在毛细血管进行。故尽管可以根据组织需氧量变化而安稳地进行调节，不论体循环血压如何变化，微循环血流都可以维持恒定。微循环的大多数血管都内衬扁平细胞，也叫内皮，是血管腔和周围组织之间一层连续的、选择性的半透性分隔，控制着水、离子和小分子的通过及白细胞进出血流的运输。通过数个细胞间紧密连接和桥粒，它保持着自身的完整性并阻止循环中的病原体进入外周组织[57]。

微循环血流的调控取决于局部的氧利用量，这是通过毛细血管的吸收和利用来实现的。这一过程施加了一个局部的血流控制，有两个主要机制参与其中：①血管周隙的交感神经，主要反映对微动脉紧张度的控制[58]；②沿内皮的反向沟通，通过内皮细胞自身介导[59]。此外，循环中的细胞也可作为血管内的感受器[60]。

脓毒症以全身内皮功能障碍为特征。所有能够调控血流的机制都可能被改变，导致全身微血管功能障碍，也会影响到脑。受篇幅所限，无法描述微血管功能障碍中所涉及的机制，但可以从数篇综述中找到详细的介绍[61, 62]。

有报道称在脓毒症患者中发现与脓毒症实验模型中所见相类似的微血管改变[51]。这些改变的特征包含显著的血管密度减少，以及更重要的，灌注的毛细血管比例降低。据观察，这一比例从对照组的90%降至脓毒症患者的48%[51]。另外，相距几微米处的区域异质性也增加了。超过30个研究证实了这些结果。有趣的是，非幸存者中的微循环改变比幸存者中的更为严重[51, 63]且幸存者中的状况是逐渐改善的[50]。

脓毒症患者的脑部微循环易受影响。在一个大型脓毒症动物模型中，尽管接受了积极的补液治疗，大脑皮质的微循环在脓毒症早期就发生改变，并且在脓毒性休克发生时恶化[13]。这些改变的特征包括血管密度的降低、灌注的毛细血管比例降低，以及灌注异质性的提高[13, 14]。这些变化与异常的脑氧合、氧化还原状态及谷氨酸水平有关[14]。有趣的是，这些变化是先于脑功能改变发生的[64]。脑皮质的微循环改变也与脑组织PO_2的显著降低和代谢功能异常有关，尤其是当低血压发生时[14]。在脓毒症的鼠模型中，微循环障碍与局部产生的促炎细胞因子及运动功能异常的发展有关。遗憾的是在临床实践中，除非直接暴露大脑皮质，脑部微循环仍是无法检测和可视化的，故有关人类中微循环异常的数据仍旧缺失。

目前，我们仍缺乏可靠的能够改善微循环的干预方法，而经典的血流动力学复苏程序对微循环的影响是不确定且易变的。当然，我们改变全身血流动力学，明确上述变化可能在脓毒症中发生并知晓患者会面临组织灌注不足这一现实，依旧是非常重要的。

❗ 关键注意事项

- 迅速识别脓毒症并辨别严重程度
- 确定脓毒症的来源并立刻给予广谱抗菌药物治疗
- 血流动力学支持的四个阶段
  - 抢救：快速给予 20～30ml/kg 晶体 + 严重低血压时给予去甲肾上腺素
  - 优化：改善组织灌注（心排血量、氧输送和乳酸）但不需过量的心排血量
  - 支持：若能维持组织灌注，则可接受中度异常指标；减少并发症
  - 降级：达到负液平衡并尝试戒断血管升压药
- 减少并发症的同时提供器官支持

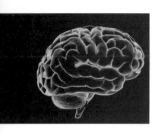

第54章 ICU 的抗菌药物使用

Antimicrobial Therapies in the ICU

Glenn Oettinger　Luyi Kathy Zhang　**著**
常健博　左　玮　朱建新　**译**
魏俊吉　张洪钿　**校**

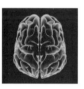
一名 53 岁男性，因车祸伤导致重型颅脑损伤。现场气管插管后在急诊病房病情稳定。既往史：15 岁曾行疝修补术，余相关病史没有特殊，入院身高 180cm、体重 80kg。入院后病情稳定，第 7 日出现白细胞增高（10.6cells/mm³ 上升至 15.7cells/mm³），夜间发热（最高 38.4℃）伴肉眼可见尿液混浊，尿肌酐从基线 0.8mg/dl 上升至 2.1mg/dl。尿管在位。血清乳酸 4.4mmol/L。早晨胸部 X 线片无明显异常，气管插管在位。尿常规报告可见白细胞聚集、30 个白细胞、白细胞酯酶阳性，氧浓度 40% 条件下动脉血气结果：pH 7.31、$PaCO_2$ 36mmHg、PaO_2 76mmHg、HCO_3^- 20mEq/L、血压 91/50mmHg（MAP 64mmHg）、心率 109/min、呼吸频率 29/min。治疗小组考虑患者诊断严重败血症，启动本机构败血症的治疗路径。留取血、尿标本进行细菌培养，同时用 30ml/kg 生理盐水进行液体复苏，启动经验性抗菌药物治疗。

该患者在经验性抗菌药物治疗时应考虑哪些因素？

本章节主要关注在疑诊感染时，如何经验性地选择合适抗菌药物。如果该患者准备启动抗感染治疗，最明智的做法是周全的思考选择何种抗菌药物。患者的临床表现和实验室检查均支持尿路导管相关感染（CA-UTI），并且已发展为严重的败血症。血清肌酐 2.1mg/dl、乳酸 4.4mmol/L 显示患者可能存在器官功能障碍。总体的治疗包括容量复苏、消除病原、稳定生命体征、缓解症状。可疑的感染源需要送标本进行培养，包括两套血培养。由于培养假阴性率较高，需要在初始抗菌药物治疗开始前，按照管理规定送培养。血培养结果可以指导临床医

师在启动经验性用药后调整用药或降阶梯治疗。如果培养阳性，则可以调整抗菌药物种类，避免不必要的抗菌药物暴露，减少治病微生物产生耐药。

早期启动抗菌药物治疗是挽救重症败血症和感染性休克患者生命的关键。Kumar 报道在疑诊败血症后，抗菌药物治疗每延迟 1h，则死亡率上升 7%[1]。许多学者也报道了不同病原导致的败血症中，延迟使用抗菌药物会增加死亡率 [2-4]。以上证据均被世界重症感染与休克管理指南采纳，建议在疑诊后 1h 内尽快使用抗菌药物治疗 [5]。其他感染相关的专家共识也给出了及时抗菌药物治疗的推荐 [6-8]。

抗菌药物有效性取决于许多因素。如果体外病原对选用的抗菌药物不敏感或作用微弱，则为不合

适的经验性抗菌药物治疗，这是感染患者死亡率的独立危险因素[9, 10]。通过系统回顾特定影响因素（包括感染、宿主、抗菌药物和医院相关因素）的方法，可以帮助选择经验性抗菌药物种类，最大可能获得有效治疗结局（图54-1）。

感染特点的因素

在选择抗菌药物种类时，主要考虑包括感染的来源和药物组织通透性等特点。确定感染来源对决定使用或排除某种抗菌药物提供依据，而抗菌药物的组织通透性影响治疗效果。为了保证抗菌药物的杀菌/抑菌效果，防止细菌的耐药性，选择的抗菌药物需要可以在感染部位发挥生物活性。了解药敏数据、药物组织通透性和临床反应也十分重要。例如上述例子中，产超广谱β-内酰胺酶（extended-spectrum β-lactamase，ESBL）克雷伯菌所致尿路导管相关感染的病例，使用药敏实验阳性的替加环素和阿米卡星治疗。虽然对ESBL的感染可以选择的抗菌药物不多，但替加环素在尿道浓度不佳，该病例选择替加环素治疗并不合适。另外，在肝脓肿等深部组织感染用药时，需要注意抗菌药物的穿透性，因为酶和pH会可能改变感染部位药物的活性。

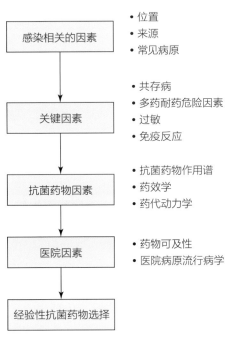

▲ 图 54-1 选择合适的抗菌药物种类

（图中文字）

感染相关的因素 → • 位置 • 来源 • 常见病原

关键因素 → • 共存病 • 多药耐药危险因素 • 过敏 • 免疫反应

抗菌药物因素 → • 抗菌药物作用谱 • 药效学 • 药代动力学

医院因素 → • 药物可及性 • 医院病原流行病学

经验性抗菌药物选择

细菌培养

在开始启动抗菌药物治疗前，应先对可疑的传染源（包括血液、尿液、痰、脑脊液和伤口）取样进行细菌培养和药敏检测，这是治疗成功的关键步骤。早期培养非常重要，特别是早期假阴性结果和体液样本的改变更具有意义，特别是在脑膜炎、肺炎和尿道感染中[11, 12]。对于血培养，最好从不同部位采集两套样本，两套之间相隔1h。每套样本应包含一个需氧瓶和一个厌氧瓶。在最理想的情况下，血培养应在发热刚开始时留取。而有些被认为是连续性的感染，如心内膜炎等可随时留取血培养[13]。

药物过敏与不耐受等宿主的因素

既往已知患者对特定药物过敏，通常不应再次接受该药物治疗。最常见的问题是青霉素过敏的患者，应当何时采用何种抗菌药物替代。患者经常将常见的不耐症（如胃肠道不适）误认为是过敏反应[14]。这些不准确或不完整的记录，可能导致医生开出不必要的替代用药。目前缺少对青霉素过敏患者使用头孢菌素的相关研究，但目前认为皮肤试验阳性的青霉素过敏的患者中，不到5%的会对头孢菌素产生过敏反应[15-17]。由于头孢菌素通常无法进行皮试，因此对既往有皮试延迟反应（如皮疹）的患者，通常可以使用头孢菌素。但对于发生过IgE介导的超敏反应（如喉痉挛、血管性水肿、低血压）的青霉素过敏的患者，一般不使用头孢菌素[18]。单内酰环类（如氨曲南）和氟喹诺酮类（如莫西沙星）可以考虑作为IgE介导青霉素过敏患者的替代选择。如果没有可以替代的抗菌药物，即使者存在过敏史，在必须接受抗菌药物治疗时，进行抗菌药物脱敏是非常重要的。抗菌药物脱敏是一项劳动密集型的治疗，需要从非常小的剂量开始，每隔15min加倍剂量，直到达到治疗剂量[19]。及时启动抗菌药物治疗十分重要，延迟1h，感染性休克的死亡率增加7%[20]。因此，对存在IgE介导的药物过敏史的患者，应尽量选择替代药物，及时启动抗菌药物治疗。

微生物耐药因素

在选择合适的抗菌药物时，由耐药导致的治

疗失败是一个主要考虑因素。区分微生物两种常见的耐药机制（自身性和获得性）是十分必要的。自身性耐药是指特定细菌固有的耐药，例如肠球菌可以产生青霉素结合蛋白，因此对头孢菌素天然耐药。获得性耐药是曾经对病原有效的抗菌药物，因其发生适应性的基因改变后，出现的部分或完全耐药[21]。抗菌药物暴露会增加以下致病菌的感染率，包括耐甲氧西林金黄色葡萄球菌、万古霉素耐药肠球菌、产 ESBL 大肠杆菌和克雷伯菌属[22, 23]。微生物耐药率上升与多种因素有关，包括医院、社区长期滥用抗菌药物。另一个因素是免疫缺陷患者不断增加，有些需要长期预防性使用抗菌药物，如 HIV 患者需要使用复方新诺明预防肺孢子虫肺炎。为了更合理的选择合适的抗菌药物，医院和地区需要检测当地抗菌谱，调整药敏情况[21]。

在经验性用药时，应避免使用患者过去 2 周曾使用过的抗菌药物，因为病原体可能已经产生耐药性[6]。携带 ESBL 基因的大肠杆菌和克雷伯菌对 β- 内酰胺类抗菌药物耐药[24, 25]。产碳青霉烯酶的铜绿假单胞菌和克雷伯菌会对亚胺培南或美罗培南耐药[26]。碳青霉烯耐药的肺炎克雷伯菌对所有 β- 内酰胺类抗菌药物耐药，需要考虑使用黏菌素或替加环素治疗[27, 28]。框 54-1 展示了在治疗多药耐药微生物的需要考虑的重要因素，包括感染是社区获得、医疗相关、院内获得还是呼吸机相关肺炎。

并发症因素

伴有多种并发症的危重患者，在选择抗菌药物

框 54-1　导致照护相关、院内获得性和导管相关肺炎微生物多药耐药的影响因素

- 之前 90d 内使用过抗菌药物
- 此次住院时间超过 5d
- 在社区或医院特定科室频繁使用抗菌药物
- 疾病或治疗导致的免疫抑制
- 照护相关肺炎的影响因素
  - ➢ 过去 90d 曾住院超过 2d
  - ➢ 住在养老院或扩充护理单元
  - ➢ 家庭输液治疗（包括抗菌药物）
  - ➢ 每 30d 需要透析
  - ➢ 家庭伤口护理
  - ➢ 家庭成员有多药耐药菌

方案时，需要考虑其并发症易感的特定病菌。并发症会影响抗菌药物的选择，这是因为某些疾病状态为特定病菌提供了合适的环境。例如，社区获得性成人细菌性脑膜炎最常见的病原是肺炎链球菌和脑膜炎奈瑟菌。其他的易感因素会导致患者更容易感染其他病原，例如李斯特菌。免疫抑制患者（如癌症、器官移植、类固醇治疗、AIDS、年龄）在疑诊脑膜炎时，李斯特菌感染风险增加，需要考虑加用额外可以覆盖的抗菌药物（如氨苄西林 2g，每 4h 一次）[29-34]。院内获得的脑膜炎最常见于神经外科术后患者，发病率为 0.3%～1.5%[35-37]。医源性脑膜炎通常是由葡萄球菌和需氧革兰阴性杆菌（如李斯特菌）引起，选择的抗菌药物应当覆盖这些病原。

其他疾病也需要尽量覆盖其易感病原。如慢性肺疾病或囊性纤维化的患者会增加反复发生呼吸道感染的额风险，又如糖尿病患者因为血管功能不全，导致容易下肢软组织感染。

哪些并发症可以影响药物浓度和效果？

并发症会明显影响人体内的药物浓度及其效果。由于重症监护室的患者常存在复杂的既往病史，因此在选择使用何种抗菌药物时需要考虑并发症。

肾衰竭

在经验性使用抗菌药物时，肾衰竭是最常见的并发症之一，需要预估到许多抗菌药物的药物清除率会下降，血浆浓度上升，如氨基糖苷类、β- 内酰胺类、碳青霉烯类抗菌药物、达托霉素、氟喹诺酮和万古霉素。

肝衰竭

同样的原则也适用于在肝衰竭患者中使用克林霉素、利奈唑胺和甲硝唑，但药物清除影响程度相对较小。

肥胖

肥胖有可能增加药物分布，导致血浆浓度的变化，特别是 β- 内酰胺类、万古霉素、氟喹诺酮类、碳青霉烯类和氨基糖苷类的患者需要注意。

危重患者

危重症患者，如感染性休克会导致难以预测抗菌药物血浆浓度，主要是因为容量重分布后导致肾脏和肝脏的药物清除能力下降。

宿主免疫反应

在选择需要覆盖何种微生物时，宿主的免疫应答能力是非常重要的。与免疫机制完善的正常人相比，免疫抑制患者（如未经治疗的 AIDS 或化疗后中性粒细胞减少）增加了机会性感染的风险。如铜绿假单胞菌和鲍曼不动杆菌通常是与人共生的细菌。但随着免疫缺陷的患者增多，耐药革兰阴性菌感染也越来越多[38]。识别感染高度耐药病菌的高危患者，需要深刻理解个体药敏结果和本单位的抗菌药物谱。为了促进最佳抗菌药物使用，抗菌药物的管理需要协调用药，包括指导抗菌药物使用的种类、剂量、疗程和给药途径。理性经验性使用万古霉素同样重要的，其过度使用会导致肠球菌属、金黄色葡萄球菌的耐药[34-42]。凝固酶阴性葡萄球菌通常不具有侵袭性，但常成为中性粒细胞减少患者菌血症的原因。由于凝固酶阴性葡萄球菌一般不导致临床情况急剧恶化，因此一般不会在开始发热时就使用万古霉素治疗[43]，即使两套血培养中的一套出现凝固酶阴性菌培养阳性，也不应作为首选治疗方案。框 54-2 列出了发热伴有中性粒细胞减少时，可以考虑使用，能覆盖革兰阳性菌的抗菌药物。

抗菌药物本身需考虑哪些特定因素？

综合考虑药物的药效学、药代动力学和微生物数据的特点变得越来越重要。社区医疗服务机构的耐药微生物明显增多，为医疗服务提供者带来新的挑战[44]。依据抗菌药物的药效学（即敏感率、微生物杀灭活性，抗菌药物后效应），确定抗菌药物的最佳剂量和间隔时间，是最为谨慎的做法[45]。

之前的研究和治疗推荐主要关注抗菌药物作用时间和不同组织、血浆和体液中的浓度，但目前越来越重视抗菌药物某段时间内对特定病原的数据（如当地抗菌药物谱），可以为选择抗菌药物提供有用信息。例如大肠杆菌对传统治疗的抗菌药物（环丙沙星、氨苄西林/舒巴坦）的耐药率高达30%～50%，因此在重症感染的患者中，这两种药物不应作为首选药物。

抗菌药物有两种基本的杀菌机制：浓度依赖性和时间依赖性杀菌。浓度依赖性的杀菌效果取决于药物浓度，如氨基糖苷类、氟喹诺酮类、两性霉素 B[46-49]。为了最大可能提高氨基糖苷类药物作用，减少毒性作用，目前多采用延长间隔的方案（如 6mg/kg，每日 1 次）。在大多数包括院内获得性的肺炎在内的严重革兰阴性感染患者中，都观察到维持氨基糖苷类药物最低抑菌浓度（minimum inhibitory concentration，MIC）达到 8∶10 即可获得临床治疗成功[50, 51]。尽管长间隔使用氨基糖苷类药物，会提高血清浓度的峰值水平，但也降低了药物相关的肾毒性和耳毒性。与间歇的高浓度相比，在持续低浓度下更容易使肾小管细胞和中耳内淋巴液摄取氨基糖苷类药物，导致潜在的毒性作用。与传统给药方式相比，上述机制为长间隔给药方案更少造成肾毒性提供了证据[52-54]。

时间依赖性杀菌的特点是杀菌速率在最低 MIC 数倍时达到峰值（即 4～5 倍于 MIC），更高的浓度不会提高杀菌速率[55]。在时间依赖性抗菌药物中，如 β- 内酰胺类、糖肽类、大环内酯类，克林霉素，药物效果与病原暴露于药物的时间有关[48, 56-59]。表54-1 对两种杀菌机制抗菌药物进行举例。

延长 β- 内酰胺抗菌药物的输注时间（如 4h）能使急性感染获益[60]。头孢菌素、青霉素和碳青霉烯类抗菌药物这三种时间依赖性抗菌药物，给药间隔需要保持药物浓度高于 MIC 的时间，分别需要超过 70%、50% 和 40%[61]。

抗菌药物后效应一种由于药物作用后，微生物

框 54-2　发热合并中性粒细胞减少患者，针对革兰阳性菌经验性增加额外抗菌药物治疗的适应证

- 血流动力学不稳定
- 终末器官损伤或其他严重脓毒症的证据（如血清乳酸升高）
- 胸部 X 线片显示肺炎
- 血培养为革兰阳性菌而药敏结果尚未报告
- 存在全身脓毒症和导管部位炎症反应的疑诊导管相关感染
- 手术部位感染
- 皮肤或软组织感染
- 已预防性使用氟喹诺酮类药物仍有严重黏膜炎

表 54-1 两种杀菌机制的抗菌药物

浓度依赖抗菌药物	时间依赖抗菌药物
• 氨基糖苷类	• β- 内酰胺类
• 甲硝唑	• 糖肽类
• 氟喹诺酮类	• 四环素类
• 酮内酯类	• 大环内酯类
• 两性霉素 B	• 克林霉素
	• 甲氧苄啶
	• 利奈唑胺
	• 氟胞嘧啶类

生长持续被抑制的现象[58,62,63]，可以用微生物在抗菌药物作用之后重新生长所需的时间来衡量。由于某些抗菌药物（如大环内酯类和氨基糖苷类）的抗菌药物后效应强，能长时间抑制微生物机体生长，因此可以减少给药频率、缩短给药时长。有些抗菌药物后效应弱的抗菌药物（如 β- 内酰胺类药物），根据微生物特点，可能需要相应增加给药频率、延长给药时长。革兰阴性菌导致败血症常常病情凶险，一般采用 β- 内酰胺抗菌药物治疗，但需要注意在肾功能正常的患者中，会很快将其清除，几乎没有抗菌药物后效应。碳青霉烯类对革兰阴性菌一般也没有抗菌药物后效应，但体外研究中，对铜绿假单胞菌具有中度抗菌药物后效应[64,65]。

另外，体外实验发现许多抗菌药物对多种微生物具有显著的抗菌药物后效应。革兰阳性菌，如链球菌和葡萄球菌通常对所有敏感的抗菌药物表现出中度或明显的抗菌药物后效应[62]。体外实验也观察到对于酵母来说，两性霉素 B 和氟胞嘧啶类药物有明显的抗真菌后效应）[66,67]。相反，如氟康唑、伊曲康唑、伏立康唑、泊沙康唑等三唑类抗真菌药物，就不存在抗真菌后效应作用[66,67]。也有些药物，即使浓度达不到 MIC 值，仍可观察到抗菌药物后效应[55]。这一现象在大环内酯类药物中最广为人知，其浓度在链球菌 MIC 的 3/10 时，作用时间仍延长了 100%[62,68]。

医院相关因素需要如何考虑？

机构抗菌谱

明智地选择经验性抗菌药物对繁忙的医生来说是一个挑战。作为指导经验性用药的工具，每家医院都会发布自己的抗菌药物谱和药敏报告。有些微生物的药敏趋势常以网格形式报告，但并不是对所有的抗菌药物。表 54-2 是医院抗菌谱的简略示例。这样的工具可以帮助快速合理的选择使用何种抗菌药物。例如严重脓毒血症的患者不应使用抗菌活性低的抗菌药物，抗菌药物的药敏不佳会影响患者治疗成功的机会。

指南中推荐，经验性选择合适的抗菌药物应当依据当地的药敏结果，但同时要记住联合使用两种抗菌药物，因为即使每一种都 98% 敏感，也不能保证 100% 敏感。一般微生物会同时对不同种类的抗菌药物产生耐药，如 ESBL 大肠杆菌通常对大多数 β- 内酰胺类抗菌药物和某些氨基糖苷类抗菌药物同时耐药。尽管在特定情况下，双重覆盖是有必要的，但在药敏结果返回之前，不能保证一定敏感。

什么抗菌药物方案适合该患者？

严重脓毒症和脓毒性休克的经验性抗菌药物治疗

对于严重脓毒症和感染性休克患者，首要任务是建立血管通路，启动积极的液体复苏，并在疑诊

表 54-2 模拟医院抗菌药物谱

微生物	菌株数	阿米卡星	头孢吡肟	环丙沙星	庆大霉素	美罗培南	哌拉西林/舒巴坦
鲍曼不动菌属	14	–	–	55	39	52	–
阴沟肠杆菌	18	0	93	85	93	95	72
大肠杆菌	56	99	92	60	90	99	94
肺炎克雷伯菌	77	94	82	77	90	89	79
铜绿假单胞菌	65	97	81	62	88	87	84

1h 内进行抗感染治疗。由于实现这一"1 小时目标"至关重要，因此需要执行所有预先制定的流程，而后勤挑战、众多干扰都很容易导致意外延误。最初的经验性抗感染治疗应该由一种或多种抗菌药物组成，尽可能覆盖所有潜在的微生物，包括细菌、真菌或病毒。选择的抗菌药物还应在可疑感染源的组织中具有良好的渗透性，达到有效浓度[69]。可能需要建立新的通路以同时实现复苏和输注抗菌药物的目标[70, 71]。在疑诊感染性休克后，延迟应用合适抗菌药物会显著增加死亡率，并且随着延迟时间增加而增加[70, 72-75]。还存在大量其他数据支持无论有无休克，严重的脓毒症需要使用抗菌药物[70, 72-80]。临床医生早期识别困难、跨部门手术和后勤因素都会导致延误实现 1h 内进行抗菌药物治疗的目标。应采取措施减少延误，如在急诊室和重症监护室储备广谱抗菌药物。由于尽早使用抗菌药物治疗非常重要，迫使医院即使有自动分配系统时，也必须在急诊室和重症监护室储备广谱抗菌药物。

尽管选择抗菌药物时都应考虑本章列出的相关因素，但在败血症患者中尤为重要，包括这些患者的并存病、药物过敏史、最近抗菌药物使用（90d内）、既往感染或微生物定植及病原敏感药物。引起败血症的致病菌通常是革兰阳性、革兰阴性和混合细菌。当然在特定患者中，需要考虑真菌和其他不常见的病原体。毒性休克综合征也应使用某些抗菌药物治疗，特别是克林霉素和利奈唑胺具有减少毒素产生的能力[69]。这一药理学特性可能会影响某些患者的病情稳定。

败血症患者应特别注意 MRSA 和假单胞菌感染，医生还应注意到致病菌耐药的比例越来越多。ESBL 和 KPC 病原成为临床的挑战，因为针对这类病原可选择的抗菌药物数量有限。与敏感的抗菌药物治疗的患者相比，没有 ESBL 肺炎克雷伯菌有效的抗菌药物，这类菌血症患者死亡率显著升高[80]。在社区获得性或医疗相关肺炎患者中，对于非典型病原感染（衣原体、支原体、军团菌），应在给药方案中加入大环内酯（阿奇霉素）或雾化喹诺酮类药物（左氧氟沙星或莫西沙星）。如果担心脑膜炎，应注意选择抗菌药物的中枢神经系统通透性。应当增加或替换成一种能通过血脑屏障的药物，如头孢曲松。尽管一些广谱抗菌药物覆盖了厌氧菌，但并非全部覆盖。当疑诊腹腔内感染或吸入性肺炎时，若抗菌药物方案中未覆盖厌氧菌，需要添加覆盖厌氧菌的抗菌药物，如甲硝唑。在疑诊存在真菌感染时，需要根据病史或临床表现，酌情加用广谱抗真菌药物，如即棘白菌素类药物。

最理想的情况，每家医院都应该有一个严重脓毒症的用药指南，其中包含治疗的简明方案。使用本机构的跨学科指导方案，可以提高实施治疗，并且是提高严重脓毒症和感染性休克生存率综合方法之一[81]。这种推荐方案需要基于机构或国家药物的可及性，同时需要考虑 β- 内酰胺过敏史、多药耐药风险、真菌感染、社区获得性肺炎和脑膜炎等因素。此外，有效药物相对缺乏的情况越来越普遍，这给实现脓毒症治疗目标带来了额外挑战。图 54-2 展现了严重脓毒症和感染性休克患者中经验性抗菌治疗的指南示例[81]。

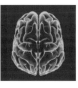

该患者在治疗过程中出现 SIRS，SIRS 标准中的 4 项至少满足 2 项（HR > 90/min，核心温度 < 36.0℃ 或 38.3℃，WBC < 4000/mm³ 或 > 12000/mm³，RR > 20/min）。他不仅有败血症（SIRS+ 可疑感染源，本例为尿道），同时至少符合严重败血症诊断标准的一项（乳酸浓度 4.1mmol/L，血清肌酐水平 2.1mg/dl）。

因为这些新的结果考虑是由感染造成的，应当按照治疗严重脓毒症的原则，在 1h 内选择合适的经验性抗菌药物进行治疗。另外，该患者没有 β- 内酰胺过敏史和多药耐药感染风险，所以可以考虑加用抗假单胞菌属的青霉素类药物（如哌拉西林 / 他唑巴坦）或头孢菌素（如头孢吡肟）。氨曲南常作为替代药物，常用于有明确 IgE 介导的青霉素过敏患者。如果因为亲属不在或患者无法沟通，为了安全而选择使用青霉素替代药物，这种做法不能作为常规，需要谨慎。

对万古霉素明确过敏或有严重不耐受的患者，或者怀疑有毒性休克综合征，为了覆盖 MRSA，选

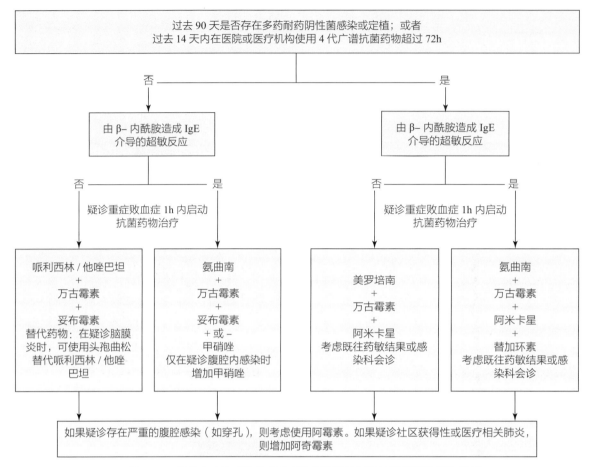

▲ 图 54-2　重败血症和感染休克患者选择适当的经验性抗菌药物指南示例

经授权引自 Oxman D, Oettinger G, Pugliese R, et al. An interdisciplinary program for improving the recognition and treatment ofsevereresepsis. Crit CaremEd. 2013; 40(12):A1072. [81]

用利奈唑胺替代是明智的选择。最后，为了覆盖假单胞菌属，可以增加庆大霉素或妥布霉素，阿米卡星也可以作为备选，但通常用在 ESBL 微生物中。

　　所有严重脓毒症或感染性休克的患者应考虑覆盖厌氧菌。哌拉西林/甲疏咪唑和美罗培南可以很好地覆盖厌氧菌，但头孢吡肟不能。然而对于该患者，目前尚无腹腔感染的考虑，不是必须添加甲硝唑覆盖厌氧菌。

　　确保抗菌药物在感染来源的组织通透性也很重要，该患者的临床表现和实验室检查均考虑诊断 CA-UTI。上述抗菌药物均在泌尿道组织有良好渗透性，因此不需要调整。

药物剂量

　　抗菌药物剂量的选择非常重要。剂量低可能导致组织浓度不足，治疗效果差并且延迟达到稳态药物浓度（如万古霉素、头孢曲松）。药物过量可能导致意外脏器损伤（如氨基糖苷引起的肾衰竭）和其他药物不良反应，并且不能增加额外的杀菌或抑菌作用（表 54-3）。

　　哌拉西林/甲疏咪唑有多种给药剂量方案可以选择，例如传统的每 6h 输注 4.5g，输注时间至少 30min。目前流行的 β- 内酰胺类抗菌药物替代给药方案是延长输注时间，如哌拉西林/甲疏咪唑 3.375g 持续输注 4 小时，每 8 小时一次。某些 β- 内酰胺类药物的长程输注越来越受到欢迎，因为这种给药方式考虑药物的药效学和药代动力学，即 β- 内酰胺类药物是时间依赖性的抗菌药物，并且通常容易被肾脏清除。由于某些 β- 内酰胺类药物的半衰期约为 1h，传统的 30min 输注不符合其时间依赖性作用的特点。延长输注时间在 β- 内酰胺类抗菌

表 54-3 抗菌药物剂量的选择

哌拉西林 / 甲疏咪唑，4h 输注	3.375g，4h 输注，每 8 小时一次	排除标准：肾衰竭（GFR ＜ 20ml/min、低血压（MAP ＜ 65mmHg，BP ＜ 90mmHg），肾移植史，年龄＜ 18 岁
哌拉西林 / 甲疏咪唑，30min 输注	4.5g，30min 输注，每 6 小时一次	
万古霉素	25mg/kg，初始计量，维持剂量按需调整	
妥布霉素，传统剂量	2mg/kg，维持剂量根据肾功能调整	双假性覆盖可联合氨基糖苷类药物
妥布霉素，延长间隔	6mg/kg，每 24 小时，36 小时或 48 小时一次	禁忌证：肾衰竭（GFR ＜ 20ml/min）、肾移植史、低血压（MAP ＜ 65mmHg，BP ＜ 90mmHg）
阿奇霉素	500mg IV，每 24 小时一次	
氨曲南	2g IV，每 8 小时一次	β- 内酰胺过敏患者的替代药物
阿米卡星	7.5mg/kg	感染多重耐药高风险的患者
阿米卡星	15mg/kg IV，每 24 小时一次	禁忌证：肾衰竭（GFR ＜ 20ml/min）、肾移植史、低血压（MAP ＜ 65mmHg，BP ＜ 90mmHg）
美罗培南	2g IV，每 8 小时一次	感染多重耐药高风险的患者
头孢曲松	2g IV，每 12 小时一次	治疗脑膜炎时，哌拉西林 / 甲疏咪唑的替代治疗
甲硝唑	500mg IV，每 8 小时一次	需要覆盖厌氧菌时添加（联合氨曲南）
替加环素	首次 100mg IV，之后维持 50mg IV，每 12 小时一次	患者青霉素过敏、同时存在感染多重耐药高风险
阿尼芬净	第一日 200mg IV，之后 100mg IV，每日一次	疑诊严重的腹腔感染（如穿孔）则需增加

BP. 血压；GFR. 肾小球滤过率；MAP. 平均动脉压；IV. 静脉注射

药物中非常重要，因为这可能与改善预后有关[82, 83]。在肾衰竭的患者中（即 CrCl ＜ 20ml/min），由于 β- 内酰胺的清除速率降低，更容易使药物浓度保持在 MIC 之上，延长输注时间的必要性降低了。

万古霉素在成人中通常初始剂量为 25mg/kg，之后根据患者体重估计其肌酐清除率，最终给不同的剂量。万古霉素的负荷剂量通常限制在 2g 以内，避免峰值浓度过高。负荷剂量能够更快地达到药物稳态浓度，也需要考虑肾衰情况。根据肾功能的不同，每 8～36 小时所用的维持剂量为 750～1500mg。在正常肾功能同时患者达到或接近理想体重，通常每 8～12 小时的剂量为 1000～1500mg。

氨基糖苷的给药可分为传统给药（即 2mg/kg 每 8～36 小时 1 次）和延长间隔给药（即 6mg/kg 每 24 小时 1 次）。由于严重败血症患者常伴有肾衰竭或血流动力学不稳定，为防止肾功能恶化，应避免大剂量长间隔用药。一旦患者临床表现和血流动力学的稳定，实施氨基糖苷类药物长间隔给药是一个实用、安全的策略。

给药途径

治疗严重败血症所需的抗菌药物都需要通过可频繁监测的专用静脉通路。

治疗的不良反应

所有抗菌药物治疗最常见的不良反应是腹泻，特别是广谱抗菌药物，可能诱发艰难梭菌感染，因此需要密切监测患者腹泻的进展。"红人综合征"是万古霉素常见的不良反应，通常可以通过加倍输液时间来解决。利奈唑胺可能增强其他 5- 羟色胺能药物的 5- 羟色胺能效应，从而导致 5- 羟色胺综合征。氨基糖苷类药物在剂量不正确时会导致肾、耳毒性。此外，败血症患者在抗菌药物起效后不久，出现临床表现不稳定的情况并不少见。这可能是因为细菌溶解后内毒素释放，导致血管扩张继而低血压。密切监测血压使其 MAP > 65mmHg 对改善患者预后至关重要。监测过敏反应同样也很重要，发现并使用肾上腺素治疗，对防止危及生命的心血管和呼吸系统的恶化至关重要。患者出现过敏反应表现或体征，如麻疹、唇舌悬雍垂肿胀、呼吸急促、生命体征不稳定，应立即停止输注并启动抗过敏治疗。

！ 关键注意事项

- 在给药前进行细菌培养以获得药敏结果。
- 经验性抗菌药物治疗应基于潜在病原的各种因素，包括感染部位、病史（旅行、职业、近期住院情况）和药敏特点（以往机构微生物特点和抗菌药物使用特点）。
- 青霉素过敏病史应尽可能明确，以避免不必要的替代疗法。迟发性皮肤反应（皮疹）的患者可接受头孢菌素类药物治疗。但 I 型超敏反应患者不应接受头孢菌素类的药物治疗。
- 抗菌药物用药剂量和间隔需要根据肾功能和肝功能进行调整。
- 对于严重感染（即败血症）需要联合用药，利用协同作用，或者为了防止产生耐药菌。
- 治疗 48h 后，若患者药物反应性差，需要重新评估以下方面：感染部位药物浓度不足、宿主免疫力差、脓肿、微生物耐药或其他诊断。
- 体温高于 38.3℃（101 ℉）或低于 36℃（96.8 ℉）提示可能存在严重的感染。没有发热或其他感染的症状和体征，不应排除经验性抗菌药物的使用。
- 需要排查掩盖感染过程中发热的原因，如对乙酰氨基酚、非甾体抗炎药或类固醇类药物。
- 一般体温每升高 1℃，预计心率升高 4.4/min[84]。感染患者发热时是否使用退热药尚不清楚。无论是支持或反对使用的证据都不充分，没有证据表明使用退热药对死亡率有影响。但有证据表明，与不发热或低温患者比，发热患者的存活率更高 [85-87]。
- 初始抗菌药物治疗几乎都是经验性用药。如果未能选择合适的抗菌药物，则发病率和死亡率显著升高。
- 考虑患者危险因素、查体、可能的病原体和机构药敏趋势，可以为制定合理的抗菌药物方案提供依据。

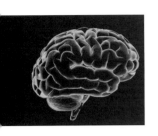

第55章 导管相关性血流感染
Catheter–Related Bloodstream Infections

著 Jacqueline S. Urtecho　Deena M. Athas　**著**
常健博　左　玮　朱建新　**译**
魏俊吉　张洪钿　**校**

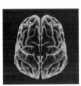

　　一名 72 岁男性，有脑卒中、高血压、高脂血症和转移性肺癌病史，已知有脑和骨转移，表现为癫痫持续状态。患者有四次全身性强直性阵挛发作，每次持续时间不到 1min。他最初接受的治疗是服用 6mg 的氯西泮，但他的癫痫依然发作。一到急诊科，他就被插管，泵入苯妥英钠，然后转到神经逻辑重症监护病房，开始脑电图监测。在神经重症监护室，他持续发生痉挛性和非痉挛性癫痫，最终需要高剂量的咪达唑仑和丙泊酚来抑制。他随即被建立静脉输液港来输注咪达唑仑。此外，他还被放置了一条桡动脉通道用于血压监测。在住院第 4 天，他的癫痫停止发作了，但在第 6 天，他开始发热，体温达到 101.9°F（38.8℃）。

你会关注这个患者的中央导管相关性血行感染吗？

　　在神经重症监护病房对发热患者进行诊断评估具有挑战性。尽管我们会对导致患者发热的感染来源进行检测，但是许多神经重症监护病房的患者并不能发现感染源。导管相关性血行感染（catheter-related bloodstream infection，CRBSI）是在重症监护病房引起发热的相对常见的医院获得性感染。导管相关性血行感染是院内菌血症最常见的病因，占院内菌血症发病率和死亡率的很大比例[1]。许多类型的导管被用于危重患者的管理，包括周围静脉导管、动脉导管和中心静脉导管（CVC）。所有的导管都有可能导致血行感染，尽管其频率因导管类型和解剖位置不同而不同。据报道外周静脉导管、动脉导管和中线导管的 CRBSI 发生率低于 CVC[2]。

CVC 通常用于 ICU 的药物治疗、液体复苏、输血、血液透析、肠外营养、血管内冷却和血流动力学监测[3]。

　　研究表明，与股静脉或颈内静脉置管相比，放置非隧道式锁骨下导管可能降低 CRBSI 的风险[4]。CRBSI 的危险因素所示（框 55–1）。

框 55–1　导管相关性血行感染的危险因素 a

- 导管置入的时间
- 插入条件，插入期间的最大预防措施和紧急处理措施
- 无隧道导管与隧道导管的比较
- 从股静脉或颈内静脉插入或锁骨下静脉插入
- 是否使用有抗菌药物涂层的导管
- 导管相关护理
- 插入导管的技巧
- 肠外营养
- 免疫功能不全的患者

a. 参考文献 [3–8]

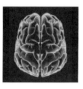

实验室结果显示 18000B/L 的白细胞增多，12% 为未成熟白细胞。患者出现低血压，开始使用去甲肾上腺素维持平均动脉压至 > 65mmHg。采集血液、尿液和痰进行细菌培养，在培养结果未归期间使用万古霉素和头孢吡肟这一类广谱抗菌药物。

你会如何诊断这个患者的 CRBSI？

有发热并带着 CVC 的危重患者应该引起对可能的 CRBSI 的重视。发热是最敏感的中心静脉导管导致的血行感染的临床表现，但特异性较差[9]。

在开始抗菌治疗前应收集血培养，以提高提取的病原体的数量[9]。需要从导管和外周静脉抽取对应的血样，并相应地标记。如果不能从周围静脉提取血液培养，建议通过不同的导管腔获得两个或更多的血液样本。与外周静脉穿刺相比，从中心静脉导管抽取血液培养与假阳性培养结果相关[9]。足够的导管中心和用酒精、碘酊或氯己定进行充分的皮肤准备能减少血液培养污染[5, 9]。

插入部位的炎症对 CRBSI 具有较高的特异性，但敏感性较差[9]。导管部位出现红斑、压痛或脓性引流物应引起对导管感染的关注，应及时将导管移除。如果在导管插入处或沿着通道没有明显的脓性分泌物，可以保留导管直至获得血液培养结果。CVC 的保留适用于在血液培养过程中出现新发热的ICU 患者，前提是患者血流动力学稳定，没有装起搏器、假体瓣膜或近期的血管移植物。对于血液培养呈阳性或血流动力学不稳定的患者，可以选择拔除导管（图 55-1）[5, 9]。

导管相关血行感染是如何发生的？

导管感染和引起菌血症的途径多种多样。导管的外表面沿着管道可以成为细菌（最常见的是皮肤菌群）的繁殖地，然后细菌在导管表面和内腔增殖。细菌是从导管进入血液，也可以因为不规范的操作

进入导管的管腔，随即沿管路繁殖。较不常见的感染方式包括远处感染形成菌血症时发生中心静脉导管的血行播散或通过受污染的输液操作形成细菌的血行播散[3]。

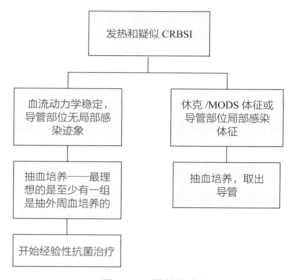

▲ 图 55-1 导管移除流程

见 Mermel LA, Allon M, Bouza E 等[9]

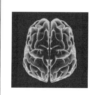

微生物实验室打电话通知住院医师，两组血液培养都显示革兰阳性球菌感染。因此万古霉素继续使用。

在住院患者中引起菌血症最常见的微生物是什么？

医院血行感染的常见原因是如葡萄球菌和肠球菌的革兰阳性菌，革兰阴性菌约占所有医院获得性细菌的 25%，如念珠菌属的真菌病原体则占近 10%[10]。

你应该使用什么经验性抗菌药物？

与任何疑似严重感染一样，在等待培养结果期间，建议在可行的情况下尽快开始经验性抗菌治

疗。一旦有了培养结果，就应该根据已查出的病原体调整抗菌药物（表55-2）。经验性抗菌药物的选择应基于与CRBSI相关的最常见病原体、患者危险因素和疾病严重程度。万古霉素应作为适用于革兰阳性菌的广谱抗菌药物[9]。熟悉你所在机构的耐药情况是很重要的。在提高万古霉素最低抑菌浓度或考虑万古霉素耐药肠球菌感染时，达普霉素可能是更合适的经验性药物[11]。虽然利奈唑胺具有抗葡萄球菌的能力，但它并不适用于葡萄球菌血行感染，不应用于经验性治疗。对患有严重的脓毒症、中性粒细胞减少症，留置股动脉导管或可疑腹腔或泌尿系感染的患者，应考虑使用革兰阴性菌覆盖的抗菌药物。念珠菌血行感染可见于具有特定危险因素的患者，如果怀疑念珠菌血症，应开始经验性抗真菌治疗。

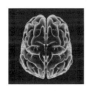

最终培养结果显示耐甲氧西林金黄色葡萄球菌阳性。予以拔除管状端口并放置右侧颈内中心静脉导管。

革兰阳性菌可能是导管相关性血行感染的主要致病菌。革兰阳性球菌菌群中最常见的是葡萄球菌属，包括金黄色葡萄球菌和凝固酶阴性葡萄球菌（CoNS）、表皮葡萄球菌、头状葡萄球菌和人葡萄球菌。根据对甲氧西林的敏感性进一步将金黄色葡萄球菌分为甲氧西林敏感的金黄色葡萄球菌（MSSA）和耐甲氧西林金黄色葡萄球菌（MRSA）。葡萄球菌约占所有院内血源感染的50%[10]。

凝固酶阴性葡萄球菌常见于污染的血培养标本，也是导致出现真性导管相管性血行感染的最常见病原菌。明确血培养凝固酶阴性葡萄球菌阳性是否有意义往往比较困难。如果从不同的位置采血并从不同的培养瓶得到阳性结果，则应考虑CRBSI确是由凝固酶阴性葡萄球菌感染引起的[9]。由凝固酶阴性葡萄球菌感染引起的CRBSI可通过拔除导管和短程系统性抗菌药物治疗，使用长程和更强烈的抗菌药物方案则能使导管保留更长的时间（表55-1）。

金黄色葡萄球菌可能在身体许多部位出现显著的转移播散。对金黄色葡萄球菌菌血症应拔除导管。对持续性葡萄球菌菌血症的患者而言，心内膜炎、骨髓炎、椎间盘炎和内脏脓肿的风险增高。确定感染来源并记录血培养的清除情况对所有出现菌

表55-1　抗菌药物的选择

革兰染色	治疗	意见
甲氧西林敏感金黄色葡萄球菌	萘夫西林 苯唑西林 头孢唑啉	万古霉素或达托霉素可用于有青霉素或头孢菌素过敏史且不能对β-内酰胺抗菌药物脱敏的患者
耐甲氧西林金黄色葡萄球菌	万古霉素 达托霉素	对万古霉素不耐受或万古霉素耐药应考虑使用达托霉素，避免使用利奈唑胺
凝固酶阴性葡萄球菌	万古霉素 达托霉素	对甲氧西林敏感的路邓葡萄球菌应使用β-内酰胺类抗菌药物
大肠杆菌、克雷伯菌	头孢曲松	环丙沙星或氨曲南可对青霉素或头孢菌素过敏患者替代使用
肠杆菌、沙雷菌和超广谱β内酰胺酶革兰阴性感染	美罗培南	有癫痫发作病史的患者应避免使用亚胺培南，因其能降低癫痫的发作阈值
假单胞菌	头孢吡肟、美罗培南 哌拉西林-他唑巴坦	环丙沙星或氨曲南可对青霉素、碳青霉烯类或头孢菌素过敏患者替代使用
念珠菌属	棘球白素（米卡芬净、卡泊芬净、阿尼芬净）或氟康唑	在分离出真菌并明确其易感性后，对近期使用氟康唑或处于重症状态的患者可考虑使用棘球白素

经授权引自 Mermel LA, Allon M, Bouza E, et al. Clinical practice guidelines for thediagnosis and management of intravascular catheter-related infection: 2009 update by the Infectious Diseasessociety of America. Clin Infect Dis. 2009;49(1):1-45.

血症的患者至关重要 [9]。如果血培养持续呈阳性结果，则应积极寻找隐蔽的感染源。经胸壁超声心动图难以排除感染性心内膜炎。静脉超声可用于评价化脓性血栓性静脉炎。经食管超声心动图可以评估感染性心内膜炎。在特定情况下，对一些非复杂金黄色葡萄球菌感染导致的 CRBSI（表 55-2），可以进行经食管超声心动图以缩短抗菌药物的使用时间。

血培养分离的其他常见病原体有哪些？

革兰阳性杆菌包括皮肤菌群，如棒状杆菌、丙酸杆菌和芽孢杆菌。虽然血培养常分离出革兰阳性杆菌，但它们多是污染的皮肤定植菌。如果多个血培养瓶分离出相同的病原体，则其应是导致 CRBSI 的真正原因。

下一步该如何治疗？

葡萄球菌是导致 CRBSIS 最常见的病原体。多数凝固酶阴性葡萄球菌对甲氧西林耐药，使万古霉素成为治疗方法的首选。例外的是，路邓葡萄球菌是一种凝固酶阴性葡萄球菌，但应按照金黄色葡萄球菌感染治疗；如果路邓葡萄球菌对甲氧西林敏感，则应使用 β- 内酰胺类抗菌药物治疗。β- 内酰胺类抗菌药物是治疗 MSSA 感染的首选药物。这类制剂包括萘西林、苯唑西林和头孢唑林。MRSA 分离菌株可使用万古霉素。达托霉素可作为 CoNS 或 MRSA 的替代治疗。有青霉素或头孢菌素过敏史的 MSSA 感染患者应对 β- 内酰胺类药物进行脱敏治疗，或用万古霉素或达托霉素治疗。所有使用万古霉素治疗的患者应密切监测肾功能和万古霉素血药浓度。接受达托霉素治疗的患者应监测血清磷酸激酶水平。

出现上述的情况时，应及时拔除中心静脉导管。去除导管后应重复进行血培养并记录感染清除情况。拔管后万古霉素应继续使用，并监测万古霉素血药浓度以维持在治疗范围。金黄色葡萄球菌相关 CRBSI 的治疗时间取决于许多因素。对没有行经食管超声心动图以排除瓣膜感染的患者，应继续使用抗菌药物 4～6 周。或者，如果经食管超声心动图检查结果提示无瓣膜感染，血培养提示细菌迅速清除，患者临床症状改善并且没有出现感染扩散的情况，抗菌药物疗程可缩短至 2 周（表 55-2）。

表 55-2　导管的处理

病原体	具体情况	处理方案
凝固酶阴性葡萄球菌（路邓葡萄球菌除外）	非复杂 [a] CRBSI，移除导管后血培养结果阴性	抗菌药物治疗 5～7d
	保留导管	抗菌药物封存疗法：通过导管给予全身抗菌药物 10～14d
金黄色葡萄球菌（MSSA、MRSA）、路邓葡萄球菌	移除导管，无 TEE 检查	抗菌药物治疗，4～6 周
	TEE 阴性 无免疫损害患者 移除导管 无血管内感染的证据（心内膜炎或感染性血栓性静脉炎） 治疗 72h 后无发热并且血培养结果阴性 无感染播散证据	抗菌药物治疗，14d
念珠菌	非复杂感染	2 周
	复杂，眼内炎	≥ 4 周或直到感染消退

CRBSI. 导管相关性血行感染；MRSA. 耐甲氧西林金黄色葡萄球菌；MSSA. 甲氧西林敏感金黄色葡萄球菌；TEE. 经食管超声心动图
a. 非复杂情况定义为没有播散迹象并被快速清除的菌血症

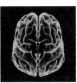

拔除端口后，重复血培养以记录感染的清除情况，报告结果为阴性。住院第 14 天，患者新出现 103℉（39.5℃）的发热。血培养被送出，4 个培养瓶有 3 个报告了芽殖酵母菌阳性。

如何处理这种感染？

ICU 患者出现念珠菌血症的风险增加。念珠菌血症的危险因素包括使用广谱抗菌药物、高 Apache（急性生理学和慢性健康评估）评分、其他部位念珠菌菌种分离阳性、近期接受手术、肠外营养、留置中心静脉导管、血液透析和腹腔病变[12-14]。念珠菌相关 CRBSI 可能是由白念珠菌或非白念珠菌属引起的。大约一半的院内念珠菌血行感染是由白色念珠菌引起的[10]。经验性抗真菌治疗应考虑患者的危险因素，包括股动脉置管、全肠外营养、长疗程广谱抗菌药物使用、血液恶性肿瘤、移植患者或假丝酵母菌在多个部位定植。

对近几个月没有服用氟康唑的患者，治疗应该包括氟康唑。棘球白素制剂，如卡泊芬净、阿尼芬净或米卡芬净应考虑用于先前使用氟康唑治疗或对

念珠菌耐药的高风险患者（C krusei，C grevrata；美国传染病管理学会）。念珠菌血症的并发症包括转移性播散，最明显的是眼部受累。由于眼内炎（玻璃体炎，脉络膜视网膜炎）存在相当大的风险，任何患有念珠菌血症的患者都应该进行深入的眼底检查。因为棘球白素没有足够的眼部穿透能力，所以当出现念珠菌眼部感染时，需要改变抗真菌药物的选择。此外，当出现眼内炎，需要延长治疗时间。

念珠菌血行感染很难根除。对念珠菌血症的患者，中心静脉导管的保留与死亡率增加相关，因此建议出现念珠菌血症时应拔除中心静脉导管[15]。如果拔除导管后念珠菌血症清除，并且没有转移性真菌感染或眼内炎的证据，则抗真菌治疗的时间为 2 周[16]。

预防 CRBSI 的重要方法是什么？

预防 CRBSI 已被美国所有医院重点关注，不仅是为了降低与感染相关的发病率和死亡率，而且还为了降低医疗成本。由卫生保健改进研究所开发的基于循证的集束化护理简化了导管的放置和维护。中心导管集束包括手卫生，皮肤准备，铺单，导管位置选择，以及对导管置入必要性的审查[17]。除了集束之外，最大限度地减少中心导管的置入是至关重要的。每次置入导管都有引入细菌的风险。当需要置入导管时，应使用适当的抗菌技术。

❗ 关键注意事项

- 导管相关血行感染是常见的医院获得性感染，并引起重症疾病状态的患者发热。
- CRBSI 是院内菌血症最常见的病因，具有相当高的发病率和死亡率。
- 外周静脉导管、动脉导管和中等长度导管相关的 CRBSI 发生率低于中心静脉导管。
- 医院血行感染的常见病原体包括革兰阳性细菌，如葡萄球菌和肠球菌。
- 同任何可疑严重感染一样，在等待培养结果期间，建议在可行的情况下尽快开始经验性抗菌治疗。
- 由卫生保健改进研究所开发的基于循证的集束化护理简化了中心导管的放置和维护，这可能使 CRBSI 的发生率降低。

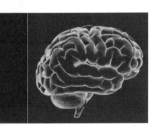

第 56 章　ICU 常见感染
Common Infections in the ICU

Miranda Tan　David Oxman　著

左　玮　黄齐兵　朱建新　译

魏俊吉　张洪钿　校

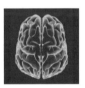

66 岁老年男性，无已知病史，农场工作时不慎由筒仓跌落入院。查体提示言语不能，右上肢及下肢肌力弱。头部 CT 提示左侧颅内大面积出血。入院第一天因意识下降行气管插管治疗。入院第七天患者出现发热，体温 39.1℃（102.3℉），心率 99/min，血压 146/53mmHg，呼吸 16/min。患者吸氧浓度从 40% 增加到 60%，且气管导管内有中量的浓稠的棕褐色的支气管分泌物。查体提示右侧肺底呼吸音弱。中央静脉和右侧桡动脉的置管部位无淤血或渗出，无腹泻。患者行持续导尿。外周血白细胞计数 17.6×10⁹/L。胸部 X 线片提示左下肺出现新发不透光区。

重症监护病房患者新发发热的鉴别诊断

发热在 ICU 患者中十分普遍，发生率达 70%[1]。因此，当 ICU 患者出现新的发热时，应首先全面的回顾患者的病史并进行针对性的体格检查，而不是进行微生物检测[2]。应该在病史和体格检查的基础上先形成鉴别诊断，随后再进行相关的实验室检查和放射学检查。

ICU 患者新发发热的鉴别诊断包括感染和非感染因素（表 56-1）[2-4]。最常见的感染性病因包括医院获得性肺炎（包括呼吸机相关肺炎），血管内导管相关的血行感染，导管相关尿路感染，手术部位感染，和艰难梭菌感染。其他神经 / 神经外科 ICU 常见的感染包括：①神经外科手术后浅表和深部手术部位的感染（如椎板切除术后的浅表部位感染或开颅术后的深部脓肿）；②脑室外引流和内引

流及腰大池引流置管后的细菌性脑膜炎。药物热和颅内出血是神经 / 神经外科 ICU 常见的导致发热的非感染性病因。

呼吸机相关肺炎是导致患者出现发热的病因之一。如何诊断医院获得性肺炎和呼吸机相关性肺炎？

医院获得性肺炎（hospital-acquired pneumonia，HAP）是指入院 48h 后发生的肺炎。呼吸机相关性肺炎（ventilator-associated pneumonia，VAP）是 HAP 的重要类型，是指患者接受机械通气治疗 48～72h 后发生的肺炎。HAP/VAP 的诊断首先要基于患者的临床表现，包括发热，外周血白细胞计数，气管分泌物的量和性状，氧合的改变及胸部 X 线片[5]。影像学提示有新发的或者进展性的

表 56-1 引起 ICU 患者发热的常见病因

感染性病因	非感染性病因
1. 医院获得性肺炎 [a]	1. 药物热
2. 血管内导管相关性血行感染 [b]	2. 颅内出血
3. 导管相关性尿路感染 [a]	3. 非结石性胆囊炎
4. 手术部位感染 [c]	4. 输血反应
5. 艰难梭菌相关疾病 [a]	5. 胰腺炎
6. 脑室引流相关的脑膜炎 [d, e]	6. 静脉血栓
7. 医院获得性鼻窦炎	

a. 本章讨论；b. 见 55 章：导管相关的血流感染；c. 见 26 章：开颅术后并发症的治疗；d. 见 9 章：脑肿瘤的 ICU 治疗；e. 见 22 章：脑室外引流的管理和脑室 – 腹腔分流术

肺部浸润，结合以下任意两条临床标准，则高度提示 HAP/VAP[5-7]。临床标准：①体温大于 38℃（100.4°F）；②脓性气管分泌物；③白细胞增多。

所有华裔 HAP/VAP 的患者，尽可能留取呼吸道分泌物培养。需要在开始抗生素治疗或者改变抗生素治疗方案之前留取革兰染色涂片和呼吸道分泌物培养，上述结果可以帮助我们明确 HAP/VAP 的微生物病原。也可留取下呼吸道分泌物标本进行微生物学检查，进行：①半定量培养（通常通过气管内抽取获得下呼吸道痰标本），报道提示大量，适量，少量，或者无微生物生长；②定量培养 [可通过支气管肺泡灌洗（bronchoalveolar lavage, BAL）]，保护性标本刷 [（protectedspecimen brush, PSB），或者经气管吸引术获得标本]，报告分离菌的菌落数。对于定量培养，当菌落数低于一定阈值时，可以帮助区分致病菌和定植菌。在未开始抗生素治疗或在 24～72h 内不改变抗菌治疗方案的情况下，当 BAL 获得的标本进行培养，菌落数 > 10^4 cfu/ml；PSB 获得的标本进行培养，菌落数 > 10^3 cfu/ml；经气管吸引术获得的标本进行培养，菌落数 > 10^6 cfu/ml，可以认定为致病菌[4, 7-9]。当近期有抗生素调整，或者 HAP/VAP 可能性较大时，上述阈值标准可以适当降低。

对于 HAP/VAP 的诊断，下呼吸道分泌物的定量培养是否优于半定量培养？

对于哪种培养方式（半定量或者定量培养）是首选，还存在争议。半定量培养的优势在于可以快速获得标本（通过气管内抽吸的方法获得）及不需要特定的微生物学技术。尽管半定量培养的敏感性优于定量培养，但半定量培养的标本来源于气管分泌物，而非深部呼吸道，且不提供具体的菌落克隆数，因此其特异性较差。因此半定量培养方法很难区分定植和真正的感染。定量培养方法特异性更高，因此可以降低假阳性的发生。但定量培养的缺点在于其需要支气管镜检查及一些特殊的微生物学技术的支持。

临床试验对上述两种方法进行了比较，结果提示两者对于患者的死亡率及 ICU 住院时间并没有显著的影响[8-9]，但是对于定量培养结果是否有助于减少抗生素的使用还存在争议。

如何开始 HAP/VAP 抗菌药物的经验性治疗？

留取下呼吸道痰培养后应尽早地开始经验性的抗菌药物治疗。延迟启动合理的抗菌治疗与 HAP/VAP 导致的死亡率升高具有相关性[10, 11]。为了提高抗菌治疗的合理性，最初的经验治疗方案的制定要基于患者感染多重耐药（multidrug–resistant, MDR）菌的风险。对于 MDR 高风险的患者，推荐选择合理的抗菌药物同时覆盖革兰阴性杆菌和甲氧西林耐药的金黄色葡萄球菌。

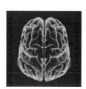

由于入院 7 天，MDR 感染可能性大，因此初始经验治疗方案为万古霉素、头孢吡肟，及左氧氟沙星。

优化 HAP/VAP 初始经验治疗的推荐

通常 HAP/VAP 患者接受抗生素经验性治疗 48～72h 后，临床症状得到改善（基于外周血中性粒细胞计数、体温、氧合及气管分泌物的量）[12,13]。此时可以获得下呼吸道分泌物标本的微生物学培养结果，并基于这些结果对经验性治疗方案进行优化，缩小或扩大对未覆盖的微生物的治疗。窄谱抗生素的使用对于减少抗生素耐药的出现十分重要[14]。

抗生素经验治疗方案的优化必须基于下呼吸道分泌物培养的结果。留取培养前抗生素的暴露和留取标本使用的技术（半定量 vs. 定量）都会影响下呼吸道分泌物培养的结果。很多情况下会培养出非典型的呼吸道病原菌（如肠球菌和念珠菌），一般认为是定植。对于气管插管患者，留取标本前 72h 未进行抗生素治疗方案的调整，下呼吸道分泌物培养阴性，是 HAP/VAP 较强的负预测值。此外，对于前 72h 未进行抗生素治疗方案调整的患者，下呼吸道分泌物培养无 MDR 菌生长，则排除 MDR 感染的 HAP/VAP，需相应的换用窄谱的抗生素进行治疗[15]。

48h 后患者的体温，白细胞计数及氧合均有改善。气管内抽吸物的半定量培养结果提示有肺炎克雷伯菌（左氧氟沙星和头孢唑林敏感）中量，血培养阴性。调整治疗方案，停用万古霉素和头孢吡肟，继续使用左氧氟沙星。

绿脓杆菌感染的 HAP/VAP 患者，是否有必要在整个疗程中都进行抗生素的联合治疗（如"双覆盖"）？

在微生物培养结果回报之前开始经验性联合抗生素治疗，是抗生素合理使用的最大化。一旦药敏结果回报，需要调整治疗方案为抗绿脓杆菌的单药治疗。在抗生素使用过程中，绿脓杆菌会出现耐药，但目前没有数据支持联合用药可以改善预后[16,17]。对于合并菌血症的假单胞菌性肺炎（通常在中性粒细胞减少的情况下），一些专家建议进行联合治疗，尽管并无有力数据支持[18]。

针对 MRSA 感染的 HAP/VAP 治疗，利奈唑胺是否优于万古霉素？

目前建议万古霉素或者利奈唑胺治疗 MRSA 感染导致的 HCAP/VAP。目前无充分证据表明利奈唑胺优于万古霉素。尽管最近一项临床试验发现利奈唑胺治疗组在细菌清除和临床改善方面优于万古霉素治疗组，但是在死亡率方面两者并无差别[19]。此外，最近两篇 Meta 分析研究则提示，利奈唑胺在痰液细菌清除率和临床结局方面并未表现出显著的优势[20,21]。然而，患者接受万古霉素治疗时通常需要增大剂量以确保有效的血药浓度（15～20μg/ml）。另外一个可能影响治疗 MRSA 感染的 HAP/VAP 的因素是最小抑菌浓度。治疗 MRSA 感染的 HAP/VAP 时，如果万古霉素的 MIC ≥ 2μg/ml，存在治疗失败的风险，因此建议换用其他药物（如利奈唑胺）[22]。

抗生素治疗 HAP/VAP 的推荐疗程是多久？

在过去，推荐的 HAP/VAP 抗生素治疗疗程长达 14～21d。然而，随着抗生素治疗时间延长，会导致细菌耐药的发生。此外，一些临床试验和 Meta 分析已经明确了短疗程治疗 HCAP 和 VAP 的安全性和有效性[23-28]。在大规模的临床试验中，VAP 患者分为两组，分别接受 8d 和 15d 的抗生素治疗，结果提示两组间死亡率和感染率无显著差别[23]。此外，在 VAP 复发的人群中，接受 15d 抗生素治疗方案的患者 MDR 感染的发生率高于接受 8d 治疗方案的患者。然而，对于非发酵革兰阴性杆菌（铜绿假单胞菌和不动杆菌）感染的肺炎，短疗程治疗组患者的 VAP 再发率较长疗程治疗组更高。同样，对于 MRSA 感染的 VAP，需要接受较长疗程的治疗[27]。

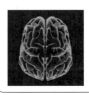

本患者诊断为克雷伯菌感染的 VAP，左氧氟沙星治疗 8d。

在这些数据的基础上，对于不是 MRSA 或者非发酵革兰阴性菌感染的，且治疗有效的 HAP/VAP 患者，推荐短疗程治疗（7～8d）[5]。对于非发酵阴性杆菌感染的患者应考虑长时程治疗。

降低 VAP 风险的推荐策略有哪些？

降低 VAP 风险的措施有很多（框 56-1），包括：①当患者可以使用无创正压机械通气的情况下，应避免使用气管插管；②通过减少镇静药物的暴露及加快恢复自主呼吸的方法，减少机械通气的时间；③气管插管患者维持半卧位（将床头抬高30°～45°），避免胃部和口咽部内容物的误吸。持续进行气管导管声门下吸引也可以降低 VAP 的发生率，但是价格更昂贵，仅推荐用于机械通气预期超过 48h 的患者。同时还推荐使用氯己定对口腔进行日常护理，可以减少细菌的定植。口服或者静脉给予抗生素进行选择性消化道去污，也可以降低HAP/VAP 的风险；然而由于该手段可导致微生物选择性耐药的发生，因此不建议使用[29]。

框 56-1　呼吸机相关肺炎的预防措施

1. 避免气管插管，尽可能使用无创正压机械通气。 2. 床头抬高大于 30°。 3. 每日使用氯己定漱口。 4. 每日唤醒，同时进行谵妄筛查和拔管评估。 5. 对于气管插管预期超过 48h 的患者，使用带声门下吸引的气管导管。

留置尿管后菌尿症和尿路感染是如何发生的？

菌尿症（尿液中有大量细菌生长）在留置尿管的患者中十分常见，多数患者是无症状的[30]。留置尿管的患者中每天菌尿症的发生率为 3%～8%[30-32]。留置尿管的时间是发生尿管相关菌尿症的最重要的危险因素，留置尿管 1 个月后，几乎所有的患者都会出现菌尿[30, 33]。

大多数的菌尿症患者不会出现感染的症状或者体征。导管相关的菌尿症伴随感染症状的比例不到25%[31, 32, 35]。导管相关的菌尿症患者出现菌血症的概率更低，一般为 1%～4%[36, 37]。导管相关菌尿症导致的症状性的感染发生率较低的原因尚不明确，目前有假说认为尿管的置入可以降低尿路的压力，进而避免尿路的阻塞，而后者是导致症状性尿路感染和菌血症的易感因素[34]。

82 岁老年女性，由于呼吸困难长期居住于护理机构，本次因严重主动脉狭窄入住 ICU。主诉无发热，畏寒，寒战，或嗜睡。体温 37.1 ℃（98.8°F）。查体提示双侧肺部弥漫性湿啰音，双下肢水肿。精神状态检查正常。患者长期留置导尿管一根。外周血白细胞计数一般维持在 8.5×10⁹/L 以上。血清肌酐明显增高 132.6μmmol/L。胸部 X 线检查提示肺水肿。患者接受低剂量的利尿药物治疗，呼吸困难有所改善。

鉴于患者血清肌酐较高，进一步尿检发现高倍镜下每个视野观察到 10～25 个白细胞。尽管患者没有任何导管相关的尿路感染的症状或体征，仍然进一步对导管尿进行了培养，提示为氨苄西林敏感的金黄色葡萄球菌，细菌浓度 ≥ 100 000cfuml。未进行抗生素治疗。在住院期间，患者未出现任何尿路感染的症状或体征。

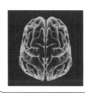

患者在留置导尿管时出现导尿管相关无症状菌尿。

如何鉴别导管相关的无症状菌尿（CA-ASB）和导管相关的尿路感染（CA-UTI）？

CA-UTI 的诊疗指南中强调 CA-ASB 和 CA-UTI 鉴别诊断的重要性，因为两者处理方式不同。除外一些特殊的临床情况，CA-ASB 通常不需要抗生素治疗，而 CA-UTI 需要抗生素治疗[30]。

CA-ASB 的定义为，无 CA-UTI 症状或者体征的患者的导管尿（留置导尿管，耻骨上导尿管，或者间歇性导尿）中培养出一种或一种以上细菌，细菌菌落计数 ≥ 100 000cfu/ml。对于无症状的患者，仅推荐妊娠期女性及需要接受泌尿道手术的有黏膜出血风险的患者进行尿培养筛查[30, 38]。其他的无症状菌尿患者不建议进行筛查和治疗。

CA-UTI 定义为具有 CA-UTI 相关的症状和体征，导管尿（留置尿管、耻骨上尿管，或者间歇性导尿）或者拔除尿管 48h 以内的患者的清洁中段尿中培养出一种或者一种以上的细菌，细菌菌落计数 ≥ 1000cfu/ml（框 56-1 和框 56-2）[30]。CA-UTI 的诊断通常比较困难，因为留置导尿管的患者不表现出典型的 UTI 症状（如排尿困难，尿频或者尿急）[30, 32, 34]。

本患者诊断为 CA-ASB，因为该患者尿标本中分离出大量的细菌（如粪肠球菌的菌落计数 ≥ 100 000cfu/ml），但却没有 CA-UTI 的症状或者体征。患者进行尿液分析的主要原因是充血性心力衰竭导致出现肾衰竭。尿液分析提示每个高倍视野下有 10～25 个白细胞，然而，正如下面要讨论的，留置尿管的患者出现脓尿，并不意味着感染的发生。尽管患者没有出现感染的症状或者体征，仍需要进一步留取尿培养。这个病例给我们最重要的提示是，对于无症状菌尿患者不推荐留取尿培养，特殊情况除外（如妊娠期或者泌尿道手术术前）。

无论患者是否具有感染相关的症状，只要导管尿培养细菌菌落数 ≥ 100 000cfu/ml，是否即可诊断为 CA-UTI？

如上所述，尿标本培养出一种细菌的数量不能作为导管相关的有症状菌尿和无症状菌尿的鉴别诊断标准（框 56-1 和框 56-2）。仅对具有 UTI 症状的无尿管患者，清洁中段尿培养细菌菌落数 ≥ 100 000cfu/ml，具有诊断价值[38-40]。清洁中段尿的细菌培养计数可以有效地鉴别菌尿症和尿道定植菌污染。

然而，对于留置尿管的患者，有意义的菌尿尚无标准的定义[30]。对于留置尿管的患者，建议用来鉴别污染和感染的菌落数标准要低于非置管患者的

框 56-2 难治性 CDAD 的临床特征和管理

难治性 CDAD 的临床特征
1. 白细胞计数 > 20×10^9/L
2. 急性肾衰竭和首发的血清白蛋白 < 30g/L
3. 严重腹泻（如每天排便 ≥ 10 次）
4. 麻痹性肠梗阻或者中毒性巨结肠症
5. 乳酸中毒
6. 休克
难治性 CDAD 的药物治疗
1. 万古霉素，125～500mg，口服，每 6 小时 1 次
2. 肠梗阻患者，增加甲硝唑，500mg 静脉注射，每 6～8 小时一次，并可以考虑万古霉素灌肠
难治性 CDAD 的手术治疗
1. 回肠造瘘和结肠灌洗
2. 部分结肠切除

CDAD. 难治性艰难梭菌感染相关疾病

标准（ ≥ 100 000cfu/ml）[30]。对于留置尿管患者，诊断为 CA-UTI 的膀胱尿培养细菌菌落计数标准较低（如 ≥ 1000cfu/ml）的原因有很多。第一，导管尿标本不容易被尿道周围的定植菌污染，就像是清洁尿标本，因此较低的细菌菌落计数就可真实反映膀胱中的菌尿。第二，有症状的 UTI 患者尿培养细菌菌落计数远远低于 100 000cfu/ml，最低可到 100cfu/ml[39, 40]。第三，几乎所有的尿培养细菌菌落计数低于 1000cfu/ml 的留置导尿管患者，在未使用抗生素治疗的情况下，细菌菌落数在 72h 之内即可快速增长到 100 000cfu/ml[39]。

对于长期留置尿管的患者，留取尿培养需要注意到的问题有哪些？

长期留置尿管的患者（如置管 ≥ 30d），在更换尿管后需要留取尿培养[30]。这样做的原因是，有些微生物（如葡萄球菌，肠球菌，铜绿假单胞菌和变形杆菌）容易在尿管附着，而另外一些微生物（如大肠埃希菌和克雷伯菌属）更容易在尿道上皮细胞附着，置换新的尿管之后仍持续存在于尿道中[41]。因此，与旧的导管尿标本相比，新置入的尿管中获得的尿液标本能更好地反映膀胱中微生物的情况。

脓尿是否可作为 CA-ASB 和 CA-UTI 的鉴别标准?

脓尿(通常定义为高倍视野下白细胞数 > 5 个)在 CA-ASB 和 CA-UTI 患者中十分普遍,不能有效区分无症状感染和有症状感染[38]。这和无尿管置入的患者相反,这类患者清洁中段尿出现脓尿对于诊断 UTI 具有较高的敏感性和特异性[42,43]。对于导尿患者,脓尿对 CA-UTI 的阳性预测值较低(在一项对 761 例导尿患者的前瞻性研究中为 32%[42])。因此留置尿管的患者,脓尿不是 CA-UTU 的诊断依据。然而脓尿作为 CA-UTI 的阴性预测值(上述试验中阴性预测值为 94%)较高;因此无脓尿的患者,诊断为 CA-UTI 的可能性较低[42]。

CA-ASB 管理的建议有哪些?

研究表明抗菌药物治疗可以短暂清除导管相关的菌尿,然而多数患者会重新出现菌尿。抗生素治疗并不能降低患者未来出现菌尿或者尿道感染的概率,菌尿短时间内就会复发,特别是在留置尿管的情况下。此外,接受抗生素治疗的 CA-ASB 患者,菌尿复发的同时还会伴随微生物耐药的出现[44,45]。

例外的是,无症状菌尿需要在如下人群中进行筛查和治疗:①孕期妇女,治疗可以降低肾盂肾炎的风险;②接受泌尿外科手术,存在黏膜出血风险的患者,该类患者术后菌尿症风险较高[38]。其他的需要考虑对 ASB 进行治疗的患者人群有肾移植患者及输尿管支架或肾造瘘的患者,但证据支持有限。另一类需要对 ASB 进行治疗的人群是移除导尿管 48h 后菌尿持续存在的女性患者。一项针对该人群的临床试验表明,与未接受抗菌药物治疗的患者相比,抗菌药物治疗可以降低这类患者出现症状性菌尿的风险[46]。

案例中的患者诊断为 CA-ASB,保留了适当的抗菌药物治疗。遗憾的是,CA-ASB 不恰当的治疗并不罕见,如氟喹诺酮类药物的治疗。这常常导致细菌耐药的发生,以及增加患者其他感染的机会,如艰难梭菌感染。

CA-UTI 的治疗建议有哪些?

为了指导抗生素治疗方案的制定,在开始抗生素治疗之前需要留取尿培养。导致 CA-UTI 的微生物主要有大肠杆菌,克雷伯菌属,沙雷菌属,柠檬酸杆菌属及肠杆菌属[30]。非发酵革兰阴性杆菌中,铜绿假单胞菌也比较常见。尿培养经常分离出的菌株还有肠球菌和凝固酶阴性的金黄色葡萄球菌,两者毒力较弱,更多引起无症状的菌尿。对于长期留置尿管的患者(尿管留置时间 ≥ 30d),CA-UTI 通常为多细菌感染,常见的病原菌除了上述列出的还包括摩根菌属和普罗维登斯菌属。如果在获得培养结果之前就需要进行抗生素治疗,则推荐抗菌药物经验性治疗,覆盖所有可能的病原菌。之前的尿培养结果会影响经验治疗药物的选择(如果近期培养出过氟喹诺酮耐药的大肠杆菌,则需要选择另外一种抗菌药物进行经验治疗)。随后抗菌药物治疗方案要根据病原菌及药敏结果进行调整。

在 CA-UTI 治疗之前更换新的尿管,是否会影响预后?

如果尿管留置时间 ≥ 2 周,则在启动 CA-UTI 治疗之前更换新的尿管是合理的[30]。一项在养老院开展的临床研究提示,对于留置尿管时间超过 2 周的患者,在治疗之前更换新的尿管的患者 72h 内菌尿清除的比例更高,28d 内菌尿复发率更低[47]。

治疗 CA-UTI 的推荐疗程为多久?

推荐的治疗疗程为 7~14d[30]。短疗程治疗方案有助于避免细菌耐药的发生。对于中度感染,并对药物治疗反应较好的患者来说,推荐 7d 的疗程。对于药物反应迟钝的患者,推荐 10~14d 的疗程。对于伴有菌尿和(或)肾盂肾炎的 CA-UTI 患者,推荐 14d 的疗程。

念珠菌感染的治疗推荐有哪些?

导管相关的(catheter-associated,CA)念珠菌感染可以分为 CA 无症状念珠菌尿和 CA 有症状念珠菌尿。多数 CA 念珠菌尿是无症状的 [47]，且很少会引起并发症如膀胱真菌球或者上行感染的出现。其诊断方法于 CA-ASB 和 CA-UTI 类似，留置尿管的患者尿液念珠菌培养阳性不能作为症状性和无症状性感染的鉴别诊断。因此 CA 症状性念珠菌尿的诊断十分困难，不容易观察到 UTI 的典型症状（如排尿困难、尿频或尿急），且 CA-UTI 的症状或者体征不能归结为念珠菌尿（框 56-2）。

不建议对 CA 无症状的念珠菌尿进行治疗，除非在某些特定的临床情况下 [49]，如择期行泌尿外科手术，中性粒细胞减少，以及低体重婴儿等高风险患者 [49]。其他需要考虑进行治疗的患者人群有肾移植患者，以及放置输尿管内支架或者肾造瘘的患者，但需要进一步的数据对此进行支持。推荐对 CA 症状性念珠菌尿进行治疗。对于氟喹诺酮敏感的念珠菌推荐氟喹诺酮进行治疗（膀胱炎患者 200mg/d 治疗 2 周，肾盂肾炎患者 200~400mg/d 治疗 2 周，播散性念珠菌感染患者 400mg/d 治疗 2 周）[49]。氟喹诺酮耐药的念珠菌属需要静脉输注两性霉素 B 脱氧胆酸盐 0.7mg/（kg·d）进行治疗。棘白菌素类（如卡泊芬净）由于尿液药物浓度较低，限制了其临床使用 [50, 51]。

降低 CA-UTI 风险的推荐策略有哪些?

降低 CA-UTI 风险的最重要的手段是避免不必要的尿管置入。必须在有指征的情况下留置尿管，并且在不需要时及时移除。护士主导下的尿管移除流程可以显著的降低尿管的使用率和感染率 [52]。尿管插管需要严格使用无菌技术和无菌设备。应使用封闭的导管引流系统，并保证引流袋和连接管路低于膀胱水平线，同时尽可能避免导管连接处的断开 [30]。不推荐预防使用全身性抗生素及使用抗生素对导尿管进行冲洗，同时还要避免在引流袋中加入抗生素或防腐剂。不推荐使用碘伏溶液，磺胺嘧啶银盐，或者抗生素药膏对尿道口进行日常清洁 [30]。

难治性艰难梭菌感染相关疾病的临床特点有哪些?

难治性艰难梭菌感染相关疾病（Cdifficile-

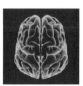

49 岁老年女性，患有严重骨关节炎行右侧全膝关节置换术。入院第二天，患者出现发热，体温 38.2℃（100.8°F）。导管尿尿液分析提示每个高倍镜视野下观察到 10~25 个白细胞。该患者初步诊断为 CA-UTI，留取尿培养后开始经验性给予口服环丙沙星进行治疗。3d 后尿培养结果回报无细菌生长，停用环丙沙星。住院第五天患者出院到康复中心继续接受治疗。

出院 4 天后患者出现水样腹泻。随后第二天患者出现发热，体温 38.3℃（101°F），严重腹泻（＞10 次水样便），严重腹痛，以及意识状态改变。粪便酶联免疫检测提示艰难梭菌毒素 A/B 阳性。患者入住 ICU，开始口服甲硝唑治疗。患者体温 38.8℃（101.8°F），血压 79/45mmHg，心率 118/min。外周血白细胞计数 25.5 ×10^9/L。血清肌酐升高 221μmmol/L。腹盆 CT 扫描提示广泛性升结肠壁增厚，伴有结肠周围渗出，横结肠、降结肠和乙状结肠壁增厚。腹腔无游离气体，无肠壁积气，无中毒性巨结肠症。

associateddisease，CDAD）是一种以全身性疾病为特征和症状的疾病（框 56-2）。鉴别该疾病的主要指标有白细胞计数增加（＞15×10^9/L），同时伴有血肌酐升高至极限水平的 1.5 倍以上，血清白蛋白 ＜30g/L [54]。这类患者可以伴有复杂的严重的并发症如休克，肠梗阻，中毒性巨结肠症，或结肠穿孔。其他常见的并发症还有脱水，电解质紊乱，肾衰，以及死亡 [53]。其他患者如老年患者，虽然不伴有上述典型的严重临床表现，但可能具有临床恶化的高风险。因此，是否将患者归为难治性 CDAD，给临床判断留出了空间。

难治性 CDAD 的管理建议有哪些?

推荐口服万古霉素为难治性 CDAD 的最佳治疗方案 [53, 55]。推荐口服万古霉素，每次 125mg，一天

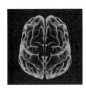

本患者出现严重腹泻（≥10次/天）、急性肾衰竭，以及外周血白细胞计数增加＞20×10^9/L，诊断为难治性CDAD。

4次作为起始剂量，效果不佳可增加剂量，最大不超过每次500mg，一天4次。尽管治疗疗程的选择需基于患者的临床表现和其他因素，但标准治疗疗程为10～14d。对于不能耐受口服抗生素治疗的患者，如肠梗阻或者结肠穿孔，推荐静脉注射甲硝唑，500mg，每8小时1次。其他可以选择的口服药物有非达霉素和利福昔明，但是不推荐这些药物用于治疗严重疾病[56,57]。在某些特定的情况下或者不能选择口服给药时，可以考虑通过保留灌肠的方式结肠内给予万古霉素进行辅助治疗。病例系列研究提示该方法可以使患者受益，但尚无对照研究[58,59]。

难治性CDAD在抗生素治疗的同时，是否需要接受辅助治疗？

如果机体不能产生强烈的免疫应答，则艰难梭菌毒素就会在疾病的严重程度中发挥一定作用。因此，静脉注射免疫球蛋白（intravenous immunoglobulin，IVIG）可以用来治疗难治性的或者复发性的CDAD[60]。尽管在一些个案报道中有IVIG治疗难治性CDAD的成功案例，但是多数的研究中都表明IVIG治疗难治性CDAD不能改善预后[61]。因此目前不推荐IVIG治疗难治性CDAD。

阴离子树脂如消胆胺具有结合艰难梭菌毒素的能力，因此被认为可能可以用来治疗CDAD。然而后来被证实其不但不能起到治疗效果，还可能通过结合作用降低万古霉素的疗效[62]。供体肠道菌群的移植有望用于治疗复发的CDAD，但对于难治性的CDAD无效[63]。

手术治疗在难治性CDAD中的作用

对于药物治疗无效的难治性CDAD，手术治疗可能挽救患者的生命。然而，传统的手术治疗如结肠切除术，对于危重患者是禁忌。因此，手术时机的选择是一个挑战。如果太早进行手术治疗，患者会承担不必要的手术风险。相反对于爆发性疾病的患者，如果太迟进行手术（如患者已经休克或者出现多器官衰竭），则会增加手术和围术期死亡的风险[64]。结肠切除的指征包括巨结肠症，结肠穿孔，休克或乳酸中毒，但是难治性CDAD最佳的手术时间目前还不清楚[53]。除结肠部分切除外，另外一种可选择的治疗方式是回肠造瘘及结肠灌洗。与结肠切除术相比，后者的优点是相对无创。一项回顾性研究表明，与结肠切除术治疗相比，后两种治疗方法可以降低患者的死亡率，但是并无相关的随机对照研究[65]。

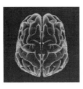

开始口服250mg万古霉素，每6小时1次，进行治疗。尽管如此，患者外周血白细胞仍持续增加，计数为44.8×10^9/L。患者需要接受升压治疗。患者接受开腹探查，发现结肠缺血，需要接受部分结肠切除治疗。

❗ 关键注意事项

- ICU患者发热原因的识别，首先要系统了解患者的病史并针对性的对患者进行体格检查，而不是首先进行微生物学检查。
- ICU患者发热的鉴别诊断包括感染和非感染因素。
- 下呼吸道分泌物的培养可以帮我们明确HAP/VAP的病原学，应该在开始抗生素治疗之前或者更改治疗方案之前留取标本。

- 除非患者 HAP/VAP 可能性不大，否则应该在留取下呼吸道分泌物培养之后立刻启动抗生素治疗。
- 为了最大化的优化抗生素的使用，经验治疗方案的选择应基于患者多重耐药菌感染的风险。
- 窄谱抗菌药物的使用对于减少抗生素耐药的发生有重要的意义。
- 对于药物治疗有效的不是非发酵革兰阴性杆菌感染的 HAP/VAP 患者，推荐接受短疗程方案（7～8d）。
- 菌尿常见于留置尿管的患者，且多数为无症状菌尿。CA-UTI 相关的症状和指征是诊断 CA-UTI 所必需的。
- 除非特殊情况，一般不推荐对 CA-ASB 进行筛查和治疗。
- 推荐口服万古霉素用于治疗难治性 CDAD，对于合并肠梗阻或者复杂感染的患者可以联合静脉甲硝唑治疗。
- 推荐难治性 CDAD 患者尽早进行手术咨询，但是药物治疗无效的患者的最佳手术时机尚不明确。

第十篇　营养和内分泌
Nutrition and Endocrinology

Kiwon Lee　著

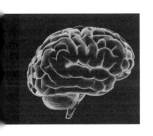

第 57 章　营养和代谢支持
Nutrition and Metabolic Support

Dong Wook Kim　**David S. Seres**　**著**

左　玮　**译**

魏俊吉　黄齐兵　张洪钿　**校**

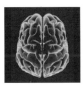　　71 岁老年男性，白种人，因"左侧肢体无力伴意识丧失"入急诊科。根据其妻子描述，患者 6h 前被发现于家中浴室摔倒，伴左侧肢体瘫痪和言语不清。既往有非胰岛素依赖型糖尿病、高血压和高脂血症。入院时昏迷，左侧瘫痪，左侧面部下垂伴失语。生命体征为血压 119/60mmHg，脉搏 119/min，呼吸频率 33/min，动脉血氧饱和度 85%。在合适的镇静和麻醉之后，给予气管插管和人工通气。随后行头部 CT 平扫提示右侧大脑中动脉高密度影，无急性颅内出血表现。心电图提示心房颤动。胸部 X 线检查显示气管插管位置合适，右下肺叶浸润。

患者入住神经重症监护病房（NeuroICU），生命体征为体温 36.4℃，脉搏 132/min（窦性心律），呼吸（机械通气）14/min，血压 113/47mmHg，氧饱和度 100%。体格检查：急性病容和恶病质状态，颈动脉脉搏一致，无杂音。肺部检查提示右下肺叶湿啰音，心音正常，四肢血液灌注良好，腹部软，无腹胀，肠鸣音弱。肌肉骨骼检查提示中度弥漫性肌肉萎缩。因患者处于深度镇静状态，神经检查不能完成。实验室检查如表 57–1 所示。

　　根据患者妻子描述，患者从业出租车司机 40 年，1 年前退休。吸烟 35 年，平均每天 1 包，偶尔饮酒。在过去的 5 个月内，其食欲下降，每日少量进食 2～3 次，目前体重 115lb（52kg），较 5 个月前下降 15lb（6.8kg）。患者身高 5 尺 8 英寸（172cm）。

表 57-1　入院后实验室指标

实验室检查	测量值	正常值范围
Na^+	149mmol/L	136～145mmol/L
K^+	5.0mmol/L	3.6～4.9mmol/L
Cl^-	114mmol/L	101～111mmol/L
CO_2	20mmol/L	23～31mmol/L
血尿素氮	31mg/dl	23～31mg/dl
肌酐	1.3mg/dl	0.6～1.0mg/dl
糖	233mg/dl	80～120mg/dl
白蛋白	2.5g/dl	4.0～5.5g/dl
C- 反应蛋白	25mg/L	< 5mg/L
白细胞计数	$15×10^9/L$	$(4.5～11.0)×10^9/L$
血细胞比容	35%	41%～53%
血小板	$552×10^9/L$	$(150～350)×10^9/L$

表 57-2　神经重症监护病房患者的营养评估

疾病的严重程度	神经损伤的严重程度 外伤史 脓毒血症 癫痫发作 全身器官功能
体重记录	体重指数，最近体重变化，理想体重 体重明显下降 [1]* 　1 个月内下降 5%，3 个月内下降 7.5%，6 个月内下降 10% 营养不良 [1]* 　按照常规体重计算，体重下降 > 5% 　< 90% 理想体重
体格检查	神经功能 脂肪和肌肉 胃肠功能 容量状态 身体构成
实验室检查分析	尿中尿素蛋白计算氮平衡 血浆转运蛋白 ** 　白蛋白、前白蛋白、转铁蛋白 系统炎症标记物 ** 　C- 反应蛋白、白介素 -6、肿瘤坏死因子酸碱平衡、电解质、肝功能、胆固醇

*. 临床常用，但未被证实
**. 不受营养状态影响，但是可以反映疾病的严重程度，对风险评估十分重要

患者的营养评估如何？如何计算患者的代谢需求？

　　缺血性卒中和肺炎的严重状态导致了该患者血清白蛋白水平低下，且使其住院时间延长并存在预后不良的可能。患者体重明显下降（5 个月内下降 12%），体重指数为 17.6kg/m²。基于患者体重明显下降且处于低体重状态，考虑其存在营养风险（表 57-2）。

　　美国营养与营养学学院和美国肠外肠内营养学会根据炎症程度提出了营养不良的病因学定义。本定义将营养不良分为三个类别：①饥饿相关的营养不良；②慢性疾病相关的营养不良；③急性疾病相关的营养不良 [2]。根据炎症反应及疾病的严重程度，该患者属于急性疾病相关的营养不良（表 57-3）。

表 57-3　营养不良的分类（病因学）

营养不良类型	炎症程度	患者状态
急性疾病相关的营养不良	重度	脓毒血症、外伤、急性颅脑损伤
慢性疾病相关的营养不良	轻至中度	癌症、类风湿关节炎、器官衰竭
饥饿相关的营养不良	无	单纯饥饿、神经性厌食症、低热量饮食

危重疾病通常与代谢应激状态和全身的炎症反应状态有关，进而导致血管通透性增加并抑制转运蛋白的产生，如白蛋白和转甲状腺素蛋白（前白蛋白）[3]。既往营养状况良好的患者可能在数小时到数天之内因严重疾病而出现严重的低蛋白血症。因此，传统的营养评估指标（血清白蛋白、前白蛋白、转铁蛋白）并不适用于危重患者，因为上述指标的水平并不取决于营养，而取决于血管通透性，代谢率[4]和肝脏蛋白合成[5]。

间接能量测定法可以用来评估此患者的能量需求（表57-4）。但是由于患者出现急性呼吸衰竭、神经损伤及营养不良，难以准确估计患者的能量需求。当间接能量测定法不适用时，可以通过简化公式20～30kcal/（kg·d）或已发表的预测公式对患者的能量需求进行计算（很多已经在文献中发表，如Harris-Benedict，Scholfield，Owen，Mifflin-St. Jeor，Swinamer和Ireton-Jones）[6]。与预测方程相比，单位热量（kcal/kg），方法更加方便和实用，因而更容易被临床接受和使用。强烈推荐征询营养科医师的意见。

表 57-4　间接能量测定的临床指征

指　征	举　例
不能准确计算能量需求[7]*	ARDS、脓毒血症、营养不良、神经损伤、MODS、使用麻痹或巴比妥类药物
使用预测方程临床反应不好的患者**	伤口愈合不良、无法脱离呼吸机
临床提示患者营养不良或者营养过剩**	营养不良：呼吸肌肌肉力量下降、伤口愈合不良、免疫抑制营养过剩：高血糖、脂肪肝、电解质紊乱

ARDS. 急性呼吸窘迫综合征；MODS. 多器官功能障碍综合征
*. 尚未比较基于预测方程、热量测定、单位热量三种方法提供能量而得到的临床结果
**. 此类患者可能是由于持续的全身炎性反应所致，并不能反映营养充足

何时启动营养支持？哪种营养支持方式（肠内营养还是肠外营养）更适合该患者？

该患者应该尽快开始肠内营养支持，最好在损伤后的48h内。有证据表明，对出现脑血管意外（cerebral vascular accident，CVA）的患者进行早期营养支持，可以缩短住院时间[8]。

一项大型多中心的随机对照临床研究表明，在CVA发生的7d内开始鼻饲喂养，可以降低死亡风险（$P=0.09$）[9]。严重脑损伤患者早期的肠内营养支持可以降低感染并发症和炎症反应的发生。损伤后48h内给予充足的能量供应可以加快患者的神经恢复[10]。

不同的营养支持方式（肠内营养或肠外营养）是否对危重患者的死亡率有影响，最近的一项研究对此提出了质疑[11]。然而，肠内营养的好处不仅仅是提供营养支持，还包括维持肠道的完整性，保留系统的免疫反应（特别是黏膜免疫），以及减轻炎症反应的严重程度等。一般情况下肠内营养优于肠外营养，但下列情况除外，如长期严重胃肠功能障碍，或者一段时期内肠内营养的风险超过了营养不良的风险。目前还没有针对神经损伤患者开展肠内肠外营养比较的研究，然而总体来看，对于需要营养支持的危重患者，肠内营养优于肠外营养[12-14]。

对于血流动力学受损的患者，肠内营养会增加肠道缺血的风险。因此如果患者需要接受血流动力学支持来维持细胞的灌注，如给予高剂量儿茶酚胺，以及输注大量液体或血液制品等，则需要在患者复苏或者稳定后再给予肠内营养支持[15]。

持续管饲肠内营养后24h出现腹泻。是否应改变目前的营养支持方式？

此时，应该继续管饲肠内营养。在危重患者，腹泻的病理生理学通常由多种同时发生的因素引起，特别是药物、感染或某些基础疾病本身。肠内营养可以增加腹泻患者的排便体积，但一般不会是腹泻的根本原因，改变之前的营养支持方法也不会缓解腹泻[16]。在改变营养支持配方之前，要评估腹泻是否是由过度摄入高渗透性药物引起的，比如山梨醇为溶剂的液体药物，广谱抗生素的使用，艰难梭菌伪膜性肠炎，或者其他感染导致。可以通过计算粪便的渗透压 [2×（粪便 Na+ 粪便 K）] 来鉴别是渗透性腹泻（高渗透差＞160mOsmol/kg：胰腺功能不全，使用乳果糖，使用缓泻药）还是分泌性

腹泻（低渗透压差＜ 50mOsmol/kg，毒素引起）[17]。粪便白细胞计数、pH、脂肪及病原培养有助于明确诊断。

如果正在使用高能量密度配方，其高渗透压有可能会导致或者加重腹泻。因此，此时合理的做法是考虑换成等渗的营养支持配方。多数管饲的营养配方都是等渗的，能量密度为 1kcal/ml。

在血流动力学稳定的腹泻患者中，可以利用含可溶性纤维或短肽的营养配方。尽管专家意见支持使用这些价格为普通配方 15 倍的短肽型肠内营养配方，但目前这些强烈建议尚未得到大规模前瞻实验数据的验证[4]。血流动力学不稳定，以及胃肠蠕动功能差存在胃肠结石形成风险的患者，应避免使用含纤维的配方（图 57-1）。

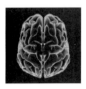
患者出现感染性休克，血流动力学障碍，并出现肝脏缺血和急性肾衰竭。因乳酸水平升高及肠缺血可能而停用了鼻饲。患者接受多种抗生素治疗，并静脉注射大量液体复苏。几天后患者状态趋于平稳，乳酸水平正常，尿量增加，儿茶酚胺类药物用量显著减少。继续应用呼吸机支持，肝酶水平仍然较高。

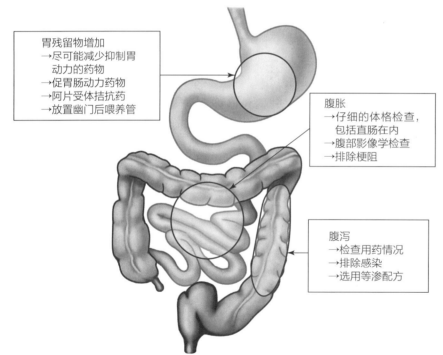

胃残留物增加
→尽可能减少抑制胃动力的药物
→促胃肠动力药物
→阿片受体拮抗药
→放置幽门后喂养管

腹胀
→仔细的体格检查，包括直肠在内
→腹部影像学检查
→排除梗阻

腹泻
→检查用药情况
→排除感染
→选用等渗配方

◀ 图 57-1　肠内营养不耐受性的评估策略

当患者重新接受管饲时，该状态下最佳的营养配方是什么？ NeuroICU 患者肠内营养配方应具备哪些特点？

推荐该患者使用标准的等渗营养制剂，这对于大多数的重症患者来说也足够了。

肝衰患者由于肝脏脱氨基功能受损，血浆芳香族氨基酸（aromatic amino acids，AAA）水平较高，

支链氨基酸（branched-chain amino acids，BCAA）水平较低。BCAA 与 AAA 的比值降低，以及高水平的 AAA 是肝性脑病病理机制的相关因素[18]。针对急性和慢性肝衰的患者，目前已经研发出了含有高 BCAA 和低 AAA 的肠内营养配方。但是目前尚无证据表明这种特殊配方与标准的等渗配方相比，可以改善肝衰患者的预后[4]。

在严重肾功能不全的情况下，高能量密度配方

（通常 2kcal/ml）对于需要控制液体入量的患者很有帮助。肾脏配方对于需要限制电解质的患者同样重要。有些肾脏配方还需要严格限制蛋白含量，但急性肾衰患者同样存在分解代谢，所以对大部分此类患者目前已不再推荐限制蛋白。高能量密度配方渗透压较高，导致腹泻的风险增加。高蛋白口服营养制剂及高蛋白肠内营养制剂可以降低压疮的风险，并加快伤口的愈合 [19, 20]。含纤维的营养制剂在危重患者使用时需要格外注意，特别是正在接受儿茶酚胺类药物治疗的患者。有病例报道指出，这类患者的胃肠结石形成和肠道梗阻与使用含纤维素的营养制剂有关 [21, 22]。

基于三项临床对照试验的结果，推荐急性呼吸窘迫综合征（ARDS）和急性肺损伤（ALI）的患者使用含有二十碳五烯酸（eicosapentaenoic acid，EPA）和 γ- 亚麻酸（γ-linolenic acid，GLA）的调节炎症营养配方，但研究中的对照组选择存在质疑 [4, 23]。最近的一项随机对照研究（OMEGA 试验）表明，肠内补充 EPA 和 GLA 不但不能改善 ALI 患者的预后，而且可能有害 [24]。目前，尚未在神经损伤患者开展对这类产品疗效的研究。因此，我们不推荐 ARDS、ALI 及神经损伤的患者使用炎症调节配方（表 57-5）。

表 57-5　NeuroICU 常用的肠内营养制剂

分类（配方）	特点	适应证
等渗制剂	标准（≈ 1kcal/ml）	多数患者，长期使用
含纤维制剂	可溶性和不可溶性纤维（1～1.5kcal/ml）	长期使用，推注喂养
高能量密度制剂	高脂肪，高渗透压（2kcal/ml）	液体量限制
半要素制剂	预消化，寡肽，高中链脂肪酸（1kcal/ml）	吸收不良，乳糜漏
肾病制剂	低电解质，纤维，高脂肪（1.8～2kcal/ml）	肾衰竭，电解质限制
免疫支持制剂	精氨酸、谷氨酸及 ω-3 补充剂	脓毒血症早期
促伤口愈合制剂	高蛋白（1～1.3kcal/ml）	蛋白能量营养不良，压疮

NeuroICU. 神经重症监护室（译者注：原文计量单位有误，已修改）

患者出现肠梗阻，预估持续一周以上。此时应该如何喂养？

此患者出现急性疾病相关的营养不良，且一周以上不能实现全肠内营养。因此应对其进行肠外营养支持（图 57-2）[4]。

对于既往营养状况良好的神经危重症患者，何时开始肠外营养支持目前尚未清楚。欧洲临床营养和代谢学会发布的肠外营养指南建议，所有的危重症患者（包括既往营养状态良好及营养不良的患者），连续 2d 肠内营养不能达标时，就应该考虑开始肠外营养支持 [25]。ASPEN 和危重症医学会推荐既往原本健康的危重患者，在出现营养不良证据之前先尝试肠内营养，若 7d 后尝试失败，再进行肠外营养支持 [4]。一项 Meta 分析对比了标准治疗方案和肠外营养治疗方案在危重患者中的效果，并建议 14d 内不能启动肠内营养的患者，再开始肠外营养治疗 [26]。对于既往营养状态良好的危重患者，何时开始肠外营养治疗尚存在争议。最近一项随机对照临床试验显示，直到第 8 天再进行肠外营养支持，可以减少 ICU 感染的概率，缩短肾脏替代治疗的时间，以及机械通气和住院时间 [27]。一项观察性研究回顾性分析了肠外营养的使用情况，结果发现，住院治疗超过 14d 未进行营养治疗会显著增加患者的死亡率（21% vs. 2%，$P < 0.05$）并延长住院时间（36.3d vs. 23.4d，$P < 0.05$）[28]，但是病情较重的患者更难以喂养。我们的做法是，对于既往营养良好但不能实现肠内营养的患者，14d 后开始进行肠外营养。

有观点认为，对于可以耐受且需要长期肠外营养支持的患者，给予小剂量的肠内营养可以促进内皮黏膜的修复并预防细菌的迁移，继而可以降低长期肠外营养的并发症 [29]，但是这一观点目前尚未在研究中得出一致的结论。

此时患者的诊断是什么，如何改善患者的电解质紊乱？人工喂养的一般并发症有哪些？

患者出现了再喂养综合征。再喂养综合征最常出现在接受肠内或者肠外营养支持的营养不良患

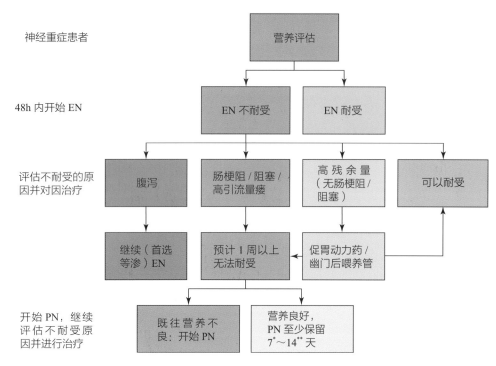

神经重症患者

48h 内开始 EN

评估不耐受的原因并对因治疗

开始 PN，继续评估不耐受原因并进行治疗

◀ 图 57-2　神经重症营养支持的策略

EN. 肠内营养；PN. 肠外营养
*. ASPEN/SCCM 指南 [引自 McClave SA, Martindale RG, Vanek VW, et al. Guidelines for the provision and assessment of nutrition support therapy in the adult critically ill patient: Society of Critical Care Medicine (SCCM) and American Society for Parenteral and Enteral Nutrition (A.S.P.E.N.). J Parenter Enteral Nutr. 2009;33(3):277–316.]；**. 我们目前的做法

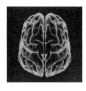

由于患者持续较高的鼻胃管引流量，几天内其能量摄入很小。因此，放置了幽门后喂养管并达到营养目标。随后几天，患者出现低血钾，低血磷和低血镁。

者，甚至输注含有 5% 葡萄糖的患者也会出现。该综合征的特点是低血磷、低血钾、低血镁、体液移位和偶发的韦尼克脑病，上述表现都可能在几小时之内就出现。糖类的输送可以促进胰岛素分泌，后者会促进电解质的细胞内转移。再喂养综合征对心肌、呼吸、血液、肝脏及神经肌肉系统都可能产生不利影响，导致临床并发症并偶尔导致死亡[30]。营养不良的患者，特别是近期体重下降超过 10% 的患者，与慢性电解质丢失的患者一样，是再喂养综合征的高发人群[31]。再喂养综合征的高风险人群有：因 7~10d 未进食而处于应激或消耗状态的患者，长期饮酒的患者，神经性厌食的患者，肿瘤患者，以及术后的患者。为了减少再喂养综合征的发生，识别高风险人群非常重要。在第 1 天，应仔细监测水电解质平衡，并从半量约 15kcal/（kg·d）开始营养治疗。当电解质稳定后，应谨慎并逐步地增加能量摄入。

硫胺素是丙酮酸脱氢酶复合物的辅助因子，是三羧酸循环中三磷腺苷生成的关键酶。当糖类代谢增加的情况下，如饥饿患者第 1 次进食时，会导致急性的硫胺素缺乏。因此对于高风险患者，开始营养支持的前 3d 需要每日补充 200~300mg 的硫胺素[30]。

高血糖和高三酰甘油血症在接受肠外营养支持的患者中十分常见。肝胆功能不全，包括肝脂肪变性，胆汁淤积，以及胆泥，在接受长期肠外营养的患者中也常有报道。肠外营养是导管相关血流感染的危险因素，其发生可能与高血糖和高三酰甘油血症有关[32]。此外，代谢性骨病和微量元素缺乏也与长期使用肠外营养有关（表 57-6）。

表 57-6　肠外营养并发症

并发症	病　因	预防和治疗
高血糖	过量的糖类摄入 最常见并发症	胰岛素治疗
超敏反应	IVFE 多种维生素	终止肠外营养治疗（危重患者） 终止 IVFE 或者维生素治疗
高三酰甘油血症	过度 IVFE	下调 IVFE 到总能量需求的 30% 以下
再喂养综合征	胰岛素分泌，电解质和矿物质的细胞内转移	限制总的能量（起始剂量） 补充电解质和矿物质
肝脂肪变性	过度喂养 过度摄入糖类	减少能量摄入 减少糖类摄入
胆汁淤积	IVFE 中的植物甾醇 肠道刺激不足	减少 IVFE，周期性肠外营养 增加肠内摄入
感染	导管相关感染	抗生素和抗真菌药物 终止肠外营养
代谢性骨病	维生素 D 缺乏 长期肠外营养相关	补充维生素 D 晒太阳

IVFE. 静脉输注脂肪乳制剂

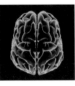
　　55 岁亚洲女性，突发严重头痛和颈部僵直入院。既往史有严重的冠心病、外周血管疾病，以及高血压。CT 扫描提示大面积蛛网膜下腔出血，CTA 检查发现前交通动脉瘤行紧急开颅夹闭。术后出现癫痫持续状态，开始静滴大剂量的戊巴比妥。24h 之后，患者呕吐胃内容物，并出现腹部胀气。

表 57-7　NeuroICU 常用的影响营养状态的药物

药　物	营养作用
巴比妥类药物	降低胃肠肌肉张力、喂养不耐受、全身代谢率降低
皮质醇	高血糖、肌肉萎缩、高脂血症
地美环素	结合阳离子（钙离子、铁离子和镁离子）并降低其吸收 不能与肠内营养制剂同时服用
麻醉性镇痛药	便秘、肠梗阻、喂养不耐受
苯妥英	持续营养支持伴随吸收下降
丙泊酚	配置为 10% 卵磷脂乳剂中，提供 1.1kcal/ml
儿茶酚胺类药物	蠕动不足、胃排空障碍、含纤维制剂引起的胃肠结石

苯巴比妥对营养方案有何影响？如何处理患者的喂养不耐受？NeuroICU 还有哪些常用的药物对营养有影响？

苯巴比妥可以降低肠道蠕动而导致喂养不耐受，但同时也会引起代谢需求降低。治疗严重颅内压升高或难治性癫痫持续状态时，诱导巴比妥昏迷疗法，会降低胃肠道肌的张力和收缩力。当巴比妥昏迷导致本来在颅内压增高患者中存在的胃排空延迟及下食道括约肌张力下降时，可能会出现喂养不耐受。使用巴比妥类药物抑制脑代谢的同时，亦会导致全身代谢需求的降低[33]。间接能量测定可能有助于确定患者总的能量需求。

对于胃肠动力减弱的患者，可以采用积极的通便方案和促胃肠动力药（甲氧氯普胺、红霉素）。此时，可考虑放置幽门后喂养管。如果喂养不耐受持续时间较长，可以考虑肠外营养。

麻醉性镇痛药物可能因降低肠蠕动而引起喂养不耐受。对于持续接受鼻饲的患者，苯妥英的吸收可能减少多达 70%[34]。苯妥英和肠内营养制剂之间的相互作用机制尚不明确，但一般被认为与蛋白结合有关。

丙泊酚是一种短效的麻醉和镇静药物，可用于降低脑代谢活动。1% 的丙泊酚是加入 10% 卵磷脂乳剂配制而成，可提供 1.1kcal/ml 的能量。当制订营养方案时，需要考虑这部分能量（表 57-7）。

如果脑卒中患者由于吞咽困难，需要长期接受肠外营养，那么最佳的胃造瘘时机是什么？

据报道，针对吞咽困难的急性卒中患者的肠外营养支持，与鼻胃管喂养相比，接受经皮内镜胃造瘘术的患者预后不良和死亡的风险更高[9]。如果卒中后 2～3 周有必要进行肠内营养支持，则与长期的鼻饲管相比，通常首选经皮内镜胃造瘘术，但目前尚无相关的结局研究。

当预期患者死亡时，是否有必要继续肠外或肠内营养支持？

对于无法救治的，特别是严重全身性炎症的患者，营养支持短期内不会改善其预后。一项初步研究发现，对于垂死的患者，没有因为饥饿或者脱水而遭受痛苦的迹象[35]。一般不建议临终患者继续进行特殊的营养支持。但是，患者家属可能会感觉缺乏营养会给患者带来更大的痛苦。因此，提前向患者家属告知治疗原则十分重要。

！ 关键注意事项

- 营养评估应是全面的，既包括营养状态的评估也包括疾病严重程度的评估（表 57-1）。传统的营养标志物 [血清白蛋白、转甲状腺素蛋白（前白蛋白）、转铁蛋白] 的有效性未在重症患者中得到证实，因为这些蛋白标志物受到血管通透性、分解代谢率和肝脏蛋白合成能力的影响，不会因营养充足而变化。
- 很难精准地估计神经重症患者的能量需求。间接热量测定法可能会有帮助。强烈推荐征求营养学专家的意见。
- CVA 早期进行肠内营养支持可以缩短住院时间并降低死亡率。与肠外营养相比，优先选择肠内营养。肠内营养本身可以帮助维持肠道完整性，保护免疫反应，以及降低全身炎症反应。
- 针对某种疾病的肠内营养产品效果是有限的。肾脏处方中限制了液体和电解质的量。
- 对于患者营养不良且不适合进行肠内营养支持的患者，如果预计肠内营养一周以上无法使用，则可以启动肠外营养。对于既往营养状态良好的危重患者，何时启动肠外营养还存在争议。我们的做法是，当既往营养状态良好的患者尝试肠内营养治疗 14d 后效果仍然不佳，则可以开始肠外营养支持。
- 再喂养综合征是由肠内或肠外营养引起的，可能因营养不良患者静脉输注含糖液体所致。该综合征会导致低血磷、低血钾，以及低血镁。营养不良的患者，特别是近期体重下降超过 10%，或者慢性电解质丢失的患者，出现再喂养综合征的风险较高。
- 巴比妥类药物的使用会导致喂养不耐受和代谢需求降低。
- 不推荐临终患者使用专门的营养治疗。

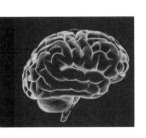

第58章 重症疾病中的内分泌功能紊乱

Endocrine Disorders in Critical Illness

Nancy J. Edwards　Kiwon Lee　著

陈亦豪　左　玮　译

魏俊吉　黄齐兵　张洪钿　校

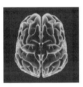一名40岁女性患者突发严重的放电样头痛，颅脑CT平扫和CT血管造影检查显示"前交通动脉瘤破裂伴弥漫性蛛网膜下腔出血"。患者成功进行了动脉瘤弹簧圈介入栓塞手术。5d后，患者逐渐出现意识障碍，经颅多普勒超声检查未见异常，复查CT血管造影未见任何提示脑血管痉挛所致的血管狭窄表现。实验室检查发现患者血清钠浓度为128mEq/L。患者开始口服盐片，复测提示血钠水平有增高但仍偏低。通过持续输注3%氯化钠溶液，患者的血钠水平逐渐恢复正常。几天之后，患者停止持续静脉输液，出院继续口服盐片并逐步减量。

神经重症监护室的常见内分泌疾病

动脉瘤性蛛网膜下腔出血（SAH）患者常出现神经内分泌功能障碍，其中最典型的表现是水盐平衡失调，特别是低钠血症。低钠血症通常延迟出现，可持续数天至数周，往往反映了脑血管痉挛的窗口期。一项纳入316例SAH患者的研究发现，179例患者（56.6%）出现低钠血症，其中62例（19.6%）伴有严重的低钠血症[1]。关于SAH患者出现低钠血症的病理生理机制仍存在较大的争议，其假设机制包括脑耗盐和抗利尿激素分泌失调综合征（SIADH），相对肾上腺皮质功能不全甚至静脉液体复苏不当也可能导致低钠血症[2, 3]。一项针对低级别SAH患者出现低钠血症的前瞻性研究中发现，71.4%患者的低钠血症是由SIADH导致的[4]。其他研究认为SAH患者低钠血症可能是由于精氨加压素分泌紊乱和过度尿钠排泄所致；患者的主要临床表现取决于其严重程度及治疗的有效性（如静脉输液，补钠）[5]。

了解患者的容量状态可能有助于区分潜在的病因（SIADH或脑耗盐），并且对患者的综合管理至关重要。脑耗盐综合征定义为钠盐丢失伴有效循环血容量减少，而SIADH患者常表现为等容量性低钠血症。脑耗盐综合征的治疗重点是补充钠盐和维持循环血容量，这可以通过口服氟氢可的松、盐片或输注高渗氯化钠溶液等药物来实现（框58–1）。另一方面，SIADH在理论上应限制液体入量，但对于并发脑血管痉挛的SAH患者来说，限制液体入量可能会诱发脑梗死，在这种情况下容量限制可能并不合适。

我们的患者发生了高钠血症而非低钠血症?

对于非医源性高钠血症（例如，颅内压升高的

框 58-1　SAH 患者低钠血症的药物治疗

- 盐片
  - 标准剂量：1～4g PO 每 4～8 小时 1 次
  - 高剂量容易引起恶心和（或）呕吐
  - 可联合输注高渗盐水，尤其在减少持续静脉输液的情况下
- 氢化可的松
  - 标准剂量：0.1～0.2mg PO 每 12 小时 1 次
- 高渗氯化钠注射液（2% 或 3%）
  - 标准剂量：20～100ml/h
  - 复查血钠水平：例如每 6 小时复测 1 次血钠浓度，根据需要滴定输液，以维持血钠平衡
- V_2 受体拮抗药
  - 标准剂量：考尼伐坦，每日 20～40mg IV 或输注
  - 常导致快速利尿，因此在低血容量性低钠血症患者中应避免使用
  - 价格昂贵

IV. 静脉注射；PO. 经口服；SAH. 蛛网膜下腔出血；V_2 受体 . 血管升压素受体

患者输注高渗盐水或患者因脱水而出现明显的自由水缺乏），应考虑到尿崩症的可能。在健康成年人中，血管升压素通过与肾集合小管中的 V_2 受体结合，促进水的重吸收以维持水盐平衡。发生中枢性尿崩的患者抗利尿激素从垂体后叶释放减少，导致多尿和高钠血症。大量稀释的尿液被排出体外，每小时的尿量通常大于 2.5ml/kg。这种程度的多尿也可以由高血糖（渗透性利尿）、甘露醇的使用或静脉输液过量引起。然而，这些情况下，患者的血清钠浓度通常不会升高。

在神经重症监护病房中，典型的中枢性尿崩多发生于 3 个患者群体中：①急性创伤性颅脑损伤的患者；②因鞍区或鞍旁病变而接受了经蝶窦手术的患者；③脑死亡（或进展为脑死亡）的患者。尿崩被认为是颅脑创伤患者的常见并发症之一，医学文献报道尿崩在颅脑创伤患者中的发病率为 3%～26%[6]。与颅脑创伤患者尿崩发展相关的临床特征包括重型颅脑创伤（格拉斯哥昏迷评分＜ 8）、颅面部创伤、颅骨骨折（特别是伴有脑神经损伤）和心肺骤停。在这个患者群体中，高钠血症与死亡率显著相关；因此，准确诊断和治疗并发尿崩症的颅脑创伤患者至关重要[7]。手术方面，18%～31%的经蝶窦手术患者多在术后早期出现尿崩（通常在垂体手术后的 24～48h 内）[8]。年轻患者、男性和脑脊液漏是经蝶手术患者发生尿崩的危险因素。此

外，颅咽管瘤，Rathke 囊肿及垂体促肾上腺皮质激素腺瘤切除也是诱发术后尿崩的危险因素。

尿崩患者的尿液检测应表现为低渗尿，其比重 < 1.005，尿渗透压 < 200mOsm/kg。框 58-2 总结了尿崩症的管理策略。

框 58-2　中枢性尿崩患者的管理策略

1. 留置 Foley 尿管，准确记录患者的摄入量和输出量
2. 每 4～6h 检测患者的尿渗透压、尿比重及血清钠水平
3. 1- 脱氨 -8- 精氨酸血管升压素可以 1～2μg 的初始剂量静脉注射或皮下注射
4. 当 2h 后尿量为 200～250ml/h，伴尿比重 < 1.005 和（或）尿渗透压 < 200mOsm/kg 时，重复给予 1- 脱氨 -8- 精氨酸血管升压素剂量
5. 静脉补充容量，在 2～3d 内逐渐纠正自由水不足（以最大限度地减少脑水肿的风险），对证据表明血容量缺乏的患者应考虑使用生理盐水，如果患者的血容量正常，则考虑减半使用生理盐水或从第 5 天起减半使用

能够识别尿崩病情进展的三相反应十分重要[9]。第一个阶段通常以持续 5～7d 的急性尿崩为特征，继而过渡为 SIADH 的第二个抗利尿阶段，此阶段是由于储备的血管升压素从退化的垂体后叶组织中不受控制地释放入血引起。在这一阶段，尿液浓缩，尿量明显减少，此时持续输入自由水可迅速导致低钠血症。第二阶段的持续时间变化较大（2～14d）。此后，一旦储备的血管升压素耗尽，进展为第三阶段的永久性尿崩。因此，去氨加压素应根据情况调整用药，而不是定期使用；对每日液体正平衡＞ 2L 的情况应考虑发生 SIADH。

内分泌紊乱危及生命了吗?

垂体 - 肾上腺轴失调导致的急性肾上腺皮质功能不全可能威胁到患者生命。临床上，患者可能出现低血压，且难以进行容量复苏，需要使用血管升压药物维持血压；低钠血症患者常伴有相对或绝对高血钾，此外包括低血糖、恶心 / 呕吐、腹痛，甚至发热。急性颅脑损伤患者合并 ACTH 和皮质醇缺乏的研究已经获得很多成果。虽然有报道在急性期颅脑损伤患者合并 ACTH 和皮质醇缺乏的发病率为 4%～53%，但确切的发病率尚不清楚，这是由于对危重病患者而言，肾上腺皮质功能不全的诊断仍存在相当大的争议[10]。例如，对于急性颅脑损伤患者

肾上腺皮质功能不全的诊断没有统一的阈值，尽管已经有部分学者提出以上午9点的基础皮质醇水平＜300nmol/L（11μg/dl）作为分界值[11]。此外，诸如促肾上腺皮质激素兴奋试验之类的激发试验在颅脑损伤患者中可能没有太大意义，因为机体处于危重状态时可能会减弱皮质醇对促肾上腺皮质激素刺激的反应[12]。即便如此，对临床怀疑肾上腺皮质功能不全的患者进行检测（特别是基础皮质醇水平）并紧急启动补充治疗是合理的。如果临床上高度怀疑肾上腺皮质功能不全，患者应立即接受冲击剂量的类固醇治疗。经典的治疗方案为每6～8h静脉输注氢化可的松100mg。

神经重症监护室的患者可能由除直接颅脑损伤或围术期并发症以外的机制发展为相对肾上腺皮质功能不全。例如，脓毒症患者可能进展为相对肾上腺皮质功能不全。脓毒症患者出现严重低血压时可能会并发垂体梗死或肾上腺梗死，从而导致糖皮质激素合成减少。此外，脓毒症患者的机体炎性内环境可能影响糖皮质激素进入靶组织和细胞[13]。

此外，重症监护病房中的几种常用药物可导致垂体-肾上腺轴功能障碍。例如，依托咪酯能产生一种浓度依赖性的11β-羟化酶阻滞药，这种酶在生化反应的最后阶段将胆固醇转化为皮质醇。尽管早在20世纪80年代就出现了依托咪酯导致肾上腺功能障碍的报道，但其临床相关性一直不清楚。最近，一些研究表明，在危重症或脓毒症的机体环境下，即使是单剂量的依托咪酯也可能导致持续的肾上腺功能减退（12～24h）[14]。一项纳入499名患者的皮质类固醇治疗感染性休克的试验中，96名患者在快速诱导麻醉插管时使用依托咪酯。研究发现依托咪酯的使用与皮质醇对ACTH的反应钝化（16.4%）及更高的死亡率（12.2%）有关[15]。因此，对于气管插管时使用依托咪酯并且随后发展为升压药抵抗的低血压患者，可以考虑短期给予冲击剂量的皮质类固醇。苯妥英钠和苯巴妥可以通过诱导细胞色素P_{450}活性上调皮质醇的代谢，从而诱发肾上腺皮质功能不全。有报道称服用这两种药物的癫痫患者可出现皮质醇浓度的一过性下降[16]。虽然这一点的临床意义尚不明确，但对已经倾向发生内分泌功能障碍的颅脑损伤患者而言，常规使用苯妥英钠预防癫痫发作的情况被重点关注。

危及生命的甲状腺功能障碍

在内分泌急症的疾病谱中，甲状腺危象是最严重的疾病之一。早期识别和正确干预是至关重要的，如果治疗延迟，死亡率可超过90%[17]。甲状腺危象患者中导致甲状腺功能亢进最常见的潜在病因是Grave病。甲状腺危象也可与单发的毒性腺瘤或多发的毒性结节性甲状腺肿一起发生。各种急性应激源可诱发甲状腺危象，包括手术、创伤、心肌梗死、肺栓塞、糖尿病酮症酸中毒、脓毒症，以及药物的使用如碘、胺碘酮、水杨酸盐和伪麻黄碱等[18]。甲状腺功能亢进的经典体征和临床症状包括发热、大汗、心动过速、心律失常、震颤、焦虑、意识障碍、恶心或呕吐和腹泻。患者可能进展为高输出性心力衰竭、休克，甚至昏迷。甲状腺功能检测的结果表现为游离T_4和游离T_3升高，促甲状腺激素（TSH）降低。在诊断甲状腺功能亢进时，游离甲状腺激素浓度较总甲状腺激素浓度更可取，因为蛋白质结合条件的改变会显著影响总甲状腺激素的水平。

与甲状腺危象相反，失代偿性甲状腺功能减退可导致黏液水肿性昏迷。包括卒中、创伤、感染、充血性心力衰竭、胃肠道出血、麻醉药、镇静药、安神药、胺碘酮、锂、低氧血症和高碳酸血症等许多因素都可以诱发黏液水肿性昏迷。典型的表现是由嗜睡进展到昏睡，然后昏迷，这一过程中可伴有呼吸衰竭和体温过低。其他症状包括心动过缓、低血压、通气不足、厌食、恶心、腹痛和胃肠道动力减退。异常的实验室指标常显示低钠血症和低血糖。所有患者的血清总甲状腺激素浓度和游离T_4及T_3浓度都减低，并常伴有TSH升高[19]。

关键注意事项

- 危及生命的内分泌疾病包括：①垂体功能障碍导致的急性水盐失衡；②垂体 – 肾上腺轴紊乱导致的肾上腺皮质功能不全；③甲状腺功能亢进和黏液水肿性昏迷。
- 由于 SIADH 或脑耗盐，动脉瘤性 SAH 患者常发生低钠血症
- SAH 患者并发低钠血症的治疗包括盐片、氢化可的松、高渗盐水输注；可能使用抗利尿激素受体拮抗药或限制自由水输入。
- 中枢性尿崩症常见于颅脑损伤、经蝶窦术后或破坏性神经损伤进展为脑死亡的患者。
- 尿崩症表现为多尿和高钠血症，但是在诊断尿崩症之前必须排除其他病因，如输注高渗盐水导致高钠血症或输注甘露醇导致多尿，高血糖，过度的静脉液体复苏等。

第十一篇 伦理与临终关怀问题
Ethics and End–of–Life Issues

Kiwon Lee 著

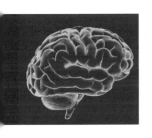

第59章 脑死亡和器官捐献
Brain Death and Organ Donation

Jeremy T. Ragland　Guillermo Linares　Mireia Anglada　Kiwon Lee 著

文俊贤　左玮 译

魏俊吉　张洪钿 校

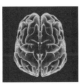

　　一位 55 岁的右利手女性患者因为突发的意识丧失被送至急诊室。患者有吸烟史及缺乏控制的高血压。急救车将她从家附近的一个杂货店带进急诊室，陪伴着她的丈夫描述：当他们在购买食物时患者突发头痛，随后右侧脸部、手臂、腿部瘫痪。急救人员描述：在转运过程中体查发现患者右侧躯干肌力为 0 级，没有意识，双侧瞳孔极度扩大并且对光反射丧失。为保证气道开放，患者不得不接受气管插管。在这个过程中，患者接受了神经肌肉阻滞药和丙泊酚。插管 12min 之后，患者被送达了急诊室。

　　患者在抵达急诊室后立刻接受了评估，评估发现血压为 212/123mmHg、呼吸频率为 12/min、心率为 121/min、体温 37.3℃（99.1°F）、氧饱和度 98%。我们立即将患者放置在遥测设备下，同时建立了两条大口径的静脉通道，并且查了一系列实验室数值。在体格检查中，她被发现对疼痛刺激反应迟钝。

　　气管插管固定在离嘴唇 23cm 的位置。双侧肺野听诊呼吸音清晰，能听到 S_1、S_2 和响亮的 S_4，最强心尖冲动点被取代，脉搏可以毫不费力地触及。检眼镜显示视网膜病变与恶性高血压视网膜病变情况一致。

腹部柔软无压痛，皮肤无异常表现，无红斑。非镇静状态下进行的神经学检查显示，对鼻部呵痒或胸骨摩擦无反应。瞳孔 7mm，对光反射消失。两侧均无角膜反射。操作气管插管时无自主呼吸和呛咳反应。头眼反射消失。深肌腱反射消失，足底刺激无反应。急诊室的主管护士已经保管好了患者的财物，包括钱包和驾照。

当你准备将患者转移去做 CT 扫描时，她的丈夫表示没有书面的生前遗嘱或口头的优先指示。她的丈夫请求你"请无论如何都要救她"。你告诉他，她将在 CT 扫描后立即被送往神经重症监护室。非增强头部 CT 扫描如图 59-1 所示。

实验结果很快就出来了，患者完整的综合代谢情况都可以看到——完整的血细胞计数，毒理学筛选，动脉血气分析，心脏缺血标志物，凝血试验。当你从放射科回来时，分管到这个病例的医学生问你，如果没有神经反应，停止医疗干预是否合适。

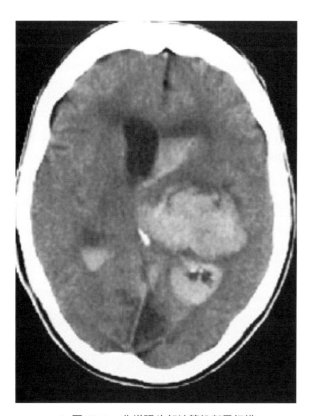

▲ 图 59-1　非增强头部计算机断层扫描

什么是最合适的答案？

立即干预可改善血流动力学参数。在这个病例中，大量出血和严重高血压的存在要求控制血压。由于患者最近接受过神经肌肉阻滞药和镇静药，因此不应以体查的结果为基础而停止医疗干预，而且患者 ICP 的升高是很有可能的，因此结合心血管干预措施、高渗治疗的"脑复苏"治疗是值得推荐的。如果出现其他生理紊乱，如凝血异常，应及时纠正。此时应考虑由具有适当资质的医生（如神经外科医生或神经重症医生）进行 EVD。EVD 可以让神经重症医师诊断颅内压增高，进而使用高渗疗法，通过清除脑脊液直接降低颅内压，并充分使用调控血压药物，以确保足够的脑灌注。

此病例早期限制临床干预可能为时过早，因为神经学检查被镇静药和神经肌肉阻滞药干扰。此外，该案例中患者没有预先指令帮助医生做出限制治疗决定，而是她丈夫要求继续提供全面的医疗护理。所以安全和快速转移到神经重症 ICU 是正确的。

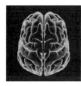

25min 过去了，患者现在在神经重症 ICU。分配到该患者的住院医生准备对他做初步评估。

如果怀疑脑死亡，神经学检查的重点应该是什么？

全身昏迷检查的第一部分应该从仔细评估意识状态和检查脑干反射开始，通过测试和记录对相应刺激做出反应的运动的存在和程度，如用棉签轻轻刺激鼻孔和眶周区域，这通常能引起运动反应。当深度昏迷状态存在时，最好按压眶上神经、颞下颌关节或甲床来引起疼痛[1]。但是剧烈的胸骨摩擦(当用力过大，可能会压迫整个胸腔)可能会导致不必要的不良事件，因此不建议使用，可以用其他的刺激方式来引起反应。

评估昏迷患者的下一步是测试脑干功能。主要评估脑干所有三个主要部分的通路：中脑、脑桥和延髓。被经典描述的脑干从头端向尾端进展的功能障碍是最常能被观察到的，但也有其他情况。通常，脑干的延髓是脑干停止功能的最后一部分，在某些病例中，由延髓呼吸中枢介导的呼吸驱动力会持续很长一段时间[2]。另一种不太常用的延髓功能测试是在使用阿托品后监测心率。心率加快表明延髓迷走神经中枢功能存在[3, 4]。这项测试在许多医疗机构中并不是常规进行的，但应该为神经重症医师所熟悉。表59-1展示了常见的脑干反射测试。在床边测试自主呼吸时，最常见的错误之一就是将通气模式从辅助控制模式("AC")切换到自发模式("PSV")，并观察患者呼吸频率的下降。这不是一个正确的测试，因为现代的呼吸机对最小的呼吸变化非常敏感，根据压力或流量触发的敏感性设置，即使是在自发模式下脑死亡患者也可能会触发呼吸机。最好的方法就是简单地断开患者的连接，仔细观察患者的胸部是否抬高，或者倾听患者的细微呼吸声。

因为用于引起运动的刺激必须在反应发生前产生，所以运动检查是与感觉检查一起进行的。如伸直姿势和屈曲姿势及三次屈曲这样非皮质介导的运动经常能被观察到，区分反射引起的刻板运动与复杂的由皮质介导的运动是十分复杂的，需要用不同的刺激进行反复测试。然而，脑死亡患者缺乏所有由皮质和脑干介导的运动。

表 59-1　测试脑干反射

瞳孔
- 对强光的反应
- 尺寸和形状

眼球运动
- 头眼反射（只在颈椎或颅底没有明显骨折或不稳定时进行测试）
- 眼前庭反射（通过冷热水刺激测试来引发眼球运动）

面部感觉和面部运动反应
- 温和地鼻部和眶周呵痒
- 角膜反射
- 下颌反射
- 按压甲床、眶上嵴或颞下颌关节引发痛苦面容

咽喉和气管反射
- 对后咽部刺激的反应
- 对气管吸痰的反应

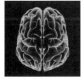

负责的住院医生完成了他的初步评估，患者缺乏所有对刺激的反应，也没有脑干反射。

这个患者符合脑死亡的标准吗？

不。这位患者接受了神经肌肉阻滞药和镇静药，这会干扰神经检查。一种常用的测试神经肌肉阻滞存在的方法是四联刺激肌肉收缩实验。在这个测试中，会沿着周围神经的路径连续施加四种电刺激，并测量由此产生的受神经支配的肌肉的收缩。对电刺激反应的缺乏或减弱表明存在神经肌肉阻滞药。此检查应在重复神经检查前进行。应该指出的是，在排除混杂代谢或药理因素的干扰之前，神经

学检查不应用于确定脑死亡。在个病例中，丙泊酚的消除半衰期很短，任何有意义的药理作用应该在几分钟到几小时内消失。值得注意的是，由于丙泊酚的亲脂性，持续输注可能导致脂肪组织的沉积和积累，其药理作用可以变得更持久。一旦药物水平（如用于治疗高 ICP 的巴比妥酸盐）低于治疗范围，就可以进行临床检查[5, 6]。当此级别无法判断时，需要等待 4～5 个半衰期。如果在适当的等待期间仍然高度怀疑药物作用造成了干扰，可以进行辅助试验。对复杂情况的特定测试的记录是脑死亡评估的重要组成部分。表 59-2 列出了在进行脑死亡检查前必须排除的常见情况。

表 59-2　脑死亡检查前必须排除的常见情况

排除可能干扰临床评估的复杂医疗情况
• 电解质紊乱
• 酸碱紊乱
• 内分泌紊乱
无明显的体温过低
• 核心温度 ≥ 32℃（89.6 ℉）
无明显低血压
• 收缩压 ≥ 90mmHg
排除药物过量或中毒

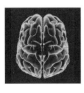

　　2h 后，一项四联刺激肌肉收缩实验证实了体内神经肌肉阻滞的存在。血清学检查排除了代谢紊乱干扰临床表现的可能，生命体征在正常范围内，包括血压和体温。作为分配给这个病例的神经重症医师，你让住院医生在你的监督下进行前庭冷热量刺激测试。

这个住院医生的测试应该包括什么？

　　虽然热刺激测试和冷刺激测试都是可能的，但冷刺激测试是最常见的床边测试。在这个测试中，必须保证被刺激的眼球的运动没有丧失。鼓室倾斜 30° 后用冰水冲洗。正常人的眼睛对冷刺激不会有凝视时间偏差。COWS（cold other warm same）被医学院的学生用来记忆前庭对热量刺激的反应。COWS 是指神志清醒而非昏迷的患者眼球震颤的快速组成部分。在昏迷的患者中，预期的正常反应是用冷水冲洗的一侧的紧张性凝视时间偏差。在鼓室冲洗前进行耳镜检查是一个重要步骤，因为鼓膜破裂不应冲洗，有感染的风险。耳镜检查应该排除在耳道中存在凝血或耳垢，这可能会减少没有脑死亡的人的反应。用 50ml 冷水冲洗每只耳朵时，眼睛没有偏移，这被认为是一个阳性测试。灌水后应留 1min 观察。临床医生应等待 5min 后再检查对侧前庭器。

下一个测试脑干功能的临床测试是什么？

　　可以进行呼吸暂停试验。该试验方法为：中断机械通气来增加动脉血中 CO_2 含量以导致通气不

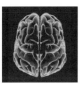

　　包括冷刺激测试的前庭眼检查显示患者无任何反应。

足。当二氧化碳浓度适当增加后没有观察到呼吸运动时，该检测被认为是阳性。一般来说，刺激延髓的呼吸中心的最大二氧化碳的分压是60mmHg。在慢性二氧化碳潴留患者中，需要在此基线上再增加20mmHg[7]。

预充氧是安全进行这项测试的必要条件，也有助于消除呼吸系统氮的储存。为了达到这个目的，在停止机械通气前的几分钟，将吸入氧气的比例设置为100%。在停止机械通气后，通过气管内插管引入导管来充氧。输氧速度不宜过高，以免二氧化碳意外通入。一般接受的速度是6L/min。机械通气必须断开，以获得正确的评估，因为呼吸机的传感器可能被不恰当地触发，从而产生假阴性结果[8]。二氧化碳的增加速度通常是3mmHg/min。ABG的基线用于评估CO_2的增加，并确认氧气的

充足。试验过程中会不断地测量血气，只要血流动力学稳定，血氧仪测定的氧合充足，实验可持续数分钟。当足够$PaCO_2$的升高而没有观察到呼吸运动时时，该测试被认为是阳性的，与脑死亡结果一致[1, 9, 10]。图59-2是一种常用的呼吸暂停测试协议流程图。应该指出的是，不同机构的流程可能有所不同，而且此实验与呼吸科医生的密切合作是必不可少的。呼吸暂停测试是脑死亡评估的重要组成部分。

谁应该出席这次会议？

目前还没有诊断出脑死亡。此时召开家庭会议的目的不是为了关注脑死亡。而是突然发作的神经系统疾病（如本例所示）经常具有破坏性后果，常

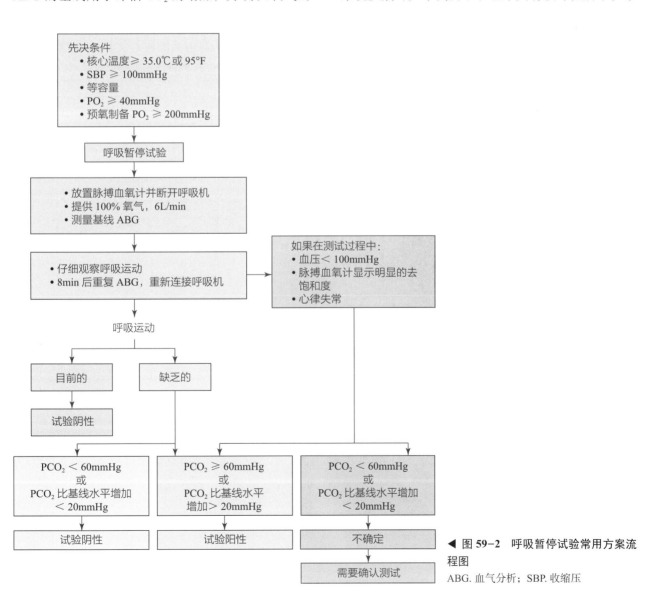

▤ 图59-2 呼吸暂停试验常用方案流程图

ABG. 血气分析；SBP. 收缩压

此时你的神经学评估结果仍未改变，而且呼吸暂停测试未能引起呼吸运动。你在候诊室找到患者的丈夫，建议这个时候开个家庭会议。

常使家庭成员感到震惊，无法充分明白情况。在病程早期与家人建立开放的沟通渠道是至关重要的。除少数情况外，家庭会议应包括所有可能的家庭亲密成员。在这种情况下，询问患者的丈夫他认为谁应该出席家庭会议是有帮助的。应该强调的是，"家人"一词是用来指任何被医疗保险代理人指定为家庭成员的人，在本例中是指丈夫。当一个家庭由一大群人组成时，指定一个发言人是有帮助的。然后，可以将家庭会议范围以外的成员的通知权交送给家庭发言人，他或她来直接传达信息。这

种方法可以帮助避免误解，最有效地节省临床医生的时间。值得一提的是，有时健康代理人（在本例中是患者的丈夫）可能会指定其他人作为家庭发言人，比如兄弟姐妹或亲密的家庭朋友。这些要求应该在医院政策和各州法律允许的范围内得到尽可能多的尊重。

　　成功的家庭会议通常由医疗团队的不同成员参加，包括护士、住院医生、重症医生和社会工作者。在会议开始时会介绍医疗团队的成员及其角色，并询问家庭成员的个人情况。

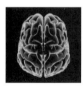

　　在家庭会议上，患者的丈夫告诉你，他看到了患者的胳膊和腿的运动，出汗，脸红，还有胸廓的运动。

这些发现与脑死亡的结果不相符吗？

　　不。以下现象偶尔会出现，不应将其误解为脑还具有功能的证据[11-14]。

● 非病理性屈曲或伸展反应的肢体自发反应。

● 呼吸样运动（肩部抬高并内收，拱背，肋间扩张却无明显潮气量）。

● 出汗、脸红、心动过速。

● 无药物控制而血压正常或血压突然升高。

● 尿崩症的消失。

● 深肌腱反射，浅表腹部反射，三重屈曲反应阳性。

● 巴宾斯基反射阳性。

是否需要进一步的辅助检测来诊断脑死亡？

　　不。这个病例不需要辅助测试来诊断脑死亡。在不必要的情况下执行辅助测试有时会导致出现矛盾信息。虽然有经验的临床医生通常可以解释这些相互矛盾的信息，但这可能会导致家庭成员和医疗团队之间的不理解。诊断脑死亡最敏感、最特异的工具是临床检查，包括冷热量刺激实验和呼吸暂停试验。如果患者的血流动力学状态不够稳定，无法耐受呼吸暂停测试，则通常需要进行验证性测试。

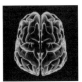

一名29岁的右利手男性，突发说话困难、右脸、右侧手臂和右侧腿部无力。他被送至外院，并接受了Ⅳ型组织纤溶酶原激活剂治疗，头部的CT和磁共振成像证实左侧大脑中动脉（MCA）完全堵塞。住院第2天，他出现恶性高血压伴心动过缓。复查头部CT显示左侧MCA区恶性水肿，中线向右移位8mm。体查发现患者意识为昏迷并呈去皮质强直姿势。医生对患者进行了气管插管、器械通气，并给予甘露醇和高渗盐水。他被转到我们这里后，我们对患者实施了去骨瓣减压术，并进行脑室外引流以方便监测颅内压和促进脑脊液分流。尽管实施了去骨瓣减压术，患者ICP仍然升高到20~30cmH_2O，他接受了大剂量高渗盐水和甘露醇及接受降温疗法及使用肌松剂。然而他的ICP持续恶化，水平达到30~40cmH_2O。同时他的体查结果也在继续恶化：他的瞳孔散大到7mm且没有对光反射。为了控制ICP，我们给他服用了戊巴比妥，但是他的EVD显示ICP持续上升到70cmH_2O。此时，镇静药和戊巴比妥已停止使用。他的体查结果与脑死亡结果相符，但由于镇静药和戊巴比妥的干扰作用，无法完全确诊，遂采用脑闪烁成像辅助检查完成脑死亡评估。

在什么情况下辅助测试对评估脑死亡最有用？

以下情况可能会影响临床对脑死亡的诊断，在这些情况下，仅凭简单的临床判断无法做出准确的诊断时。此时的辅助测试是非常有帮助的。

- 严重的面部或颈椎创伤。
- 已存在的瞳孔变形。

- 任何镇静药、三环类抗抑郁药、抗胆碱能药、抗癫痫药、化疗药物或神经肌肉阻断剂的使用。
- 导致二氧化碳长期滞留的睡眠呼吸暂停综合征或严重肺部疾病。
- 因为患者在完成测试前的血流动力学状态就变得不稳定，无法进行正式的呼吸暂停测试。

在与住院医生和同事交谈之后，团队中的医学生问你，在美国，对于脑死亡的诊断，有没有什么大家广泛接受的官方指导方针是他可以参考的。

你的答案是什么？

1995年，美国神经学会（AAN）发布了一个诊断成人脑死亡的实验参数。2010年，AAN发布了一份循证医学的指南更新，它评估了脑死亡的辅助测试、脑死亡患者的最适当的观察时长、脑死亡患者的复杂运动之间的相关性，以及评估了不同呼吸暂停测试模式的相对安全性。这两份文件都可以在AAN的网站上找到。表59-3提供了确定脑死亡标准的项目列表[1, 15-19]。

诊断脑死亡最常用的辅助检查是什么？

脑血管造影术[20, 21]、脑电图（EEG）[22, 23]、经颅多普勒超声（TCD）和脑闪烁扫描[25]是确认脑死亡最常利用的辅助检查。表59-4列出了这些诊断模式的要点。其他方法例如磁共振血管造影[26-29]和计算机断层血管造影[30-34]也被用于脑死亡的诊断；然而，关于它们的特异性及敏感性还有待商榷，目前不建议使用它们。一些电生理检查（例如有一些小范围病例研究在有限的EEG导联下引发

表 59-3　确定脑死亡的核对表

先决条件（必须全部检查）

- 昏迷，不可逆转及昏迷原因
- 有解释昏迷原因的神经成像
- 中枢神经系统抑制药物效果消失
- 无残留肌松药证据（如果使用了肌松药需施加电刺激）
- 无严重酸碱、电解质及内分泌紊乱
- 正常体温或轻度低温（核心温度 ≥ 36℃）
- 收缩压 ≥ 100mmHg
- 无自主呼吸

检查（必须全部核对）

- 瞳孔对强光无反应
- 角膜反射消失
- 头眼反射缺失（仅在确保颈椎完整性的情况下测试）
- 眼前庭反射缺失
- 刺激眶上神经、颞下颌关节无反应
- 呕吐反射消失
- 气管插管时没有咳嗽反射
- 四肢对刺激缺乏反应（脊柱介导的反射运动不算在内）

呼吸暂停测试（所有项目都必须核对）

- 患者血流动力学稳定
- 调整呼吸机以提供正常二氧化碳分压（$PaCO_2$ 34～45mmHg）
- 患者预先充 100% FiO_2 ≥ 10min 至 PaO_2 ≥ 200mmHg
- 患者维持 5cmH$_2$O 的 PEEP
- 通过吸入气管以 6L/min 的速度向患者提供氧气，或者提供 10cmH$_2$O 的 CPAP
- 未连接呼吸机
- 无自发性呼吸
- 在 8～10min 分析动脉血气；然后患者重新接上呼吸机
- PCO_2 > 60mmHg，或较正常基线值增加 20mmHg

或

- 呼吸暂停测试中止

辅助测试（只需要在一种情况下进行：因为患者因素导致临床检查不能完全进行，或呼吸暂停测试中止了或结果不确定）

- 脑血管造影
- HMPAO SPECT
- EEG
- TCD

死亡时间（DD / MM / YY）_____

医生签名_____

CPAP. 持续气道正压；EEG. 脑电图；FiO₂. 吸入氧气浓度；HMPAO. 铸 99m（⁹⁹ᵐTc）六亚甲基；SPECT. 单光子计算机断层扫描；PaCO₂. 二氧化碳分压；PaO₂. 氧分压；PEEP. 呼气末正压；TCD. 经颅多普勒检查
经授权引自 Wijdicks EFM, Varelas PN, Gronseth GS, Greer DM. Evidence-based guideline update: Determining brain death in adults. Report of the Quality Standards Subcommittee American Academy of Neurology. Neurology. 2010;74:1911-1918.

患者躯体感觉诱发电位 [35, 39] 和脑电双数）由于存在较高的偏倚风险和统计精度，不推荐将其作为脑死亡诊断的辅助手段。

表 59-4　测定脑死亡的辅助试验方法

脑血管造影术

- 对比剂应在高压力下注入主动脉弓，并达到全身循环
- 在颈动脉或椎动脉进入颅骨的水平之后不应发现脑内充盈
- 颈外动脉循环应通畅
- 上矢状窦的充盈可能会延迟

脑电图

- 至少使用 8 个头皮电极
- 极间阻抗应该为 100～10 000Ω
- 对整个记录系统的完整性进行测试
- 电极之间的距离至少为 10cm
- 敏感性应该增加到至少每 30 分钟 2μV，并进行适当的校准
- 高频滤波器设置不应低于 30Hz，低频设置不应高于 1Hz
- 脑电图应显示对强烈的躯体感觉刺激或视听刺激缺乏反应

TCD 超声

- 只有在找到可靠的异常信号时，TCD 结果才可信。异常情况应包括混杂血流或收缩期早期的小收缩峰。如果选取的声波窗口不合适，那么可能出现血流完全不流动的不可靠结果。应该有双侧声波和前后声波。探头应经枕下经颅窗放置于颞骨颧弓及椎基底动脉上方
- 通过轨道窗口的声波可以得到可靠的信号。然而 TCD 检查结果在先前经过开颅手术的患者中可能不太可靠

脑显像 HMPAO

- 同位素应该在重组后 30min 内注入
- 头部的前、外侧平面图像计数（500 000）应在多个时间点进行：即时、30～60min 后和 2h 后
- 正确的静脉注射结果可以通过肝脏摄取代谢的额外图像来确认（可选）
- 大脑半球 MCA、ACA 或基底动脉区域无放射性核素定位（空心颅骨现象）
- 上矢状窦无示踪剂（头皮的示踪剂最少）

ACA. 大脑前动脉；HMPAO. ⁹⁹ᵐTc- 六亚甲基；IV. 静脉注射；MCA. 大脑中动脉；TCD. 经颅多普勒检查
经授权引自 Wijdicks EFM, Varelas PN, Gronseth GS, Greer DM. Evidence-based guideline update:Determining brain death in adults. Report of the Quality Standards Subcommittee of the American Academy of Neurology. Neurology. 2010;74:1911-1918.

如果进行 TCD 超声检查，最可能的结果是什么？

TCD 是一种实用、无创的诊断脑循环阻滞的方法。它是一种十分依赖于操作者的测试，需要适当的培训、认证和熟练。该患者最可能的发现是在收缩期早期出现混杂血流或小收缩峰 [36, 37]。这一发现应可以在双侧颞骨窗和枕下经颅窗看到。图 59-3 显示了一个与大脑循环停止相一致的波形示例。当之前的基础工作显示存在足够的骨窗，并绘制了

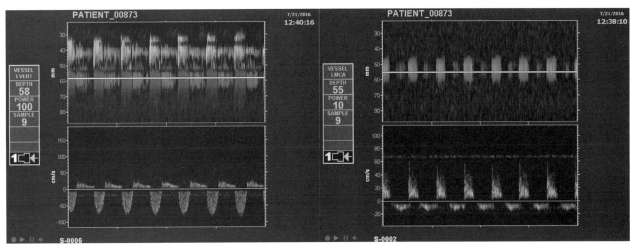

▲ 图 59-3　经颅多普勒波形符合脑循环停止（彩插见书末）

血管解剖图，这时 TCD 在评估脑死亡时是最有用的。如果波形形态从正常的低阻流模式转变为混流模式，那么这种测试结果非常可信。在没有基础工作的情况下，应谨慎解释 TCD 检查中血流的缺乏，因为颅骨增生可导致完全没有血流信号的假阳性结果。

如果做一个脑血管造影，这个测试最有可能的结果是什么？

主动脉弓注射对比剂后，颅内血管不会出现增强。这项试验需要高压注射。虽然上矢状窦有延迟增强的可能，但脑静脉窦最终是不会被增强的。图 59-4 显示了与脑死亡相符的血管造影。

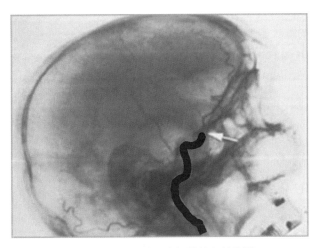

▲ 图 59-4　与脑死亡相符的血管造影

如果做脑电图，这个测试最有可能的结果是什么？

美国脑电图学会的指南认为使用脑电图作为脑死亡辅助测试是可靠的。表 59-4 列出了这些指南建议的最相关方面。图 59-5 显示了一个脑死亡患者的脑电图记录的脑电信号消失的例子。

如果进行脑闪烁成像，这个测试最有可能的结果是什么？

在注射亲脂放射性同位素后，在颅内循环和脑组织中缺乏放射性核素定位与临床脑死亡的情况是一致的。这一结果也被称为"空头骨现象"。图 59-6 为男性患者的脑闪烁图正如前文所讨论的。放射性核素的摄取应在颅外结构（包括面部和其他器官，如脑死亡患者的肝脏）中可见。

现在是讨论器官捐赠的好时机吗？

讨论器官捐赠是复杂而微妙的。不应禁止医生讨论与患者护理有关的任何问题。如果家属在这个时候提出器官捐献的问题，应该诚实地回答。医疗团队应该努力将自己与器官捐赠团队区分开来，确保自己是患者护理提供者的主力。在特殊情况下，不属于临床小组的器官捐献专家可以被允许与家属讨论器官捐献问题。但不要过早地跳到器官捐献的话题上。最好由建立良好医患关系的主管医生和护

B

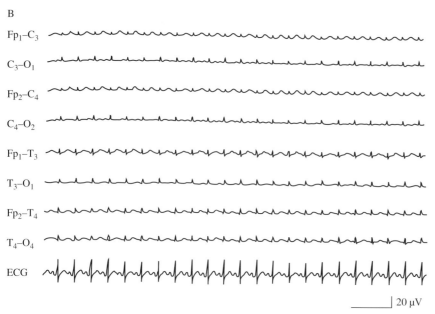

◀ 图 59-5　脑死亡患者的脑电图记录
的脑电沉默

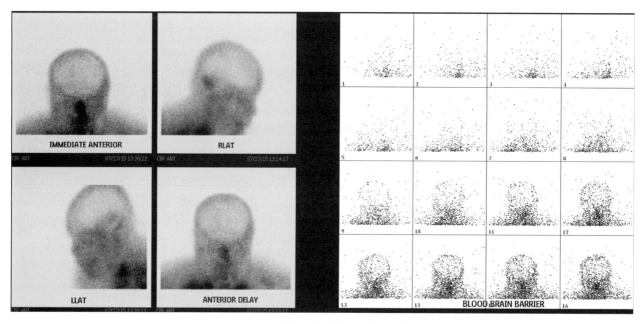

▲ 图 59-6　脑死亡患者的放射性核素研究

理人员来介绍器官捐献团队，而不是让器官捐献团队介绍自己，这样子的效果最好的。

让器官捐献专家参与的最佳时机是什么时候？

　　器官捐献专家应尽早注意可能捐献的病例。他们的专业训练让他们能够与家人进行对话及完成复杂的医疗决策。要重点注意的是，器官捐献专家在未与医疗小组协商之前不能接触家属，而且在家属

有机会讨论治疗计划和预后之前也不行。然而当早期涉及一个病例时，他们可以开始评估潜在的捐助者。这种策略避免了他们与患者家属之间的强制性对话或避免了违背患者和家人的意愿，并将器官捐献成功率最大化。

有什么办法可以评估患者对器官捐赠的态度吗？

　　拿到患者的钱包并查看她的驾照可以帮助患

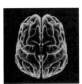

家庭会议是一个充满情绪化和宣泄情绪的地方，在其中，医疗团队和家庭成员都能够讨论出明确的诊断，并表达他们对不幸事件的感受。患者曾经与她的丈夫进行了详细的讨论，希望丈夫在她发生灾难性的脑损伤时考虑将她的器官捐献，并且还在她的驾照上表达了自己的器官捐献意愿。从一开始就参与其中的器官捐赠团队协调了心脏、肺、肝脏、肾脏、胰腺、角膜、骨骼和皮肤的捐赠，帮助了 11 名不同的患者改善健康状况。

者家属及器官捐赠团队明白患者的器官捐赠意愿。我们应尽可能找出任何可以帮助家庭做出决定的记录。

脑损伤患者是否有办法在不符合脑死亡标准的情况下捐献器官？

是的。许多机构都有心脏死亡后的捐赠协议。这些协议允许患者出于自己的意愿或代理人的判断而计划进行人道主义拔管以捐献自己的器官。生命维持设备是在医生控制的情况下撤掉的（通常是在手术室）。在心功能停止，医生宣布患者死亡后，移植团队就可以开始移植程序。为避免利益冲突，主刀的外科医生和移植组的其他成员可能不参与对这些患者的临终护理[38]。

确定脑死亡的关键提示

1. 昏迷原因已明确诊断（如 SAH、ICH 和恶性 MCA 梗死）。

2. 没有体温过低。

3. 无严重电解质紊乱。

4. 无镇静药物作用。

5. 脑干反射缺失。

(1) 瞳孔扩张，对光反射消失。

(2) 头眼反射消失。

(3) 没有咳嗽反射和呕吐反射。

(4) 冷热量刺激反射消失。

(5) 无皮质或脑干介导的运动（无去大脑强直或去皮质强直姿势，但可有三屈反射和巴宾斯基反射）。

(6) 没有自主呼吸 [记住不要只是调到持续气道正压模式（CPAP）或同步间歇通气模式（SIMV）模式，把呼吸速率调低：如果你切换到 CPAP 模式，此时患者存在自主呼吸；或者你调到 SIMV 模式并把呼吸速率调到 3，然后患者每分钟呼吸 5 次；这并不一定意味着患者能够呼吸。你必须增加流量 /压力触发敏感度，或者简单地将患者与呼吸机断开，以评估自发性呼吸 / 呼吸暂停]。

6. 完成以上 5 个步骤后，进行正式的呼吸暂停测试。

(1) 确保患者血流动力学稳定。

(2) 测量基线 ABG 浓度。确保二氧化碳分压为 $30 \sim 40mmHg$。

(3) 通过 ETT 提供 6L 氧气，在保留 ETT 的同时将患者与呼吸机断开。

(4) 监测前 8min 是否有任何自发呼吸。

(5) 测量 ABG 浓度。如果二氧化碳分压为 > $60mmHg$ 或比基线二氧化碳分压增加 20mmHg，则确认为呼吸暂停，患者可被宣布脑死亡。

(6) 如果未达到上述 PCO_2 指标，则在上述 5 步中再做 2min，再次测量 ABG 浓度。

7. 如果患者在正式的呼吸暂停测试期间血流动力学不稳定，则可以进行核医学脑血流检查或常规血管造影。也可以考虑进行 TCD 检查或脑电图检查，但这些检查结果可能出现假阳性或假阴性，因此并不普遍推荐。

！　关键注意事项

- cEEG 在 ICU 中最成熟的应用是对亚临床癫痫发作和非惊厥性 SE 的检测和治疗。

- 为了正确诊断脑死亡，临床医生必须坚持大家公认的评判方法。

- 诊断脑死亡不需要辅助测试，但辅助测试在特定情况下可能会有帮助。

- 脑死亡患者的基本都是昏迷或无反应的、临床上证实脑干反射缺失及正式的呼吸暂停测试证实没有任何自发呼吸。

- 现在只需要进行一次临床脑死亡检查。当有明确的结构原因导致患者失去脑干反射时，则不需要在 6~12h 后进行第二次检查。

- 如果患者的病情不稳定，不能接受正式的呼吸暂停试验，通常采用核血流测试来验证。

- 器官捐赠对社会意义重大，对于严重神经损伤的患者，应该在发病早期考虑器官捐赠。医疗团队与患者家属建立了良好关系基础之上，引入器官捐献团队并传递了一个积极的信息，即生命礼物的概念，这才是最好的结果。

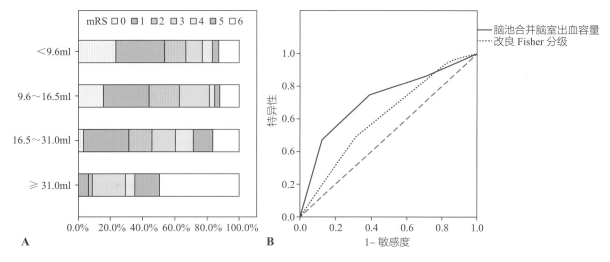

▲ 图 1-3　出血量对于 3 个月时功能结果的影响

A. 脑池合并脑室出血容量标准，患者出血量越大，3 个月时死亡和严重残疾分线越高，B. 脑池合并脑室出血容量预测 3 个月结局好于改良 Fisher 分级 [经授权引自 Ko SB, Choi HA, Carpenter AM, et al. Quantitative analysis of hemorrhagic volume for predicting delayed cerebral ischemia after subarachnoid hemorrhage. Stroke. 2011 Mar; 42(3): 669–674. https://doi.org/10.1161/STROKEAHA.110.600775]

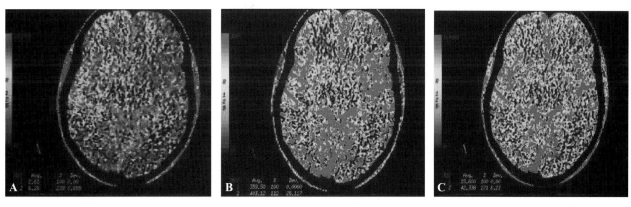

▲ 图 1-7　CT 灌注

A. 平均通过时间；B. 脑血流；C. 脑血容量

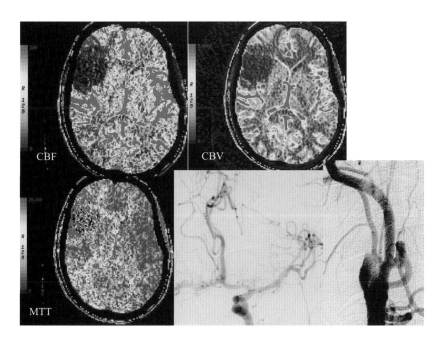

◀ 图 5-3　急性夹层导致右颈动脉闭塞患者的脑 CT 灌注成像

CBF 和 CBV 像显示右额叶完全性梗死区域，而 MTT 图显示顶叶有更大面积的组织有梗死风险。CBF. 脑血流量；CBV. 脑血容量；MTT. 平均通过时间

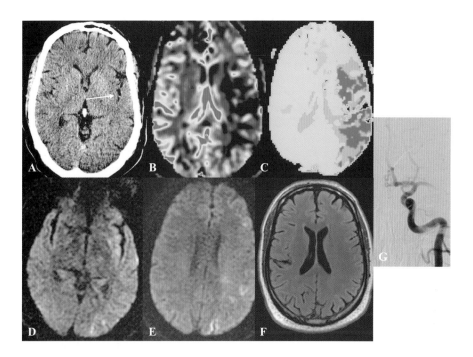

◀ 图 5-4 对突发完全性失语和右侧偏瘫 1h 的患者行计算机断层扫描、磁共振成像和磁共振灌注成像检查

A. 头部 CT 平扫，箭头指向"点状征"，表明 M_2 分支可能有血栓和岛带消失；B. MR 灌注像，脑血容量图，显示左侧颞顶叶大面积容量减小；C. MR 灌注像，平均通过时间，显示左半球大面积延迟；D. MRI 弥散加权成像显示左侧大脑半球弥散受限的模糊区域；E. MRI FLAIR 像显示没有血管源性水肿的证据；F. 数字减影血管造影显示左侧 M_1 闭塞

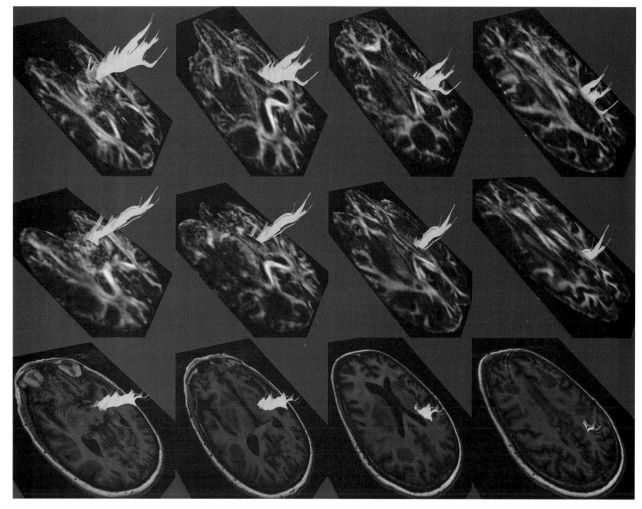

▲ 图 10-2 连续弥散张量成像（DTI）显示随时间的推移，纵向白质束的数量和密度下降

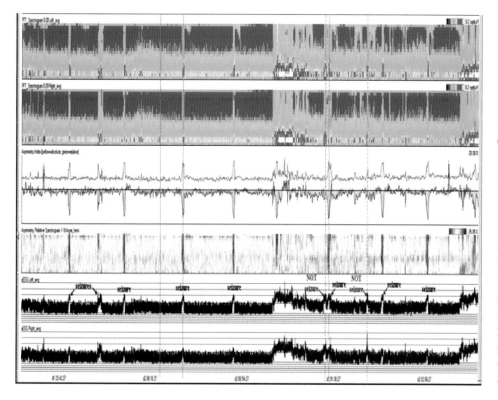

◀ 图 15-5 一种定量脑电图（QEEG），取自与本文所述病例不同的患者

14 分钟 QEEG 记录有多次非惊厥性发作和短暂的潜在发作期节律性放电在右侧最大，这在每次发作的波幅整合脑电图（较高的振幅位于右侧）上是明显的。标准波谱图和不对称波谱图都显示了所有频率的参与。请注意被标记为"伪影"的第五部分，其中波幅整合脑电图轨迹以一种几乎相同的方式跳跃，尽管在癫痫发作和短暂的潜在发作期节律性放电之前和之后在左半球更为突出，然而，回顾原始脑电图显示肌肉伪影（经授权引自 Hirsch LJ, Brenner RP. Atlas of EEG in Critical Care. Hoboken, NJ: Wiley-Blackwell; 2010. Figure 7.10, page 238. ）

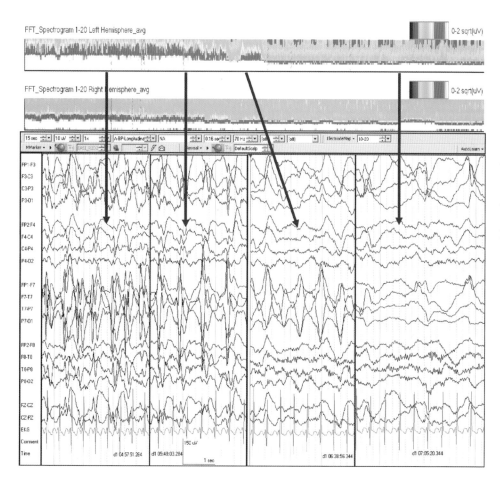

◀ 图 15-6 压缩光谱阵列显示部分非惊厥性癫痫持续状态的分辨率。CSA 显示非惊厥性癫痫持续状态在数小时内逐渐消退。CSA 对认识这种长期趋势特别有用。箭示在 CSA 中提取脑电图样本的大致时间周期

y 轴：频率，底部 0Hz，顶部 60Hz。x 轴：时间（约 4h）。颜色标度（z 轴）给定频率的功率（标度在右上角；μV/Hz）。z 轴：电压，以 μV/Hz

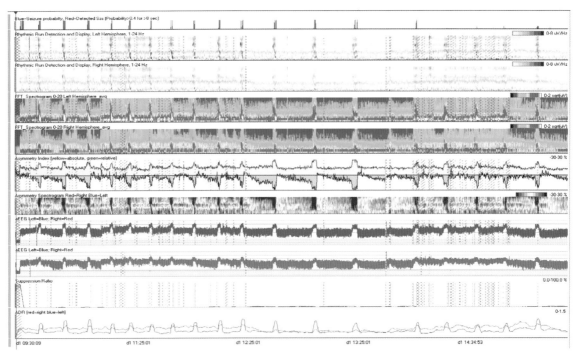

▲ 图 15-7 不同的定量脑电图工具，包括癫痫发作概率、节律运行检测

CSA. 不对称指数、振幅整合脑电图、抑制率和 α/δ，都能清楚地检测到频繁的反复发作活动

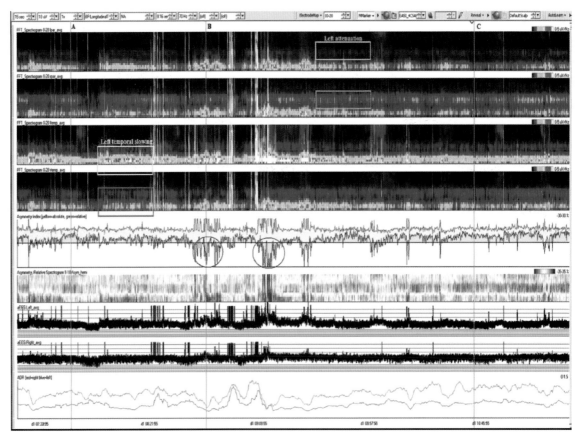

▲ 图 15-10 常用连续脑电图参数在缺血检测中的应用说明

经授权引自 Hirsch LJ, Brenner RP. Atlas of EEG in Critical Care.Hoboken, NJ: Wiley-Blackwell; 2010. Figure 7.6, page 228.

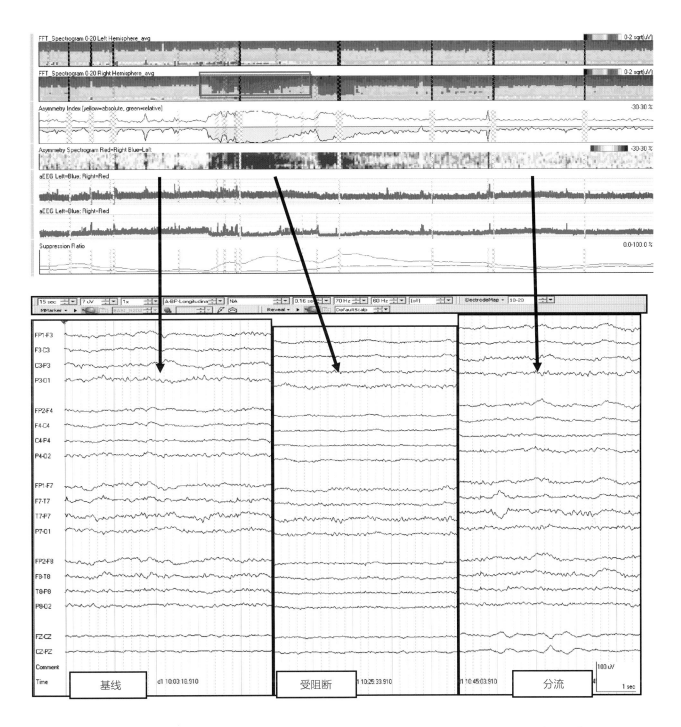

▲ 图 15-9　颈动脉内膜切除术中颈动脉阻断期间的连续脑电图显示颈动脉阻断后血流不对称性的增加

在原始脑电图上观察到颈动脉阻断后的右侧衰减，使用颈总动脉至颈内动脉转流装置后恢复，转流装置在手术期间持续使用。原始脑电图上的不对称性在 CSA 上更为明显。在这 2 个小时的期间内，QEEG 显示典型的皮质功能障碍，常见于缺血。前两行描绘了双侧半球 0～20Hz 的光谱图。右半球较快频率的衰减（功率降低），主要影响 α 频率活动，可以在右半球（红色框）中注意到。第三行测量对称性。不对称指数以黄色表示完全绝对不对称，通过比较每对同源电极的不对称来计算。绝对值相加得到一个完全不对称的分数，这个分数在这个显示器上只能是正的向上的，并且在任何频率上都随着不对称的增加而增加。绿色的相对不对称轨迹是一样的，但显示出横向性：向下显示出左边的功率更大，而向上显示的是右边的功率更大。红色和蓝色的第四行是不对称谱图，它显示了整个半球平均在 1～18Hz 的每个频率上的不对称。蓝色意味着在那个频率的左边有更多的能量。在这里，它显示了左侧活动频率的增加，与右侧所有活动频率的丧失相关。第五行是抑制比（频率＜ 5μV 的百分比）。在缺血期间，抑制率的增加如右图所示。这项技术不仅在手术室是必不可少的，而且可以应用于重症监护室的神经监测

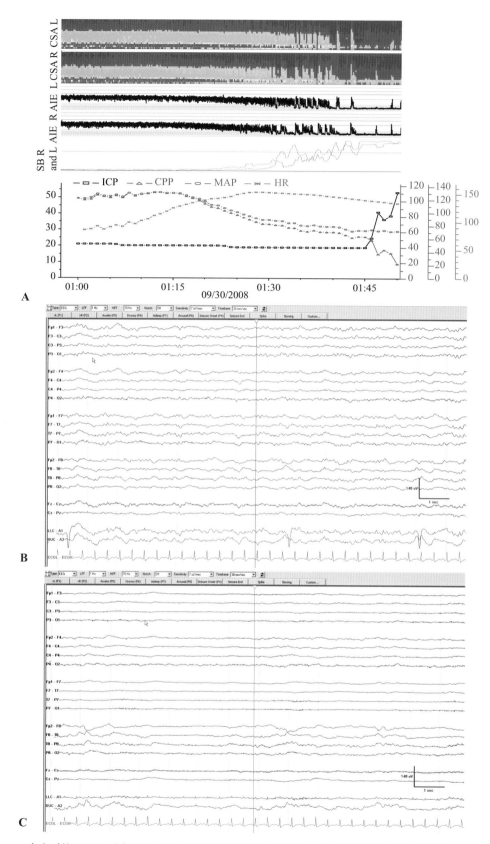

▲ 图 15-13 **A.** 一个小时的 **QEEG** 分析显示 CSA 中所有频率衰减，尤其是右侧。振幅整合的脑电图显示每个时期的最大振幅下降，抑制比（红蓝线）描述了不断抑制的脑电图背景。有趣的是，**QEEG** 参数随着平均动脉压和脑灌注压开始下降而逐渐改变，这至少发生在难治性 **ICP** 危象发生前 **15min**。**B.** 在 **1h** 内，原始脑电图从右侧有轻微衰减的弥漫背景；**C.** 变为严重抑制的背景

经授权引自 Kurtz P, Hanafy KA, Claassen J. Continuous EEG monitoring: is it ready for prime time? Curr Opinion Crit Care. 2009; 15(2):99–109. Figure 4, page 101–102.

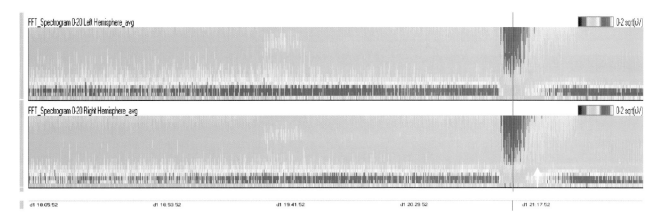

▲ 图 15-14 在基线处，CSA 显示 θ 和 δ 频率（黄色和红色）和 α 和 β（绿色）脑电图功率的混合，左半球的 δ 和 θ 频率功率稍高。在使用戊巴比妥（红箭）后，在 CSA 中可以清楚地看到较快频率的衰减（两侧绿色的损失）和较慢频率的增加。随着药物的消耗（白箭），有一个逐渐高频功率的回复（绿色返回）。在回顾原始脑电图时，这种对戊巴比妥的戒断效应很难理解

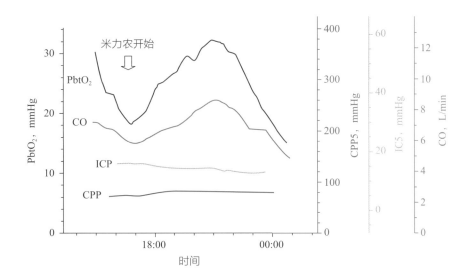

◀ 图 16-11 如图，级别较低的蛛网膜下腔出血女性患者尽管心排血量和 CPP 正常，但 PbtO₂ 水平下降，经过米力农多模态参数试验，结果心排血量得到提高、PbtO₂ 改善，而 ICP 或 CPP 没有变化

PbtO₂. 脑组织氧分压；CO. 心排血量；ICP. 颅内压；CPP. 脑灌注压

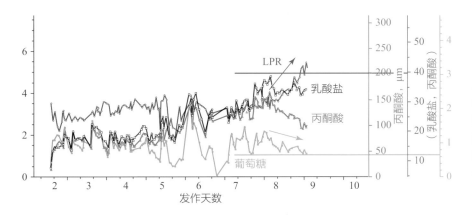

◀ 图 16-15 患者近 10 天的微透析物质变化趋势

箭头显示 LPR（红箭，增加）和脑葡萄糖（绿箭，减少）的持续变化达到 LPR > 40（红线）和脑葡萄糖 < 0.7mmol/L（绿线）

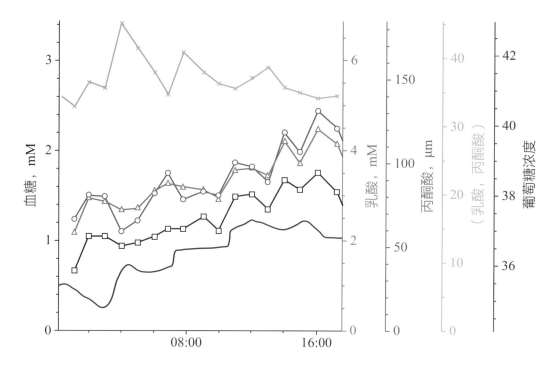

▲ 图 16-21　显示 60 岁男性患者在心搏骤停复苏后接受亚低温治疗的复温阶段。升高 2～3℃，乳酸、丙酮酸和葡萄糖浓度相应升高，但 LPR 没有增加，表明代谢中平衡增加

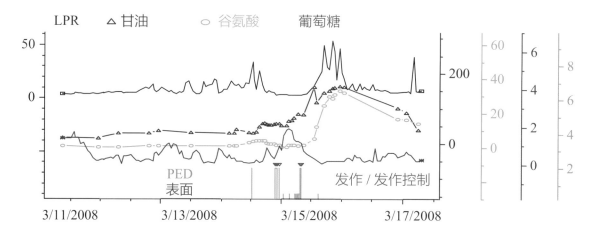

▲ 图 16-25　在发作期 / 发作间期深部记录（红色三角形）和周期性癫痫样放电（频率高达 2Hz）。可见脑葡萄糖升高，随后甘油和谷氨酸升高

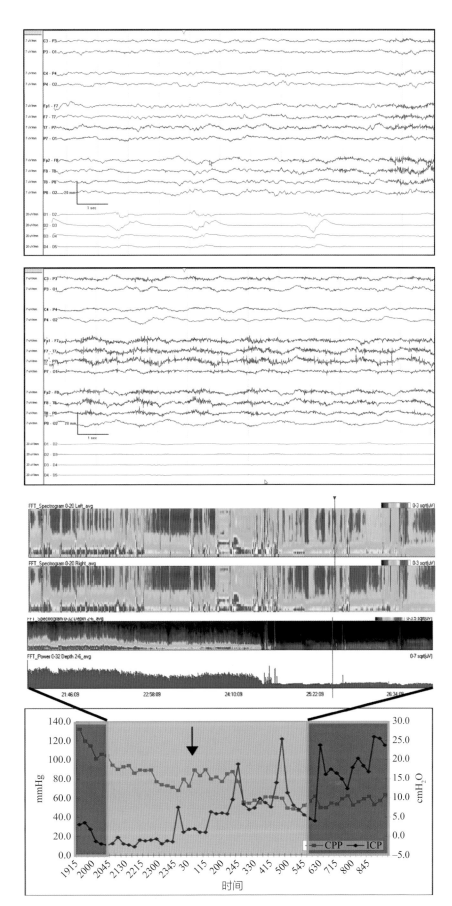

▲ 图 16-28 脑电图、颅内压、CPP 和 QEEG 描记（详细信息，见正文）

经授权引自 Waziri A, Claassen J, Stuart RM, et al. Intracortical electroencephalography in acute brain injury. Ann Neurol. 2009; 66(3):366–377.

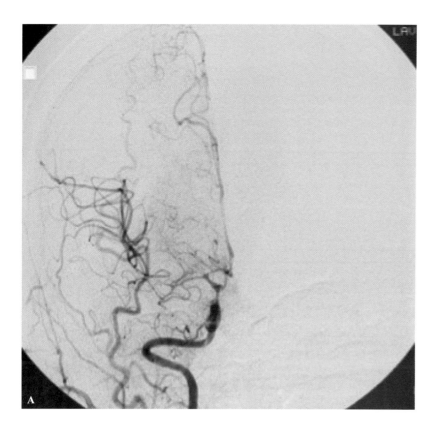

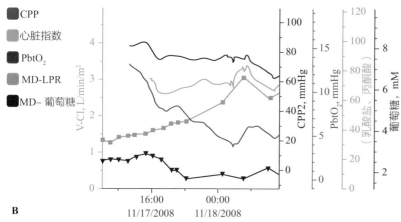

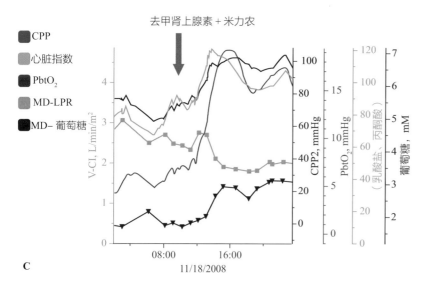

◀ 图 17-2 脑血管造影（左上）显示右脑中、前动脉血管痉挛。多模态面板（右上角）显示 **PbtO₂** 急剧下降，随着 **CPP** 和 **CI** 正常水平的 **LPR** 增加。给予米力农和去甲肾上腺素后，**CI** 和 **CPP** 的增加，改善了脑氧合和代谢（上图）

CPP. 脑灌注压；PbtO₂. 脑组织氧分压；MD. 微量透析；LPR. 乳酸和丙酮酸比值；CI. 心脏指数

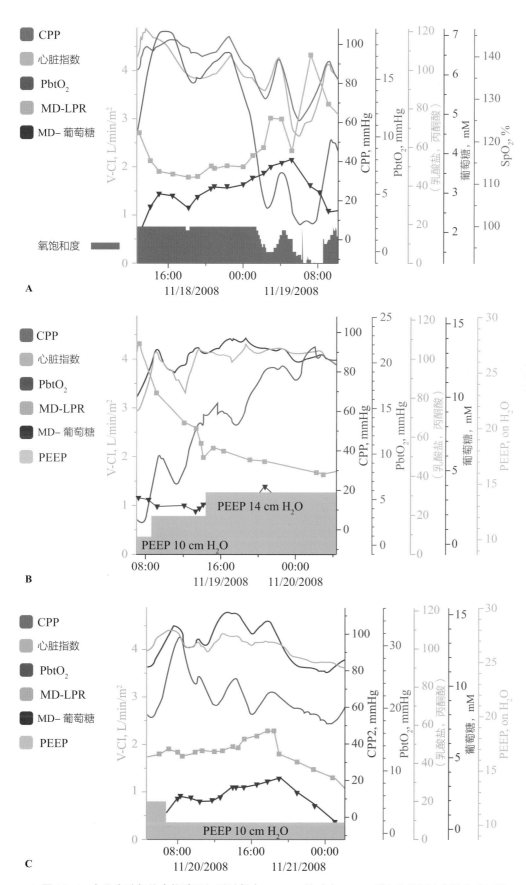

▲ 图 17-4　在发生肺气体交换障碍加重过程中，PbtO₂ 的减少、LPR 增加和外围血氧饱和度下降

A. 呼吸末正压通气（PEEP）可以改善脑组织血氧代谢；B. 1d 后液体负平衡和气体交换改善，PEEP 从 14mmH₂O 减少至 10mmH₂O，没有 PbtO₂ 或 LPR 的恶化。CPP. 脑灌注压；PbtO₂. 脑组织氧分压；MD. 微量透析；LPR. 乳酸和丙酮酸比值

$$RVSP=（TR_{PEAK}）_2+RAP$$

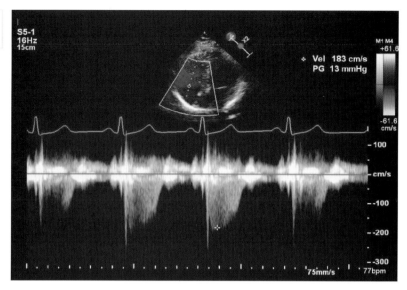

▲ 图 34-12　应用 TR 射流测量 RVSP

在 A4CH 视图中，多普勒波束与 TR 射流呈最佳角度时，可以通过将 TR 峰值速度（m/s）的平方与 RAP 相加来计算 RVSP。本例 RAP 估算值为 10mmHg 时，RVSP 为 23mmHg。RVSP. 右心室收缩压；TR. 三尖瓣反流；TR_{PEAK}.TR 射流峰速度；RAP. 右心房压

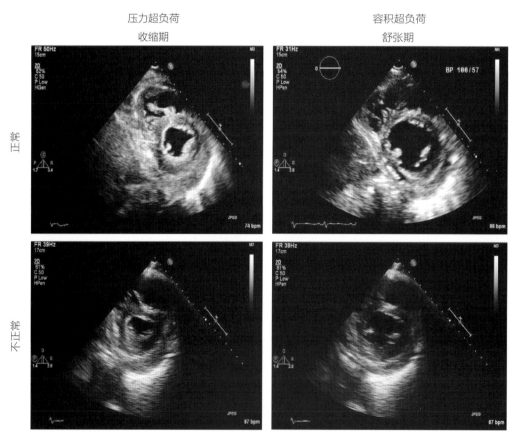

▲ 图 34-14　反常的室间隔移位

引起 RV 压力超负荷的病理学改变，如肺栓塞，将导致收缩期室间隔变平。RV 容积超负荷时，舒张期发生室间隔移位。在急性 RV 衰竭中，通常可以同时看到这两种病理学表现。RV. 右心室

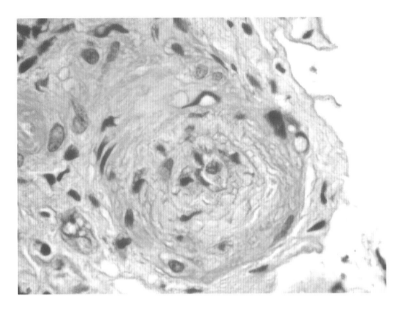

◀ 图 50-1 小肾动脉合并严重的黏液素样内膜感染及极小的管腔与高血压急症一致

经授权引自 I. B. Elfenbein，MD

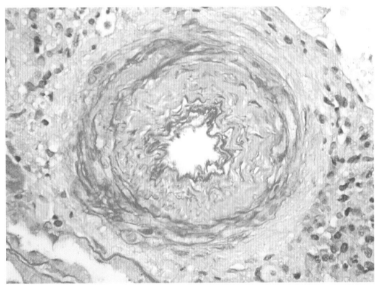

◀ 图 50-2 70% 的慢性高血压性内膜纤维弹力组织发现有狭窄

经授权引自 I. B. Elfenbein，MD

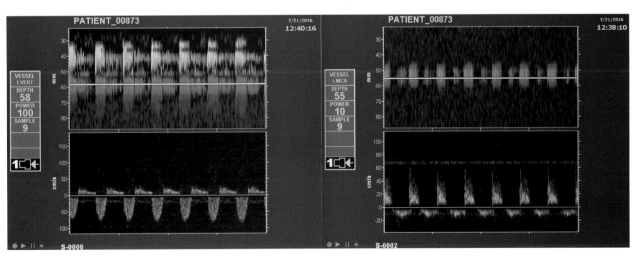

▲ 图 59-3 经颅多普勒波形符合脑循环停止

神 经 外 科 经 典 译 著

中国科学技术出版社·荣誉出品

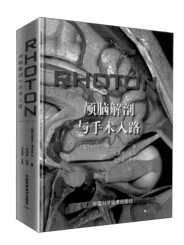

原著　Albert L. Rhoton Jr.
主译　刘庆良
定价　320.00 元

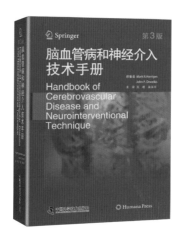

原著　Mark R. Harrigan 等
主译　王　君　梁永平
定价　599.00 元

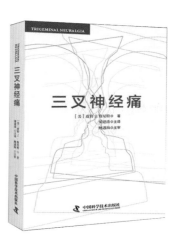

原著　Peter J. Jannetta
主译　梁建涛
定价　88.00 元

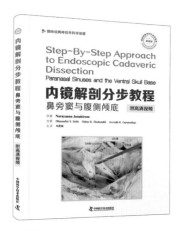

原著　Narayanan Janakiram
主译　刘丕楠
定价　128.00 元

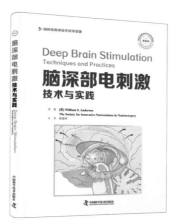

原著　Willian S. Anderson 等
主译　张建国
定价　128.00 元

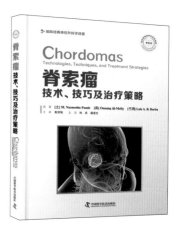

原著　M. Necmettin Pamir 等
主译　刘庆　潘亚文
定价　168.00 元

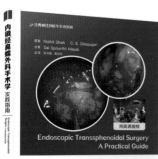

原著　Nishit Shah 等
主译　张洪钿　吴日乐
定价　128.00 元

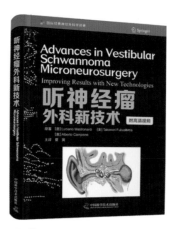

原著　Luciano Mastronardi 等
主译　夏寅
定价　128.00 元

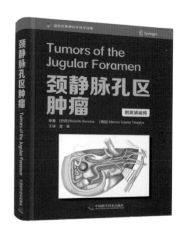

原著　Ricardo Ramina 等
主译　夏寅
定价　128.00 元

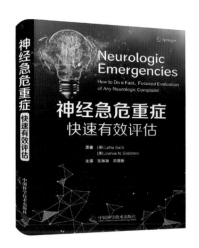

神经急危重症快速有效评估

原著　Latha Ganti 等
主译　张琳琳　周建新
定价　98.00 元

本书共 15 章，全面梳理急性脑卒中、急性头部外伤、晕厥、抽搐、急性视力丧失等 30 余种神经急危重症快速有效评估、诊断方案，重点规范病史采集，强调目标式体格检查，依据风险 – 获益分析筛选辅助检查，运用逻辑推导进行快速评估，让"碎片化"的临床表现，"对号入座"，准确诊断与鉴别诊断，帮助急诊科、重症科、神经内科、神经外科及相关医师按照规范化路径选择诊疗流程，从而改善患者转归，堪称"连接系统教材与临床实践的桥梁"。

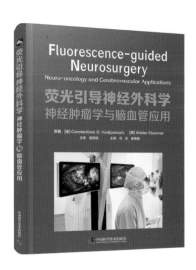

荧光引导神经外科学：神经肿瘤学与脑血管应用

原著　Constantions G. Hadjipanayis 等
主译　刘　庆　姜维喜
定价　158.00 元

本书引进自世界知名的 Thieme 出版社，是一部荧光引导应用于神经外科领域的权威著作。本书共 20 章，从原理、优势、研究及手术过程等方面详细介绍了多种荧光素在不同疾病中的应用，包括 5–ALA 与荧光素等造影剂在胶质瘤、脑膜瘤、颅内转移瘤及其他神经肿瘤切除术中的应用，吲哚菁绿在脑动脉瘤夹闭术及脑动静脉畸形切除术中的应用；还涵盖了荧光引导技术在小儿肿瘤及髓内肿瘤切除术中的应用，探讨了荧光引导技术与术中影像（如 iMRI）的结合应用，以及可实现肿瘤靶向诊断性成像及治疗的荧光基团和其他可视化技术（如共聚焦显微镜、拉曼光谱等）。本书内容系统实用，图片清晰丰富，阐释详细，可帮助神经外科医生术中实时识别肿瘤边界、评估血管通畅程度，是一部需要开展荧光引导的神经外科医生的实用参考宝典。

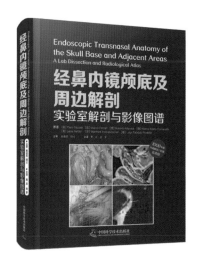

经鼻内镜颅底及周边解剖：实验室解剖与影像图谱

原著　Piero Nicolai 等
主译　周　兵　张　罗
定价　298.00 元

本书引进自世界知名的 Thieme 出版社，由来自意大利布雷西亚大学多学科团队的多位专家教授联袂编写。著者将内镜和影像图片与其对应的外科意义和临床应用相融合，全面细致地介绍经鼻进入颅底和周围区域的手术解剖入路。全书共 24 章，均按照手术径路的解剖与临床概述、影像解剖和内镜分步解剖的形式编写，从不同手术入路循序渐进地介绍了鼻腔及颅底手术过程中涉及的解剖结构及毗邻关系，并附有高质量的内镜和影像解剖图片，帮助读者在学习解剖的同时，掌握针对鼻颅底相关外科技术的操作原则，体现了"解剖学 – 放射学 – 外科学"三位一体的理念。本书不仅可作为学习内镜鼻颅底解剖的范本和指导解剖的操作手册，还可作为学习鼻颅底手术入路的教科书，适合鼻科、头颈外科、神经外科、放射科医生及其他对该区域解剖感兴趣的专业人士阅读参考。

神 经 外 科 原 创 专 著

中国科学技术出版社·荣誉出品

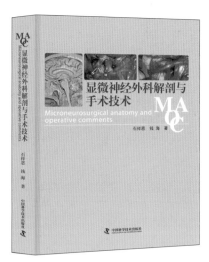

显微神经外科解剖与手术技术

著者　石祥恩
　　　钱　海
定价　228.00 元

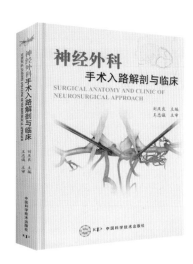

神经外科手术入路解剖与临床

主审　王忠诚
主编　刘庆良
定价　200.00 元

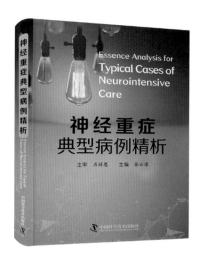

神经重症典型病例精析

主审　石祥恩
主编　张云馨
定价　58.00 元

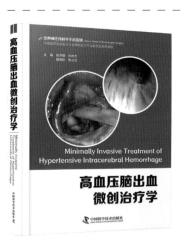

高血压脑出血微创治疗学

主编　张洪钿　孙树杰　骆锦标　陈立华
定价　248.00 元

高血压脑出血是国内各级医院急诊科、神经内科、神经外科和神经重症医学科最常见的疾病之一。近年来，我国学者在高血压脑出血微创治疗方面积累了大量经验，涌现出许多实用的手术治疗方法。编者按照高血压脑出血的发病部位将有代表性的各种手术方法、手术技巧和手术并发症逐一呈现，以图片展示加文字描述的编排形式详加介绍，帮助读者轻松理解与掌握。本书内容丰富，图文并茂，适合高血压脑出血外科治疗领域各级医师阅读参考。

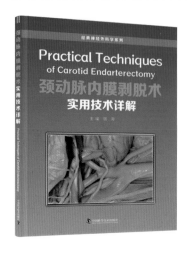

颈动脉内膜剥脱术实用技术详解

主编　钱　海
定价　80.00 元

颈动脉内膜剥脱术于 1953 年由血管外科 DeBakey 教授首次应用于患者，至今已有 60 余年。因其可有效治疗颈动脉狭窄，降低患者罹患脑卒中的风险，已成为神经外科及血管外科的重要常规手术。本书以病例讨论为主线，通过每例患者的具体情况分析，逐步揭示颈动脉内膜剥脱术的适应证、手术原则及技术要点，从临床实际出发，针对病例进行具体讨论，同时融合了其他专家的观点，相信对初学者有所裨益。本书内容实用、图文互参，既可作为初学者借鉴参考之用，也可供技术熟练者实践时灵活发挥。